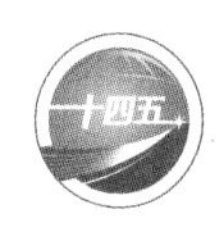

国家卫生健康委员会“十四五”规划教材

麻醉学专科培训规划教材

胸心血管麻醉学

主　编　**刘　进　敖虎山　郭曲练**

副主编　**马　虹　罗爱林　王　晟　张　野**

人民卫生出版社

·北　京·

图书在版编目（CIP）数据

胸心血管麻醉学 / 刘进，敖虎山，郭曲练主编 . —
北京：人民卫生出版社，2024.8
麻醉学专科培训规划教材
ISBN 978-7-117-34278-0

Ⅰ. ①胸…　Ⅱ. ①刘…②敖…③郭…　Ⅲ. ①胸腔外科学 – 麻醉学 – 技术培训 – 教材②心脏外科学 – 麻醉学 – 技术培训 – 教材③心脏外科学 – 麻醉学 – 技术培训 – 教材
Ⅳ. ①R65

中国版本图书馆 CIP 数据核字（2022）第 252734 号

胸心血管麻醉学
Xiongxinxueguan Mazuixue

主　　编：刘　进　敖虎山　郭曲练
出版发行：人民卫生出版社（中继线 010-59780011）
地　　址：北京市朝阳区潘家园南里 19 号
邮　　编：100021
E - mail：pmph @ pmph.com
购书热线：010-59787592　010-59787584　010-65264830
印　　刷：天津市光明印务有限公司
经　　销：新华书店
开　　本：850 × 1168　1/16　　**印张：**48
字　　数：1382 千字
版　　次：2024 年 8 月第 1 版
印　　次：2024 年 11 月第 1 次印刷
标准书号：ISBN 978-7-117-34278-0
定　　价：199.00 元
打击盗版举报电话：010-59787491　E-mail：WQ @ pmph.com
质量问题联系电话：010-59787234　E-mail：zhiliang @ pmph.com
数字融合服务电话：4001118166　E-mail：zengzhi @ pmph.com

编委名单（以姓氏拼音为序）

编者名单（以姓氏拼音为序）

陈春玲　新疆医科大学第一附属医院
邓晓倩　四川大学华西医院
董海龙　空军军医大学西京医院
葛彦虎　首都医科大学附属北京安贞医院
胡晓敏　华中科技大学同济医学院附属协和医院
姜陆洋　北京大学人民医院
李　锐　安徽医科大学第二附属医院
林　静　四川大学华西医院
凌晓敏　复旦大学附属中山医院
刘立飞　重庆医科大学附属儿童医院
刘孝洁　中国医学科学院阜外医院
罗　慧　中南大学湘雅医院
单智铭　深圳市人民医院
宋海波　四川大学华西医院
孙海涛　中国医学科学院肿瘤医院
孙莹杰　中国人民解放军北部战区总医院
王　嵘　中国医学科学院阜外医院
吴镜湘　上海交通大学医学院附属胸科医院
喻红辉　华中科技大学同济医学院附属同济医院
张晓光　复旦大学附属中山医院
郑晶晶　中国人民解放军北部战区总医院
钟　静　复旦大学附属中山医院

编写秘书

林　静　四川大学华西医院

出版说明

为了深入贯彻党的二十大精神，实施科教兴国战略、人才强国战略、创新驱动发展战略，贯彻《关于开展专科医师规范化培训制度试点的指导意见》《加快医学教育创新发展的指导意见》精神，全面推进健康中国建设，充分发挥教育、科技、人才在全面建设社会主义现代化国家中的基础性、战略性支撑作用，加强系列化、多样化和立体化教材建设，推动麻醉学发展，更好地为我国麻醉学人才培养服务，全国高等学校麻醉学专业第四届教材编审委员会、中国医师协会毕业后医学教育麻醉科专业委员会、人民卫生出版社共同研究决定，出版一套适合我国麻醉科专科医师和麻醉科护士培训现状与发展的高质量教材。

经过对麻醉科学科建设、考试与认证体系、专科医师培养情况、继续教育情况等进行充分调研论证，人民卫生出版社在全国范围内遴选主编、副主编和编者，组建了编写团队。为了进一步明确编写思路和方向，在中国医师协会公布《第二批专科医师规范化培训制度试点专培基地培训名录》、确定小儿麻醉学为试点专业后，“麻醉科专科培训规划教材”的编写工作正式启动。

本套教材的编写特点如下：

1. 坚持国家级规划教材顶层设计、全程规划、全程质控。本套教材共6种，分别为《危重病医学》《胸心血管麻醉学》《产科麻醉学》《儿科麻醉学》《疼痛诊疗学》《麻醉护理学》，各专业教材充分考虑各学科培训特点，符合培训需求。

2. 由国内麻醉学领域一线专家编写，以中国医师协会发布的《专科医师规范化培训试点项目管理工作要求（试行）》为蓝本，编写过程紧紧围绕麻醉科专科医师规范化培训培养目标；注重“三基、五性、三特定”的编写原则；注重整套教材的整体优化与互补。

3. 强调“专业化”和“规范化”。作为专科医师规范化培训规划教材，紧扣“专科医师培训标准”，结合在麻醉科工作的重点难点，按麻醉专科培训细则的要求编写，将比住院医师规范化培训规划教材更有深度，专业性更强，精益求精。

4. 编写模式紧密结合临床实际，由问题引出案例，案例与分析相结合，案例之后进行汇总和提升，重点培养麻醉科专科医师的临床诊疗思维及解决难题的能力。通过阅读本套教材，结合临床各专科的实践，麻醉科专科医师能独立、正确处理临床常见问题，并通过相关考试。

5. 顺应新形态教材的发展趋势，结合专科医师工作特点和学习习惯，本套教材同步出版电子书，提高读者移动阅读体验；部分教材配套数字资源，丰富学习内容。

6. 紧扣新时代新征程教育使命，推进课程思政建设。本套教材凝聚了麻醉科医师道德素质的思想价值和精神内涵，注重对麻醉科专科医师进行价值塑造、知识传授和能力培养，以麻醉学学科建设，推动课程思政和铸魂育人。

本套教材的编写目标是培养和建设一支满足人民群众健康需求和适应新时代医疗要求的高精尖专业医护队伍，力求把握新发展阶段，贯彻新发展理念，服务构建新发展格局，为党育人，为国育才，落实立德树人根本任务，遵循医学专科人才培养规律，推动专科医师规范化培训规范、有序、健康发展，为促进经济社会发展和人的全面发展提供有力支撑，成为助推医学新质生产力发展的重要力量。

前言

经过我国众多麻醉学科临床专家的努力，我国第一部专为接受两年胸心血管麻醉专科医师规范化培训学员编撰的教材终于问世了。科技的进步，人民对健康要求的提高，以及医学的发展促进了我国麻醉科医师培训模式的改革。这种改革符合优秀的麻醉科医师首先是一名临床医师，再是麻醉学专科医师，最后才是胸心血管麻醉亚专科医师的成长规律。本书的出版与我国实施的胸心血管麻醉专科医师规范化培训制度相呼应，为我国已结业的住院医师规范化培训的住院医师，经过胸心血管麻醉的专科培训，成长为能独立工作的麻醉学主治医师提供了极有价值的指导。

麻醉学是一门以监测与调控人体基本生命功能、保护与支持重要组织脏器、消除手术等创伤导致的疼痛和异常应激反应为核心理论和技术的临床学科。本书集中介绍了胸心血管麻醉亚专业中的这些核心理论和技术，章节依次安排为与胸心血管麻醉密切相关的基本生命功能的评估与监测；重要脏器保护与支持的方法；常见胸科手术麻醉、成人心脏手术麻醉、大血管手术麻醉、小儿先天性心脏病手术麻醉、心脏和/或肺移植手术麻醉；术后重症监测治疗和疼痛管理等。

本书的编者都是在我国麻醉学界享有较高知名度的主任医师和副主任医师。他们在胸心血管麻醉亚专业中基础理论扎实、知识面宽广、临床经验丰富。编者们以专科培训学员为主体，以病例为切入点，以临床问题为中心，以临床诊疗过程为轴线，以为患者实现安全有效的诊断和治疗为目的，以期达到传授胸心血管麻醉的核心理论和技术、传授胸心血管麻醉中常见病和多发病的围手术期麻醉管理基本原则的目的。本书图文并茂，并配以多种形式的数字扩展阅读资料，如临床指南阅读指导、视频等，扫描二维码即可查看；此外本书还反映了现代科学技术，如大数据、人工智能等在临床麻醉中的应用，也力争反映当今临床医学由传统的生物医学模式向生物－心理－社会医学模式的转变。

运用正确的临床麻醉逻辑思维，将患者的临床表现和有创诊疗要求与之前学过的医学（包括麻醉学）基础理论联系起来，对病情进行准确的评估，制订最佳的围手术期麻醉管理方案，预测期间可能出现的问题并准备相应的防治措施，实现患者安全和无痛苦的有机统一，是现代麻醉学及其各亚专业的精髓。本书将有益于胸心血管麻醉专科培训学员们掌握正确的临床麻醉逻辑思维方法和现代麻醉学的精髓。当然，胸心血管麻醉专科培训学员在学习本书的同时，继续系统地学习相关麻醉学的经典教科书，在培训基地老师的指导下完成足够数量的各种临床工作和胸心血管麻醉亚专科的全面轮转、掌握胸心血管麻醉的基本操作技能、积极参加临床病例讨论等也同样重要。

感谢主编助理林静副主任医师的辛勤工作，感谢总主编邓小明教授的组织领导。尽管我们已进行了多方面的努力，但由于编撰工作量较大，时间紧迫，书中难免有一些不足，甚至是错误之处，恳请广大读者指出，以便再版时加以完善和改正。

刘　进

2024 年 6 月 14 日于成都

目录

第一章

循环功能评估与监测

胸心血管手术麻醉的患者术中血流动力学指标容易剧烈波动，为了减少或避免发生围手术期不良心血管事件，术前需要给予全面的心血管功能及风险评估。围手术期间持续充分的循环功能监测，能观察到患者病情变化，预测生命体征的改变或趋势，从而采取相应的干预和治疗措施，维持并改善心血管功能，避免病情恶化，减少严重心血管意外事件的发生，改善患者预后。

一、心血管生理

哈维建立了现代循环的概念，并确定了心脏是血液循环的动力。心脏具有兴奋性、自律性、传导性和收缩性，心脏每收缩和舒张一次形成一个心动周期。心脏能通过 Frank-Starling 机制改变其内在的机械特性及神经体液反应和神经反射介导的信号，对机体组织代谢、前负荷或后负荷的改变迅速反应，以适应不断变化的病理生理状况。因此，全面了解心血管生理才能理解各种心脏疾病的病理生理基础，才能理解外科手术目的和方式，对实施心血管麻醉至关重要。

二、心脏结构与功能

心脏的主要功能是输送足够的氧合血以满足周围组织代谢的需要，其解剖结构决定了它的主要机械功能及局限性。心脏壁有三层结构，即心外膜，心肌细胞和心内膜，它们构成心脏收缩的基础。心脏由左右两个心室和左右两个心房所构成，它们提供体循环和肺循环，二者相对独立又互相连续。两对瓣膜确保单向血流通过心脏的左右两侧。肺动脉瓣和主动脉瓣为三叶结构，分别位于右心室和左心室出口处，在心室射血时开放。二尖瓣很薄但韧性很好，将左心房和左心室分开，二尖瓣对心脏维持正常功能非常关键。

心脏的功能不仅取决于心房和心室的收缩特性，还受到心脏舒张功能影响。心脏的收缩特性取决于负荷条件和收缩性，前负荷和后负荷是相互依赖的外在因素，它们支配心脏做功，动脉血压为心室的后负荷。决定心排血量（cardiac output，CO）的基本因素包括心率 / 心律、前负荷、心肌收缩性和后负荷，CO 与体循环阻力（systemic vascular resistance，SVR）相结合决定了各器官的动脉灌注压。这些因素之间相互依赖和影响，一个因素发生改变，常会导致其他因素发生相应的变化。

手术、创伤、麻醉、人工心肺支持、体温或药物都会引起机体组织代谢改变，循环功能也需要进行相应的调整以适应这种改变，而心脏功能的调节是其中之一，不能把心功能等同于循环功能。

三、心动周期和血液循环

血液循环系统分为心血管系统和淋巴系统两部分。一般所说的循环系统指的是心血管系统，包括心脏、血管、毛细血管及血液组成的一个封闭的运输系统，主要功能是将氧气和其他营养物质输送到身体的所有器官和组织，同时输送二氧化碳和代谢废物到相关的组织器官。

心脏舒张时心室内压降低，腔静脉血液回流入心脏，心脏收缩时心室内压升高，将血液泵到动脉。心动周期是一次心脏跳动过程中一系列的电和机械活动。首先主要起搏点窦房结的信号传导到两心房，引起心房收缩，心房收缩开始与窦房结的去极化和 P 波同时发生。随后心房舒张，两心室收缩，心室收缩伴随着三尖瓣和二尖瓣的关闭，对应于心电图上 R 波的终止。随后心室舒张，心室舒张后期心房又开始收缩。

当心室收缩时，含有较多的氧及营养物质的动脉血自左心室输出，经主动脉及其各级分支，到达全身各部的毛细血管，进行组织内物质交换和气体交换，血液变成了含有组织代谢产物及较多二氧化碳的静脉血，再经各级静脉，最后汇入上、下腔静脉回流到右心房，该路径的血液循环称为体循环。体循环的主要特点是路程长，流经范围广，以动脉血滋养全身各部，而将其代谢产物经静脉血运回心脏。

回流到右心房的含氧少而含二氧化碳较多的静脉血，经右心室排出到肺动脉，经过肺泡周围的毛细血管网，并在此与肺泡进行气体交换，即静脉血释放出二氧化碳（由肺呼出体外），吸气时肺泡中摄取氧，于是将暗红色的静脉血，变为鲜红色的动脉血（含氧多，二氧化碳少），再经过各级肺静脉，最后回流至左心房，此路径的血液循环称肺循环。肺循环是低阻力和高容量的血管床，其特点是路程短，只通过肺，主要是使静脉血转变成含氧丰富的动脉血。

四、冠状动脉循环生理

冠状动脉循环是血液直接由冠状动脉流向心肌内部的毛细血管网，最后由静脉流回右心房的一种循环，主要功能是给心脏自身提供其所需要的营养物质和氧，并运走代谢产物。冠状动脉起于主动脉根部主动脉窦内，分左右两支，行于心脏表面，其中左主干（left main coronary artery，LMCA）又发出左前降支（left anterior descending，LAD）和左回旋支（left circumflex artery，LCX）。三个主要冠状动脉都给左心室供血，左心室血液供应主要发生在心脏舒张期，因为主动脉血压在心室舒张期超过左心室的压力。冠状动脉粥样硬化引起的冠状动脉狭窄或继发血栓形成时，远端动脉支配区域发生缺血，但冠状动脉远端区域之间或主要冠状动脉之间存在吻合支或侧支血管，可形成侧支循环，为血流通向严重狭窄或完全闭塞的冠状动脉远端提供了替代路径，侧支循环的建立是渐进性的。

不论心脏收缩期还是舒张期，左心房、右心房和右心室压力均低于主动脉血压，因此，血液供应不会因心脏收缩而中断。右心室血液供应大部分来自右冠状动脉（right coronary artery，RCA），但也接受 LAD 分支的血液。左心房的血供来源于 LCX，而右心房和窦房结接受 RCA 和 LCX 分支双重血供。因此，RCA 或 LCX 缺血或急性闭塞，都会引起心脏传导系统障碍。

第一节　循环功能的评估

胸心血管外科手术患者围手术期并发症的发生率及死亡率远高于大多数外科手术。术前评估循环功能有助于改善围手术期治疗，而不充分的评估会导致围手术期心血管不良事件增加。首先要评估患者的循环功能是否能耐受拟实施手术所需要的麻醉和手术创伤，监测心血管功能，尽量减少与心血管事件相关的风险。目前，国内外建立了多项心脏手术术前风险指标，用于术前危险系数的量化评估，预测心脏外科手术的危险因素及术后患者死亡率，有利于判断预后并规避手术风险。

病例　非体外循环冠状动脉旁路移植术

病案摘要

患者，男，66 岁。因“劳累后胸部紧迫感 3 年加重 1 周”入院。诊断为冠心病。术前口服阿司匹林、氯吡格雷、阿托伐他汀钙片、美托洛尔缓释片等治疗。心电图结果：窦性心动过缓，心率 52 次 /min，频发室性期前收缩，部分呈二联律，Ⅱ、Ⅲ、aVF 导联水平下移 >0.05mV。冠状动脉造影提示：LMCA 未见明显狭窄，LAD 中段狭窄 90%，LCX 远段狭窄 85%，RCA 中段狭窄 85%。拟行非体外循环冠状动脉旁路移植术。患者既往有高血压病、糖尿病病史，目前血糖和血压控制良好。

【问题 1】对该患者如何评估心血管功能和麻醉风险？

临床思路 心脏外科手术因受到多方面因素的影响，围手术期的病死率仍较高，因此心脏手术术前风险评估和分层与非心脏手术区别很大。非心脏手术患者术前评估目的是识别高危患者，无创或有创心脏评估与恰当的围手术期干预及治疗对这类患者有益。这类患者正接受心脏疾病的相关治疗，因此系统的心脏评估是术前常规检查内容。

首先要确定患者是否有与围手术期主要心血管不良事件相关的心血管疾病，包括缺血性心脏病史、冠状动脉支架置入、心力衰竭、心律失常、瓣膜性心脏病、高血压病、肺动脉高压。其次确定患者是否患有增加心血管疾病风险的疾病，如慢性肾病和糖尿病的患者心血管不良事件的风险增加 3 倍[1]。在麻醉管理中，应特别注意保护重要器官的功能，尤其是预防心肌损伤和心脏功能下降，因为心脏功能障碍是血管外科手术术后并发症最重要的独立危险因素。

评估患者的心血管功能有助于明确是否需要进行额外的麻醉前评估，并指导围术期用药并预估患者的预后。评估围术期患者心血管功能的重点始于详细询问病史，并获得心脏功能的半定量评定。纽约心脏协会（New York Heart Association，NYHA）心功能分级的优点在于简便易行，已被临床广泛应用。1994 年，美国心脏学会纽约分会标准委员会对该分级法进行修订时，增加了客观评价内容，即根据负荷试验、心电图、超声心动图、X 线检查和放射学影像技术等的检查结果进行客观评价分级（表 1-1-1）。6 分钟步行试验（6MWT）、加拿大心血管病学会心功能分级和特殊活动耐量评级也常用来评估心脏功能（表 1-1-2）。运动或工作的活动量可以通过计算活动时消耗的氧气体积来衡量，并采用体力活动代谢当量（metabolic equivalent，MET）进行量化。

知识点

表 1-1-1 纽约心脏协会心功能分级

分级	功能状态	分级	客观评价
Ⅰ级	患者有心脏疾病，但体力活动不受限，日常活动不会引起乏力、心悸、呼吸困难或心绞痛	A 级	无心血管病变的客观依据
Ⅱ级	患者有心脏疾病，体力活动轻微受限。休息时无症状，但日常活动可引起乏力、心悸、呼吸困难或心绞痛	B 级	有轻度心血管病变的客观依据
Ⅲ级	患者有心脏疾病，体力活动明显受限。休息时无症状，但低于正常的活动即可引起乏力、心悸、呼吸困难或心绞痛	C 级	有中度心血管病变的客观依据
Ⅳ级	患者有心脏病，导致无法进行任何体力活动，心功能不全症状或心绞痛在休息时即可出现。如进行体力活动则不适感加剧	D 级	有重度心血管病变的客观依据

表 1-1-2 加拿大心血管病学会心功能分级和特殊活动耐量评级

分级	加拿大心血管病学会心功能分级	特殊活动耐量评级
Ⅰ级	日常活动（如行走、上楼）不会导致心绞痛。心绞痛仅在用力、快速或长时间持续地工作或活动后发生	患者可完成任何需要 >7 代谢当量的活动［如可携带约 11kg 重物上 8 级台阶；提起 36kg 重物；作户外工作（铲雪、铲土）；作休闲运动（滑雪、打篮球、打壁球、手球，以 8km/h 的速度慢跑或步行）］

续表

分级	加拿大心血管病学会心功能分级	特殊活动耐量评级
Ⅱ级	日常活动轻度受限。如快速行走或上楼,上坡行走,餐后、寒冷、风中、情绪激动后或醒后数小时内行走或上楼,在正常情况下以正常速度步行超过两个街区,上楼梯一层以上,可引起症状发生	患者可完成任何需要>5代谢当量的活动(如:持续性交,园艺,耙地,除草,轮滑,跳狐步舞,在平地上以6.4km/h的速度步行),但无法完成≥7代谢当量的活动
Ⅲ级	体力活动明显受限。如正常情况下平地步行一至二个街区或上一楼以上可引起症状发生	患者可完成任何需要>2代谢当量的活动(如沐浴,脱衣,铺床,擦窗,以4km/h行走,打保龄球及高尔夫球,不停顿地穿衣),但无法完成≥5代谢当量的活动
Ⅳ级	无法从事任何体力活动,心绞痛症状可在休息时发生	患者不能完成任何需要>2代谢当量的活动。不能完成上述活动(特殊活动耐量评级Ⅲ级)

知识点

心血管功能评估注意事项

1. 传统心功能分级方法虽然都有其客观优势与可行性,也存在诸多不足,并不能充分满足目前临床诊疗方面的需求。NYHA心功能分级缺点在于仅凭患者主观陈述,有时症状和与客观检查有很大的差距,同时患者个体之间的差异也较大。Ⅰ级和Ⅳ级两者较易区别,而Ⅱ级、Ⅲ级却难以区分。因此,心脏功能分级的客观性、重复性、敏感性存在一定缺陷。术前心血管检查可进一步了解患者左心室功能、心肌是否缺血和瓣膜病变。

2. 运动可用来诱发静息时并不显露的心血管异常,确定其心功能情况。运动心电图检查是评估疑似或已确诊心血管病患者最常用的无创性手段之一,主要用于评估疾病的预后、冠状动脉的贮备能力、机体存在冠状动脉疾病的可能性和程度,以及治疗效果。与患者血流动力学、血气分析、生化指标和心脏影像学等检查手段相结合可增加其运动试验的信息内容。

3. 所有心血管手术患者术前均应行经胸超声心动图检查(transthoracic echocardiography,TTE)。患心内膜炎、欲行二尖瓣成形术或置换术等特定情况下,术中需考虑经食管超声心动图检查(trans-esophageal echocardiography,TEE)。运动和药物负荷试验下超声心电图可提供心血管功能的动态视图。临床也常使用磁共振成像(magnetic resonance imaging,MRI)及计算机体层成像(computed tomography,CT)评价右心室功能和肺静脉系统。

4. 心功能不全的患者,如果还伴有冠心病的高危因素,如高龄、高胆固醇、吸烟、心电图异常和高血压,术前需行心血管影像学检测明确缺血性心脏病并指导手术治疗。冠状动脉造影可提供冠状动脉循环的静态视图,被认为是诊断冠心病的"金标准"。单光子发射计算机断层扫描(single-photon emission computed tomography,SPECT)和正电子发射断层扫描(positron emission tomography,PET)心肌灌注成像也用来评估冠心病风险并判断手术预后,静息图像还可以区别正常心肌和梗死心肌[2]。

5. 脑钠肽(brain natriuretic peptide,BNP)和N端脑钠肽前体(N-terminal pro-brain natriuretic peptide,NT-proBNP)已越来越多地用于诊断心力衰竭和评估病情严重程度,并且早期干预可以预防心力衰竭[3]。大量的证据支持BNP或NT-proBNP有助于明确或排除心力衰竭诊断,尤其是出现不明原因呼吸困难的患者。与BNP相同,慢性或急性失代偿期心力衰竭患者心肌肌钙蛋白水平可能升高,提示心肌细胞损伤或坏死。

知识拓展　1. 2017 ACC/AHA/HFSA 心力衰竭管理指南更新
2. 2022 AHA/ACC/HFSA 心力衰竭管理指南

【问题 2】有心血管手术风险预测模型预测麻醉与手术风险吗?

临床思路　手术风险预测模型是术前风险评估的重要工具,广泛用于预测心脏手术后患者的预后,它对手术适应证的确定、手术相关危险因素的识别、评分标准的确立、征求患者及其家属的意见,以及不同中心手术疗效的比较都具有十分重要的意义。Paiement 等最早建立了心脏手术风险评分系统评估冠状动脉旁路移植术(coronary artery bypass grafting,CABG)和心脏瓣膜手术风险。该系统设有 8 个危险因素,包括左心室功能差、慢性心力衰竭、不稳定性心绞痛或 6 周内的心肌梗死、年龄超过 65 岁、严重肥胖(体重指数 >30kg/m^2)、再次手术、急诊手术和其他严重或未得到控制的全身疾患。3 个分类,包括患者没有上述危险因素(正常)、存在上述 1 个危险因素(风险增加)和超过 1 个危险因素(高风险)。随后研究发现,随着危险因素增加,患者手术死亡率升高,表明该评分系统的有效性。

自 1986 年美国胸外科医师协会(Society of Thoracic Surgeons,STS)公布第一个心脏术后风险预测模型 Parsonnet 评分系统起,20 余年间在北美、欧洲及澳洲等地区相继出现了一系列高质量的手术风险预测模型。目前,被广泛应用的预测评分系统包括 Parsonnet 评分系统、欧洲心脏手术风险评估系统(European system for cardiac operative risk evaluation,EuroSCORE)、STS 评分系统及美国心脏病学院 / 美国心脏协会(American College of Cardiology/American Heart Association,ACC/AHA)评分系统等。

知识点　　心血管手术风险评估注意事项

1. EuroSCORE Ⅱ在欧洲用于心脏手术患者的术前危险系数的量化评估,可评价手术的危险因素并预测术后病死率,有利于判断术后预后及规避手术风险。其反映心脏手术的最新数据集和循证医学的改进,特别适合评估复杂心脏手术患者的风险。

2. STS 评分系统根据 STS 心脏手术数据库建立,通过 STS 网站在线计算分值,并随着时间的推移不断调整,以提高准确性,由于相对较高的预测价值而更被人们所接受。但它只能用于特定的外科病例,包括单纯 CABG、单纯主动脉瓣置换术(aortic valve implantation,AVR)、单纯二尖瓣置换术、单纯二尖瓣修补术、CABG 伴 AVR、CABG 伴二尖瓣置换术或二尖瓣修补术。该模型根据心脏手术类别分类预测,提高了模型的预测效能。

【问题 3】我们能直接应用上述风险模型评估麻醉和手术风险吗?

临床思路　EuroSCORE 和 STS 评分系统已经在欧洲、北美和亚洲广泛使用。但由于我国和西方发达国家患者的合并疾病、危险因素及医疗水平不同,EuroSCORE 对我国心瓣膜手术后死亡、重症监护病房(intensive care unit,ICU)治疗时间延长及重要并发症发生的预测效果较差。因此,国际上公认的几种重要的手术风险预测评分系统对我国心脏手术患者术后早期死亡的预测效能均存在不同程度的局限性。由中国医学科学院阜外医院牵头联合全国 32 家心脏中心率先建立了首个国内大型多中心 CABG 数据库及中国 CABG 评分系统(SinoSCORE),国内多个研究也已证实 SinoSCORE 适合我国人群。

病例进展

患者全身麻醉气管插管后,先实施左侧乳内动脉与 LAD 搭桥,过程顺利,接着大隐静脉连接于升主动脉,并序贯吻合于 LCX 和 RCA 过程中,患者频发室性期前收缩并短阵室性心动过速,通过提高冠状动脉灌注压，静脉注射利多卡因缓解。但患者血压开始逐渐下降，适度补充容量并用小剂量α受体激动剂和肾上腺素后能维持血压在正常范围。冠状动脉恢复血流后，流量计监测桥血管流量正常范围，然而患者乳酸持续升高，血管活性药物用量加大方能维持血压。TEE提示左心室壁运动幅度减弱，考虑急性心肌损伤引起的心功能不全，经股动脉置入主动脉球囊反搏泵回ICU。

【问题1】什么是急性心肌损伤？

临床思路 心肌损伤是一种生化诊断，通过检测异常的心肌肌钙蛋白（cardiac troponin，cTn）来确定。第4版心肌梗死通用定义将cTn升高至少有一次超过正常值上限（URL）第99百分位数作为心肌损伤的标准[4-7]。心脏手术相关心肌损伤的定义为[4,8]：对于基线cTn正常的患者，心脏手术相关心肌损伤被定义为任意一次cTn升高超过正常值；而当基线cTn高于正常但稳定或处于下降期时，应较基线值升高>20%。如果cTn增高并保持稳定，心肌损伤被认为是慢性的。如果cTn呈动态模式（最常见的是上升模式），则认为心肌损伤是急性的。

【问题2】心肌损伤与心肌梗死如何区别？

临床思路 急性心肌梗死的标准是除有急性心肌损伤外，还必须有相应的临床症状，缺一不可[4,6,7]。临床症状至少包括下列之一：心肌缺血症状、新发生的缺血性心电图改变、进展出现病理性Q波或与缺血病因一致的新出现的存活心肌丢失的影像学证据或局部室壁运动异常。第4版心肌梗死通用定义明确了5类心肌梗死[4]，1型心肌梗死被定义为由动脉粥样硬化血栓性冠状动脉疾病引起，通常由动脉粥样硬化斑块破裂（破裂或侵蚀）引起的心肌梗死。在氧供需不匹配时导致缺血性心肌损伤被归类为2型心肌梗死，如心房或心室的血栓和赘生物脱落、冠状动脉痉挛和微血管病变、自发性冠状动脉夹层或主动脉夹层引起的心肌梗死。其他机制，如严重的缓慢性心律失常、严重低氧血症的呼吸衰竭、严重贫血和低血压/休克、持续性快速性心律失常、伴或不伴左心室肥大的严重高血压等，也在2型心肌梗死的范畴。研究显示，2型心肌梗死中ST段抬高型的发生率为3%~24%，女性2型心肌梗死的比例较高。

【问题3】围手术期心肌损伤常见原因是什么？

临床思路 心肌损伤的原因众多，可以是心脏或心外因素（如全身炎症反应），心脏原因可能是冠状动脉（如急性冠状动脉血栓形成、缺血再灌注损伤）或冠状动脉外（如快速心律失常）。此外，还有因氧供需失衡引起的心肌损伤，以及其他原因引起的心肌损伤。想要确定急性心肌损伤的潜在原因比较困难，但与急性心肌缺血相关的心肌损伤是最常见的。

围手术期常见因素包括：血流中断，心肌缺血再灌注和体外循环的不良系统反应。心血管手术常需中断心脏血流，手术完成后再恢复血流灌注。如果术中心肌保护良好，心肌缺血时间不超过20分钟，再灌注后心肌功能可很好地恢复。继发于长时间缺血的心肌组织再灌注则会导致心肌再灌注损伤，甚至心肌坏死，这一现象被称为心肌缺血再灌注损伤。如果术前就存在心脏缺血，血流重建后会加重心肌细胞损伤。再灌注损伤的程度与术前的缺血程度直接相关，最严重的形式为无复流现象（no-reflow phenomenon）。缺血和再灌注协同作用的急性心肌梗死可能在没有冠状动脉疾病的情况下发生，如长时间的心肌缺血。

【问题4】如何评估心肌损伤？

临床思路 心肌损伤一般会引起心脏收缩功能不全，是心脏手术后最常见的并发症，是院内并发症和死亡的最重要原因之一。此外，围手术期发生心肌梗死的患者远期预后很差。因此，对于有cTn升高的患者，医生必须明确诊断，判断患者的心肌损伤是否与心肌缺血有关。如果没有心肌缺血的证据，就是单纯心肌损伤。

cTn 升高的原因可能有心肌细胞的正常更新、细胞凋亡、心肌细胞释放 cTn 的降解产物、细胞壁通透性增加及心肌细胞坏死等，有些心脏正常者，在心脏负荷加重时由于机械牵拉，也有 cTn 的释放。同时，cTn 升高虽然能反映心肌细胞有损伤，但临床上有时无法判断 cTn 升高的原因。由于临床情况很复杂，有时可能难以区分心肌损伤的具体机制，在这种情况下，应查找心肌损伤的病因。

高敏心肌肌钙蛋白（hs-cTn）可检测到范围很小，甚至能检测到不能被心脏影像学检测到的非缺血性急性心肌损伤。急性心肌梗死的心肌组织损伤通常比非缺血性急性心肌损伤大几个数量级，例如，hs-cTnT 从 10ng/L 急性增加到 20ng/L，符合急性心肌损伤的诊断标准，但不能说是严重的心肌损伤。然而，在急性 ST 段抬高型心肌梗死中，hs-cTn 可能会上升到每升数千纳克甚至数十万纳克。首次评估心肌损伤时应该检测血 cTn，并在 3~6 小时后重复检测。如果缺血反复发作或为高危患者，则需要在 6 小时后再次测量 cTn。hs-cTn 检测可将许多患者的急性心肌梗死诊断时间缩短至症状出现后 3 小时内，但仍有一些患者可能在晚些时候（6 小时后）才能作出诊断。

知识拓展　第四版心肌梗死通用定义（2018）

第二节　循环功能的监测

目前几乎可以对所有的生命体征进行监测和记录，常规的循环功能监测方法包括无创袖带式血压、心电图、指脉搏血氧饱和度（SpO_2）、尿量、体温和呼气末二氧化碳分压（$PetCO_2$）等。而对危重的患者临床常使用有创监测。有证据显示，危重患者接受有创监测的益处大于其风险。常用的有创监测包括中心静脉压（central venous pressure，CVP）、有创动脉压、肺动脉压（pulmonary artery pressure，PAP）。而根据患者病情和循环状况，心排血量（CO）监测、组织氧运输指数、脑氧饱和度等也逐渐在临床上使用。

一、体格检查

心血管监测不能完全依靠仪器设备提供的信息，体格检查在临床中也非常重要。仪器监测能实时提供大量数据信息，但是如何整合、分析、解释和评估这些数据，需要麻醉医生有丰富的基础理论和临床经验，才能获得对患者病情的准确把握。麻醉医生的眼、耳和手仍然是循环功能最基本的监测手段，通过视、触、叩、听等基础检查，结合临床仪器监测的信息，麻醉医生综合分析病情后，能更准确地掌握患者的生命体征和病情变化，指导临床治疗并判断预后。

尽管复杂的胸心血管手术或循环不稳定的患者越来越依赖监测设备提供的信息，然而作为辅助手段的体格检查仍是某些临床决策的关键。怀疑患者心脏停搏时，首先要检查患者有无反应，有无呼吸或仅是喘息，或能不能明确触及大动脉搏动，即使心电图显示心脏骤停，但触诊能摸到正常脉搏时，麻醉医生应排除仪器故障或心电监测的干扰，而不是立即心肺复苏。除脉搏触诊外，还应了解脉率和相应的体征，观察黏膜、皮肤颜色和充盈情况，了解组织脱水、缺氧、贫血和灌注的相关信息。尿量的观察在临床治疗中也非常关键，有助于判断血容量或 CO 降低，肾功能是否正常等。围手术期瞳孔的观察也非常重要，有助于判断麻醉深度，术中脑保护情况，以及早期发现脑血管意外等。

二、心电图

体表心电图表示起搏点和特殊传导系统的电活动，由心脏产生、在体表位置记录到的电势差。动作电位起始于窦房结，由特殊传导组织传导至双心房，引起心房收缩并产生心电图上的 P 波。在房间隔和室间隔的接合处，心房的特殊传导组织会聚在房室结，连接于希氏束。房室结传导相对较慢，它使正常进行的心室收缩延迟。PR 间期表示在房室结水平房室收缩之间的延迟。电脉冲通过大的左右束支从远端希氏束传导至浦肯野纤维，后者是特殊传导系统最小的分支。最终电信号从浦肯野纤维传导至每一个心肌细胞，心肌去极化在心电图上显示的就是 QRS 波群。去极化后就是心室复极化，在心电图上表现为 T 波。

心电图是围手术期最常用的监测方法之一，可以连续监测心率、识别心律失常和传导异常及监测心肌缺血。手术中如果发现心电图异常，通过和术前心电图比较，并结合术中患者血流动力学参数，能为临床诊断提供重要证据。如果患者植入了心脏起搏器或心内除颤器，术中可通过心电图能监测起搏器的性能。心血管手术患者围手术期常发生心肌缺血和心律失常，尤其在术中撤离体外循环后。因此，麻醉医生应能发现并正确地诊断和处理围手术期心律失常和心肌缺血，此外，还需注意导联放置位置，选择合适的监测导联、滤波模式并调节增益。

三、脉搏血氧饱和度监测

血氧饱和度（SaO_2）是反映血液中氧合血红蛋白含量的一个参数，是氧合血红蛋白（HbO_2）的容量占全部可结合的血红蛋白（Hb）容量的百分比，它是呼吸循环的重要生理参数。临床上通过监测动脉 SaO_2，对肺的氧合和血红蛋白携氧能力进行估计。SpO_2 是一种连续的、无创监测脉搏波和动脉血氧饱和度的方法，是心血管麻醉标准监测项目。SpO_2 最主要的缺陷是只有当 PaO_2 低于 100mmHg 时，才能探测到 SaO_2 的改变；低于 60mmHg 时 SaO_2 发生快速变化。因此，对于有临床意义的较大范围的 PaO_2 波动，SpO_2 监测技术仍不够精确。心血管手术过程中脉搏血氧监测失败的风险性很高，可能与术中体温过低、低血压、高血压及手术持续时间长有关，同时，电刀也会干扰 SpO_2 的监测。

四、心血管手术超声监测

心脏超声是能动态显示心腔内结构、心脏的搏动和血液流动的诊断技术，作为无创性心脏检查技术被广泛应用于临床疾病诊断、手术及预后评估等。通过测量四个左右房室腔的大小，各部位心肌厚度，各瓣膜与大血管口径，左心室射血分数（left ventricular ejection fraction，LVEF）等指标，检查心脏的形态学改变，以此评估心功能。2013 年 ACCF/AHA 心力衰竭指南肯定了心脏超声在心功能评价方面的作用，根据射血分数（ejection fraction，EF）将心力衰竭分为射血分数正常的心力衰竭（HF with preserved EF，HFpEF）和射血分数降低的心力衰竭（HF with reduced EF，HFrEF）。EF 为舒张末期容积（end-diastolic volume，EDV）与收缩末期容积（end-systolic volume，ESV）之差与 EDV 的比值，正常大于 0.55，小于 0.50 表示心功能减退。HFrEF 定义为临床诊断为心力衰竭并且 EF≤40%。根据 EF 不同，HFpEF 又可分为 EF>40%、EF>45%、EF>50% 和 EF≥55% 四种。

较血管造影而言，三维超声心动图具有无创性、便携性、无辐射暴露和显著降低成本等优点，测定射血分数与通过放射性核素血管造影所获得的结果相当，显著优于所有二维超声心动图方法。因此，作为平衡放射性核素血管造影的替代方案，三维超声心动图可用于准确连续量化左心室功能，简单易行，可靠性和重复性较好，不受年龄影响，并可作为心力衰竭患者的预后指标之一。

近年来，右心功能对评估患者病情、治疗决策、预后判断上均具有十分重要的价值，影像学定量评估右心功能越来越受到临床重视。超声心动图、MRI、放射性核素显像及心导管术都可作为测量右心功能的工具。右心和左心在结构和功能上有较多不同之处，右心室功能受前负荷影响小，而受后负荷影响大。因此，超声评估右心功能有别于左心功能的参数。右心室面积变化分数（fractional area change，FAC）是用于评价右心室整体功能的指标，反映右心室长轴和横轴两个方向的运动。三尖瓣环收缩期位移（tricuspid annular plane systolic excursion，TAPSE）是用于评价右心室局部功能的指标，代表了三尖瓣环侧壁在长轴方向上收缩期向心尖部的运动，反映右心室的纵向收缩功能。三尖瓣环收缩期峰值速度（tricuspid annular peak systolic velocity，S'）用于评估右心室局部收缩功能。右心室心肌做功指数（myocardial performance index，MPI）即 Tei 指数，是用于评估右室整体功能的参数，不受右心室几何形态、前后负荷及血流的影响，可将右心功能障碍量化并能准确评价功能改善程度，可早期发现右心功能不全，为临床治疗提供早期依据。

心脏超声检测的是心脏的直接变化指标，只有当疾病发展到一定阶段甚至后期才会出现超声所能观察到的改变，对于早期检测具有较大局限。运动负荷超声心动图通过观察增加负荷前后的心肌功能及结构的变化，可显示心脏异常运动征象，以判断患者冠状动脉狭窄程度，诊断心肌缺血的敏感性优于心电图。对于运动耐量受限的患者，宜采用药物负荷试验，多巴酚丁胺增加心率、血压和心肌氧耗，是临床使用最多的负荷试验药物；双嘧达莫 / 腺苷能扩张冠状动脉导致冠状动脉血流的再分布，也常用作负荷试验的药物。

经食管超声心动图检查（TEE）是一项创伤非常小的技术，它提供了非常准确的血流动力学信息，可对心脏舒缩功能、心壁运动情况、瓣膜活动、瓣口大小、血流速度与方向、有无栓子、心肌缺血等进行有效的监测。

五、动脉血压监测

血压是心血管系统的最基本的生命体征，反映左心室后负荷和组织灌注的驱动力，是临床麻醉中必备监测指标之一。血压测定方法包括间接袖带装置或直接动脉置管后压力传导测定。两种方法均受多种因素干扰，显示出不同的测量结果。在心室收缩时，主动脉压急剧升高，在收缩中期达到峰值，这时的动脉血压称为收缩压。心室舒张时，主动脉压下降，在心室舒张末期动脉血压的最低值为舒张压，常用于评估心脏的灌注压。脉搏压为收缩压和舒张压的差值，简称脉压。一个心动周期中每一瞬间动脉血压的平均值称为平均动脉压（mean arterial pressure，MAP），常用于评估器官灌注。动脉血压的数值主要取决于心排血量（CO）和外周循环阻力（SVR），因此凡能影响 CO 和外 SVR 的因素，都能影响动脉血压。动脉压监测是围手术期最基本的血流动力学监测项目，是反映心脏前后负荷、心肌氧耗与做功及周围循环的指标之一。

血压的测量方法可分为无创测量法和有创测量法。手动听诊测压法为经典的血压测量方法，测量收缩压和舒张压，估计平均压。由于不能及时反映患者血压的变化，麻醉中已较少使用。自动无创血压测量大多基于振荡技术测量平均压，并以不同的方式计算收缩压和舒张压。由于能定时测量血压并提供声音报警，目前在临床麻醉和 ICU 中使用最广泛。振荡法常低估收缩压和高估舒张压测量值，并显著低估脉压计算值，可能使循环不稳定患者的临床决策出现偏移。临床上，通常使用袖带围绕上臂测量血压，但上臂手术或不方便时，也可用脚踝、小腿或大腿袖带代替，但这些方式测得的血压正常范围未得到有效验证。

病例　Stanford A 型主动脉夹层（Stanford type A aortic dissection，AAD）

病案摘要

患者，男，56 岁，体重 90kg。因“突发胸背撕裂样疼痛 3 小时急诊”入院。患者伴大汗、头痛、视物模糊，无黑矇、晕厥。主动脉增强 CT 提示：升主动脉增粗，主动脉夹层，RCA 开口和主动脉弓部三支血管受累，初始破口约位于升主动脉根部，向下撕裂至右侧髂总动脉。诊断：主动脉夹层（stanford A 型）。患者有高血压和肥胖病史。长期口服氨氯地平和缬沙坦，血压控制尚可。拟行急诊 Bentall 手术 + 全弓置换术 + 象鼻支架植入术。入手术室后监测左臂血压 182/40mmHg，心率 50bpm，SpO_2 90%，患者神志清楚。

【问题】对该患者如何进行血压监测?

临床思路 心血管手术的麻醉非常复杂,由于心血管手术期间经常出现突然而快速的血压或血流动力学变化,准确并实时反映血压急剧变化是必不可少的。有创动脉血压的监测具有准确性、连续性、可靠性并能直接反映收缩压、舒张压及平均动脉压的瞬时变化,可及时指导危重患者病情的评估、抢救及治疗,因此是心血管手术公认的标准监测之一。

穿刺部位的选择根据患者自身条件和病情的需要,最常用的监测部位为桡动脉,亦可选用股动脉、尺动脉、颞动脉和足背动脉,新生儿常用脐动脉。不同的穿刺部位动脉血压的压力和波形是不同的,正确解读压力图形有利于在血压变化时作出正确的判断。与中心动脉相比,外周动脉的收缩压要高 10~20mmHg,舒张压要低 10~20mmHg,而 MAP 是相似的。通常,主动脉夹层手术需要同时监测上肢和下肢血压,上肢常选择桡动脉,下肢可选择股动脉或足背动脉。但需要考虑体外循环动脉插管部位,避免因插管影响动脉血压监测,如选择右侧锁骨下动脉插管,则尽量避免右上肢血管内血压监测。

知识点 **注意事项**

1. Ⅰ型动脉夹层患者入手术室后,由于外周血管可能撕裂,测得的外周血压不一定能反映升主动脉血压,因此最好触摸四肢动脉,并测量四肢血压后,选择动脉搏动强或动脉血压高的部位血压作为参照血压进行麻醉。

2. 有创动脉血压在监护仪上显示的压力波形有三部分组成,即升支、降支和重搏波,显示心动周期不同时期动脉内压力变化,因而从波形的特点可以了解心肌收缩力、心肌射血功能、心脏负荷、循环血量及心率的变化。例如,动脉波形上升支压力随时间的变化率(dP/dt),可以间接反映心肌收缩力。但由于体循环阻力(SVR)增加时也会引起动脉波形上升支的斜率增加,因此,特异性不强。

3. 动脉脉搏曲线可用于估计每搏量(stroke volume,SV)和 CO。机械通气患者呼吸周期中收缩压变化较大提示低血容量。脉压降低和动脉波曲线下面积减少提示 CO 降低。然而,换能器压力转换时技术障碍和某些心血管病变可能会使监测结果不易阐释。

4. 在脱离体外循环后,外周动脉测得的 MAP 在一段时间内可能明显低于中心主动脉压,临床称为主动脉 - 外周动脉压力逆变,具体机制至今仍有分歧,目前主要有血管收缩理论、血管舒张理论、血管壁弹性变化理论等。患者经过体外循环后全身血管阻力指数增高是压力逆变出现的主要原因,全身血管阻力指数越高,越容易出现压力逆变。

六、中心静脉压监测

中心静脉压(CVP)是指位于胸腔内的上、下腔静脉或右心房内的压力,常用于危重患者以评估右心室充盈压和血容量、前负荷及右心功能。中心静脉导管在心血管手术麻醉也是标准配置,主要用于监测 CVP,还提供安全的静脉通路,用于输注药物和临时血液透析治疗,以及置入其他装置提供通道,如起搏导线和肺动脉导管。通过不同部位的周围静脉均可将导管置于中心静脉,上腔静脉路径主要包括颈内静脉、锁骨下静脉和肘静脉,而通常经股静脉穿刺置入下腔静脉导管。由于在腹股沟部穿刺置管有引起血栓形成和增加感染的危险,并且导管尖端如果没有越过膈肌平面,实际测得的数值会受腹腔内压影响,进而干扰临床决策。因此,心血管手术目前多选择颈内静脉或锁骨下静脉,而对于凝血功能严重障碍者应避免锁骨下静脉穿刺,还要避免在局部皮肤感染部位穿刺置管。随着超声在麻醉操作中的快速推广,中心静脉穿刺置管变得更容易且相关并发症更少。

正常CVP波包含a、c、v三个正波和x、y两个负波。a波是由于右心房收缩引起，出现在心电图P波后的舒张末期，反映心房内压力增高。c波是由于右心室等容收缩时三尖瓣关闭凸向右心房导致右心房压瞬间增高所致，常出现在心电图R波后。x波谷出现在右心室收缩中期，此时右心房舒张，压力也持续下降至最低点。v波发生在心室收缩末期，腔静脉血流充盈心房，而三尖瓣仍然关闭所导致的右心房压力增高。y波在v波之后，对应右心室舒张早期，由于三尖瓣开放，右心房血液快速排空所致。CVP的正常范围为4~12cmH_2O，该数值取决于众多因素，包括心功能、血容量、静脉血管张力、胸膜腔内压、静脉回流量和肺循环阻力等。将导管远端置于胸内大静脉或右心房内，能更准确反映CVP。临床上常根据CVP的变化来估计患者血流动力学状况。监测时不要过分强调所谓正常值，因为CVP变化趋势可能比单个时点的测量更可靠。在液体输注过程中，CVP可用来评估心脏对液体负荷的反应，对于心功能障碍的患者，连续观察其动态变化更有指导意义。

七、肺动脉压力监测

肺动脉导管（pulmonary artery catheter，PAC）是右心导管的一种，经皮穿刺后，导管通过尖端的气囊，经上腔或下腔静脉漂浮到右心房、右心室，再进入肺动脉及其分支。通过PAC可测定心脏各部位的血氧饱和度，计算血氧含量，判断心腔或大血管间是否存在分流和畸形。还可连续监测肺动脉压（PAP）和CO、右心室射血分数（right ventricular ejection fraction，RVEF）、右心室舒张末期容积（right ventricular end-diastolic volume，RVEDV）和混合静脉血氧饱和度（SvO_2），测定中心静脉压（CVP）和肺动脉楔压（pulmonary arterial wedge pressure，PAWP）等指标，用于判定心内容量，并通过计算心内分流量、全身血管和肺血管阻力、氧传送量和氧消耗量等，来评价心、肺功能和病变的严重程度。应用电极导管还可进行心脏电生理研究、行心内临时起搏、经中心静脉及肺动脉给药等。因此，PAC是对心脏病和休克患者进行诊断和治疗、观察病情和评估疗效的较为准确的方法之一。

由于左心房和肺静脉之间不存在瓣膜，左心房压可逆向经肺静脉传至肺毛细血管，如无肺血管病变，PAWP可反映左心房压。如无二尖瓣病变，PAWP可间接反映左心室舒张末期压力（left ventricular end dilated pressur，LVEDP），用于判定左心室的前负荷，其正常范围为6~12mmHg。PAP正常值为15~28/8~15mmHg、平均肺动脉压（MPAP）为10~25mmHg。静态下如果MPAP超过25mmHg，动态下MPAP超过30mmHg，即可诊断肺动脉高压。

置入PAC主要适用于大手术且术中失血或体液转移巨大的患者，如右心衰竭，肺动脉高压，对内科治疗无效的严重左心衰竭，心源性休克，感染性休克，多器官功能衰竭或左心辅助装置置入的患者。绝对禁忌证为严重三尖瓣或肺动脉狭窄，右心房或右心室内肿块，法洛四联症。相对禁忌证为严重心律失常，左束支传导阻滞并考虑经肺动脉导管起搏，新置入起搏器或除颤器的患者。鉴于肺动脉导管价格较昂贵，属有创操作，技术难度大，维护较为复杂，相关并发症多，限制了其在临床的广泛使用。然而，心血管手术患者的多器官功能障碍的发生率较高，PAC在血流动力学监测中仍具有重要作用。当CVP无法反映临床异常时，PAP及肺毛细血管楔压（pulmonary capillary wedge pressure，PCWP）可以表现出明显异常。因此，PAC的应用增加了危重患者的床旁诊断信息，并有助于指导临床治疗。对于麻醉科医生来说，权衡利弊，合理应用PAC十分重要。

八、心排血量监测

心排血量（CO）是指左心室或右心室每分钟射入主动脉或肺动脉的总血量，正常成人的CO为4~8L/min。CO是反映心泵功能的重要指标，受心率、心肌收缩性、前负荷和后负荷等因素影响。CO监测不仅可反映整个循环系统的状况，而且通过计算其他相关血流动力学参数，还可指导术中输血、补液及药物治疗。

因此，在心血管麻醉和ICU患者的治疗中有重要价值。

正常情况下，左心室、右心室的输出量基本相等，但在分流量增加时可产生较大误差。CO是全身氧供(DO_2)的主要决定因素。CO在不同个体之间的差异较大，尤其与体表面积密切相关。因此，CO除以体表面积得出的心脏指数(cardiac index，CI)[正常值为2.5~4.0L/(min·m^2)]成为比较不同个体心脏排血功能的常用参数。

CO常用监测方法有温度稀释法、染料稀释法、连续心排血量监测、动脉压力波形分析法、心排血量监测及超声心动图技术。近年来，经肺脏温度稀释法(PiCCO)也逐渐应用于心血管手术的麻醉，原理与经PAC温度稀释法相同，即将低温指示剂注入中心静脉，根据内置热敏电阻的动脉导管测得的外周大动脉(如股动脉)温度变化，从而计算CO。此方法与经PAC温度稀释法测得的结果高度一致。除监测CO外，此系统还可以评估心脏舒张期容积及血管外肺水含量。此外，有研究认为与基于压力参数相比，容积参数如全心舒张末期容量指数(GEDVI)和胸腔内血容量指数(ITBVI)，在估计心脏前负荷方面具有优势。

基于动脉压力波形分析的Flotrac/Vigileo监测系统成为连续监测CO的又一选择。该系统通过对外周任意动脉获得压力波形信号，根据动脉压力波形特征的计算并结合患者的人口统计学资料来监测CO。该方法具有创伤小、操作简单、实时数据更新和不需外部校准等优点。除CO外，还可通过监测呼吸对动脉波形的影响，计算出每搏量变异率(SVV)，用于评估患者的血容量并指导液体治疗。目前该方法仅适用于行机械通气且无心律失常的患者。

九、肺动脉导管衍生的血流动力学参数

(一)体循环阻力和肺血管阻力

为了维持全身组织器官的血液灌注，必须维持一定的组织灌注压。血管内容量、心肌收缩力和体循环阻力是决定灌注压的主要因素。血管阻力测量原理类同于欧姆定律电压、电流和电阻之间的关系。体循环阻力(SVR)=[MAP–右心房压力(RAP)]/CO，正常值为800~1 200dyn/(s·cm^5)。当SVR<800dyn/(s·cm^5)，提示全身血管阻力低，容易低血压；SVR>1 200dyn/(s·cm^5)则提示全身血管阻力高，可能会影响心脏射血功能和组织器官的血液灌注。肺循环阻力指数(PVR)正常值为120~240dyn/(s·cm^5)，PVR>250dyn/(s·cm^5)时肺血管阻力增高，提示原发性或继发性肺动脉高压。

(二)右心室射血分数和舒张末期容积

容量型PAC具有直接测定右心室射血分数(RVEF)的功能，其正常范围为40%~60%；通过SV/EF(SV=CO/心率)计算可以获得RVEDV，其正常范围为100~160mL。RVEDV不会受到胸膜腔内压和腹内压力升高的影响，并且不论静态或动态情况下，其与每搏指数(SV index，SVI)具有很好的相关性。

(三)混合静脉血血氧饱和度和氧供

混合静脉血血氧饱和度(SvO_2)是衡量机体氧供需平衡的综合指标，不仅反映呼吸系统的氧合功能，也反映循环功能和代谢的变化，但不反映局部器官的氧合状态。其正常范围为70%~75%。相对应的静脉氧分压(PvO_2)为35~40mmHg。SvO_2小于60%反映全身组织氧合受到威胁，小于50%表明组织严重缺氧，大于80%提示氧利用不充分，大于90%提示组织分流显著增加。SvO_2受CO、Hb、SaO_2和氧耗量(VO_2)的影响。

氧供(DO_2)指单位时间内由左心室向全身组织输送的氧总量。受呼吸、循环和血液系统影响。它由CO和动脉血氧含量(SaO_2)的乘积表示。其计算公式为：$DO_2=CO\times SaO_2\times 10=CO\times(Hb\times 1.39\times SaO_2+0.003\times PO_2)\times 10$。

(四)左心房压力监测

外科医生在心内直视手术时，可经右肺静脉或卵圆孔将一根细的导管置入左心房，从而实现左心房压

力（left atrial pressure，LAP）的监测。LAP 监测一般限于不能成功监测 PCWP 的患者。导管还可以用来注射选择性作用于体循环的正性肌力药，最低限度地影响肺循环。在选择性的肺血管收缩治疗之前，这一作用非常重要。尽管 LAP 监测可以获得重要信息，但这种监测技术存在冠状动脉或大脑动脉空气栓塞的可能。

（喻红辉　罗爱林）

推荐阅读

[1] SMILOWITZ NR，BERGER JS.Perioperative cardiovascular risk assessment and management for noncardiac surgery：a review.JAMA，2020，324：279-290.

[2] MA C：Miller's Anesthesia.9th ed.New York：Elsevier Health Sciences，2019.

[3] YANCY CW，JESSUP M，BOZKURT B，et al.2017 ACC/AHA/HFSA Focused Update of the 2013 ACCF/AHA Guideline for the Management of Heart Failure：A Report of the American College of Cardiology/American Heart Association Task Force on Clinical Practice Guidelines and the Heart Failure Society of America.Circulation，2017，136：e137-e161.

[4] THYGESEN K，ALPERT JS，JAFFE AS，et al.Executive Group on behalf of the Joint European Society of Cardiology/American College of Cardiology/American Heart Association/World Heart Federation Task Force for the Universal Definition of Myocardial I：Fourth Universal Definition of Myocardial Infarction（2018）.J Am Coll Cardiol，2018，72：2231-2264.

[5] NAGELE P.Perioperative Myocardial Injury and Infarction：Top-20 List of What We Know and What We Don't.Anesthesia and analgesia，2020，131：170-172.

[6] MCCARTHY CP，RABER I，CHAPMAN AR，et al.Myocardial Injury in the Era of High-Sensitivity Cardiac Troponin Assays：A Practical Approach for Clinicians.JAMA Cardiol，2019，4：1034-1042.

[7] RUETZLER K，YILMAZ HO，TURAN A，et al.Intra-operative tachycardia is not associated with a composite of myocardial injury and mortality after noncardiac surgery：A retrospective cohort analysis.Eur J Anaesthesiol，2019，36：105-113.

[8] 杨进刚．重视心肌损伤在急性心肌梗死诊断、分类和病因分析中的重要价值——第四版心肌梗死通用定义解读．中国循环杂志，2018，33：5.

第二章

呼吸功能评估与监测

第一节　胸心外科手术后肺部并发症的危险因素

一、术后肺部并发症

术后肺部并发症(postoperative pulmonary complication,PPC)是导致术后发病率和死亡率增加的重要并发症。传统定义的PPC包括肺不张、支气管痉挛、肺炎及慢性肺病发作。目前观点认为这一范围可以扩展到包括急性上气道阻塞、阻塞性睡眠呼吸暂停(obstructive sleep apnea,OSA)的并发症、胸腔积液、化学性肺炎、肺水肿、腹腔间隔室综合征(abdominal compartment syndrome,ACS)所致低氧血症,以及气管撕裂或破裂。PPC是胸外科手术人群围手术期发病和死亡的主要原因。主要呼吸系统并发症包括肺不张、肺炎和呼吸衰竭,发生率为15%~20%,占胸科手术预期术后3%~4%死亡率的大部分。根据手术类型分类,胸部手术是术后PPC的高危因素[1]。本章将对胸心外科手术患者进行术前呼吸系统风险评估的一般原则及肺叶切除术后的呼吸系统风险评估进行阐述。

二、术后肺部并发症的危险因素

PPC的危险因素分为患者因素、外科手术因素和麻醉因素。

导致PPC风险增加的患者因素包括年龄>65岁、术前合并COPD病史、吸烟、ASA分级>2级、丧失生活自理能力、充血性心力衰竭、术前白蛋白水平<30g/L、OSA、肺高压。COPD是心脏术后呼吸系统并发症发病率和死亡率的主要风险因素。既往有COPD的患者心脏手术后PPC(12%)、心房颤动(27%)和死亡率(7%)更高。然而,轻中度COPD的住院死亡率并不特别增高;只有少数,尤其是年龄超过75岁或接受糖皮质激素治疗的患者风险最高。对于术前认知功能减退、近期体重明显减轻(6周内减轻10%)及合并脑卒中病史的患者,也应警惕。肥胖和控制良好的哮喘并不增加PPC的风险[2]。

影响PPC风险的手术因素包括手术部位和手术时长。手术部位是预测PPC总体风险的重要因素,肺部并发症的发生率与手术切口至膈肌的距离成反比;与下腹部和其他手术部位相比,胸部和上腹部手术的PPC发生率显著增高。手术时长超过4小时,PPC的风险更高[3]。接受心脏及大血管手术的患者肺部特别容易受到损害,原因包括合并疾病直接导致肺不张、肺部渗出、肺炎或由于心力衰竭导致肺淤血、体外循环导致炎性介质释放、休克状态或感染,以及由于术中膈神经损伤加剧术后呼吸功能不全等。

心脏手术后重要的呼吸系统改变包括全身麻醉和使用肌肉松弛剂(简称肌松剂)后功能残气量(functional residual capacity,FRC)降低、胸骨正中切开术和胸腔内操作后肺活量(vital capacity,VC)短暂下降、肺不张、血管外肺水增加等。急性FRC降低导致通气与灌注不匹配及呼吸功增加导致肺顺应性降低,从而引起低氧血症。额外的呼吸做功使自主呼吸患者的耗氧量增加,也增加了心肌储备本已有限的心脏病患者心肌的负担。肺活量和呼吸肌力量的变化可持续至术后8周。

因此,许多心脏外科手术患者术后会出现肺部并发症。多达12%的心脏手术患者术后可出现急性肺损伤，有时发展为急性呼吸窘迫综合征（acute respira-tory distress syndrome，ARDS）。术后呼吸功能变化取决于患者术前的呼吸功能储备和手术导致的创伤应激。合并限制性肺疾病的患者接受微创心脏手术，可能比一个相对健康的患者进行冠状动脉搭桥联合瓣膜置换术的 PPC 风险更小。

关于全身麻醉与椎管内麻醉的肺部风险比较的研究证据不一致。一项系统性评价评估了 141 项试验、9 559 例患者的结果，这些患者接受椎管内阻滞联合或不联合全身麻醉，或接受单纯全身麻醉。接受椎管内阻滞的患者中，肺炎风险总体减少 39%，呼吸抑制风险减少 59%。但由于所纳入的研究样本量较小且存在异质性，临床上选择麻醉方式时应该综合考量各种因素对患者结局的影响[4]。全身麻醉的管理质量比全身麻醉本身对患者 PPC 的影响更大，残余肌松可引起膈肌功能障碍、清除呼吸道分泌物的能力下降，增加 PPC 的风险，也是术后早期低氧血症的重要危险因素。

三、术前肺部并发症的风险评估

术前呼吸系统风险评估目的是判断患者呼吸系统的病理状态，区分呼吸功能障碍的性质；判断呼吸系统功能在手术与麻醉前可能获得多大程度的改善；制订围手术期改善呼吸功能的治疗计划。术前呼吸功能评估首要步骤是完整的病史采集与体格检查，应明确是否存在上文所述的重要危险因素。如果病史提示患者活动耐量下降、不明原因的呼吸困难、咳嗽等临床表现，体格检查提示有哮鸣音、干湿啰音提示患者可能存在未诊断的慢性肺病或心力衰竭，需要进一步进行检查。目前尚未确定筛查 OSA 是否会影响手术并发症发生率，但可以在重大手术前询问所有患者关于可能提示 OSA 的症状，尤其可以使用 STOP-Bang 问卷进行筛选。

术前检查是临床评估的辅助手段，术前实施的呼吸系统相关检查包括胸片、肺功能测定（pulmonary function tests，PFTs）、脉搏氧饱和度、动脉血气分析和运动试验。

大多数择期手术患者不需在术前行胸片检查。目前认为可对下列患者进行术前胸片检查：已知有心肺疾病的患者；年龄 >50 岁且接受高风险手术的患者，包括上腹部手术、主动脉手术、食管手术和开胸手术。因此，接受心肺手术的患者术前建议常规行胸片检查。

术前肺功能检查结果异常与 PPC 风险并无直接相关性，目前研究证据并不支持将肺量计检查结果的异常作为 PPC 的预测因素。根据 2006 年美国医师学会指南推荐，对 COPD 或哮喘的患者，如果临床评估不能确定患者的小气道阻塞是否得到了最大限度的改善，可参考肺功能检查中支气管舒张试验的结果判断是否有进一步治疗优化的可能。对于不明原因的呼吸困难或体能明显下降的患者，可通过肺功能检查鉴别心源性和肺源性疾病，结果可能改变术前治疗的方法。肺切除术前应做肺功能检查。

术前测定脉搏血氧饱和度（SpO_2）有助于对患者进行风险分层，尤其是在高风险的手术前。对 SpO_2 低于正常的患者进行血气分析检查，明确有无低氧血症和高碳酸血症。并不建议常规行动脉血气分析对 PPCs 的风险进行分层。此外，在简易运动试验前后测定 SpO_2 的下降和恢复时间对于评估 PPC 风险也具有一定意义。

心肺联合运动试验（cardiopulmonary exercise testing，CPET）可计算最大摄氧量和通气无氧阈，用于评估肺功能检查异常的患者及确定所计划实施的肺切除术的安全性。

风险预测工具使用术前因素评估术后发生肺部并发症的风险。这些工具可在术前决策时对患者进行风险分层，有时还可用于筛选最可能从降低风险的优化干预措施中获益的患者。ARISCAT（Canet）风险指数为 7 个独立危险因素指定加权分数，用于预测 PPC 的总体发生率：①高龄；②术前血氧饱和度低；③过去 1 个月内出现过呼吸系统感染；④术前贫血；⑤上腹部或胸部手术；⑥手术时间超过 2 小时；⑦急诊手术。通过评分分层为低危、中危和高危的患者，肺部并发症发生率分别为 1.6%、13.3% 和 42.2%[3]。此工具的优点是能在床旁采用容易获得的临床信息进行简单手工计算，但缺点是纳入了几乎没有临床意义的轻度并发症（如采用支气管扩张剂治疗的新发哮鸣音）。此工具是根据对 2 464 例手术患者的前瞻性研究（ARISCAT 研究）制定的，并在欧洲一个包含 5 099 例患者的队列中得到验证。

Arozullah 呼吸衰竭指数基于以下因素预测术后呼吸衰竭（机械通气≥48 小时）的发生率：手术类型、实验室检查结果、功能状态、COPD 病史和年龄。将得分分为 5 个等级，对应的呼吸衰竭风险为 0.5%~26.6%。该指数是根据对一个由美国国家退伍军人管理局外科质量改进计划中 81 719 例患者组成的队列进行多变量分析制定的，并在另外 99 390 例患者中得到验证。该指数太过复杂，不适合用于临床实践，可能在研究中更有价值[5]。

用于评估术后呼吸衰竭的 Gupta 计算器采用多个术前因素，预测术后 48 小时内机械通气撤机失败的风险或术后计划外插管 / 重插管的风险[6]。该计算工具的制定采用了美国外科医师学会 NSQIP 数据库 2007 年数据集（211 410 例患者作为训练集）和 2008 年数据集（257 385 例患者作为验证集），通过 *Logistic* 回归方法确定术前预测指标的权重。评估术后肺炎的 Gupta 计算器的制定方式与评估术后呼吸衰竭的 Gupta 计算器相似。

目前通常采用根据美国胸外科医师协会全国成人心脏外科数据库产生的 STS 模型预测心脏手术后的风险[7]。该模型除死亡率以外，还提供了术后延长机械通气时间的风险预测。目前认为 STS 模型是最好的预测机械通气支持会超过 72 小时的方法。此外还发现二尖瓣疾病、年龄、血管加压药和正性肌力药使用、肾衰竭、手术紧急程度、手术类型、术前机械通气、二次手术、女性、30 天内心肌梗死和卒中是 PPC 的危险因素。无论是一般的还是特异性针对呼吸并发症的预测模型，都不足以作出取消手术的决定，只是针对高危患者为临床医生提供早期预警。

四、合并呼吸系统疾病的术前评估关注点

（一）哮喘

已知合并哮喘的患者，应询问呼吸困难、胸闷、咳嗽（特别是夜间）、最近病情是否加重、加重的诱因、治疗手段（特别是皮质类固醇）、既往住院史、是否急诊入院，是否入住 ICU、是否进行气管插管和最近的上呼吸道感染情况。请患者根据目前的症状、运动耐受性和药物需求描述自己哮喘症状是“正常”还是“最佳”。体格检查应听诊呼吸音、有无喘鸣并测量 SpO_2。喘鸣在哮喘中很常见，但并不是特异性的，可能存在于 COPD、胃食管反流性疾病、声带功能障碍、气管狭窄、支气管狭窄、囊性纤维化、过敏性支气管肺曲霉菌病和心力衰竭。观察呼吸辅助肌用力的程度也可以帮助评估支气管痉挛的严重程度。动脉血气并非必需，除非患者正在经历严重的急性发作。对口服糖皮质激素的患者应关注其血糖水平。只有怀疑感染或气胸时才需要行胸片检查。

（二）慢性阻塞性肺疾病

慢性阻塞性肺疾病（COPD）患者的术前评估与哮喘患者相似，需更为关注近期呼吸道感染的征象（如痰量或颜色变化），桶状胸、缩唇呼吸也表明病情严重。COPD 是一种已知的 PPC 的危险因素。动脉血气分析对于存在低氧血症的患者有一定的指导治疗的意义。近期病情加重的患者可能需要强效的支气管扩张剂、抗生素治疗或口服糖皮质激素，需要推迟择期手术。应该鼓励任何正在吸烟的患者戒烟。另外，可以考虑术前进行呼吸肌训练。

（三）限制性肺疾病

限制性肺疾病的特征是总肺活量减少，可能与肺或肺外疾病有关。肺的原因包括特发性间质性肺炎、既往肺切除、肺纤维化和结缔组织疾病继发的间质性肺病。肺外原因包括胸壁限制（如脊柱侧凸和后凸、肥胖、强直性脊柱炎）、肌肉功能障碍（如肌肉营养不良、重症肌无力、膈肌麻痹）和胸膜疾病（如间皮瘤、积液、气胸）。有相关病史的患者，胸片和 PFTs 可以帮助确诊。一般情况下，第 1 秒用力呼气容

积(forced expiratory volume in one second,FEV_1)和用力肺活量(forced vital capacity,FVC)成比例降低,FEV_1/FVC 比值正常(即 >0.7)。术前 PFTs 也有助于评估已知限制性肺疾病的急性或进行性恶化;然而,在无临床怀疑的情况下,没有必要进行常规检查。这些患者也有发生肺高压的风险,但由于与限制性肺疾病的症状重叠,可能无法识别。因此,超声心动图也可用于鉴别诊断已知限制性肺疾病患者症状恶化的原因。

(四)阻塞性睡眠呼吸暂停

大多数手术患者的阻塞性睡眠呼吸暂停(OSA)在手术时仍未被确诊。筛选问卷可以部分地帮助解决这个问题。例如,在术前评估门诊中,STOP-Bang 问卷是一种简单有效的筛查 OSA 的工具。STOP-Bang 问卷包含 8 个问题,要求患者以"是"或"否"作答,"是"则计 1 分,包括打鼾(snoring)、疲劳(tiredness)、被观察到呼吸暂停(observed apneas)、高血压(blood pressure)、BMI>35kg/m^2,年龄(age)>50 岁、颈围(neck circumference)>40cm 及性别为男性(gender)。有 0~2 个问题回答"是"则为 OSA"低风险",有 3~4 个回答"是"则为"中等风险",有≥5 个回答"是"为"高风险";手术患者≤2 分为围手术期风险非常低,≥5 分或更多为风险增加。得分 3~4 分,如果血清碳酸氢盐浓度水平≥28mmol/L,则存在 OSA 的可能性很大。筛查所有手术患者是否有 OSA 的价值存在一定的不确定性,特别是较高的 STOP-Bang 评分的阳性似然比并不很高。一个合理的选择可能是在高危人群中用于筛查,如肥胖、相关共病、存在已知或怀疑插管困难特征的患者,并在围手术期麻醉处理中加以关注。

(五)肺高压

在无心脏超声检查的情况下,术前评估中发现肺高压较为困难。肺高压的最初症状通常是非特异性和隐匿性的。诊断通常也会延迟,约 20% 的患者在正式诊断前已有 2 年以上的症状。典型首发症状为劳力性呼吸困难、嗜睡和疲劳。随着疾病进展,与右心室负荷相关的症状出现,这些症状包括劳力性胸痛、劳力性晕厥或晕厥前兆、上腹痛(肝充血所致)和低垂部位水肿。体格检查可发现第二心音分裂、右心室隆起、三尖瓣反流杂音、腹水、肝大,颈静脉怒张和周围水肿。心电图和超声心动图对疑似肺高压患者和已知中至重度肺高压患者是有用的。典型的心电图表现包括电轴右偏,右束支传导阻滞,右心室肥厚,V_1 和 V_2 导联高 R 波。右心房肥大和肺性 P 波可能存在。超声心动图是肺高压的初步筛查试验,它可以估计肺动脉压,评估右心室功能,识别左心衰竭,并检测结构性心脏病(如瓣膜病、先天性心脏病)。有明显超声心动图异常的患者可能需要随后进行右心导管和左心导管检查,特别是考虑到仅通过超声心动图估计右心压力可能不准确。其他有用的实验室检查包括全血计数、电解质浓度、肌酐浓度和肝功能检测[8]。

第二节 肺切除术前呼吸功能评估

接受肺切除术的患者除常规的麻醉前肺部风险评估外,还应该围绕三个方面进行术前呼吸功能评估,分别为呼吸力学评估、肺实质功能和心肺交互功能评估。建议的检查包括术前 PFTs 并计算切除术后预计肺功能、气体交换功能的测定和运动试验[9]。

一、呼吸力学评估

肺功能检查中第 1 秒用力呼气容积(FEV_1)和一氧化碳弥散量(diffusing capacity of lung for carbon monoxide,DLCO)对接受肺手术的患者进行手术风险评估具有重要价值。术前 FEV_1 和 DLCO 均不小于预测值 80% 的患者不需要进行进一步测试来评估术后肺功能或风险,通常可以接受肺叶切除术或全肺切除术且不会导致临床显著的残留肺功能障碍。术前对 FEV_1 或 DLCO<80% 的患者需要进一步评估,以预测术后肺功能。计算以上两个指标在切除术后预测值以便决定患者是否可以耐受手术切除。使用术前 FEV_1

或 DLCO，以及通过定量肺灌注扫描、通气扫描或肺 CT 测量的肺叶或全肺对肺功能的贡献分数，计算术后预测肺功能。对于接受肺叶切除术的患者，根据以下公式计算 FEV_1 术后预测值（predicted postoperative FEV_1，$ppoFEV_1$）：$ppoFEV_1$= 术前 FEV_1 ×（1– 拟切除的功能性肺组织的百分比）。估计功能性肺组织百分比的方法是将两肺分为 42 段，右肺上、中、下叶各有 6、4、12 段，左肺上下叶各有 10 段。当 $ppoFEV_1$ 和术后预计肺一氧化碳弥散量（predicted postoperative diffusion lung capacity for carbon monoxide，ppoDLCO）均大于 60% 时，死亡和心肺并发症的风险低，没有必要行进一步检查，并且认为患者有充足的肺功能接受切除术。如果 $ppoFEV_1$ 或 ppoDLCO 均小于 60% 预测值，但均大于 30% 预测值，则需要采用简易运动试验（登楼或往返步行试验）进一步评估。如果 $ppoFEV_1$ 或 ppoDLCO 小于 30%，则应进行正式的心肺运动试验测量最大耗氧量[10]。

二、肺实质功能评估

动脉血气分析可反映肺实质功能，COPD 的患者往往存在气体交换障碍，可通过动脉血气分析进行测量。动脉血氧分压（PO_2）可能并不是预测肺切除术后并发症或死亡的重要指标。当拟切除的肺组织区域中存在部分或完全支气管阻塞时，肺切除术后，患者的通气血流匹配情况及静息 PO_2 均可能得到改善。既往认为高碳酸血症（动脉 PCO_2>45mmHg）是肺切除术后并发症的重要危险因素。然而，该假设从未被证实，1994 年的一项研究显示，术前 PCO_2<45mmHg 的患者和术前 PCO_2≥45mmHg 的患者比较，术后并发症的差异无统计学意义（17% *vs.* 13%）。因此，高碳酸血症本身并不是手术的禁忌证，但高碳酸血症患者常因为 $ppoFEV_1$ 较低或运动试验表现较差而不能进行手术。

DLCO 是反映肺气体交换能力的重要指标，与肺泡 - 毛细血管交界的功能性表面积有良好的相关性。术后预计 DLCO（ppoDLCO）计算和结果判断可参考 $ppoFEV_1$。化疗会导致 DLCO 下降，对 FEV_1 无影响，因此，对肺癌接受化疗的患者，更适合用 ppoDLCO 预估术后风险。

三、心肺交互功能评估

作为一项综合生理评估，患者在心肺运动试验中的表现取决于肺功能、心血管功能和外周组织氧利用率之间的相互作用。运动试验有多种方法，有简易运动试验，如登楼或 6 分钟步行试验（six minute walk test，6MWT）、增量往返步行试验（incremental shuttle walk test，ISWT），也可以通过标准的 CPET 测定无氧阈、耗氧量和最大运动水平。运动能力通常用代谢当量（MET）表示，安静坐位的耗氧量为 3.5ml/（kg · min）（1MET）。不间断登 2 层楼的体能水平可考虑做肺切除术[11]。

6MWT 是检测慢性肺疾病患者身体机能和治疗反应的良好指标，应根据标准方法进行试验，包括练习行走以使患者适应检查。在 6MWT 过程中所行走的距离与最大耗氧量具有良好的相关性，简单的计算方法是：步行总距离（m）/30，如步行距离为 360m，则估计的最大耗氧量为 360/30=12ml/（kg · min）。除步行总距离外，还应记录 SpO_2、心率变化程度和恢复时间，上述指标都与临床结局相关，运动后 SpO_2 下降幅度大于 4% 提示术后风险增加[12]。

ISWT 是一种 12 级测试，试验时患者在 2 个相距 10m 的锥体间逐渐加速往返步行，患者出现呼吸困难或心率 > 预计最大值 85%、不能维持要求速度或不能完成 12 级测试时，试验停止。主要结果是行走距离，由完成的往返次数算出。对拟行肺切除的患者进行术前评估时，可将 ISWT 用作一种筛查性试验。ISWT 步行距离超过 400m，则最大摄氧量（VO_{2max}）≥15ml/（kg · min）[13]。

正式的 CPET 是用于心肺功能评估的金标准，VO_{2max} 是开胸术后结局最有效的预测指标。患者的 VO_{2max}<10ml/（kg · min）或 <35% 预测值，则发生围手术期死亡和心肺并发症的风险高。若患者的 VO_{2max}>20ml/（kg · min），则认为适合接受任何类型的肺切除术，包括全肺切除术。若患者的 VO_{2max} 在 10~15ml/（kg · min），则死亡风险增加，在对这些患者制订治疗决策时，还应考虑其他因素，包括 $ppoFEV_1$、ppoDLCO 和共存疾病。

四、区域肺功能评估

预测术后肺功能可以进一步通过肺通气灌注扫描评估拟切除的肺叶的功能。如果预计切除的肺区是无功能或低功能的，则相应术后肺功能所受影响较小。对于准备行全肺切除或 $ppoFEV_1<40\%$ 的患者十分有用。

五、肺叶切除术患者呼吸功能的综合评估

任何一种单一术前检查都不能作为肺叶切除术前评估的唯一手段。术前应从呼吸力学、肺实质功能和心肺交互功能三个方面综合评估患者的呼吸功能。术后呼吸系统并发症和残留的肺实质体积密切相关，因此近年来胸外科手术技术的进步对术前评估产生了较大的影响。胸外科医生越来越多地开展保留肺实质功能的肺段切除术、袖式肺叶切除术，使用胸腔镜或机器人辅助手术而不是传统的开胸手术，这些技术大大减少了对患者肺功能的损害，在术前评估时应该加以考虑。ppoDLCO、$ppoFEV_1$ 肺叶切除术风险增加的阈值从开胸手术的小于 40% 转变为电视辅助胸腔手术（video assisted thoracic surgery，VATS）的小于 30%，见图 2-2-1。

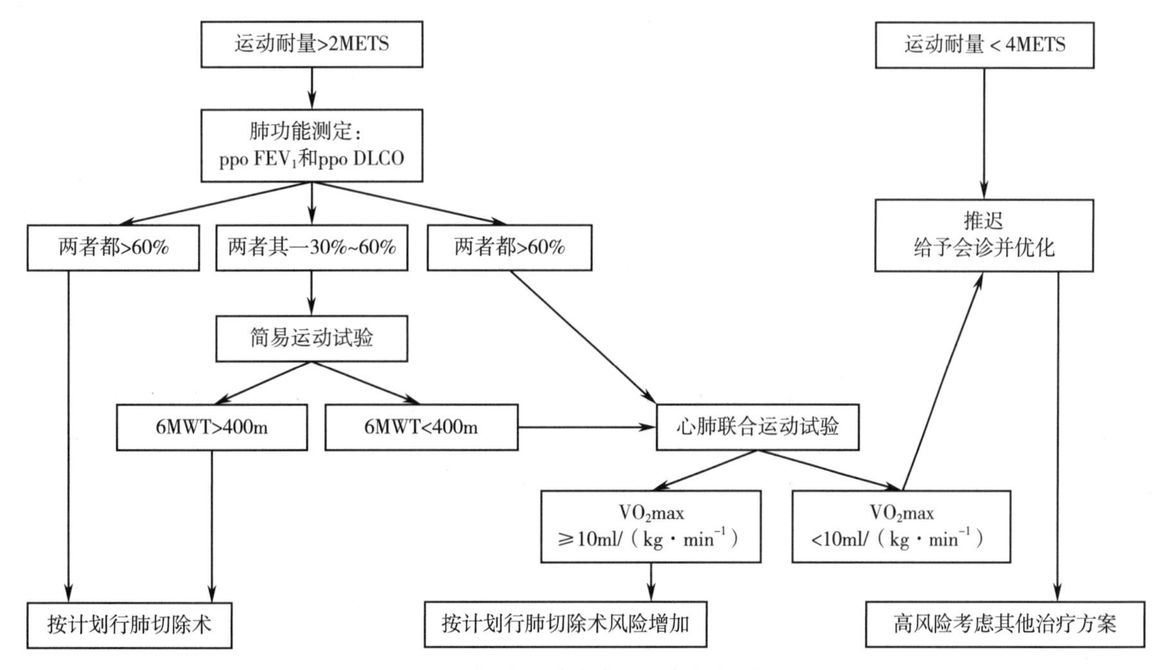

图 2-2-1 肺叶切除术患者呼吸功能的评估流程

如果患者的 $ppoFEV_1>40\%$，手术结束通常在手术室就可以拔气管导管，如果 $ppoFEV_1>30\%$，运动耐力和肺实质功能超过风险增加的阈值，是否能在手术室拔除气管插管视合并疾病情况而定。这部分患者如果不符合心肺交互功能和肺实质功能的最低标准，应考虑延长机械通气时间，逐渐脱机。$ppoFEV_1$ 为 20%~30% 的患者，如果预测的术后心肺交互功能和肺实质功能较好，在使用胸腔镜手术和胸段硬膜外镇痛的情况下，可以考虑早期拔除气管导管[14,15]。

病例　肺叶切除术麻醉前评估

病案摘要

患者,男,78岁。因"间断性咳嗽、咳痰1年余,加重2个月"入院。入院前1年开始间断性咳嗽,咳白痰。近2个月加重。外院CT显示"左下肺恶性肿瘤",拟行胸腔镜下左下肺叶切除术。20年前曾患"浸润性肺结核",治愈。平素活动后偶有胸闷、气促。体格检查:体温37℃,脉搏76次/min,呼吸频率20次/min,血压130/80mmHg,营养中等,桶状胸,双肺叩诊呈清音,右下肺稍浊。听诊双肺散在哮鸣音。

【问题1】对该患者还需要补充询问哪些病史?

临床思路　患者为老年男性,影像学证据提示"左下肺恶性肿瘤",拟行胸腔镜下左下肺叶切除术。患者主诉活动后有胸闷、气促,且为高龄,需进一步询问有无心脏疾病相关的临床表现,既往有无高血压、糖尿病、慢性肾功能不全相关危险因素,以及增加术后肺部并发症(PPC)的危险因素,包括COPD病史、吸烟史等。询问目前的体能情况,可进行简易运动试验,如登楼试验或6分钟步行试验进行初步心肺联合功能评估。

知识点

一、登楼试验的实施方法

登楼试验通常在术前1周进行,应由医生陪同,利用便携式指尖脉搏氧饱和度监测仪监测患者的心率和 SpO_2。要求患者以自己能承受的速度爬上最高级数,不能停顿,仅在精疲力竭、呼吸困难、腿部疲劳或胸痛时才停下来。能登4个以上楼面,术后并发症率及病死率显著降低(通常定义一层为20阶梯,每阶梯高15cm);登楼不足两层则被认为是一个高危因素[16]。

二、6分钟步行试验的实施方法

平坦、笔直的走廊,长度30m,转折点处做出明显的标记。患者应穿舒适的衣服和鞋子,在检查前应休息至少10分钟。在整个测试过程中都应利用便携式指尖脉搏氧饱和度监测仪监测患者心率和 SpO_2。如果患者正在吸氧,记录流量和设备类型。患者站立并使用Borg量表评估基础的呼吸困难和疲劳程度。将跑圈计数器设为0,计时器设为6分钟。指导患者目标是尽可能快走6分钟,但不要跑步或慢跑。转折点处应绕着标记快速转身。应该每隔1分钟对患者进行鼓励,如"你做得很好""还有……分钟"和"继续努力"。在测试结束时,标出患者停下来的地方。测量并记录心率和 SpO_2。测试后记录Borg呼吸困难和疲劳程度分级并询问:"是什么原因让你不能走得更远?"计算走的距离并记录。除步行总距离外,运动后 SpO_2 下降幅度大于4%提示术后风险增加。

三、自觉疲劳分级(Borg疲劳量表)

自觉疲劳分级(rating of perceived exertion,RPE),即Borg疲劳量表,是根据患者的主观感受评价自觉疲劳程度,总分为6~20分,RPE为12~13分(有点累)对应最大耗氧量的60%,RPE为16分(累~很累)对应最大耗氧量的85%。根据患者在递增负荷运动试验中的主观感受来确定其运动训练的RPE水平。大多数患者很容易就能学会并使用,对无监护运动很有帮助。

病例进展

患者既往冬季易出现咳嗽、咳痰。吸烟史 20 年，每天约 40 支。6 分钟步行试验步行距离为 280m，运动前 SpO_2 94%，心率 78 次 /min，运动后 SpO_2 90%，心率 105 次 /min。休息 3 分钟左右恢复至运动前水平。否认高血压、糖尿病、慢性肾功能不全及其他系统疾病。

【问题 2】根据现有结果，需要进一步做什么辅助检查？

临床思路 患者存在 PPC 的危险因素，包括年龄大于 65 岁、COPD 病史、吸烟史，6 分钟步行试验显示心肺联合功能下降，拟行肺叶切除术。术前建议完善血常规、血液生化检查、凝血功能检查、心电图和心脏超声、PFTs 和血气分析。

知识点

一、PFTs 检查通常包括的项目

PFTs 的主要项目包括肺量计检查、支气管扩张剂使用前后肺量计检查、肺容积测定和肺一氧化碳弥散量（DLCO）的定量检测。肺量计检查是检测患者在最大程度吸气后用力完全呼气期间某些特定时间点的呼出气体量。呼出气总量称为用力肺活量（FVC），在第 1 秒呼出的气体量称为第 1 秒用力呼气容积（FEV_1），两者的比值（FEV_1/FVC）是检查报告中最重要的指标。肺容积测定是测定一次呼吸所产生的容积变化，不受时间限制，具有静态解剖学意义。四种基础肺容积指标是潮气容积（tidal volume，TV）、补吸气容积（inspiratory reserve volume，IRV）、补呼气容积（expiratory reserve volume，ERV）和残气容积（residual volume，RV）。四种基础肺容量指标是由两个或两个以上的基础肺容积指标组合而成，包括深吸气量（inspiratory capacity，IR）、功能残气量（functional residual capacity，FRC）、肺活量（vital capacity，VC）和肺总量（total lung capacity，TLC）。

呼吸动力学的参数通常以使用年龄、性别、身高校正后得出的预计值百分数表示。FVC 和 FEV_1 对开胸手术及肺叶切除术的预测价值最大，与使用支气管舒张剂前后的 FVC 及 FEV_1 比较能有效地反映肺功能可改善程度。DLCO 又称肺一氧化碳转运系数（transfer factor for carbon monoxide，TLCO），是最具临床价值的肺功能检测之一，可测定肺将吸入空气中的气体转运至肺毛细血管内红细胞的能力。检测 DLCO 时患者需屏气 10 秒，对于多数患者，这比肺量计检查时所需的用力呼气容易。

二、常用的肺功能评定指标的判断标准

见表 2-2-1。

表 2-2-1 常用的肺功能评定指标的判断标准

呼吸功能评定	MVV/%	RV/TLC/%	FEV_1/%
正常	>75	<35	>70
轻度损害	60~75	35~50	55~70
中度损害	45~59	51~65	40~54
重度损害	30~44	66~80	25~39
极重度损害	<30	>80	<25

注：MVV. 最大自主分钟通气量；RV. 残气容积；TLC. 肺总量；FEV_1. 第 1 秒用力呼气容积。

病例进展

患者心脏超声显示主动脉根部稍增宽，轻度肺高压，EF 64%。心电图显示窦性心律，偶发房性期前收缩。血气分析提示：pH 7.42，PO_2 79mmHg，PCO_2 47mmHg。肺功能检查结果见表 2-2-2。

表 2-2-2 患者肺功能检查结果

指标	实测值	占预计值
VC	2.18L	60.15%
FVC	2.18L	63.57%
FEV_1	0.91L	34.57%
FEV_1/VC	41.69%	
FRC	4.41	120%

注：使用支气管扩张剂后 FEV_1 1.44L，占预计值的 55.45%。

【问题 3】如何对该患者的 PPC 的风险进行评估？

临床思路 高龄、COPD 病史、高碳酸血症、长期吸烟、肺叶切除术构成了该患者 PPC 的高危因素。根据患者的静态肺功能检测结果，FEV_1 占预计值的 34.57%，如行左下肺叶切除，ppoFEV_1 为 34.57% × (1–10/42)=26.33%，<30%，建议做肺通气灌注扫描和标准的心肺联合运动试验。

病例进展

患者的肺通气灌注扫描显示病变所在的左下肺叶通气灌注比例严重失调。心肺联合运动试验结果显示最大摄氧量（VO_{2max}）15.9ml/(kg·min)，无氧阈摄氧量（VO_2AT）11.8ml/(kg·min)。

【问题 4】根据目前结果，对该患者的 PPC 的风险可作出什么评估？

临床思路 根据当前较为普遍的观点，患者的心肺功能没有达到手术的绝对禁忌，即 VO_{2max}/kg<10ml/(kg·min)；拟切除的病变肺功能比正常肺更差，并且患者使用支气管扩张剂后 FEV_1 改善程度 >15%，支气管扩张试验阳性，ppoFEV_1=55.45% × (1–10/42)=42.24%。结合体格检查，患者双肺存在哮鸣音，建议对患者进行 2 周左右的支气管扩张药及呼吸功能锻炼后进行手术。

第三节 呼吸功能监测

一、呼吸系统疾病的病史采集和体格检查

病史采集和体格检查是麻醉评估最重要的内容，也是麻醉医生的基本功。完善的病史采集可以指导进行有目的的体格检查和辅助检查。与呼吸功能评估相关的病史中应重点关注的内容包括咳嗽（持续性还是间歇性，是否有痰，痰液的性状，咳嗽的严重程度及是否伴有气促、胸痛、胸部紧缩感等）、咯痰（关注痰液形状和量有助于进行鉴别诊断）、气促（是否突然出现、加重和缓解的因素、舒适体位，有无端坐呼吸、夜间阵发性呼吸困难、胸痛（是否持续性、疼痛有无放射及放射部位、伴随症状）。病史采集过程中还应了解相关治疗的用药及治疗效果。根据患者合并的疾病和临床表现，进行有针对性的胸部体格检查，有助于了解是否存

在有术前治疗调整必要的疾病，如肺部感染导致的咳嗽、咳痰和肺部湿啰音；支气管哮喘发作导致的喘息气促及肺部哮鸣音等都提示患者在择期手术前有必要进行进一步的优化调整。

二、呼吸功能的常规监测

（一）氧合功能监测

脉搏血氧饱和度（SpO_2）是一种连续、无创的测量动脉氧饱和度（SaO_2）的方法。还可以使用脉搏血氧计通过容积描记术，测量脉搏体积在指尖组织上发生的变化进行液体反应性的无创评估。开胸手术单肺通气（one lung ventilation，OLV）期间容易发生低氧血症，SpO_2 测定可提高低氧血症的即时警告能力，有助于在不可逆转的代谢紊乱发生之前及时处理。在 OLV 期间即使在吸入高浓度氧情况下也可能发生显著的去氧饱和（SpO_2<90%）。在 OLV 过程中的氧合由很多因素决定，包括心排血量、血压、非通气侧肺血流、通气侧肺通气灌注匹配、麻醉对低氧肺血管收缩（hypoxic pulmonary vasoconstriction，HPV）的影响、呼吸力学的改变、机体耗氧量及并存呼吸系统疾病等。监测 SpO_2 同时要间断进行动脉血气分析。动脉血气分析还有助于预测 OLV 情况下出现低氧血症的风险，双肺通气情况下氧合指数（PO_2/FiO_2）>400mmHg 的患者发生 OLV 下低氧血症的概率很低，而氧合指数 <200mmHg 的患者发生低氧血症的风险增加。

（二）通气功能监测

心胸外科手术的患者往往合并慢性肺疾病或有长期吸烟史，呼气末二氧化碳分压（$PetCO_2$）的波形解读具有重要意义。Ⅰ相是呼气基线，开始部分为气道内解剖死腔气体，基本上不含 CO_2。Ⅱ相是呼气上升支，较陡直，为肺泡气体和解剖死腔气体混合。Ⅲ相或呼气平台相代表平均肺泡气体浓度。Ⅳ相为新鲜气体进入气道。α 角可间接反映通气灌注匹配情况。β 角代表切换成吸气周期。胸外科手术期间呼气末二氧化碳曲线的变化可在一定程度上反映心、肺工作状态的改变。导致气流受阻的急慢性呼吸系统疾病（如支气管痉挛或 COPD）可导致Ⅱ相曲线下斜，下斜程度与无效腔通气的程度有关。α 角增大，Ⅲ相曲线上斜提示通气血流比例（V/Q）失调，可能的原因包括心排血量下降、CO_2 产生增加、气道阻力增加和 / 或功能残气量增加等，应及时探寻可能的原因。CO_2 梯度（$PaCO_2$-$PetCO_2$）与无效腔通气有关，在 OLV 过程中趋于增加。气管或主支气管内肿块切除需要喷射通气或间歇性呼吸暂停，密切监测二氧化碳波形很关键。

（三）呼吸力学监测

多数新型麻醉机能够持续监测吸气及呼气容积、压力和流量，还能显示压力容积环和流量容积环。在胸外科手术期间运用这些参数优化呼吸机设置并监测肺力学变化，了解肺顺应性的变化及有无气道梗阻等具有重要意义。吸入和呼出潮气量的差值（正常情况下由于氧气被吸收导致该差值为每个呼吸周期为 20~30ml）突然增加提示双腔支气管插管移位或肺漏气。

1. **压力容量环**　是最有价值的肺顺应性指标。横轴代表压力，纵轴代表容量。在正压通气时，呼吸图像沿逆时针方向描绘，吸气向上弯曲，呼气向下弯曲（图 2-3-1）。

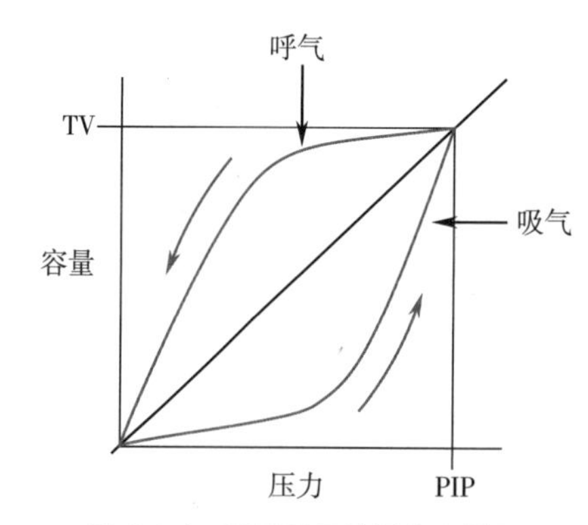

图 2-3-1　正压通气的压力容量环

TV. 潮气量；PIP. 吸气峰压。

图 2-3-1 中右上角的点代表吸气峰压和潮气量。环中左下角的点出现在零容量，也是呼气末正压通气（positive end expiratory pressure，PEEP）设定水平。从零点到吸气末终点的连接线代表了肺顺应性。肺顺应性良好时，这条线与纵轴夹角≤45°。若机械通气期间肺顺应性降低，则直线会更趋向水平，压力容量环向顺时针方向倾倒，并且在压力控制通气（图 2-3-2A）和容量控制通气（图 2-3-2B）期间有不同的图形。

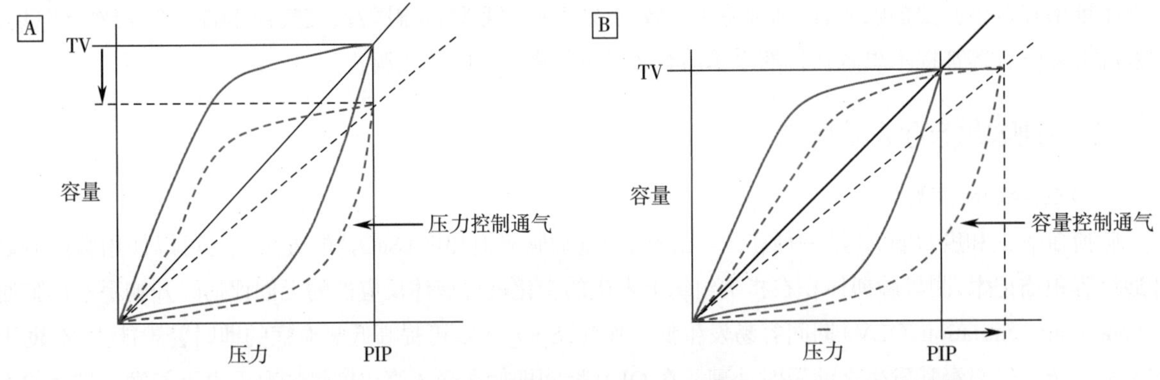

图 2-3-2　压力控制通气（A）和容量控制通气（B）期间肺顺应性下降的压力容量环

TV. 潮气量；PIP. 吸气峰压。

由于体位改变、手术操作，以及肺部疾病（如肺水肿），术中肺顺应性可能会发生变化并反映在压力容量环中。气道峰压更高和压力容量环更趋向水平，可能提示主气管插管过深。压力容量环可能会显示出正压通气下的压力或容量过大，出现“鸟嘴”图形（图 2-3-3），提示一部分呼吸增加了吸气压力但未明显增加容量，肺过度膨胀，这可能会增加气压伤的风险。此时应降低压力（压力控制通气期间）或容量（容量控制通气期间）以优化通气。

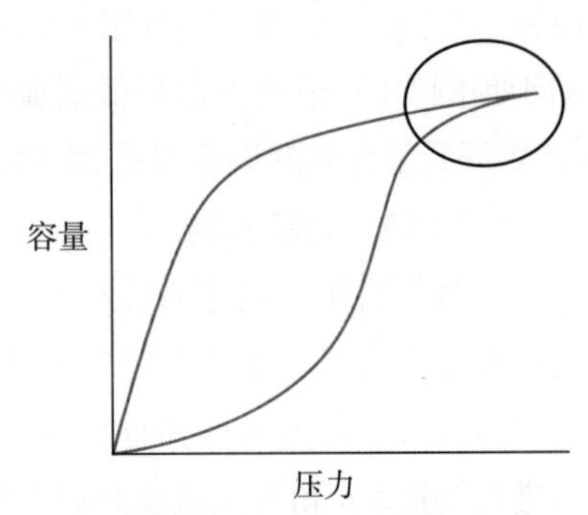

图 2-3-3　提示肺过度膨胀的压力容量环

“鸟嘴”征（椭圆所示）

2. **流速容量环**　是最有价值的反映呼吸阻力的指标。横轴代表容量，纵轴代表流速。麻醉机上的流速容量环可能与传统肺量计的显示方向相反，吸气在水平线以上，呼气在水平线以下，容量沿横轴从左到右逐渐递增（图 2-3-4）。呼吸图像沿顺时针方向描绘，吸气曲线的形状取决于通气模式。流速随吸气开始而增加，随呼吸结束而减少到零。容量轴与流速曲线交点就是潮气量。

流速容量环呼气部分的形状取决于肺和胸壁的弹性回缩及气道阻力。随着阻力的增加（如阻塞性肺疾病、气管导管扭曲或阻塞），呼气曲线可能变得更平坦，呼气流速峰值会降低及逐渐趋向基线（图 2-3-5），流速容量环还有助于监测内源性 PEEP。通过术中呼吸力学相关监测，可以及时发现呼吸系统顺应性和阻力的变化，及时发现问题，降低肺损伤的风险[17]。

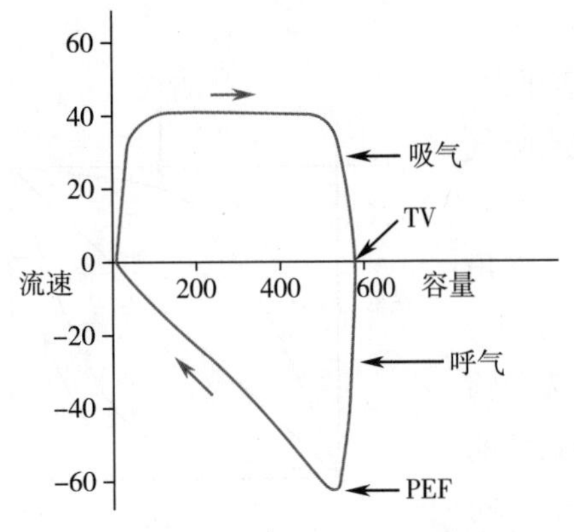

图 2-3-4　正压通气下的流速容量环

TV. 潮气量；PEF. 呼气峰流速

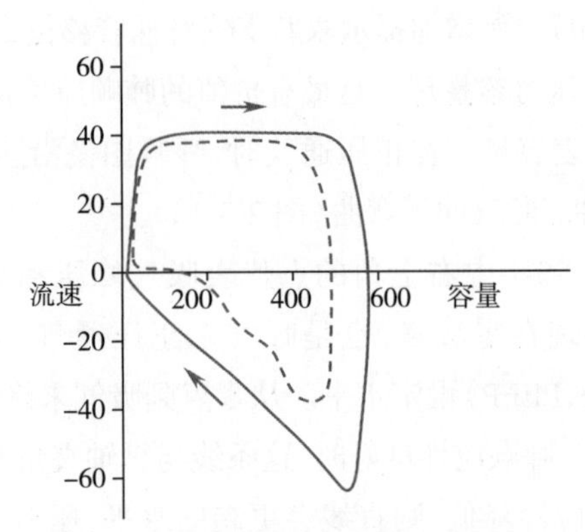

图 2-3-5　呼气阻力增加时的流速容量环

（虚线所示）

3. **监测驱动压(driving pressure,DP;或称 ΔP)和跨肺压** 是机械通气期间最大程度减少动态应变的重要参数,且在手术室中很容易进行监测。DP 被定义为平台压(plateau pressure,Ppl)与 PEEP 的差值,等于潮气量除以呼吸系统顺应性(compliance of the respiratory system,C_{RS};$\Delta P=VT/C_{RS}$)。驱动压和跨肺压"量化"作用于肺的机械力,有利于评估机械通气导致的肺损伤,测量驱动压和跨肺压可以指导机械通气治疗。OLV 期间采用与 ARDS 类似的保护性肺通气策略,在呼吸机参数中,DP 是接受机械通气的 ARDS 的生存预测最佳指标。对于没有合并肺部疾病的患者,DP>18cmH_2O 可能与发生 PPC 相关。术中保护性肺通气设定特定的 DP 目标值的证据并不充分,15cmH_2O 可能为安全上限。在特定潮气量下,增加 PEEP 可能会使可用肺泡复张、改善顺应性及降低 DP。相反,增加不可扩张肺的 PEEP 会引起 DP 增加,肺可能出现过度扩张。术中优化 PEEP 的最简单方法是在设定的潮气量下将 PEEP 水平调节至使 DP 最低(表明肺顺应性最佳),该方法见图 2-3-6。

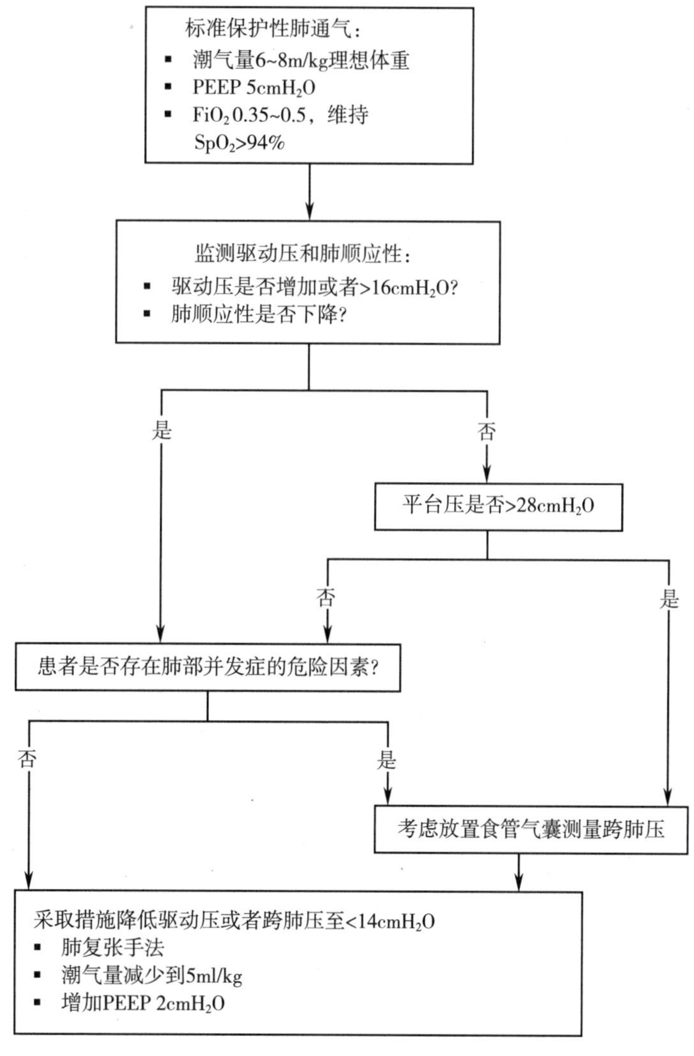

图 2-3-6 根据驱动压指导通气参数调整流程

跨肺压是指气道开口和胸膜腔压力之差,监测跨肺压的意义是防止吸气末肺过度充气和呼气末的肺萎陷,通过食管球囊导管监测食管内压,食管内压是跨肺压的估计值。由于气道压与外源性 PEEP 有关,可通过滴定外源性 PEEP 调整跨肺压。滴定 PEEP 使呼气末跨肺压介于 0~10cmH_2O 可减轻周期性肺泡塌陷,将吸气末跨肺压维持在≤25cmH_2O 可减少肺泡过度扩张[18]。

（四）肺成像技术

电阻抗断层成像（electrical impedance tomography，EIT）是一种无创动态成像工具，将肺通气过程中阻抗变化以图像呈现，可用于评估不同 PEEP 水平下是否发生肺实质塌陷或肺过度充气。在 EIT 研究中最常见的方法是 PEEP 滴定法，即在递增或递减 PEEP 的过程中结合 EIT 监测参数确定最佳 PEEP。根据潮气量变化、通气时间、像素值差异、通气分布等变量衍生出的不同的 EIT 参数均可以指导个体化 PEEP 设置，它们的目标都是为患者确定最佳 PEEP 水平，达到更均匀的通气状态，减少肺部损伤。Karsten 等的研究横向比较了这些参数，结果表明，大部分 EIT 衍生指标均能够显著改善患者氧合，提高肺顺应性。因此，在实际临床操作中，不建议精确算出各个指数结果，而是结合患者所处环境及自身状态，根据 EIT 图像及最简单的参数做出调整，达到即时监测、迅速改善肺通气的目的。但是，由于 EIT 需要在胸部放置监测装置，很难于胸心外科术中使用，但可用于术后监测[19]。

（薛张纲　张晓光）

推荐阅读

[1] Dimick JB，Pronovost PJ，Cowan JA，Jr.，et al.Variation in postoperative complication rates after high-risk surgery in the United States.Surgery，2003，134（4）：534-540；discussion 540-531.

[2] Miskovic A，Lumb AB.Postoperative pulmonary complications.Br J Anaesth，2017，118（3）：317-334.

[3] Canet J，Gallart L，Gomar C，et al.Prediction of postoperative pulmonary complications in a population-based surgical cohort. Anesthesiology，2010，113（6）：1338-1350.

[4] Rodgers A，Walker N，Schug S，et al.Reduction of postoperative mortality and morbidity with epidural or spinal anaesthesia：results from overview of randomised trials.BMJ，2000，321（7275）：1493.

[5] Arozullah AM，Daley J，Henderson WG，et al.Multifactorial risk index for predicting postoperative respiratory failure in men after major noncardiac surgery.The National Veterans Administration Surgical Quality Improvement Program.Ann Surg，2000，232（2）：242-253.

[6] Gupta H，Gupta PK，Fang X，et al.Development and validation of a risk calculator predicting postoperative respiratory failure. Chest，2011，140（5）：1207-1215.

[7] Shahian DM，O'Brien SM，Filardo G，et al.The Society of Thoracic Surgeons 2008 cardiac surgery risk models：part 1—coronary artery bypass grafting surgery.Ann Thorac Surg，2009，88（1 Suppl）：S2-22.

[8] Slinger PD.Principles and Practice of Anesthesia for Thoracic Surgery.2nd ed，Berlin：Springer，11-30.

[9] Brunelli A，Salati M.Preoperative evaluation of lung cancer：predicting the impact of surgery on physiology and quality of life. Curr Opin Pulm Med，2008，14（4）：275-281.

[10] Brunelli A，Charloux A，Bolliger CT，et al.ERS/ESTS clinical guidelines on fitness for radical therapy in lung cancer patients（surgery and chemo-radiotherapy）.Eur Respir J，2009，34（1）：17-41.

[11] Brunelli A，Pompili C，Salati M.Low-technology exercise test in the preoperative evaluation of lung resection candidates. Monaldi Arch Chest Dis，2010，73（2）：72-78.

[12] Laboratories ATSCoPSfCPF.ATS statement：guidelines for the six-minute walk test.Am J Respir Crit Care Med，2002，166（1）：111-117.

[13] Holland AE，Spruit MA，Troosters T，et al.An official European Respiratory Society/American Thoracic Society technical standard：field walking tests in chronic respiratory disease.Eur Respir J，2014，44（6）：1428-1446.

[14] Bolliger CT，Koegelenberg CF，Kendal R.Preoperative assessment for lung cancer surgery.Curr Opin Pulm Med，2005，11（4）：301-306.

[15] Gropper M，Eriksson L，Fleisher L，et al.Miller's Anesthesia.9th edition.Philadelphia：Elsevier，2019：1649-1657.

[16] Brunelli A，Xiume F，Refai M，et al.Peak oxygen consumption measured during the stair-climbing test in lung resection

candidates.Respiration,2010,80(3):207-211.

[17] Grieco DL,Russo A,Romano B,et al.Lung volumes,respiratory mechanics and dynamic strain during general anaesthesia.Br J Anaesth,2018,121(5):1156-1165.

[18] Neto AS,Hemmes SN,Barbas CS,et al.Association between driving pressure and development of postoperative pulmonary complications in patients undergoing mechanical ventilation for general anaesthesia:a meta-analysis of individual patient data. Lancet Respir Med,2016,4(4):272-280.

[19] Pereira SM,Tucci MR,Morais CCA,et al.Individual Positive End-expiratory Pressure Settings Optimize Intraoperative Mechanical Ventilation and Reduce Postoperative Atelectasis.Anesthesiology,2018,129(6):1070-1081.

第三章

出凝血功能评估与监测

随着现代医学和外科技术的飞速发展,疑难危重患者的数量持续增加,对围手术期生命体征的评估与监测要求日益提高。其中,出凝血功能的评估与监测尤为关键。人体的出凝血机制是一个复杂的过程,需要血管内皮细胞、血小板、凝血因子及纤维蛋白溶解系统参与。围手术期相关因素包括基础疾病、手术创伤、低体温、酸碱失衡、药物及输血输液等,这些因素均会影响患者的出凝血功能。传统的出凝血功能监测技术虽然在一定程度上能够评估患者的凝血状态,但局限性也日益凸显,如检测时间长、结果解读复杂等。因此,临床医生需要更加精准、快速和简便的监测方法来指导围手术期的管理。近年来,新型出凝血功能监测技术的出现为临床提供了更多选择,这些技术不仅提高了评估的准确性,还缩短了检测时间,使得临床医生能够更快速地获取患者的凝血状态信息,从而做出更准确的决策。因此,对出凝血功能进行准确及时的评估与监测至关重要。本章将深入探讨临床出凝血功能的评估与监测方法,介绍出凝血功能监测技术的最新进展及其在临床应用中的效果。我们的目标是提高临床医生对出凝血功能重要性的认识,推广先进的监测技术,从而优化围手术期的管理,确保患者的安全。同时,我们也强调临床医生应结合患者的具体情况,综合考虑多种因素,合理选择和应用出凝血功能监测技术,以确保患者的围手术期安全。

第一节　生理止血过程

止血作为机体的一种保护性生理过程,涉及多种细胞参与和一系列生物化学反应,可以限制损伤引起的出血,维持血管内血液的流动性并促进损伤后被血栓堵塞部位的血管再生。正常的止血包括初期止血和二期止血两个阶段。初期止血是指机械性或生物化学性的血管内皮细胞损伤导致血管反应性收缩,血小板黏附血管内皮下暴露的胶原组织,形成白色血栓。二期止血是由凝血机制参与,以凝血酶形成为中心,以纤维蛋白形成而终止,形成牢固的红色血栓,有效填塞血管损伤部位,达到止血目的。同时,抗凝成分和纤维蛋白溶解产物的参与,有效防止了凝血酶和纤维蛋白形成的范围扩大,确保止血过程局限于血管损伤部位。

在生理状态下,正常的止血过程需要促凝途径与抗凝途径维持平衡。血管内皮细胞、血小板、血浆凝血蛋白共同参与这一过程,起着同样重要的作用。一旦这一平衡被打破,则可出现过度出血或病理性血栓形成,严重影响机体的生理功能和健康状态。

一、血管内皮细胞与止血

在生理状态下,血管内皮细胞具有抗血小板、抗凝及促纤维蛋白溶解的作用,这些机制共同抑制血凝块的形成,有利于血液顺畅流动。尽管血管内皮细胞存在这些生理性抑制血栓形成的防御机制,但一系列机械性和生物化学性的刺激可使这一平衡的方向发生改变,以致内皮细胞会促进血凝块形成。血管内皮细胞的损伤使位于其下的细胞外基质(extracellular matrix,ECM)包括胶原、血管性血友病因子(von willebrand factor,vWF)及其他具有黏附血小板作用的糖蛋白暴露,血小板因此可与之结合并被激活。组织因子的暴露激活血浆介导的凝血途径，进而产生凝血酶，最终产生纤维蛋白凝块。一些细胞因子（如白介素 -1、肿瘤坏死因子等）和激素（如去氨加压素、内皮素等）可使血管内皮细胞的促血栓形成作用发生变化，包括合成和表达 vWF、组织因子和纤溶酶原激活物抑制剂，同时正常情况下阻止血栓形成的细胞和生物化学途径也被下调。此外，血管壁的结构和功能及血管周围组织的正常与否，也与止血有密切关系。当机体受到损伤时，血管收缩，血流减慢，有利于凝血物质局部聚集和血小板黏附、聚集，从而促进止血。

二、血小板与止血

血小板，源自骨髓巨核细胞，是止血机制中的核心成分。其膜上布满了多种受体，并具有与表面紧密相连的开放管道系统，这不仅扩大了血小板膜的表面积，还促进了血小板内部与外界环境的迅速交流。在生理状态下，血小板与血管内皮细胞保持分离，但一旦血管受到损伤，暴露出内皮下的基质蛋白（如胶原蛋白、vWF、纤维连接蛋白），血小板便会迅速黏附于血管壁。

其中，vWF 作为一个关键的连接分子，能够桥接内皮下的基质蛋白和血小板上的糖蛋白Ⅰb/ 因子Ⅸ/ 因子Ⅴ受体复合物。黏附后的血小板会经历一系列物理和生化变化，这一过程被称为血小板的激活。血小板内部含有两种主要的储存颗粒：α 颗粒和致密体。α 颗粒富含纤维蛋白原、因子Ⅴ和因子Ⅷ、vWF、血小板衍生生长因子等，对止血和损伤修复至关重要。而致密体则含有 ADP、ATP、钙离子、5- 羟色胺、组胺及肾上腺素等物质。

在激活阶段，血小板会释放这些颗粒的内容物，进而诱导更多血小板的募集和活化，最终启动血浆介导的凝血过程。随着血小板的激活，其结构也会发生变化，形成伪足样的膜伸展，并释放具有生理活性的微颗粒，这些变化都进一步增加了血小板膜的表面积。同时，血小板膜磷脂的重新分布使得更多的活化血小板表面糖蛋白受体以及钙离子和凝血因子激活复合物结合的磷脂结合位点得以暴露。

在血小板聚集的最后阶段，即激活阶段中，血小板释放的活性因子会将更多的血小板募集至损伤部位，形成血小板血栓，达到有效止血。这一系列的生理过程确保了机体在受到血管损伤时，能够迅速且有效地启动止血机制，维持机体的稳态。

三、血浆与止血

血浆介导的止血过程，即凝血级联反应，是一个精密的增强放大系统。它促进了凝血酶从无活性的前体——凝血酶原，迅速转化为活性形式。当血浆蛋白暴露于组织因子或异物表面时，这一连串的级联反应便被激活，最终导致可溶性的纤维蛋白原转变为不可溶性的纤维蛋白凝块。凝血酶的产生，也被称为“凝血酶暴发”，是止血过程中一个至关重要的调控环节。凝血酶不仅参与纤维蛋白的形成，还能激活血小板，并介导一系列附加过程。这些附加过程对炎症反应、丝裂原的形成具有深远影响，甚至导致止血过程的下调。

四、凝血机制

经典的凝血级联反应分为内源性和外源性途径，最终汇入共同的路径，即纤维蛋白的生成。凝血级联反应是由一系列酶促反应构成的复杂网络，这些反应从无活性的前体酶原开始，通过激活机制逐渐放大。级联反应的每个阶段都依赖于与细胞膜结合的激活物复合物的聚合作用。每个这样的复合物都由酶（激活的凝血因子）、底物（无活性的前体酶原）、辅助因子（加速剂 / 催化剂）和钙离子等关键组件共同组成。近年来，随着对凝血系统的深入研究，已经不能将凝血机制简单地理解为内源性和外源性两个途径，但这种分类法仍有助于我们深入剖析凝血过程的复杂性。

（一）外源性凝血途径

外源性凝血途径，作为血浆介导的止血过程的启动步骤，始于组织因子与血浆的接触，直至因子Ⅹ被激活。具体而言，当组织损伤后，内皮下的组织因子被释放，并与因子Ⅶ结合。结合后的因子Ⅶ迅速转变为因子Ⅶa，与组织因子共同形成Ⅶa-组织因子复合物。在磷脂和钙离子的辅助下，该复合物迅速激活因子Ⅹ，生成因子Ⅹa。在这一进程中，组织因子发挥着关键辅助作用，使因子Ⅶa催化因子Ⅹ激活的效力显著增强1 000倍。生成的因子Ⅹa又能进一步激活因子Ⅶ，从而加速更多因子Ⅹ的激活，形成外源性凝血途径的正反馈效应。最新的研究还揭示，Ⅶa-组织因子复合物能够激活内源性途径的因子Ⅸ，这进一步印证了组织因子在止血过程启动中的核心作用。临床上可以通过测定凝血酶原时间（prothrombin time，PT）来反映外源性凝血途径的状况。

（二）内源性凝血途径

经典的内源性凝血途径，指的是血液在与带负电荷的物质表面接触后激活因子Ⅻ，并随后激活因子Ⅺ和因子Ⅸ。最终，因子Ⅸa在因子Ⅷa、磷脂和钙的共同作用下，激活因子Ⅹ，从而形成凝血酶原激活物。近年来，研究进一步揭示，内源性凝血途径实际上是一种放大系统，在外源性凝血途径启动后，会进一步增加凝血酶的生成。这一途径通过放大和增强止血反应，使得凝血酶的生成达到最大化。除此之外，内源性凝血途径中的相关蛋白还具有促进炎症反应、补体激活、纤维蛋白溶解、激肽的生成和血管生成等多种作用。

（三）凝血的共同途径

凝血的共同途径贯穿外源性和内源性凝血级联反应，始于因子Ⅹ的激活，终于纤维蛋白的形成。这一过程包含凝血酶的产生和纤维蛋白的生成两个阶段。凝血酶原复合物，由因子Ⅹa、因子Ⅱ、因子Ⅴa和钙离子共同构成，能够引导前体凝血酶原大量转化为凝血酶。凝血酶，作为凝血级联反应的核心产物，通过蛋白水解作用将纤维蛋白原分子裂解为纤维蛋白肽A和B，进而生成纤维蛋白单体。这些单体相互聚合，形成纤维蛋白链。在凝血酶激活的因子ⅩⅢa及钙离子的参与下，纤维蛋白链以共价方式交联，形成稳定且不溶的纤维蛋白凝块。凝血酶的产生不仅促进了纤维蛋白原向纤维蛋白的转化，还激活了血小板，将无活性的辅助因子Ⅴ和Ⅷ转化为有活性的构象，进一步激活因子Ⅺ和内源性凝血途径，上调组织因子的细胞表达，并激活血管内皮细胞PAI-1以调节纤维蛋白溶解活性。

凝血过程被视为一系列凝血因子相继酶解激活的连续反应。每一步酶促反应都具有放大效应，即少量被激活的凝血因子能够触发大量下游凝血因子的激活，这种逐级连接使整个凝血过程呈现出显著的“瀑布现象”。在外源性凝血途径中，组织因子扮演着启动凝血反应的关键角色，而内源性凝血途径则在凝血反应开始后的维持和巩固过程中发挥着重要作用（如图3-1-1所示）。

五、内在抗凝机制

机体在凝血过程被激活的同时，抗凝机制也相应启动，确保血凝块仅局限于损伤部位。血液流动和血液稀释是机体内在的关键抗凝机制。早期的血小板/纤维蛋白凝块对血液流动时产生的剪切力极为敏感，这种流动作用进一步限制了血小板与凝血因子的定位和聚集，使得凝血成分难以达到形成血凝块的临界数量，从而抑制凝血。然而，在血凝块形成的后期阶段，需要更强大的抗凝机制来遏制凝血块的扩散。目前已知的主要抗凝机制包括纤维蛋白溶解系统、组织因子途径抑制物、蛋白C系统和丝氨酸蛋白酶抑制剂。

纤维蛋白溶解系统通过一系列级联放大步骤，最终生成纤溶酶，该酶通过蛋白水解方式降解纤维蛋白和纤维蛋白原。纤溶酶是由无活性的前体——纤溶酶原转化而来，它在纤维蛋白溶解过程中扮演着至关重要的酶学介导角色。纤溶酶的生成通常由来源于血管内皮细胞的t-PA或尿激酶的释放而触发。当内源性途径的因子Ⅻa和激肽释放酶暴露于异物表面时，会激活纤维蛋白溶解。同时，纤维蛋白的存在也会加速

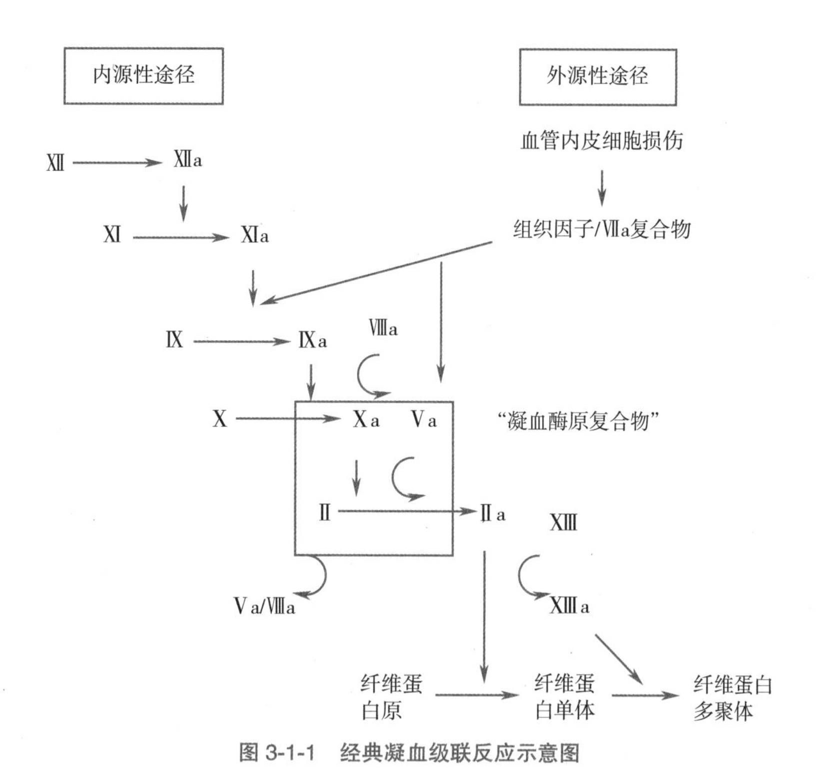

图 3-1-1　经典凝血级联反应示意图

纤溶酶的生成。除了降解纤维蛋白和纤维蛋白原外，纤溶酶还能通过降解关键的辅助因子Ⅴa 和Ⅷ，以及减少对血小板黏附和聚集至关重要的血小板糖蛋白受体，来抑制凝血过程。此外，纤维蛋白的降解产物也具有一定的抗凝活性。

组织因子途径抑制物是一种糖蛋白，主要由血管内皮细胞产生。它是外源性凝血途径的特异性抑制剂，通过与因子Ⅹa 结合来抑制其催化活性，并在钙离子的作用下进一步与组织因子 - 因子Ⅶa 复合物结合，形成组织因子 - 因子Ⅶa- 组织因子途径抑制物 - 因子Ⅹa 四合体，从而灭活组织因子 - 因子Ⅶa 复合物，负反馈地抑制外源性凝血途径。

蛋白 C 系统在下调凝血过程中发挥着重要作用，不仅能抑制凝血酶，还能抑制关键的辅助因子Ⅴa 和Ⅷa。凝血酶通过与血栓调节素结合来激活蛋白 C，从而启动这一抑制途径。蛋白 C 与其辅助因子蛋白 S 共同降解辅助因子Ⅴa 和Ⅷa。这些辅助因子的存在限制了弹性蛋白酶和凝血酶原激活复合物的形成，而后两者分别对因子Ⅹ和凝血酶的形成至关重要。凝血酶与血栓调节素结合后即被灭活，并从循环系统中清除，这是蛋白 C 下调凝血过程的另一种机制。

调节凝血过程的最重要的丝氨酸蛋白酶抑制剂包括抗凝血酶和肝素辅助因子Ⅱ。抗凝血酶与凝血酶结合并抑制其活性，同时还抑制因子Ⅸa、Ⅹa、Ⅺa、Ⅻa。肝素辅助因子Ⅱ仅抑制凝血酶，但其确切的生理作用尚不清楚。抗凝血酶在下调凝血过程中起着关键作用。肝素作为一种催化性的加速剂，与抗凝血酶结合后可增强其对靶酶的抑制作用。在体内，位于血管内皮的肝素样葡萄糖胺聚糖为凝血酶和因子Ⅹa 提供了抑制位点。

第二节　出凝血功能的评估

一、出凝血功能的影响因素

患者围手术期的出凝血功能异常可能源于多个方面。首先，患者可能在术前就已经存在凝血功能障碍，这就要求医生在术前对患者的病情进行全面评估，并做好相应准备。其次，手术过程中可能出现的严重创伤也是一个重要原因，医生应确保术中止血措施到位，并警惕原有出凝血功能障碍性疾病的恶化。此外，围手术期的大量输血输液、低体温以及某些因素导致的血小板和凝血因子减少等因素也可能导致出凝血功能异常。特别是，需关注弥散性血管内凝血（disseminated intravascular coagulation，DIC）和原发性纤溶这两种情况，它们可能是导致围手术期出凝血功能异常的关键因素。

（一）术前影响出凝血功能的因素

术前凝血功能异常的常见原因为患者有凝血功能方面的基础疾病或因为药物治疗而影响了凝血功能，术前应对患者凝血功能进行仔细评估。

1. **遗传性出血性疾病** 遗传性血友病是较为常见的X连锁隐性遗传性疾病，主要影响男性，女性则通常为患病基因携带者，包括血友病A（甲型血友病）和血友病B（乙型血友病）两种类型，分别由血浆凝血因子Ⅷ和因子Ⅸ的凝血活性缺乏引起。血友病的临床表现主要是关节腔、肌肉及其他软组织出血，通过实验室检查可明确诊断。实验室检查结果可显示活化部分凝血活酶时间（activated partial thromboplastin time，APTT）延长，而PT和出血时间在正常范围内，需要注意的是，轻度血友病A患者的凝血功能检查可能提示正常，通常只有在受到创伤或手术后才发生大出血。血友病的输血治疗包括预防性或出血时的凝血因子替代治疗，此外，轻度血友病患者更适合应用去氨加压素或氨甲环酸进行治疗。

血管性血友病（von willebrand disease，vWD）是最常见的遗传性出血性疾病之一，其患病率为0.6%~1.3%。该病由vWF缺乏或功能障碍引起，出血症状由血小板黏附功能受损和/或因子Ⅷ水平低下引起，症状通常较轻。有免疫活性的vWF浓度降低，由利托菌素引起的血小板聚集降低。PFA-100和类似的体外血小板功能检查已经逐渐替代出血时间来评估vWD。在严重病例中可检测出因子Ⅷ活性降低。轻微的vWD患者可应用醋酸去氨加压素治疗，而如果有严重的出血病史，可使用因子Ⅷ的浓缩物来特异性替代vWF和因子Ⅷ。

2. **获得性出血性疾病** 获得性出凝血异常主要来源于其他并存疾病或因治疗某些原发病而长期服用抗凝药物和/或抗血小板药物及纤维蛋白溶解药物引起。

抗凝药物抑制凝血过程，包括维生素K拮抗剂和非维生素K拮抗剂。华法林是维生素K拮抗剂中最常用的一种，其治疗剂量区间较为狭窄且具有明显的个体差异。非维生素K拮抗剂直接抗凝药包括直接凝血酶抑制剂和直接因子Xa抑制剂，其中，达比加群酯、阿哌沙班、艾多沙班、利伐沙班是目前临床上常用的直接口服抗凝药。间接凝血酶抑制剂通过结合并激活抗凝血酶，间接抑制凝血因子主要是因子Xa和Ⅱa活性，从而发挥抗凝作用，常见药物包括普通肝素、低分子量肝素和磺达肝癸钠。

抗血小板药物抑制血小板聚集，其应用使围手术期管理变得更为复杂，包括环氧合酶抑制剂（阿司匹林）、P2Y12受体拮抗剂（氯吡格雷、普拉格雷）、糖蛋白Ⅱb/Ⅲa抑制剂（阿昔单抗、替罗非班、依替巴肽）、磷酸二酯酶抑制剂（西洛他唑、双嘧达莫）等。纤溶药物通过直接或间接激活纤溶酶原变成纤溶酶，促使已经形成的血栓溶解，包括第一代纤溶药物（尿激酶、链激酶）、第二代纤溶药物（组织型纤溶酶原激活剂、单链尿激酶型纤溶酶原激活剂、重组人尿激酶原）、第三代纤溶药物（替奈普酶、瑞替普酶）。

目前针对使用抗凝血药及抗血小板药物患者的围手术期管理方案的随机临床试验尚显不足，临床决策可参照近期国内外指南及专家共识。在制定个体化过渡性治疗方案时，需全面考虑血栓栓塞和手术出血风险。在此过程中，外科、心血管科、麻醉科医生和患者之间应建立积极的沟通机制，以确保制定出最适合患者的临床决策。关于抗凝药物的停用，应根据患者的疾病状态进行权衡。例如，对于发生急性冠状动脉综合征或置入支架的患者，推荐终身服用阿司匹林。置入金属裸支架后，应服用两种血小板聚集抑制剂至少4-6周，而置入药物洗脱支架后，建议延长使用时间至6个月。对于择期手术，应推迟至停用氯吡格雷等P2Y12受体拮抗剂5~7天后进行，期间可酌情使用血小板糖蛋白Ⅱb/Ⅲa抑制剂，并在术后尽早恢复双药物抗血小板治疗。然而,对于限期手术如肿瘤外科患者,在术前停用抗血小板药物期间,可考虑使用短效抗血小板药物(如替罗非班、坎格雷洛)作为替代。条件允许时,术中应采用血栓弹力图(thromboelastogram,TEG)进行血小板功能监测,以指导出凝血管理。对于急诊手术,应准备血小板以应对可能的外科出血,并在术后尽早恢复抗血小板治疗。

肝衰竭相关的止血比较复杂,原因很多。严重的肝病会损害凝血因子的合成,干扰被激活的凝血因子和纤溶蛋白的清除,而且会导致血小板数量和质量的异常。与肝病相关的实验室检查结果包括PT延长,APTT也可延长,血小板减少及出血时间延长等诸多表现。对肝病引起出血的治疗通常基于实验室检查结果。急性出血时通常需输注血浆和血小板。纤维蛋白原浓度较低时可能需要输注冷沉淀。某些情况下,给予抗纤维蛋白溶解药物可能对低水平的纤维蛋白溶解反应有益。

慢性肾衰竭时常发生血小板功能异常,表现为出血时间延长及与手术或创伤相关的出血倾向。其机制是多方面的,可能与胍琥珀酸和一氧化氮在尿毒症患者血浆中的蓄积有关。红细胞浓度也有一定关系,因为纠正贫血之后出血时间会缩短,这可能与血液层流状态下,红细胞具有使血小板沿血管壁边集的作用有关。有研究发现,慢性肾衰竭的患者经透析或纠正贫血后均可以缩短出血时间。对慢性肾衰竭有出血倾向时传统的治疗方法是予以输注冷沉淀,然而去氨加压素和结合雌激素也会类似的缩短出血时间。这些治疗都存在一定风险,且出血时间延长对继发出血的预测价值也不清楚。

弥散性血管内凝血(DIC)是一种病理生理性止血反应,它是由于组织因子/因子Ⅶa复合物的暴露和外源性凝血途径激活引起的。很多疾病均可促发DIC,包括创伤、烧伤、羊水栓塞、肝硬化、恶性肿瘤、脓毒血症等。在各种致病因素的作用下,血液循环内出现局限的或弥漫性的凝血促动,凝血瀑布被激活,产生过量的凝血酶。凝血系统进一步被激活,使血液凝固性增高,破坏了体内凝血和抗凝的平衡,纤维蛋白原在微循环内广泛沉积,形成微血栓,导致脏器的栓塞和微循环障碍。在凝血过程中,由于大量血小板和凝血因子被消耗,止血成分生成的时间缩短,纤溶系统被激活。大量纤维蛋白降解物的产生,可抑制血小板的功能和正常纤维蛋白的聚合,血液从高凝状态转变为低凝状态,引发广泛而严重的出血。DIC特征性实验室检查结果为:血小板计数降低,PT、APTT及凝血酶时间延长,可溶性纤维蛋白和纤维蛋白(原)降解产物的浓度升高。慢性DIC状态时,凝血功能的筛查结果相对正常,但是伴有可溶性纤维蛋白和纤维蛋白(原)降解产物浓度升高。DIC的处理是针对病因治疗,适当输注血制品来纠正出血。在异常血栓形成阶段,而非出血阶段,可使用肝素以减少纤维蛋白的形成,抗纤溶药不推荐用于DIC的治疗,因为有弥漫性血管内血栓形成的可能。

3. 对出血性疾病的评估

(1)病史采集和体格检查:随着凝血功能实验室检测技术的发展,多数临床医生会忽略基本的病史采集和体格检查,但这是任何凝血功能实验室检查都无法替代的。一份详尽的有关出血的病史仍是预测围手术期出血最有效的方法。术前病史采集应了解患者有无贫血史、有无黏膜出血病史、出血时间和频率、皮肤青紫瘀斑史、肝病或肾病史、月经周期和月经量及有无出血性疾病的家族史等。术前体格检查要注意患者有无皮肤、黏膜出血点或瘀斑,触诊有无肝脾肿大、关节松弛、创伤愈合不良等。此外,随着老龄化的发展,越来越多的老年人和慢性疾病患者由于治疗或预防的需要,服用各种抗凝药物或/和抗血小板药物,术前必须考虑到这些药物的相互作用及其对凝血功能的影响。

(2)实验室检查:术前常规凝血功能检查尽管阳性率低,但仍是必需的,可以在术前了解患者有无凝血功能异常,有效预防术中及术后出现难以止血的意外情况,也是诊断术前凝血功能异常的重要方法。凝血功能常用的实验室检查包括血小板计数、PT、APTT、凝血酶时间(thrombin time,TT)和TEG等。

(二)术中与术后影响出凝血功能的因素

术中及术后遇到不明原因的活动性出血或手术野广泛渗血时,应考虑到发生凝血功能障碍或原有凝血功能障碍性疾病的加重。其影响因素包括手术因素、大量输血输液、低体温、体外循环等几个方面。

1. **手术因素** 围手术期出血常由手术原因,如手术创伤、各种原因导致的活动性出血等所致。手术期间血浆纤溶活性升高,凝血因子消耗并引起凝血功能障碍,进而导致围手术期出血或渗血增加。除因子Ⅷ外,大部分凝血因子都是由肝脏合成,故复杂肝脏手术如肝移植期间应特别注意凝血功能监测,并根据监测结果及时补充各种凝血因子。

2. **大量输血输液** 大量失血患者,血浆凝血因子严重丢失,大量输血输液后,由于输入的红细胞制品不含血浆或缺乏凝血因子,即使输注全血,库存血中不稳定的凝血因子如因子Ⅴ、Ⅶ含量也很少,此外,库存血缺乏有活性的血小板,因此大量输血患者可能会发生稀释性凝血因子、血小板缺乏,加重出凝血功能障碍。既往对严重创伤患者的观察发现,输血量达到血容量 2~3 倍时,输血越多越容易发生微血管出血。根据数学模型计算,输血量达到 1 个血容量时,患者自身血液成分(包括血小板、血浆凝血因子等)减少 65%,而达到 2 倍血容量时,自身成分减少 85%。因此,在术中或术后出现原因不明的出血倾向如手术创面或伤口渗血不止、胃肠道黏膜出血、皮肤瘀斑等时,应考虑凝血功能发生异常。

稀释性凝血功能障碍是否会引起患者明显出血仍存在争议。通过对大量输血的患者进行研究后发现,这些患者的血小板计数减少($<50 \times 10^9/L$)及低纤维蛋白原血症和凝血功能障碍密切相关,而血小板及凝血因子的缺乏与患者休克持续时间相关,提示大量输血时的凝血功能障碍可能源于休克、组织灌注不足造成的 DIC,而不一定是稀释性凝血功能障碍。

大量输血输液虽然会使血小板和凝血因子稀释,但按照输血量预防性补充凝血因子效果并不理想。对于大量输血的患者,应根据出血情况、血小板计数、PT、APTT、纤维蛋白原、纤维蛋白降解产物水平适当补充血小板及凝血因子,如血小板计数 $<50 \times 10^9/L$ 时应考虑输注血小板。

3. **低体温** 围手术期任何影响体温调节系统的因素均可导致低体温,这些危险因素包括患者自身因素、手术因素、麻醉因素(包括药物因素)、环境因素及是否干预等。体温过低不仅影响参与止血的血管、血小板和凝血因子的功能,还会影响血凝块形成的速度。体温轻度降低(33~37℃)时,血小板黏附和聚集异常,凝血酶活性和血小板激活作用无明显下降。但体温低于 33℃时,酶的活性和血小板功能均受到影响,进而引起凝血异常。体外研究发现,中度和重度低体温通过激活血小板膜糖蛋白Ⅱb-Ⅲa 受体而增强血小板与纤维蛋白原的连接。进一步研究发现,低体温时凝血酶级联反应减弱,并导致循环中具有类肝素作用的抗凝物质释放。这些结果提示,对血小板内在功能的抑制并不是这种凝血异常的原因,低体温使血小板激活因子减少而导致凝血异常。

研究显示,低体温通过影响组织因子和活化的因子Ⅶ形成复合物而对凝血酶生成的初始阶段有抑制作用。低体温导致凝血功能异常时,PT、APTT 等常规凝血检查结果正常。因为这些检查通常都是在 37℃而不是患者的实际体温下进行的。如果在患者的实际体核温度下进行同样的检查,上述检查结果将延长。

轻度低体温期间纤溶作用正常,提示低体温引起的凝血异常并非由血栓过度溶解造成。TEG 研究发现,轻度低体温影响凝血的开始和传播阶段,并影响已形成的血凝块的稳定性,但不影响血凝块溶解。

低体温影响纤维蛋白原的合成,从而影响纤维蛋白原的可用度,而对其降解和利用无明显影响。即使是轻度低体温和短时间的中度低体温,也将导致血栓形成和纤溶的趋势增强。

4. **体外循环** 体外循环对凝血的影响较复杂,引起出血的原因也是多方面的,主要与血小板减少或破坏、纤溶活性增强、凝血因子消耗、肝素中和不足以及鱼精蛋白过量或不足等因素有关。

体外循环心内直视手术时,应动态监测活化凝血时间(activated coagulation time,ACT),计算应追加的肝素量,维持 ACT 在 500~600 秒。若手术结束时仍出血严重或术后数小时内出血停止、随后却再次出血增多,且 ACT>130 秒,则提示血液循环中残留肝素,应追加鱼精蛋白直至 ACT<130 秒。若体外循环手术后发生异常出血,还可能系血小板因素所致,可进行血小板计数和功能监测,当血小板计数 $<50 \times 10^9/L$,可输注血小板。虽然体外循环常规预充通常使凝血因子稀释 30%,但凝血因子浓度只要达正常的 25%~30% 即可

保证正常止血，不会影响正常凝血。一旦体外循环后出现失血，导致明显的凝血因子丢失，影响凝血功能，从而导致术后胸腔、心包引流液增多，同时伴切口渗血和/或动静脉穿刺处弥漫性渗血，应考虑出凝血功能异常并进行凝血功能监测，随后根据凝血因子减少的情况，予以输注新鲜血浆、新鲜全血、新鲜冰冻血浆、纤维蛋白原等制剂进行针对性地补充。体外循环可使机体发生纤溶亢进，导致术后异常出血的发生率为2%~15%。

二、凝血功能障碍

凝血功能障碍是手术安全的主要威胁之一，直接影响患者的预后。临床工作中正确地识别和处理凝血功能紊乱需要熟知正常的凝血过程、凝血功能的调控及病理性凝血功能障碍发生的原因。围手术期凝血功能障碍的原因主要包括以下几点。

（1）血管因素：包括大血管和小血管。大血管结构破坏时可引起大量失血，体内凝血因子和血小板丢失从而导致凝血功能紊乱，如不能及时治疗则会发展为失血性休克，甚至引起患者死亡，这类患者通常需要外科手术治疗。与大血管结构破坏不同，小血管因素一般表现为小血管脆性、渗透性和舒缩性增加如血管性紫癜，一般可以通过药物如抗组胺药、改善血管通透性的药物或激素进行治疗。

（2）血浆凝血因子缺乏：包括先天性疾病如血友病和获得性疾病如DIC。

（3）血小板异常：包括血小板数量、状态和功能异常。

（4）纤溶亢进。

对于手术患者，术前都应评估患者凝血功能，包括患者详细的病史、体格检查、用药史、合并疾病及相关实验室检查。通过术前充分的评估，对有出血倾向的高危患者进行充分的术期准备，制订相应的诊疗计划，从而预防及处理可能出现的凝血功能异常。而部分手术患者术前凝血功能正常，但在重大创伤、手术、大量输血输液后，由于酸中毒、低钙血症、低体温及血液稀释等原因，也可能发生出血倾向。

三、围手术期高凝状态

凝血功能是否正常对于手术的成败至关重要，几乎每位医生都深知出血倾向可能带来的严重后果，但相比之下，高凝状态所带来的潜在风险却未得到足够的重视。高凝状态，即血管内血液流动的异常状态，临床上可能导致血栓形成的风险增加。在正常情况下，人体内的血栓形成与抗血栓形成之间维持着动态平衡。然而，在病理状态下，这种平衡可能因血栓形成相关系统中某一或某些成分的变化而倾斜，进而促进血栓形成。近年来，血栓及其相关栓塞疾病的发病率呈逐年上升趋势，其后果的严重性不亚于围手术期出血倾向。因此，越来越多的医生开始关注围手术期的高凝状态。

高凝状态可分为两类，一类是遗传性高凝状态，主要有AT-Ⅲ缺乏、PS缺乏和APC拮抗，还包括异常纤维蛋白原血症、纤溶酶原缺乏、肝素辅助因子Ⅱ缺乏等。另一类是获得性高凝状态，以抗磷脂抗体综合征为主，此外还有阵发性睡眠性血红蛋白尿、骨髓增生异常综合征等。

凝血功能亢进、血流淤滞、血管壁损伤是血栓形成的重要因素。围手术期易发生栓塞性并发症的病理生理机制是：①患者存在先天性或获得性凝血功能异常。凝血和抗凝血系统的先天性缺陷可使血栓发生率大大增加，恶性肿瘤、妊娠等也可导致血液高凝状态。②创伤或手术后卧床、制动，下肢肌肉泵功能消失，静脉内血流缓慢。③骨折、手术对局部组织的创伤包括局部组织血管的损伤，血管损伤后修复时，凝血功能增强，易导致血栓形成。

手术治疗会破坏患者纤溶和凝血系统的平衡，导致机体处于高凝状态，进而增加血栓的发生概率。血栓形成和血栓栓塞是手术治疗后常见的并发症之一，若治疗不当或治疗不及时，会对患者的预后和康复过程造成不良影响，严重者还会增加患者死亡风险。

第三节　出凝血功能监测

出凝血功能的监测主要分为临床监测和实验室监测两大类。在临床实践中，医生需将两者紧密结合，全面考虑，以综合评估患者的出凝血功能，从而准确掌握患者的出凝血状况，并科学合理地处理出凝血异常的情况。

一、临床监测

在临床工作中，医生通过细致观察患者的症状和体征，结合对病史、家族史及既往史的深入了解，可以对疑似存在出凝血异常的患者进行初步的病因分析，进而确定后续实验室检查的方向和相应的治疗措施。对于出血患者的临床检查，通常涵盖以下几个方面：①出血情况，包括观察患者是否有出血点、瘀斑、咯血、呕血、便血、血尿等症状；②出血部位，判断出血是发生在皮肤、黏膜、肌肉、关节、消化道、泌尿道等部位，还是其他部位；③出血原因，区分是否为自发性出血、外伤后出血、手术后出血等；④用药史，了解患者是否曾使用止血药、抗凝药、抗血小板药、血浆代用品等药物；⑤家族史，探究患者家族中是否有出血倾向的病史；⑥既往史，详细询问患者既往的出血情况、出血频率、出血的严重性以及其他严重疾病的病史等。

（一）出血原因的判断

对于存在围手术期出血倾向的患者，首先应判断是否由于出凝血功能异常所引起，排除创伤、皮肤或黏膜糜烂、术中止血不全等局部因素所引起的出血。如果患者有以下情况之一者，应考虑出凝血机制异常的可能：①不能单纯用局部因素解释的出血；②同时出现的多部位出血；③自发性出血或轻微创伤即出血不止；④有家族遗传史或常有出血史；⑤有易引起异常出血的全身性疾病，如严重肝病、尿毒症等。

（二）出凝血异常的环节判断

临床医生必须深入理解凝血过程每个阶段的特点，以便根据患者的出血表现，准确判断凝血异常发生的环节。当出血异常由血管因素引起时，患者通常表现为皮肤瘀斑和瘀点，以及黏膜出血。血小板因素也是异常出血的常见原因。血小板减少的患者，皮肤瘀斑和瘀点最为常见，黏膜出血次之，女性患者还可能出现月经过多。这类患者在手术过程中可能会出现渗血不止的情况，但压迫止血通常有一定效果。对于血小板功能缺陷性疾病的患者，其临床表现与血小板减少者类似，但血小板计数大致正常，常见于血小板无力症、尿毒症及服用抗血小板药物的患者。而原发性血小板增多症的患者，常表现为内脏出血和血栓形成。凝血因子的减少、缺乏或功能异常会导致凝血功能障碍并引发出血。先天性凝血因子缺乏以血友病最为常见，其主要表现为关节腔出血、肌肉与内脏出血、皮肤和黏膜出血，以及在手术或外伤后的出血不止等症状。而获得性凝血因子缺乏以 DIC 最为常见，其主要表现为突然发生的广泛性出血，可能伴随血尿、便血、呕血、休克、贫血、呼吸困难、少尿、发绀、黄疸等症状。

（三）病情动态监测

对于出血的患者，应密切关注其病情变化，动态监测其临床表现。监测的主要内容包括：①密切观察和分析患者的皮肤、黏膜、伤口等部位的出血，以及消化道、泌尿道、鼻咽部等部位是否有出血；②密切注意患者生命体征的平稳性；③注意患者有无并发症的出现。

二、常规凝血功能监测

（一）凝血酶原时间

PT 是指在被检测的血浆中加入钙离子和组织因子，凝血酶原转化为凝血酶，导致血浆凝固的时间。PT 是检查外源性凝血因子的一种过筛试验，是用来证实先天性或获得性纤维蛋白原、凝血酶原和因子Ⅴ、Ⅶ、

X的缺陷或抑制物的存在，同时用于监测口服抗凝剂的用量，是监测口服抗凝剂疗效的首选指标。

PT的正常参考值为12~16秒。PT延长提示：①先天性因子Ⅱ、Ⅴ、Ⅶ的单独或联合缺乏和低纤维蛋白原血症；②获得性因子Ⅱ、Ⅴ、Ⅶ、X缺乏，常见于严重肝病、DIC、维生素K缺乏、原发性纤溶症、口服抗凝剂过量等。PT缩短多见于先天性因子Ⅴ增多症、口服避孕药、高凝状态及血栓性疾病。

（二）活化部分凝血活酶时间

APTT是指在受检的血浆中加入接触因子激活剂和部分磷脂等试剂和钙离子后，观察血浆凝固所需要的时间。它是检测内源性凝血因子的一种过筛试验，可用于检测先天性或获得性因子Ⅷ、Ⅸ、Ⅺ的缺陷或是否存在他们相应的抑制物。此外，APTT也用于检测因子Ⅻ、激肽释放酶原和高分子质量激酶释放酶原是否缺乏。由于APTT的敏感性高，而肝素主要作用于内源性凝血途径，故APTT是监测普通肝素的常用指标。

APTT的正常参考值为24~36秒。APTT延长可见于：①血浆因子Ⅷ、Ⅸ和Ⅺ缺乏，如血友病A、B；②凝血酶原（因子Ⅱ）、因子Ⅴ、因子X和纤维蛋白原缺乏，如肝脏疾病、阻塞性黄疸、口服抗凝剂；③纤溶活性增强，如原发性、继发性纤溶。APTT缩短可见于：①高凝状态，如DIC的高凝血期，促凝物质进入血流及凝血因子的活性增高等；②血栓性疾病，如心肌梗死、不稳定性心绞痛、脑血管病变、糖尿病伴血管病变、肺梗死、深静脉血栓形成、妊娠高血压综合征和肾病综合征等。

（三）国际标准化比值

国际标准化比值（international normalized ratio，INR）是患者PT与正常对照PT的比值，根据国际灵敏度指数的不同而异，国际灵敏度指数越小，组织凝血酶的灵敏度越高。同一份血液标本在不同的实验室用不同的试剂检测，PT结果可能差异很大，但测得的INR相同，这样使得各实验室测得的结果具有可比性。目前用INR来指导口服抗凝剂的用量，是一种较好的监测方法。

INR的正常参考值为0.8~1.2。INR增高或减少的意义同PT。

（四）纤维蛋白原

纤维蛋白原是由肝细胞合成和分泌的一种糖蛋白，是参与凝血和止血过程中的重要蛋白。在受检的血浆中加入一定量的凝血酶，其使血浆中的纤维蛋白原转变为纤维蛋白，通过比浊原理计算纤维蛋白原的含量。纤维蛋白原即凝血因子Ⅰ，是凝血过程中的主要蛋白质，其含量异常可见于多种疾病。

纤维蛋白原的正常参考值为2~4g/L。除生理情况下的应激反应和妊娠晚期外，纤维蛋白原增加主要出现在急性感染、烧伤、急性心肌梗死、自身免疫性疾病、多发性骨髓瘤、糖尿病、妊娠高血压综合征、急性肾炎、尿毒症等。纤维蛋白原减少则主要见于DIC、原发性纤溶亢进、重症肝炎、肝硬化和溶栓治疗时。

（五）血小板计数

血小板计数是指测定单位容积周围血液中血小板的数量，它是筛查凝血异常的一项重要且标准的检查手段。传统的血小板计数方法依赖于镜下目视法，但现如今，自动化血细胞分析仪已成为主流的检测工具。这种方法不仅提高了计数的准确性和效率，还减少了人为误差，为临床诊断和治疗提供了更为可靠的依据。

血小板计数的正常参考值为（100~300）$\times 10^9$/L。当血小板计数>450 $\times 10^9$/L时即为血小板增多，原发性血小板增多常见于骨髓增生性疾病，如慢性粒细胞白细胞、真性红细胞增多症、原发性血小板增多症等。继发性血小板增多常见于急慢性炎症、缺铁性贫血、恶性肿瘤等，此类增多一般不超过500 $\times 10^9$/L，经治疗后情况改善，血小板数目会很快下降至正常水平。脾切除术后血小板会明显升高，常高于600 $\times 10^9$/L，随后会逐渐下降至正常范围。当血小板计数<50 $\times 10^9$/L时，为血小板减少。常见于：①血小板生成障碍，如再生障碍性贫血、急性白血病、急性放射病等；②血小板破坏增多，如原发性血小板减少性紫癜、脾功能亢进；③消耗过度，如DIC；④家族性血小板减少，如巨大血小板综合征等。

三、床旁凝血功能监测

尽管实验室凝血检测目前仍是主流的术前凝血评估手段，但床旁凝血监测的灵敏度和特异度提升，以及避免了标准实验室检查所需的时间延误，使其未来有望成为一种专门指导成分输血和止血药物治疗的监测方法。

（一）凝血的功能性检测

1966 年，由 Hattersley 描述的 ACT 改进了 Lee-White 全血凝血时间的检测方式，使用接触激活启动物（硅藻土或高岭土）来加速血凝块形成，从而缩短完成分析的时间。目前商业化的 ACT 监测仪可以自动进行血凝块的检测。正常人的 ACT 为（107±13）秒。患者“基线”ACT 的测定会影响测量结果。而在手术切皮之后，基线 ACT 可能会下降。由于 ACT 测定的是通过内源性和共同途径的血凝块形成时间，肝素和其他抗凝剂会延长检测结果，而血小板功能异常和 / 或血小板减少对 ACT 的影响不明显。

ACT 检测由于操作简便、成本低廉和肝素浓度线性操作反应高，目前仍是一种常用的围手术期凝血监测方法。但 ACT 监测也有其不足之处：①低肝素浓度时的敏感性较低，可重复性差。含有肝素酶的 ACT 试管在检测低肝素浓度时可以增加敏感性；②由于低温或血液稀释导致的结果人为延长，以及 ACT 大于 600 秒时会超出检测的线性反应范围。重复检测会改善结果，新研发的基于电生化的 ACT 分析仪能够提高可重复性，甚至单次检测即可。

高剂量凝血酶时间（high-dose thrombin time，HiTT）也可以用于肝素抗凝的功能性检测。HiTT 分析最初用于心脏手术，测量高浓度凝血酶直接裂解纤维蛋白原及产生血凝块的时间。在凝血酶浓度过高时，血凝块的形成不依赖血浆凝血因子（除了纤维蛋白原）。因此，HiTT 会因肝素（或其他凝血酶抑制剂）的使用、严重的低纤维蛋白原血症、异常纤维蛋白原血症及高浓度的纤维蛋白裂解产物（常发生于纤维蛋白溶解时）而延长。在多数需要给予肝素的手术操作期间，HiTT 的延长与肝素的抗凝效应相关。

（二）肝素浓度检测

鱼精蛋白滴定法仍是围手术期确定肝素浓度的常用床旁监测手段。鱼精蛋白，作为一种含有多碱基的蛋白质，以化学计量方式直接抑制肝素。一般而言，1mg 鱼精蛋白能够中和 1mg（约 100U）肝素，这构成了鱼精蛋白滴定检测肝素浓度的基本原理。随着向含肝素的血样中加入的鱼精蛋白浓度逐步上升，血凝块形成的时间会逐渐缩短，直至鱼精蛋白浓度超过肝素浓度的临界点。通过检测一系列的血样，并确保每例中加入的鱼精蛋白剂量逐渐增加，含有与肝素浓度最相匹配的鱼精蛋白的血样将首先形成血凝块。这种方法为估计肝素浓度提供了有效手段。假设患者的肝素 - 鱼精蛋白滴定曲线在手术期间保持相对稳定，那么鱼精蛋白滴定法不仅可以用来估算维持预设肝素血浆浓度所需的肝素剂量，还可以用来确定逆转血液中既定肝素浓度所需的鱼精蛋白剂量。目前，床旁肝素浓度检测仪已采用自动检测技术，进一步提高了检测的准确性和效率。

此外尚可直接检测肝素浓度，其优势包括肝素浓度较低时也敏感，以及对血液稀释和低温相对不敏感，同时还不受抑肽酶的影响。该检测的局限性在于无法直接评估抗凝效应。

（三）凝血的黏弹性检测

近年来，发展始于 20 世纪 40 年代的凝血黏弹性检测再次获得青睐，黏弹性监测已成为传统凝血研究的辅助手段。黏弹性监测能够检测血凝块形成的整个过程包括从早期的纤维蛋白链生成，到血凝块回缩，再到最终的纤维蛋白溶解。常用的黏弹性监测包括 TEG、旋转式血栓弹力监测仪（rotational thromboelastometry，ROTEM）及 Sonoclot 凝血和血小板功能分析仪（简称 Sonoclot 分析仪）。

1. 血栓弹力监测仪 Hartert 发明于 1948 年，其主要工作原理是检测体外全血样本在凝血过程中黏弹性的变化，即血凝块的形成、强度及稳定性。目前，市面上可供使用的血栓弹力监测仪器主要包括 TEG 和

ROTEM 两种，两者在低剪切力条件下进行非抗凝血或抗凝血诱导后的黏弹性特征检测，其工作原理略有不同。在 TEG 中，一次性样品杯以 4°75′ 角度围绕固定的塑料检测杆转动。而 ROTEM 是传统 TEG 的改良版本，塑料检测杆以 4°75′ 角度在塑料样品杯中心转动，允许样本中含有治疗浓度的肝素，可提供一定的鉴别诊断信息。另外，这两种仪器检测力矩的原理也不同，TEG 是通过机械感应传导力矩，ROTEM 则通过光学探测器检测力矩。目前尚无证据表明两者中任何一种具有显著的临床优势。

TEG 和 ROTEM 将检测到的力矩转化为数字信号，并将全血样本在整个凝血和纤溶过程中黏弹性的变化描记为一条曲线。TEG 描记图大致分为两个部分，凝血阶段与纤溶阶段。ROTEM 的参数包括：①纤维蛋白开始形成的时间，即血栓时间（clotting time，CT）；②纤维蛋白及血凝块形成的动力学参数，即 α 角；③血凝块的最大强度和稳定度，即最大血栓强度（maximum clot firmness，MCF）；④纤溶参数 LY30 和 LY60。

TEG 和 ROTEM 最快能在 20~25 分钟内提供血凝块形成和维持能力的检测结果，从而将出血到治疗时间缩短至 20~30 分钟。现已广泛应用于临床诸多领域，能很好地评估手术的出血风险及预测手术后高凝状态和血栓形成等并发症，指导术中精确输血、溶栓及抗凝治疗等。此外，ROTEM 不但能为患者止血能力提供整体概况，还可通过检测过程获取潜在凝血病病理机制的差异诊断。

2. **Sonoclot 分析仪** 1975 年由 Kaulla 等发明，作为一种准确、实时凝血功能监测手段，也属于黏弹性测试的一种。这种分析仪能够提供凝血进程的全部信息：从纤维蛋白形成，纤维蛋白单体聚合，血小板的相互作用，最终到血凝块的回缩和溶解。其检测原理是：一管形探针在全血样本中以 200Hz 的频率上下运动，随着凝血的各个阶段变化，将所遇到的运动阻力变化通过模拟信号反映到分析仪，再以凝血信号的方式报告出来。

Sonoclot 标记曲线可分为三个部分：①激活凝血时间（activated clotting time，ACT），指加入血液标本到纤维蛋白开始形成的时间，是血标本保持液态的时间，主要与凝血因子有关；②凝结速率（clot rate，CR），是曲线上升的第一个斜率，反映纤维蛋白凝胶的形成，主要与纤维蛋白原水平有关；③达峰时间（time to peak，TP），反映凝块收缩的程度，达峰时间与血小板功能（platelet function，PF）有关。

Sonoclot 分析仪可以检测一系列的凝血性疾病，包括血小板功能失调、凝血因子缺乏、抗凝血作用、高凝倾向及纤溶亢进，同时预测术后出血、鉴别出血原因。文献报道，Sonoclot 分析仪预测术后出血准确率达 74%，而常规凝血检测仪 33%。Sonoclot 分析仪可为合理使用血制品提供理论依据，减少了并发症及再次手术风险率。有研究认为，Sonoclot 分析仪适用于肝脏移植术中监测血小板功能及凝血因子的变化。Kamada 推荐将 Sonoclot 分析仪凝血图作为心脏手术后评价纤溶蛋白溶解状态的方法。Waters 等研究显示，Sonoclot 分析仪在监测被抑制的血小板激活方面比 TEG 要灵敏得多。而且在缺少基线值参考的情况下，Sonoclot 分析仪信号图结构的变化较 TEG 的轨迹变化对血小板功能障碍有更好的指导作用。

总之，使用 Sonoclot 分析仪指导治疗，具有方便、可靠、迅速等优点。但 Sonoclot 分析仪检测结果受年龄、性别、血小板数量的影响，限制了其在临床的广泛运用。另外，研究显示某些监测变量的可重复性差，尤其是 CR 和 PF。Gorlinger 等发现，在心脏外科手术中，与 TEG 相比，Sonoclot 分析仪可能不太适合用于持续动态观察术中血小板功能、血浆纤维蛋白原水平的变化。因此，不应将 Sonoclot 分析仪的结果作为诊断的唯一依据，必须结合患者的具体病情及其他检验结果综合考虑。

四、TEG 监测

TEG 是一项以仪器命名的技术，由 Harter 于 1948 年发明，是一种从整个动态过程监测凝血过程的分析仪。TEG 最初用于科学研究，直到 20 世纪 80 年代才开始广泛应用于临床，并获得了飞速发展。TEG 的特点是检测快速（约半小时），用血微量，可床旁检测，检测方式接近人体生理水平，可提供血块形成和溶解相关的多种参数。

（一）原理

将一份血样置于试管中，在37℃的温度下，以约5°围绕着轴心旋转，旋转周期为10秒，金属扭矩线上连接一根探测针浸入血样中，模拟血管中缓慢的血流。起初，血液标本呈液态，测试产生的运动不会影响探针，但随着血液开始凝固形成纤维蛋白桥，作用于探针和杯壁间，逐渐产生阻力。此外，由于血液标本中的纤维蛋白会黏附于探针，进一步产生阻力，从而影响探针。探针在测试杯旋动过程中对杯内磁力线进行切割，进而产生电流。随着纤维蛋白桥产生逐渐增多，血凝块不断生成，阻力不断增加，产生的电流也发生相应的改变。达到血凝块最大强度后，随着纤维蛋白溶解，血凝块逐渐溶解，测试杯和针的纤维蛋白结合被破坏，测试杯运动的传递减少，探针受到的阻力逐渐减小。探针在整个过程中随着阻力的不断改变而旋动，从而产生不断变化的电流信号。信号经过电脑软件处理后形成相应的曲线（图3-3-1），进而获得TEG的一系列参数，如R值、K值、α角、最大振幅（maximum amplitude，MA）、LY30值及EPL值。TEG既能被定量也能被定性分析，不需要再测量其他反映正常凝血、高凝、低凝及纤溶状态的指标就能解读其扫描图形，并能定量描述扫描图形的异常情况，判断治疗效果，以便及时纠正或改善病理状态。

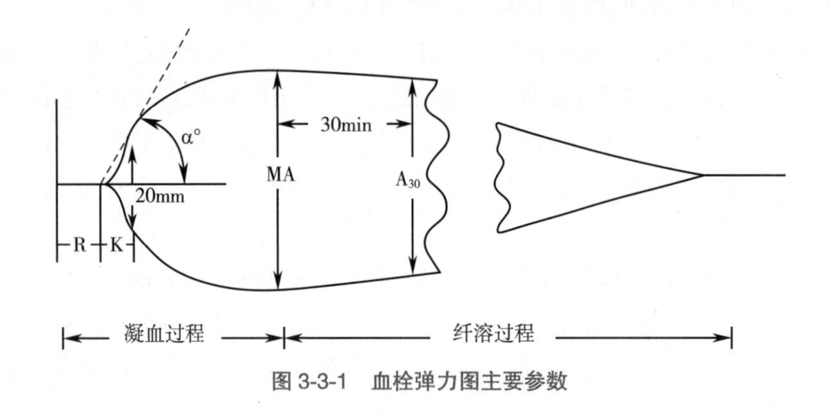

图3-3-1 血栓弹力图主要参数

1. **R值** 代表凝血时间，从血标本开始检测到血凝块开始形成所需的时间，对应凝血因子逐步激活导致纤维蛋白开始形成的过程。正常值为5~10分钟。最主要的影响因素包括血液中的相关凝血因子、患者使用的抗凝剂等。R值延长提示患者凝血因子缺乏或使用抗凝剂如肝素，当通过补充凝血因子如输注新鲜冰冻血浆，或使用抗凝剂的拮抗剂治疗后，R值可以恢复正常。R值缩短提示患者处于高凝状态。

2. **K值** 代表血凝块形成时间，指从凝血开始至TEG描记振幅达20mm所需的时间，正常参考范围为1~3分钟，反映纤维蛋白和血小板在凝血块开始形成时的相互作用，即血凝块形成的速率。K值的长短受纤维蛋白原水平高低的影响。K值减小，表明凝血块形成速度越快，提示患者体内纤维蛋白原功能亢进，凝血系统呈高凝状态；反之，则表明血液呈低凝状态。抗凝剂可延长K值，通过输入冷沉淀或新鲜冰冻血浆可以纠正K值。

3. **α角** 指从血凝块形成点至描记图最大曲线弧度作切线与水平线的夹角，正常参考范围为53°~72°。α角主要反映纤维蛋白原的水平，同时也部分反映血小板的功能和数量。α角的数值越大，表明纤维蛋白与血小板功能越活跃，血液中血凝块强度增加的速度越快，提示患者血液处于高凝状态；反之，则表明血液呈低凝状态。当患者处于重度低凝状态时，血凝块幅度达不到20mm，K值将无法确定，此时α角比K值更有价值。影响α角的因素同K值。

4. MA 是曲线两侧最高点的距离的直接测量值，也称为最大血块硬度。纤维蛋白和血小板通过GPⅡb/Ⅲa受体结合，这一测量值表现了纤维/血小板血凝块的最大强度，反映了患者血液中血小板和纤维蛋白之间相互作用、交联的最大动力学特性。由于GPⅡb/Ⅲa位点是血小板与血小板之间及血小板与纤维蛋白之间的结合所必需，所以使用 GPⅡb/Ⅲa 血小板抑制剂（Reopro）可使 MA 显示为线性。MA 主要受纤维蛋白原及血小板两个因素的影响，其中血小板的作用（约占 80%）要比纤维蛋白原（约占 20%）大，血小板质量或数量的异常都会影响 MA。MA 的正常参考范围为 50~70mm。MA 减小提示患者出血、血液稀释、凝血因子消耗、血小板减少或疾病造成的凝血因子缺乏；MA 增大则提示血液可能存在高凝状态，患者有动静脉血栓形成的风险。

5. **LY30 值** 为凝血 30 分钟时的纤溶百分比，即大振幅后 30 分钟的振幅衰减率，反映血液溶解。若 LY30>7.5%，提示纤溶亢进；LY30>7.5% 时，若综合凝血指数≤1.0 提示原发纤溶亢进，应使用抗纤溶药物来纠正；若综合凝血指数≥3.0 为继发性纤溶亢进，需抗凝处理。

6. **EPL 值** 为 MA 值确定后，30 分钟内血凝块将要溶解的百分比（%），作用同 LY30。正常参考范围为 0~15%。EPL 显示患者是否存在纤溶亢进。结合综合凝血指数可进一步鉴别原发性纤溶亢进和继发性纤溶亢进。

（二）TEG 的优势和局限

TEG 的重要参数与常规凝血指标存在一定的相关性。R 值主要反映凝血因子的质与量，分别与 APTT 和 PT 有显著的相关性，R 值对内源凝血途径的反映程度要高于外源途径。MA 值反映血凝块的强度，是 TEG 中反映血小板功能的重要参数，但由于血小板功能也显著影响凝血酶和纤维蛋白的形成，故血小板数量和功能的严重异常也可能导致 R 值、α 角和 MA 异常。MA 与常规凝血指标中的血小板和纤维蛋白原显著相关，与 APTT 存在相关性。

与常规凝血指标比较，TEG 监测主要优势在于：①在体内，凝血过程中血小板、红细胞均起重要作用，而 PT、APTT 和 INR 等指标在检测时去除了血细胞，仅检测了血浆。②常规凝血指标（PT、APTT、INR）仅监测了血液凝固阶段的启动时相，此时仅生成 5% 的凝血酶。③常规凝血指标没有监测血小板功能。④常规凝血指标没有监测血凝块强度。⑤纤溶亢进是凝血功能障碍患者死亡的重要原因，但常规凝血指标没有监测。⑥常规凝血指标（如 PT、APTT、INR、血小板计数和纤维蛋白原等）只是检查离体血浆和凝血级联反应中一个部分，即内源性或外源性凝血途径部分，或纤溶部分的情况，监测的是凝血全过程的一个片段或一个部分，只能反映凝血系统的某一个方面，并不能全面地评价患者的凝血功能。与常规凝血指标不同的是，TEG 监测可以弥补上述局限性，能完整地监测一份血样，对凝血因子、纤维蛋白原、血小板聚集功能及纤溶等方面进行全面监测和评估。⑦ TEG 是一种凝血功能的床旁即时监测技术，不需要将血样本送到实验室检测，尤其适宜在手术室使用，而且其检测过程只需 30 分钟，比常规凝血指标方便快速，有助于术中快速诊断和判断出凝血异常的原因，指导止血措施的实施，判断术后出血风险等。

TEG 虽然具备很多优势，但仍存在一定缺陷：① TEG 是一项体外检测项目，因此检测环境与机体实际环境仍有差别。如 TEG 虽然能反映凝血因子与血小板间的相互作用，能模拟血管中缓慢的血流，却不能模拟血管内皮细胞等血管壁相关因素对凝血过程的影响，当患者血管壁受损时，TEG 无法检测血小板的黏附及血小板与血管内皮细胞之间的相互作用对凝血功能的影响。此外，已有研究证明低温对 TEG 指标有影响，TEG 用于术中检测时，患者可能是低体温状态，而 TEG 检测在 37℃恒温进行，与患者实际体温差异大，故不能反映患者体内真实情况。② TEG 对机体整体凝血功能进行检测，但有时不能用于区分某一凝血过程的异常，如 TEG 中 MA 异常代表血小板或纤维蛋白原异常，但其可能是质或量缺陷，TEG 指标无法鉴别，仍需进一步检测以明确。③常规 TEG 在评估血小板抑制时是通过调整不同的血小板激动剂来实现，所以当患者进行抗血小板治疗时，如服用阿司匹林，常规 TEG 并不能反映患者体内血小板的真实情况，无法全面而准确地描述患者全血的凝血状态。④目前厂家提供的 TEG 参考范围主要基于国外的研究，我国尚无基于大型临床试验的统一标准，目前仍缺乏标准化的操作与评估指南，且 TEG 的质控并不理想，临床操作指导治疗决策的阈值选择也不尽一致，因此 TEG 的参考范围可能对我国临床医生解读监测结果带来一定的影响，有待进一步完善。⑤ TEG 监测比常规凝血功能指标监测花费更高。

（三）TEG 的主要作用

TEG 自临床使用以来，为监测凝血功能带来了极大的好处。目前，TEG 的临床应用已扩展到指导临床成分输血、即时凝血监测、预测静脉血栓风险等，在心脏手术、肝脏移植、肾移植、产科、儿科、相关凝血病及骨科等方面，TEG 进行快速且准确的凝血功能评估具有重要的临床价值。随着 TEG 临床应用的不断深入，普通的 TEG 不能满足临床需要，各种改良及改进的 TEG 方法也随着科技的发展涌现出来。如 2004 年，研发 TEG 仪的公司又开发了用于抗血小板药物疗效监测的技术，即血小板图检测（platelet mapping），为临床带来了快速、准确的监测血小板聚集功能的方法。血小板图检测目前在临床上主要用于心脑血管疾病的个体化抗血小板治疗，以及围手术期的凝血功能监测等，同时也为预防血栓和进行血栓分层等提供了快速有效的检测方法。快速 TEG（rapid-TEG，r-TEG）是一种改进的 TEG，其以组织因子而不是高岭土为激活剂，可加速凝血级联反应。表 3-3-1 列出了各种 TEG 的主要作用。

表 3-3-1 TEG 的主要作用

种类	主要作用
普通检测	1. 评估凝血全貌，判断凝血状态 2. 指导各种成分输血和相关药物使用 3. 区分原发性和继发性纤溶亢进 4. 判断促凝和抗凝等药物的疗效，如华法林，抗Ⅹa、活化重组因子Ⅶ等 5. 评估血栓形成的概率，预防手术后的血栓发生
肝素酶对比实验	1. 评估肝素、低分子量肝素的疗效 2. 评估中和肝素后的效果
血小板图检测	1. 测定各类抗血小板药物的疗效 2. 评估再缺血事件的概率
功能性纤维蛋白原测定	1. 检测纤维蛋白原参与血凝块的功能 2. 区分纤维蛋白原和血小板降低
快速 TEG	快速检测 TEG

（四）TEG 在胸心血管外科的应用

自从 20 世纪 50 年代体外循环在心脏外科手术中开始应用，心脏手术后的凝血功能障碍和出血是术后并发症发生率和死亡率高的主要原因之一。心脏外科常遇到大量失血，需要大量输注异体血液制品。心脏外科手术的凝血管理非常复杂，需要在体外循环时抗凝，体外循环结束后又需要促使凝血功能及时恢复，手术结束后则需要在止血和防止血栓栓塞两者间获得平衡。术前有许多患者需服用抗血小板药物，导致其基础血小板功能低下；发绀型先天性心脏病患儿由于长期缺氧，术前往往伴有凝血功能紊乱。体外循环时，采用合理的抗凝既可在抑制患者凝血功能的同时又不激活血小板，无凝血块形成。

体外循环心脏手术结束后可能存在的鱼精蛋白中和不充分，以及体外循环期间产生的炎症反应、低温、凝血因子的消耗等因素都会导致凝血物质（特别是血小板）或凝血功能的损伤，因此，需要尽快恢复患者正常的止血功能。肝素抗凝、鱼精蛋白拮抗和术后止血治疗过程均较复杂，而患者围手术期的凝血功能的正确评估及合理的成分输血治疗与患者预后密切相关。TEG 能以其快速、灵敏、准确的优点提供极大的帮助。

1. 成人心脏外科手术中的应用 有文献表明，TEG 可用来观察患者心脏直视手术体外循环中出凝血情况，对预防术后出血有重要意义。加拿大多伦多总医院在一项研究中评估了 TEG 对心脏手术后大出血风险的预测作用。研究者对 434 例心脏手术患者在体外循环前和术中分别进行了 TEG 检测，检测指标为 R 值、MA 和 α 角。分别运用常规预测模型和附加 TEG 参数预测模型对患者大出血风险进行评估，结果显示，434 例患者中 59 例出现大出血，其中 20 例被 TEG 模型预测为高风险，占大出血人数的 34%，而只有 13 例（22%）被常规模型预测为高风险。该结果说明 TEG 参数的引入可以提高大出血风险预测的灵敏度，有助于指导术后出血的个体化治疗。此外，该研究表明术中 TEG 监测比体外循环前 TEG 监测的预测价值更高，其中反映血凝块强度的 MA 是最有意义的预测指标。

术中也可用 TEG 来鉴别凝血紊乱状态，指导成分输血，既减少了患者的医疗费用，又减少了传染性疾病的发生。2011 年 Wikkelsoe 等对近 10 年的相关文献进行了汇总，选取其中 9 项已经完成或正在进行的随机临床试验进行荟萃分析，其中 8 项试验涉及心脏手术，1 项试验涉及肝脏移植手术，共计 776 例患者纳入研究。分析结果表明，使用 TEG 指标指导临床输血可以显著减少患者术中、术后总出血量。

除在预防出血上有独特的优越性外，TEG 提供的数据也可以帮助临床医生早期诊断凝血异常，并依据正确的诊断指导输血。与传统的“临床医生指导”组相比，TEG 的应用可明显减少血液制品的使用，具体来说包括：降低标准冠状动脉旁路移植术中非红细胞同种异体血液制品的输入量，减少新鲜冰冻血浆和血小板的输注，同时减少输血相关的并发症，并降低冠状动脉旁路移植术的费用。Spiess 等回顾性分析了 TEG 监测下 1 079 例心脏手术患者围手术期血液管理的有效率，结果表明术前及整个围手术期血制品需求量减少，同时降低了 25% 的输血，原因不明出血事件的再探查率也从 5.7% 降至 1.5%，说明 TEG 指导下的血液管理可以减少患者的出血风险和医疗费用。

术后凝血病和大出血是心脏手术的严重并发症，在需要长时间体外循环和创伤较大的复杂心血管手术时发生率较高。由于常规凝血指标不能反映血小板功能异常和纤溶异常，对指导心脏手术后凝血病治疗的临床意义有限。TEG 能动态完整地监测凝血和纤溶的整个过程，辨别凝血异常的原因，如凝血因子缺乏、纤维蛋白原功能减低、血小板功能减低、纤溶系统功能亢进或残留肝素等，因而 TEG 监测用于指导心脏手术患者凝血功能障碍的治疗时，可显著减少血液制品的用量。

在德国歌德大学医院进行的一项随机对照研究将手术时创面渗血多、难于止血或术后出血量超过 250ml/h 的 100 例复杂心血管手术患者作为研究对象，随机分入常规凝血功能监测组和 TEG 监测组，常规凝血功能组监测常规凝血指标（血小板、纤维蛋白原、APTT、ACT 等），TEG 组监测 ROTEM 和血小板图，两组患者均根据监测结果按照预定的凝血病治疗方案给予鱼精蛋白，输注红细胞、纤维蛋白原、血小板、新鲜冰冻血浆等血制品。研究结果表明，TEG 监测组红细胞输注量明显少于常规凝血功能监测组，其他血制品的输注量也是 TEG 监测组较少，此外 TEG 监测组的术后机械通气时间、ICU 住院天数、医疗费用及术后 6 个月内病死率等指标均低于常规凝血功能监测组。

Petricevic 等通过对凝血功能监测值和患者心脏手术后胸腔引流管引流量的相关性研究发现，患者凝血功能异常是影响术后出血量的关键因素，从而间接影响了患者对血液制品的需要量。研究者发现术后 24 小时内引流量与 ROTEM 的监测数值相关性非常好，在敏感性上优于常规凝血指标，该研究提示体外循环后，凝血功能紊乱的主要原因是血小板功能下降、数量减少及纤维蛋白被大量消耗等。

另外，在一项前瞻性研究中发现在常规输血策略与 TEG 监测下输血的比较中发现，两组术中输血没有差异，但术后总输血量在 TEG 指导下有所减少，有 75% 患者的新鲜冰冻血浆输入减少，超过 50% 患者的血小板输入减少，并且患者术后 6、12、24 小时胸导管引流量并无差异。所以，采用 TEG 指导成分输血可以纠正凝血异常，减少血制品的使用，降低血制品使用费用，并且不会增加不良事件的发生。

Wikkelso 等在既往研究的基础上更新了一项系统评价，共纳入 17 项研究（1 493 例参与者），其中大多数参与者接受心脏手术。分析结果表明，应用 TEG 指导的输血策略可以减少对血液制品的需求，且与其他方法指导的输血相比，TEG降低了总死亡率。通过TEG可以即时了解体外循环心脏手术患者的出凝血状态，其指导的输血策略在减少血制品输注的同时也减少了患者的医疗费用和传染性疾病的发生，对患者预后产生一些积极影响。

Deppe等研究也发现TEG指导的输血策略降低了心脏手术再探查率、术后急性肾损伤的发生率和血栓栓塞事件的发生。最近的研究报道体外循环心脏手术患者术前r-TEG的检测结果与预测术中大量输血无明显相关性，而r-TEG的ACT值延长与术后1天大量输血的风险呈正相关，当ACT延长超过110秒时，术后大量输血的患者由12.9%增至33.3%，当ACT≥150秒时，60%的患者术后需大量输血，因此r-TEG的ACT可以用来预测术后早期大量输血的需求。

在鱼精蛋白对肝素的中和作用的监测上，不同ACT测定仪的敏感性和稳定性存在差异，需要结合临床实际综合判断。临床上常有用ACT难以解释的出血，只能按经验给予血制品和止血药，因而迫切需要借助其他方法进行快速鉴别。用含肝素酶和不含肝素酶的检测杯分别测定TEG，可以检测出血样本中是否存在低浓度肝素，这对于鉴别是否存在肝素残留有重要价值，也可判断术后出血的原因。Willems等研究指出ACT与TEG中的凝血时间（CT）并不通用，两者需要联合使用才能正确判断鱼精蛋白的使用量。Galeone等在41例体外循环下行心脏直视手术的患者中，分别以TEG和ACT测定仪监测鱼精蛋白中和肝素后不同时间点内是否存在残留肝素，结果表明，心脏手术后88%的样本中存在肝素残留或肝素反跳现象，与ACT相比，TEG中的R值与血浆中肝素浓度相关性更好。

2. **婴幼儿心脏手术中的应用**　临床应用已经证实TEG分析可以有效地诊断凝血功能异常的确切原因，但婴幼儿群体作为一类特殊群体，更具有其独特性。Moganasundrum等发现TEG检测结果在体外循环手术后出血与非出血患儿中有差异，这支持了这种检测手段可以用来指导治疗或预防出血。Haizinger等将先天性心脏病患儿与1岁以内的婴儿按年龄匹配，发现与正常婴儿相比，先天性心脏病患儿凝血与纤溶系统并没有被损坏，没有显著的高凝血状态、没有因为接触激活途径导致的凝血时间延长、血凝块强度降低及血小板质量的改变。

一项前瞻性观察性研究比较了先天性心脏病患儿围手术期TEG的使用结果，提示TEG在术后出血患儿中有显著差异，依据TEG测量结果进行的输血干预治疗会中止出血。术中使用TEG也可明显减少术中血小板和冷沉淀的使用，但术中冰冻血浆的使用会增加。之前的研究已证实TEG可指导危重发绀型先天性心脏病患儿的纤维蛋白原输注，有效减少了异体血液制品的输注量，并缩短了患儿术后恢复时间。但婴幼儿群体中红细胞与血浆输入量没有差异，原因可能是体外循环管道预充的血液成分并没有改变。发绀型先天性心脏病患儿由于长期全身灌注不足和组织缺氧，导致肝功能不全引起凝血因子与纤维蛋白原减少。Laskine-Holland等一项回顾性分析指出，与非发绀型患儿相比，发绀型患儿凝血块中纤维蛋白/纤维蛋白原凝块的硬度降低。

另有对发绀型和非发绀型患儿的一项前瞻性队列研究中比较了高岭土活化的TEG和常规的凝血检测的区别，发现发绀并不影响先天性心脏病患儿的TEG参数，血小板计数和血浆纤维蛋白原水平分别与TEG参数中的MA及MA-纤维蛋白显著相关，给鱼精蛋白后使用TEG可能促进手术室内的止血管理。但是由于发绀患儿前期存在的凝血异常，术后纤维蛋白原补充量需要更多，且术前对患儿基础值的测定对术后TEG指导下的输血策略有很大的影响。最近一项研究选取了50例行体外循环心脏手术后有出血风险的儿童患者（6岁以下），通过综合临床出血评估和动态TEG检测结果给予纤维蛋白原、凝血酶原复合物及血小板预防性治疗后，发现TEG指导的凝血功能治疗可以改善患者预后，且没有发生栓塞事件及二次手术，从而认为动态TEG检测可改善术后高出血风险心脏手术患儿的预后。

总之，TEG在诊断心脏手术围手术期异常出血的原因和指导治疗方面具有重要价值，既可帮助诊断出血的原因，还可提供治疗上的指导。对于大量出血的患者，如果TEG检测结果正常或轻微异常，强烈提示存在外科因素出血，此外还可能是因为患者使用了抗血小板药物、血管性血友病因子缺乏等。值得注意的是，TEG 监测是在体外进行的，不能反映凝血的血管因素。同时 2018 年 Lodewyks 等分析认为，在心脏手术患者中应用 TEG 这项黏弹性测试与减少血制品输注、降低死亡率之间的关联性很弱，还不足以推荐常规实施这项技术。对于 TEG 监测结果显著异常的术后出血患者，在积极对症治疗的同时，还需不断评估治疗效果，要考虑到患者可能同时存在外科因素出血和凝血异常等。

五、血小板功能检测

目前分析血小板功能检测的实验与方法较多。血小板功能检测可分为一般血小板功能测定、血小板聚集功能测定和血小板活化功能检测。

1. **一般血小板功能测定** 一般血小板测定包括血小板计数、出血时间测定和血块收缩实验等，这些方法快速简便，但不能反映血小板质量的异常，且灵敏度不高。

2. **血小板聚集功能测定** 血小板聚集是血小板的一项重要功能，在血栓形成及动脉粥样硬化中起重要作用，也是目前临床实践中对血小板功能活化程度判断的金标准。下面介绍目前常用的检测血小板聚集功能的方法。

（1）PFA-100 血小板检测仪：是一种初期止血的检测方法，已有取代了出血时间测定的趋势。其原理是：使全血通过反应盒内包被着胶原 / 腺苷二磷酸或胶原 / 肾上腺素的硝酸纤维膜上的微孔，血小板因高切应力和诱导剂黏附到胶原蛋白上并活化聚集，形成血小板栓子，通过测定将微孔完全阻塞的时间即闭孔时间，评估血小板功能。PFA-100 血小板检测仪的优点是：①因血小板具有的黏附、聚集、释放等多种功能均与闭孔时间改变密切相关，故灵敏度很高；②可以很好地模拟体内的病理条件。PFA-100 血小板检测仪的缺点是易受血小板数量、纤维蛋白原、血细胞比容、血小板相关疾病等影响。

（2）TEG：近年来对传统 TEG 进行了改良即血小板图检测，血小板图检测能动态评估血小板、纤维蛋白原及凝血因子等参与的凝血级联反应。与传统血小板功能检测相比，血小板图检测具有以下优势：①通过全血直接评估凝血功能及血小板活性，不需标本制备过程；②实验试剂统一，易于标准化，不同实验室结果可以直接比较；③操作简便、快速，整个检测过程约 30 分钟。Bochsen 等研究显示，用血小板图检测的 43 例健康人血小板功能误差≤5%，适合用于血小板功能监测。其缺点是对血小板功能的监测不具备特异性，成本费用较昂贵。

（3）血小板计数法：对全血中血小板原始数量检测后，继续对加入诱聚剂后血小板数量进行连续计数检测，通过前后比较，得出血小板数目减少的百分率，根据此百分率可获得血小板的聚集率。该方法的优点是对小聚集物的形成敏感，所需样本量少。

（4）光学比浊法（light transmission aggregometry，LTA）：作为过去检测血小板聚集度的金标准，也是目前监测抗血小板药物疗效较常用的方法。其检测原理是：将血液通过离心方法获得富含血小板的血浆，采用不同浓度的一系列血小板受体诱导剂（花生四烯酸、腺苷二磷酸、肾上腺素）刺激富含血小板的血浆后，由于血小板聚集、沉淀，血浆浊度下降，经光源照射，其透光率增加，从而测定激活血小板间的聚集程度。作为经典的血小板功能检测方法，LTA 的有效性已得到证实，但仍有难以克服的自身缺点：①所需血样本量大，需要专门制备富含血小板血浆；②耗时长，容易导致血小板活性降低；③由于预先去除了红细胞、白细胞，不能完全反映人体内血小板和红细胞之间的相互作用；④激活剂类型、浓度无统一标准，不同实验室检测结果可比性较差；⑤检测结果易受操作者因素及血脂水平、血小板计数等变量的影响，可重复性差。目前 LTA 仍难以达到检测标准化，且缺乏统一的质量控制标准，故限制了其在临床上的广泛应用。

（5）电极阻抗聚集度测定法（multiple electrode aggregometry，MEA）：全血样品通过装置内两个固定距离的铂电极，激动剂（花生四烯酸、腺苷二磷酸、肾上腺素）激活血小板受体，使血小板黏附到两个铂电极表面，通过传感器单元感应电路阻抗的改变，用计算机自动计算出曲线下面积，以表示血小板的聚集度。其有以下优点：①大部分步骤自动完成，对操作人员的知识和技术要求不高；②所需样本量小，且对全血样品不需要特殊处理，避免了处理过程中导致血小板的激活；③简便、快速。但也存在对小聚集物的形成不敏感，而且每次测定后电极需清洗，很难满足临床工作的需要等不足之处。

（6）VerifyNow 法：是一种新型的血小板功能快速检测方法，其检测原理是：将纤维蛋白原涂层的聚苯乙烯球形微粒混入全血中，使用花生四烯酸、腺苷二磷酸或凝血酶受体激活肽分别作为血小板激活剂，而血小板聚集将导致待测样本的透光度增强，以此测定残余的血小板聚集功能。VerifyNow 法的优点有：①操作简便，自动完成所有检测程序；②检测结果与 LTA 有较好的符合度。

3. **血小板活化功能检测** 血小板活化功能常用流式细胞术检测，可灵敏、特异地检测血液中活化的血小板并评价其功能。对全血中血小板膜糖蛋白进行免疫荧光标记，通过荧光和光散射特性鉴别出血小板后，可测定血液循环中血小板的活化状态及血小板对激活物的应答反应。活化血小板与静息血小板相比，其膜糖蛋白可发生显著变化，这一特性使其成为活化血小板的检测标志物。流式细胞术的优点是：①特异性检测血小板，不受其他种类细胞或碎片的干扰；②分析单个或亚群血小板膜上活化标志物的变化，结果真实客观。缺点是：检测费用高，操作复杂，标本要求在 45 分钟内处理完成，以避免血小板的体外活化；只检测循环中的血小板功能，不能反映血管壁上血小板的活化和近期被清除的血小板。

体内血栓形成过程非常复杂，目前常用的血小板功能检测法往往只能从某一方面反映血小板功能状态，而且必须认识到血小板功能检测目前在临床上的应用受到多种因素的限制：①检测及分析方法没有标准化，导致不同实验室结果之间的差异较大，且影响因素较多；②血小板易在体外活化，影响检测结果；③在不同疾病及疾病的不同阶段，血小板的活化程度及作用机制不同，具体的特异活化指标也不同，需要进一步研究和讨论。因此，在选用各种监测仪器时，要了解质量保证要求、测定方法及仪器相应的优点和缺点，通过各种方法的结合，采用有效的措施，更好地维护患者的健康。

（严　敏）

推荐阅读

[1] JAN HARTMANN，MATTHEW MURPHY，JOAO D DIAS.Viscoelastic hemostatic assays：moving from the laboratory to the site of care—a review of established and emerging technologies.Diagnostics，2020，10（2）：118-126.

[2] WILLIAMS B，MCNEIL J，CRABBE A，et al.Practical use of thromboelastometry in the management of perioperative coagulopathy and bleeding.Transfus Med Rev，2017，31（1）：11-25.

[3] CHUNYAN LIANG，YANG YANG，ZIJUN HE，et al.Comparison between thromboelastography and the conventional coagulation test in detecting effects of antiplatelet agents after endovascular treatments in acute ischemic stroke patients：A STROBE-compliant study.Medicine，2020，99（10）：e19447.

[4] CARSON BW，HUNTER BM，TREVOR LN，et al.The use of thromboelastography to assess post-operative changes in coagulation and predict graft function in renal transplantation.Am J Surg，2020，220（6）：1511-1517.

[5] DIRKMANN D，GORLINGER K，DUSSE F，et al.Early thromboelastometric variables reliably predict maximum clot firmness in patients undergoing cardiac surgery：a step towards earlier decision making.Acta Anaesthesiol Scand，2013，57（5）：594-603.

[6] CHENYAO LIN，YOURONG FU，SHUANG HUANG，et al.Rapid thrombelastography predicts perioperative massive blood transfusion in patients undergoing coronary artery bypass grafting：A retrospective study.Medicene，2020，99（37）：e21833.

[7] LASKINE-HOLLAND ML，KAHR WH，CRAWFORD-LEAN L，et al.The association between cyanosis and thromboelastometry（ROTEM）in children with congenital heart defects：a retrospective cohort study.Anesth Analg，2017，124（1）：23-29.

[8] NILS DENNHARDT, ROBERT SÜMPELMANN, ALEXANDE HORKe, et al.Prevention of postoperative bleeding after complex pediatric cardiac surgery by early administration of fibrinogen, prothrombin complex and platelets: a prospective observational study.BMC Anesthesiology, 2020, 20: 302-310.
[9] RONALD DM, NEAL HC, LARS IE, et al.Miller's Anesthesia.8th ed.Philadelphia: ELSEVIER SAUNDERS, 2015: 1870.
[10] 严敏，田兆嵩．围手术期合理输血．北京：人民卫生出版社，2014：47.

第四章

胸心血管麻醉的药理学基础

第一节　药理学基础

药理学(pharmacology)是研究药物与机体相互作用的科学。胸心血管麻醉药理学阐述心血管手术所使用的麻醉药物、心血管药物及其他相关的药物与机体的相互作用,这对胸心血管手术的围手术期管理至关重要。

一、药物代谢动力学

药物代谢动力学(pharmacokinetics)是研究机体对药物的作用,包括药物在体内的吸收、分布、代谢和排泄过程及药物在体内随时间变化的过程。大多数药物的治疗作用、不良反应强度、作用时间与药物的体内代谢的过程密切相关。药物代谢动力学描述药物剂量与血浆或效应部位药物浓度之间的实时关系,这受药物吸收、分布及清除(代谢与排泄)过程的影响。药物的物理特性和患者的代谢能力决定药物的分布与清除。

药物代谢动力学可用数学模型来描述,麻醉药物为典型的一个中央室与一个或两个外周室。中央室包括血液及血流丰富的组织和器官,脑组织对脂溶性高的药物可视为中央室;外周室是指血流差的组织和器官。吸收是指药物从给药部位进入血液循环的过程,影响药物吸收的因素包括药物的理化性质、剂型、给药途径和给药部位的血流量及病理状态等。药物的分布常用中央室分布容积、外周室分布容积、稳态分布容积来描述,影响分布的因素包括药物与血浆蛋白结合、组织器官的贮积作用、各种屏障对药物分布的影响和体液 pH 等。药物消除包括药物的代谢(生物转化)及排泄,绝大多数药物经生物转化失去药理活性,同时其水溶性和极性增加,有利于药物最终被排出体外。

二、药物效应动力学

药物效应动力学(pharmacodynamics)研究药物对机体的作用,包括防治作用和不良反应等。药物作用是药物对机体所产生的初始作用,是分子反应机制;药物效应指初始作用继发的机体机能和/或形态改变,但药物作用与药物效应常互相通用。药物作用包括兴奋和抑制作用、药物作用的选择性及局部和全身作用。凡符合用药目的、达到防治疾病效果的称为治疗作用;凡不符合用药目的、甚至引起不利于患者的称为不良反应。不良反应包括副作用、毒性反应、后遗效应、停药反应、特异质反应、变态反应、致突变、致畸和致癌等。

药物效应动力学用来阐述药物浓度与药理学效应的关系,通过效能与效价来反映。药物(不受剂量限制)产生最大效应的能力称为效能。效价强度指药物产生某一效应所需剂量或浓度。所需剂量或浓度越大,效价强度越小。

药物作用的机制包括非特异性机制和特异性机制,非特异性机制包括药物改变细胞外环境的 pH、螯合作用、渗透压作用、影响神经细胞膜的功能和消毒防腐;特异性机制包括药物影响酶、离子通道、自体活性物质的合成和储存、核酸代谢、免疫机制、转运体、基因和受体及参与或干扰细胞代谢等。

三、药物相互作用

药物相互作用（drug interaction）是指同时或先后应用两种或两种以上药物，由于药物间的相互影响或干扰，改变了其中一种药物原有的理化性质、体内过程或组织对该药物的敏感性，从而改变了该药物的药理学效应和毒理作用。药物相互作用有四种类型，分别为相加作用、协同作用、敏感化作用和拮抗作用。联合应用两种药物时，引起的效应等于它们各自单独应用时的代数和，称为相加作用（addition）。两种药物联合应用时，引起的效应大于它们各自单独应用时效应的代数和，称为协同作用（synergism）。一种药物虽不具有某种特殊的效应，但却能使相关组织或受体对其他药物的反应性增强，称之为敏感化作用（potentiation）。联合应用两种药物时，其中一种药物能降低另一药物的效能，称为拮抗作用（antagonism）。药物相互作用的基本作用机制包括药剂学相互作用、药物效应动力学相互作用、药物代谢动力学相互作用。

临床麻醉很少单独应用一种药物，而是综合使用多种药物以达到所期望的麻醉、镇痛和肌肉松弛水平。麻醉、镇痛和肌肉松弛药物之间一定会发生单一用药不具备的相互作用。在应用麻醉药同时加用镇痛药物时，会产生超过单一使用镇痛药物所产生的镇痛效果；同时麻醉药也会产生比单独使用时更强的麻醉效果。因此，麻醉过程也是一个运用药物间相互作用的过程。这一现象可能的解释是每种药物都是通过不同的受体发挥作用的[1-2]。

第二节　麻醉药物

1846 年 10 月 16 日，William T.G.Morton 在美国波士顿麻省总医院公开演示乙醚吸入麻醉取得成功，开启了现代麻醉学。尽管全身麻醉药已经广泛应用于临床，但其作用的分子与网络机制仍不清楚，关键的药理机制也尚不明确。

一、吸入麻醉药

吸入麻醉利用气体或挥发出来的气体通过呼吸道进入体内而起到麻醉作用。吸入麻醉药经过摄取及分布后作用于神经系统而引起感觉丧失，对呼吸、循环系统和其他系统器官的功能均有影响。

1. 吸入麻醉药的理化性质　吸入麻醉药最重要的物理特性是它在体内不同组织的溶解度，其受药物本身、溶剂和温度的影响。分配系数是麻醉药分压在两相中达到平衡时的麻醉药浓度比。血/气、脑/血、肌肉/血和油/气分配系数是决定吸入麻醉药摄取、分布和排除的重要因素。麻醉诱导与苏醒的速度与血/气分配系数成正比；而麻醉药的强度与油/气分配系数成正比（表 4-2-1）。

表 4-2-1　常用吸入麻醉药 37℃时的分配系数

吸入麻醉药	血/气	脑/血	油/气	肝/血	肾/血	肌肉/血	脂肪/血	诱导
地氟烷	0.45	1.3	18.7	1.4	1.0	2.0	27	快
氧化亚氮	0.47	1.1	1.4	0.8	—	1.2	2.3	非常快
七氟烷	0.65	1.7	55	1.8	1.2	3.1	48	快
异氟烷	1.4	1.6	98	1.8	1.2	2.9	45	快
恩氟烷	1.8	1.4	98	2.1	—	1.7	36	快

续表

吸入麻醉药	血/气	脑/血	油/气	肝/血	肾/血	肌肉/血	脂肪/血	诱导
氟烷	2.5	1.9	224	2.1	1.2	3.4	51	快
乙醚	12	2.0	65	1.9	0.9	1.3	5	慢
甲氧氟烷	13	1.4	970	2.0	0.9	1.6	38	慢
氙	0.115	0.13	1.85	—	—	0.1	—	快

2. **肺泡气最低有效浓度(minimum alveolar concentration,MAC)** 是在一个大气压下有50%患者在切皮刺激时无反应,此时肺泡内麻醉药物的浓度即为1个MAC。MAC提供了一种麻醉药效力的测量方法,其包含4个基本要素:①当受到强的有害刺激后必须发生一个全或无的体动反应;②把肺泡内呼气末麻醉药浓度作为一个平衡样点,以反映脑内麻醉药浓度;③用适当的数学表达肺泡内麻醉药的浓度与相应反应间的量化关系来评估MAC;④通过量化以反映生理或药理状态的变化。半数苏醒肺泡气浓度(MAC_{awake})是50%患者对简单的指令能睁眼时的肺泡气麻醉药浓度。MAC bar是阻滞肾上腺素能反应的肺泡气麻醉药浓度。AD_{95}为95%患者对手术刺激无反应时的麻醉药剂量,基本上等于1.3MAC。超MAC一般为2MAC(表4-2-2、表4-2-3)。

表 4-2-2 常用麻醉药的 MAC、AD_{95} 及 MAC_{awake}

麻醉药	0. 65 MAC	MAC	MAC_{awake}	AD_{95}	2 MAC
氟烷	0.48	0.75	0.30	1.00	1.50
恩氟烷	1.09	1.68	0.67	2.20	3.36
异氟烷	0.75	1.16	0.46	1.51	2.32
甲氧氟烷	0.10	0.16	0.06	0.20	0.32
氧化亚氮	65.00	105.00	41.00	131.00	—
七氟烷	1.11	1.71	0.68	2.22	3.42

表 4-2-3 影响肺泡气最低有效浓度(MAC)的因素

MAC	因素
降低	$PaCO_2$>90mmHg 或 $PaCO_2$<10mmHg 低氧血症,PaO_2<40mmHg 代谢性酸中毒 贫血(血细胞比容<10%),血中含氧量<4.3ml/dl 平均动脉压<50mmHg 年龄(随年龄增加而减少,每增加10岁作用强度约增加6%) 巴比妥类及苯二氮䓬类 妊娠 麻醉药物 低体温

续表

MAC	因素
增加	体温升高 长期饮酒 甲状腺功能亢进 环境压力增加(大气压) 脑脊液钠离子增加 使中枢神经儿茶酚胺增加的药物

3. **吸入麻醉药的分布与吸收** 吸入麻醉药通过分压梯度从麻醉机进入肺,再经循环系统进入中枢神经系统,最终吸入麻醉药分压在肺泡、周围组织和中枢(脑)达到动态平衡。麻醉药的吸入浓度和肺通气量决定肺泡气(F_A)达到吸入气浓度(F_I)的速率。F_A/F_I 与吸入麻醉药的摄取有直接关系,摄取越多,F_A/F_I 就越小。肺泡通气量越大则肺泡气麻醉药分压升高越快。影响吸入麻醉药摄取的因素有药物的溶解度、心排血量及肺泡与静脉血药物分压差(P_A-P_V)。

4. **吸入麻醉药的代谢** 吸入麻醉药大部分经原形排出体外,但部分经 CYP2E1 催化代谢,CYP2E1 是细胞色素 P450 的一种同工酶,主要参与麻醉药的代谢。麻醉药脂溶性大,不能由肾排出,需要先转化为水溶性的代谢物后经肾排出。代谢第一阶段(第一相反应)指羟基化、脱羟基、脱氨基等氧化代谢过程;第二阶段(第二相反应)指与硫酸酯、葡萄糖醛酸等亲水性功能基团的结合过程。药物通过以上反应转化后排出体外。增加通气量可以加快吸入麻醉药从肺脏的排泄。

5. **吸入麻醉药的心血管效应** 吸入麻醉药呈剂量依赖性地抑制正常心脏的心肌收缩力、左心室舒张功能及左心室 - 动脉偶联。吸入麻醉药的负性肌力作用与心肌细胞内钙离子稳态的改变相关。对于功能正常和功能不全的心肌,吸入麻醉药对决定左心室后负荷的因素有不同程度的影响。吸入麻醉药对全身血流动力学的影响取决于心肌效应的相互作用、对动静脉血管床的直接作用及自主神经系统活性的改变。

吸入麻醉药不同程度地增加心肌对肾上腺素致心律失常的敏感性,易化或促进心肌缺血或梗死引发的心律失常,这取决于麻醉药的浓度、心肌损伤的程度及传导通道受影响的部位。吸入麻醉药是相对较弱的冠状动脉扩张剂,即使患者存在冠状动脉窃血的解剖倾向,在临床常用浓度下也不会引起冠状动脉窃血。在冠状动脉闭塞再灌注前、同时或再灌注后即刻给予吸入麻醉药,对实验动物或人类可逆性或不可逆性的心肌缺血均可产生心肌保护作用。

6. **吸入麻醉药的肺脏效应** 吸入麻醉药通过下调细胞内钙离子浓度和 / 或降低对钙离子的敏感性而发挥扩张支气管的作用,缓解化学或机械刺激引起的气道阻力升高。吸入麻醉药能降低呼吸道黏液清除速率和Ⅱ型肺泡细胞功能,可能在术后肺部并发症的发生中发挥作用。吸入麻醉药通过对钙离子介导的信号通路上的多位点的作用产生对肺血管平滑肌的收缩 - 舒张的双相作用,对低氧性肺血管收缩(HPV)的抑制作用较小,但可能加重低氧血症。

呼吸系统包括中枢和外周化学感受器、中枢呼吸节律发生器和运动神经元的传出神经。吸入麻醉药通过降低化学性驱动作用和直接抑制神经冲动传导,增加呼吸抑制和上呼吸道梗阻的风险。吸入麻醉中自主呼吸的维持是通过将 CO_2 介导的中枢化学感受器的兴奋性冲动传入到中枢呼吸节律发生器而产生,外周化学感受器的传入和低氧通气反射在吸入麻醉的镇静水平即已受到严重影响。

二、静脉麻醉药

1934 年硫喷妥钠应用于临床麻醉,标志着现代静脉麻醉的开始。经静脉注射产生麻醉效果的药物称为静脉麻醉药，静脉麻醉药经静脉注入血液循环，作用于中枢神经系统，产生全身麻醉。

静脉麻醉药进入人体后，经过再分布、生物转化和排泄，在中枢神经系统中浓度下降，麻醉作用逐渐消失。为了维持静脉麻醉的稳定，需要重复给药或持续输注药物。单次注药后血药浓度减少一半的时间用分布半衰期（t1/2α）和消除半衰期（t1/2β）表示，分布半衰期或消除半衰期都不能反映持续输注药物后血药浓度减少的情况，而静脉输注时量相关半衰期（context sensitive half-time）是指在静脉连续输注过程中，在任何时点停止输注，血浆药物浓度下降一半所需要的时间，这一参数的数值与单次注射后所测得的半衰期不同（表 4-2-4）。

表 4-2-4 常用静脉麻醉药的药物代谢动力学参数

药物	消除半衰期 /h	清除率 /[ml·(kg·min)$^{-1}$]	Vdss/(kg^{-1})
右美托咪定	2~3	10~30	2~3
地西泮	20~50	0.2~0.5	0.7~1.7
氟哌利多	1.7~2.2	14	2
依托咪酯	2.9~5.3	18~25	2.5~4.5
氟马西尼	0.7~1.3	5~20	0.6~1.6
氯胺酮	2.5~2.8	12~17	3.1
劳拉西泮	11~22	0.8~1.8	0.8~1.3
美索比妥	2~6	10~15	1.5~3
咪达唑仑	1.7~2.6	6.4~11	1.1~1.7
丙泊酚	4~7	20~30	2~10
硫喷妥钠	7~17	3~4	1.5~3

注：Vdss，稳态时的表态分布容积。

常用静脉麻醉药

（1）丙泊酚：是最常用的静脉麻醉药，属于烷基酚类化合物。丙泊酚起效快，消除迅速，其作用机制可能通过增强 γ- 氨基丁酸（GABA）诱发的氯离子电流发挥麻醉镇静作用。丙泊酚通过降低心排血量与体循环阻力而呈剂量依赖性地降低血压，并对通气有中度的抑制作用。

（2）硫喷妥钠：属于巴比妥类，单次注射时起效快，消除迅速，但重复给药或长时间输注时会在体内蓄积，延长苏醒时间。硫喷妥钠作用于 $GABA_A$ 受体产生催眠作用，除用于麻醉诱导外，主要用于脑保护。硫喷妥钠扩张周围血管，引起中等程度的剂量依赖性的动脉血压下降；减弱呼吸动力。硫喷妥钠易引发喉痉挛和支气管痉挛，应慎用。

（3）咪达唑仑：咪达唑仑属于苯二氮䓬类，通过 GABA 受体产生抗焦虑、遗忘或清醒镇静作用。与其他苯二氮䓬类药物相比，咪达唑仑起效和消除迅速，在较大剂量或长期输注时，其作用消除时间明显长于丙泊酚。在肝衰竭和肾衰竭的情况下，咪达唑仑消除时间延长，但因其具有其余镇静药物所没有的顺行性遗忘作用，在术中知晓的预防中发挥重要作用。氟马西尼是特异性苯二氮䓬类药物拮抗剂，但其拮抗作用持续时间常短于苯二氮䓬类药物。咪达唑仑一般仅引起血压轻度降低，呼吸轻中度抑制。

（4）氯胺酮：是苯环利定类衍生物，主要通过拮抗 N- 甲基 -D- 门冬氨酸（NMDA）受体发挥作用。氯胺酮产生催眠和镇痛的分离状态，在较大剂量时可引起明显的精神性不良反应及其他副作用。氯胺酮起效迅速，消除也较快，即使是连续输注数小时也是如此。它具有拟交感作用，可维持心脏功能，但对于危重患者可能抑制交感作用。氯胺酮对呼吸影响轻微，可保留自主反射，但注射速度过快或剂量过大可引起显著呼吸抑制。

（5）依托咪酯：是咪唑类衍生物，其起效和作用消失非常迅速。依托咪酯对心血管和呼吸系统影响轻微，主要用于麻醉诱导，尤其适用于老年和存在心血管系统疾病的患者的麻醉诱导。依托咪酯可抑制肾上腺皮质醇合成，减少氢化可的松释放，不适宜长期用药。

（6）右美托咪定：是高选择性的 α_2 肾上腺素受体激动剂，作用于蓝斑的 α_2 肾上腺素受体，具有镇静、抗交感、催眠和镇痛作用。右美托咪定对呼吸影响小，呈剂量依赖性降低心率和心排血量。

常用静脉麻醉药诱导后对血流动力学的影响见表 4-2-5。

表 4-2-5　常用静脉麻醉药诱导后对血流动力学的影响

参数	氟哌利多	依托咪酯	氯胺酮	咪达唑仑	丙泊酚
HR	不变	(−5 ± 10)%	0~59%	(−14 ± 12)%	(−10 ± 10)%
MAP	0~10%	0~17%	(0 ± 40)%	−12%~26%	−10%~40%
SVR	−5%~15%	(−10 ± 14)%	(0 ± 33)%	0~20%	−15%~25%
PAP	不变	(−9 ± 8)%	(44 ± 37)%	不变	0~10%
PVR	不变	(−18 ± 6)%	(0 ± 33)%	不变	0~10%
PCWP	(25 ± 50)%	不变	不变	0~25%	不变
RAP	不变	不变	(15 ± 33)%	不变	0~10%
CI	不变	(−20 ± 14)%	(0 ± 42)%	0~25%	−10%~30%
SV	0~10%	0~20%	0~21%	0~18%	−10%~25%
LVSWI	不变	0~33%	(0 ± 27)%	−28%~42%	−10%~20%
dP/dt	—	0~18%	不变	0~12%	下降

注：HR，心率；MAP，平均动脉血压；SVR，全身血管阻力；PAP，肺动脉压；PVR，肺血管阻力；PCWP，肺毛细血管楔压；RAP，右心房压；CI，心脏指数；SV，每搏量；LVSWI，左心室每搏做功指数；dP/dt，等容收缩期左心室内压力上升的最大速率。

三、阿片类药物

阿片类药物（opiates）是专指天然的阿片生物碱及其半合成的衍生物；而将与阿片有关的所有化合物称为阿片样物质（opioid）。体内有数种内源性阿片样肽（β- 内啡肽、脑啡肽、强啡肽）是这些受体的内源性配基。已证明 β- 内啡肽、强啡肽、脑啡肽分别是 μ、κ 和 δ 受体的内源性激动剂。

按药物与阿片受体的关系分类，将阿片类药物及其拮抗药分为三类：阿片受体激动药，主要激动 μ- 受体，如吗啡、哌替啶等；阿片受体激动 - 拮抗药又称部分激动药，主要激动 κ 和 δ- 受体，对 μ 受体有不同程度的拮抗作用，如喷他佐辛等。阿片受体拮抗药主要拮抗 μ 受体，对 κ 和 δ 受体也有一定的拮抗作用（表 4-2-6）。

表 4-2-6　阿片类药物及其拮抗药分类

分类	药物代表
阿片受体激动药	吗啡、哌替啶、苯哌利定、芬太尼族
阿片受体激动 - 拮抗药	
以激动为主的药物	喷他佐辛、丁丙诺啡、布托啡诺、纳布啡
以拮抗为主的药物	烯丙吗啡
阿片受体拮抗药	纳洛酮、纳曲酮、纳美芬

阿片类药物的理化特性影响其药物效应动力学和药物代谢动力学。首先，阿片类药物必须通过血脑屏障才能到达中枢神经系统神经元的细胞膜受体，而这种能力取决于其分子大小、解离度、脂溶性、蛋白结合等特性（解离程度取决于阿片类的解离常数（pKa）和组织 pH，非解离药物的脂溶性为解离型的 1 000~10 000 倍。其次，阿片类药物消除的主要机制为生物转化和排泄，其在肝内代谢（结合、氧化和还原反应）或血浆内水解（如瑞芬太尼）。阿片类药物的代谢产物除吗啡的 6- 葡糖苷酸外通常无活性。代谢产物主要通过肾脏排泄，胆道系统和胃肠道为次要途径（表 4-2-7）。

表 4-2-7　常用阿片受体激动剂的理化特性和药物代谢动力学

药物	解离常数（pKa）	非解离型 /%	蛋白结合率 /%	清除率 /（ml·min^{-1}）	分布容积 /L	清除半衰期 /h
吗啡	7.9	23	35	1 050	224	1.7~3.3
哌替啶	8.5	7	70	1 020	305	3~5
芬太尼	8.4	8.5	84	1 530	335	3.1~6.6
舒芬太尼	8.0	20	93	900	123	2.2~4.6
阿芬太尼	6.5	89	92	238	27	1.4~1.5
瑞芬太尼	7.3	58	66~93	4 000	30	0.17~0.33

阿片类药物的药物效应动力学

（1）中枢神经系统：阿片类药物产生剂量依赖性镇静和镇痛作用，欣快感也常见。大剂量时可产生遗忘和意识消失，但阿片类药物没有可靠的催眠作用。阿片类药物还可以降低吸入麻醉药的最低肺泡气有效浓度（MAC），减少静脉镇静催眠药的用量，降低脑血流和脑代谢率。大剂量哌替啶可产生中枢神经系统兴奋和惊厥，可能是其代谢物去甲哌替啶作用的结果。

（2）心血管系统：除哌替啶可产生直接的心肌抑制作用外，阿片类药物对心肌收缩力的影响很小。阿片类药并不抑制压力感受性反射，由于降低脊髓交感神经张力，造成全身血管阻力中度下降。大剂量哌替啶或吗啡由于组胺释放可引起全身血管阻力下降。阿片类药物引起剂量依赖性的心动过缓，但哌替啶可致心率增快，可能是其结构类似阿托品的结果。由于能提供相对稳定的血流动力学，阿片类药通常用于血流动力学改变明显或危重患者。

（3）呼吸系统：阿片类药物产生剂量依赖性的呼吸抑制，先是呼吸频率减少，增大剂量时潮气量明显减少。当与其他呼吸抑制药合并或合并肺疾病时，阿片类药物呼吸抑制作用加强，降低通气对高碳酸血症和低氧血症的反应。如果患者是睡眠状态，则影响更加明显。阿片类药引起剂量依赖性的咳嗽反射减弱。大剂量可以抑制气管和支气管对异物的反射，因此可以很好地耐受气管插管和机械通气（表 4-2-8）。

表 4-2-8　阿片类药物剂量、峰效应时间和作用时程

药物	剂量 /mg	峰效应时间 /min	时程 /h
吗啡	10	30~65	3~4
哌替啶	80	5~7	2~3
氢吗啡酮	1.5	15~30	2~3
羟吗啡酮	1.0	15~30	3~4
美沙酮	10	15~30	3~4
芬太尼	0.1	3~5	0.5~1
舒芬太尼	0.01	3~-5	0.5~1
阿芬太尼	0.75	1.5~2	0.2~0.3
瑞芬太尼	0.1	1.5~2	0.1~0.2
喷他佐辛	60	15~-30	2~3
布托啡诺	2	15~-30	2~3
纳布啡	10	15~30	3~4
丁丙诺啡	0.3	>30	4~6

四、非甾体抗炎药

非甾体抗炎药（nonsteriodal antiinflammatory drugs，NSAIDs）具有解热、镇痛，且多兼具消炎、抗风湿、抗血小板聚集作用。炎症反应中，细胞膜磷脂在磷脂酶 A_2（phospholipase A_2，PLA_2）的作用下释放花生四烯酸（Arachidonic acid，AA）。AA 经环氧合酶（cyclooxygenase，COX）作用生成前列腺素（prostaglandin，PG）和血栓素（thromboxan A_2，TXA_2）；经脂氧化酶（lipoxygenase，LO）作用则产生白三烯（leukotriene，LT）、脂氧素（lipoxin）和羟基环氧素（hepoxilin，HX）（表 4-2-9）。

表 4-2-9　常用非甾体抗炎药（NSAIDs）的药理作用

药物	半衰期 /h	抗炎	镇痛	解热	总剂量 /（$mg \cdot d^{-1}$）	用法	
						mg	次 /d
水杨酸类							
阿司匹林	3~5	+	+	+	<2 500	500	3
二氟尼柳	8~13	+	+	–	500~1 500	500	2
丙酸类							
奈普生	13	+	+	+	250~1 500	375~500	2
布洛芬	2	+	+	+	1 200~3 200	600	4
氟苯布洛芬	4	+	+	+	400	100	4
芬布芬	10	–	+	+			
酮洛芬	2	+	+	+	200	50	4

续表

药物	半衰期 /h	抗炎	镇痛	解热	总剂量 /(mg·d^{-1})	用法	
						mg	次 /d
口丙秦	50	+	+				
氟比洛芬	6	+	+	+	300	50	2-4
乙酸类							
吲哚美辛	2	++	+	+	150	50	3
舒林酸	7	+	+	+			
灭酸类							
甲氯芬那酸	2	+	+	+	1 600	400	4
甲芬那酸	4	±	+	+	1 000	250	4
昔康类							
吡罗昔康	45	++	+	+	20	20	1
美洛昔康	25	+	+				
氯诺昔康	3-4	+	+	+	16	8	2
吡唑酮类							
保泰松	5~100	++	±	+	400	20	1
对乙酰氨基酚	2~4	−	+	+	2 000		
磺酰丙胺类							
尼美舒利	2~5	+	+	+			
昔布类							
塞来昔布	8~12	+	+	+	800	100~200	2
罗菲昔布	17	+	+	+	50	12.5~50	1
伐地昔布	8~11	+	+	+		10	1
帕瑞昔布	0.13~0.17	+	+	+	80	20~40	2~4

1. NSAIDs 主要作用

（1）抗炎作用：大多数解热镇痛药都具有抗炎作用。其作用机制是抑制体内 COX 的生物合成。COX 是体内合成 PG 的关键酶。目前发现 COX 有 3 个亚型，分别为 COX-1、COX-2 及 COX-3。

（2）镇痛作用：NSAIDs 对于炎症和组织损伤引起的疼痛尤为有效，通过抑制 PG 的合成，使局部痛觉感受器对缓激肽等致痛物质引起的痛觉敏感性降低。其与阿片类药物联合应用可抑制术后疼痛，且可以减少阿片类药物的用量。

（3）解热作用：下丘脑调节和支配正常体温，下丘脑的体温调节中枢使散热和产热之间保持动态平衡。NSAIDs 主要通过抑制下丘脑 PG 的生成而发挥解热作用。当体温升高时，NSAIDs 能促使升高的体温恢复到正常水平，而对正常的体温不会产生影响。

（4）其他：NSAIDs 通过抑制 COX 而对血小板聚集有强大的、不可逆的抑制作用。

2. **NSAIDs 副作用** NSAIDs 抑制 COX 从而产生抗炎镇痛作用，但不能消除炎症产生的根本原因。由于前列腺素具有抑制胃酸分泌、保护胃黏膜、调节肾血流、增加肾小球滤过率、抑制血小板聚集及促进钠排泄、降低血压等作用，因此，非选择性 NSAIDs 抑制前列腺素的生成会产生胃肠道反应、肾脏损害，还可引起血液系统、中枢神经系统、皮肤和肝脏等副作用，其中以胃肠道反应最常见。此外，NSAIDs 可能会引起高血压、心脏病、卒中和心力衰竭，甚至可能导致心律不齐和心源性猝死[1-3]。

五、肌肉松弛药

肌肉松弛药简称"肌松药"，这类药物选择性作用于神经肌肉接头，暂时干扰了正常的神经肌肉兴奋传递，从而使肌肉松弛。在运动神经元兴奋转化为肌纤维膜兴奋传递过程中存在两个主要环节，即乙酰胆碱释放、降解、合成和再利用；乙酰胆碱与接头后膜乙酰胆碱受体结合引起的电位变化及兴奋在肌纤维膜上的传播（表 4-2-10）。

表 4-2-10 正常人肌松药的药物代谢动力学参数

肌松药	稳态分布容积 /($ml \cdot kg^{-1}$)	清除率 /[$ml \cdot (kg \cdot min)^{-1}$]	消除半衰期 /min	蛋白结合率 /%
琥珀酰胆碱	6~16	200~500	2~8	30
氯筒箭毒碱	200~450	2~4	120~200	40~50
氯二甲箭毒	400~470	1.2~1.3	220~360	35
米库氯铵				
顺 ~ 反	146~588	26~147	1~5	—
反 ~ 反	123~338	18~79	2~8	—
顺 ~ 顺	191~346	2~5	41~200	—
阿曲库铵	180~280	5.5~10.8	17~20	51
顺阿曲库铵	110~200	4~7	18~27	—
多库氯铵	230	2.7	99	28~34
瑞库溴铵	200~457	8.5~11.1	72~88	—
罗库溴铵	170~210	3.4	70~80	25
维库溴铵	180~250	3.6~5.3	50~53	30~57
潘库溴铵	150~340	1.0~1.9	100~132	30
哌库溴铵	340~425	1.6~3.4	100~215	—

根据神经肌肉阻滞性质不同，肌松药可分为去极化肌松药和非去极化肌松药。

1. **肌松药的作用原理和分类** 神经肌肉结合部包括运动神经末梢和运动终板。在生理状态下，当神经冲动传导至运动神经末梢时，引起存在于运动神经末梢中的囊泡与神经膜融合，并将囊泡中乙酰胆碱释放，乙酰胆碱离开神经末梢后与终板膜上的乙酰胆碱受体结合，使离子通道开放，钠离子内流，导致肌细胞去极化，触发肌收缩。根据肌松药对神经肌肉结合部位的神经冲动干扰方式的不同，将肌松药分为去极化肌松药和非去极化肌松药。

（1）去极化肌松药：去极化肌松药的分子结构与乙酰胆碱相似，它能够与运动终板胆碱能受体结合，引起运动终板去极化，使运动终板暂时丧失对乙酰胆碱的正常反应，肌肉处于松弛状态。随着药物分子逐渐与受体解离，并离开神经肌肉结合部，运动终板恢复正常的极化状态，神经肌肉的传导功能维持正常。胆碱酯酶抑制剂不仅不能拮抗去极化肌松药产生的肌松弛作用，反而会增强去极化阻滞作用。去极化肌松药的代表药物是琥珀胆碱，在产生肌肉松弛前，常会出现短暂的肌颤搐，这是由于运动终板膜开始去极化，部分肌纤维成束收缩但尚未延及整块肌肉的结果。当所有肌纤维全部去极化后，肌张力即消失，肌肉松弛。

去极化肌松药的临床特点是：①首次静脉注射在肌松作用出现前一般有肌纤维成束收缩；②对强直刺激或四个成串刺激反应不出现衰减；③强直刺激后对单刺激反应无易化；④去极化阻滞作用不能用抗胆碱酯酶药拮抗。

Ⅱ相阻滞：琥珀酰胆碱持续静脉滴注超过 30 分钟，或反复间断静脉注射，药量达 7~10mg/kg，其阻滞性质由开始时的去极化阻滞逐渐演变为Ⅱ相阻滞。用四个成串刺激监测可出现衰减，T_4/T_1 比值开始时接近 1.0，随着持续静脉滴注，T_4/T_1 比值逐渐降低，当比值降到≤0.5 时，可以确认阻滞性质已演变为Ⅱ相阻滞。琥珀酰胆碱Ⅱ相阻滞的特征是：①出现强直刺激和四个成串刺激的肌颤搐衰减；②强直刺激后单刺激出现肌颤搐易化；③多数患者肌力恢复延迟；④Ⅱ相阻滞 T_4/T_1 比值≤0.5，可以试用抗胆碱酯酶药拮抗。

（2）非去极化肌松药：非去极化肌松药与运动终板胆碱能受体结合后，不改变运动终板的膜电位，而是妨碍乙酰胆碱与其受体的结合，使肌肉松弛。在出现肌肉松弛前，不产生因肌纤维成束收缩引起的肌颤搐。非去极化肌松药与乙酰胆碱竞争受体，遵循质量作用定律，给予胆碱酯酶抑制剂后，乙酰胆碱的分解减慢，有更多的乙酰胆碱分子与非去极化肌松药分子竞争受体，从而能够拮抗非去极化肌松药的阻滞作用，恢复正常的神经肌肉传导。

非去极化肌松药的特点是：①在出现肌松前无肌纤维成束收缩；②对强直刺激和四个成串刺激的反应出现衰减；③对强直刺激后的单刺激反应出现易化；④肌松能被抗胆碱酯酶药拮抗（表 4-2-11）。

表 4-2-11 气管插管肌松药药量及其起效和时效

药物	ED_{95}/(mg·kg^{-1})	剂量/(mg·kg^{-1})	起效/min	临床时效时间/min	
				T 25% 恢复	T 95% 恢复
琥珀酰胆碱	0.3~0.6	1.0	1.0	6~12	12~15
氯筒箭毒碱	0.3	0.6	3~4	90~110	140~160
氯二甲箭毒	0.25	0.3~0.4	2~4	100~120	180~240
米库氯铵	0.08	0.2	2~3	12~15	30
阿曲库铵	0.2	0.3~0.4	2~3	40~50	50~70
顺阿曲库铵	0.05	0.2	2.6~2.7	66~70	83~91
多库氯铵	0.03	0.05	5~7	72~83	109~133
哌库溴铵	0.045	0.08	2~3	90~120	120~150
潘库溴铵	0.05	0.08~0.1	2~3	90~100	120~150
维库溴铵	0.04	0.08~0.1	2~3	45~60	60~80
罗库溴铵	0.3	0.6	1.5	23~75	60~70

2. 肌松药拮抗

（1）肌松作用的消退与肌力的自然恢复：肌松作用的消退与其相应的肌力恢复取决于神经肌肉接头部

位乙酰胆碱与肌松药的相对浓度，最终取决于肌松药在体内的消除或失去活性，肌松药清除率的大小决定血浆肌松药浓度下降的速率。肌松药不断地从神经肌肉接头进入血浆，使局部肌松药浓度持续不断下降，神经肌肉接头处乙酰胆碱的浓度超过肌松药浓度，当乙酰胆碱结合的受体超过一定阈值，神经肌肉兴奋传递功能逐步恢复正常，肌力自然恢复。

（2）逆转肌松作用，加速肌力恢复：加速肌松作用消除和肌力恢复，对非去极化肌松药可以从改变神经肌肉接头部位乙酰胆碱与肌松药之间的相对浓度着手，这可以通过增加接头前膜乙酰胆碱的释放和减少乙酰胆碱的分解，增加肌松药在体内清除，或是用化学方法使肌松药在血液内失活。

（3）抗胆碱酯酶药的作用：接头前膜所释放的乙酰胆碱越过接头间隙时，大部分乙酰胆碱被乙酰胆碱酯酶分解，到达接头后膜的乙酰胆碱量不到释放量的一半，在接头后膜没有与受体结合或与受体结合后又分离的乙酰胆碱同样被乙酰胆碱酯酶迅速分解。抗胆碱酯酶药抑制乙酰胆碱酯酶，使神经肌肉接头部位乙酰胆碱分解减少，局部乙酰胆碱浓度增加，从而拮抗非去极化肌松作用。常用的抗胆碱酯酶药有新斯的明。

《肌肉松弛药合理应用的专家共识（2013）》阅读指导

（4）布瑞亭（sugammadex）：是一种经化学修饰的 γ- 环糊精，通过疏水相互作用将药物捕获至环糊精空腔，形成一个水溶性客体 - 主体螯合物。以 1 ∶ 1 比例形成紧密的螯合物，以极高的结合速率和极低的解离速率达到平衡状态，螯合物十分稳定。布瑞亭对氨基甾体类肌松药罗库溴铵的拮抗效果最好，对其他氨基甾体类肌松药亦有相对较弱的拮抗作用[4]。

六、局部麻醉药

局部麻醉药（local anesthetics）简称局麻药，是一类能可逆地阻断神经冲动的发生和传导使神经支配的部位出现暂时、可逆性感觉（甚至运动功能）丧失的药物。

1. 局麻药的结构　局麻药主要由三部分组成，分别为芳香基团、中间链和氨基团。芳香基团为苯核，是局麻药亲脂疏水性的主要结构；改变这部分的结构，可产生不同脂溶性的局麻药。中间链长 0.6~0.9nm，由键或酰键组成，决定局麻药的代谢途径并影响作用强度，在一定范围内，链增长则麻醉强度也将增加。氨基大多数为叔胺，少数是仲胺：氨基团决定局麻药的亲水疏脂性，主要影响药物分子的解离度。

2. 局麻药的作用机制　神经细胞上钠离子内流产生动作电位，通常认为局麻药通过阻止钠离子内流发挥局部麻醉作用。局麻药直接作用于细胞膜电压门控钠通道，从而抑制钠内流，阻断动作电位的产生。进一步研究发现，局麻药主要是可逆地封闭钠通道的内口，而非膜表面的外口，且与钠通道上一个或更多的特殊位点（受体）结合。局麻药阻滞钠离子内流的作用，具有使用依赖性即频率依赖性：神经组织受到的刺激频率越高，开放的通道数目越多，受阻滞就越明显，局麻作用也越强。因此，局麻药的作用与神经状态有关，局麻药对静息状态下的神经作用较弱，增加电刺激频率则使局麻药作用增强。局麻药分子在体液中存在两种形式：未解离的碱基和解离的阳离子，两者在阻滞神经传导功能的过程中都是必要的。碱基具有脂溶性，能穿透神经鞘膜或神经膜而进入细胞内接近钠通道内口的特殊位点。碱基浓度越高，穿透膜的能力越强。细胞内的 pH 较膜外低，在细胞内，部分碱基变成解离的阳离子。只有阳离子才能与带负电的膜内受体相结合，使钠通道关闭，阻滞钠离子内流，从而阻滞神经传导功能。

3. 局麻药的药理作用

（1）局部麻醉作用：局麻药对所有神经（外周或中枢、传入或传出、突起或胞体、末梢或突触）冲动的产生和传导都有阻滞作用。阻滞的程度与局麻药的剂量、浓度、神经纤维类别及刺激强度等因素有关。局麻药必须与神经组织直接接触后才发生作用。浓度从低到高，痛觉最先消失，其次依次为冷热触觉、深部感觉，最后才是运动功能。

（2）吸收作用：局麻药经局部血管吸收入血后可产生全身作用，其中最重要的是对中枢神经系统和心血管系统的影响。局麻药剂量或浓度过高，或将药物误注入血管，血中药物达到一定浓度时甚至诱发严重的局麻药毒性反应。

4. 局麻药 临床阻滞效果与脂溶性、蛋白结合率、药物浓度、解离常数（pKa）等相关。局麻药在体内以离子化与非离子化自由基形式存在，非离子化的自由基脂溶性更强，更易到达神经轴突。①局麻药脂溶性越高，透过神经轴突膜的能力越强；②与血浆蛋白结合率越高，作用时间越长；③增加局麻药浓度加快起效速率；④ pKa 接近生理 pH，非解离状态药物浓度高，起效更快。

病例 冠心病（coronary heart disease）

病案摘要

患者，男，75 岁。2 型糖尿病病史 10 年，冠状动脉粥样硬化性心脏病史 5 年，平时服用阿司匹林、氯吡格雷、阿托伐他汀。冠状动脉造影显示左前降支狭窄约 90%。入院诊断冠心病，拟行常温下不停跳冠状动脉搭桥手术（OPCAB）。

【问题】该患者的麻醉药物如何选择？

临床思路 吸入麻醉药具有药理性缺血预处理的优势。异丙酚尚未显示出心脏保护作用。使用的长效肌松药，如泮库溴铵，与患者拔管延迟相关联，因此，推荐使用罗库溴铵或顺阿曲库铵。使用大剂量的长效阿片类药物，可能延长呼吸抑制，增加机械通气时间，引起术中或术后低血压，并导致心肌缺血和梗死。瑞芬太尼具有很好的的血流动力学稳定性，可缩短拔管时间，适合 OPCAB 中的快速康复。同样，芬太尼和舒芬太尼在快速心脏麻醉中已显示出与瑞芬太尼相当的作用。但瑞芬太尼是超短效镇痛药，需要及时术后镇痛，通常可以通过在手术结束前使用静脉吗啡联合或不联合 NSAIDs 或延长使用较大剂量的瑞芬太尼输注以达到足够的镇痛水平来预防术后镇痛不足的风险。OPCAB 期间使用右美托咪定可能会减少术后阿片类药物的使用，从而更好地控制术后疼痛。此外，OPCAB 使用右美托咪定，血流动力学更为稳定[5]。

第三节 心血管药物

一、拟交感神经药物

内源性交感神经递质如去甲肾上腺素、肾上腺素和多巴胺均属儿茶酚胺类。拟内源性儿茶酚胺类药物共有的组成部分均含有 β- 苯乙胺，其包括一个苯环和一个乙胺侧链。将苯环 3，4 位上的羟基转变为儿茶酚，此类化合物统称为儿茶酚胺。异丙肾上腺素和多巴酚丁胺虽为人工合成，但亦属儿茶酚胺类。非儿茶酚胺类药物则具有与其相似的结构，因而可产生拟交感神经作用。儿茶酚胺类药物大部分由儿茶酚胺氧位甲基转移酶（COMT）代谢。如果失去两个羟基中的任意一个，因不再由 COMT 代谢而使口服药物效应增强、作用时间延长。非儿茶酚胺类药物基本均经单胺氧化酶（MAO）代谢。

拟交感神经胺类药物。除 β 受体激动剂异丙肾上腺素与 α 受体激动剂去氧肾上腺素、甲氧明作用于单个受体外，大部分拟交感神经胺类药物均可作用于 α 和 β 两种受体。而大部分非儿茶酚胺拟交感神经胺类药物可通过两种机制作用于 α 和 β 受体：①直接作用于受体；②促进释放内源性去甲肾上腺素间接作用于受体。

（一）肾上腺素能

1. **肾上腺素** 是α_1、α_2、β_1、β_2受体直接激动剂。任何剂量肾上腺素均可增加心肌收缩力，但其不同剂量对体循环阻力的改变有所不同。在10~30ng/（kg·min）时，主要激活β受体，通常体循环阻力降低；而在大于150ng/（kg·min）时，体循环阻力明显增高。

肾上腺素是强力强心药，对机体直接起效，不依赖于内源性去甲肾上腺素的释放。适用于心脏骤停、过敏、心源性休克、支气管痉挛、体外循环后低心排血量等。需要注意的是：大剂量肾上腺素使用可导致心律失常，可继发肾脏等器官缺血，可导致肺血管收缩进而发生肺高压及右心衰竭，可增加心肌氧耗减少氧供而导致心肌缺血。

2. **去甲肾上腺素** 主要作用于α受体，使血管收缩，同时具有部分β受体兴奋作用。可收缩外周血管床，从而使血流再分布于脑和心脏。可降低肾脏、肝脏、皮肤的灌注而导致缺血。可增加心脏后负荷及心率。在脓毒症休克时，可增加体循环阻力，并代偿降低心率，增加平均动脉压。

3. **去氧肾上腺素** 是一种人工合成的非儿茶酚胺类药物。主要选择性作用于α_1肾上腺素受体，对β受体作用较小。使用该药物可使血压升高，体循环阻力升高，对前负荷和心排血量影响不大。因其会使血压升高，反射性降低心率，对于伴有心脏疾病的患者，可导致心脏指数降低。

4. **异丙肾上腺素** 是目前常用肾上腺素能药物中唯一纯β受体激动剂。异丙肾上腺素可以直接兴奋窦房结，增加心率，纠正心动过缓，还可引起肠系膜血管床的扩张，增加肾脏血流，使体循环阻力下降，降低后负荷。心率的增加和后负荷降低可使心排血量明显增加。异丙肾上腺素还可明显降低肺血管阻力，降低肺动脉高压。值得注意的是，异丙肾上腺素可导致心动过速，降低舒张压，减少心室灌注从而造成心肌缺血。激动β_2受体使支气管平滑肌舒张，缓解支气管哮喘的发作。

5. **多巴胺** 是一种作用范围较广的拟交感药物，既可作用于α_1、α_2、β_1、β_2受体，也作用于多巴胺DA_1和DA_2。多巴胺对β_2受体作用轻微，其作用于β_1受体能够增加心肌收缩力。多巴胺间接促进交感神经末梢释放去甲肾上腺素。DA_1受体主要分布于冠状动脉、肾脏和肠系膜血管床，兴奋DA_1受体可引起冠状动脉、肾脏和肠系膜血管床扩张。DA_2受体主要分布于神经节后交感神经末梢，兴奋DA_2受体可阻止神经元囊泡中的去甲肾上腺素释放。小剂量多巴胺1~3μg/（kg·min）主要作用于多巴胺受体，增加肾脏及肠系膜血流；中等剂量多巴胺3~10μg/（kg·min）主要作用于β受体，主要效应为增加心率、收缩力及心排血量；大剂量多巴胺>10μg/（kg·min）主要激活α受体，表现为增加体循环阻力和肺血管阻力，降低肾血流量，增加心率，可导致心律失常，增加后负荷导致心排血量降低（表4-3-1）。

表4-3-1 不同剂量多巴胺激活受体及其作用效应

剂量/[μg·(kg·min)$^{-1}$]	激活受体	作用效应
1~3	多巴胺（DA_1）受体	增加肾脏及肠系膜血流
3~10	β_1+β_2（加DA_1）受体	增加心率、心肌收缩力及心排量
>10	α受体（加β及DA_1）	增加体循环阻力、肺血管阻力；减少肾血流；增加心率，可致心律失常；增加后负荷，可降低心排量

6. **多巴酚丁胺** 主要作用于β_1、β_2受体和α_1肾上腺素受体，无α_2受体及多巴胺受体活性。多巴酚丁胺可增加心率、提高心肌收缩力、增加每搏量、增加心排血量，可导致血压升高，降低体循环阻力及肺血管阻力，降低中心静脉压和左右心房压。与多巴胺相比，多巴酚丁胺在治疗心力衰竭尤其是慢性心力衰竭方面效果良好。

（二）非肾上腺素能

1. **氨力农** 是第一代磷酸二酯酶Ⅲ（PDE Ⅲ）抑制剂，具有显著的正性肌力和血管扩张作用，对于心力衰竭患者可产生有益的血流动力学效应，提高心排血量、每搏量指数（stroke volume index，SVI）、每搏做功指数、射血分数等参数，同时降低右房压、肺毛细血管楔嵌压、体循环阻力、肺血管阻力，使心脏前、后负荷降低，心功能得到改善。氨力农一般不影响心率，对房室结和传导系统有增强功能。药物代谢动力学符合开放二室模型。分布半衰期为1.4分钟，分布容积（1.3±0.36）L/kg，血浆蛋白结合率低于50%。氨力农主要在肝脏降解，60%~90%与葡萄糖醛酸结合后经肾排出，26%~40%以原形从尿中排出，消除半衰期为2.5~4小时，在严重心力衰竭患者可延长1倍。

氨力农在临床上主要用于：围手术期，特别是心脏手术中发生的心功能不全；对经强心苷、利尿剂及血管扩张剂等传统治疗方法效果的不佳心力衰竭患者，如原发性扩张型心肌病并充血性心力衰竭；心源性肺水肿呼吸衰竭患者。氨力农多采用静脉注射，单次静脉注射的剂量一般为1.0~1.5mg/kg，5~10分钟内缓慢静脉注射。在麻醉手术中多采用负荷剂量后维持输注，负荷剂量为0.5~1.0mg/kg，维持量5~10μg/（kg·min）。

2. **米力农** 是第二代PDE Ⅲ抑制剂，作用机制与氨力农基本一致，其正性肌力作用较后者强约20倍，且副作用少。米力农给药后可迅速被心肌摄取并发挥效应。静脉注药后0.56分钟心肌部位浓度达峰值，为注药剂量的1.89%，但药物的最大效应是在峰浓度后7~10分钟。给药后12.5分钟浓度降低至峰浓度的69.1%。米力农清除主要经肾脏，约80%的药物以原形从尿排出，其消除半衰期为2~3小时，严重心力衰竭或肾功能不全患者的半衰期延长。

米力农除具备氨力农的适应证外，在临床上还适用于：①治疗肺动脉高压。前瞻性研究证明，对肺动脉下心室旷置术（Fontan）后肺循环阻力高的患儿联合使用米力农和NO，相比单独使用NO，更能显著地降低跨肺循环阻力。它对于重症肺炎导致的婴幼儿肺动脉高压也具有一定疗效。②防治移植血管痉挛。冠状动脉搭桥手术中，桥血管痉挛的病理机制是血小板的激活和血栓素A_2的释放。一般多使用硝酸甘油防治，但其会产生耐药性，且需依赖血管内皮的完整性，效果并不十分理想。米力农对移植动脉有强大的抗痉挛作用，因其可影响血小板的数量及活性并对抗血栓素A_2，并且血管内皮受损不会影响其扩血管作用。临床试验证实，治疗剂量的米力农即可达到扩张桥血管作用。③心脏原位移植患者。对等待心脏移植的患者，当其他正性肌力药及主动脉内球囊反搏无效时，使用米力农可维持血流动力学的稳定，改善临床症状。米力农多采用负荷剂量后维持输注，负荷剂量50μg/kg，10分钟内缓慢静脉注射，维持量0.375~0.75μg/（kg·min），持续输注。

米力农的不良反应轻微，即使长时间治疗的患者，出现血小板减少和肝功能异常的概率亦低。

3. **左西孟旦**（levosimendan） 主要是通过与肌钙蛋白C（TnC）结合，增强任何钙离子浓度下肌动蛋白-肌球蛋白的相互作用。心肌收缩是由钙离子依赖的TnC和肌钙蛋白I（TnI）相互作用所调节。左西孟旦与TnC结合，通过部分稳定TnC上钙离子结合位点，改变TnI调节构象开放关闭之间的动态平衡，促进心肌收缩。左西孟旦可在不增加细胞内钙离子浓度的情况下增加心肌收缩力，所以不会引起耗氧量增加。此外，左西孟旦还可通过刺激ATP敏感和电压敏感的钾通道开放，产生扩血管作用。大剂量时，左西孟旦具有部分PDE Ⅲ抑制作用。左西孟旦的代谢方式主要是通过结合形成无活性的代谢产物，还有20%转变为有活性的代谢产物，另30%以原形由尿液排出。

左西孟旦能够使左心室心搏指数明显增加、体循环血管阻力明显降低。目前主要用于充血性心力衰竭的患者，可改善心功能和运动耐量。它还可用于心脏冠状动脉旁路移植手术或介入手术后心肌顿抑的治疗。左西孟旦相比传统强心药，优势在于不会因细胞内钙超载而诱发心律失常，导致细胞损伤和凋亡。在酸中毒和心肌顿抑等状况下仍有逆转心肌收缩功能紊乱的作用，且治疗宽度大，无耐药现象，理论上可长期使用，但仍需要大量的临床试验进行验证。临床上推荐左西孟旦剂量为，负荷量12~24μg/kg，大于10分钟缓慢注射，之后以 0.05~0.1μg/(kg·min)维持。左西孟旦的安全性优于多巴酚丁胺及其他 PDE Ⅲ抑制剂。头痛和低血压是较常见的不良反应，且常发生在大剂量应用时。欧洲急性心力衰竭指南不推荐用于收缩压 <85mmHg 的患者。左西孟旦对心脏电生理影响小，很少发生心律失常。

常用血管活性药物的血流动力学效应见表 4-3-2。

表 4-3-2 常用血管活性药物的血流动力学效应

药物	心率(HR)	心脏指数(CI)	平均动脉压(MAP)	体循环阻力(SVR)	肺血管阻力(PVR)	左心室压最大下降速率(-dp/dt)
去氧肾上腺素	↓	-	↑↑	↑↑	↑↑	
去甲肾上腺素	↓	-	↑↑	↑↑↑	↑	↓
肾上腺素	↑	↑↑↑	↑↑	↓或↑↑	-	↓或-
多巴胺	↑↑	↑↑	↑	↑	↓	↑
多巴酚丁胺	-或↑	↑↑	↓	↓	↓↓	↑
米力农	-	↑↑	↓	↓↓	↓↓	↑↑
异丙肾上腺素	↑↑↑	↑↑	↓↓	↓↓	↓↓	

二、血管扩张药

血管扩张药是调节血管张力的药物，通过神经、体液等多种途径作用于血管平滑肌，降低血管张力，达到调节灌注压力、增加微循环血流量、降低心脏前负荷和后负荷等作用。血管扩张药通过减少心室后负荷，增加心排血量，而不会增加心肌对氧气的需求，这些药物的主要局限性是将动脉压降低至损害组织灌注水平的风险。在心功能正常的心脏，应用扩血管药降低周围血管的阻力，可在心排血量改变很少的情况下使动脉压下降，达到控制性降压的目的。心力衰竭时，血管扩张药使周围血管扩张，阻力降低，减轻衰竭心肌泵血时的负荷，心排血量相应地增加，其结果可不发生动脉压下降。

既往通过神经阻断药扩张周围血管，降低血压，减少手术野出血。随着血流动力学监测技术的完善，血管扩张药的应用范围也已扩展到治疗高血压危象、缺血性心脏病、肺动脉高压、瓣膜反流性心脏病及多种原因导致的急、慢性心力衰竭等领域。

1. 血管扩张药作用机制

(1) 受体依赖性血管扩张：选择性与血管壁受体结合，阻断了体内神经递质对血管壁上受体的作用，从而引起血管舒张，如 α 肾上腺素受体拮抗剂哌唑嗪、酚妥拉明等。

(2) 改变离子通道特性所致血管舒张：钙通道阻滞剂因能减少细胞内钙离子，可引起血管舒张，对肌球蛋白轻链激酶的激活有调节作用；钾通道开放剂如米诺地尔(minoxidil)通过增加细胞膜对钾的通透性，使钾外流增加，导致细胞膜超极化，电压依赖性钙通道不易开放，减少细胞膜内钙离子，从而使血管平滑肌松弛和血压下降。

(3) 直接舒张血管平滑肌：硝基氢氰酸盐和有机硝酸盐类通过释放一氧化氮或直接作用，使细胞内的环磷酸鸟苷(cGMP)生成增多，抑制蛋白激酶 C(PKC)的磷酸化，减弱肌球蛋白和肌动蛋白间的相互作用，使血管平滑肌舒张。

血管扩张药作用的部位和机制见表 4-3-3。

表 4-3-3 血管扩张药作用的部位和机制

作用部位和机制	药品
交感神经节阻滞	季铵类:六烃季铵、环轮宁、喷托铵
	非季铵类:樟磺咪芬、美卡拉明、3 甲哌啶
肾上腺素能神经组滞	胍乙啶、利血平
α 肾上腺素受体阻滞	哌唑嗪、乌拉地尔、酚妥拉明
直接血管平滑肌松弛	硝普钠、硝酸酯和亚硝酸酯类
	肼屈嗪、双氢肼屈嗪等
钙通道阻滞(慢通道阻滞)	硝苯地平、维拉帕米、地尔硫䓬、尼卡地平等
血管紧张素转化酶抑制	卡托普利
钾通道开放药	吡那地尔、米诺地尔

2. **常用的血管扩张药** 围手术期中常用的扩血管药物主要是直接松弛血管平滑肌药、钙通道阻滞药及 α 肾上腺素受体阻滞剂。

(1) 硝普钠:与血管内皮细胞和红细胞接触时,其分子即分解释放出 NO,激活血管平滑肌细胞及血小板的鸟苷酸环化酶,使 cGMP 形成增加,导致血管平滑肌舒张。硝普钠通过直接作用于小动脉和静脉血管平滑肌而发生降压作用,其小动脉和静脉扩张效应相当。硝普钠通过静脉内输注,并从低初始剂量开始滴定直至达到所需的血流动力学效果。初始剂量通常为 20μg/min,可以每隔 5 分钟增加 1 倍,直到血压降低为止,作用时间短,一般为 1~21 分钟。硝普钠扩张体循环血管和肺血管扩张,小剂量时后负荷下降比前负荷明显。除了高心排血量状态外,硝普钠对各种原因的高血压均有明显效果。溶液见光不稳定,需避光保存。

(2) 硝酸甘油:作为前体药物在平滑肌细胞及血管内皮细胞中被生物降解产生一氧化氮,直接作用于血管平滑肌,其对静脉的扩张作用大于动脉。硝酸甘油主要作用于静脉容量血管,引起外周血管扩张,减少右心房静脉血液回流。硝酸甘油也可轻度扩张动脉血管平滑肌,从而降低全身血管阻力。前负荷降低可降低心室舒张末期容积,后负荷降低可减少心肌氧耗。硝酸甘油可扩张冠状动脉血管,尤其是心外膜血管。

起始时可静脉注射 1~2μg/kg,然后以 0.5~5μg/(kg·min)维持,根据血流动力学参数调整剂量,使血压降至目标水平。需要注意的是,高剂量硝酸甘油可导致血压下降而引起冠状动脉灌注压降低;慢性持续治疗可减弱血流动力学和抗心绞痛效果。硝酸甘油代谢后产生亚硝酸根离子能迅速使血红蛋白氧化为高铁红蛋白,而出现高铁血红蛋白血症,避免长期用药超过 7~10μg/(kg·min)。

(3) 尼卡地平:主要引起血管扩张,无明显负性肌力效应。尼卡地平的静脉制剂广泛用于手术患者,可有效控制围手术期高血压,可改善缺血时舒张期左心室功能。一般只引起轻度心率上升,无明显颅内压升高,无反跳性高血压,可以有效抑制应激引起的血压增高,但心率可增快。尼卡地平对冠状动脉痉挛的治疗尤其有效,特别对于左心室功能不全的患者。在围手术期主要用于控制高血压,起效快、作用时间短、安全性好,静脉注射 10~30μg/kg 或 1~2mg,1 分钟后血压开始下降,维持时间约为 20 分钟。

(4) 地尔硫䓬:扩张外周血管,降低全身血管阻力进而降低血压,对心脏表现为轻度负性肌力和负性频率作用,但对心肌收缩力的影响较弱,对心排量影响较小。地尔硫䓬 0.1~0.3mg/(kg·min)静脉滴注可轻度降压,停药后还可维持 30 分钟,无心动过速及反跳性高血压。地尔硫䓬可引起窦性心动过缓,在窦房结功能障碍及已合并使用地高辛或β受体拮抗剂时应慎用。

(5)维拉帕米：可明显降低心肌收缩力，在已存在的病理情况下表现更明显。维拉帕米可口服或静脉输注，0.07mg/kg 静脉注射，动脉压可下降 10%~20%，维持约 10 分钟，心率及肺动脉压不变。因其外周血管扩张和负性肌力作用，可导致低血压，尤其是静脉负荷量给药阶段。其血管扩张作用可通过扩容或血管收缩药物减轻。

(6)酚妥拉明：是一种短效 α_1 与 α_2 受体拮抗剂，引起血管扩张，以小动脉为主，静脉次之，使体循环和肺循环阻力下降，动脉压降低。作用于 α_2 受体时，可引起反射性心动过速与心律失常。酚妥拉明的主要不良反应为低血压与胃肠道功能紊乱。冠状动脉疾病与胃溃疡者为相对禁忌证；其过量引起低血压时，应用去甲肾上腺素治疗。

三、抗心律失常药

心律失常是由生理、病理、心源性和非心源性等因素导致的心肌细胞电生理紊乱，而电生理改变又是离子转运异常的表现。抗心律失常药则通过直接或间接方式影响离子转运，从而纠正电生理紊乱，最终达到治疗心律失常的目的。但抗心律失常药均有不同程度的致心律失常作用，包括原有心律失常的加重或恶化，或引起新的心律失常。因此，抗心律失常药的应用需要有明确指征，并根据患者的心律失常类型、有无器质性心脏病、心功能情况及血流动力学变化进行综合评定，同时纠正可能的诱因及针对病因治疗，强调用药的个体化及避免药物滥用。

1. 抗心律失常药的基本电生理作用

(1)降低自律性：抗心律失常药可以通过增加最大舒张电位，或减慢 4 相自动除极速率，或上移阈电位等方式降低自律性，通过延长动作电位时程(action potential duration，APD)延长心动周期，减慢自动起搏。

(2)减少后除极和触发活动：抗心律失常药可以通过促进或加速复极，抑制上升支的内向离子流或提高其阀电位水平，增加外向复极电流以增加最大舒张电位等方式减少早后除极的发生。抗心律失常药可以通过减少细胞内钙的蓄积减少晚后除极，如钙离子拮抗剂。钠通道阻滞剂抑制一过性钠离子内流的药物，也可以减少晚后除极，如利多卡因等。

(3)改变传导性、终止或取消折返激动：抗心律失常药可以增强膜反应性加快传导，以取消单向传导阻滞，终止折返激动；也可以降低膜反应性减慢传导，变单向阻滞为双相阻滞而终止折返激动。

(4)延长不应期终止及防止折返：①延长 APD、有效不应期(effective refractory period，ERP)，而以延长 ERP 更为显著，为绝对延长 ERP。②缩短 APD、ERP，而以缩短 APD 更为显著，为相对延长 ERP。如复极过程过度缩短也易于发生折返性心律失常。③使相邻细胞不均一的 ERP 趋向均一化。因复极不均是诱发心律失常的基础。以上三种情况均可取消折返，理想的抗心律失常药应该对 APD 的长短进行双向调节而发挥作用。

2. 抗心律失常药的分类

(1)Ⅰ类，钠通道阻滞剂：a 类适度阻滞钠通道，适度抑制 0 相除极，适度减慢传导，还能明显延长复极过程(APD、ERP)；b 类轻度阻滞钠通道，轻度抑制 0 相除极，轻度减慢或不减慢传导，能缩短复极过程；Ⅰc 类明显阻滞钠通道，重度抑制 0 相除极及减慢传导，对复极过程则少有影响。

(2)Ⅱ类，β 肾上腺素受体拮抗剂。

(3)Ⅲ类，选择性地延长复极过程的药物：延长 APD 及 ERP。

(4)Ⅳ类，钙通道阻滞剂：抑制钙离子经慢钙通道向细胞内的流动。

抗心律失常药物分类见表 4-3-4。

表 4-3-4 抗心律失常药物分类

药物分类	作用机制	代表药物
Ⅰ类	钠通道阻滞剂	
Ⅰa	中度阻滞钠通道	奎尼丁、普鲁卡因胺
Ⅰb	轻度阻滞钠通道	利多卡因、苯妥英钠
Ⅰc	明显阻滞钠通道	普罗帕酮、氟卡尼
Ⅱ类	β肾上腺素受体拮抗剂	普萘洛尔
Ⅲ类	钾通道阻滞剂	胺碘酮
Ⅳ类	钙通道阻滞剂	维拉帕米、地尔硫䓬

3. **常用的抗心律失常药**

（1）利多卡因：临床上主要用于控制室性心律失常，一般对室上性心律失常无效。常规剂量利多卡因对血流动力学影响较小，其负荷剂量一般为1~1.5mg/kg，之后以1~4mg/min维持。高于中毒剂量时，其毒性表现主要为中枢神经系统症状，一般最初的中毒症状表现为中枢神经系统抑制，可导致镇静和呼吸抑制，进一步表现为中枢神经系统兴奋，最后表现为惊厥。高浓度利多卡因可导致严重的心肌抑制。利多卡因的初始静脉剂量不应高于5mg/kg。利多卡因血浆浓度高于5μg/kg时，可导致体循环阻力和心肌收缩力降低，临床表现为PR间期延长和QRS波增宽。利多卡因还可降低窦性心动过缓患者的心率，可导致病态窦房结综合征的患者发生窦性停搏。

（2）普鲁卡因胺：临床上主要用于治疗室上性心律失常和室性心律失常，静脉使用时负荷剂量一般为10~50mg/min（或2~5分钟给予100mg），使其达到17mg/kg，然后以2mg/（kg·h）维持。儿童的负荷量一般为3~6mg/kg缓慢给药，然后以20~50μg/（kg·min）维持。给药速度过快可导致低血压。对于已存在房室传导阻滞的患者可导致室性停搏。普鲁卡因胺的毒性作用还包括心室抑制、QRS波增宽和QT间期延长等。

（3）胺碘酮：作为Ⅲ类抗心律失常药物，可延长动作电位时程，降低房室传导速率，对于室上性心律失常、室性心动过速和心房颤动非常有效。胺碘酮的负荷量为150mg，维持量为1mg/min，酌情可静脉重复给予150mg。大剂量使用可引起心率降低和QT间期延长。

（4）艾司洛尔：艾司洛尔是超短效β_1肾上腺素受体拮抗剂，其主要作用是降低心率，并轻度降低血压。心房颤动患者，静脉给予艾司洛尔可有效控制心室率。对于室上性心动过速或其他快速心律失常患者，艾司洛尔亦有效，可先给予500μg/kg负荷量，1分钟推注，后以50~200μg/（kg·min）维持。需要时可酌情间隔5分钟重复予以负荷量。艾司洛尔还可用于控制围手术期高血压，可根据需要每5分钟静脉注射25~100mg，亦可50~200μg/（kg·min）持续输注。在气管插管、手术探查等应急情况下，可用艾司洛尔控制应激导致的心动过速和血压升高。艾司洛尔分布半衰期为2分钟，清除半衰期约为9分钟。与非选择性β受体拮抗药相比，艾司洛尔引起支气管痉挛的可能性较小，但是对于已知有支气管痉挛的患者仍需谨慎使用。

（5）美托洛尔：可用于高血压、室上性心律失常、室性心律失常和急性心肌梗死的治疗。美托洛尔静脉制剂可立即产生抗高血压作用，20分钟后达高峰，作用持续时间约为5小时，可以每隔2分钟给予5mg静脉推注。美托洛尔的主要副作用包括支气管痉挛、低血压、心动过缓、房室传导阻滞、心力衰竭等。如果支气管痉挛的患者必须使用β受体拮抗剂，可以选择性β_1受体拮抗剂如美托洛尔和吸入β_2受体激动剂如沙丁胺醇联合应用。

(6) 拉贝洛尔：拉贝洛尔可阻滞 α 和 β 受体，以阻滞 β 受体为主。拉贝洛尔可降低肺血管阻力和动脉血压，对心排血量影响较小。因拉贝洛尔对 α 和 β 受体均有阻滞作用，故降压时一般不会引起反射性心动过速。拉贝洛尔应缓慢给药，推注时间需大于 2 分钟，其静脉推荐剂量为 0.1~0.25mg/kg，酌情可每隔 10 分钟重复使用。拉贝洛尔因其对 β_2 受体的拮抗作用可导致支气管痉挛[6]。

病例　Stanford A 型主动脉夹层

病案摘要

患者，男，62 岁，体重 65kg。既往有高血压病史 10 余年；2 小时前突发胸背部疼痛，疼痛程度剧烈，呈刀割样，焦躁不安，大汗淋漓。急诊入院，入院时心率 92 次 /min。心电图示频发室性期前收缩，ST-T 改变。血压 160/85mmHg。胸部 CT 示主动脉夹层，Stanford 分型为 A 型。拟急诊行主动脉全弓置换 + 象鼻支架置入手术。

【问题】该患者如何合理使用心血管活性药物？

临床思路　心血管药物的选择，不仅需要掌握药物的药理特性，而且需要熟悉患者具体的血流动力学。首先要评估基本的血流动力学参数，即心率、前负荷、心肌收缩力、体循环阻力、肺循环阻力和心肌顺应性。药物选择的目标是可以改善一项或多项血流动力学参数。如果选择联合用药，应可以减少大剂量、单独用药所引起的不良反应。

(1) 评估心率和前负荷：根据 Starling 曲线，心排血量可随前负荷的增加而增加。改善前负荷通常可经验性地静脉输注液体，观察心排血量是否改善。中心静脉、肺动脉导管等有创监测或经食管超声心动图检查（TEE）等，可以为前负荷是否改善提供有价值的信息。如果患者同时合并心律失常，单纯改善前负荷是不够的，还应使用抗心律失常药，采用超速起搏或其他干预措施治疗心律失常。可以通过调整麻醉深度，应用 β 受体拮抗剂和 / 或安装起搏器等措施避免心动过速。

(2) 评估心肌的收缩力：心肌收缩力可以通过肺动脉导管以温度稀释法或通过 TEE 进行测定。如果没有上述设备，动脉血压和血气分析中的酸碱平衡可提供一些间接线索。降低后负荷和 / 或应用正性肌力药物可以增加心肌收缩力。肺动脉导管测得的参数可以计算体循环阻力，通过体循环阻力可以评估心脏后负荷。如果患者没有置入肺动脉导管，可以观察有创动脉波形，帮助评估体循环阻力。动脉波形下斜坡的降中峡位置，可提示体循环阻力的变化，降中峡位置越低，体循环阻力越小。体循环阻力过高提示需要予以血管扩张药如硝普钠和硝酸甘油治疗；体循环阻力正常可以通过加用正性肌力药物多巴胺或肾上腺素等，增强心肌收缩力，具体药物选择根据临床实际情况。

(3) 评估体循环血压：如果心率、前负荷和心肌收缩力均得到改善，但血压仍降低，则最可能原因是体循环阻力降低，治疗应选择去氧肾上腺素或去甲肾上腺素。对右心功能不全的评估是另一个重要的问题，可以通过肺动脉导管测得肺循环阻力或经食管超声心动图来评估。肺循环阻力高的患者可予以硝酸甘油、米力农或多巴酚丁胺治疗。由于米力农对心率影响小，通常用于降低肺循环阻力。联合用药具有累加效应，对降低肺循环阻力也是有益的。由于大多数血管活性药对肺循环并无选择性，降低肺循环阻力的过程中应注意是否伴有体循环阻力的降低。

(4) 评估心肌的顺应性：心肌顺应性可通过 TEE 进行评估。心肌顺应性异常多称为心肌舒张期功能不全，其特征为心室腔在舒张期无法接受足够的血容量，但并不伴有心房、心室充盈压的异常增加。这种异常主要发生在舒张期的快速充盈相，与心室的主动舒张有关。心肌舒张期功能不全总的治疗目标是要改善心室的舒张功能，这需要维持正常的窦性节律、减慢心率、控制血压、改善血容量及能够快速发现和治疗心肌缺血。对于舒张期功能不全的具体治疗仍无定论，可用使用改善舒张功能缓解心力衰竭的药物，包括利尿剂、钙通道阻滞剂、β 肾上腺素受体拮抗剂、血管紧张素转化酶抑制剂和磷酸二酯酶抑制剂等[7-10]。

常用血管活性药的相对强度见表 4-3-5。

表 4-3-5 常用血管活性药的相对强度

药物	剂量	心脏		外周血管		
		心率	收缩力	收缩血管	舒张血管	多巴胺受体
去甲肾上腺素	2~40μg/min	+	++	++++	0	0
多巴胺	1~4μg/(kg·min)	+	+	0	+	++++
	4~20μg/(kg·min)	++	++~+++	++~+++	0	++
肾上腺素	1~20μg/min	++++	++++	++++	+++	0
去氧肾上腺素	20~200μg/min	0	0	+++	0	0
加压素	0.01~0.03U/min	0	0	++++	0	0
多巴酚丁胺	2~20μg/(kg·min)	++	+++~++++	0	++	0
米力农	0.375~0.75μg/(kg·min)	+	+++	0	++	0
左西孟旦	0.05~0.2μg/(kg·min)	+	+++	0	++	0

（张 野 李 锐）

推荐阅读

[1] 邓小明，姚尚龙，于布为，等．现代麻醉学．5 版．北京：人民卫生出版社，2021.

[2] 罗纳德·米勒，尼尔·科恩，拉斯·埃里克森，等．米勒麻醉学．邓小明，黄宇光，李文志，译．9 版．北京：北京大学医学出版社，2021.

[3] GROSSER T，RICCIOTTI E，FITZGERALD G A.The cardiovascular pharmacology of nonsteroidal anti-inflammatory drugs. Trends Pharmacol Sci，2017，38(8)：733-748.

[4] FUCHS-BUDER T，CLAUDIUS C，SKOVGAARD L T，et al.Good clinical research practice in pharmacodynamic studies of neuromuscular blocking agents II：the Stockholm revision.Acta Anaesthesiol Scand，2007，51(7)：789-808.

[5] HEMMERLING T M，ROMANO G，TERRASINI N，et al.Anesthesia for off-pump coronary artery bypass surgery.Ann Card Anaesth，2013，16(1)：28-39.

[6] HOLLENBERG S M.Vasoactive drugs in circulatory shock.Am J Respir Crit Care Med，2011，183(7)：847-955.

[7] 乔尔·A. 卡普兰，大卫·L. 赖奇，卡罗尔·L. 莱克，等．卡普兰心脏麻醉学．岳云，于布为，姚尚龙，主译．5 版．北京：人民卫生出版社，2008.

[8] HINES RL，LEUNG JM. 心血管麻醉学．薛张纲，主译．北京：人民卫生出版社，2009.

[9] LANDONI G，LOMIVOROTOV V V，NIGRO NETO C，et al.Volatile anesthetics versus total intravenous anesthesia for cardiac surgery.N Engl J Med，2019，380(13)：1214-1225.

[10] ZOLLER J K，GREGORY S H，STEVENS T W，et al.Anesthetic considerations for aortic arch stenting.J Cardiothorac Vasc Anesth，2019，33(11)：3163-3175.

第五章

胸心血管手术的围手术期常见心律失常

心律失常是围手术期常见并发症，其发生率报道不一。有研究显示，胸心手术后心律失常发生率为10%~40%，非胸心手术后心律失常发生率为4%~20%。在各种心律失常中，心房颤动最为常见。围手术期发生心律失常与很多因素相关，如基础心脏病、麻醉方式、使用血管活性药物、手术部位及方式、合并症（败血症、休克、出血等）、内环境（电解质、血气异常）紊乱等。对围手术期心律失常作出有预见性正确的判断和及时处理，对确定手术方案及确保患者平稳度过围手术期至关重要。

第一节　心律失常的诱发因素

一、患者相关的危险因素

（一）高龄

高龄是围手术期心律失常最重要的危险因素之一。《ACC/AHA 非心脏手术患者围手术期心血管评估和管理指南》提出，高龄与室上性及室性心律失常的发展及术后转归相关，其主要病理生理机制是老年患者心脏结构及电生理变化使房性和室性心律失常发生的阈值降低。

（二）心律失常病史

对于术前存在心律失常的患者必须充分评估心律失常的原因及其对血流动力学的影响。这类患者在围手术期更易发生或心律失常加重。对有明确诱因的心律失常，术前应积极治疗，避免麻醉和手术期可能出现心律失常相关的心血管风险。

1. 器质性心脏病：此类患者在围手术期更易发生心律失常。具有器质性心脏病的患者（如慢性冠状动脉疾病、瓣膜病和先天性心脏病、心肌病、病态窦房结和长 QT 间期综合征、预激综合征等）在低血压、气管插管及麻醉诱导过程中容易发生室上性或室性心律失常。

器质性心脏病患者心律失常的诱发因素包括：①紧张、电解质或代谢紊乱；②喉镜置入和气管插管；③缺血、缺氧、高碳酸血症、休克；④设备故障（起搏器或心脏复律除颤器等）；⑤诊断或治疗干预（中心动静脉置管，手术刺激等）。

2. 非心脏疾病相关的危险因素：某些基础疾病也容易诱发心律失常（见表 5-1-1）。胸心手术多为老年患者，常并存冠心病、瓣膜病及 COPD 等各种心肺疾病，围手术期极易发生如心房颤动、室性期前收缩，严重时甚至发生心室颤动等各种心律失常，增加患者围手术期的并发症和死亡率。

表 5-1-1　非心脏病患者心律失常的诱发因素

非心脏疾病	可能诱发心律失常的机制
慢性阻塞性肺疾病（COPD）、高血压、肥胖、脑卒中、睡眠呼吸暂停综合征	损害心肺功能，储备能力及自我调节能力均下降

续表

非心脏疾病	可能诱发心律失常的机制
糖尿病	导致自主神经功能紊乱及冠状动脉粥样硬化
甲状腺功能亢进	诱发静息性窦性心动过速、室上性心动过速及室性心律失常等
甲状腺功能降低	窦性心动过缓
肾上腺类固醇皮质激素增多症	导致低钾血症
嗜铬细胞瘤	分泌过多儿茶酚胺

二、麻醉药物

麻醉药物除本身的作用外，对心率、心律及心排血量的影响，还与麻醉药的用量和麻醉深度、缺氧、高碳酸血症及药物的相互作用有关。

1. 吸入麻醉药七氟烷很少引起心律失常，发生率约为 2.79%。地氟烷也很少引起心律失常，但吸入高浓度或突然增加地氟烷浓度可引起交感活性增强，出现短暂血压升高，心率增快及心律失常等。异氟烷对心功能的抑制比氟烷和恩氟烷弱，通常不诱发心律失常。

2. 静脉麻醉药丙泊酚对心血管系统有明显的抑制作用，且与患者年龄、单次用药剂量、注药速度等密切相关，严重时可引起明显血压下降和呼吸抑制，同时伴心率增快。依托咪酯对心功能影响较小，血流动力学较稳定，尤其适用于冠心病和其他心脏储备功能差的患者。氯胺酮可兴奋交感神经而导致心率增快、血压增高及心排血量增加等。羟丁酸钠可兴奋副交感神经而使心率减慢。硫喷妥钠不增强心肌应激性，除非因呼吸抑制而致缺氧和二氧化碳蓄积，一般不引起心律失常，但可使血压下降而引起反射性心动过速。

3. 肌松药琥珀胆碱可引起窦性心动过缓、交界性和各种室性心律失常。季铵类肌松药如阿曲库铵和米库氯铵对心血管系统影响较小，但大剂量快速注射时可引起组胺释放，导致血压降低和心动过速。顺阿曲库铵则可避免这些不良反应。罗库溴铵和维库溴铵对心血管系统无明显影响，但当维库溴铵与大剂量芬太尼、拟胆碱药、β 受体阻滞剂或钙通道阻滞剂联合应用时，可能出现心动过缓，甚至心脏骤停，需密切观察心率。泮库溴铵可致心率增快、血压升高及心排血量增加，大剂量使用时更为明显，因此高血压、心动过速及冠心病患者应避免使用。在心血管手术麻醉中，泮库溴铵与大剂量芬太尼合用，可拮抗芬太尼引起的心动过缓。

三、电解质和酸碱平衡紊乱

钾离子是与心律失常发生最为密切的电解质，其浓度改变是诱发心律失常的主要原因。由于体外循环的利尿作用和使用胰岛素控制血糖，心脏手术患者术中往往会出现低钾血症。而低钾血症容易导致房性期前收缩、房性心动过速及室上性心动过速等；而高钾血症易致心动过缓，甚至心脏骤停。此外，钙离子、镁离子、钠离子浓度异常均可导致心律失常。例如，血钙升高可使心肌收缩力增加；血钠降低会导致心动过缓；严重时可致心脏骤停；低血镁可突发心脏纤颤等。

碱中毒引起的心律失常可能与下列因素有关：①改变心肌对儿茶酚胺的反应性；②血红蛋白（Hb）- 氧解离曲线左移，增加 Hb 与一氧化碳的亲和力，组织供氧不足，乳酸堆积而影响心脏节律；③细胞内外离子分布的改变，影响心脏自律性细胞的去极化速率等。这些原因多引起室上性心律失常，室性心律失常较为少见。此类心律失常对抗心律失常药物的反应较差，应及时纠正离子紊乱及碱中毒。

四、缺氧和二氧化碳潴留

严重低氧血症可能会导致局部酸碱失衡和电解质代谢紊乱而诱发室性心律失常、心动过缓等。高碳酸血症可能会导致呼吸性酸中毒、交感神经活性增强，从而诱发高钾血症性心律失常。儿茶酚胺分泌增多也会加重高碳酸血症所致的心律失常。胸科手术若出现双腔管移位，分泌物堵塞支气管及肺内分流增加，均会出现低氧血症和二氧化碳潴留。心脏手术患者由于疾病本身（如心力衰竭）和体外循环的影响，术后也容易出现肺不张或肺水肿，引起低氧血症。

五、体温

低温会导致心率减慢和心电传导速度下降，PR 间期、QT 间期、QRS 波持续时间均延长，心室颤动阈值也随着体温下降而降低。低温麻醉时，当体温低于 30℃，窦房结起搏点将受抑制，可出现房性逸搏、期前收缩、结性心律、完全性房室分离，严重者可诱发心房颤动或心脏骤停；而高热则会导致心动过速，血液内儿茶酚胺浓度升高，也会促使心律失常发生。胸心手术均需要开胸，心脏手术还常需要低温下进行体外循环，围手术期极易发生低体温，需进行主动保温，使围手术期体温维持在 36℃以上。

六、麻醉操作和手术刺激

麻醉诱导时发生的各类心律失常多为一过性，对血流动力学影响较小，绝大多数不需处理。其主要原因包括气管插管刺激咽喉和气管，麻醉药物的作用或中心静脉穿刺的引导丝置入过深等。在胸心手术中，打开心包或插入体外循环的静脉导管时均可能会引起室上性心律失常；心脏手术行体外循环时，常因为气泡进入冠状动脉、心肌保护不足等原因，在心脏复跳后反复发生心室颤动等严重心律失常；胸腔内手术操作直接牵拉刺激肺门、心脏、大血管及神经等，可能会引起反射性心律失常；胸科手术侧卧位和患侧肺萎陷所致的通气 / 血流比例失调，术中单肺通气时间过长引起缺氧和 / 或二氧化碳潴留等，也是发生心律失常的重要诱因。麻醉恢复期心律失常的主要原因包括苏醒期的疼痛刺激、气管拔管反应、胃肠胀气、焦虑、膀胱膨胀、低氧血症和二氧化碳潴留、低血容量、电解质紊乱、低体温、拮抗药的使用等。

七、血流动力学影响

失血、冠状动脉损伤、空气栓塞、高位椎管内麻醉操作不当等原因引起血压下降，均可导致休克和心肌缺氧，使组织灌注不足，引起代谢性酸中毒和内源性儿茶酚胺释放增加，从而诱发心律失常。此外，高血压、高位阻断主动脉、血容量过多、低温下心内直视修补术后迅速开放上、下腔静脉等，均使心脏负荷突然大幅增加，均易诱发严重心律失常，甚至心室颤动。

第二节　常见心律失常类型及处理

一、围手术期心律失常的处理原则

1. 连续动态心电图监测有助于诊断各种心律失常，同时尽可能寻找心律失常的原因或诱因。

2. 避免引起心律失常的诱发因素可起到预防的作用。特别要注意麻醉深度、避免缺氧和二氧化碳潴留、低体温、手术刺激、疼痛、机械性刺激、电解质及酸碱平衡失常、血流动力学不稳定等因素。

3. 对严重危及生命的心律失常必须立即处理，包括多源性或多形性室性期前收缩、室性期前收缩出现在 T 波的上升支或波峰（经典 R-on-T 现象）、原发性或持续性室性心动过速、成对期前收缩（二联律或三联律）、三度房室传导阻滞及心室率减慢的二度房室传导阻滞等。尤其像心室颤动这种最严重的心律失常必须立即处理。

4. 伴明显血流动力学改变的心律失常必须立即处理，维持正常窦性心律或适宜心室率。若血流动力学尚稳定，则可加强监测，待查明原因或去除诱因后再处理。

5. 在积极终止和根治心律失常发作的同时，也要致力于预防心律失常的复发。

6. 积极进行药物治疗，并密切关注药物的相关不良反应。抗心律失常药物在治疗剂量下也可能加重或诱发心律失常。

二、窦性心律失常

（一）窦性心动过速

1. **心电图特点（图 5-2-1）** ①窦性 P 波规律出现；②心率 >100 次 /min（大多在 100~150 次 /min）；③ PR 间期恒定（0.12~0.20 秒），QRS 波正常；④伴房室传导或室内传导异常者，可有 PR 间期延长或 QRS 波宽大畸形。

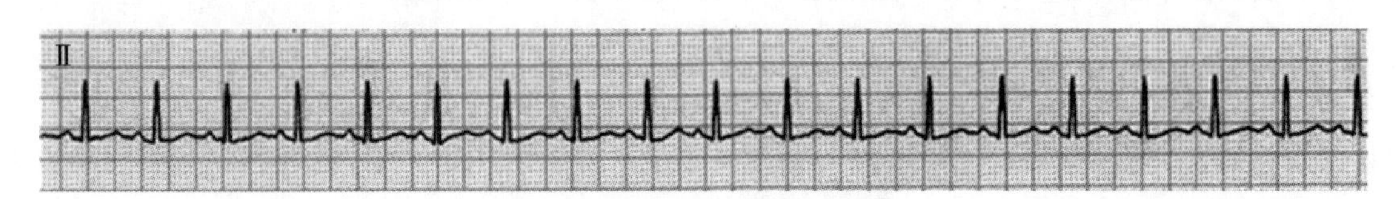

图 5-2-1 窦性心动过速心电图特点

2. **处理措施**

（1）积极寻找并纠正潜在病因，如加深麻醉和镇痛、及时补充血容量、纠正通气异常和心力衰竭等；可适当给予镇静药物。

（2）药物治疗：①伴有心力衰竭时，可应用洋地黄类药物；②对血流动力学稳定且心肌无损害者，可应用适量 β 受体阻滞剂；③若心率持续 >130 次 /min 且合并低血压，为防止心肌耗氧量剧增，可给予 β 受体阻滞剂（艾司洛尔 10~30mg 稀释后缓慢静脉注射）或钙拮抗剂（维拉帕米 5~10mg 缓慢静脉注射）；④同时并存低血压可给与小剂量苯肾上腺素。

（二）窦性心动过缓

1. **心电图特点（图 5-2-2）** ①窦性 P 波规律出现；②心率 <60 次 /min；③常伴窦性心律不齐（同一导联上 PP 间期差异 >0.12 秒）。

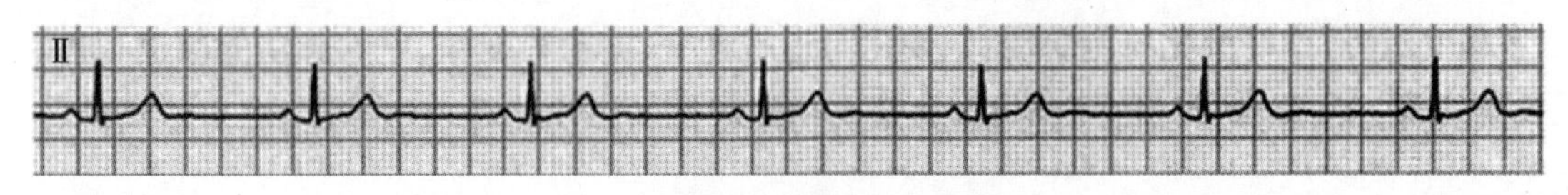

图 5-2-2 窦性心动过缓心电图特点

2. **处理措施**

（1）对一过性窦性心动过缓可暂不处理，密切监测。

（2）消除诱因及药物治疗：①缺氧：改善氧合及通气；②迷走神经亢进：血流动力学稳定时可给予阿托品（0.5mg，静脉注射）或麻黄碱（5~10mg，静脉注射）。麻黄碱更适用于因手术刺激迷走神经所致的短暂性窦性心动过缓；③原发性心脏病：可给予阿托品（0.5mg，静脉注射）或异丙肾上腺素（1mg 加入 250ml 葡萄糖溶液内，静脉滴注）；④药物影响：影响心率的药物如麻醉性镇痛药、β 受体阻滞剂等，可适当减少用量或应用相应药物治疗。

（3）若药物治疗效果不满意，可按需采用临时起搏器治疗。对于三度房室传导阻滞及病态窦房结综合征患者，阿托品和异丙肾上腺素均不能有效提高窦性心律，可考虑心脏起搏器植入。

三、室上性快速心律失常

室上性快速心律失常起源于希氏束或其以上部位，除异常传导外，其 QRS 波均窄（<0.12 秒）。大多数发生室上性心律失常（SVT）的患者血流动力学稳定。控制心室率是 SVT 的主要治疗方法，不需要立即直流电复律。在 SVT 中，降低心室率可以延长舒张期以增加左心室充盈时间，从而增加心搏量，改善血流动力学稳定性；减少心肌耗氧量，从而降低心脏缺血的风险。如果心脏手术中发生血流动力学不稳定的 SVT，通常会尝试同步直流复律。然而，对于有严重冠状动脉病变或主动脉瓣严重狭窄的患者，SVT 可能难以复律，引发恶性缺血级联反应并加重心律失常，需要紧急进行体外循环。所以对于心脏手术中发生 SVT 风险高和血流动力学不稳定的患者，建议在麻醉前准备好进行体外循环。

（一）阵发性室上性心动过速

临床上多为折返性，以房室结内折返性心动过速多见，或原有预激综合征（WPW 综合征）或有隐匿性房室束旁路间引发的折返激动，其次为房室折返、窦房折返、房内折返性心动过速。

1. **心电图特点（图 5-2-3）** ①心率 150~250 次 /min，节律规则；② QRS 波形态与时限均正常（<0.12 秒），但发生室内差异性传导阻滞时，QRS 波形态异常；③逆行 P′ 波常埋藏于 QRS 波内或位于其终末部分，P′ 波与 QRS 波保持固定关系；④起始突然，通常由一个房性期前收缩触发，其下传的 P′R 间期显著延长，随之引起心动过速发作。

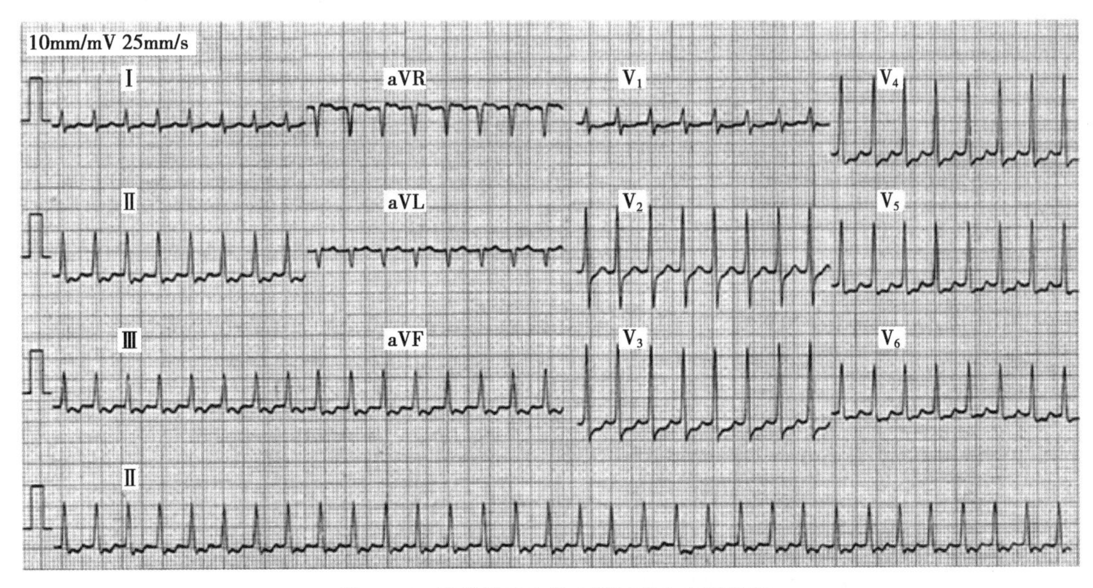

图 5-2-3 阵发性室上性心动过速心电图特点

2. **处理措施** ①瓦尔萨尔瓦动作（Valsalva 动作），按摩颈动脉窦；②药物治疗，包括普萘洛尔（1~2mg，静脉注射），维拉帕米、普罗帕酮、胺碘酮等对室上性心动过速也有效；③患者伴心力衰竭时，宜首选洋地黄类药物；④血流动力学不稳定或药物疗效不佳时，可采用同步直流电复律（双相 50~100J）。

（二）房性期前收缩

1. **心电图特点（图 5-2-4）** ①房性期前收缩的 P′ 波提前发生，与窦性 P 波形态不同；② PR 间期 >0.12 秒；③ QRS 波通常形态正常。当房性期前收缩发生室内差异性传导时，可出现宽大畸形的 QRS 波；④一般为不完全性代偿间歇。

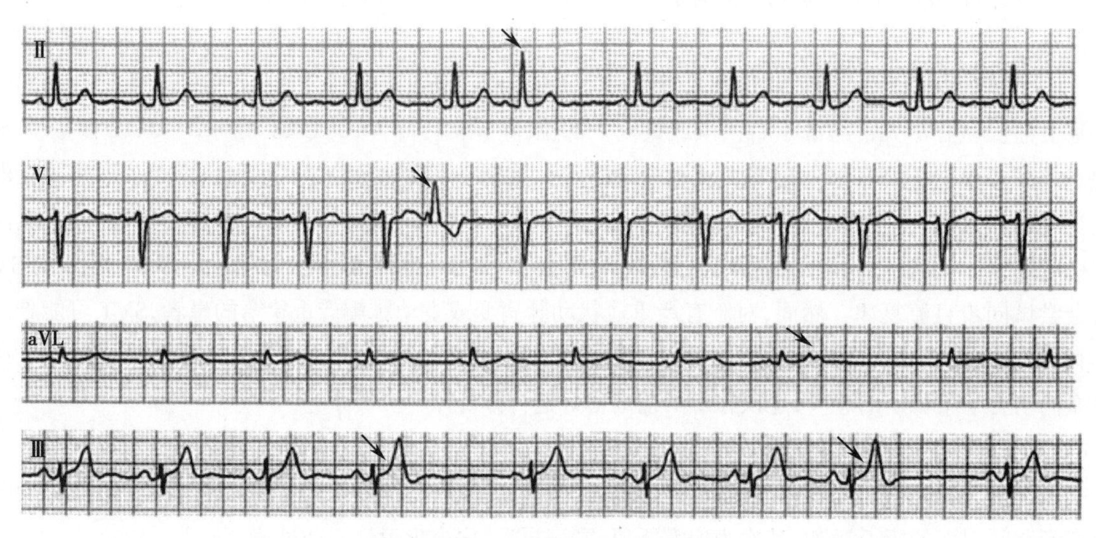

图 5-2-4 房性期前收缩心电图特点

2. **处理措施** ①通常为良性，一般不需治疗；②当有明显症状，或因房性期前收缩触发室上性心动过速时，应给予治疗；③药物治疗，包括 β 受体阻滞剂、非二氢吡啶类钙通道阻滞剂、普罗帕酮、胺碘酮等。

（三）交界性或房室结性节律

1. **心电图特点（图 5-2-5）** ①心率 40~180 次 /min，节律规则；② P 波消失或逆行；③ QRS 波一般正常。

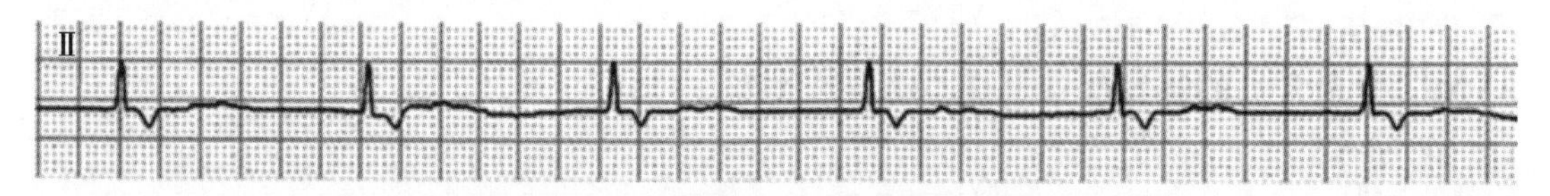

图 5-2-5 交界性或房室结性节律心电图特点

2. **处理措施**

（1）一般不需处理，可自动恢复为窦性节律。

（2）减浅麻醉深度，补充血容量。

（3）药物治疗：①阿托品（0.2mg，静脉注射），使其转为窦性心律，尤其对交界性心律源于迷走神经机制时更有效；②若伴低血压，则需使用血管收缩药（麻黄碱或去甲肾上腺素），但只是一种临时治疗措施；③ β 受体阻滞剂应谨慎使用，尤其是在发生等律性房室分离时（P 波与 QRS 波无固定关系，两者频率接近）；④必要时可放置心房起搏器以维持心房收缩。

（四）心房扑动

1. **心电图特点（图 5-2-6）** ①正常 P 波消失，代之以锯齿状扑动波（F 波），F 波间的等电线消失，在Ⅱ、Ⅲ、aVF、V_1 导联最明显；②典型心房扑动的心房率为 250~300 次 /min；③心室率规则或不规则，固定房室比例（2∶1 或 4∶1 传导）；④ QRS 波形态大多正常，当出现室内差异性传导时，可有 QRS 波增宽、形态异常。

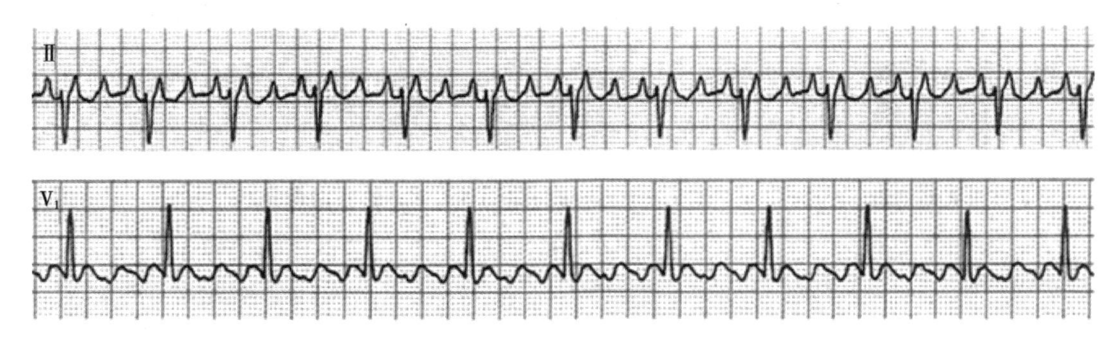

图 5-2-6　心房扑动心电图特点

2. **处理措施**　①积极寻找诱因并处理。②转复窦性心律，同步直流电复律是终止心房扑动最好的方法。药物复律可选用普罗帕酮、胺碘酮等。如心房扑动患者合并冠心病、充血性心力衰竭等，应用普罗帕酮易导致严重室性心律失常，应选用胺碘酮。③控制心室率，可选用β受体阻滞剂、钙通道阻滞剂、洋地黄类药物等。④抗凝治疗，持续性心房扑动的患者发生血栓栓塞的风险明显增高，应给予抗凝治疗。

（五）心房颤动

1. **心电图特点（图 5-2-7）**　① P 波消失，代之以小而不规则的基线波动，形态与振幅均变化不定，称为 f 波，频率为 350~600 次 /min；②心室率极不规则，通常为 100~160 次 /min；③ QRS 波形态通常正常，当心室率过快，发生室内差异性传导时，QRS 波增宽变形。

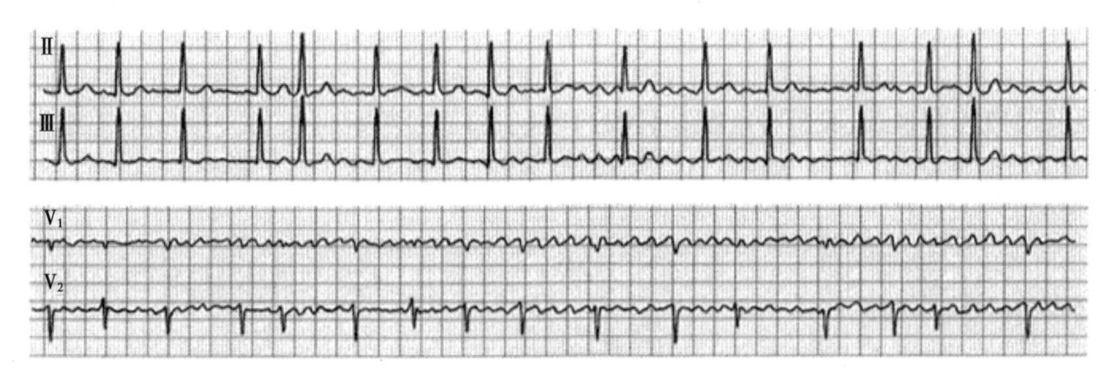

图 5-2-7　心房颤动心电图特点

2. **处理措施**

（1）积极寻找诱因并处理。

（2）快速心室率伴血流动力学稳定时，给予转复窦性心律及控制心室率药物治疗，包括给予β受体阻滞剂（艾司洛尔 5~10mg）、钙通道阻滞剂（维拉帕米 2.5~5mg；地尔硫䓬 10~20mg）、胺碘酮 150mg 静脉注射、与洋地黄类药物合用以控制心室率等。

（3）快速心室率伴血流动力学不稳定时，行同步心脏电复律（单相 200J 或双相 50~100J，建议起始选择双相 120~200J）。

（4）在症状明显的患者中，可行射频消融治疗。多个随机对照研究显示射频消融治疗显著优于抗心律失常药物治疗。

（5）可选用胺碘酮、普鲁卡因胺和普罗帕酮等预防复发。

（6）心房颤动易合并体循环栓塞，需注意抗凝治疗。临床试验已经证实了抗凝药物预防心房颤动血栓发生的有效性。维生素 K 拮抗剂华法林作为最常用的口服抗凝药物，可以减少 68% 的卒中发生率和 26%

的病死率。心房颤动的患者可服用新的抗血栓治疗药，包括AT药物（达比加群）和Ⅹa因子抑制剂（利伐沙班）。这些药物药效好，作用时间长，无拮抗药。

四、室性快速型心律失常

（一）室性期前收缩

1. **心电图特点（图5-2-8）** ①提前发生的QRS波，时限通常>0.12秒，宽大畸形，ST段、T波方向与QRS主波方向相反；②室性期前收缩与其前面的窦性搏动的间期（称为配对间期）恒定；③为完全性代偿间歇。

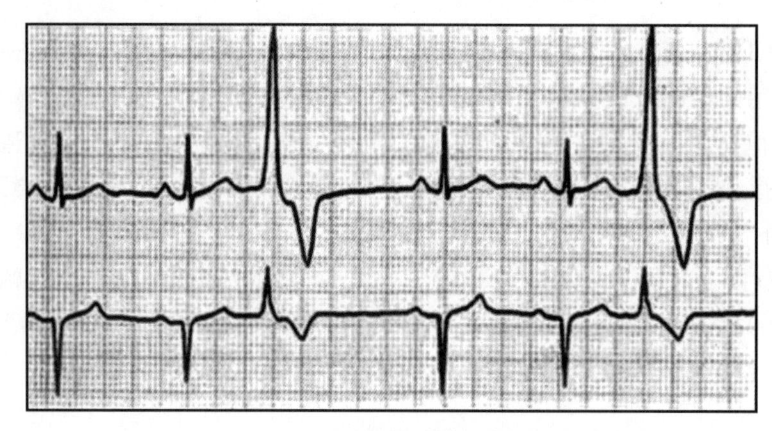

图5-2-8 室性期前收缩心电图特点

2. **处理措施**

（1）积极寻找诱因并处理：加深麻醉、改善氧合和通气、纠正电解质紊乱、纠正贫血等。

（2）血流动力学稳定，可暂不处理，密切监测。

（3）危险性高的、Lown分级Ⅲ级以上的复杂室性期前收缩，如多源性、成串出现、频率增加（超过心室除极的10%）或出现R on T现象时，具有诱发室性心动过速、心室颤动的危险，应立即处理。

（4）药物治疗：①可选用利多卡因50mg缓慢静脉注射，5~10分钟后再静脉注射50mg，之后以1~4mg/min持续静脉注射维持。若异位节律持续存在，应使用胺碘酮150mg缓慢静脉注射（超过10分钟），然后以1mg/min静脉输注6小时，必要时以0.5mg/min继续进行治疗；②若与低钾血症或使用洋地黄类药物有关，可补充钾盐或硫酸镁。

（二）室性心动过速

1. **心电图特点（图5-2-9）** ①3个或3个以上的室性期前收缩连续出现；②QRS波形态畸形，时限>0.12秒，S-T、T波方向与QRS波主波方向相反；③心室率通常为100~250次/min，心律规则，但也可略不规则；④心房独立活动与QRS波无固定关系，形成房室分离；⑤通常突然发作；⑥心室夺获与室性融合波为室性心动过速的特征。室性心动过速发作时，少数室上性冲动可下传至心室，产生心室夺获，表现为在P波之后，提前发生一次正常的QRS波。室性融合波的QRS波形态介于窦性与异位心室搏动之间，其意义为部分心室夺获。

2. **处理措施** ①积极治疗的同时，寻找病因并做好电除颤的准备；②单形性室性心动过速伴血流动力学稳定者，可选用利多卡因或普鲁卡因胺治疗，出现严重低血压时则加用血管收缩药；③血流动力学不稳定或多形性室性心动过速伴血流动力学稳定者，需立即按照ACLS指南进行心肺复苏和心脏电复律（双相100J，单相200J，如无反应，应逐步提高能量）。

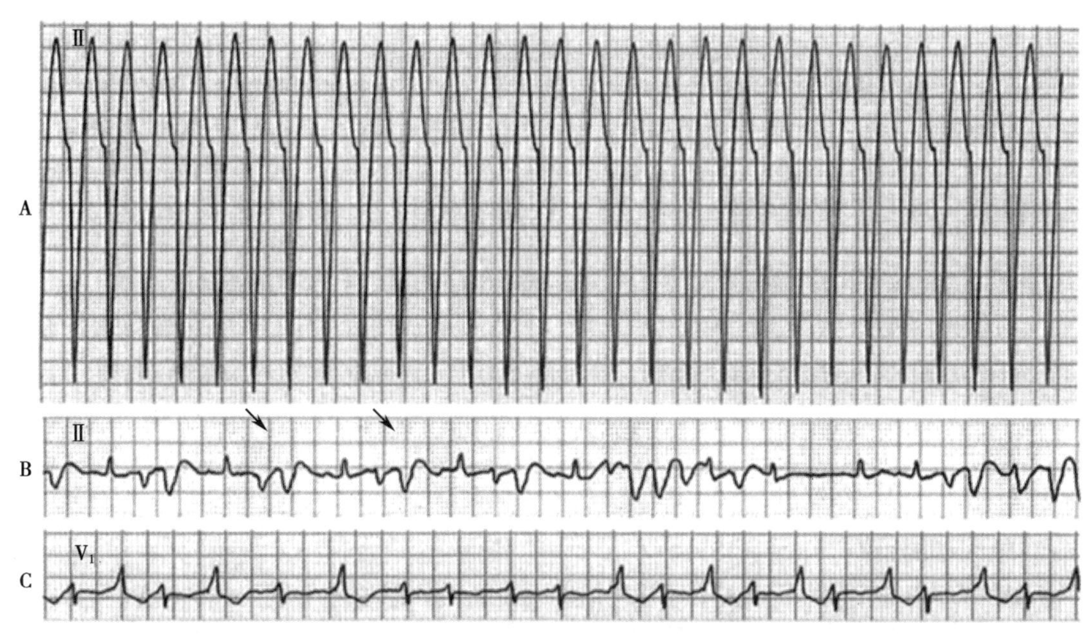

图 5-2-9　室性心动过速心电图特点

（三）尖端扭转型室性心动过速

1. **心电图特点（图 5-2-10）**　发作时可见一系列增宽的 QRS 波，以每 3~10 个心搏围绕基线不断扭转其主波的正负方向。

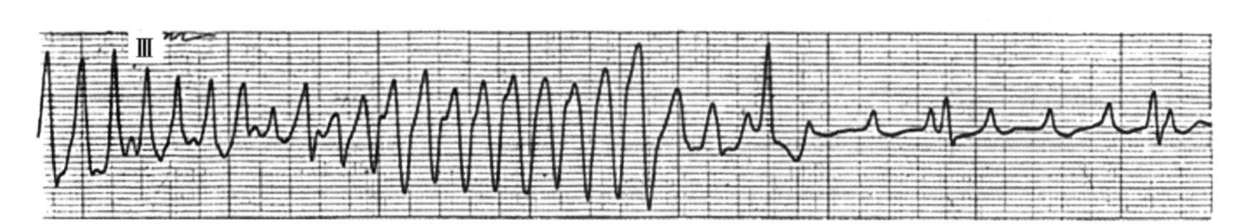

图 5-2-10　尖端扭转型室性心动过速心电图特点

2. **处理措施**　①紧急治疗的同时积极寻找病因，立刻停止使用引起 QT 间期延长的药物，纠正电解质紊乱；②紧急处理，如电除颤及静脉注射硫酸镁、胺碘酮、β 受体阻滞剂等。

（四）心室颤动

1. **心电图特点（图 5-2-11）**　①心室颤动的波形、振幅、频率均极不规则；②无法辨认 QRS 波、ST 段与 T 波。

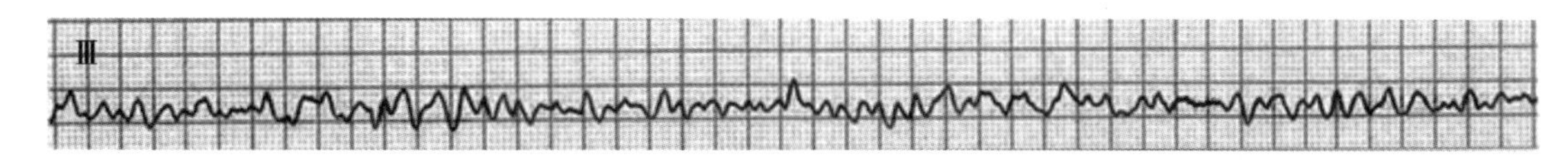

图 5-2-11　心室颤动心电图特点

2. **处理措施**　①紧急心肺复苏和非同步电除颤（能量逐渐增加）；②静注肾上腺素 1mg（每 3~5 分钟重复 1 次），配合使用胺碘酮、升压药及硫酸镁等。

（五）预激综合征

1. **心电图特点（图 5-2-12）**　①窦性心律，PR 间期短（<0.12 秒）；② QRS 波增宽，起始部粗顿或有挫折，

呈鱼钩样，称为 delta 波（又称预激波），QRS 波时限 >0.11 秒；③ P 波至 J 波的间期正常；④根据预激波在胸前导联的方向将其分为 A、B 两型，A 型预激波和主波在 V_1~V_6 导联均为正向；B 型其预激波和主波在 V_1、V_2 或 V_3 导联为负向。

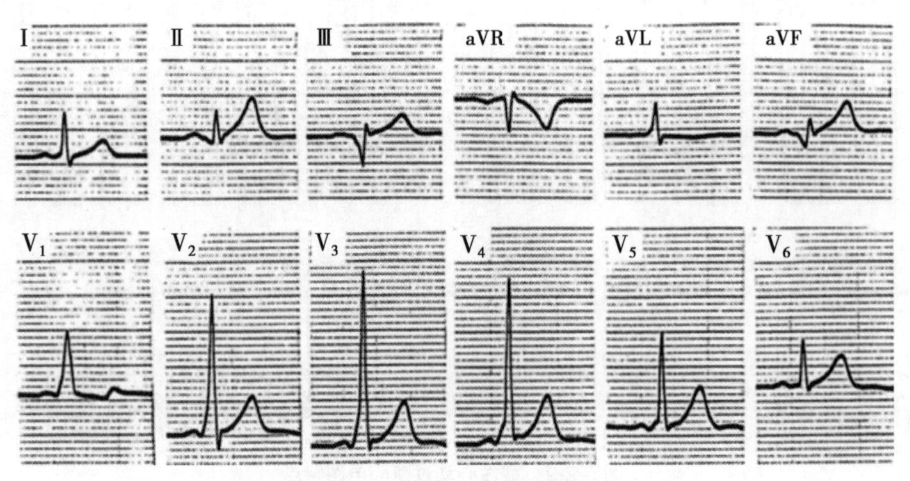

图 5-2-12　预激综合征心电图特点

2. **处理措施**　①积极寻找病因并处理；②血流动力学稳定时，可静脉注射普罗帕酮或胺碘酮；③若药物无效或血流动力学不稳定，可采用同步心脏电复律（50J 起始，单相或双相）；④洋地黄类药物、钙通道阻滞剂等抑制 AVN-HPS 途径的药物，会加速心房扑动或心房颤动时的心室率，应避免使用；⑤对于心动过速发作频繁或伴发心房颤动和扑动的预激综合征应尽早进行射频消融治疗。经证实射频消融治疗可根治预激综合征。

五、传导障碍型心律失常

（一）房室传导阻滞

1. 一度房室传导阻滞

（1）心电图特点（图 5-2-13）：① PR 间期 >0.20 秒；② P 波后均有 QRS 波；③无 QRS 波的脱落。

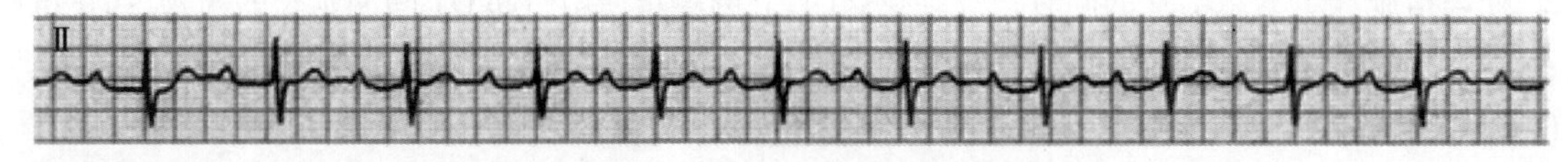

图 5-2-13　一度房室传导阻滞心电图特点

（2）处理措施：①积极寻找潜在病因；②一般不需处理，合并双束支传导阻滞时常需放置临时起搏器。

2. 二度 I 型房室传导阻滞

（1）心电图特点（图 5-2-14）：① P 波规律出现；② PR 间期逐渐延长，直到 P 波下传受阻，脱漏 1 个 QRS 波。

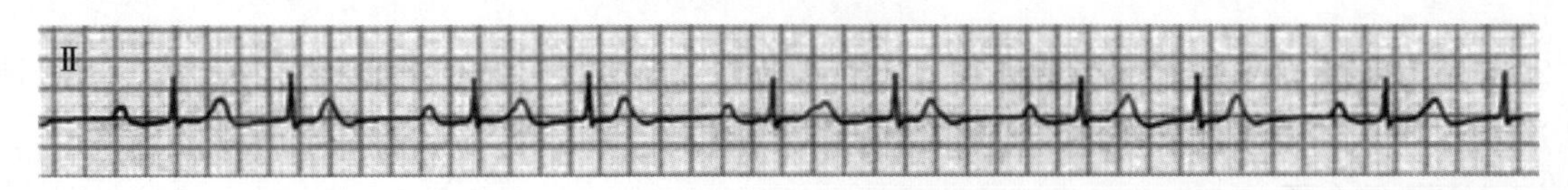

图 5-2-14　二度Ⅰ型房室传导阻滞心电图特点

（2）处理措施：①积极寻找潜在病因；②通常为良性，一般不需处理；③仅在有症状的心动过缓、充血性心力衰竭或束支传导阻滞时需治疗，必要时采用经皮或经静脉起搏，尤其当患者合并下壁心肌梗死时。

3. 二度Ⅱ型房室传导阻滞

（1）心电图特点（图 5-2-15）：① PR 间期恒定；②部分 P 波后无 QRS 波，QRS 波形态可正常或增宽。

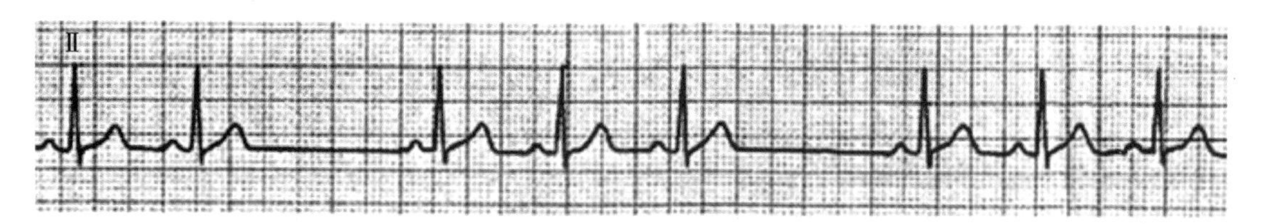

图 5-2-15　二度Ⅱ型房室传导阻滞心电图特点

（2）处理措施：①积极寻找潜在病因；②若发展为完全性房室传导阻滞，可采用起搏器治疗；③也可酌情选用抗缓慢型心律失常的药物。

4. 三度房室传导阻滞

（1）心电图特点（图 5-2-16）① P 波与 QRS 波互不相关，各自成节律；②心房率快于心室率，心室率减慢。

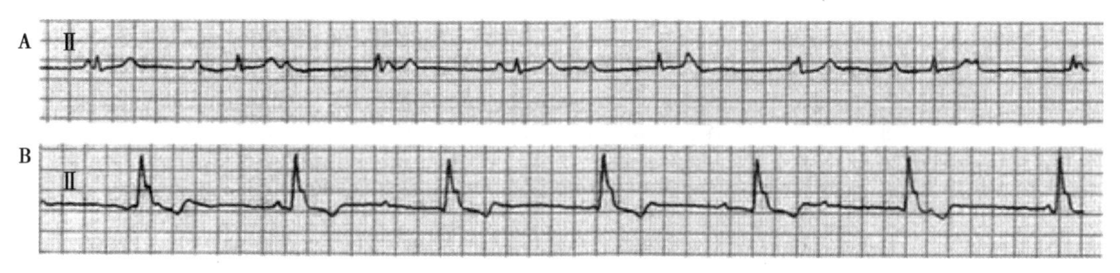

图 5-2-16　三度房室传导阻滞心电图特点

（2）处理措施：①积极寻找潜在病因；②经皮、经静脉起搏或安装心外膜起搏器。

（二）室内传导阻滞

无论是原有或新发生的完全性右束支或左束支（左前或左后分支）传导阻滞，只要心率在正常范围，且血流动力学状态稳定，一般不需特殊处理。要积极寻找潜在病因并加以处理。但出现严重的双束支或三分支传导阻滞时，应安装临时或永久性心脏起搏器，当并发室性期前收缩、室性心动过速时可用相应抗心律失常药。

1. 右束支传导阻滞心电图特点见图 5-2-17。① QRS 波时限≥0.12 秒；② V_1、V_2 导联呈 rsR，R 波粗钝；V_5、V_6 导联呈 qRS，S 波宽阔。T 波与 QRS 主波方向相反；③不完全性右束支传导阻滞的图形与上述相似，但 QRS 波时限 <0.12 秒。

2. 左束支传导阻滞心电图特点见图 5-2-18。① QRS 波时限≥0.12 秒；② V_5、V_6 导联 R 波宽大，顶部有切迹或粗钝，其前方无 q 波。V_1、V_2 导联呈宽阔的 QS 波或 rS 波形。V_5、V_6 导联 T 波与 QRS 主波方向相反；③不完全性左束支传导阻滞的图形与上述相似，但 QRS 波时限 <0.12 秒。

3. 左前分支传导阻滞心电图特点见图 5-2-19。①额面平均 QRS 电轴左偏达 –45°~–90°；②Ⅰ、aVL 导联呈 qR 波，Ⅱ、Ⅲ、aVF 导联呈 rS 波，QRS 波时限 <0.12 秒。

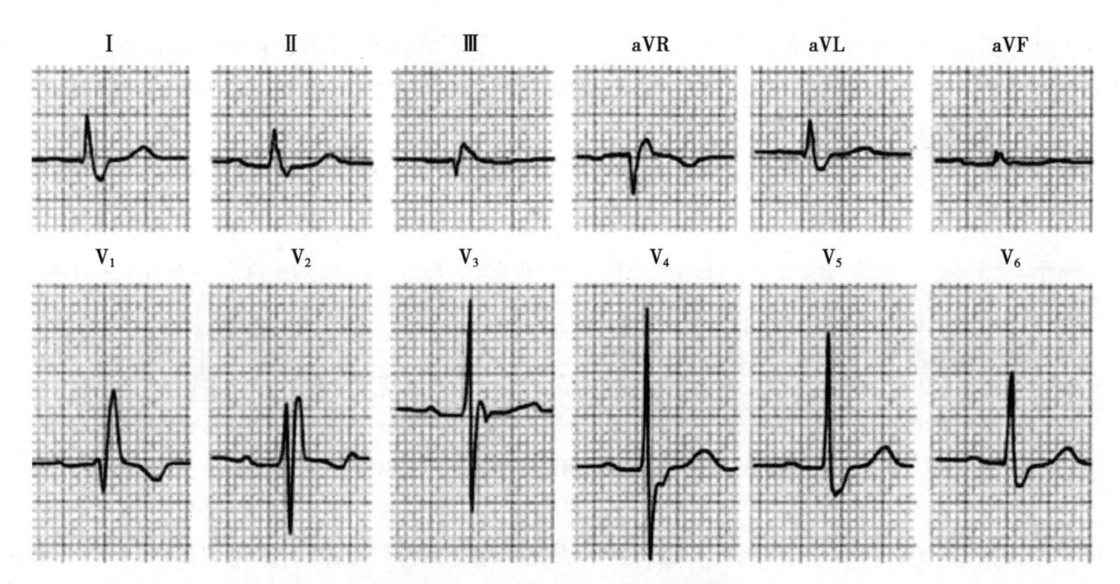

图 5-2-17　右束支传导阻滞心电图特点

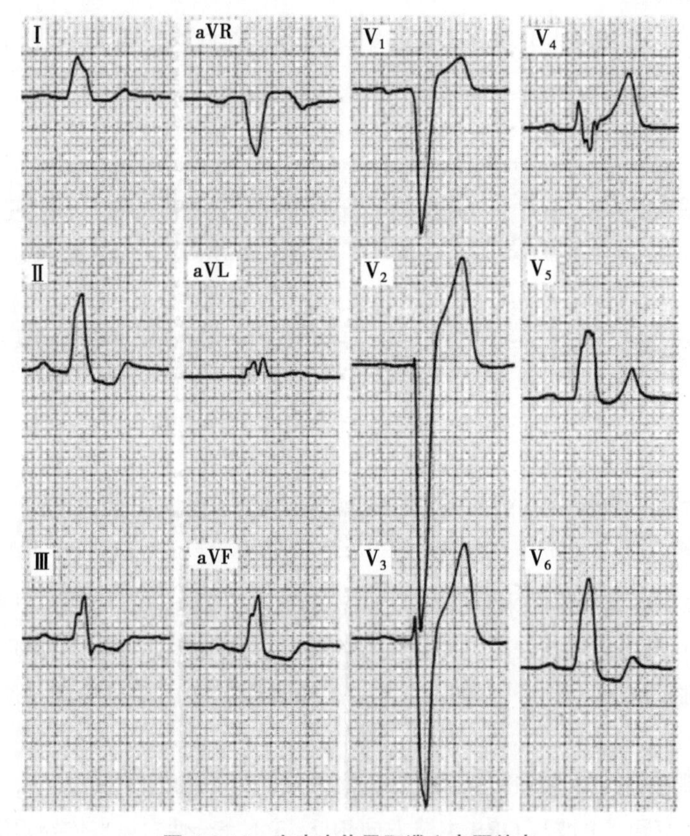

图 5-2-18　左束支传导阻滞心电图特点

4. 左后分支传导阻滞心电图特点见图 5-2-20。①额面平均 QRS 电轴右偏达 +90°~+120°；② Ⅰ 导联呈 rS 波，Ⅱ、Ⅲ、aVF 导联呈 qR 波，且 $R_{Ⅲ}>R_{Ⅱ}$，QRS 波时限 <0.12 秒。

5. 束支传导阻滞的处理完全性左束支传导阻滞通常不产生明显的血流动力学障碍，主要是针对病因治疗。单纯左束支传导阻滞，特别是急性心肌梗死前发生房室传导阻滞者的病死率高。急性心肌梗死并存完全性左束支传导阻滞的病死率与并存完全性右束支传导阻滞者相似，但均低于合并双侧束支传导阻滞。左束支传导阻滞的预后与基础心脏病密切相关，应严密观察，一般不需要预防性安装临时心脏起搏器。右

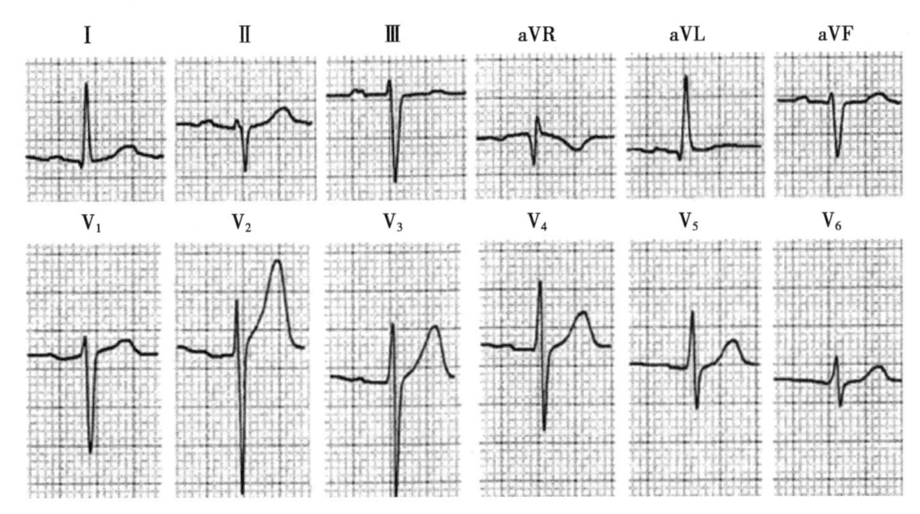

图 5-2-19 左前分支传导阻滞心电图特点

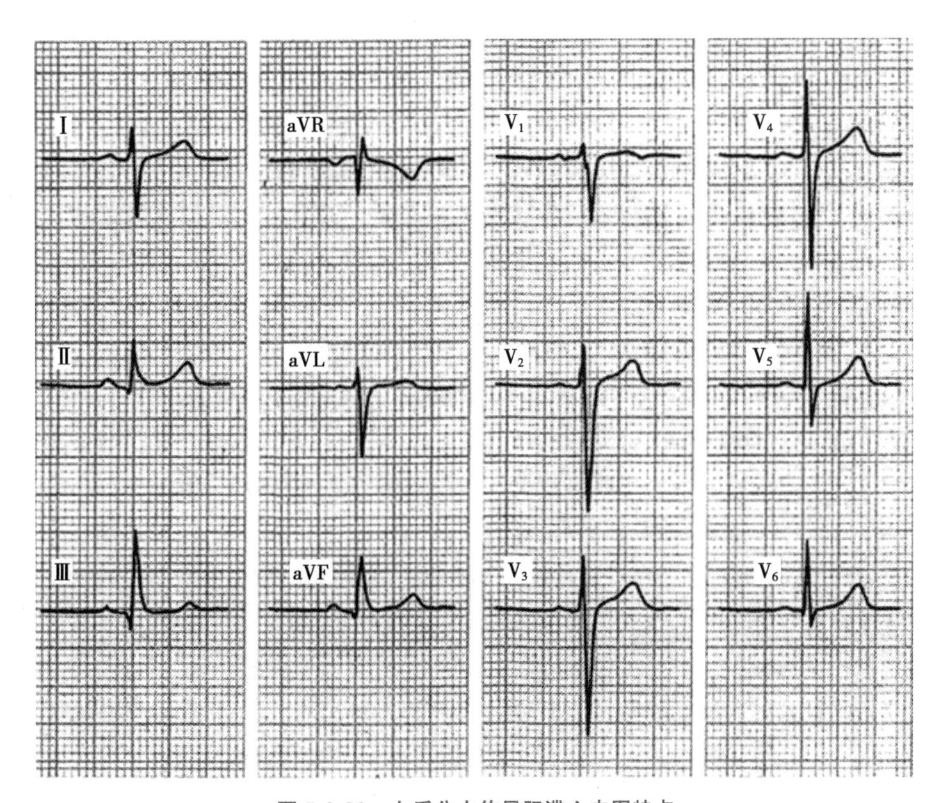

图 5-2-20 左后分支传导阻滞心电图特点

束支传导阻滞与左束支传导阻滞交替出现是危险的不稳定型束支传导类型，这类患者约 60% 发展为完全性房室传导阻滞，或间歇性心室停搏，预后不良，病死率高。应安装心脏起搏器治疗。建议在下列情况下应考虑安装临时心脏起搏器。

（1）左束支传导阻滞伴心力衰竭、心绞痛、晕厥等症状。

（2）左束支传导阻滞合并间歇性右束支传导阻滞。

（3）左束支传导阻滞因并发快速性心律失常而需要应用奎尼丁、普鲁卡因胺、丙吡胺及大剂量利多卡因时，因为这些药物可减慢束支系统传导。

需要注意，心动过速或心动过缓的定义应按个体化原则。例如，训练有素的运动员静息心率为 40 次 /min 可能是正常的，若睡眠时窦性心率为 100 次 /min 或剧烈运动中心率不能增加至 100 次 /min 以上则是异常的。故应充分考虑其基础心率以作出准确的判断。

六、胸心手术围手术期心律失常的处理

胸心手术围手术期发生心律失常时,处理措施如下。

1. 消除诱发因素,如暂停手术操作、解除气道梗阻、改善通气功能及纠正水电解质紊乱等。

2. 如有严重血流动力改变,应支持循环功能。

3. 如出现阵发性室上性心动过速、严重心动过缓、心房扑动或心房纤颤时,心室率在 100 次 /min 以上及二度以上房室传导阻滞等均需用药物治疗。窦性心动过速与高血压同时出现时,常为浅麻醉的表现,应适当加深麻醉。并存有低血容量、贫血及缺氧时,心率可增快,应针对病因进行治疗。当手术牵拉肺门时,可因迷走神经反射致心动过缓,应及时停止手术操作,必要时静脉注射阿托品。发生期前收缩时,应先明确其性质并观察其对血流动力学的影响。因浅麻醉或二氧化碳蓄积所致的室性期前收缩,适当加深麻醉或排出二氧化碳后多可缓解,如室性期前收缩为多源性、频发或伴有 R-on-T 现象,应积极治疗。对三度房室传导阻滞及病态窦房结综合征患者,应安装起搏器。对低血钾致心律失常患者,应将血钾提升至正常水平。高血钾可给予药物降血钾治疗,必要时进行血液透析治疗。对心房颤动患者,应用药物将心室率维持在 80~120 次 /min。对于心律失常严重影响血流动力学稳定,药物治疗无效可选择电复律治疗。

肺切除手术中及术后心房颤动的发生率较高,多见于高龄、男性患者,尤其是在淋巴结清扫时。术中使用钙通道阻滞剂或 β 受体阻滞剂是否可以减少发生尚不明确;但对术中心率增快、血压增高,或房性期前收缩增多的患者,提示在手术操作过程中心脏易受激惹,推荐在维持适宜麻醉深度的基础上,运用瑞芬太尼降低心脏的应激性。一旦术中发生心房颤动,在不伴有过快心室率和不影响血流动力学稳定性的情况下,暂不做处理,但必须检查血钾等电解质水平;对伴有心室率增快,循环受干扰明显者,则可用 β 受体阻滞剂或胺碘酮来控制心室率,同时检查通气、氧合状况和麻醉深度予以调整。如体位方便也可考虑术中电复律。如进入麻醉后监测治疗室(postanesthesia care unit,PACU)仍处于心房颤动状态,待调整患者内环境及体温正常后,在麻醉状态下行同步电复律,以减少持续心房颤动所致的不良后果;但对于有严重的心脏疾病患者,则需慎重考虑,可与心内科共同会诊后处理。

胸科手术在处理肺门,尤其是左侧开胸或心包内肺切除时,还需注意手术操作可能诱发的心室颤动和心脏骤停。严密观察有创动脉压波形,可以及时发现心电图受干扰时的心室颤动和心脏骤停,一旦出现,外科医生应立即暂停操作,鉴别心律失常的类型,对于心室颤动或心脏骤停,外科医生行心脏按压的同时,立即经中心静脉给予阿托品或后续使用肾上腺素;对于心室颤动的患者,在外科医生行心脏按压的同时准备除颤器,依据心电图心室颤动波形,必要时加用肾上腺素后电击除颤。有创动脉压波形是心脏按压是否有效的良好提示。只要处理得当,均可在短时间(3 分钟)内复苏,对麻醉恢复期无明显影响。

心脏手术患者因为并存各种器质性心脏疾病,围手术期管理重点是维持心肌氧供 / 需平衡,从而维持正常的窦性心律。心房正常收缩有助于心室充盈,并且能够使左、右心室同步收缩。但在体外循环转流结束即刻有可能发生室上性和室性心律失常。必须对心室扑动及心室颤动立即电除颤治疗。可以通过胸内电极直接作用于心脏,使用 10~20J 的电量进行除颤。如果室性心律失常持续存在或反复发作,可以使用利多卡因或胺碘酮等抗心律失常药物。持续或反复的心室颤动应该考虑冠状动脉血流是否足够。

心房颤动是心脏手术后最常发生的心律失常,通常发生在术后 2~5 天。转流后的心房颤动或心房扑动,特别是对于体外循环前窦性心律的患者,一般可以通过同步电复律转回窦性心律。应该及时纠正低钾血症。使用镁离子被认为利大于弊,可改善心室的反应速度并提高转律的成功率。治疗心房颤动最常用的药物是胺碘酮,一般通过给予初始负荷剂量后继续持续输注来进行治疗。其他有可能使用的药物包括艾司洛尔、地尔硫䓬及洋地黄类药物。术后第 1 天通常开始使用长效 β 受体阻滞剂(如阿替洛尔或美托洛尔)。

现在正在对降低术后心房颤动发生率的预防措施进行相关研究，因为有效预防心房颤动能减少 ICU 和住院总天数。

当体外循环后发生心动过缓、完全性心脏阻滞或停搏时，可以放置心脏表面临时起搏导线进行起搏。心房起搏对窦性心动过缓效果好。如果出现停搏或完全心脏阻滞，最好使用房室顺序起搏，因为这更类似于窦性心律，可使心房收缩以促进左心室充分充盈，并使左、右心室同步收缩。但如果没有有效的心房节律（如心房颤动患者）而且心室率很慢，则只能选择心室起搏。但是这种模式的起搏不能使左、右心室很好地同步收缩，因为没有心房的有效收缩就不能使心室充分充盈，这些表现对左心室顺应性降低的患者会有更严重的影响。

《2020 室性心律失常中国专家共识（2016 共识升级版）》阅读指导

病例　尖端扭转型室性心动过速

病案摘要

患者，男，2 岁。拟行人工耳蜗植入术。术前体格检查：心率 90 次 /min，律齐，各瓣膜区未及杂音，双肺听诊对称。心电图显示：QT 间期明显延长。请心内科会诊后诊断为贾兰综合征。应用普萘洛尔直至术日清晨，术中密切关注心电监护。手术结束后送往 PACU，吸痰准备拔除喉罩时突发尖端扭转型室性心动过速，心室率 190~210 次 /min。

【问题 1】该患者出现室性心动过速该如何处理？

临床思路　该患者在吸痰准备拔除喉罩时出现尖端扭转型室性心动过速，要考虑是否是吸痰刺激导致患者儿茶酚胺分泌增多，应立即停止吸痰刺激，吸氧，急查血气是否出现酸碱及电解质失衡，可以给予硫酸镁溶液。观察是否转为窦性心律，若仍未转为窦性心律，应立即进行同步直流电除颤。

【问题 2】该类患者围手术期应如何管理？

临床思路　对于接受手术和麻醉的先天性贾兰综合征患者，应常规应用 β 受体阻滞剂直到手术日清晨；准备好急救药品，以防出现恶性心律失常；避免引起交感神经兴奋的操作，可以术前给予咪达唑仑镇静；围手术期应避免一切可能延长 QT 间期的药物；术后应保持环境安静，减少刺激，避免使用抗胆碱酯酶药物。

第三节　电复律与电起搏的应用

一、电复律

用较强的脉冲电流在极短时间内经胸壁或直接经过心脏，使全部或大部分心肌细胞瞬间同时除极，造成心脏短暂的电活动停止，然后由最高自律性的起搏点（通常为窦房结）重新主导心脏电节律，消除心律失常，使之恢复窦性心律的方法称为电复律。

电复律的类型

1. 胸内和胸外电复律：电复律可分为胸内心肌直接电击复律和胸外间接接触电复律。

2. 直流与交流电复律：与交流电复律相比，直流电复律的放电量容易控制，较为安全，且便于同步电复律。

3. 同步与非同步电复律：同步电复律是指使电脉冲落在R波降支或R波起始30毫秒左右处，相当于心室肌的绝对不应期，从而避免落在T波顶峰前20~30毫秒附近的心室易损期，以免引起心室颤动。非同步电复律是指不用同步触发装置，可在任何时间放电，用于转复心室颤动和心室扑动。

4. 单相波与双相波复律：根据除颤器电流是单相还是双相波形可将除颤器分成单相波除颤器和双相波除颤器。传统的除颤器除颤波形均为单相波。

5. 经胸手动除颤和体外自动除颤：传统的除颤器均需要操作者将电极安放于胸部，开启除颤器后，医生根据心电监护的心律失常类型判断是否需要除颤。20世纪80年代早期，自动体外除颤器（automated external defibrillator，AED）诞生，这种AED可以自动分析心律和充电放电。

6. 体内自动除颤和体外穿戴式自动除颤：1980年2月全球第一台植入型心律转复除颤器（implantable cardioverter defibrillator，ICD）被植入人体以来，许多临床探究已经证实ICD能够有效地预防心脏性猝死。

病例　心房纤颤

病案摘要

患者，男，87岁。因“反复胸闷、气短1年余，加重伴咳嗽、咳痰2天”入院。既往有长期高血压病史。入院时患者呈急性重病容，端坐位。双侧颈静脉怒张，心浊音界向左下扩大，心率160次/min，心律绝对不齐。心电图显示：快速心房纤颤伴完全性左束支传导阻滞。诊断为：①冠心病，心功能Ⅳ级；②心律失常，持续性心房纤颤，完全性左束支传导阻滞；③高血压病3级（极高危）；④多器官功能障碍综合征，急性肝损伤，急性肾损伤；⑤肺炎。入院后，给予强心、利尿、抗感染、平喘、保肝、保肾治疗，同时行床旁血液滤过，患者呼吸困难无明显减轻，入院4小时心电监护显示心室率144~170次/min，心房纤颤节律，呼吸30~45次/min，血压降至85/50mmHg。向患者家属充分交代病情后，行同步直流电复律，准备心肺复苏药物及器械，静脉注射地西泮使患者进入睡眠状态，睫毛反射消失后，行150J单向波同步电复律，心电监护提示转复窦性心律，转律后心率105次/min，呼吸26次/min，多巴胺维持血压在105/70mmHg。患者胸闷、气短明显减轻，精神状态改善。

【问题1】根据此病例，电复律的适应证和禁忌证是什么？

临床思路　根据此病例，电复律的适应证和禁忌证如下。

1. 适应证

（1）室性心动过速

1）室性心动过速药物治疗无效或伴有严重血流动力学障碍及频发阿斯综合征应紧急行同步直流电复律。

2）发生室性心动过速后临床情况严重，如伴有意识障碍、严重低血压、急性肺水肿、急性心肌梗死等，应首选同步电复律。

（2）室上性心动过速

1）阵发性室上速发作时，常规物理或药物治疗无效，且伴有明显血流动力学障碍者，应立即采用同步电复律。

2）预激综合征伴室上速在药物治疗无效时，可行同步电复律。

3）心房颤动是同步电复律最常见的适应证。符合下列情况者可考虑电复律：①血流动力学不稳定的急性心房颤动，如果没有禁忌证应立即给予同步直流电复律；②心房颤动时心室率快（>120次/min）且药物控制不佳；③心房颤动后心力衰竭或心绞痛恶化和不易控制；④持续心房颤动，病程在1年内，且心房颤动前窦房结功能正常，心功能Ⅰ~Ⅱ级（NYHA分级），心脏无明显扩大，心胸比例≤55%，左心房内径≤45mm，无左心房附壁血栓者；⑤二尖瓣病变已经纠正6周以上；⑥预激综合征合并快速心房颤动，如药物无效且存在血流动力学障碍时（如心室率过快>200次/min），应尽快电复律；⑦去除或有效控制原发病因（如甲状腺功能亢进、心肌梗死、肺炎等）后，心房颤动仍然存在。

4）心房扑动是一种药物较难控制的快速性心律失常，对于药物治疗无效或伴有心室率快（如心房扑动1∶1传导时），血流动力学恶化的患者，宜同步电复律。

（3）心室颤动、心室扑动、无脉室性心动过速是非同步电复律的绝对适应证。

2. 禁忌证

（1）绝对禁忌证

1）洋地黄类药物中毒引起的快速性心律失常。因洋地黄类药物使心肌应激性增高易诱发室颤，故此时电刺激可引起不可逆的心搏停止。

2）室上性心律失常伴高度或完全性房室传导阻滞。

3）持续心房颤动，在未用影响房室传导药物的情况下心室率已经变慢。

4）伴病态窦房结综合征。

5）近期有动脉栓塞或经超声心动图检查发现左心房内存在血栓而未接受抗凝治疗。

（2）相对禁忌证

1）拟近期接受心脏外科手术。

2）电解质紊乱尤其并存低钾血症，电复律应在纠正后进行。

3）严重心功能不全未纠正，转复律后有发生急性肺水肿的可能。

4）心脏明显扩大，即使转复律成功，维持窦性心律的可能性也不大。

5）甲状腺功能亢进伴心房颤动而未对前者进行正规治疗。

6）伴风湿活动或感染性心内膜炎而未控制的心脏病。

7）转复律后在胺碘酮的维持下又复发或不能耐受抗心律失常药物维持治疗。

8）心房颤动为阵发性，既往发作次数少，持续时间短，预期可自动转复律。因为电复律并不能预防其发作。

【问题2】行电复律时的具体操作步骤有哪些？

临床思路：行电复律时的操作步骤包括操作前准备和操作过程。

1. 操作前准备

（1）紧急电复律：对致命性心室颤动、心室扑动，因病情危急必须争分夺秒，只要无电复律禁忌证，应立即电击复律，不需要预先给药镇静或麻醉。

（2）择期电复律

1）器械准备：在进行电复律前应检查除颤器功能是否完好，同时配备各种复苏设备，包括气管插管、心电监护仪、心脏临时起搏器、抢救药箱等。

2）患者准备：①向家属交代相关情况，签署知情同意书。②电复律前纠正电解质紊乱和酸碱平衡失常，尤其是纠正低钾血症和酸中毒。③控制心力衰竭。④如心房颤动病程大于48小时或不清，电复律前口服华法林3周，并经食管超声心动图检查（TEE）显示无左心房血栓迹象，可考虑电复律，而且在转复律后也需要继续抗凝4周。如心房颤动病程小于48小时，可直接电复律，但需在电复律前经静脉给予肝素1次。⑤电复律前应禁食6~8小时，如果患者正在服用洋地黄类药物，应在复律前停药24~48小时。

2. **电复律操作过程**

（1）非同步电复律：①打开除颤器电源，使除颤器位于非同步状态；②将患者仰卧于硬板床上，暴露其胸部，在准备除颤器的同时，给予持续胸外按压；③将涂有导电膏或包有4~6层盐水纱布的电极板置于患者胸骨右缘锁骨下区和左腋中线，中心在第5肋间（心底～心尖部），使两电极之间至少相距10cm；④按下"充电"按钮，除颤器充电能量为单向波型360J或双向波型200J，操作者手持两电极柄，使电极与皮肤紧密接触；⑤确定所有人员包括操作者身体不与患者或病床接触后，按预定能量使除颤器放电；⑥除颤后立即开始心脏按压，5个循环后根据心电显示判断是否进行下一次除颤；⑦电复律成功后关闭除颤器电源，充分清洁电极板并放回电极槽内；⑧连续心电监护，定期测量血压、呼吸、脉搏，及时发现并处理复律后并发症。

（2）同步电复律：①接通复律器电源，确保处于同步状态；②同步电击必须选择QRS波直立R波振幅最大的导联；③根据不同心律失常设定适当的能量水平，对于单向波除颤器，心房颤动100~200J，心房扑动50~100J，阵发性室上性心动过速100~200J，室性心动过速100~200J；④患者意识清楚者可静脉注射咪达唑仑或丙泊酚，边注射边让患者报数达到镇静状态即可电复律；⑤将患者仰卧于硬板床上，暴露其胸部，操作者放置好电极并充电，嘱所有人员离开病床后放电；⑥电击后立即观察V_1或Ⅱ导联心电图，观察是否恢复窦性心律，如未复律可再次电击。

【问题3】电复律后相关并发症及处理方法是什么？

临床思路：电复律后相关并发症包括心律失常、低血压、心肌损伤、急性肺水肿、皮肤灼伤和栓塞等。

1. 心律失常

（1）常见房性或室性期前收缩、窦性心动过缓和房室交界区逸搏，与原发病及电刺激有关，大多数期前收缩在电击后数分钟内消失，一般不需处理。

（2）室性心动过速、心室颤动可由心肌本身病变、低钾血症、酸中毒、洋地黄类药物过量等引起。可静脉注射利多卡因、胺碘酮或普鲁卡因胺等，并积极纠正酸中毒，立即再行电除颤。

（3）窦性停搏、窦房传导阻滞或房室传导阻滞，常与直流电刺激迷走神经，复律前应用抗心律失常药物，原有窦房结功能低下或房室传导系统病变有关，静脉滴注异丙肾上腺素或阿托品有助于提高心室率。

2. 低血压多见于高能量电击后，可能与心肌损害有关。若下降程度轻微，一般不需特殊处理。若血压下降严重，可静脉注射升压药物。

3. 心肌损伤大多因使用较大电击能量或反复多次电击所致。表现为心电图ST-T改变，肌钙蛋白及血清心肌酶轻度升高，大多数可自行恢复，严重者应给予营养心肌的药物。

4. 急性肺水肿可能与电复律后左心房、左心室功能不良有关。应立即予以相应处理，给予利尿扩血管等治疗。

5. 皮肤灼伤较为常见，多为电复律时电极板按压不紧，导电膏涂抹不均匀或太少所致，可表现为局部红斑水疱，一般不需特殊处理。

6. 栓塞多发生于慢性心房颤动电复律后，因此，心房颤动复律前后应进行抗凝治疗。

二、电起搏

植入型心脏起搏器是一种植入体内的电子治疗仪器，通过发放电脉冲，刺激心肌使之兴奋和收缩达到治疗目的。

1. 临时心脏起搏的适应证：急性发作并有可能逆转的缓慢性心律失常，预计起搏电极放置时间仅为1~2周，最长不超过4周；需安置永久性心脏起搏器，但条件尚不具备或情况紧急时，可临时心脏起搏作为保障。

（1）治疗性起搏：在急性心肌梗死、急性心肌炎、药物中毒（洋地黄类药物等）或电解质紊乱等情况下出现的房室传导阻滞、严重窦性心动过缓、窦性停搏伴阿 - 斯综合征发作；对药物治疗无效或无条件进行电复律的快速性心律失常，包括室上性心动过速和室性心动过速。

（2）预防性或保障性起搏：冠状动脉造影及心血管病介入治疗时；心动过缓或虽无心动过缓但心电图有双分支或不完全性三分支传导阻滞，拟行全身麻醉及大手术；起搏器依赖性的患者在安置或更换永久性心脏起搏时。

（3）诊断性起搏：适于不能进行平板运动试验检测的患者；窦房结和房室结功能的测定及快速性心律失常的诱发等。

2. 永久心脏起搏的适应证：放置永久性心脏起搏器的依据为有症状（包括头昏、眩晕、晕厥、疲劳乏力等）的心动过缓。

（1）成人房室传导阻滞：房室传导阻滞分为一度、二度、三度（即完全性阻滞）。房室传导阻滞是否需要心脏起搏器治疗在很大程度上取决于患者。

（2）慢性双分支和三分支传导阻滞：双分支和三分支传导阻滞是指心电图表现为左、右束支的双分支或三分支传导阻滞。这类患者出现晕厥症状或进展为三度房室传导阻滞时易发生猝死。因此，晕厥可视为心脏起搏治疗的重要依据。

（3）与急性心肌梗死相关的房室传导阻滞：伴发房室传导阻滞的心肌梗死患者不以症状作为心脏起搏的必须条件。急性心肌梗死伴发室内传导阻滞，除单纯性左前分支传导阻滞外，多数近期及远期预后不佳，且猝死发生率增加。急性心肌梗死若并存左束支传导阻滞合并高度或三度房室传导阻滞或右束支传导阻滞合并左后分支传导阻滞，提示预后不良。因此，考虑永久性心脏起搏时必须注意传导异常的类型及梗死部位、心电紊乱与梗死的关系等。

（4）病态窦房结综合征：常表现为窦房结变时性不佳，对运动或应激反应低下，频率应变性起搏器可使患者心率随体力活动而上升。该综合征包括一系列心律失常，如窦性心动过缓、窦性停搏、窦房传导阻滞、慢 - 快综合征。心脏起搏治疗可缓解心动过缓的症状及解决心动过缓 - 心动过速时的药物治疗矛盾。

（5）血管迷走性晕厥：血管抑制型以血压下降为主；心脏抑制型以心率减慢为主；两者兼有者称为混合型。在决定心脏起搏治疗之前，必须明确晕厥为心脏抑制抑或血管抑制所致。

第四节　常用抗心律失常药物

心律失常的治疗包括药物和非药物治疗，其中药物治疗起着十分重要的作用。围手术期使用抗心律失常药物的目的是控制心律失常，维持血流动力学稳定。但抗心律失常药物本身也可导致心律失常。因此，应根据患者情况个体化、规范化用药，避免药物滥用。

一、抗心律失常药物的作用机制

1. **降低自律性**　某些药物可通过降低动作电位 4 相自动除极速率、提高动作电位的发生阈值、增大静息膜电位、延长动作电位时程（action potential duration，APD）等方式降低自律性。

2. **减少后除极与触发活动**　早后除极的发生与 Ca^{2+} 内流增多有关，因此钙拮抗药对之有效。迟后除极所致的触发活动与细胞内 Ca^{2+} 过多和短暂 Na^{+} 内流有关，因此钙拮抗药和钠通道阻滞剂对其有效。

3. **改变膜反应性进而改变传导性**　增强膜反应性从而改善传导或减弱膜反应性而减慢传导都能取消折返激动。前者因改善传导而取消单向阻滞，因此停止折返激动，某些促 K^{+} 外流从而增加最大舒张电位的药物如苯妥英钠有此作用；后者因减慢传导而使单向传导阻滞发展成双向传导阻滞，从而停止折返激动，某些抑制 Na^+ 内流的药物如奎尼丁有此作用。

4. 消除折返

（1）增强传导性：增强膜反应性从而改善传导或减弱膜反应性而减慢传导都能消除折返。

（2）延长有效不应期（effective refractory period，ERP）：从动作电位 0 相到细胞接受刺激，并能够再一次产生动作电位的时间，称为 ERP。钠通道阻滞剂和钙通道阻滞剂可延长快反应细胞的 ERP，钙通道阻滞剂（维拉帕米）可延长慢反应细胞的 ERP；可使折返冲动落在不应期内而消失。

二、抗心律失常药物分类

根据浦肯野纤维离体实验所得的药物电生理效应及作用机制，可将抗心律失常药分为四类，其中Ⅰ类药又分为 A、B、C 三个亚类（表 5-4-1）。

表 5-4-1 抗心律失常药物分类

类别	传导速度	不应期	动作电位时程	常用药物
Ⅰ类				
Ⅰa类	下降	延长	延长	奎尼丁、普鲁卡因胺
Ⅰb类	上升或下降	缩短	缩短	利多卡因、苯妥英钠
Ⅰc类	下降	延长	不变	普罗帕酮、氟卡尼
Ⅱ类	下降	不变	延长	普萘洛尔、艾司洛尔
Ⅲ类	下降	不变或延长	延长	胺碘酮
Ⅳ类	下降	延长	不变	维拉帕米

1. Ⅰ类：钠通道阻滞剂

（1）Ⅰa类适度阻滞钠通道，降低动作电位 0 相上升速率，不同程度抑制心肌细胞 K^+、Ca^{2+} 通透性，延长复极过程，且以延长 ERP 更为显著，如奎尼丁等。

（2）Ⅰb类轻度阻滞钠通道，降低动作电位 0 相上升速率，降低自律性，缩短或不影响 APD，如利多卡因等。

（3）Ⅰc类明显阻滞钠通道，显著降低动作电位 0 相上升速率和幅度，减慢传导性的作用最为明显，如氟卡尼、普罗帕酮等。

2. Ⅱ类：β 肾上腺素受体阻滞剂 阻断心脏 β 受体，抑制交感神经兴奋所致的起搏电流、钠电流和 L-型钙电流增加，表现为减慢 4 相舒张期除极率而降低自律性，降低动作电位 0 相上升速率而减慢传导性，如普萘洛尔、艾司洛尔。

3. Ⅲ类：延长动作电位时程药物 选择性延长 APD 及 ERP，抑制多种钾电流，对动作电位幅度和除极率影响小，如胺碘酮等。

4. Ⅳ类：钙拮抗剂 抑制 L 型钙电流，降低窦房结自律性，减慢房室传导，如维拉帕米等。

三、麻醉期间常用抗心律失常药

《心脏病患者非心脏手术围麻醉期中国专家临床管理共识》阅读指导

（一）利多卡因

利多卡因是局部麻醉药，属Ⅰb类抗心律失常药物，现广泛应用于室性心律失常的治疗。

1. **药理作用** 利多卡因阻滞钠通道的激活状态和失活状态，通道恢复至静息状态时阻滞作用迅速解除，因此利多卡因对除极化组织（如缺血区）作用强，对缺血或强心苷中毒所致的除极化型心律失常有较强抑制作用。心房肌细胞动作电位时程短，钠通道处于失活状态时间短，利多卡因作用弱，因此对房性心律失常疗效差。利多卡因抑制参与动作电位复极2相的少量 Na^+ 内流，缩短或不影响浦肯野纤维和心室肌的动作电位时程，降低动作电位4相除极斜率，提高兴奋阈值，降低自律性。利多卡因对正常心肌组织的电生理特性影响小。

2. **体内过程** 口服吸收良好，但肝首过消除明显，仅1/3量进入血液循环，且口服易致恶心、呕吐，因此常静脉给药。此药血浆蛋白结合率约70%，在体内分布广泛，表现分布容积为1L/kg，在心肌中的浓度为血药浓度的3倍。在肝中经脱乙基化而代谢。仅10%以原形经肾排泄，半衰期约2小时，作用时间较短，常用静脉滴注维持疗效。

3. **临床应用** 利多卡因是一种窄谱抗心律失常药，仅用于室性心律失常，特别适用于危急病例。其对于治疗急性心肌梗死及强心苷所致的室性期前收缩、室性心动过速及心室纤颤有效。也可用于心肌梗死急性期以防止心室纤颤的发生。

4. **不良反应** 较少也较轻微，主要是中枢神经系统症状，如嗜睡、眩晕。大剂量应用会引起语言障碍、惊厥，甚至呼吸抑制，偶见窦性心动过缓、房室传导阻滞等。

（二）艾司洛尔

1. **药理作用** 艾司洛尔是一种超短效高选择性 β_1 受体阻滞剂。具有心脏选择性，抑制窦房结及房室结的自律性、传导性。主要治疗室上性心律失常，降低心房扑动、心房颤动时的心室率。它除了具有一般β受体阻滞剂的药理作用外，还具有以下特点：①超短效，本品分布半衰期仅2分钟，消除半衰期为9分钟。主要是因为其进入血液后，受红细胞酯酶的作用迅速被代谢，由于代谢快，终止滴注后10分钟，β受体阻滞作用可消除50%，20分钟后作用完全消失。②高选择性，本品主要在心肌通过竞争儿茶酚胺结合点而抑制 β_1 受体，在40~100倍的高剂量下，支气管和血管平滑肌的 β_2 受体才被抑制。

2. **体内过程** 艾司洛尔口服无效，多采用静脉输注给药。静脉注射后数秒即可出现 β_1 受体阻滞效应，可被血中的脂酶水解，持续约20分钟作用基本消失。

3. **临床应用** 艾司洛尔起效快、作用时间短，临床可控性好。艾司洛尔对室上性心动过速疗效较好；也可减慢心房颤动患者的房室传导，延长不应期，降低心室率，恢复窦性节律；可以治疗术中及术后由于儿茶酚胺升高导致的以收缩压增高为主的高血压，也可用于高血压危象；艾司洛尔也可用于控制性降压和防止气管插管等较强刺激引起的心血管反应。此外，艾司洛尔用于冠状动脉搭桥手术可控制心率及血压，降低心肌氧耗，可取得较好疗效。由于艾司洛尔可降低心率、血压及心肌氧耗，对心肌具有保护作用，因此也可用于急性心肌缺血、不稳定性心绞痛的治疗。

4. **不良反应** 艾司洛尔的主要不良反应为一过性低血压，停药或减低剂量后很快消失。艾司洛尔对支气管哮喘患者可轻微增加气道阻力，若出现明显气道压升高，应立即停药。

（三）胺碘酮

胺碘酮药理作用广泛，结构与甲状腺素相似，其抗心律失常作用及毒性反应与其作用于细胞核甲状腺素受体有关。

1. **药理作用** 胺碘酮抑制心脏多种离子通道，降低窦房结、浦肯野纤维的自律性和传导性，明显延长心肌细胞动作电位时程和有效不应期，延长QT间期和QRS波时限。此外，胺碘酮尚有非竞争阻滞α、β肾上腺素受体和舒张血管平滑肌作用，能扩张冠状动脉、增加冠状动脉流量、降低心肌耗氧量。

2. **体内过程** 胺碘酮脂溶性高，口服、静脉注射均可，生物利用度35%~65%。该药在肝脏代谢，主要代谢物去乙胺碘酮仍有生物活性。消除半衰期较长，快速消除相3~10天（消除50%药物），缓慢消除相约数周。停药后作用维持1~3个月。

3. **临床应用** 胺碘酮是广谱抗心律失常药，对心房扑动、心房颤动、室上性心动过速和室性心动过速有效。对危及生命的室性心动过速及心室颤动可静脉给药，约对40%患者有效。长期口服能防止室性心动过速和心室颤动的复发，持效较久。对伴有器质性心脏病者，还能降低猝死率。

4. **不良反应** 胺碘酮可引起甲状腺功能亢进或低下，见于约9%的用药者，且能竞争心内甲状腺素受体，与其抗心律失常作用有一定关系。胺碘酮也会影响肝功能，引起肝炎；因少量自泪腺排出，故在角膜可有黄色微型沉着，一般并不影响视力，停药后可自行恢复；胃肠道反应有食欲减退、恶心、呕吐、便秘等；另有震颤及皮肤对光敏感，局部呈灰蓝色；最为严重的是引起间质性肺炎，形成肺纤维化。静脉注射可致心律失常或加重心功能不全。

（四）维拉帕米

1. **药理作用** 维拉帕米为钙通道阻滞剂，抑制钙内流可降低心脏舒张期自动去极化速率，使窦房结的冲动发放减慢；可减慢前向传导，因而可以消除房室结折返。对外周血管有扩张作用，但无明显的降压作用；可引起心率减慢，但也可因血压下降而引起反射性心率加快。对冠状动脉有舒张作用，可增加冠状动脉流量，改善心肌供氧。维拉帕米有抑制血小板聚集作用。

2. **体内过程** 静脉给药抗心律失常作用2分钟（1~5分钟）起效，2~5分钟达最大作用，作用持续约2小时；血流动力学作用3~5分钟起效，持续10~20分钟。主要经肾清除，代谢产物在24小时内排出50%，5天内为70%，原形药为3%，9%~16%经消化道清除。

3. **临床应用** 适用于治疗快速性室上性心律失常，使阵发性室上性心动过速转为窦性，使心房扑动或心房颤动的心室率减慢。

4. **不良反应** 多与剂量有关，常发生于剂量调整不当时。已应用β受体阻滞剂或存在血流动力学不稳定者，维拉帕米易引起低血压、心动过缓、房室传导阻滞、心搏停顿。

（五）阿托品

1. **药理作用** 阿托品与M胆碱受体结合，拮抗乙酰胆碱的作用。阿托品对M胆碱受体的阻断作用有很高的选择性，但大剂量时也可阻断神经节的N受体；对各种M受体亚型的选择性较低，对M_1、M_2、M_3受体都有阻断作用。阿托品对心率的影响与剂量、迷走神经张力及合用的全身麻醉药有关。低剂量阿托品阻断副交感神经节后纤维M_1受体，使乙酰胆碱对递质释放的负反馈抑制作用减弱，从而促进乙酰胆碱释放，导致部分患者的心率轻度短暂性的减慢。中高剂量阿托品因阻断窦房结的M_2受体，从而解除迷走神经对心脏的抑制，使心率加快。心率加快的程度取决于迷走神经张力的高低。阿托品能对抗迷走神经过度兴奋所致的传导阻滞和心律失常，也可缩短房室结的有效不应期，增加心房扑动或心房颤动患者的心室率。

2. **体内过程** 阿托品主要被组织或肝内的酶水解，生成托品和托品酸。12小时内60%以原形从尿中排出，其余经肝代谢为游离托品碱基和与葡萄糖醛酸的结合物，仅少量从各种分泌液及粪便中排出。

3. **临床应用** 阿托品能解除迷走神经对心脏的抑制作用，常用于治疗迷走神经过度兴奋所致的窦性心动过缓、房室传导阻滞等缓慢型心律失常。对于器质性房室传导阻滞无效，即使增大剂量仍不可能使情况改善，甚至引起心律进一步紊乱。对窦房结功能低下引起的室性异位节律有较好的疗效。

4. **不良反应** 阿托品的作用非常广泛，当某一药效作为治疗作用时，其他作用便成为副作用。常见的不良反应有口干、视力模糊、心率加快、瞳孔扩大及皮肤潮红等。随着剂量增大，其不良反应逐渐加重，甚至出现明显中枢中毒症状。

（六）尼非卡兰

1. **药理作用** 尼非卡兰为单纯的钾通道阻滞剂，可延长心房和心室肌细胞的动作电位时程和有效不应期（表现为 QT 间期延长），从而发挥抗心律失常作用。

2. **体内过程** 尼非卡兰单次负荷剂量静脉注射后，血浆中原型药物浓度即刻达到最大值，血浆中药物浓度与给药量呈正比；维持静脉注射后 2~4 小时达到稳态血药浓度，维持静脉注射无蓄积作用。尼非卡兰的代谢主要在肝脏中进行。

3. **临床应用** 尼非卡兰适应证为其他药物（如胺碘酮、利多卡因等）无效或不能使用的危及生命的室性心动过速或心室颤动。对于心血管外科术中、术后的室性心动过速或心室颤动，尼非卡兰疗效和安全性相对更易控制。

对于有血流动力学障碍的持续性单形性室性心动过速患者，应立即行同步直流电复律。若直流电复律无效，或单形性室性心动过速复发，可快速静脉注射尼非卡兰后再进行电复律。在血流动力学稳定的情况下，可在心电图监测下静脉给予单次负荷剂量尼非卡兰，并随即进行维持剂量输注，直到室性心动过速停止。

发生多形性室性心动过速或心室颤动、无脉性室性心动过速后，当采用心肺复苏、电复律和肾上腺素治疗无效时，可快速静脉注射尼非卡兰后再次尝试电复律，以预防室性心动过速或心室颤动复发。

对于有室性心动过速或心室颤动复发的患者，无论是否合并器质性心脏病，以及何种器质性心脏病类型（急性心肌梗死、陈旧心肌梗死后心肌病），静脉给予维持剂量尼非卡兰可有效防止室性心动过速或心室颤动复发。对于心房扑动、心房颤动患者，可在其他治疗手段无效的情况下，尝试使用尼非卡兰。

4. **不良反应** 尼非卡兰最严重的不良反应是延长 QT 间期，引起室性心动过速。在用药期间，需要监测心电图 QT 间期变化，预防室性心动过速发生。

（马　虹）

推荐阅读

[1] 2020 室性心律失常中国专家共识（2016 共识升级版）. 中华心律失常学杂志，2020，24（03）：188-258.

[2] 张向阳，许媛 . 围手术期常见心律失常的识别与处理 . 中华重症医学电子杂志（网络版），2018，4（04）：307-313.

[3] 聂晶，田轶魁，杨清 . 开胸外科手术后心房颤动的处理策略进展 . 中国动脉硬化杂志，2020，28（07）：634-638.

[4] 程典，顾凯，杨兵 . 美国心律学会和美国麻醉医师学会关于心血管植入型电子器械患者围手术期处理专家共识解读 . 中华心律失常学杂志，2017，21（05）：455-458.

[5] 王小易，赵艳，郑哲 . 心脏外科术后新发心房颤动的围手术期处理 . 中国胸心血管外科临床杂志，2020，27（06）：700-703.

[6] 葛均波，王辰，王建安 . 内科学 .10 版 . 北京：人民卫生出版社，2024：177-204.

[7] 巴特沃斯 . 摩根临床麻醉学 .5 版 . 王天龙，刘进，熊利泽，译 . 北京：北京大学医学出版社，2015：257-360.

[8] 罗纳德·米勒 . 米勒麻醉学 .8 版 . 邓小明，曾因明，黄宇光，译 . 北京：北京大学医学出版社，2016：426-442；1216-1318.

[9] 李文志，姚尚龙 . 麻醉学 .4 版 . 北京：人民卫生出版社，2018：114-120.

[10] 王吉耀，葛均波，邹和建 . 实用内科学（上册）.16 版 . 北京：人民卫生出版社，2022：828-939.

第六章

低温及其在心血管麻醉中的应用

体温调节（thermoregulation）是人体中的一种复杂且高效的基本生命功能。作为高级恒温动物，即使环境温度变化，人体也能使其核心体温恒定在37.0℃ ±0.2℃的正常范围，以实现其2个主要功能：①维持着机体的产热（heat production）和散热（heat loss）的动态平衡和能量代谢及供氧/耗氧平衡；②保证器官组织和细胞功能维持在最佳状态。低温（hypothermia）是一把双刃剑，对人体主要产生两个方面的影响：①使细胞氧耗和机体代谢率降低，从而可提高组织对缺氧及血流阻断情况下的耐受能力，进而具有良好的保护作用；②在一定程度上抑制器官组织和细胞的功能。与自主调节低温相比，人工低温是非调节性地将体温被动地降低到正常体温调定点以下，这在心脏手术期间应用最为普遍。心血管麻醉期间或之后的控制性低体温管理对患者短期和长期预后均有重要意义。因此了解体温调节机制，低温的保护作用，对不同器官和系统功能的影响，具体的实施技术及体温改变带来的潜在风险有助于围手术期的麻醉管理。

第一节 体温调节

由于各器官组织代谢水平和散热条件不同，在相同的环境温度下，人体各部位的温度也有所不同。生理学上将人体温度分为体核温度（core temperature）和体壳温度（shell temperature）。体核温度主要是指机体深部温度，包括心、肺、脑和腹腔脏器等处的温度。体核温度比较稳定，各部位之间的差异不大。体壳温度主要指人体的外周组织温度，包括皮肤、皮下组织和肌肉等处的温度。体壳温度通常比体核温度低，从里到外温度下降，不同部位之间温度差较大。

体壳温度随着环境变化而改变，但体核温度始终保持相对恒定。这归功于机体自身精细的体温调节系统可通过负反馈机制减少体温波动。体温调节系统包括温觉传入、中枢整合和指令传出三个部分。遍布全身各部位的热敏和冷敏感受器能感受体内外环境温度刺激，并将信号传入到位于视前区-下丘脑前部的体温调节中枢（thermoregulation center）。中枢通过整合汇聚来自外周和中枢的温度信息、免疫信号和其他内环境稳态参数，发出指令信号，经传出神经和神经内分泌途径下传，导致皮肤血管、汗腺、内分泌腺和骨骼肌等组织器官活动变化，改变机体的产热和散热能力，维持体温在相对稳定的范围。

体温调定学说进一步阐明了温度调节机制。体温调节类似于恒温箱温度调节，视前区-下丘脑前部的热敏神经元为机体预设了一个温度值，即为调定点（set point），生理状态下为37℃。当体温处于这个温度值时，热敏神经元和冷敏神经元活动处于平衡状态，体温能够维持在调定点设定的温度值。当体核温度高于或低于这个阈值的时候，正常的热敏神经元和冷敏神经元活动平衡被打破，将启动各种产热或散热活动，使体温向调定点方向靠拢，实现新的体温恒定。疾病和药物治疗也可以通过上述机制改变体温。传染性或感染性疾病产生的致热源作用于视前区-下丘脑前部的热敏神经元，导致热敏神经元的敏感性减低或阈值升高，引起调定点上移，机体产热增加，散热减少，从而使体温上升，达到新的调定点。解热药阻断致热源对热敏神经元的效应，维持体温调定点降至正常范围，通过出汗、皮肤血管扩张等机制减少产热，增加散热，使体温回归正常。

一、热产生机制

体内的热量由组织细胞内的营养物质分解代谢产生，代谢越旺盛的器官，产热越多。机体产热最多的器官有脑、内脏和骨骼肌，前两者产热占基础代谢产热的70%。安静状态时，内脏产热为主，其中肝脏产热最高，肝脏的血液温度比主动脉血液温度高0.4~0.8℃。运动状态时，以骨骼肌产热为主。剧烈运动时，骨骼肌产生的热量占机体总热量生成的90%。

机体产热（thermogenesis）通过四种机制，分别为寒战产热、非寒战产热、自主肌肉收缩和饮食产热。后两者无法在围手术期实现。寒战产热（shivering thermogenesis）是一种骨骼肌非自主的快速且不规则的收缩，收缩节律为9~11次/min。寒战的特点是始于咬肌，屈肌和伸肌同步收缩，肌肉收缩不做功，全部转换为热能，因此比安静状态下多4~5倍的热量，有利于维持机体在寒冷环境中的热平衡。非寒战产热（nonshiviering thermogenesis）又称代谢产热，是通过提高组织代谢率来增加产热的方式。非寒战作用最强的组织是分布在肩胛下区、颈部大血管周围及腹股沟等处的棕色脂肪组织。棕色脂肪组织代谢产热占非寒战总产热的70%。棕色脂肪代谢在皮肤温度低于35~36℃时启动，受交感神经系统支配，所产生的热量经过血液传向身体的其他部位。成人棕色脂肪少，而婴儿体内含有大量棕色脂肪。因此，非寒战产热在新生儿体温调节中意义重大。

二、热丢失机制

热丢失（heat loss，HL）主要是通过辐射、传导、对流及蒸发将热量从皮肤释放到环境中（图6-1-1）。机体核心组织的热量主要经血液循环进入皮下血管的血液中，通过辐射（radiation）释放到环境，是大多数手术患者热量流失的主要途径，约占总热量损失的60%。传导（conduction）是通过体表直接接触，皮肤组织中的分子运动到周围空气中的热量损失。传导量与体表和外界温度差及接触面积呈正相关。对流（convection）是指空气或水经皮肤表面流动，将热量转移而实现热交换的方式，如手术室使用的层流就可达到冷却的效果。传导和对流只占人体热丢失的少部分。只要皮肤温度高于周围环境，辐射和传导就会导致热量的丢失。若外界温度高于机体温度，蒸发（evaporation）则成为唯一的散热方式，出汗是蒸发的主要形式。蒸发量取决于患者体型状态和手术室湿度。水通过从呼吸道和皮肤表面气化为蒸汽而散失热量，大约22%的热量是通过蒸发丢失。即使不出汗，机体也能通过加强出汗的机制来增加蒸发。

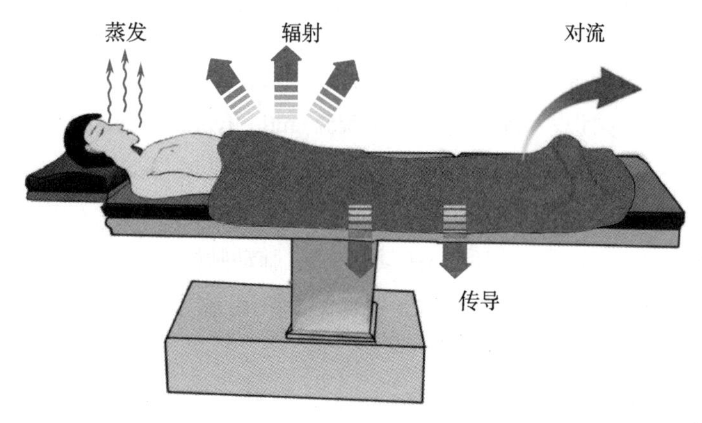

图6-1-1　围手术期4种热量丢失机制

三、麻醉与热平衡

正常的体温调节主要是维持热量产生/获得与热量丢失之间的动态平衡，可尽量减少机体与环境的热交换。全身麻醉消除了机体通过行为对体温调节的补偿，仅保留了自主体温调节机制抵御环境温度变化。

全身麻醉过程中机体的热平衡（heat balance）通常遵循3个阶段：热量内源性再分布、热失衡和热稳定[1]。

（1）热量内源性再分布阶段：在麻醉诱导后的第1个小时，体温调节受损，血管收缩阈值下降，动静脉分流开放。此阶段的热量再分布导致体核温度开始迅速下降（0.5~1.5℃），占体核温度下降的80%，但全身的净热量丢失较少。

（2）热失衡阶段：随后热量丢失超过代谢热量生成，体核温度线性缓慢下降，每小时0.5~1℃，通常持续2~3小时。此阶段热丢失的主要原因是人体暴露在寒冷的手术室环境、手术切口暴露热丢失、手术部位消毒液体蒸发，以及全身麻醉导致总体代谢率下降30%。

（3）热稳定阶段：通常在3~4小时后，热丢失和热生成平衡后体温趋于平稳。此阶段血管收缩，维持代谢热量集中在核心区，降低热量向外周传导和体表热丢失，体核温度不再进一步下降。该低温平台期的体核温度一般在34.5~35.5℃。但如果不保温，患者由于外周组织持续的热丢失，体温将继续下降。围手术期4种热量丢失机制见图6-1-1。

第二节 人工低温及降温方法

低体温是指人体的体核温度低于36℃。低温（hypothermia）对人体的作用有两面性。一方面，低温的保护作用能抵御多种原因导致的器官缺血缺氧性损伤。人体各器官的氧耗量不一，耗氧高的大脑和心脏，低温能让其氧耗下降，而且随着温度持续降低，耗氧量下降幅度显著扩大。体温每下降1℃，整体代谢率降低7%~8%，在28℃时约为正常体温时的一半[2]。在较长时期氧供受限的情况下，低温可保证有氧代谢能继续进行，从而减少了无氧代谢的产物和乳酸的生成。另一方面，低体温在一定程度上抑制器官组织和细胞的功能。体温下降之初，机体启动产热，出现寒战，心率加快，心排血量增加，血管收缩，冷刺激利尿。当体温进一步降低，器官功能抑制加剧（表6-2-1）。

通过人工的方法可以降低患者的体温。人工低温（induced hypothermia）是指在全身麻醉下，采用物理方法降低患者全身或局部体温，进而降低相应组织的耗氧量，避免和减轻组织缺血缺氧性损伤，促进器官功能恢复的一种治疗方法。迄今为止，围手术期人工低温主要应用于颅脑手术和心脏大血管手术。人工低温联合体外循环（CPB）广泛应用于心脏直视手术，是复杂的心脏手术最重要、最基本的器官保护措施。现代心脏直视手术常规通过CPB使用血液降温，可以根据手术种类、手术时间、阻断时间、患者情况等因素，折中选择降温方案。为方便描述温度对手术预后的影响，结合不同程度低温对脏器的影响，各国专家就CPB下人工低温分级达成共识[3]，将温度分为浅低温（mild hypothermia；28.1~34℃）、中低温（moderate hypothermia；20.1~28℃）、深低温（deep hypothermia；14.1~20℃）和极低温（extremely deep hypothermia；≤14℃）。常规手术，如普通先天性心脏病、瓣膜病、冠心病等采用浅低温；复杂先天性心脏病、双瓣置换或多根冠状动脉旁路移植术等需要长时间CPB，采取中低温；主动脉夹层、肺动脉栓塞剥脱术或侧支丰富的复杂先天性心脏病可采用深低温。体温过低，器官损伤作用大于器官保护作用，临床不推荐使用。

《主动脉弓术中低温专家共识》阅读指导

《STS/SCA/AmSECT体外循环临床实践指南：体外循环期间体温管理》阅读指导

知识点

术中低温的常见生理改变见表 6-2-1。

表 6-2-1　不同程度低温的常见生理改变及神经系统安全时限

温度/℃	生理改变	脑代谢率/%	脑安全停循环时限/min	脊髓安全停循环时限/min
37	正常心电图	100	5	20
35	心动过速	—	—	—
34	心动过缓，高血压轻度升高 10mmHg 以上	—	—	—
33	PR 间期、QRS 波时限及 QT 间期延长	—	—	—
32	意识水平下降，呆滞，昏睡	—	7.5	50
30	心房颤动	56	9	—
28	室性心律失常，心脏骤停	—	10.5	75
25	—	37（33~42）	14	—
20	—	24（21~29）	21	120
18	—	—	25	—
15	—	16（13~20）	31	—
10	—	11（8~14）	45	—

病例　主动脉瓣反流

病案摘要

患者，女，56 岁。2 年前活动后出现气喘、心累伴胸闷。超声心动图提示：心脏瓣膜病，主动脉瓣反流（重度），左心室内径（LV）80mm，左心房内径（LA）39mm，右心室内径（RV）23mm，右心房内径（RA）20mm，射血分数（EF）40%。拟行 CPB 下主动脉瓣置换术。

【问题 1】对该患者如何做体温监测？

临床思路　CPB 心脏直视手术需要经历降温和复温的大幅度体温变化过程，因此体温监测必不可少。通过监测体温的变化可了解机体温度平衡状态。心脏手术最常用的温度监测部位是在上颚上方测量鼻咽部温度（nasopharyngeal temperature）。与外周体温监测相比，鼻咽温度更接近大脑和心脏的温度，能最快地反映体核温度变化[4]。咽部血管丰富，变温较快，能迅速与 CPB 血液温度达到平衡，因此心脏手术中最常用。探头位置准确是获取温度可靠的关键，插入深度过深过浅或术中抽拉 TEE 探头均容易造成温度探头移位，从而导致体温误读，因此应及时调整温度探头的位置。少数心脏手术，CPB 采用更低温度时，要求全身各部位温度均衡，因此需要联合监测直肠温度（rectal temperature）。直肠温度往往偏离体核温度，变化较慢。在 CPB 温度快速变化时，直肠温度变化滞后于鼻咽温度。且容易受放置的深度、肠道内容物及细菌产热等因素影响。

各部位的降温速度与对应监测部位的器官组织血供丰富程度有关。因此反映脑温度的鼻咽温度降温最快，而直肠温度降温最慢。通过体外循环机器血液降温，如果降温速度过快，容易出现各组织器官降温幅度不均，出现较大温度差。

心脏手术温度除了监测体温还可以同时监测血液温度（blood temperature）。静脉血温度通常在静脉引流管靠近储蓄罐入口处，通过温度探头监测模块，温度显示在 CPB 机的显示屏，动脉血温度通常在氧合器的出口处监测，同时监测二者还便于了解变温器的工作状态。CPB 管路中血液温度和患者不同部位所测的体温均不同，实施深低温 CPB 时，更需要对体温和血温实施精准监测和控制。

除了上述三种最常用的体温监测部位，围手术期其他的体温测量部位见表 6-2-2。

知识点

表 6-2-2　常用的体温监测部位

监测部位	特点
肺动脉导管	● 直接测量血液温度，血液温度测量的金标准 ● 有创且费用昂贵，容易受通气、心脏表面局部降温和冷心脏停搏液的影响
鼓膜	● 接近脑温，植入探头位置要求高，耳垢影响测温，不建议持续监测
外耳道	● 靠近鼓膜，需隔绝大气
食管	● 靠近心脏，直视下心脏周围放置冰屑时可致温度归零 ● 适用于全身麻醉患者，人工通气期间可能会受气管内气流影响，禁用于合并食管并发症患者
腋窝 / 舌下	● 比直肠温度低 0.5℃，比口腔温度低 0.3~0.5℃，血液快速流动，测量值略低于鼓室测量值
膀胱	● 位于 Foley 尿管的头端，受膀胱内尿量及下腹部手术操作影响较大

知识点

温度监测的注意事项

1. 鼻咽部黏膜损伤导致出血　如为轻微出血，使用缩血管药物滴鼻或采用局部压迫，必要时填塞止血。严重者请耳鼻咽喉科会诊。出血较多者在出血停止之前，不要轻易拔出气管导管，以免造成误吸及窒息。CPB 肝素化后，出血可能加重，注意观察并尽早处理。

2. 外耳道出血或鼓膜穿孔　鼓膜温度电极可以引起外耳道出血及鼓膜穿孔，发生率 <3%。

3. 电灼伤　有些温度电极有电流通过，当绝缘层破裂时可能引起电灼伤。

4. 直肠黏膜或膀胱黏膜损伤　常因粗暴操作所致，使用润滑剂润滑探头且轻柔操作可避免。

低温及其在心血管麻醉中的应用

【问题 2】该患者如何降温？

临床思路　本例患者接受单纯主动脉瓣置换手术，手术时间和主动脉阻断时间较短。因此，CPB 期间鼻咽温度维持在浅低温 34℃左右。

CPB 心脏直视手术时，全身降温可以通过血液降温（blood cooling）及表面降温（topical cooling）来实现。患者在全身麻醉气管插管后，开胸经升主动脉插入主动脉插管，经右心房插入腔房管建立 CPB。变温水箱与膜式氧合器水管路相连接用于术中患者血液降温。该患者降温过程中将变温水箱温度预设为 34℃，5 分钟降至目标温度。CPB 血液降温效果最为显著，数分钟降至 30℃，10~20 分钟可降至 20℃以下，降温停止后体温可续降 2~4℃[5]。

升主动脉阻断期间，大脑及全身其他器官可通过主动脉插管实施灌注，但近心端的冠状动脉无灌注，此时心脏处于完全缺血缺氧状态。常温下 15 分钟的缺血就可导致心肌永久性损伤。而 4℃时，心肌能够耐受 45 分钟的缺血。因此，为了方便心脏直视手术同时最大限度地降低心肌代谢和氧耗，CPB 期间采用心内引流减压、心脏骤停和心肌降温等方法，延长心肌缺血安全时限，达到心肌保护的目的。心室减压可降低心脏耗氧的 40%，心脏骤停可降低心脏氧耗的 50%，低温可降低 8%~10%。一般认为 14~18℃心肌局部温度是临床最适温度。研究表明，更低的温度使血红蛋白氧离曲线左移，组织释放氧减少，10℃时血液灌注液仅释放 30% 的氧含量。更低温度下，心肌氧耗降低不明显，而缺血再灌注损伤的风险大大增加。

局部心肌降温可以通过两种方式实现：灌注冷停搏液和心包腔内倒入冰盐水。该患者升主动脉阻断后，切开主动脉根部经左、右冠状动脉灌注 8℃含血的晶体液和胶体液比为 1：4 的高钾低温心脏停博液。其中，首次灌注诱导停搏，灌注剂量为 20ml/kg，灌注压力均为 120~160mmHg。根据术中心电有无活动可持续或间断灌注，间断灌注时间不超过 30 分钟，追加灌注剂量为 10ml/kg。若冠状动脉严重狭窄、完全阻塞或存在主动脉瓣关闭不全，上述低温停搏液也可以通过冠状静脉口持续逆行灌注，灌注压低于 40mmHg。切开心包膜后，心包腔内倒入碎冰或冰盐水可以辅助局部降低心肌温度。术中也可监测心肌温度，以判断心肌保护效果，但实现相对不便，普适性较差。

由于脑组织最不能耐受缺血和缺氧，故弓部置换等需暂时阻断脑血流的手术需要采用深低温技术。此时，快速降低脑部温度非常重要。因此，除 CPB 全身血液降温外，停循环期间还会选择体外循环下经头臂干动脉或颈总动脉单独灌注大脑，还需辅助使用其他降温手段降低大脑温度，包括可用毛巾包裹冰袋，置于头部或直接使用人工冰帽等，但不推荐使用冰水浸浴或冰屑。

知识点　　非体外循环手术的其他围手术期降温方法：人工降温

1. 血管内降温（intravascular cooling）　30 分钟内静脉输注 4℃的林格液 30ml/kg。对于心功能较差或容量负荷过重的患者需谨慎使用。

2. 血管内热交换法（intravascular heat exchange）　将闭合的冷盐水循环管路置入静脉系统内进行降温，与体表降温和复温相比，血管内降温和复温更加迅速、均匀，温差小，对血流动力学影响小。

3. 选择性头部降温（selective head cooling）　选择性头部降温不影响整体温度，对其他器官组织影响小，可以避免全身低温的副作用。其次选择性头部降温和复温时间相比全身降温宽松，方便临床实施。选择性头部降温的方法包括头部冰帽及冷水循环灌注冰帽；咽喉部降温，降低通向脑的咽喉动脉血管的温度和直接筛骨板颅底降温；颈动脉内灌注冷盐水；呼吸道过度吸入低温气体；局部脑室造口降温。

病例进展

开始 CPB 后，阻断升主动脉。切开主动脉，经冠状动脉开口顺行灌注心脏停搏液，心脏停搏后进行主动脉瓣膜置换。CPB 40 分钟后开始复温。于主动脉根部放置心脏排气管，膨肺排气后，变温水箱与鼻咽温度差维持在 2~4℃，复温 15 分钟后，关闭切口，打开阻断钳，开放升主动脉。继续复温至鼻咽温度为 36.5℃，准备停机。

【问题3】患者复温期间有哪些注意事项?

临床思路 该患者术中采用浅低温,复温过程较快。如果在更低体温时复温,则需要在均衡复温的前提下,避免缓慢复温造成的CPB时间延长及复温时氧合器动脉出口端和静脉回流端温差过大,加剧CPB的副作用。

1. 复温时必须同时监测动、静脉端的温度,保持动、静脉温差 <10℃。当复温温度梯度过大时,气体在血液中的溶解度降低,溶解在低温血液中的气体析出。温血进入体内后,析出的气体进入动脉系统造成重要器官气体栓塞。

2. 应避免氧合器动脉端血温高于37℃,造成的高温脑损伤。

3. 保证在此过程中鼻咽温度和直肠温度合适的温差(<6℃)。温差过大时,等待温度平衡后应在CPB时继续血液复温。否则,停机后鼻咽温度容易回降到35℃以下。

4. 一般需要鼻咽或食管温度达到37℃,膀胱或直肠温度到35℃才能终止复温。

5. 复温后体温出现下降称为续降或后降(afterdrop)。续降是指停止降温或复温时的鼻咽温度与之后最低鼻咽温度的差值。这是由于核心组织向外周组织的热量传导,导致CPB后核心温度降低,机体温度趋于平衡的结果。续降与复温不充分相关,可引发低温的相关并发症。避免续降或缩小续降幅度,可采用增加泵流量,延长CPB复温时间,加用硝酸甘油扩张血管等加快温度平衡的方法。

6. 触诊患者头部和肩部有助于判断复温程度,但头颈部血流丰富,复温速度高于其他组织,容易造成复温可以提前结束的假象。

7. 停机后,外科医生止血、关胸、缝皮,转运至ICU等都可能导致体温继续下降。因此停机后应该持续加用其他主动保温措施,如使用保温毯等。

CPB期间的血液复温应缓慢匀速。复温期间,麻醉医生可以做如下准备。

1. 撤离体表降温冰袋,提高手术室温度,打开保温毯鼓风系统。

2. 追加麻醉药,避免浅麻醉下低温诱发寒战而增加耗氧。

3. 再次检查心内除颤设备和抗心律失常药物。复温期间开放主动脉洗脱心肌停搏液后容易出现室颤等心律失常。

4. TEE在评估新瓣膜的活动、残余瘘及心室功能时,应同时关注心内排气。随着温度升高,气体在血液的溶解度下降,心内集气可增多。

5. 必要时预约血液制品和制剂,为低温后可能出现的凝血功能障碍及外科性出血做准备。

6. 调整心脏搏动的节律和频率。低温时,心电活动容易受抑制,必要时使用心脏表面临时起搏器。

7. 准备心血管活性药物。灌注高钾低温停搏液后,容易出现心肌顿抑和心肌收缩无力。

8. 密切监测血气结果。低温容易造成内环境紊乱,复温后开放主动脉前尽量将内环境调整至正常范围,尤其是钾、镁、钙离子水平。

第三节 低温与内环境和血液

一、低温与内环境稳定

体液是弱酸和弱碱的水溶液,低温可降低H_2O离解度,H^+浓度下降,pH升高;二氧化碳的溶解度增加,PCO_2下降,血气显示呼吸性碱中毒;氧的溶解度增加,PO_2下降。例如,在37℃,体液正常生理pH是7.40,PCO_2为40mmHg,同一标本在20℃时pH和PCO_2则分别为7.65和18mmHg[6]。

因此，深低温下测得 PO_2 需要考虑温度校正。若校正后的氧分压低于正常值可能导致组织细胞缺氧；氧分压过高则增加机体氧自由基产生，导致氧中毒及复温时氧气栓形成。低温 CPB 期间血气检查有两种方法：pH 稳态法和 α 稳态法。pH 稳态法是在低温时根据实际体温对血气检查结果进行校正。α 稳态法是不论什么情况都将标本视为 37℃进行测定[7]。

低温容易出现电解质紊乱。肾小管和集合管具有重吸收功能，低温肾血管阻力增加，血流减少，肾脏重吸收功能降低，Na^+ 和 Cl^- 重吸收减少，排出增多，形成渗透性利尿。远端小管和皮质集合管既能重吸收 K^+，还能分泌 K^+。低温改变了其重吸收和分泌 K^+ 的速率，K^+ 排出减少，使 K^+ 向细胞内转移，心肌兴奋性增高，血清 K^+ 浓度一过性降低。低温导致细胞膜 K^+-Na^+ 泵功能减退，Na^+ 和 Cl^- 在细胞内聚积，导致细胞肿胀。复温期间，K^+-Na^+ 泵功能恢复，K^+ 外移，血浆 K^+ 浓度反弹。因此若电解质比正常值偏差不大，一般不进行处理，待复温后，根据所测血气结果再处理。

知识点　　pH 稳态法和 α 稳态法

pH 稳态：血液是一个由多种酸碱缓冲对构成的复杂的缓冲溶液。血液中水的离解常数会因温度降低而显著减小，H^+ 解离减少，所以 pH 随温度降低而升高。当温度变化较大，血液缓冲系统及肺、肾无法代偿，需要低温时，通过 CPB 中吹入二氧化碳增加血中二氧化碳的含量或降低膜肺的通气量，保持 pH 恒定。因此通常将 pH 稳态的定义描述为不管温度如何变化，均使血液维持在 pH 7.35~7.45、PCO_2 35~45mmHg 的状态。维持血液 pH 稳态的酸碱调节方法称为 pH 稳态法。

α 稳态：组氨酸咪唑基是一种存在于各种蛋白中的重要缓冲对，其恒定解离对酶及其他功能蛋白的活性维持至关重要。解离出一个质子的咪唑基称为 α 咪唑。α 咪唑比例的大小代表蛋白质的解离状态，α 稳态即稳定的蛋白质解离状态。温度降低时，水的解离减弱，水中的 H^+ 浓度下降，碳酸氢盐和磷酸氢盐系统的解离能力显著低于相同温度下的水，缓冲能力减弱。在低温下，组氨酸咪唑基的解离常数与中性水相似，在低温下起重要缓冲作用。基于此在温度变化时，由于 α 稳态的作用，在一定范围内可以增加或减少 H^+ 的离解，从而对温度变化导致的 H^+ 浓度变化起缓冲作用，其最终结果是使细胞外液中 H^+ 与 OH^- 比值保持恒定。α 稳态的定义通常亦描述为不论温度如何变化，只保持 37℃条件下血液 pH 7.35~7.45、PCO_2 35~45mmHg 的状态，故 α 稳态法亦称非温度校正法。

pH 稳态时，PCO_2 及 H^+ 增加可对抗低温对氧离曲线的影响，有利于 HbO_2 向组织内释放氧。其次，PCO_2 增加可扩张脑血管，增加脑血流，有助于预防 CPB 中脑缺血的发生。α 稳态可以使细胞内外 OH^- 与 H^+ 比值恒定。细胞恒定处于偏碱的环境中，促使细胞内酸性代谢产物排出，有利于细胞形态和功能的维持。影响代谢酶活性的最佳 pH 随温度变化，α 稳态有助于控制生物代谢相对稳定和蛋白结构。

低温时使用两种管理方式无显著差异。但是在深低温条件下，应针对患者个体差异采取不同的血气管理方式。

二、低温与凝血和纤溶

低温通过多种途径影响凝血与纤溶功能，主要包括影响血小板功能、降低凝血因子数量和活性，以及干扰纤维蛋白原形成。

低温主要通过两个方面影响凝血过程。一方面，低温 35℃以下主要影响血小板的聚集功能[8]。血小板通过黏附、释放和聚集等特性发挥止血功能。正常情况下，血小板被激活后，裂解膜磷脂，游离出花生四烯酸，后者在环氧合酶作用下生成前列腺素 G_2 和前列腺素 H_2，并进一步在血小板的血栓烷合成酶的催化下生成血栓烷 A_2。可即时合成和释放血栓烷 A_2 等颗粒外物质。血栓烷 A_2 具有强烈的聚集血小板功能，能进一步促进血小板的活化，加速止血。低温类似阿司匹林，抑制环氧合酶，使血栓烷 A_2 生成减少，从而抑制血小板聚集。另一方面，低温导致肝脏合成功能下降，使血液中来自肝脏合成的许多凝血因子的浓度降低。更为重要的是，由于凝血的全过程是一系列在37℃发挥正常功能酶促反应的级联过程，所以低温直接损害酶促反应的酶活性，将显著抑制凝血功能。35℃时，凝血因子Ⅺ和Ⅻ的活性为正常值的65%，而在32℃时则分别降至17%和32%。低温影响 von Willebrand 因子与血小板表面糖蛋白Ⅰb/Ⅸ复合体的结合，抑制血小板的活化。凝血因子的活性依赖于它们与活化血小板表面暴露出的带负电荷的磷脂表面相互作用，而这一过程受到 H^+ 浓度的影响。低体温诱发皮肤血管收缩，微循环灌注不足，引发酸中毒，增加 H^+ 浓度，影响凝血过程。纤维蛋白形成是凝血过程的一个关键步骤，低温干扰纤维蛋白原激活物，纤维蛋白原合成减少，影响血凝块稳定性，导致弥漫性渗血[9]。血栓弹力图（TEG）检查提示低温减少血凝块形成，提示低温对纤溶酶溶解过程作用甚微。

因此，如果术中出现渗血不止，除要求外科医生仔细止血以外，麻醉医生应在出现低体温时，积极保温，维持体核温度不低于36℃。停机前充分复温及停机后采取持续保温措施，可防止体温续降。积极使用床旁即时检测手段包括ACT检测仪和TEG，能提供凝血功能全貌，指导成分输血，补充止血药物，减少不必要的出血和输血。

第四节 低温与循环

一、低温与循环功能

病例 常温不停跳冠状动脉旁路移植术

病案摘要

患者，男，69岁。2年前活动后出现胸痛。冠状动脉造影显示三支冠状动脉病变。既往高血压和糖尿病病史。行常温下不停跳冠状动脉搭桥手术。术中心率逐渐降低至50次/min，血压81/54mmHg，心电图示频发室性期前收缩，鼻咽温度34.0℃。此时TEE与术前相比，显示左心室收缩功能下降，EF 45%。

【问题1】患者实施常温手术，术中出现低体温对循环系统有哪些影响？

临床思路 大部分心脏手术依赖CPB保驾护航，因此低体温对循环功能的影响容易被掩盖。常温心脏手术中发生的体温下降，对循环系统影响就更为突显。

低体温可诱发各类心律失常[10]（表6-2-1）。低温早期可短暂出现心动过速，主要是由于血容量从外周向核心腔室转移引起的回心血量增加，反射性心率增快。手术及ICU患者，如果麻醉深度不足容易出现寒战，则心动过速可能会加重。随着体核温度进一步下降，动作电位持续时间延长，窦房结细胞舒张期复极率降低，出现心动过缓。体温持续降低，QT间期延长，心肌复极不均匀，将频发室性期前收缩。严重者出现室性心动过速，低于28℃发生心室纤颤。

低温时心脏电生理的改变还与内分泌紊乱有关。低温刺激交感神经反应，内源性释放儿茶酚胺和皮质醇释放增多，增加了心脏兴奋性，干扰心肌能量代谢，容易发生心律失常。

体温过低可引起外周小动脉血管收缩，血管阻力升高，早期出现血压升高10mmHg以上。随着温度降低出现低血压，心脏收缩力减弱，舒张功能受限，心排血量不足，此时血压受心功能影响最大。低温抗利尿激素分泌抑制有关的低血容量，心脏骤停后综合征及其全身炎症反应等都可能加重低血压(图 6-4-1)。

低温导致心脏泵功能减弱，液体转移至血液在静脉淤滞，中心静脉压力升高。低温治疗期间出现血栓性疾病。

随着低温时间的延长，血细胞变形能力降低导致血液黏度升高导致血液浓缩，血管内体液转移和冷利尿等，血细胞比容增高，都使血管内有效血容量减少，出现低血压微循环灌注不足，乳酸中毒加重。

在没有 CPB 支持的常温心脏手术中，需要更加密切关注低体温对各项循环指标的影响。术中应常规监测五导联心电图，切换导联对比，关注 ST 段改变。

知识点

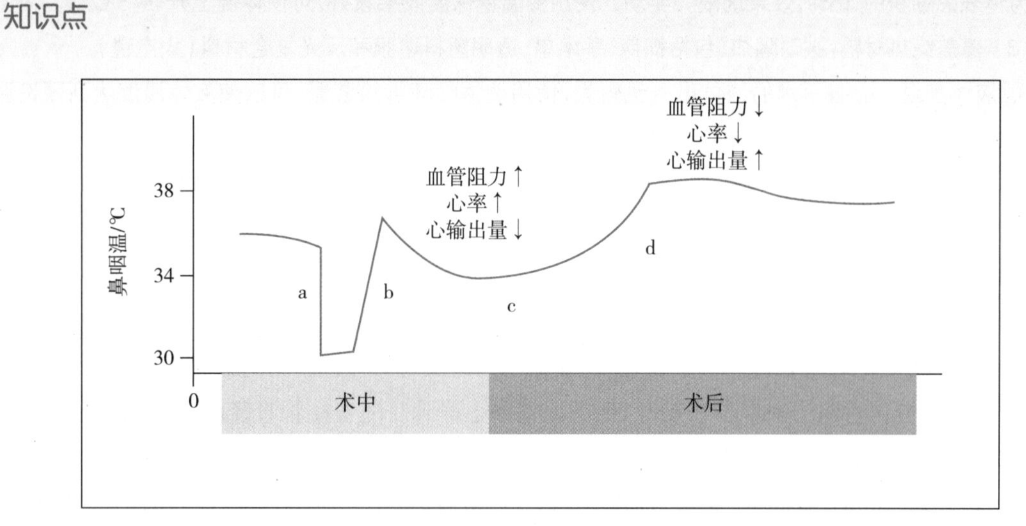

图 6-4-1　心脏手术术中和术后体温变化曲线与血流动力学变化

a. 降温阶段；b. 复温阶段；c. CPB 脱机后续降；d. 返回 ICU 后复温。

【问题 2】患者术中体温下降的原因是什么？如何保持正常体温？

临床思路　该患者术中体温下降到 34℃的原因可能如下。

1. 患者接受的全身麻醉和肌松剂可使机体代谢率降低 20%~30%。全身麻醉下患者无法通过行为改变调节体温，自主体温调节阈值明显受损。体温调节中枢对低温反应的阈值平均降低约 2.5℃，对高温反应的阈值升高约 1.3℃，体温调节阈值范围从 0.4℃扩大到 4℃。这个区间内的温度无法触发体温调节防御。该患者为老年人，其体温调节反应阈值较年轻人降低约 1℃。体温调节机制退化，效率较低且身体较瘦弱，因年龄越大，产热越少，所以患者更易发生低体温。

2. 手术特点及围手术期管理不到位均可能加重低体温发生。首先，冠状动脉搭桥手术因开胸切口及取下肢大隐静脉，全身体腔和皮肤暴露面积增大，对流和蒸发量加大，且三根冠状动脉搭桥手术用时较长，热量丢失的过程延长。其次，心脏手术间的温度通常调至较低水平以满足 CPB 期间降温需求。因此在进行常温手术时，应检查手术间温度是否已经恢复至 21℃以上。此外，围手术期管理欠佳，包括未在患者与手术床之间铺设和使用保温毯，增加了患者与冰冷手术床之间的热量传导；开胸或桥血管吻合过程中，潜在出血及液体丢失多导致血流动力学波动剧烈，输注了大量未加温的低温液体和血制品；手术野使用冰凉的冲洗液等多种因素均可造成围手术期低体温。

常温心脏手术由于大切口、胸腔开放及备皮区域大等特点，热量丢失比普通手术更快。仅采用传统的保温方式远不能满足围手术期的保温需要。出现低温时，应采用如下保温措施，积极防治，避免低温带来寒战、循环不稳、凝血功能障碍、酸中毒及感染加重等低温副作用，加速围手术期快速康复进程。

知识点　　　　围手术期保温措施

1. 麻醉诱导前加强保暖　能降低体核与体壳间的温度差，增加人体总热含量。体核与体壳的温度差降低，温度再分布导致的体温降低幅度将变小。

2. 术中体表保暖

（1）保持较高的手术室温度：可减少经皮肤和手术切口通过辐射和对流丢失的热量。

（2）水毯和充气变温毯体表保温：通过传导和对流对身体未暴露的皮肤升温。成人由于变温毯接触面积仅为体表总面积的 15%，效果局限。婴幼儿使用变温毯保温效果较好，可使体温上升 2~3℃。

（3）覆盖绝热材料：被动隔热、包括棉毯、手术单、透明塑料薄膜和反光复合材料（太空毯）。

3. 液体加温　心脏手术的液体出入量较大，使用液体循环加热装置，可以使液体温度达到预设温度。通过大通道静脉输入不超过体温的温热液体，对预防低温有一定效果。

4. 吸入气加温　能减少 10% 经呼吸道丢失的热量，对体核温度提升作用小。其保温效率较低，仅为皮肤保温作用的 1/10。

二、低温与血液稀释

器官血流量和心排血量与灌注压力成正比，与血流阻力成反比。血流阻力与血管阻力和血液黏滞度成正比[11]。人体大部分血管阻力来源于小动脉、毛细血管和小静脉。随着血管直径的减小，血流的剪切速率也会降低。由于血液黏滞度与剪切速率成反比，剪切速率越低，血液黏滞度越高。CPB 中的灌注血流速度通常在 2.2~3.0L/(m^2·min)，略低于“正常”血液流速。低流速和低灌注压下，毛细血管后的静脉剪切速率很低，相应黏滞度较高，使跨毛细血管阻力增加，毛细血管压力增加，从而影响毛细血管内外液体交换。因此CPB期间需要考虑血液黏滞度对微循环灌注的影响。此外，为了获得无血手术区血，流量会进一步降低，也会考虑降低体温。低温会进一步增加血液黏滞度。温度降低 10℃黏滞度增加 20%~25%。因此，以上两个因素均能导致 CPB 期间血液黏滞度上升，体循环阻力升高，组织灌注下降。红细胞在血液中占比最大，血细胞比容（hematocrit，Hct）是影响全血黏滞度的决定因素之一。通过降低 Hct 可降低血液黏滞度，增加组织灌注，减少 CPB 的副作用。研究显示，保持灌注压力恒定，流量上升与血液黏滞度下降有关。例如，在相同灌注压下，Hct 从 42% 减少至 25%，脑血流量可增加 50% 以上。

在 CPB 过程中，根据不同温度采取适宜的血液稀释将提供最佳的氧供。37℃时，Hct 为 30% 左右时血液携氧能力最大。30℃以下，Hct 应低于 30%；低于 25℃时，Hct 应低于 25%。深低温低流量、停循环的手术 Hct 可低至 20%。Hct 不能无限制下降，Hct<20% 时，脏器血流已经开始出现分布异常。血液稀释时单位血容量中的血红蛋白下降，影响了单位血容量的携氧能力。低温下血液稀释严重，则容易造成组织缺血缺氧。

血液黏滞度随着温度降低而升高。血液稀释技术通过降低 Hct，降低血液黏滞度改善血液流变学性质，联合低温策略能安全地降低机体氧耗和氧需，增加耐受缺血缺氧的能力。

第五节　低温与内分泌功能

低温 CPB 手术比其他非心脏手术更容易引起内分泌功能紊乱。一方面是因为血液暴露，血液损伤，导致血浆蛋白被吸附排出，刺激免疫反应。另一方面应用不同程度低温，降低生化反应的速度进一步干扰激素反应。

皮质醇的分泌增加是代谢应激反应的主要特征之一。血浆游离皮质醇和总皮质醇浓度通常在CPB开始后，因血液稀释一过性降低。而后，患者的血浆浓度明显高于基线，并持续到术后24小时以上。CPB期间的皮质醇反应与温度有关。与28℃相比，20℃更能抑制CPB期间皮质醇血浆浓度的升高幅度。CPB期间的血浆肾上腺素和去甲肾上腺素浓度明显升高。体温过低时，血浆肾上腺素浓度可比CPB前高10倍，去甲肾上腺素高4倍[12]。高儿茶酚胺水平促进外周血管收缩导致器官内血流的再分布。已经证实，使用大剂量阿片类药物，持续输注丙泊酚，增加吸入麻醉药物浓度或提高硬膜外神经阻滞平面，均能降低冠状动脉搭桥手术患者的儿茶酚胺浓度。较深的麻醉深度能减弱甚至消除CPB导致的过度内分泌反应并降低死亡率。

多种疾病状态导致甲状腺激素代谢改变。超过10%的CPB患者术前存在甲状腺功能异常，表现为三碘甲状腺原氨酸（triiodothyronine，T_3）的浓度降低，甲状腺素（thyroxine，T_4）浓度正常或降低，促甲状腺激素（thyroid-stimulating hormone，TSH）正常。T_3通过调节β肾上腺素受体的数量及其对激动剂的敏感性，参与代谢、心率调节、心肌收缩力和氧耗等各个过程。给肝素前，游离T_3轻度升高，因为肝素能干扰T_3与蛋白结合。CPB期间T_3水平持续下降，低温期间达最低，复温中略上升后又持续降低，直至术后24小时。T_3水平低可强有力地预测冠状动脉搭桥患者死亡和低心排血量的发生。

低温下胰岛素分泌不足，内源性儿茶酚胺及皮质醇分泌增加。胰岛素敏感性降低，胰岛素抵抗，内源性糖生成增加，全身糖消耗降低，出现高血糖症。血糖水平的大幅度升高常见于深低温停循环结束后15分钟到CPB结束前15分钟。CPB低温期间应严密监测血糖浓度，必要时输注胰岛素控制血糖在正常水平，避免血糖大幅波动。血糖波动与临床预后相关，平稳控制血糖水平可能比血糖目标值更有意义。

CPB期间的低体温、血液稀释、内分泌腺灌注减少或接触外源性管道都可能刺激激素水平改变。了解激素水平变化趋势，必要时测定和外源性适度补充有助于理解和管理围手术期血流动力学波动。

第六节　低温与神经系统功能

低温脑保护是通过人工物理的方法降低患者全身体温或局部脑温，进而降低脑氧耗、促进脑功能恢复的一种治疗方法。低温能降低：①大脑新陈代谢率（每降低1℃，细胞代谢率降低5%~7%），减少乳酸堆积；②促进脑血管收缩，降低颅内压；③抑制兴奋性神经递质释放，降低神经毒性作用；④阻断神经元的凋亡途径；⑤抑制自由基和炎性细胞因子的产生；⑥减轻缺血后血管内皮细胞损伤，保护血脑屏障，抑制脑水肿，从而发挥脑保护作用。对于围手术期脑缺血缺氧风险高的脑外科手术、颈动脉剥脱术和心脏手术，使用低温可以大大改善患者神经功能预后。鉴于轻度低温的脑保护效果与深低温无异，且降温复温到目标温度相对容易，并发症少等优势，轻度低温更受欢迎。

对于心肺复苏后脑病、颅脑损伤、缺血性脑卒中及各种高热状态的脑损伤，不同麻醉中心使用的温度管理方案略有差别。大多数指南建议将体温控制在33~35℃。而累及主动脉弓部三根脑供血动脉的疾病，手术操作要求低流量低灌注压甚至无灌注下进行。此时，只有通过进一步降低脑部温度，减少脑组织代谢率及氧耗氧需才能最大限度地减少脑部的缺血缺氧损伤。

病例　Stanford A型主动脉夹层

病案摘要

患者，男，38岁。因“1天前无明显诱因出现胸部剧烈撕裂样疼痛”入院。主动脉增强CT提示主动脉夹层（Stanford A型）。既往高血压5年。患者拟行急诊主动脉窦部成形+全弓置换术+象鼻支架植入术。

【问题 1】对该患者如何进行脑保护？

临床思路 大脑由颈总动脉和椎动脉联合供血，形成前后交通动脉，通过大脑动脉环相连。本例夹层累及主动脉弓及其 3 个分支，需切除并使用人工血管替换。手术替换时需阻断主动脉弓部血流，此时会影响大脑灌注。因此夹层手术期间需要进行脑保护。停循环时间取决于外科医生吻合降主动脉远端血管所需时间。温度越低，脑代谢越低，安全时限越长（表 6-2-1）。联合脑部灌注策略后，安全时限可适度延长。本例 CPB 开始后，缓慢降温至中度低温，目标温度为鼻咽温度 24~26℃，直肠温度 26~28℃。该患者停循环前，无名动脉或右颈总动脉插管（也可使用右锁骨下动脉插管）备选择性顺行脑灌注。随后停止全身灌注，开放降主动脉，同时开始顺行脑灌注。患者大脑动脉环完整，灌注血管粗大时，单侧插管能满足全脑灌注。若停循环后若患者左侧脑氧饱和度降低超过基线值 20% 以上，首先调整脑灌注流量、压力、氧气浓度。5 分钟后脑氧仍不能改善者，迅速行左颈总动脉插管，采用单泵双管技术行双侧顺行脑灌注。

主动脉弓置换术术中温度管理

知识点 全弓置换术联合象鼻支架植入术

治疗急性主动脉 A 型夹层的主要手术方式是使用人工血管替代破损的升主动脉和主动脉弓，并使用动脉支架封闭破损的降主动脉。带有支架的降主动脉无法使用阻断钳夹闭，因此降主动脉与人工血管吻合时需要在开放下进行，导致手术过程中无法正常灌注而引起机体缺血。为适应这一手术方式，减轻不良灌注对机体的影响，CPB 期间采用低温联合脑灌注技术进行脑保护。

知识点 全弓置换术的灌注策略

CPB 大致经历三个阶段：第一阶段为完全深低温停循环，此阶段神经系统损伤的风险最高。目前深低温停循环，主要适用于胸腹主动脉联合置换和肺栓塞剥脱术。第二阶段为中度低温联合选择性脑灌注，包括顺行脑灌注和逆行脑灌注两种方式。此阶段脑部神经损伤风险显著下降，但下半身因缺血缺氧导致的脊髓、腹腔脏器损伤逐渐明显。第三阶段为全身灌注阶段。脑灌注同时联合下半身灌注，在不干扰手术的情况下，维持全身灌注，避免腹腔脏器和脊髓缺血损伤，可能大大改善预后。

病案进展

手术顺利，术后患者转入 ICU。2 天后顺利停机械呼吸、拔除气管插管。体格检查发现患者双下肢乏力，肌力 0 级，肌张力正常伴双下肢麻木，双侧膝腱反射和跟腱反射减弱，病理反射均阴性。复查头颅及胸腰椎 CT 未见明显异常。体感诱发电位（somatosensory evoked potential，SEP）发现：双下肢刺激踝部胫神经，分别于腘窝、T12、T10、T9、T8、T7 棘突处和头皮 CZ 处记录，诱发波形潜伏时间分别为：腘窝 7.6 毫秒；T12 19.6 毫秒；T_{10} 与 T_9 20.0 毫秒；T_8 20.4 毫秒；T_7 处无波形，CZ 处亦无波形。SEP 提示：脊髓损害（$T_{8\sim9}$ 段）。

【问题 2】低温的脊髓保护作用有什么？

临床思路 脊髓由椎动脉发出的脊髓前动脉和脊髓后动脉，以及下行过程中汇总的节段性动脉增补供血。肋间动脉和腰动脉为中胸段和胸腰段脊髓侧供血，骶动脉为圆锥供血。这些动脉之间不存在足够的侧支循环。降主动脉阻断后，阻断近心端的主动脉压力增高，脊髓的侧支循环开放。阻断远心端的脊髓缺血很大程度取决于侧支循环血流是否能够维持远端脊髓的灌注。

脊髓灌注压等于脊髓供血动脉与脑脊液的压差。降主动脉阻断后阻断近端血压突然升高，脑灌注增加，颅内动脉扩张和脑组织容积增加，脑脊液分泌增加。下半身静脉血液停滞，静脉系统压力增高，脑脊液回流障碍。脑和脊髓处在相对固定的空间，超过自主调节机制后（60~160mmHg），脑脊液压力容易快速升高。降主动脉阻断后，远端脊髓供血动脉压下降。脊髓供血压力降低，静脉端压力升高，脊髓灌注压明显降低，导致缺血损伤。

有研究显示，全弓置换术 30 天截瘫和轻瘫发生率高达 6%[13]。为了降低术后的截瘫和下肢轻瘫发生率，围手术期采用一项或联合多项脊髓保护策略，低温是其中的重要手段。通过降低脊髓温度，减少组织代谢率和脊髓氧需等机制，延长脊髓缺血的安全时限。全胸降主动脉置换术时，深低温分段停循环，即主动脉近端与人工血管吻合后，吻合分支动脉期间逐步恢复上半身、脊髓和下半身血流的灌注技术，是降主动脉置换术中脊髓保护的关键措施。

近年来，随着围手术期神经监测的普及和灌注策略的改进，大血管手术术中温度有所提升以减少全身低温带来的不良反应。外科医生、麻醉医生及灌注医生应理解低温生理，并根据患者的实际病情作出最佳的温度选择。

知识点　　主动脉夹层手术脊髓保护措施

1. 降低脊髓代谢率（全身中度或深低温、硬膜外局部降温）。
2. 术前和术中脊髓重要节段性供血动脉的确认和重建（通过血管造影、MRA 和诱发电位）。
3. 提高脊髓血液供应（主动脉远端灌注和脑脊液引流）。
4. 药物干预（纳洛酮、激素和血管扩张药）。

第七节　低温与临床药理学

病例　肺动脉内膜剥脱术

病案摘要

患者，女，49 岁。3 个月前当地医院诊断为“肺栓塞”，于我院行肺动脉内膜剥脱术。术中采用深低温间断停循环，最低温度 20℃。CPB 时间 240 分钟，主动脉阻断时间 120 分钟，手术历时 7 小时，麻醉历时 8.5 小时。术中共使用舒芬太尼 250μg，维库溴铵 30mg，丙泊酚 2 000mg，吸入七氟烷 70ml。患者返回 ICU 后 6 小时仍未清醒，脑 CT 及实验室检查无异常。

【问题】低温如何影响药物代谢？

临床思路　低温主要通过以下机制影响药物代谢。

1. **低温对药物代谢动力学的影响**　临床和动物实验显示，低温下药物清除率降低，血浆浓度增加及药物作用效应延长（表 6-7-1）。

非离子化、脂溶性药物能轻松地从体循环进入组织。单次推注药物后，表观分布容积大，血浆浓度低。

低温时血管收缩，血流重新分配，流向肌肉、皮肤和脂肪的血流减少，使药物的分布容积缩小，血浆浓度上升。因此，表观分布容积越大的药物，受温度影响越大。此外，低温期间由于肌肉和脂肪的血流减少，药物可能最初被隔离在组织中。随着复温的开始，血管扩张，药物从组织中重新释放入血，导致血浆浓度上升，药物蓄积和中毒风险增加。

有三大因素影响肝脏对药物的清除率，分别为肝脏血流、肝酶活性及药物与蛋白结合率。肝血流敏感药物是指静脉注射给药后，其全身清除率高度依赖于（也就是更接近于）肝血流量的药物，如异丙酚和芬太尼。低温期间，肝血流量是代谢的主要影响因素。肝血流受限使药物代谢也受限。其次，绝大部分术中用药经肝脏代谢，药物在肝脏代谢所需的酶大部分都对温度变化高度敏感。低温抑制酶的活性，可延长麻醉药物的代谢时间，增加血浆中游离态药物的浓度，进而改变多种药物的药效。一项综述报道，从37℃开始降温，每降低1℃，由细胞色素P450家族代谢的药物清除率下降7%~22%。吗啡代谢依赖的UDP-葡糖醛酸转移酶活性也降低。最后，ATP结合核转运蛋白家族主要负责药物分布和代谢。MDR1-P糖蛋白是其中一种。MDR1-P糖蛋白对围手术期使用的钙阻滞剂和抗心律不齐药物的全身吸收和药代动力学影响大。低温抑制MDR1/P糖蛋白的活性。32℃下，其介导的地高辛从细胞膜的基底端到顶端方向的净转运率下降50%。

吸入麻醉药血/气分配系数（blood/gas，B/G）是决定吸入麻醉诱导和洗脱速度的主要因素[14]。随着温度下降，溶解于血中的吸入麻醉药分子运动速度下降，药物分子从血液中溢出数量减少，血中溶解量增加，吸入麻醉药血/气分配系数越大。例如，温度每下降1℃，异氟烷血/气分配系数增加3.2%，氧化亚氮为2.3%。低温降低了吸入麻醉药的挥发速度，在给定的稳态血浆分压下，吸入麻醉药溶解量增加，人体需要更长时间的通气才能排出。药物以结合型和游离型代谢产物的形式经肾脏和胆道排出，低温使肾脏和胆道的药物清除率降低。肾小管的酶具有温度敏感性，低温导致酶参与的肾小管分泌和重吸收功能下降，但对肾小球滤过功能影响很小。PSP是一种亲水性，用来评估肾功能的染料，其以结合型代谢产物经肾排泄。研究显示，32℃下，PSP的总清除率比常温下降42%，提示低温影响肾小管分泌过程。维库溴铵代谢物排出过程主要依赖胆道中特异性有机阴离子转运蛋白，低温导致这些转运蛋白活性降低，药物清除受损。因此低温期间，应适当调低药物持续输注速度或延长给药间隔。

2. 低温对药物效应动力学的影响 低温影响酶活性和药物靶标亲和力改变药物效应动力学参数。EC_{50}表示能引起50%最大效应的浓度，是主要的药物效应动力学参数之一，反映受体对特定药物的敏感性。γ值代表量效曲线的陡度，反映剂量增加时效应的大小。34℃时，维库溴铵EC_{50}下降了7%。每降低1℃，γ值增加0.43。EC_{50}升高，量效曲线右移，提示低温下受体敏感性受损，药物作用时间延长，神经肌肉功能恢复延迟。神经肌肉连接的敏感性取决于诸如乙酰胆碱酯酶活性和结膜后膜对递质的敏感性等因素。低温影响这些因素，改变药物效应动力学反应。相反，拟交感神经药EC_{50}降低，原因是低温导致降解的儿茶酚氧甲基转移酶的活性降低，心脏儿茶酚胺受体对拟交感神经药（肾上腺素、异丙肾上腺素和多巴酚丁胺）的敏感性增加。低温还降低阿片类药物与受体的结合。研究显示，低温下吗啡与μ受体的亲和力减少了448%。因此低温时，吗啡镇痛药量需增加。

低温也影响吸入麻醉药的效价强度。温度每下降1℃，异氟烷的MAC下降5%左右[15]。低温减少患者对吸入麻醉药的需求，吸入更低浓度的麻醉药，就能达到相同的麻醉深度。

低温对药物药代谢动力学（表6-7-1）和药物效应动力学影响大，容易出现药物蓄积，苏醒延迟，影响术后神经功能判断，延误气管拔管时机，增加术后肺部并发症。因此，对计划早期拔管的心脏手术患者，术中可以使用脑电双频指数（BIS）及肌松监测仪监测麻醉深度及神经肌肉阻滞程度。在保证合适的麻醉深度和肌松程度的同时，避免药物使用过量。

知识点

表 6-7-1 低温对常用药物药代动力学的影响

药物	温度/℃	作用
丙泊酚	34	清除率降低，血浆浓度增加 28%
芬太尼	32	血浆浓度增加 25%
咪达唑仑	35	血浆清除率下降 11%
罗库溴铵	30	血浆清除率降低 50%，作用时间翻倍
维库溴铵	34	血浆清除率降低 11%/℃，作用时间翻倍
硝酸甘油	<32	药物代谢率下降 66%，输注速度增加
硝普钠	27~30	氰化物清除减少

（刘 进 林 静）

推荐阅读

[1] CAMPBELL，I.Body temperature and its regulation.Anaesth Intensive Care Med，2008，9：259-263.

[2] NUSSMEIER NA.Management of temperature during and after cardiac surgery.Tex Heart Inst J，2005，32（4）：472-476.

[3] GRIEPP RB，DI LUOZZO G.Hypothermia for aortic surgery.J Thorac Cardiovasc Surg，2013，145（3 Suppl）：S56-58.

[4] ESSLER DI.Temperature monitoring and perioperative thermoregulation.Anesthesiology，2008，109（2）：318-338.

[5] 龙村，李欣，于坤，等．现代体外循环学．北京：人民卫生出版社，2017：787-790.

[6] BINDU B，BINDRA A，RATH G.Temperature management under general anesthesia：Compulsion or option.J Anaesthesiol Clin Pharmacol，2017，33（3）：306-316.

[7] SKARYAK LA，CHAI PJ，KERN FH，et al.Blood gas management and degree of cooling：effects on cerebralmetabolism before and after circulatory arrest.J Thorac Cardiovasc Surg，1995，110：1649-1657.

[8] ROHRER MJ，NATALE AM.Effect of hypothermia on the coagulation cascade.Crit Care Med，1992，20（10）：1402-1405.

[9] WESTABY S.Coagulation disturbance in profound hypothermia：the influence of anti-fibrinolytic therapy.Semin Thorac Cardiovasc Surg，1997，9（3）：246-256.

[10] POLDERMAN KH.Mechanisms of action，physiological effects，and complications of hypothermia.Crit Care Med，2009，37（7 Suppl）：S186-202.

[11] GLENN P.G，DAVIS R，HAMMON J，et al.Cardiopulmonary Bypass and Mechanical Support Principles and Practice.4th ed.Lippincott Williams & Wilkins（LWW），2015：422.

[12] MOORE CM，CROSS MH，DESBOROUGH JP，et al.Hormonal effects of thoracic extradural analgesia for cardiac surgery.Br J Anaesth，1995，75：387-393.

[13] TOKUDA Y，FUJIMOTO K，NARITA Y，et al.Spinal cord injury following aortic arch replacement.Surg Today，2020，50（2）：106-113.

[14] 周建新，刘进．影响吸入麻醉药血/气分配系数的诸因素．国外医学麻醉学与复苏分册，1998，19：141-145。

[15] LIU M，HU X，LIU J.The effect of hypothermia on isoflurane MAC in children.Anesthesiology，2001，94（3）：429-342.

第七章

体外循环和机械辅助循环

体外循环和机械辅助循环

第一节 体外循环概论[1,2]

一、体外循环概况和原理

(一) 体外循环定义

体外循环(CPB)临床实践从开始至今已有近 65 年历史,Gibbon 首次将 CPB 成功应用于患者。当今 CPB 在理论、设备、实践等方面发生了巨大变化和进步,其不仅被应用于心脏直视手术,也被广泛地应用于胸部肿瘤手术、肾脏肿瘤手术、复苏、创伤、介入治疗支持、肝移植、中毒抢救等。

狭义的 CPB 是指将血液从心房(或上下腔静脉)引出,氧合后经泵注入动脉,在保证患者组织氧代谢的前提下,为心脏外科或其他治疗提供有利条件。广义的 CPB 则是指将血液引到体外,对血液进行有效的物理和生化调控,使血液接近于生理或人为设定的条件再输入体内,以达到相应的治疗目的,如血液热疗、血液透析疗法、血液沉吸疗法等。

(二) CPB 基本原理

图 7-1-1 简述了体外循环的基本原理。未氧合的血液通过静脉导管从右心房(或上下腔静脉)以重力引流的方式引至氧合器的静脉回流室。静脉引流管有流量调控装置,可控制静脉回流量或心脏充盈情况。静脉回流室同时接受心外吸引和心内吸引的血液(或液体)。心外吸引俗称右心吸引,通过吸引头和吸引泵将心腔外或可见视野的血液(或液体)吸至回流室。心内吸引俗称左心吸引,是将一根特制导管置于心腔内,将心内非可见血液吸至回流室。变温水箱可调节体外循环管道内的血液温度。气体混合器可根据患者血气情况调节气流量和氧浓度。体外循环中还可通过超滤器排除一定的水分。回流室的血液通过滚压泵或离心泵注入变温器和氧合器。气体混合器将一定浓度的氧送至氧合器使血液在其内发生氧合,氧合器的血流经动脉微栓滤器去除栓子后通过动脉插管注入患者体内。在静脉引流管和动脉管道上有血气监测装置,可连续监测和判断机体的氧供氧耗的平衡情况。动脉管道上还有氧饱和度监测装置和气泡监测装置。动脉滤器连有压力监测装置和循环排气管道。专有心脏停跳液灌注泵灌注停跳液用于心肌保护,在其管道上有压力监测装置和变温装置。

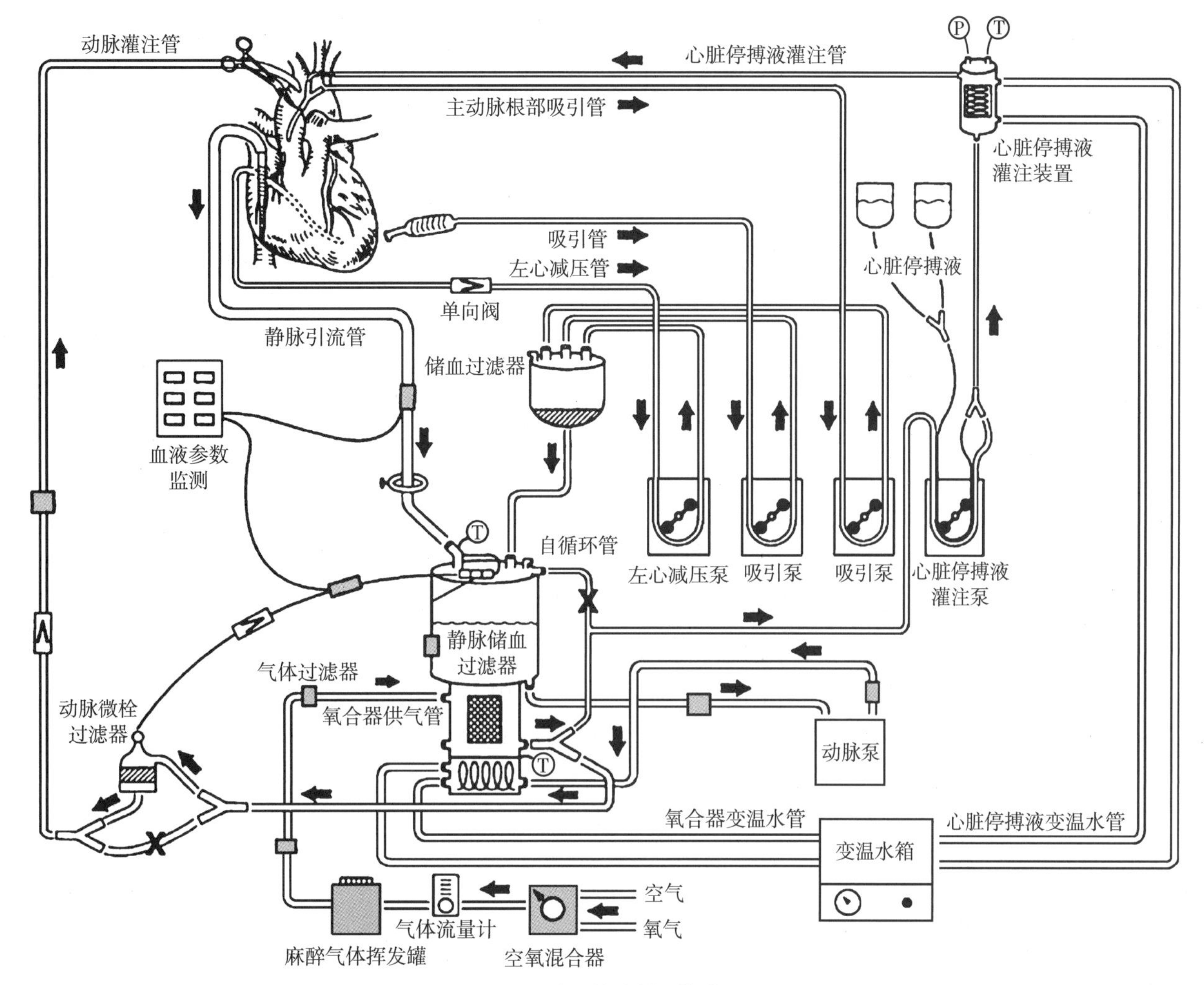

图 7-1-1 常规体外循环管道设置

二、体外循环用品

(一) 氧合器

心脏直视手术中 CPB 的任务之一就是将静脉血氧合成动脉血。这一过程靠氧合器来完成。氧合器可分为血膜式氧合器、鼓泡式氧合器、膜式氧合器(简称“膜肺”)。前两种氧合器已经淘汰,本章只介绍膜肺。

绝大部分静脉血通过引流进入膜肺的回流室,小部分胸腔和心腔的血液通过吸引注入膜肺的回流室。血泵将回流室的血液注入变温室进行热交换,再进入氧合室进行气体交换。血红蛋白(Hb)结合氧气,血液释放二氧化碳,形成氧合血后通过管道注入患者体内。

膜肺结构的核心是血和气体可以在中空纤维膜表面进行气体交换。目前最为常用的中空纤维膜为聚丙烯中空纤维,表面带有微孔,以单丝缠绕或帘状编织缠绕。根据仿生学原理,通过一层蛋白膜或涂层薄膜来实现血液的气体交换。气体和血液不直接接触,对血液有形成分破坏小。膜肺可分别控制 O_2 和 CO_2 的交换,预充量少,与鼓泡式氧合器相比具有明显的血液保护作用,可减少 CPB 中栓塞的发生,改善患者的脏器功能。

新型氧合器大多数采用聚尿氨脂中空纤维变温,其表面无孔,抗压能力强。虽然热传导性没有不锈钢好,但单位体积的有效热交换面积大,变温速度快。新型的氧合器将气体交换的中空纤维和热交换的中空纤维交织在一起,以达到减少预充量的目的。不同的中空纤维内分别有水和气体,中空纤维表面为血液,这样气体交换和变温同时进行,使氧合器的性能大为提高。图 7-1-2 为新型氧合器变温氧合示意图。另外,变温部分一定在氧合室以前,如果复温时血液产生气栓,气栓在通过氧合室时可以被排除。

（二）体外循环机

CPB 机是一种由泵驱动血液按设定速度流动的机械设备。根据在 CPB 手术中的需求不同，可分为主泵和从泵：主泵用来代替心脏供血功能，保证脏器的灌注；从泵主要用于心脏停搏液的灌注、心内吸引及心外吸引（图 7-1-3）。监测时根据血液驱动方式的不同，可分为滚压泵和离心泵。滚压泵根据临床需要通常配有大泵、小泵和双头泵。理想的 CPB 机应为结构简单，体积小，界面设计简单，操作方便，有相应的监测设备及备用电源。新型 CPB 机各泵头可灵活相互更换，数字化程度高，数据采集系统功能强大。在 5G 时代，这些数据可传到云端，通过大数据运算，可达到远程智能化控制。

1. 滚压泵由泵管和泵头组成。泵头又分滚压轴和泵槽二部分。泵管置于泵槽中，通过滚压轴对泵管外壁以固定方向滚动挤压，推动管内液体向一定方向流动。这要求泵管有很好的弹性和抗挤压能力。目前泵管主要有硅胶、硅塑和塑料三种管道。硅胶管弹性好、耐压耐磨性强，但易产生微血栓脱落；塑料管不易产生微血栓脱落，但弹性差、耐磨性差；硅塑管介于两者之间。滚压泵一般为两个同圆心等距离滚压轴，能自身旋转，可减少滚压中的摩擦。泵槽半圆形，与滚压轴同一圆心，表面光滑。在灌注过程中滚压轴有可调性，快速转动时可达每分钟 200 多转，也可每分钟 1 转，滚动均匀，无噪声。

2. 离心泵具有一定质量的物体在做同心圆运动时产生离心力，它与转速和质量呈正比。容器内的液体在做高速同心圆运动时，如果将容器密封，液体将对容器周边形成强大的压力。根据上述物理现象，人们设计了离心泵。液体在一个高速运动器内，圆心中部为负压区，外周为高压区，如果在腔的中心部位和外周部位各开一个孔，液体就会因压差产生流动，当周边的压力高于腔外阻力时，液体即可产生单方向运动（图 7-1-4）。

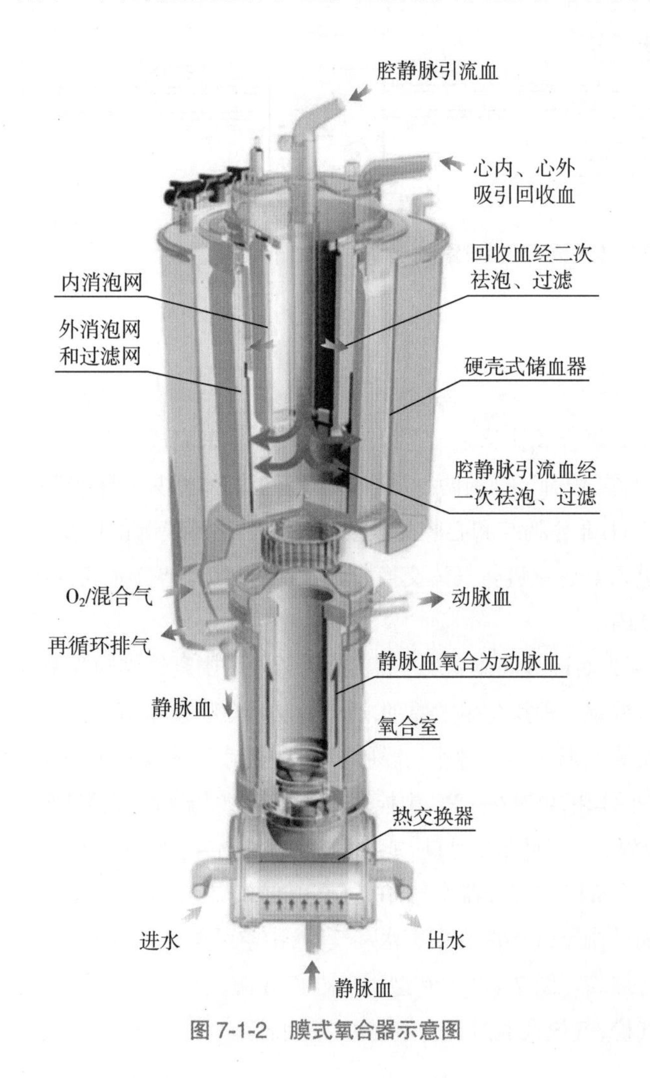

图 7-1-2　膜式氧合器示意图

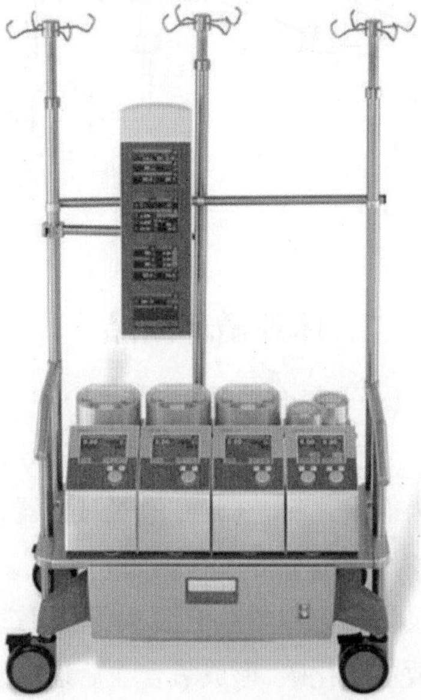

图 7-1-3　Stockert S5 型体外循环机

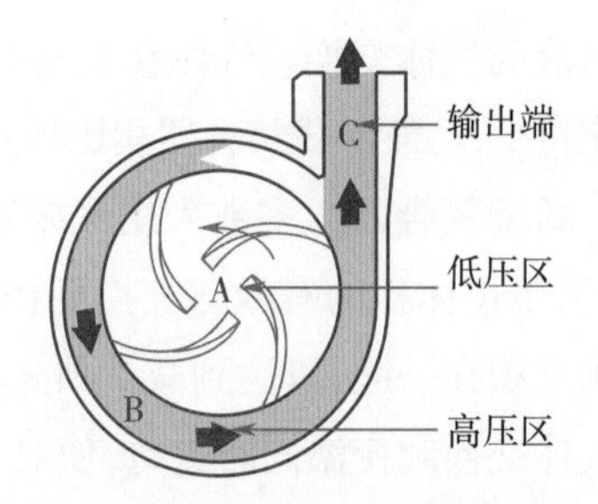

图 7-1-4　离心泵工作原理示意图

离心泵可分为驱动部分和控制部分。驱动部分由泵头和电机组成。电机带动磁性转子高速旋转，通过磁力带动离心泵头内密封的磁性轴承旋转。这种独特的密封分离设计可防止血液渗漏造成的电机失灵，并且电机可反复使用，而泵头一次性使用。离心泵的控制部分要求操作简便、调节精确、观察全面。所有的离心泵均采用计算机技术以达到上述要求，并能对自身状态进行自检，一但出现问题，及时报警并出现提示符以利调整。可以事先设定储存一些参数，如报警、各类报警上下限等。所有离心泵都可同时显示流量和转速。每个离心泵配有一个流量传感器，分为电磁传感和超声多普勒两种类型。

离心泵和滚压泵的性能比较见表 7-1-1。

表 7-1-1　离心泵和滚压泵的性能比较

性能	离心泵	滚压泵
流量	与转速呈正相关	与转速呈固定关系
类型	开放，限压	闭合，限量
血液破坏	较轻	较重
微栓产生	不能	可以
意外进气	不能	可以
远端阻塞	管道压力增高有限	管道压力增高至崩裂
长期灌注	适合	不适合
机动性能	良好	较差
血液倒流	转速不够时可发生	不会发生
费用	较高	较低
体积	较小	较小

（三）滤器

CPB 中有微栓产生，这些微栓可直接阻塞微血管，对组织器官产生损伤，特别是脑和肺。滤器可有效地预防栓子进入体内。滤器根据滤除物质的大小可分为一般滤器、微栓滤器和无菌性滤器。一般滤器，滤除栓子大小在 70~260μm，在机制上以渗透式为主；微栓滤器滤除栓子在 20~40μm，以滤网式为主；无菌性滤器机制上为渗透吸收式，滤除细菌甚至病毒。

CPB 中滤器应用于多方面（图 7-1-5），本章只介绍动脉滤器、回流室滤器、晶体液滤器。

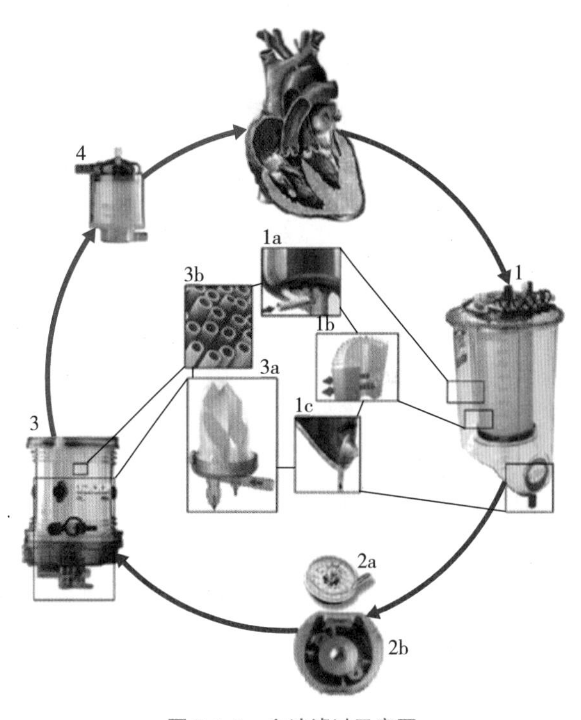

图 7-1-5　血液滤过示意图

血液的滤过：血液通过由多孔塑料泡沫和聚丙烯网组成的储血灌的中柱（1b）。多孔塑料泡沫为血液提供了曲折复杂的流动路径，以去除微栓。聚丙烯网目的是除去气体微栓子。通过以上二者，可去除直径 40μm 的微栓。来自储血罐滤过后的静脉血（1c）泵入热交换和氧合区域（3）。动脉泵为滚压泵（2a）或离心泵（2b）。血液通过由折叠式塑料涂层铝或聚丙烯膜组成的热交换器（3），完成血液的变温（3a）和氧合（3b）。标准体外循环管路的最后一个组成部分为动脉前 40μm 的动脉管路的滤网式滤器（4）。该装置可以进一步去除微栓和气泡。液体流经该装置的路径是由上至下，这是分离气体的关键性质。

1. 动脉滤器是 CPB 血液进入体内的最后一道关口，可明显减少心脏手术的脑并发症。动脉滤器的孔径在 20~40μm，大多数为滤网式。使用动脉滤器时，应根据患者的体重选用适当的型号。滤器的网状结构易储存气体，排除较困难，预充前应吹入 CO_2，使滤器内的空气被 CO_2 置换，即使有小量 CO_2 气体残留，可以溶解形式储存于血液中。动脉滤器顶端有一排气孔，它可用来排除滤器的气体，同时也可用来监测管道压力。在灌注时应注意，这是一分流途径，在低流量和停机时应将其关闭。

2. 回流室滤器是 CPB 中微栓的主要滤除装置。它滤除来自心腔内或手术野吸引血带来的微栓，如组织碎片、滑石粉、小线头等。回流室滤器一般为渗透式，在最外层有 60~80μm 的滤网，血液经混合方式滤过后 25μm 以上的微栓可清除 90%。回流室的滤过特点表现在滤过量大，压力低，它要求滤网吸附水能力小，动态预充量小，流量高。在血液未经肝素化前不能将其引至回流室内，否则可产生凝血阻塞滤网。

3. 晶体液滤器（预充滤器）有研究发现氧合器、泵管、晶体预充液都含有一些微栓，大小为 5~500μm，包括插头、玻璃、纤维、化学结晶、塑料、毛发、蛋白等。CPB 前滤除这些可明显减轻栓塞，还可减少感染的发生率。CPB 管道预充时加 5μm 的滤器，流量 5~6L/min 条件下运转以滤除 5μm 以上的微栓，这一标准仅对晶体液有效，预充完毕后将此滤器废弃。

（四）血液超滤器

1. **基本原理** 通过一个半透膜的滤器，将血液中的水分和可溶性小分子物质与血管内细胞成分和血浆蛋白分开并滤出（图 7-1-6）。它与血液透析不同，不需要透析液，简单容易操作，其滤过的驱动力主要靠膜两侧的跨膜压差：跨膜压差 =（滤器入口血压 – 滤器出口端血压）/2+ 出水侧施加的负压。一般滤器膜两侧所允许的压差范围在 100~500mmHg。

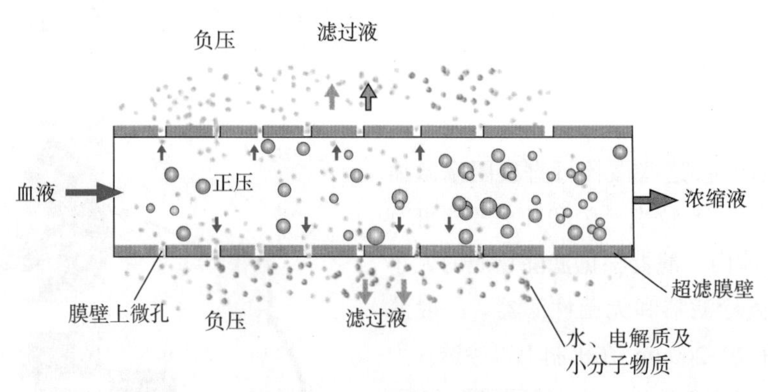

图 7-1-6 超滤膜滤过原理

影响滤过的因素如下。

（1）跨膜压（TMP）：根据 Starling 定律，TMP 越大，滤出的液体越多，如果超过 TMP 高限，就有可导致红细胞破裂以至溶血。

（2）血流量：如果血流量较慢，就会导致大量红细胞堆积在中空纤维中，而增加溶血的可能性，血流过快，不能使液体在短时间内滤出，所以要将流量控制在 100~300ml/min。

（3）膜的厚度。

（4）膜上孔径的数目及孔径的大小。

（5）血液的血细胞比容（hematocrit，Hct）。

（6）温度。

2. **超滤器的类型**

（1）透析型：利用透析膜使血液与透析液之间由于渗透压及超滤压差而起作用，所用材料有醋酸纤维素膜及铜纺膜。

（2）滤过型：模拟肾小球功能，利用较高的跨膜压差，当血液通过滤膜时产生超滤作用，不用透析液，所用材料有聚甲基丙烯酸甲脂系聚合物（PMMA）或聚丙烯腈膜。

（3）吸附型：利用血液通过吸附剂如活性碳而起作用。

3. **滤出液成分** 滤出液的成分与滤膜的孔径大小直接相关，一般膜孔径大小在10~35Å，允许分子量在20 000道尔顿的物质通过，大部分国产滤器的滤过孔径在此范围，目前部分国外的滤器如gambro、mintech的滤器其孔径的大小可允许分子量在65 000道尔顿以下的物质通过，这就意味着相当于肾脏原尿液里的成分都可以自由通过，包括K^+、Na^+、Cl^-、尿酸、肌酸和葡萄糖都能被滤出，其筛过系数为1[筛过系数（sieving coefficient，SC）为可溶性物质被滤器滤出的能力，它直接与分子量大小有关，分子量越大，被滤出效果越差]。这些物质滤液里的浓度和血浆中的浓度相等（表7-1-2）。大分子物质，如白蛋白（分子量为69 000道尔顿）、Hb（分子量为68 000道尔顿）、纤维蛋白原（分子量为341 000道尔顿）及细胞成分（红细胞、白细胞、血小板）都不能透过滤过膜，因此这些物质的血浆浓度将随超滤的进行而升高。特别指出的是肝素的分子量在6 000~25 000道尔顿，理论上将被滤出，在CPB中更应注意抗凝监测。血浆置换滤液中的成分则包含除血液中的细胞成分外的所有物质。

表7-1-2 血液与滤出液成分比较

项目	血液浓度	滤液中浓度	项目	血液浓度	滤液中浓度
钾/($mmol \cdot L^{-1}$)	4.99	5.11	葡萄糖/mg%	188.8	185.8
钠/($mmol \cdot L^{-1}$)	139.2	139.5	白蛋白/g%	2.22	0
氯/($mmol \cdot L^{-1}$)	102.4	103	球蛋白/g%	1.18	0
钙/($mEq \cdot L^{-1}$)	10.1	8.9	红细胞/($10^6 \cdot mm^{-3}$)	2.68	0
镁/($mEq \cdot L^{-1}$)	5.1	4.4	白蛋白/($10^3 \cdot mm^{-3}$)	9.2	0
尿素氮/mg%	9.35	9.24			

4. **应用时注意事项** 超滤时丢失各种电解质及葡萄糖，应注意补充容量的同时加以补充，这对婴幼儿尤其重要。超滤时，分流入滤器的血流量应计算在总流量中，尤其在发绀型心脏病心内回血多更应注意，否则可引起灌注量不足而致全身缺氧。外加负压不宜过大，否则管道被吸瘪反而影响滤出效果。

（五）管道和插管

CPB的基本功能是将回心血液引流至人工心肺进行氧合并回输至机体动脉系统。这一过程有赖于各种CPB管道及插管的“桥梁”作用。理想的CPB管道包括良好的透明度、弹性及可弯曲性、不易扭结和压扁、良好的韧性、散裂率低（内表面颗粒脱落少）、热力消毒耐受性好及良好的血液相容性。

目前CPB泵管主要有硅胶、硅塑（PVC管）、塑料三种管道。硅胶管弹性好、耐磨耐压性强，但在滚压时易产生微栓脱落。塑料管不易产生微栓脱落，但弹性差、耐磨性差。硅塑管介于两者之间。现在临床上越来越多使用硅塑管作为滚压泵的泵管。除泵管的管径外，管壁的厚度是不可忽视的重要参数之一。管壁为3/32英寸（1英寸=2.54cm）的厚壁管因其安全性较高而被临床广泛接受。

CPB管道选择主要考虑以下因素：①患者的安全，即从管道设置方面最大限度增加手术安全的安全性，如在保证CPB灌注及引流等基本要求的前提下管径尽可能小、管道尽可能短，以减少预充量和减少血流与异物接触面积；②配合外科操作，根据手术对CPB灌注的要求设置各种相应管道；③灌注医生操作方便，即在常规操作和紧急情况下能快速安装、连接及进行各种处理；④外科医生易于配合；⑤经济成本。

1. 动脉插管 CPB灌注的动脉血经动脉插管进入患者循环动脉系统，根据不同的手术类型、患者的实际情况及外科医生的操作习惯，临床可选用升主动脉、股动脉及腋动脉等进行动脉插管。对一些特殊手术，必要时可同时采用两个部位的动脉插管，以最大限度地确保不同终末器官的灌注。根据插管的形状（主要是进入动脉内部分的形状）不同，目前临床常用的动脉插管主要以下几种类型。

（1）升主动脉插管：最常用，适合于绝大多数心脏及血管手术。主动脉插管时应注意：主动脉瘤或主动脉瓣置换术的插管部位应尽量靠上，以利于手术视野的暴露；注意动脉壁的质量，如有严重的动脉粥样硬化，插管时易造成斑块脱落，引起栓塞。主动脉插管口径的选择主要根据患者的体重而定（表7-1-3）。过细的主动脉插管会引起CPB灌注阻力增高，甚至导致组织灌注不足；过粗的升主动脉插管可能因其在升主动脉内占有过多位置而影响患者心脏收缩时血液的输出，特别是在终止CPB前可能影响患者血流动力学的稳定而出现“低心排”假象。临床上如患者升主动脉直径较细可选用薄壁的动脉插管，以保证CPB灌注流量，同时不影响患者自身的循环血流动力学。

表7-1-3 升主动脉和上、下腔静脉插管口径的选择参考标准

患者体重/kg	升主动脉插管/Fr	上腔静脉插管/Fr	下腔静脉插管/Fr
<10	8~12	16~20	18~22
10~15	12~14	20~22	22~24
16~20	14~16	22~24	24~26
21~30	16~18	24~26	26~28
31~40	18~20	26~28	28~30
41~50	20~22	28~30	30~32
51~60	22~24	30~32	32~34
>60	24	32~34	34~36

插管时须确保动脉插管在动脉腔内。阻断升主动脉时动脉压力不宜过高，以免造成动脉管壁的损伤，动脉粥样硬化患者更易发生。CPB中应监测泵压，压力突然增高时，应考虑到以下几个问题：动脉插管扭折；流量增加超出动脉插管允许的范围；管内有凝血栓；插管出口顶住管壁。

升主动脉插管可分为直端和弯端插管、普通和钢丝加强插管、薄壁高流量插管、分散血流或“缓流”插管、成人和婴幼儿插管等。

（2）股动脉及其他部位的动脉插管：股动脉、锁骨下动脉、腋动脉及降主动脉等部位的动脉插管方式适用于行升主动脉插管有困难的患者，如再次心脏手术或升主动脉夹层动脉瘤手术等。临床采用较多的是股动脉插管。如经皮紧急CPB或胸部小切口微创手术时，股动、静脉插管辅助静脉引流已成为一种经典的CPB方法。

股动脉插管主要受患者股动脉直径限制，为避免灌注阻力过高，宜尽可能选择较大口径的股动脉插管。股动脉插管可影响同侧的下肢血流，若灌注时间过长，可产生下肢缺血综合征，如酸中毒、肌细胞和神经细胞坏死等。对血管闭塞病和严重主动脉弓或降主动脉粥样硬化的患者，股动脉插管逆行动脉灌注可能导致围手术期脑栓塞、动脉夹层形成或术后肾功能不全。腋动脉很少粥样硬化，腋动脉插管可提供顺行灌注的

血流，可避免上述脑栓塞，并且不容易出现有关插管的并发症。因此对不宜使用主动脉插管的患者，可采用腋动脉插管，主要选用右侧腋动脉。主动脉、股动脉插管各有特点（表 7-1-4）。

表 7-1-4 主动脉、股动脉插管比较

项目	升主动脉	股动脉
插管方法	简单	复杂
髂外切口	无	有
插管口径	较大	较小
灌注方向	顺行	逆行
并发症	少	多
下肢缺血	无	有
适应证	广	窄

2. 静脉插管是保证静脉血充分引流的管道。插管应满足以下要求：充分的静脉引流；良好的手术野；减少创伤。

根据心脏及血管病变不同、手术操作要求及患者的体重，可选用不同静脉插管部位、插管种类和型号。目前临床使用的静脉插管多有钢丝加强，以防止其扭曲导致引流不畅。

3. 心内吸引管主要作用是对心腔内进行减压或吸引心脏内的血液，创造良好的手术野。心内吸引管一般从房间沟下部插入，也可经右上肺静脉、房间隔（卵圆窝）或左心室心尖部置入，通过主动脉根部插针或肺动脉插管引流也可起左心减压的作用。主动脉瓣关闭不全的患者在心脏停跳前一定要插好心内吸引管。否则心脏停跳，血液倒流至左心腔，导致心脏过度膨胀，心纤维过度牵拉，超微结构严重破坏，心肌损伤，造成心脏手术后心肌收缩无力。

如果心内吸引管血流量大，应考虑肺内支气管血流增加、动脉导管未闭、冠状动脉循环阻断不全、冠状动脉窦漏、左上腔静脉等因素，应根据不同情况进行积极纠正。心内吸引管是一种负压吸引，在心脏直视手术中不宜负压过度，否则可使心内膜损伤（婴幼儿更易发生），或阻塞吸引孔使心腔内血液淤滞，影响手术操作。

第二节 体外循环管理

外科手术方式一般要求体外循环（CPB）遵循固定的操作顺序。CPB 一般分为前并行、完全心肺转流、后并行。患者经历生理 - 非生理 - 生理的不同状态，三个阶段都有不同的技术要点，但其作用有不同[1-9]。

一、体外循环术前病情评估

CPB 医生术前必须全面了解患者的病情，在此基础上制订出具体可行的 CPB 方案，确保手术安全、顺利地实施，降低手术危险性，减少术后并发症的发生。

（一）先天性心脏病患者术前评估

1. **左向右分流先天性心脏病患者术前评估** 除观察一般情况外，还需要了解专科情况，判断肺动脉压力、阻力和肺动脉状态，对于选择手术适应证，预测手术效果具有重要意义。

2. **复杂性发绀型先天性心脏病患者术前评估** 术前全面、仔细检查和准确诊断是避免手术失败的重要措施。患者实施手术治疗前，必须行超声心动图检查和心血管造影检查，以明确心血管畸形的类型，大动脉位置和心室的相应关系及肺血管发育状况，还包括术前血氧饱和度和血红蛋白（Hb）情况，这些对于制订 CPB 预定方案及术中管理至关重要。

（二）瓣膜性心脏病患者术前评估

瓣膜性心脏病 CPB 手术的危险性取决于病变的性质和程度。以狭窄为主的瓣膜性心脏病患者，病情恶化通常比较迅速，往往并发严重的心肌缺血、心律失常、栓塞和心力衰竭，心脏往往没有代偿的效能，手术有一定风险。以关闭不全为主的瓣膜性心脏病患者，注意维持动脉舒张压在安全的水平。

（三）冠状血管性心脏病患者术前评估

冠状动脉栓塞的范围越广，对氧供消耗的平均耐受力就越低。

（四）大血管疾病患者术前评估

大血管外科手术常需在深低温 CPB 下进行，对体内环境的影响很大，手术风险显著增加。患者应完善 X 线片、超声、造影、CT、MRI 等各项检查，了解血管病变的位置、范围及程度，血管分支及周围组织受累的情况等，这对插管位置的选择和选择性灌注的方式有重要意义。

二、制订体外循环方法

选择适当的 CPB 方法是保证手术成功的重要因素之一。根据患者的病情、手术方式、手术时间长短、技术条件制订 CPB 方法，同时选择相应的 CPB 设备、物品、药品和监测项目。较简单的手术可选择单一的 CPB 方法，复杂的手术则需要多种 CPB 方法综合应用。CPB 过程中可以通过氧合器内的变温器控制患者体温，根据鼻咽温度分为常温（35℃以上）、浅低温（30~35℃）、中度低温（25~30℃）、中深度低温（20~25℃）和深度低温（25℃以下）。

1. 常温 CPB　该方法仅适合病情轻、手术简单，CPB 时间短的患者。

2. 浅低温、中度低温 CPB　在大多数心脏外科中心，浅低温 CPB 是应用最多的方法。

3. 中深度低温低流量 CPB　适用于心内畸形复杂；动脉导管未闭，动脉导管粗，结扎困难需要封闭的患者；侧支循环丰富，心内手术时有大量回血，影响手术野；大血管病变等。

4. 深低温停循环适合新生儿、婴幼儿心内复杂畸形，成人主动脉弓部动脉瘤手术。深低温时血液黏稠度增加，停循环前 Hct 维持在 24% 左右为宜。特别强调注意脑保护。

5. 股静脉 - 股动脉转流适合降主动脉瘤、重症或异位的动脉导管手术等。鼻咽温维持在 34℃左右。降主动脉瘤手术时，阻断主动脉后，上半身靠心脏维持灌注，上半身血压主要依赖于引流量的控制；下半身靠血泵维持灌注，下半身血压依赖于灌注流量的控制。

6. 左心转流适用于降主动脉瘤。其优点为不需氧合器，并发症少。转流路径为：左心房→回流室→血泵→变温器→动脉微栓过滤器→动脉。

三、体外循环前并行的管理

前并行指从 CPB 转流开始至升主动脉阻断前的这一阶段，此阶段的主要目的是要将患者的体循环和肺循环顺利过渡到完全靠人工心肺支持患者生命，并进行适当的血液降温，为心脏的停搏作好准备。

（一）并行前的准备工作

CPB 正式转流前应根据核对单逐项认真检查核对，有效避免 CPB 意外的发生。

1. 确认肝素的抗凝，通过中心静脉给予肝素 3mg/kg 或 400U/kg，检测激活全血凝固时间（ACT）达标，方可进行 CPB。抗凝不足者应分析原因妥善处理。

2. 连接变温水箱、气源和各种监测设备。核对整个管道的连接及方向正确。

3. 充分了解氧合器的性能，转机前应保持合适的液面。

4. 检查管路有无残余气体，在前并行前应充分排气。

5. 转机前的各种检查，如变温水箱工作状况，压力零点校正，泵管的松紧度，紧急摇把，变温管道的连接等都要确保无误。气源是否通畅。监测仪器零点校正。

6. 准备插管和台上物品，配制停搏液并备好可能用到的各种药物。

（二）前并行的操作要点

1. 动脉插管泵压监测 CPB 刚开始，注意力应侧重于安全监测上，主要是主动脉泵压的测定和氧合是否良好。主动脉插好后，打开测压表，输入一定量的液体同时观察泵压，如果压力快速上升或在流量较小的情况下压力大于 200mmHg，应及时停泵，并通知外科医生予以调整。泵压力异常尤其要注意的是主动脉插管插入夹层。

2. 血流动力学改变前并行是患者生命支持由自身呼吸循环转向完全由 CPB 替代的过渡阶段，是一个从生理到相对“非生理”状态的急性过程，包含血流动力学的改变、呼吸模式的改变、血液质和量的变化及在机体的重分布、内分泌的改变等。其中，血流动力学的变化最明显，特别是动脉血压的降低，其主要原因在于：①心脏搏动灌注变为人工泵平流式灌注；②血液稀释所致的血液黏滞度下降；③体内儿茶酚胺减少使血管张力改变；④低温抑制血管运动中枢，血管扩张；⑤ CPB 操作不当，常见于灌注低于引流；⑥过敏。

CPB 前期的并行阶段对于血压的要求，主要考虑血压对脑和心脏灌注的影响，防止脑低灌注性缺血及心室颤动。不同的患者年龄、病种、是否合并高血压及颈动脉病变等对血压要求应有所不同。发绀的患者由于 Hb 长期处于高水平，全血黏滞度增加，因血液黏滞度对血压的影响较非发绀患者大，所以在 CPB 早期血液稀释会使此类患者的血压下降尤其显著。在能量代谢方面，并行循环早期温度尚未降低，还需要在一定的灌注压下提供组织氧供。从脑对灌注压力调节角度考虑也需要适当的血压。在成年人特别是老年患者往往合并高血压或冠状动脉阻塞性病变，即使在 CPB 早期也应尽量避免动脉血压的过度降低。

临床上，前并行期间维持血压的方法：①通过静脉控制引流保持心脏适当的前负荷，做到静脉控制缓慢开放，动脉流量缓增；②引流充分的条件下，适当提高灌注流量；③应用 α 受体激动剂适当增加后负荷，常用去氧肾上腺素，剂量 40~50μg，分次给予直到起效。

在前并行期间，应注意过敏的发生。CPB 心血管手术容易发生过敏事件，因为各种预充液的成分包括人工胶体、库血、肝素、抗生素等都有可能成为过敏源，发生过敏时关键要作出快速判断，比较典型的临床症状可表现为动脉压的快速下降，氧合器回流室液面降低，有效循环容量不足，其他可能还有皮疹、面部发红等。处理此类低血压时，应注意在补充血容量，提高灌注流量的同时，适当的给予缩血管药物，增加血管的外周阻力和张力，减少血管内液体向组织间隙的转移，也可适当使用抗过敏药物如苯海拉明、钙剂等。

3. 部分心肺转流并行循环期间，只有一部分体循环回心血液引流入 CPB 管路，其余部分体循环回心血液进入右心房，右心房的血液进入右心室，之后进入肺血管床，在此进行气体交换，这些血液回到左心系统继而射入主动脉进入体循环。所以，此时心脏必须跳动且能保持有效射血，同时肺需要通气，否则，进入右心房的静脉血没有进行气体交换又直接进入体循环，可发生低氧血症或高二氧化碳血症。如只有血流没有通气，血液滞留于肺血管床，血细胞激活后释放的炎性介质会加重肺泡的炎性渗出，甚至导致肺水肿。

相对于完全心肺转流，二级单房管引流时，并行循环可以通过用静脉阻断钳控制静脉引流来完成，而上下腔静脉插管时则可通过逐个开放静脉控制引流。当采用股静脉插管时控制引流的方法同样通过管道钳来实施。

4. 通气与给氧策略使用膜肺在开始 CPB 时应先转流后开通气体，而停机时相反，应先关闭气后停机，始终保持转流过程中膜肺内的血相压力大于气相压力。目前所用膜肺通气血流比例（V/Q）在 0.5~0.8 就能很好地排除二氧化碳。但对于术前合并慢性呼吸功能不全的患者，前并行期间的通气量不宜采用过度通气，此类患者血液中的[HCO_3^-]/H_2CO_3 在高水平下保持 20∶1 平衡，一旦过度通气 CO_2 极易透过血脑屏障，而 HCO^-_3 却不易透过，会使脑血管内[HCO_3^-]/H_2CO_3 失调，出现代谢性碱中毒，脑血管收缩，增加神经系统并发症的概率。

在逐渐增加腔静脉引流的同时，要严密观察氧合器的工作情况，观察指标包括静脉血氧饱和度(S_VO_2)和动、静脉管道内血液的颜色。在整个前并行阶段，全身的血供一部分靠 CPB 机供给，部分靠患者自身心脏供给，因此，此时呼吸机应继续工作，保持通气。只有当心脏血供阻断后，心脏停止射血，CPB 过渡到全流量转流后，才可停止呼吸机通气，并关闭吸入麻醉药，停输静脉血管活性药物。

先天性心脏病发绀的患者，术前机体组织处于缺氧状态，CPB 开始时如果氧浓度较高，心肌、肺组织暴露在突然增加的高氧张力下，导致在抗氧化能力有限的缺氧的心肌中产生大量氧自由基，即出现所谓的缺氧 / 再给氧损伤，表现为心排血量降低，心室功能抑制，过度收缩，肺血管阻力增加，肺泡损伤和肺泡 / 动脉氧张力下降。再给氧后自由基的产生和心肌功能不全的程度与氧分压的增加成正比。因此，对于这类患者 CPB 开始时氧浓度一般设置在 30%~40%，尽量将氧分压(PO_2)控制在 80~100mmHg。新生儿患者即使无发绀，也禁止使用 100% 氧浓度。

5. 降温的控制除遵循水温与血温的温差原则外，一般 CPB 开始后，不要急于降温，应与外科医生交流后确定是否开始降温。必要时还应给预充液加温到 35℃，如巨大左心室、主动脉大量反流、新生儿及婴幼儿患者，避免预充液温度过低刺激引起心室纤颤。另外还应根据手术的难易程度，预计阻断的时间长短，是否发绀伴有丰富的侧支循环来确定降温的程度。

6. 静脉引流的管理在上、下腔静脉完全阻断后，患者心肺系统隔离，所有的静脉回心血液必须进入 CPB 系统。静脉血液由静脉插管和管路被引流入储血室。上、下腔静脉大小选择不当将直接影响静脉引流，通常下腔静脉插管较上腔静脉插管略粗。对于存在永存左上腔静脉的先天性心脏病患儿、内脏异位综合征患者，肝静脉与下腔静脉中断，肝静脉直接引流入右心房底部或左上腔静脉，都需要在降温之前进行插管，此时，一般选择直角静脉插管容易操作，且不影响手术野。微创手术时，由于使用较细的静脉插管，或为了缩短管道氧合器安装较高，此时，使用静脉负压辅助引流系统可增加引流效果。

7. 外科的配合待鼻咽温降至预定值时，术者可行上、下腔静脉和升主动脉阻断。一般阻断顺序为下腔静脉、上腔静脉、升主动脉。当上、下腔静脉阻断后要严密观察中心静脉压(CVP)、氧合器内血平面、颜面部皮肤颜色的改变。如发现有静脉压上升、血平面下降、面部发绀应及时通知外科医生调整阻断带的松紧度或插管位置，以免造成组织器官瘀血水肿、灌注不良和代谢障碍。尤其是上腔静脉若引流不畅将会造成脑组织血液循环障碍，同样，下腔静脉引流不畅可造成肝脏、肾脏、胃肠道瘀血和低灌注状态，出现腹水。

8. 液面维持并行期维持一定的液平面是 CPB 还行的前提。如果液平面低，不要急于添加液体，在排除动脉过度灌注的因素外，应考虑如下因素：①静脉管道阻塞，如大量气体，管道扭折等，此时应及时排除管道内气体或理顺管道。②插管过深，如果上腔引流管过深，表现为 CVP 骤增，颜面部肿胀，眼结膜充血。下腔引流管插入过深难以发现，可根据钳夹引流管对回流状态予以判断。通过与外科医生的沟通及时调整管路，保障血液引流。③血液丢失，如果胸膜破损，大量血液可残留在胸腔，应及时吸回 CPB 系统。血液还可通过手术创伤、血管穿刺等部分流失至体外。在上述情况排除后，根据血液稀释度，可酌情添加血制品或血浆代用品。

9. 其他特殊情况

(1) 主动脉导管未闭的手术一定要有一试阻断的过程，在阻断后如果发现下腔静脉回流减少，下半身温度变化缓慢，可能是主动脉弓中断，应及时松开阻断，改用其他手术方式。

(2) 二次手术的患者前并行中，除维持好心跳外，还应在下肢准备好动脉通道和心外吸引管道，以在大出血时利用此通道建立 CPB，维持组织灌注。

（3）前并行气源不畅的直接判断是动脉血颜色发暗。可能因素为气源未开，气管阻塞。

（4）一些特殊手术，如复杂先天性心脏病、严重动脉钙化不能阻升主动脉，二次心脏手术需要心脏的跳动。此时保持温度在 32℃以上是心脏正常跳动的前提之一。此时要求灌注医生在转前对 CPB 转流预热和转中的保温。

四、体外循环中的运行管理

CPB 的运行期通常是指冠状动脉循环的阻断到恢复。此时的基本任务有两个方面，即保障患者安全和为外科提供良好的手术条件。由于本书的篇幅和结构，其内容只进行简述。

（一）保证机体的氧代谢

1. **实际流量控制** CPB 灌注流量应能满足机体的基本需要。CPB 时流量的计算成人可按体重或体表面积来算，小儿的体表面积差异太大，临床习惯使用体重计算。CPB 过程中，不同温度、年龄、病种、体表面积，甚至不同灌注医生所给与的流量也不尽相同。原则是做到灌注合理，既要考虑到足够的流量，也要防止过度灌注。在 CPB 情况下，主要根据静脉氧饱和度作出给与流量的判定，如果静脉氧饱和度小于 60%，在氧合器功能无误的前提下应积极提高流量，以满足机体氧代谢平衡。灌注流量不足可表现为：混合静脉血氧分压低于 30mmHg，静脉血氧饱和度（S_VO_2）低于 60%。长时间可出现 pH 值下降，BE 负值增大，血乳酸值升高，首先的处理是提高流量。

2. **氧代谢的监测** CPB 中测定混合 S_VO_2 具有重要意义，能判定机体氧供需的情况。在动脉血流、氧含量恒定时，随着氧耗的下降，S_VO_2 会上升。如果混合 S_VO_2 低于 60%，提示循环灌注不足，此外乳酸升高也提示灌注不足，此时积极提高流量可增加缺血组织的灌注。虽然监测 S_VO_2 是 CPB 的常规手段，但是 S_VO_2 在正常范围，不一定表明机体氧供需平衡，如微循环的短路。

CPB 保证脑血流意义重大。脑氧代谢的实时监测可为 CPB 当时流量提供有力证据。颈静脉球血氧饱和度（$SjVO_2$）监测可以准确反映脑组织氧供需的平衡关系。$SjVO_2$ 的正常范围为 55%~75%。通常认为 $SjVO_2$<50% 提示氧供减少，多见于脑供血减少（低血压、脑血管痉挛、颅内压增加）或氧耗增加（发热、CPB 复温过快）；$SjVO_2$>75% 提示脑代谢下降，可见于低温、镇静，异常增高可见于脑死亡或动静脉短路。

局部脑血氧饱和度（rSO_2）监测可以实时连续地监测脑氧代谢。经颅近红外线（NIRS）测量的是所有血红蛋白（Hb）即混合血管床的动静脉混合血氧饱和度，rSO_2 主要代表静脉部分（占 80%），正常范围为 55%~75%，反映脑氧供需平衡，同时 rSO_2 不受低温、无搏动血流和停循环的明显影响，是深低温停循环时监测脑氧合的有效方法。常温下 rSO_2 一般不应低于 60%。rSO_2<0.38 时，提示脑氧合明显不足，可能出现术后神经系统并发症。局部脑血氧饱和度的动态观察意义更大。rSO_2 进行性降低提示脑氧供不足，应尽量增加脑血流的供给。

3. **分流量的控制** CPB 机显示的泵流量并不等于机体得到的灌注量，因为血液经泵流出后受很多因素的影响，因此在监测实际灌流量时应排除以下因素。

（1）侧支循环分流：发绀型先天性心脏病如法洛四联症侧支循环非常丰富，侧支循环分流量可高达灌注量的 1/5~1/3，严重影响全身血流量，因此 CPB 中应常规测量心内回血量，并调整总灌注流量。

（2）存在动脉导管未闭：手术前漏诊或 CPB 前动脉导管未闭未予处理，使 CPB 中部分灌注量通过未闭导管分流至肺动脉。一方面肺血过多损伤肺组织；另一方面全身灌注量减少影响机体血供。

（3）升主动脉阻断不全：主动脉阻断不全时，大量血液分流到左心室，全身灌注流量下降。

（4）使用血液超滤：通过血液超滤器的血量是从动脉泵出血液的分流，根据需要分流量为 150~400ml/min，而且分流量随动脉灌注流量、压力而改变，因此需根据具体情况增加灌注流量。

（5）使用含血停搏液：加入停搏液的氧合血是从动脉灌注旁路分流出来配制的，尤其是采用持续灌注含血心脏停搏液者，注意分流血量对灌注流量的影响。

4. **压力控制** CPB 过程中的灌注压力一直都是一个有争议的话题。总体来说 CPB 的灌注流量比压力重要，尤其是在血液稀释的情况下。流量优先管理方式能够保证机体足够的灌注。正常情况下，脑和心脏的血液供给需要一定的压力，保证脑血流为 CPB 术中主要关注点。

生理情况下器官血流的自我调控是在神经、体液的调节下进行的，能够保证器官在不同的灌注压力下，维持相对恒定的器官血流。有些器官在 CPB、血液稀释、低温的情况下，仍然保持这种自我调节功能。有研究表明，在低温 CPB 下，二氧化碳对中枢神经系统血流的影响仍然存在。压力对流量的影响在 CPB 状况下也仍然存在，血流量与代谢相互匹配的情况下，随着温度的降低，中枢神经系统的灌注压力逐步下降，对压力能够自动进行调控的低限由正常状况下的 50mmHg 降为 30mmHg。在 CPB 时此压力水平虽然偏低，但由于患者的静脉压为负值，其微循环的有效灌注压能可维持在正常范围。对于高龄、高血压、糖尿病的患者 CPB 中的灌注压力应适当提高。

（二）保证血液抗凝

CPB 必须在肝素化的条件下进行，肝素化过度会出现出血并发症，肝素化不足则发生内源性凝血，这些均会对患者造成灾难性的后果。所以在 CPB 前和 CPB 中监测肝素化的效果极其重要。

肝素抗凝的个体差异很大。CPB 中监测肝素的抗凝效果比监测肝素浓度更具有临床意义。激活全血凝固时间（ACT）是 CPB 期间肝素抗凝效果监测的金标准。CPB 理想的 ACT 为 480 秒。Yong 等研究了不同 ACT 与纤维蛋白单体的关系，发现 ACT<400 秒时抗凝不足，建议 CPB 时至少保持在 400 秒以上。

CPB 中定时测量 ACT 极为重要。一般在心脏停跳后抽血检查血气和 ACT，如 ACT<480 秒追加肝素，5 分钟再查，直至 ACT 达到目标值。低温每小时监测一次 ACT，复温每半小时监测一次 ACT。如果多次给予肝素 ACT 仍然达不到目标值，应查找原因，积极处理。温度较高的 CPB 肝素代谢快，尿量多肝素排除也多，此时应积极补充肝素。

（三）防止气体进入体内

1. **气体来源** CPB 中气泡来源包括气/血比例过高、应用鼓泡式氧合器、心内或术野过度吸引、回流室内血平面过低、氧合器排空、变温器水温与血温温差过大（>10℃）、药物注射入管路、左心吸引管装反、外科操作、膜式氧合器中膜有破损、加入冷库血并急速加温、心腔内排气不完全、动脉泵管破裂、灌注心脏停搏液时进气等。微气栓数量和大小在一定范围内，不至于表现出明显临床症状，但如果不慎进入重要组织器官内如冠状动脉、脑血管可能引起严重后果。

2. **预防措施**

（1）加强监测：将气泡探测器探头固定于 CPB 动脉管路上，如有气泡随血流经过即可发现。

目前多数 CPB 机都配备有液面报警装置，以防止转流过程中氧合器贮血室内液体排空而使循环管路进气。

通过 TEE 可清楚观察到心腔内气栓的活动状况，并指导外科医生术中排气。

（2）积极预防：提高责任心是防止动脉大量进气的主要因素。膜肺的应用可明显降低微气泡的产生；动脉滤器可有效排除气栓；尽量从静脉路径给药；复温时温差不要过大；CPB 中液平面要留有余地，以防打空；手术野二氧化碳吹入，对外科操作导致气栓预防也有积极意义。

（四）其他安全措施

1. **温度控制**

（1）温度监测：CPB 期间通常建议进行三个部位的监测。①以鼻咽温度作为大脑温度，最快速反映动脉血液和脑部温度；②膀胱或直肠温度作为简捷的躯体温度；③ CPB 动静脉管道的温度可以快速判断血液温度，防止有危险的低温或高温。

（2）温度控制：心血管外科的大部分手术需要低温 CPB。对 CPB 心脏直视手术时，降温可以通过体表及血液降温来实现。通过 CPB 机血液降温，如降温速度较快，可导致各组织器官降温不均匀。

CPB 复温时，食管和鼻咽温变化较快，而膀胱及直肠温度变化较慢。食管温度和鼻咽温度可反映心、脑重要器官的温度，复温时主要以这些部位的温度为依据。CPB 降温、复温后，温度都会下降，通常称为续降或后降，这是机体温度趋于平衡的结果。CPB 复温阶段，应避免氧合器动脉端血温过高造成的高温脑损伤。

2. CPB 系统监测

（1）氧合器性能监测：现在的氧合器都是集氧合、变温、贮血为一体结构。在保证氧气源条件下，血气比例在降温过程中可逐步降低，可降至 1 :（0.8~0.5），而在复温过程中血气比例可适度增加。一般维持动脉血氧饱和度不低于 95%。

（2）动脉泵压力：动脉泵压力来源于自泵到动脉内插管尖端之间的阻力，是其间每个部分阻力的综合反映，也受其间各部分直接影响。正常情况下泵压为 200mmHg 以下，一般不超过 250mmHg，如果太高则可发生各部分连接处崩脱。常见使泵压增高的危险因素有以下方面。

1）动脉插管或接头选择不当：动脉插管过细或动脉管道连接管过细，阻力增加同时灌注量也将受到影响。

2）动脉插管位置错误：动脉插管误入动脉夹层，CPB 一开始就立即表现出泵压急剧增高，同时插管处动脉膨出，应立即停止 CPB，及时处理。在小儿可因升主动脉插管位置不当，如插入一侧颈动脉内，不但出现泵压增高，而且可引起脑严重并发症。

3）动脉插管或管道梗阻：动脉插管固定不良发生扭曲，管道意外钳夹或扭曲，使阻力增高。

4）抗凝不足：肝素用量不足或未及时补充而发生凝血反应，使动脉血滤器内、动脉管道或动脉插管内发生凝血致部分阻塞，使阻力增加，如用泵后型膜式氧合器可因氧合器内发生血凝块，使阻力增加。

5）外周血管阻力升高：由于药物或其他原因，使外周血管剧烈收缩，导致阻力增加，使泵压上升。如给予肾上腺素、去甲肾上腺素过量。

3. 内环境的调节

（1）水平衡：CPB 中因各种因素使血液处于过度的稀释，心力衰竭患者水潴留严重伴贫血，术中大量的液体进入 CPB（晶体停跳液、冲洗液）。此时可应用血液超滤技术。

（2）血气管理：CPB 理想的氧分压为 100~200mmHg，通过气体混合器的氧浓度进行调节。CPB 理想的二氧化碳分压为 35~35mmHg，通过气体混合器的气流量进行调节。气流量和灌注流量的比例为 0.5~1，根据血气结果随时纠正。

（3）电解质：CPB 中根据实验室结果进行调节，一般维持在正常的生理范围。

（五）为外科提供良好的手术条件

CPB 为心脏直视手术提供条件主要有两方面，分别为静止的手术野和干净的手术野。前者与心脏停跳有关；后者与温控、流量、吸引有关。

1. 心脏停跳主要通过灌注停跳液完成。其基本要素为高钾和低温。灌注部位包括由升主动脉顺行灌注或经冠状静脉窦逆行灌注。灌注液种类为单纯晶体停搏液或含血停搏液。含血停搏液中血液与晶体液的比例为 1 :（1~1 : 4）。根据所用设备及灌注部位不同灌注压力也不同，通常主动脉根部的灌注压力控制在 100~150mmHg。灌注效果以心肌电机械活动停止为标准。每次灌注量为 10~30ml/kg，每隔 30 分钟灌注 1 次，记录手术全程的灌注总量。如果应用 HTK 液或 Del lido 液间隔时间可在 2 小时以上。

2. 低温低流量灌注心脏直视手术中一些血液可通过侧支循环影响手术野。低流量的目的就是使侧支循环血流量减少，以利外科医生手术。为了保证氧代谢的平衡，通过降温使机体的氧耗降低，进而保证患者的安全。具体降温程度和低流量控制应根据手术特点和机体代谢状况而定。氧代谢的监测为低温低流量灌注主要依据，混合 S_VO_2 应大于 60%。

3. 停循环一些主动脉手术涉及主动脉弓，需要进行停循环完成一些关键的手术步骤。CPB 采取深低温停循环为外科手术提供干净的手术野。深低温停循环能不用尽量不用，停循环时间能短尽量短，超过 30 分钟的停循环尽量分段停以减少长时间停循环对机体的损伤。CPB 采取的全身深低温停循环，对脑进行局部灌注，以期延长停循环的安全时限，避免严重脑并发症的发生。目前主要有两种方法停循环。

（1）脑顺行灌注：通过无名动脉、左颈总动脉或右锁骨下动脉插管，在全身停循环时进行局部脑灌注，灌注流量 5~10ml/（kg·min）。CVP 不高，面部颜色正常，无充血或发绀，头面部皮下组织无水肿，经颅脑血氧饱和度 >50%。

（2）脑逆行灌注：采用上腔静脉作为灌注部位，即停循环时将 CPB 泵的动脉管道与上腔静脉插管相连进行灌注。灌注流量 200~500ml/min，灌注压 15~20mmHg，不超过 30mmHg，全身温度（20 ± 2.5）℃。灌注指标同“脑顺行性灌注”。

4. 吸引器为了手术野的干净，心脏手术要使用多种吸引。大致可分为三种，分别为普通吸引、心内吸引（俗称左心吸引）和心外吸引（俗称右心吸引）。心内、心外吸引通常是应用滚压泵来进行的。

普通吸引通过中心负压将废液，如晶体停跳液、手术冲洗液等吸至体外废液瓶。含血液的晶体停跳液和手术冲洗液可吸至洗血球机，通过处理排除废液保留红细胞。

心内吸引是将心内的血液吸至回流室，对保持心内手术野干净有重要作用。心内吸引量取决于手术的类型，通常瓣膜病与先天性心脏病尤其是发绀型患者较多。降低流量是减少心内吸引的有效方法。冠状动脉循环阻断后如心内吸引异常增多，应考虑动脉导管未闭、主动脉阻断不全等情况。应及时与外科医生沟通，发现问题，马上处理。

心外吸引主要将心外的血液吸至回流室，也可配合心内吸引将心内的血液吸至回流室。从手术野（尤其是心包内）吸引回来的血液通常是被高度激活的，表现在凝血、纤溶、白细胞（包括单核细胞）和血小板方面，特别容易形成血栓。被认为是造成溶血、微粒释放、炎性介质（如细胞因子）、S-100B、内毒素及血小板损伤与破坏的主要来源。

五、后并行的管理

后并行是指从心脏复苏（即心脏复跳）成功开始，至停止 CPB，也称为辅助循环期，包括辅助循环和停止 CPB 两部分。患者顺利停机，脱离 CPB 支持这一过程的完成客观上取决于患者心脏功能和呼吸功能。合理恰当的准备工作是成功脱离CPB的关键，大致可分为四个部分：心脏准备；肺的准备；实验室数据检查；其他如药物，除颤器、起搏器等的准备。

（一）心脏准备

理想的心脏复苏是升主动脉开放之后，心脏能自动复跳。尽管如此，自动复跳率并不能作为心肌保护和评价心功能好坏的主要指标。部分患者心脏是以心室颤动的形式恢复电活动的，往往需要电击除颤。开放升主动脉后，维持足够的灌注压，心脏冠状动脉才能得到血供，一般成人平均动脉血压至少在 50~90mmHg，婴幼儿在 30mmHg 以上。低温本身就可导致心室颤动，因此较低温度下除颤可能不会成功。成人患者复苏困难多见于心室肥厚或巨大左心室的患者，除在阻断期对心肌保护给予足够重视外，可采用开放前温血灌注，或针对心脏状态用药抑制或增加其兴奋性，如肾上腺素、利多卡因，胺碘酮、β 受体拮抗剂等，或重新阻断灌注停搏液，让心脏休息 1~3 分钟后再恢复血流，即所谓的“二次停搏”法，往往能取得较好的效果。

心脏恢复自身泵血功能之前，从以下五方面稳步调整心脏的参数到最适程度，即节律、心率、前负荷、后负荷和心肌收缩性。

1. **节律与心率** 停机前理想的节律为窦性心律。心房扑动或心房颤动，即使是CPB前就已存在，常能通过电复律转为正常窦性心律。对于室性心律失常，应查找原因对症治疗，必要时使用抗心律失常的药物，对于出现房室传导阻滞者应安装临时起搏器。CPB停机后早期，维持适度稍快的心率（成人75~95次/min，婴幼儿125~145次/min）有利于最大限度地提高心排血量，特别对婴幼儿及每搏输出量受限的患者（如室壁瘤切除）尤为重要。心率慢的治疗很容易通过起搏器来实现，但一般首先通过使用山莨菪碱、β肾上腺素等来提高心率。对于停机前的心动过速，应针对不同原因区别对待。

2. **前负荷** 心脏的前负荷在停机调整流量的过程中来控制。CPB前的CVP常可作为停机后所需容量负荷的参考值。对于合并有肺动脉高压、严重左心功能不全或没有放置肺动脉导管的患者，外科医生可考虑在闭合心脏前通过房间隔放置左心房测压管，根据左心房压来判断前负荷是否充分可能更合理。对于术前心功较差或有主动脉瓣反流的患者转流前应放置心内引流管，以防术中各期心脏膨胀，避免忙乱被动。

3. **后负荷** 全身血管阻力（SVR）是最容易控制的心脏后负荷，它是决定心脏做功和氧耗的最主要因素。CPB停机前适当的降低SVR将有利于心脏功能的恢复，一般通过加深麻醉来实现。在降低SVR的同时，会反射引起心率的增加。对于过低的SVR（CPB中常表现为高流量灌注下而动脉压很低）应适当采用α受体激动剂来纠正，但平均桡动脉压也不应高于100mmHg，过早地加大后负荷同样会增加心肌的能量消耗。

4. **心肌收缩性** 终止CPB之前，心肌的收缩力也应调整到最佳状态。术前心功能受损（低EF）、高左心室舒张末期压力（LVEDP）、高龄、长时间转流和阻断时间及心肌保护不当等患者，心脏收缩力在术后进一步降低，在尝试停机之前就开始使用正性肌力药物支持，必要时考虑心室辅助或主动脉内球囊反搏（IABP）。

5. **预防性应用正性肌力药物** 主动脉阻断造成的心肌缺血会导致明确的心肌顿抑。在慢性心肌缺血的病例，成功的冠状动脉再血管化可以改善心室功能。主动脉瓣狭窄的患者由于慢性压力过载而造成的室壁心肌向心性代偿性肥厚，换瓣后心室功能的改善使室壁应力趋向正常。与之相反，二尖瓣反流的患者换瓣后由于术后左心室压力较术前明显增加而会导致术后心室功能不全。心室切开会严重影响术后心功能，可能在这一过程会损伤冠状动脉的重要分支或有存活心肌被切除后造成心肌顺应性的减低。

对术后药物支持的预判需要回顾术前和转流前的血流动力学数据及手术过程，如术前EF，术前、术后经导管测得左心室充盈压力的对比，心力衰竭史，转流前心脏指数，术中心肌保护的效果，CPB的时间，是否适当地外科矫治等都会影响术后预防性强心药物使用的决策。这种预处理的目标是避免心脏过胀、低血压和再次转机的可能，平稳过渡到顺利脱机。

（二）肺的准备

1. 后并行期间，患者心脏开始搏动供血，肺也开始进行气体交换。使用上下腔静脉引流者在开放上下腔插管阻断带后呼吸机就应通气，使用单根右心房插管引流者，应在开放升主动脉血流后就给予通气。在逐渐减低流量的过程中应观察呼气末二氧化碳和脉搏氧饱和度的变化，判断肺的通气和血流状况。

2. 停机之前，应气管吸痰，必要时用生理盐水冲洗，吸尽气管和肺内的分泌物，放置胃管实施胃肠减压，防止胃液入气道影响通气，用30~40cmH_2O压力叹气式手控呼吸，并感觉肺的顺应性，然后用100%氧气机械通气，对于冠状动脉搭桥的患者，此时外科医生要注意查看随着肺的膨胀是否影响内乳动脉，甚至有撕裂吻合口的可能，开启呼吸监测的报警装置，外科医生检查两侧胸腔是否有积血和肺不张。具体步骤如下：①清洗并吸引气管；②吸引胃管；③直视下手控膨肺；④100%机械通气；⑤查看是否有肺不张；⑥感觉肺的顺应性；⑦开启呼吸监测与警报；⑧检查胸膜是否破裂、胸腔积液。

（三）实验室数据检查

CPB常导致代谢、血气电解质等的异常，应在停机之前尽量调整到正常范围，在开放升主动脉之前应检测血气和电解质，调节酸碱平衡，纠正电解质异常。酸中毒不仅抑制心肌的收缩功能，还会干扰正性肌力药物的活性，增加肺血管阻力。血气应尽量调整到正常范围，逐渐还血过程中 S_VO_2 也会上升。特殊病例如左向右分流合并肺动脉高压者保持适当的过度通气和高氧张力（低 PCO_2 和高 PO_2），防止停机后早期肺动脉高压危象的发生。

（四）温度控制

复温时要保持动静脉温差小于 10℃，以避免复温时气体溶解度降低而使血液中气泡形成。一般需要鼻咽或食管温度为 37℃、膀胱或直肠温度为 35℃才能终止复温。复温过程应该缓慢进行。温度 >37℃可能会造成脑损伤。CPB 复温期间，由于主动脉插管接近头部和大血管，鼻咽温度通常高于体核温度。复温不充分是 CPB 后反弹性降温的原因。而患者暴露在温度较低的手术间环境中因温差对流又加重体温的流失。

（五）心腔排气及其他

在手术过程中任何需要打开左心房或左心室的操作，都会造成空气在心室或主动脉根部积聚。主动脉阻断钳移除后，空气在左心腔可能造成冠状动脉栓塞，导致缺血、心律失常、心室功能障碍或影响脑循环，导致神经功能障碍。恢复机械通气和膨肺时，术中存在于肺静脉内的气体连同静脉血液进入左心房。可通过置于左心腔内的心内吸引或主动脉根部停搏液灌注针将这些气泡排出心腔。外科医生也可以轻轻挤压心脏，迫使空气排出左心腔。在排气过程中采用头低位可以减少气体进入脑循环的可能性。术中 TEE 可以用来评价排气是否充分。

此外，停机之前，控制明显的出血部位，拔除心内吸引管，开放腔静脉阻断带，检查冠状动脉移植血管是否漏血等。

六、停止体外循环

后并行期间完成上述心脏、肺、内环境调整，心腔排气，体温调整各方面准备工作后，进入停机环节。CPB 停机是指由 CPB 提供完全机械循环支持和呼吸支持的状态过渡到由完全由患者自身心肺维持循环和呼吸的过程。

（一）停止体外循环的标准

1. 减低 CPB 灌注流量时能维持满意的动脉压。
2. 血容量基本补足，CVP 满意。
3. 鼻咽温度 36~37℃，直肠温度 35℃以上。
4. 血红蛋白（Hb）浓度成人达 8.0g/dl，婴幼儿达 9.0g/dl，新生儿达 10.0g/dl 以上。
5. 血气、电解质基本正常。
6. 心律经药物、安装起搏器已调整到满意程度。
7. 血管活性药或正性肌力药已准备就绪或已开始输入。

（二）停机步骤及评估

CPB 成功停机是指完全不依赖 CPB，机体实现充分的氧合、通气、良好的自主循环和组织灌注。CPB 停机是一个渐进、复杂、多步骤、多科室合作的过程，是一项由外科医生、麻醉医生、灌注医生和手术室护士共同努力完成的工作。建议在 CPB 停机前完成关键工作、纠正异常情况、团队成员及时沟通和了解重要信息，并清楚自己该做的工作程序和内容。

1. **灌注医生职责** 观察贮血室的液面、静脉血氧饱和度（S_VO_2）、主泵的流量。根据贮血室液面的多少判断停机后要将心脏和肺充盈，是否还需加液体。根据 S_VO_2 评估 CPB 中外周灌注是否充分。随着流量逐渐的减低，逐步降低 CPB 静脉引流血量，血液回输给患者，从而使血液进入右心房。这个过程在监护仪上可以清晰体现：动脉血压和中心静脉压（CVP）逐渐增加，动脉压力波形逐渐恢复。进一步降低静脉引流量，逐渐恢复患者循环血容量。

2. **外科医生职责** 拔除不再使用的心脏插管，缝合修复插管部位组织；排除心腔内的残留气体，TEE有助于指导排气；放置心外膜起搏导线；最后检查手术修复情况。

3. **评估左心室和右心室的充盈度（前负荷）** 右心室的情况也可以直接用肉眼观察。同时也需要监测 CVP 或 / 和 PAP，由于个体差异 CVP 和 PAP 调整一般参考 CPB 前的记录。心脏指数的目标值一般 > 2.0L/（min · m^2）。

4. **停止 CPB** 当监护仪上动脉压力波形证实左心室充分充盈，每搏输出量充足，停止静脉血液引流至 CPB 系统、夹闭静脉引流管路，则患者停机。

外科医生检查缝合处或其他位置有无明显出血。通过评 TEE 图像和血流动力学监测指标判断手术修复是否满意。夹闭静脉回流管并拔除。一般来说，先注射小剂量鱼精蛋白并观察几分钟，确定患者没有速发性不良反应（如由于血管扩张造成的低血压或更严重的过敏反应）。缓慢追加剩余的鱼精蛋白（如在 10 分钟内）以减少血管舒张的副作用。最后拔除主动脉插管修复插管部位。

5. **停机时血流动力学目标值** 血流动力学的目标是为实现稳定的生理参数和充足的器官灌注，主要的目标如下。

（1）心率 80~90 次 /min，以优化心室充盈性和心排血量。必要时安装心房、心室或房室顺序起搏器。

（2）平均动脉压（MAP）维持在 70~90mmHg 以维持灌注心肌和终末器官的灌注。主动脉插管未拔除前，避免过高的动脉压。

（3）保证足够的心室充盈度（前负荷）以维持充足的心排血量。可以利用 TEE 评价左心室和右心室舒张末期容积。理想的 CVP 目标值需要参考患者术前基础值。

（4）一般心脏指数达到 2~2.4L/（min · m^2）表明可以提供足够的器官灌注。

即使这些目标已经实现，停机后也随时由于出血、容量丢失、血管张力不足或心肌功能不全出现生理指标不稳定的器官灌注不足。如遇到一些不可预测的突发严重情况，需要紧急恢复 CPB。

（三）体外循环停机困难的处理措施

CPB 停机困难是指停机过程中患者自身心肺功能难以维持自主循环、机体氧合及终末脏器灌注。在处理 CPB 转流后低心排血量综合征时，合理的计划和有效的沟通很有必要。麻醉医生要准备额外的血管活性药物，评估是否需要机械循环呼吸的支持，如主动脉内球囊反搏（IABP）、心室辅助装置（VAD）或体外膜肺氧合（ECMO）。手术团队要通知患者家属需要机械循环呼吸支持的可能性、ICU 和住院时间将延长，而且死亡的风险增加。

1. **恢复 CPB** 支持 CPB 无法停机的原因往往是多方面的。如果血压低、心排血量低和 / 或器官灌注不足，有时需紧急重新建立 CPB。再次 CPB 转流必须遵循下列步骤快速实施。

（1）灌注医生准备好 CPB 设备和管道。

（2）如果已经给过鱼精蛋白，麻醉医生在 CPB 开始之前必须重新全身肝素化。

（3）一旦 CPB 重新开始转流，外科医生需要纠正任何潜在的手术问题。

（4）如果没有发现外科手术问题，进一步评估患者情况，同时处理任何其他的心脏和非心脏问题。调整血管活性药物的种类和剂量，如果这些措施无效，可以选择实施短期机械循环呼吸支持。

2. **低心排血量的机械辅助治疗** 有时可能需要机械循环辅助设备支持，如 IABP 或 VAD。ECMO 为常规药物和机械通气治疗效果不佳的心脏手术后心源性休克患者同时提供循环和呼吸支持。基于患者具体的血流动力学情况和医院的设备情况选择机械循环支持设备和方法。

CPB 停机是一个复杂、多步骤、跨学科的工作。团队准备停机之前应确保患者充分复温，检查血气、电解质和 Hb，建立有效通气，严格遵循上述步骤停机。

第三节　机械辅助循环概论

短期机械循环支持(mechanical circulatory support,MCS)装置的最初临床研究对象是心脏手术后心源性休克患者,即以MCS维持循环功能直至心功能恢复。随着使用经验的积累,短期MCS装置逐渐开始应用到非心脏手术后患者,包括心肌梗死、暴发性或急性心肌炎导致的心源性休克等。更重要的是因此发展出过渡到移植(bridge to transplantation,BTT)、过渡到康复(bridge to recovery,BTR)和终点治疗(destination therapy,DT)等治疗模式。虽然机械辅助有了很大的改进和提高,但因这种治疗并发症多,危险性大,价格昂贵,所以接受这种治疗的患者须严格控制。另外,采取此法治疗的患者其他器官功能是否得到改善,患者机械辅助作用能否优于常规治疗等因素也影响临床决策[10]。关于MCS治疗却迄今缺乏公认的治疗指南。最近ISHLT公布了一个关于植入新一代持续血流辅助装置的指南,其中包括患者选择标准的内容。

一、循环辅助装置的选择原则

心脏辅助装置的选择取决于患者病情与辅助治疗目的,同时与医院的物质条件和临床经验也密切相关。

1. 心肌损伤相对较小,心脏尚具备一定的泵血能力,IABP应是首选。

2. 短期、紧急的全心辅助,ECMO较为快捷方便。

3. 心功能有望恢复的患者,应选择置管方式对心肌损伤小,管道易于撤除的中、短期辅助装置。如BVS 5000、AB 5000、Berlin Heart Excor、Thoratec VAD等。

4. 心脏移植前过渡治疗的患者,应选择机动性能好,易于管理,对机体和血液损伤小的中、长期辅助装置。如HeartMate、Novacor LVAS、Berlin Heart Excor、Thoratec VAD等。

5. 长期的左心室辅助可选用HeartMate等,长期全心辅助则应选择Cardiowest TAH、AbioCor TAH。

6. 小儿的循环辅助较为困难。其心脏小,主动脉细,心率快,IABP难以发挥效果;多数辅助装置的插管和泵头难与其体重匹配,Berlin heart由于型号较全,在小儿中应用较为普遍。此外,大多数小儿辅助短期循环采用ECMO。

二、循环辅助装置简介

(一)主动脉内球囊反搏

主动脉内球囊反搏(IABP)是辅助循环最普遍的方法,应用广泛,易于操作管理,实用有效,对机体其他系统影响较小。1968年,Kantronictz首次将IABP成功地应用临床。与其他辅助循环的比较IABP的优势在于建立、撤离容易,并发症少,经济实用等。到目前为止,全世界每年约10万例患者接受IABP治疗。

IABP是将球囊管放置到降主动脉,在不同的心动周期,进行球囊充气和吸瘪,以推动左右心室内血液排出和主动脉内血流更快进入到各器官组织,其工作原理为(图7-3-1):在舒张期,主动脉瓣关闭,球囊快速充气,挤压降主动脉内血流,使其快速注入组织器官,特别是冠状动脉的灌注。在收缩期,主动脉瓣开放,球囊吸瘪,主动脉内压急剧降低,从而使心脏后负荷明显降低,利于左心室的血液注入其内。总之,IABP可增加心肌血液供应,减少心肌氧耗,增加心脏射血功能。应该指出,IABP功能最终取决于心脏自身有一定的射血功能,对严重心功能不全的循环辅助能力有限。婴幼儿主动脉细小,弹性大,心率快,IABP疗效并不明显。

(二)TandemHeart

TandemHeart是经皮植入的LVAD,通过将左心房的血液泵至股动脉提供支持(图7-3-2),由动脉灌注导管（15~17F）、穿房间隔引流管（21F）、离心泵和体外控制系统组成。将穿房间隔套管经股静脉送至右心房，在透视或超声指导下穿刺房间隔进入左心房；动脉灌注导管插入股动脉；通过离心泵将左心房氧合血泵入动脉系统，产生连续非搏动性血流，从而降低右心室后负荷及左心室前负荷，减少心脏做功及氧耗，增加血流灌注。TandemHeart 能在 30~40 分钟内建立，不依赖左心室残余功能，离心泵转速为 3 000~7 000 转 /min，流量可达 4L/min，循环支持时间较长（2 周）。由于泵腔常有纤维蛋白沉积和血栓形成，TandemHeart 使用期间需系统抗凝治疗，置入时 ACT>400 秒，治疗期间维持在 180~200 秒。

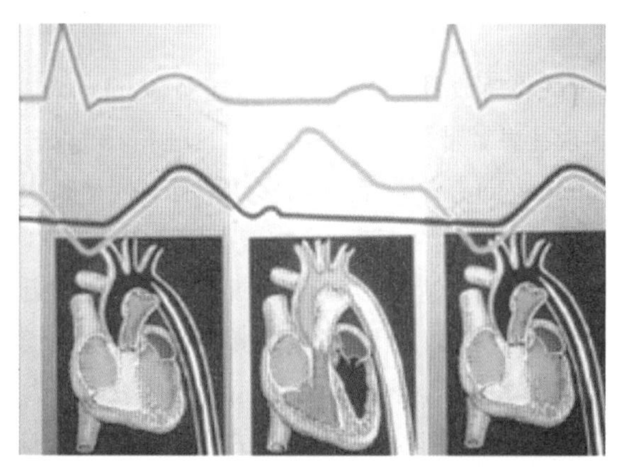

图 7-3-1　主动脉内球囊反搏（IABP）工作原理图

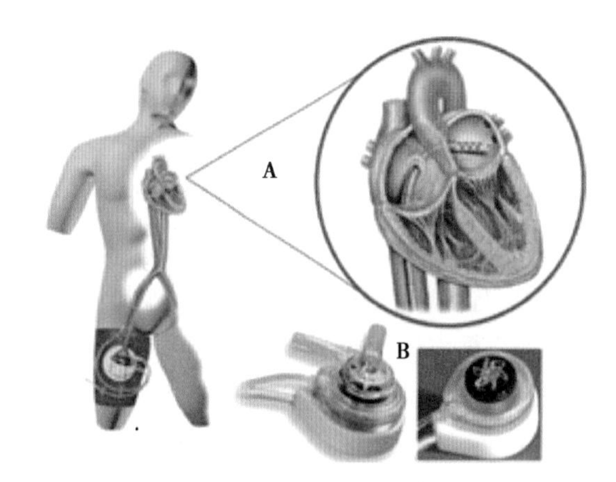

图 7-3-2　TandemHeart 各部件组成
A. 穿房间隔引流管；B. 离心泵。

TandemHeart 目前主要应用于心源性休克患者的临时辅助和高风险 PCI 患者的暂时辅助。亦应用于心脏手术期间的支持和心脏手术后失败的支持。在 TandemHeart 辅助下病情缓解的心源性休克患者有多种可能的治疗方案。一些患者通过瓣膜置换术和外科血管重建术就可以使心功能恢复并出院。心功能未恢复且辅助设备外植的患者则可能过渡到接受心脏移植或接受长期植入式 LVAD 设备。亦有报道成功辅助暴发性心肌炎至恢复的病例。

（三）Hemopump（HP）泵

HP 泵是通过外周动脉将一根微型轴流泵置入心脏（图 7-3-3）。泵的前部导管口位于左心室，导管出口（即导管与泵头连接处）位于主动脉内。泵工作时，可将血液逆压力阶差泵入主动脉，以减轻左心室负荷。一个小型的轴流泵头放在一个两头都开放的软质短导管，泵通过一根金属导线驱动，金属导线外包一层塑

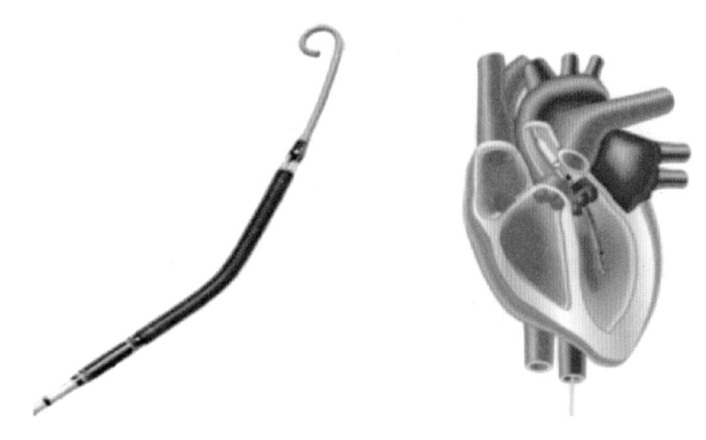

图 7-3-3　Hemopump（HP）泵示意图

料材料，导线通过一个体外电机驱动，电机由一个小型驱动控制器控制，驱动导线使用葡萄糖溶液润滑，其在金属导线与其外塑料层之间循环起润滑、冷却、清洗作用。HP 泵速的调节范围在 17 000~48 000 转 /min，可根据临床需要进行调节。

HP 泵体积小，操作简便，无需预充，创伤轻，平均支持 5 甜。在长时间驱高速转动应注意导线断裂的可能。停泵时血液倒流。HP 一旦停泵，血液将会从导管倒流回左心室，影响血流动力学。由于左心室负荷增加，此时准确判断心功能恢复情况更为困难。HP 使用中有轻度的游离 Hb 增加，凝血因子下降，血小板功能无显著改变。

（四）HeartMate 左心室辅助装置

HeartMate Ⅰ有电动（vented electric，VE）（在 REMATCH 试验后改进为 XVE 型）和气动（implantable pneumatic，IP）两种机型。HeartMate Ⅰ在 1991 年最早成功实现让患者带泵出院在家等待心脏移植，可以进行除游泳外的其他日常活动。辅助泵重量约 570g，大小约 11cm × 4cm，外壳为钛合金，内部有一推动膜片将其分隔成互不相同的两个腔，即血腔和驱动腔。血腔连接流入、流出管道，通过生物瓣膜控制血流方向。驱动腔的管线自皮肤引出连接于控制器。最大每搏量 85ml，辅助流量可达 10L/min。系统控制可以是固定频率或根据前负荷进行自我调节。装置可植入腹腔内或腹壁。从心尖部引流，流出管道接升主动脉。在气动或电动电源失功时，可以手动操作，保证患者的安全。缺点是体积过大、植入腹腔，只适用于体表面积大于 1.5m^2 的患者。HeartMat Ⅰ可用于短期、移植前过渡和终末治疗，是全世界应用最多的可植入式心室辅助装置。HeartMate XVE 辅助可将终末期心力衰竭竭患者的 2 年生存率提高 81%。

HeartMate Ⅱ则是一种高速轴流泵辅助装置（图 7-3-4），泵重 370g，直径 4cm，长 6cm，转速 6 000~15 000 转 /min，辅助流量可达 10L/min。心尖与血泵由流入管连接；流出管道可连接升主动脉或降主动脉。HeartMate Ⅱ已于 2008 年 4 月和 2010 年 1 月通过美国 FDA 认证作为移植前过渡治疗和终末替代治疗手段运用于临床。

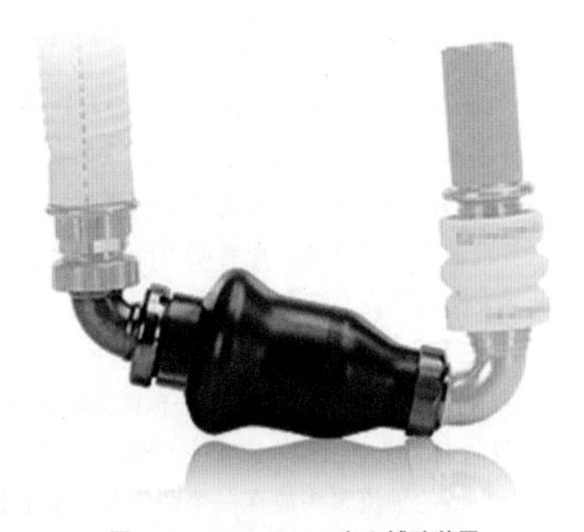

图 7-3-4　HeartMate 左心辅助装置

（五）Thoratec VAD

Thoratec VAD 分为两种型号，分别为 IVAD（内植型）和 PVAD（体外型）。Thoratec PVAD（Pierce-Donachy）是一种气动的、产生搏动性血流的非植入式辅助泵，它可以行左心、右心和双心室辅助。主要用于短期和中期辅助支持。血泵外壳为聚碳酸酯，血囊用嵌段聚氨酯制成，出、入口向上呈 U 形，各有一个人造机械瓣保证血流方向（图 7-3-5）。血囊内壁光滑无接缝，由一种特殊材料 Thoralon 制成，血液相容性好、耐久性强、血栓形成率低。借助压缩空气推动隔膜产生搏动血流，每搏量 65ml，最大辅助流量可达 7L/min。Thoratec VAD 有三种控制模式，分别为手控式、R 波触发同步式和充满排空式。辅助泵位于体外，可用于低体重的患者，引流管可以在左心房、右心房或心尖部，流出管道与升主动脉或肺动脉相连。

Thoratec PVAD 是世界范围内应用最多的中、短期辅助泵，1976 年开始用于临床救治心脏手术后心源性休克的患者，1984 年开始用于心脏移植前的过渡，1996 年获得美国 FDA 正式批准用于临床。在全球 26 个国家为 4 000 余例患者提供了心脏辅助，最长辅助时间 3.3 年。运用 Thoratec VAD 进行双心室辅助占比 42%~58%，单独左心室辅助 35%~40%，单独右心室辅助 7%~15%。辅助患者年龄 3~73 岁，体重 17~191kg，体表面积 0.73~3.10m^2。69% 的患者可成功辅助到接受心脏移植或因心功能恢复而撤除辅助。

Thoratec IVAD 推出较晚，但它是目前唯一可植入体内的双心室辅助装置。

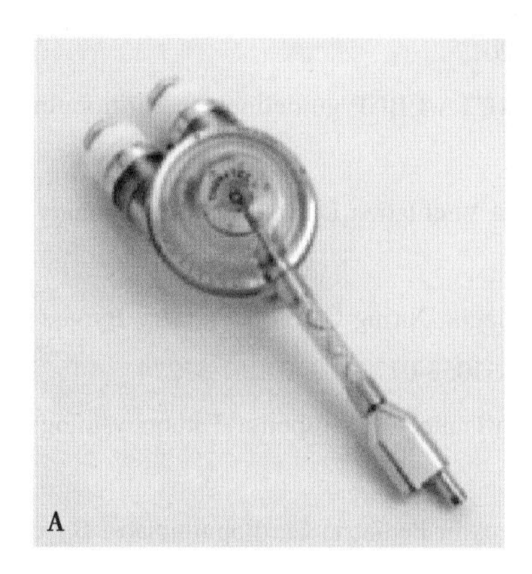

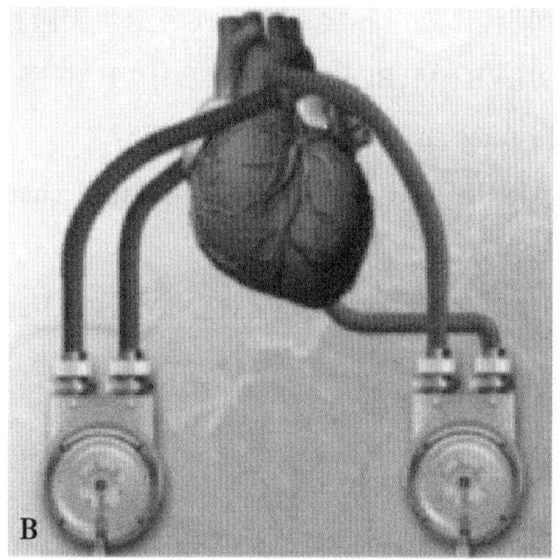

图 7-3-5　Thoratec VAD

A. Thoratec LVAD；B. Thoratec BVAD。

（六）HeartWare HVAD

HeartWare HVAD 是一种小型化的第三代离心泵辅助装置。由于实现了流入管道与泵体的一体化，因此装置可以完全安放在心包腔内，不再需要特意在腹部的设置泵体囊袋（图 7-3-6A）。此外，HeartWare HVAD 左心室心尖植入时采用了钛合金 C-Clamp 固定环设计（图 7-3-6B），有效缩短了植入时 CPB 辅助的时间。这是目前世界最流行的心室辅助装置。

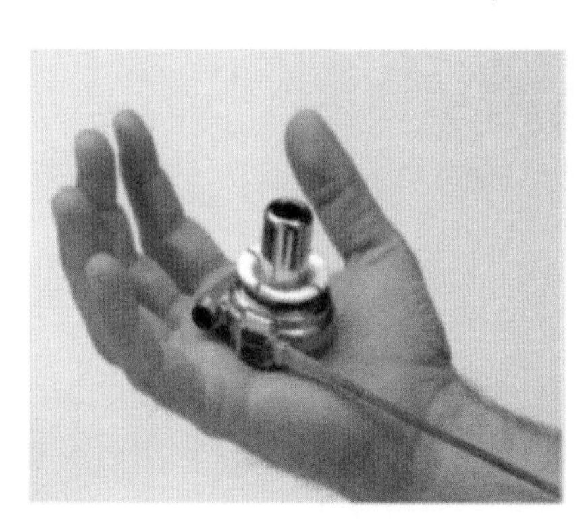

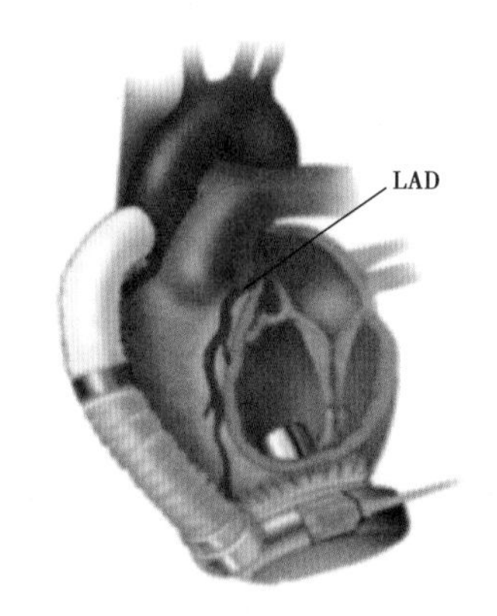

图 7-3-6　HeartWare HVAD

2006 年在澳大利亚和欧洲国家进行的首个多中心研究显示，植入后 6 月、1 年和 2 年患者的生存率分别为 90%、84% 和 79%。而 2008—2010 年在美国进行的 ADVANCE 试验（验证 heartware HVAD 的 BTT 治疗）入选了 140 例患者，植入后 6 月、1 年患者生存率分别为 94% 和 91%，植入后 30 天死亡率仅 1.4%。

HeartWare HVAD 于 2009 年 1 月获得欧洲的 CE 认证，2012 年 11 月获得美国 FDA 用于移植前过渡治疗的许可。而用于验证 HeartWare HVAD 进行终末替代治疗的 ENDURANCE 随机试验正在进行当中，计划入选 450 例患者。

我国近期也生产出类似产品，已在临床试验。

（龙　村）

推荐阅读

[1]　GHOSH S，FALTER F，COOK DJ.Cardiopulmonary Bypass.Ambridge：Cambridge University Press，2009.

[2] 龙村,李欣,于坤.现代体外循环学.北京:人民卫生出版社,2017.

[3] KUNST G,MILOJEVIC M,BOER C,et al.2019 EACTS/EACTA/EBCP guidelines on cardiopulmonary bypass in adult cardiac surgery.Br J Anaesth,2019,123(6):713-757.

[4] BIGNAMI E,GUARNIERI M,SAGLIETTI F,et al.Mechanical Ventilation During Cardiopulmonary Bypass.J Cardiothorac Vasc Anesth,2016,30(6):1668-1675.

[5] ORTOLEVA J,SHAPETON A,VANNEMAN M,et al.Vasoplegia During Cardiopulmonary Bypass:Current Literature and Rescue Therapy Options.J Cardiothorac Vasc Anesth,2019,14:S1053-0770(19)31267-31274.

[6] BRONICKI RA,HALL M.Cardiopulmonary Bypass-Induced Inflammatory Response:Pathophysiology and Treatment.Pediatr Crit Care Med,2016,17(8 Suppl 1):S272-278.

[7] MCROBB CM,MEJAK BL,ELLIS WC,et al.Recent Advances in Pediatric Cardiopulmonary Bypass.Semin Cardiothorac Vasc Anesth,2014,18(2):153-160.

[8] POUARD P,BOJAN M.Neonatal cardiopulmonary bypass.Semin Thorac Cardiovasc Surg Pediatr Card Surg Annu,2013,16(1):59-61.

[9] RANUCCI M,CARBONI G,COTZA M,et al.Carbon dioxide production during cardiopulmonary bypass:pathophysiology, measure and clinical relevance.Perfusion,2017,32(1):4-12.

[10] KORMOS RL,MILLER LW.机械循环支持机械循环支持:《Braunwald 心脏病学》姊妹卷.黑飞龙,于坤,主译.北京:北京大学医学出版社,2013.

第八章

经食管超声心动图

经食管超声心动图

经食管超声心动图检查(transesophageal echocardiography,TEE)从形态和功能两个方面评估循环系统,具有定位、定时、定性、定量的基本功能。心胸血管麻醉使用TEE为围手术期诊疗决策提供依据,提高麻醉和手术的安全性和有效性[1]。

第一节 切面

为了动态监测心脏和大血管的病理改变及血流动力学异常,心脏外科围手术期团队需要规范地使用TEE,实现切面的标准化采集。

一、标准化切面

采集标准切面需要规范使用TEE探头,探头的操控方式有八种,分别为前进、后退、左转、右转、前屈、背伸、左屈、右屈。经食管超声心动图检查(TEE)20个标准切面见表8-1-1。

知识点

表8-1-1 经食管超声心动图检查(TEE)20个标准切面

标准切面	角度/°	显示的结构	
食管中段四腔心切面	0~20	左心房、右心房、左心室、右心室、三尖瓣、二尖瓣、左右肺静脉、房间隔、室间隔	左 前
食管中段二尖瓣交界区切面	50~80	左心房、左心室、前外侧乳头肌、后内侧乳头肌、二尖瓣P1-A2-P3、冠状窦、回旋支	左上 前

续表

标准切面	角度/°	显示的结构	
食管中段两腔心切面	90	左心房、左心耳、二尖瓣、左心室前壁、左心室下壁、回旋支、冠状静脉窦、左肺静脉	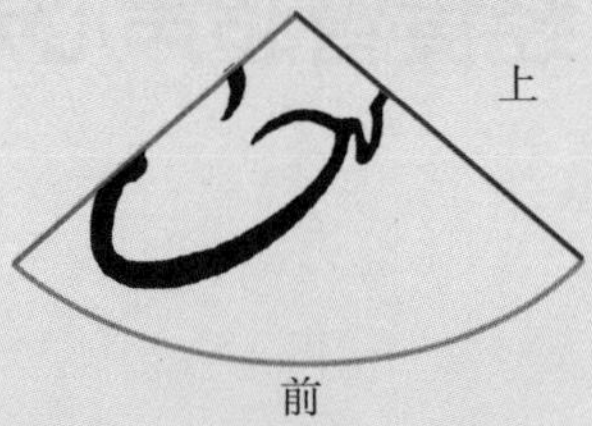 上 前
食管中段左心室长轴切面	110~160	左心房、二尖瓣 A2-P2、左心室前间隔壁、左心室下侧壁、主动脉瓣长轴、右冠状动脉、左心室流出道、右心室流出道、右心室游离壁	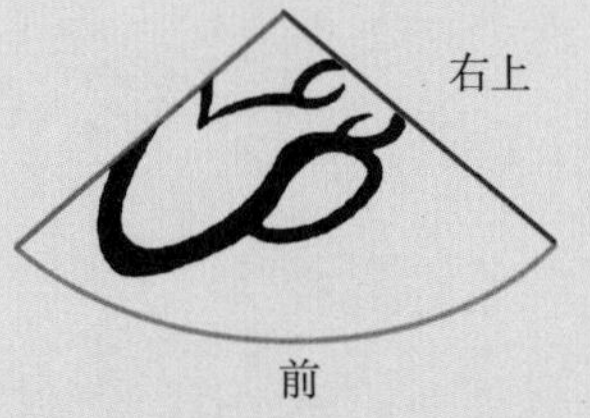 右上 前
食管中段主动脉瓣短轴切面	30~60	左心房、房间隔、右心房、右心室流出道、肺动脉瓣、主动脉瓣短轴、左冠状动脉	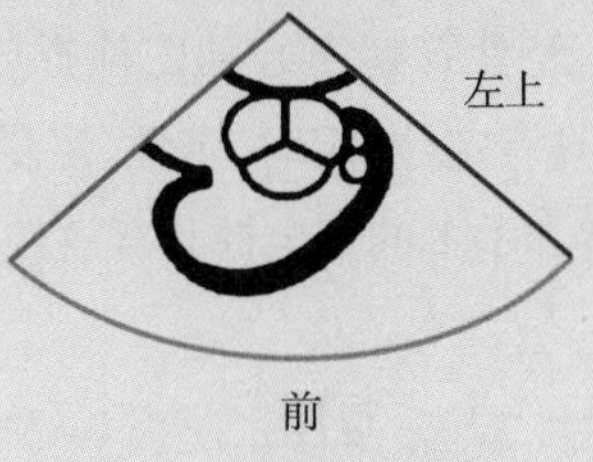 左上 前
食管中段主动脉瓣长轴切面	110~160	主动脉瓣长轴、主动脉瓣环、主动脉窦、主动脉窦管交界处、二尖瓣、左心房、左心室、右冠状动脉、心包横窦、室间隔	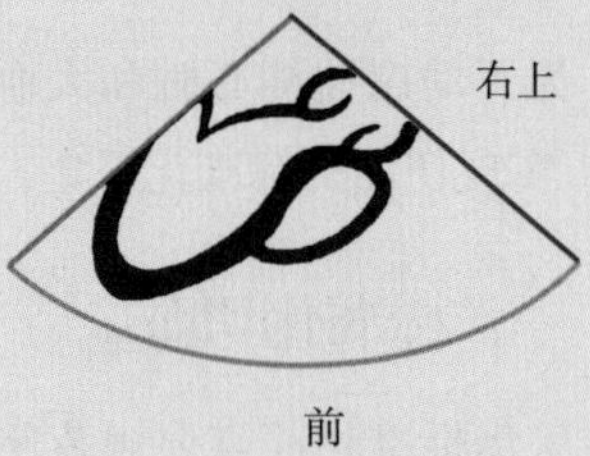 右上 前
食管中段右心室流入流出道切面	60~90	左心房、房间隔、右心房、三尖瓣、右心室、右心室流出道、肺动脉瓣、主肺动脉、主动脉瓣短轴、左冠状动脉、心包横窦	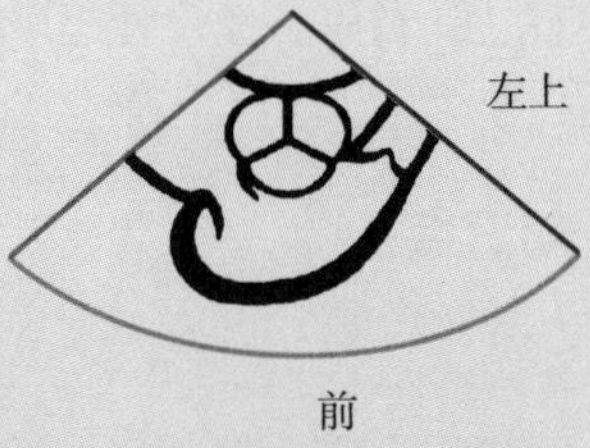 左上 前
食管中段双心房上下腔静脉切面	90~110	右心房、上腔静脉长轴、下腔静脉长轴、左心房、右上肺静脉	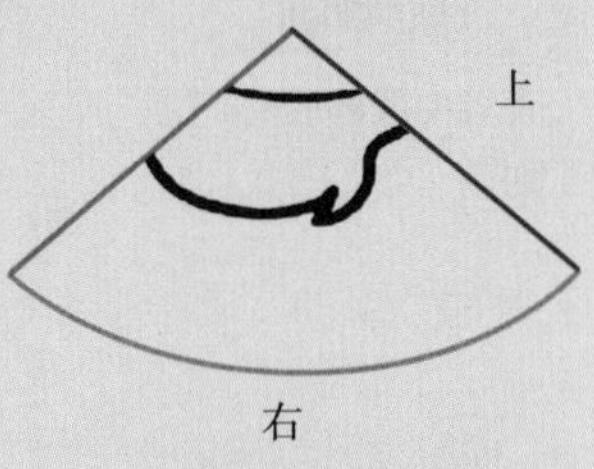 上 右
食管中段升主动脉短轴切面	0	升主动脉短轴、主肺动脉长轴、右肺动脉长轴、上腔静脉短轴	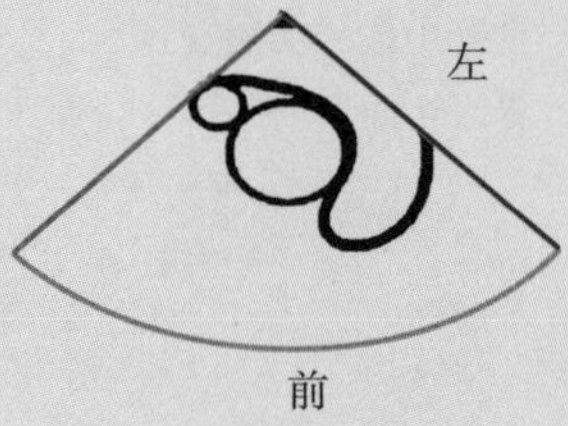 左 前

续表

标准切面	角度/°	显示的结构	
食管中段升主动脉长轴切面	90	升主动脉长轴、右肺动脉短轴	上 前
经胃心室短轴切面	0	前外侧和后内侧乳头肌、左心室的前壁、侧壁、下壁以及间壁	下 左 前
经胃基底段短轴切面	0	左心室基底段、二尖瓣前叶及后叶	下 左 前
经胃两腔心切面	90	左心室前壁、左心室下壁、二尖瓣瓣下结构	下 后 前
经胃底左心室长轴切面	110~140	左心室前间隔壁、左心室下外侧壁、左心室流出道、主动脉长轴	下 前
经胃右心室流入道	90~120	右心房、右心室、三尖瓣瓣下结构、右心室乳头肌	下 右前
降主动脉短轴切面	0	降主动脉短轴、左侧胸膜角	左

续表

标准切面	角度/°	显示的结构	
降主动脉长轴切面	90	降主动脉长轴、左侧胸膜角、肋间动脉	上 左
食管上段主动脉弓长轴切面	0	主动脉弓长轴、左锁骨下动脉、无名静脉	左 前
食管上段主动脉弓短轴切面	90	主动脉弓短轴、肺动脉长轴、右心室流出道、左锁骨下动脉、无名静脉	上 前

TEE4 个基本切面

二、探头的安全使用

麻醉医生应熟悉 TEE 探头使用的适应证和禁忌证，了解可能的并发症，识别和评估 TEE 相关不良事件的风险[2]。

（一）适应证和禁忌证

1. **适应证** 对于心脏手术（包括大血管病变、心脏瓣膜病、各类微创手术、感染性心内膜炎等），TEE 可在术前明确诊断，为手术方案的决定提供完善的信息，可在术中提供实时血流动力学监测，术后指导排气及评价即刻手术效果。

2. **TEE 的禁忌证** 包括绝对禁忌证和相对禁忌证。

（1）绝对禁忌证：消化道穿孔；食管疾病（狭窄、外伤、肿瘤、硬化、Mallory-Weiss 撕裂、憩室）；活动性上消化道出血；近期上消化道手术史；食管、胃食管切除术后。

（2）相对禁忌证：颈部、纵隔放疗史；颈椎病；近期上消化道出血；巴雷特食管；吞咽困难病史；有症状的食管裂孔疝；凝血障碍、血小板减少症；食管炎、消化性溃疡；消化道手术史。

三、TEE 规范化操作流程

1. 探头放置时机 合适的麻醉深度。

2. 探头放置手法　稍前屈探头尖端，操作者一手持探头前端约 1/4 处，沿患者正中线置入探头至口咽部，另一手拇指、示指与中指轻提下颌。如遇到阻力，可稍旋转或后屈探头。可使用喉镜辅助置入探头[3]。

3. 检查时间不宜过长　检查过程中应注意探头温度的变化，温度过高时应暂停检查。未操作时应冻结图像。操作时应时刻感受探头前端的阻力变化，避免暴力操作。检查期间应保持探头前端处于非锁定状态。

4. 退出探头时检查探头表面是否有血性分泌物，检查口腔是否有活动性出血。

5. 将探头放入保护套，消毒并妥善保存。

四、TEE 相关并发症

术中 TEE 的风险涉及全身麻醉下插管患者的探头放置和操作。这些患者不能吞咽以便于探头插入，也不能对可能造成伤害的探头操作做出反应[4]。

对于深度镇静和麻醉的患者，术中 TEE 所致严重口咽、食管、胃损伤或穿孔的延迟识别可能导致严重后果。对于术后立即出现的症状或体征（如气胸、胸腔积液或术后呼吸急促），必须高度警惕食管破裂的可能性[5]。

对于存在口腔、食管或胃疾病的患者，经胃肠专科医生会诊确认后，建议采取其他成像方式（如心外膜超声心动图），避免不必要的探头操作。考虑到出血并发症的可能性，一般建议在完全抗凝之前放置 TEE 探头。

五、切面采集规范

TEE 切面在采集过程可有如下分类：按照切面采集的规范性，TEE 切面可分为标准切面和非标准切面；按照采集时机可分为干预前、后采集切面；按照切面在食管中的采集部位可分为咽下、食管上段、食管中段、经胃切面等；按照功能可分为测量切面、监测切面等；按照切面的决策功能可分为基本切面、目标导向切面和问题导向切面等。对于单一病种，TEE 切面采集可形成固定的规范和流程（图 8-1-1）。

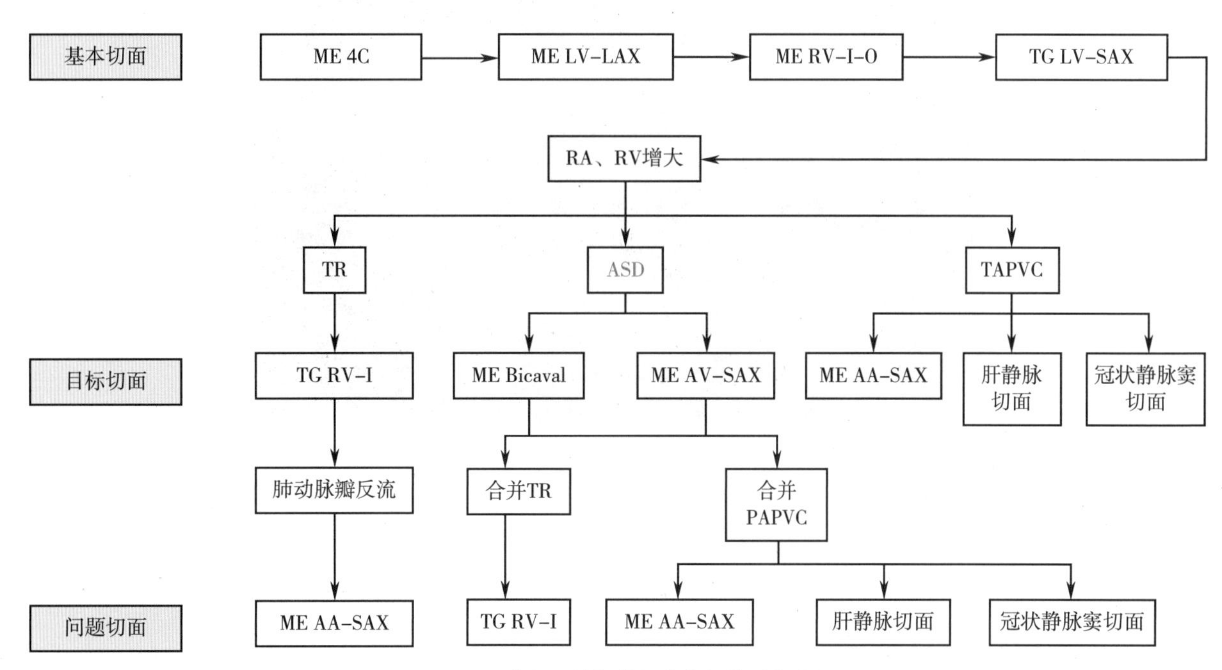

图 8-1-1　房间隔缺损的规范化图像采集流程

注：ME 4C，食管中段四腔心切面；ME LV-LAX，食管中段左心室长轴切面；ME RV-I-O，食管中段右心室流入流出道切面；TG LV-SAX，经胃底左心室短轴切面；RA，右心房；RV，右心室；TR，三尖瓣反流；ASD，房间隔缺损；TAPVC，肺静脉异位引流；TG RV-I，经胃底右心室流入道切面；ME Bicaval，食管中段双腔静脉切面；ME AV-SAX，食管中段主动脉瓣短轴切面；ME AA-SAX，食管中段升主动脉短轴切面；TG RV-I，经胃底右心室流入道切面。

病例 房间隔缺损（atrial septal defect，ASD）

病案摘要

患者，女，23岁，体检发现先天性心脏病3月余。患者活动后出现心累，半年前症状逐渐加重。超声心动图提示为：先天性心脏病，ASD（继发孔型），心房水平左向右分流，EF 50%。此次诊断为ASD，三尖瓣反流（轻度）窦性心律，心功能Ⅲ级。拟行CPB下ASD修补术。既往史无特殊。

【问题】该患者的术中TEE评估如何鉴别诊断ASD、三尖瓣反流、肺静脉异位引流（PAPVC）？

临床思路 评估的基本切面为经食管中段四腔心切面（ME 4C）、食管中段左心室长轴切面（ME LV-LAX）、食管中段右心室流入流出道切面（ME RV-I-O）、经胃底左心室中段短轴切面，通过四个基本切面的评估可以明确右心房和右心室增大。结合循环系统思维导图，拟鉴别以下三种存在类似切面特征的疾病：①三尖瓣反流；② ASD；③ PAPVC。

以上三种疾病的TEE评估目标分别是三尖瓣、房间隔、肺静脉。三尖瓣反流设计目标导向切面为食管中段右心室流入道切面（ME RV-I）；ASD设计目标导向切面为食管中段双腔静脉切面（ME Bicaval）和食管中段主动脉瓣短轴切面（ME AV-SAX）；肺静脉异位引流目标导向切面为食管中段升主动脉短轴切面、下腔静脉切面和冠状静脉窦切面。下腔型肺静脉异位引流一般在下腔静脉切面右心房处可发现肺静脉异位引流（弯刀静脉）的入口，见图8-1-2。

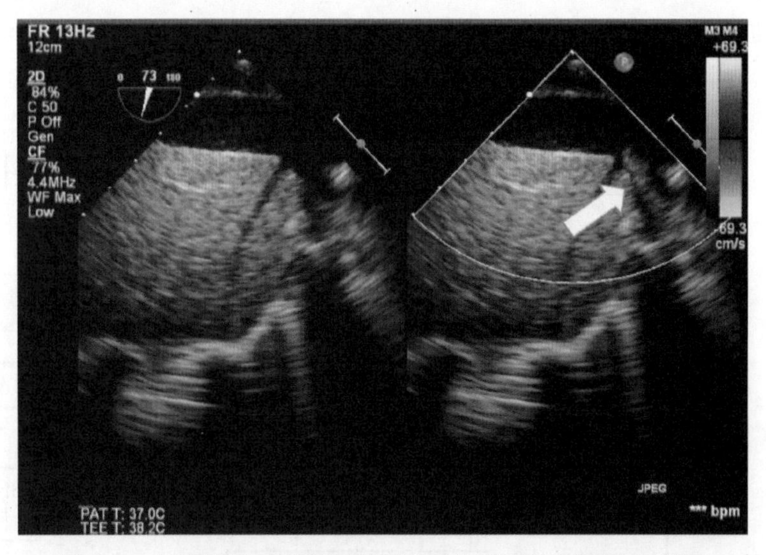

图8-1-2 下腔静脉切面观察到肺静脉异位引流开口（白色箭头所示）

频谱可以帮助鉴别汇入下腔静脉的血流是肺静脉还是肝静脉，见图8-1-3、图8-1-4。

确定异常后可以通过问题导向切面进一步评估和解决。

知识点 肝静脉血流

肝静脉通常经下腔静脉汇入右心房，肝静脉与下腔静脉之间没有静脉瓣，肝静脉血流可以代表右心房的流入血流。肝静脉血流通过经胃下腔静脉切面获得，将脉冲多普勒PW取样容积置于肝静脉内，调整探头和取样线尽量与肝静脉血流平行。肝静脉血流 PW 频谱波形为四相波：右心室收缩时肝静脉汇入右心房的血流呈正向波，称为 S 波，S 波之后右心室收缩晚期对抗关闭肺动脉瓣（PV）的压力，三尖瓣（TV）膨向右心房产生的逆向血流频谱，称为 V 波。右心室舒张时肝静脉汇入右心室的血流也是正向波，称为 D 波。舒张晚期右心房收缩驱动血流从右心房反流入肝静脉的血流频谱呈负向波，称为 A 波。右房压、腹内压升高，或存在肝脏疾病，均可造成肝静脉血流减低。重度三尖瓣反流可使 S 波低平，甚至逆转为负向频谱，三尖瓣狭窄和传导阻滞可使 A 波幅度增大。

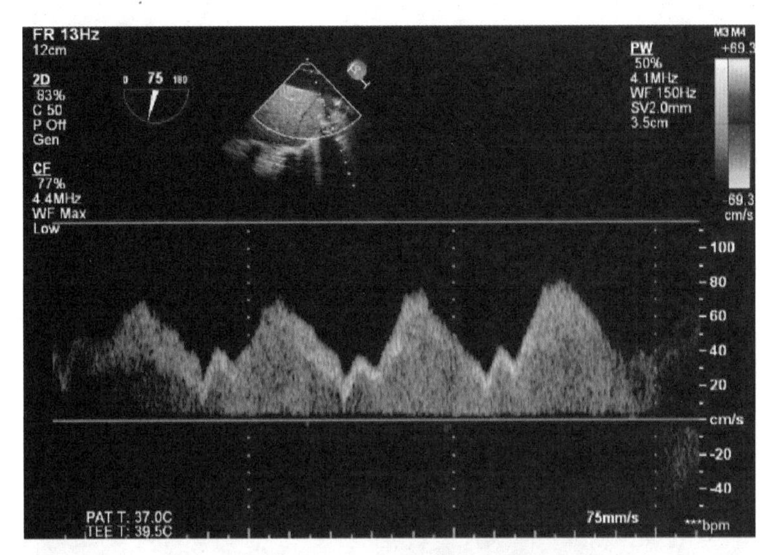

图 8-1-3　肺静脉异位引流入下腔静脉频谱

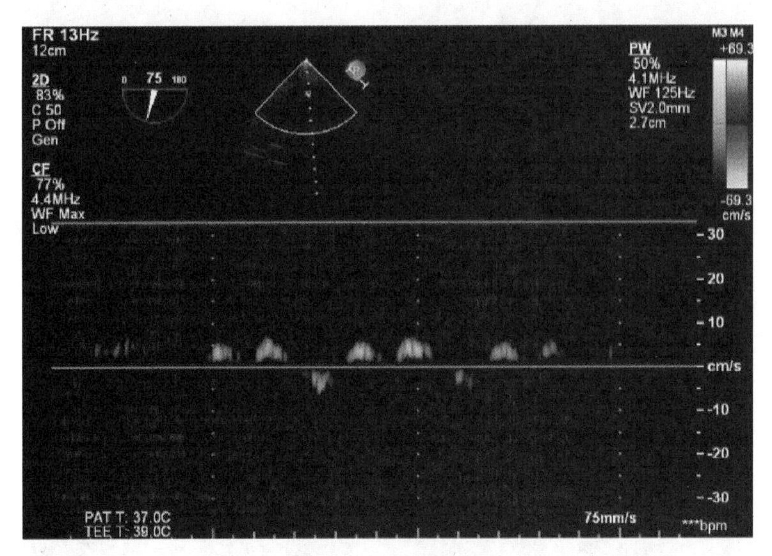

图 8-1-4　肝静脉频谱

病例进展

该患者术前 TEE 评估四个基本切面见图 8-1-5~ 图 8-1-8。

术前四个基本切面评估发现右心增大，怀疑 ASD，目标导向切面为食管中段双腔静脉切面（ME Bicaval）和食管中段主动脉瓣短轴切面（ME AV-SAX）（图 8-1-9、图 8-1-10）。多切面扫查后明确诊断为 ASD（继发孔中央型），测量房间隔缺损大小为 15mm × 17mm。

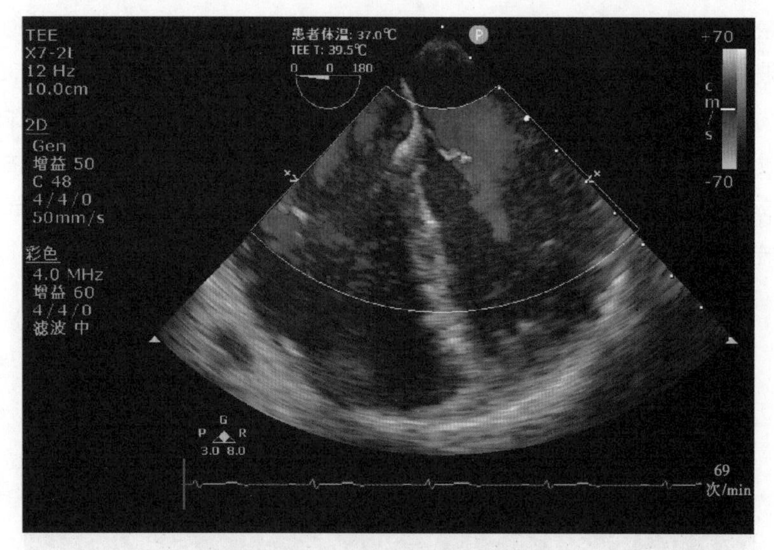

图 8-1-5 食管中段四腔心切面

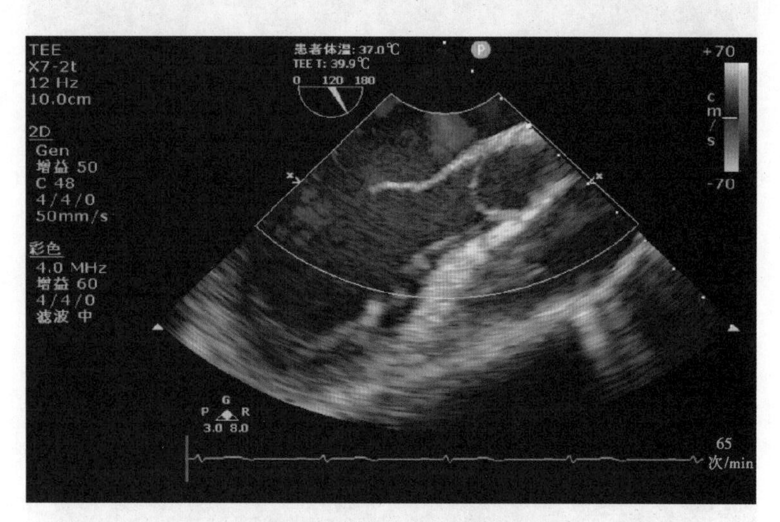

图 8-1-6 食管中段左心室长轴切面

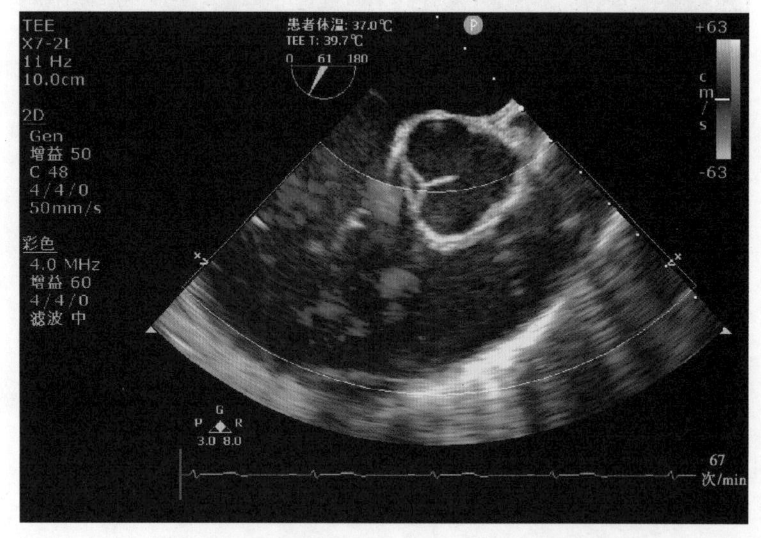

图 8-1-7 食管中段右心室流入流出道切面

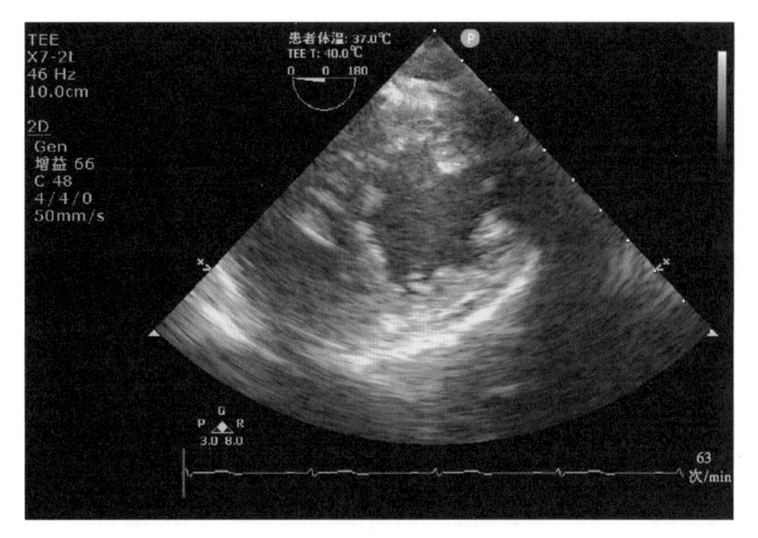

图 8-1-8　经胃左心室短轴切面

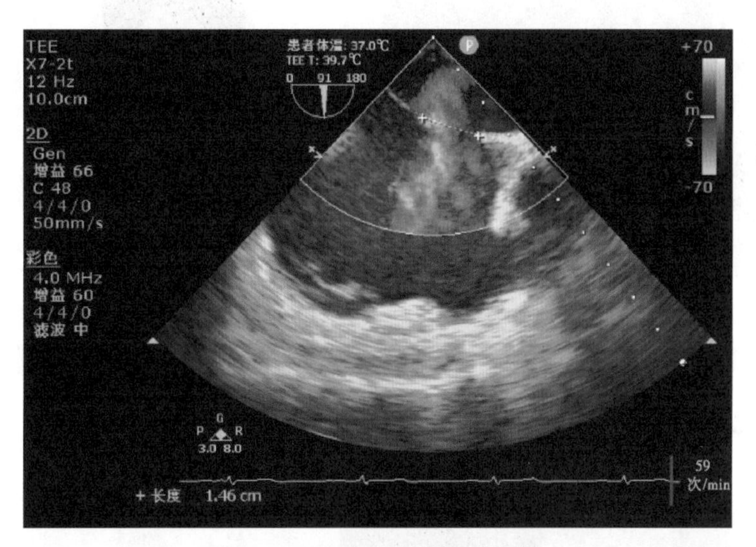

图 8-1-9　食管中段双腔静脉切面

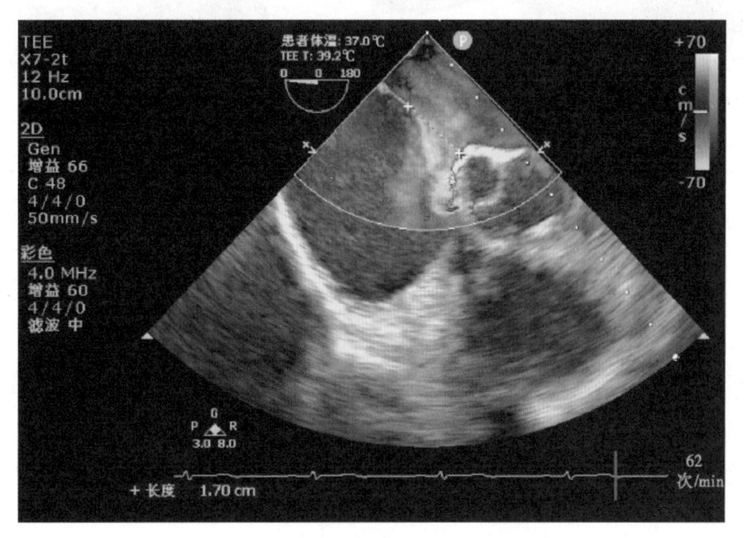

图 8-1-10　食管中段主动脉瓣短轴切面

选择手术方式为房间隔缺损封堵术。术后重点问题是二尖瓣及左心室功能评估，其问题导向切面是食管中段四腔心切面（ME 4C），食管中段左心室长轴（ME LV-LAX），经胃底左心室中段短轴切面。

六、TEE 模拟教学

TEE 模拟教学构建全新的教学环境，涵盖教学流程、教案、教具及考核方法等方面。目前，国内外尚无专门针对 TEE 模拟教学的相关指南，国内四川大学华西医院 TEE 模拟教学方法在国内外具有一定影响，其特点是：以构建心脏模型为目的的心脏超声切面教学方法，包括多种教学模式例如猪心解剖、TEE 模拟器操作、基于四个基本切面的 3D 打印心脏模型，以及心脏超声手语等教学方法，帮助学员快速重建心脏模型，缩短学习曲线。

1. **TEE 模拟器**　见图 8-1-11。

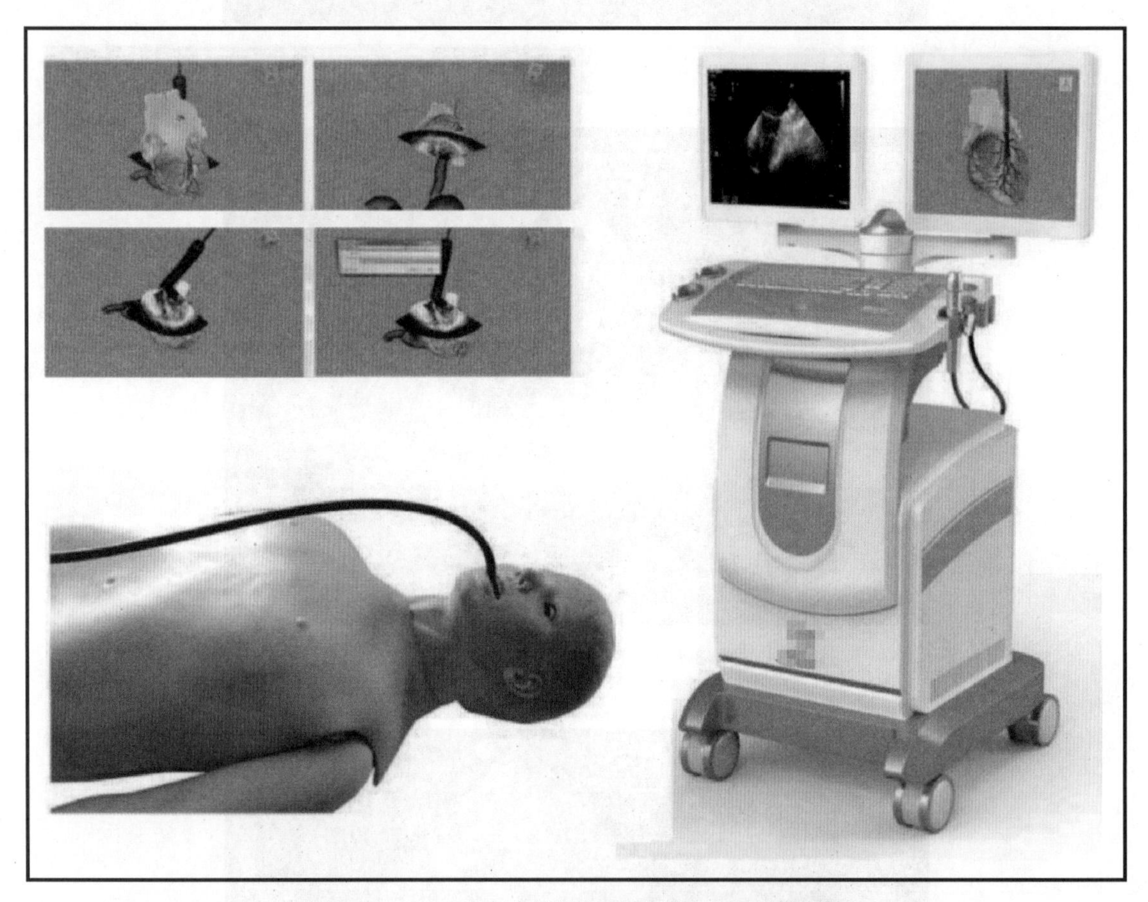

图 8-1-11　VirSim 经食管超声心动图检查（TEE）模拟器

上图所示为第三代 TEE 模拟器。它由一个人体模型和模拟 TEE 超声探头组成，使用 AR 将虚拟解剖模型与真实的超声心动图数据结合起来。

2. **3D 打印心脏**　主要用于经食管超声和经体表超声 4 个基本切面的同步学习，配套的声窗模型可以帮助学员快速理解切面和声窗之间的方位关系（见图 8-1-12~ 图 8-1-15）。

3. **心脏超声手语**　是利用心脏模型和手势，以构建心脏模型为目的的 TEE 和 TTE 切面的学习方法，见图 8-1-16。

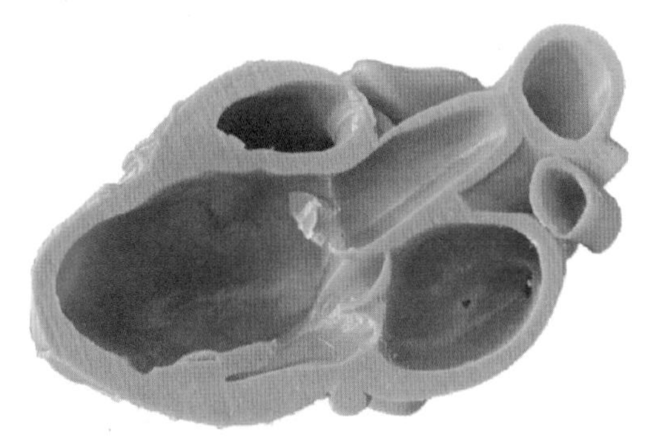

图 8-1-12　左心室长轴切面

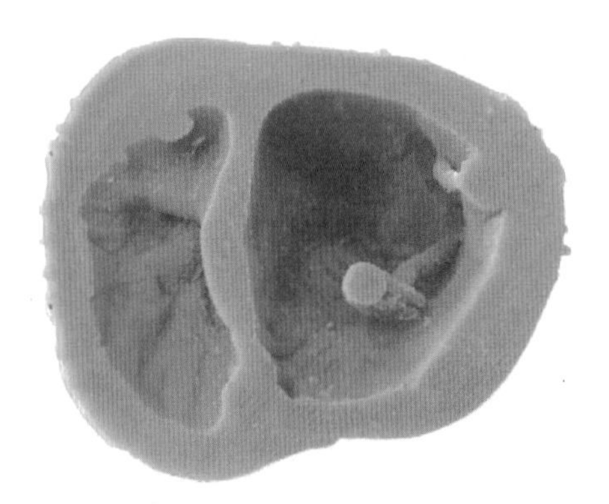

图 8-1-13　左心室短轴切面

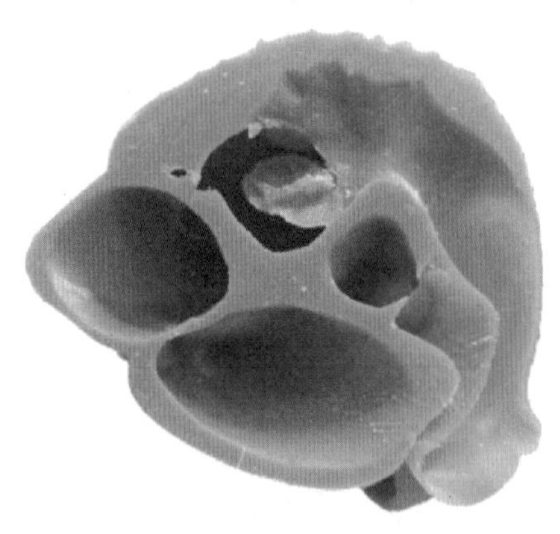

图 8-1-14　右心室流入流出道切面

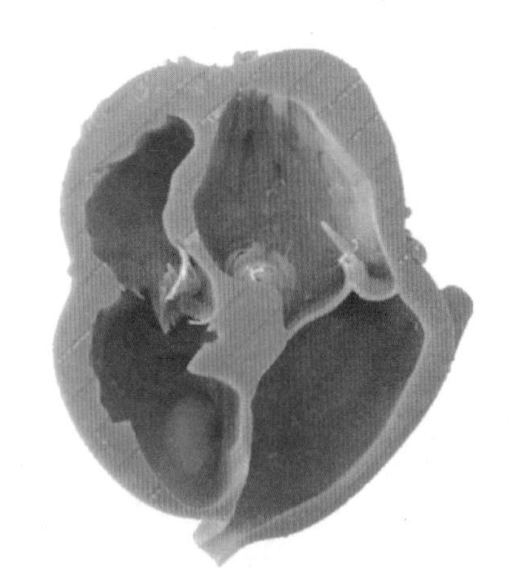

图 8-1-15　四腔心切面

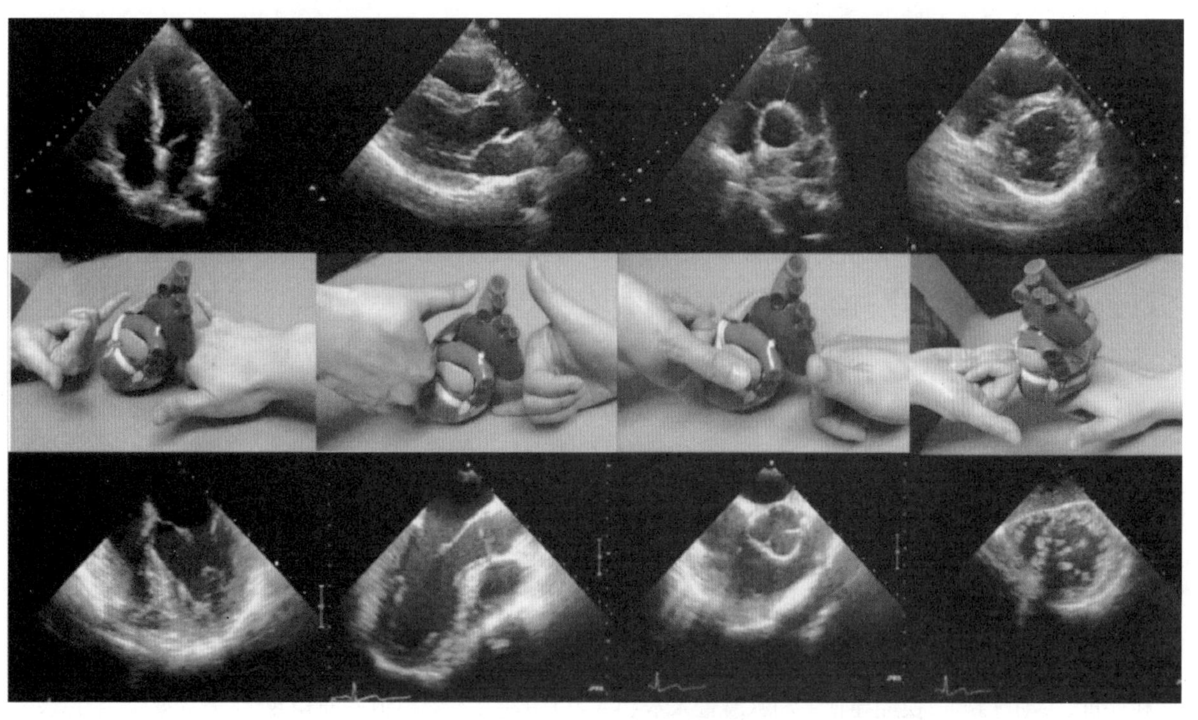

图 8-1-16　心脏超声手语

知识点

国内外 TEE 模拟教学系统对比见表 8-1-2。

表 8-1-2 国内外经食管超声心动图检查(TEE)模拟教学系统对比

品牌	基于网络的软件	真实临床场景	能否动手操作练习	图像来源	有无病例库	有无配套移动端	主要研究者	国家	有无配套课程
Virtual TEE	是	是	否	采集志愿者真实 TEE 图像	有	无	Jerath	加拿大	无
Heartworks	否	是	是	基于志愿者 CT 数据仿真 TEE 图像	有	无	Ruma	英国	无
EchoCom TEE	否	是	是	采集志愿者真实 TEE 图像	有	无	Weidenbach	德国	无
VIRSIM	否	是	是	采集志愿者真实 TEE 图像	有	有	Song	中国	有
Vimedix	否	是	是	基于计算机建模的仿真 TEE 图像	有	无	Platts	加拿大	无
MrTEEmothy	是	无	是	基于志愿者 CT 数据仿真 TEE 图像	有	无	Kempny and Pio'rkowsk	波兰	无

目前 TEE 模拟教学还处于发展阶段,仍需要进一步研发新的教学模具来辅助 TEE 教学与培训。国内外专门针对 TEE 模拟教学的相关指南较少,四川大学华西医院教学方法是一种全新的、以构建心脏模型为目的的心脏超声切面教学法,包括多种教学模式。相对于传统理论教学来说,模拟教学在提高学习效果、缩短学习曲线方面更有优势,TEE 模拟教学的应用可能会将医学模拟教育推向一个新的高度。

七、三维经食管超声心动图检查

三维经食管超声心动图检查(3D-TEE)分为重建 3D-TEE 和实时 3D-TEE。重建 3D-TEE 在心电门控技术的辅助下,按照一定序列采集 2D-TEE 切面,离线配准、插值和显示,耗时费力。实时 3D-TEE 在面阵探头的基础上(图 8-1-17~ 图 8-1-19)实现了实时三维数据采集、在线实时分割、实时渲染等。

与实时 2D-TEE 相比,实时 3D-TEE 更容易观察心脏和大血管内结构的方位及毗邻关系,适于介入或微创心脏外科手术的引导(二尖瓣修复 Mitral clip、左心耳封堵、房间隔缺损封堵等)、二尖瓣成形手术的设计和评价、主动脉瓣置、换经导管主动脉瓣置入术(TAVI)中左心室流出道的面积测定、瓣周漏定位,以及左心及右心的容积和功能评价等。

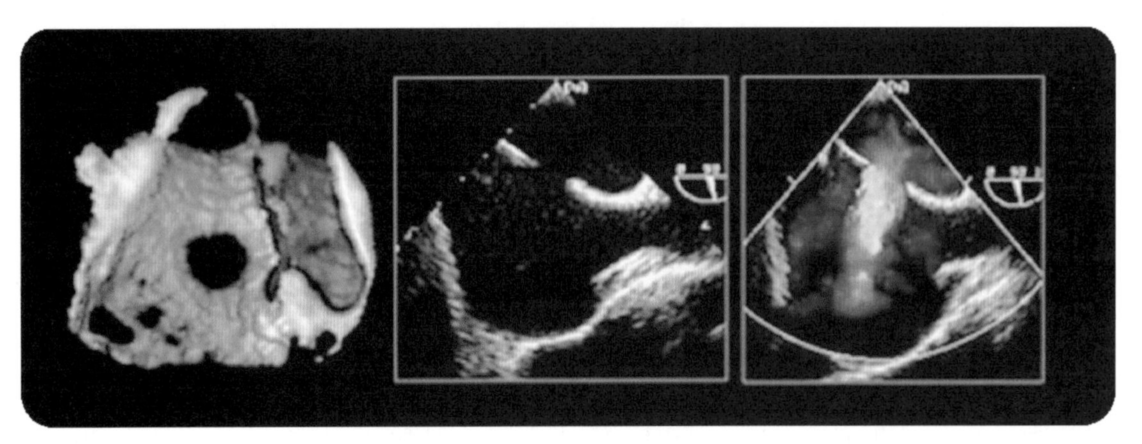

图 8-1-17　重建三维经食管超声心动图检查（3D-TEE）显示房间隔缺损

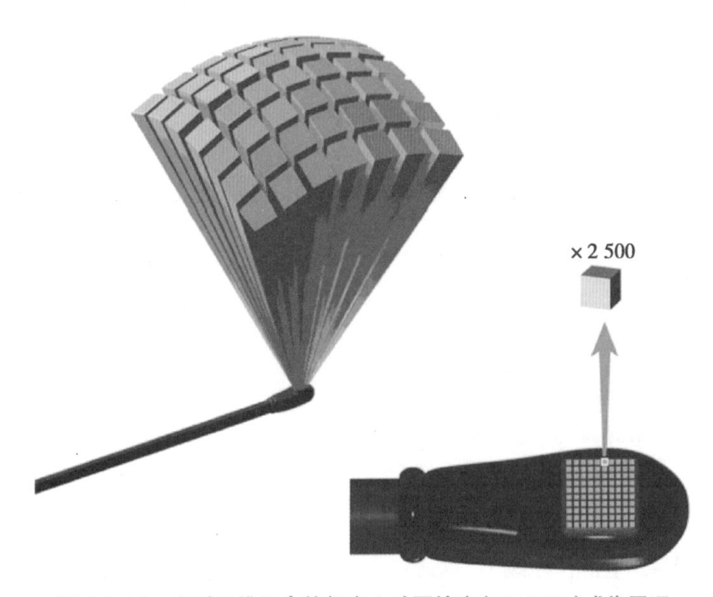

图 8-1-18　实时三维经食管超声心动图检查（3D-TEE）成像原理

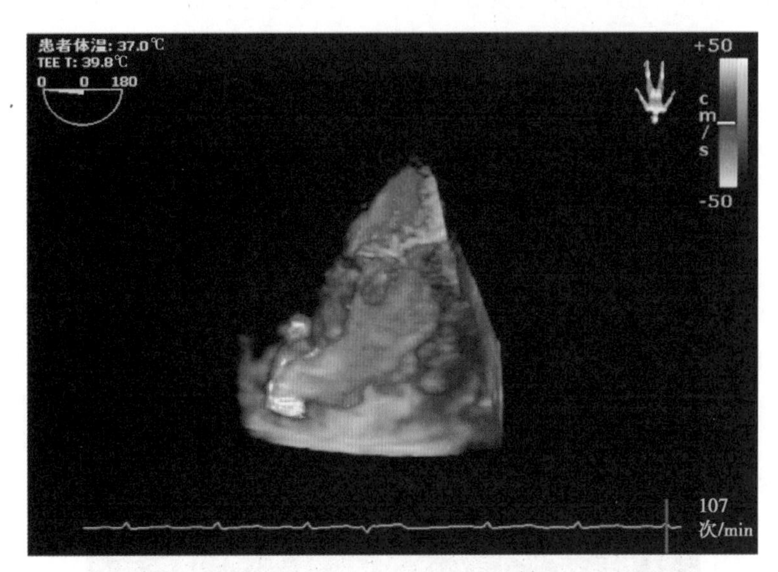

图 8-1-19　实时三维经食管超声心动图检查（3D-TEE）显示急性心肌梗死后肌部室间隔缺损（VSD）及分流

实时 3D-TEE 成像模式及特点见表 8-1-3。

知识点

表 8-1-3　实时三维经食管超声心动图检查（3D-TEE）成像模式

参数	实时成像（live）	放大（zoom）	全容积（FV）	三维彩色（3D-CDF）
成像空间	60° × 30°（取决于深度）			
实时性	最好	较好	非实时	非实时
时间分辨力（FR,Hz）	20~30Hz，高	5~15Hz，低	20~50Hz，高	15~25Hz，中
空间分辨力	中	高	高	低
适合目标	所有	二尖瓣，左心耳，房间隔	左心室，右心室，二尖瓣	反流束，孔

病例　实时 3D-TEE 在急性广泛前壁 ST 段心肌抬高性心肌梗死室间隔穿孔中的应用

病案摘要

患者，女，65 岁，入院前 10 天以前，患者出现反复剑突下疼痛伴呼吸困难，同时有夜间端坐呼吸伴咳嗽，偶有心悸伴大汗淋漓。心电图检查提示：窦性心律，V_2~V_6 导联 ST 段改变（ST 段上抬 0.05~0.4mv）。冠状动脉造影 + 经皮冠状动脉球囊成形提示：前降支中段以远次全闭塞，回旋支见粥样斑块影；右冠状动脉近中段弥漫性病变，最窄约 40%。心脏超声提示：室间隔穿孔，心室水平左向右分流，节段性室壁运动异常，左心房增大，三尖瓣中度反流，肺动脉重度高压。诊断考虑：急性广泛前壁 ST 段抬高性心肌梗死，室间隔穿孔，心功能Ⅳ级（Killip 分级）。患者既往合并高血压 2 级，很高危；2 型糖尿病。

患者因心功能进行性下降，入院后紧急行 IABP 以改善心功能。待患者病情稳定后，于心脏外科行紧急外科手术治疗，术中行 3D-TEE 可见前间隔近心尖处室间隔穿孔（图 8-1-20、图 8-1-21）。

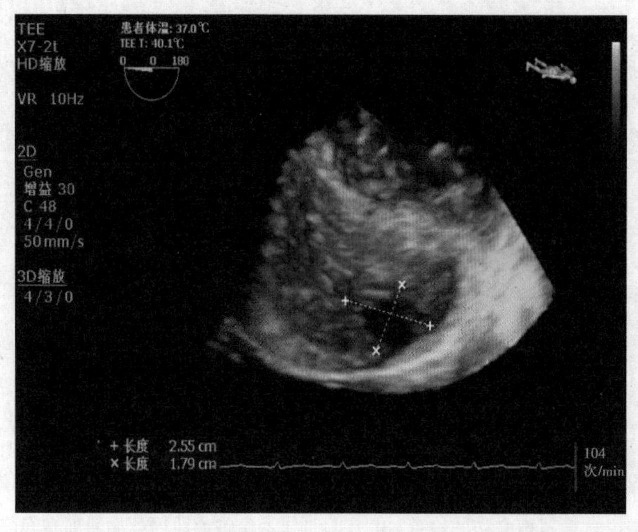

图 8-1-20　三维经食管超声心动图检查（3D-TEE）食管中段四腔心切面

右心室面观前间隔近心尖处（白色虚线）可见一室间隔穿孔，长径约 2.5cm，短径约 1.79cm。

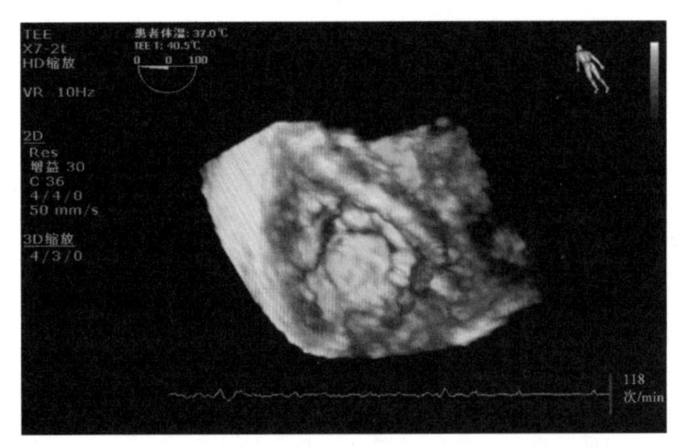

图 8-1-21 三维经食管超声心动图检查(3D-TEE)食管中段四腔心切面

外科行涤纶补片连续缝合关闭室间隔缺损,显示室间隔缺损已被修补,周围未见残余分流。

第二节 测量与评估

一、定性和定量评估

定性(qualitative)是指通过非量化的手段来探究心脏和大血管的形态和功能,定量(quantitative)则反之。临床实践中定性评估和定量评估通常混合使用,定量评估往往是定性评估的延续,定性评估指标具有主观性,往往没有数值和单位,而定量评估指标有数值和单位。

围手术期 TEE 的指标有描述空间属性的形态指标和描述运动属性的功能指标,基本评估内容有(表 8-2-1):壁,包括心房壁、心室壁、血管壁;腔,包括心房、心室和血管腔;瓣,包括房、室之间的 2 个房室瓣、心室和大动脉之间的 2 个半月瓣;流,包括心血管内的各种正常和异常血流。评价方式包括定性、半定量、定量三种形式。常用指标的参考值和截断值来源于数据库或 TEE/TTE 定量指南[6]。

知识点

表 8-2-1 经食管超声心动图检查(TEE)标准化指标的定性评估内容

部位	评估内容
壁	厚度,动度,完整性,占位
腔	大小,比例,形态,局部梗阻
瓣	厚度,开闭运动,完整性,赘生物
流	正常层流,分流,反流,射流

二、血流

彩色和频谱多普勒指标可用于正常及病理血流的定性和定量评估。①瓣膜:主动脉、二尖瓣、肺动脉和三尖瓣;②大血管:上腔静脉、下腔静脉、主动脉、肺动脉、肝静脉、肺静脉;③缺损(房间隔缺损、室间隔缺损)、异常连接(瘘、导管);④动脉夹层。

瓣膜常见测量表见表 8-2-2。

知识点

表 8-2-2 瓣膜常见测量表

瓣膜	测量选择	取样位置	测量切面	测量时间	测量值
二尖瓣	PW	瓣口或瓣环	食管中段两腔心	舒张期：左心房流入左心室前向血流	$E_{峰}$:0.6~0.8m/s $A_{峰}$:0.2~0.4m/s 基线下血流
三尖瓣	PW	瓣口或瓣环	食管中段右心室流入流出道	舒张期：右心房流入右心室前向血流；受呼吸影响，测量几个循环取均值	$E_{峰}$:(0.4 ± 0.098) m/s $A_{峰}$:(0.2 ± 0.075m/s 基线下血流
主动脉瓣	CW	瓣口或瓣环	胃底左心室长轴	收缩期：左心室流入主动脉前向血流	1~1.3m/s，血流迅速加速，基线下血流
肺动脉瓣	CW	瓣口或瓣环	食管上段主动脉弓短轴	收缩期：右心室流入肺动脉前向血流	0.8~1m/s，与主动脉瓣相比血流加速较慢（≥130ms）；基线上血流
肺静脉	PW	肺静脉开口 1~2cm，采样线与血流平行	左上肺静脉 + 左下肺静脉：食管中段两腔心；右上肺静脉 + 右下肺静脉：食管中段 120° 或食管中段 30° 切面		A 波（心房收缩）：14~25cm/s S 波（心室收缩，S1 心房舒张，S2 二尖瓣环下降）：28~82cm/s D 波（左心室舒张）：27~72cm/s
肝静脉	PW	肝静脉开口 1~2cm，采样线与血流平行	经胃下腔静脉切面	自主呼吸时，吸气末测量	S 波：心室收缩时下腔静脉入右心房的前向血流 V 波：收缩末期三尖瓣回到正常位置时的过度血流，可为正向、逆向或中立 D 波：三尖瓣开放，血流从下腔静脉被动流出时前向血流 A 波：心房收缩逆向血流

注：CW，连续多普勒；PW，脉冲多普勒。

1. **二尖瓣血流频谱** 见图 8-2-1。
2. **三尖瓣血流频谱** 见图 8-2-2。
3. **主动脉瓣血流频谱** 见图 8-2-3。
4. **肺动脉瓣血流频谱** 见图 8-2-4。
5. **肺静脉血流频谱** 见图 8-2-5。
6. **肝静脉血流频谱** 见图 8-2-6。

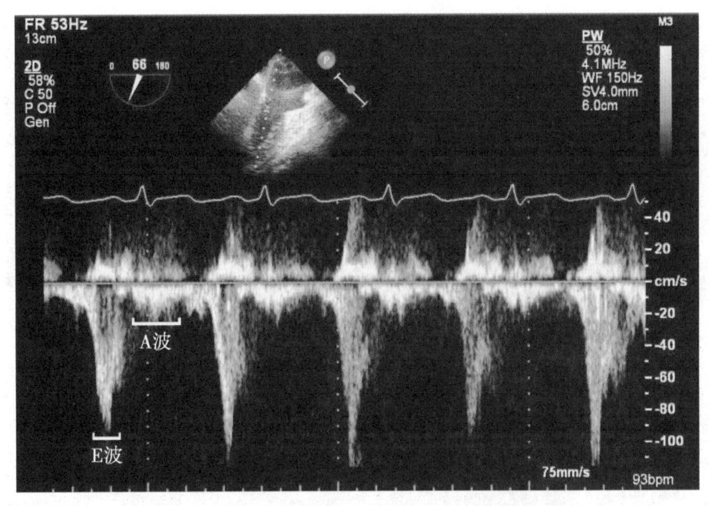

图 8-2-1　二尖瓣交界切面测量舒张期前向血流

E 波，舒张早期（心室舒张充盈波）；A 波，舒张晚期（心房收缩波）。

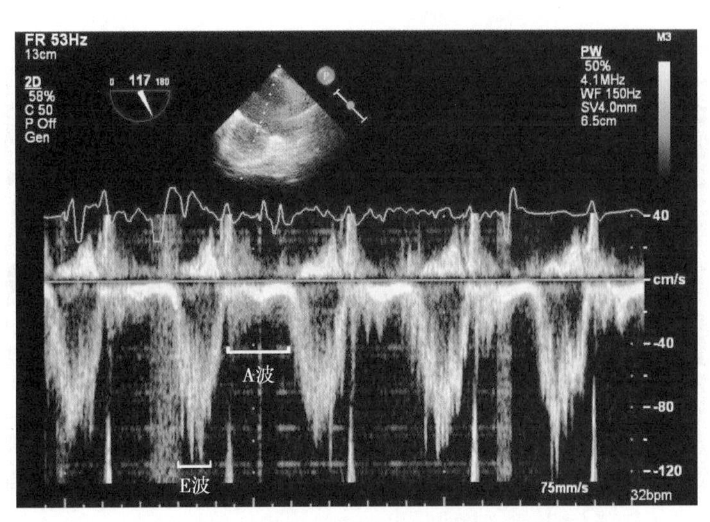

图 8-2-2　三尖瓣改良切面舒张期前向血流

E 波，舒张早期充盈波；A 波，舒张末期心房收缩波。

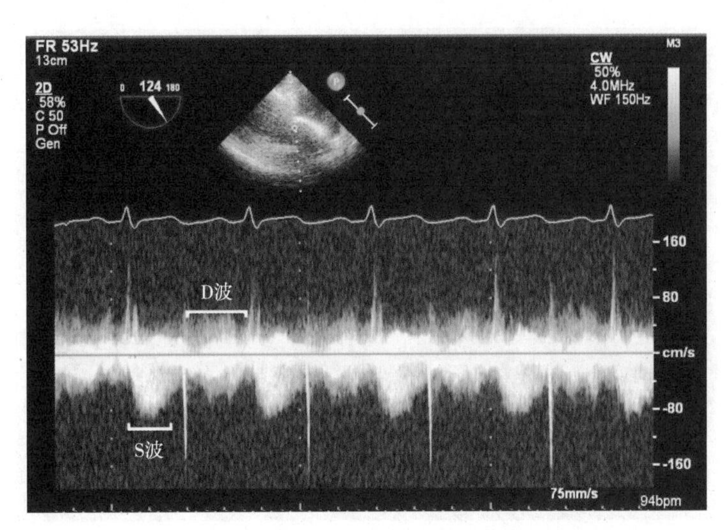

图 8-2-3　经胃左心室长轴切面测量主动脉瓣前向血流

S 波，左心室收缩波；D 波，左心室舒张逆向血流。

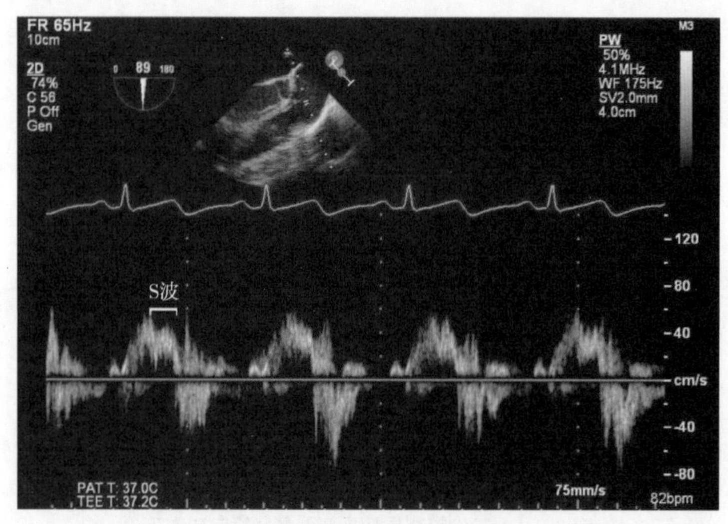

图 8-2-4　肺动脉瓣前向血流

注：S 波，右心室收缩波。

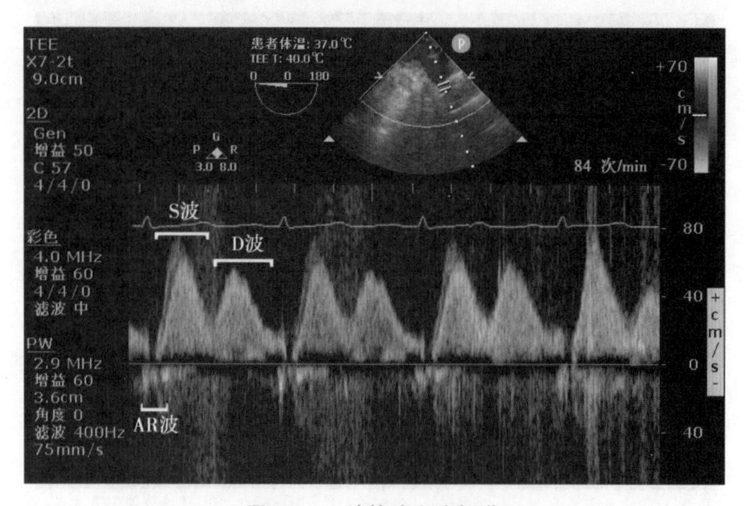

图 8-2-5　肺静脉血流频谱

注：AR 波，心房收缩逆流；S 波，心室收缩；D 波，心室舒张。

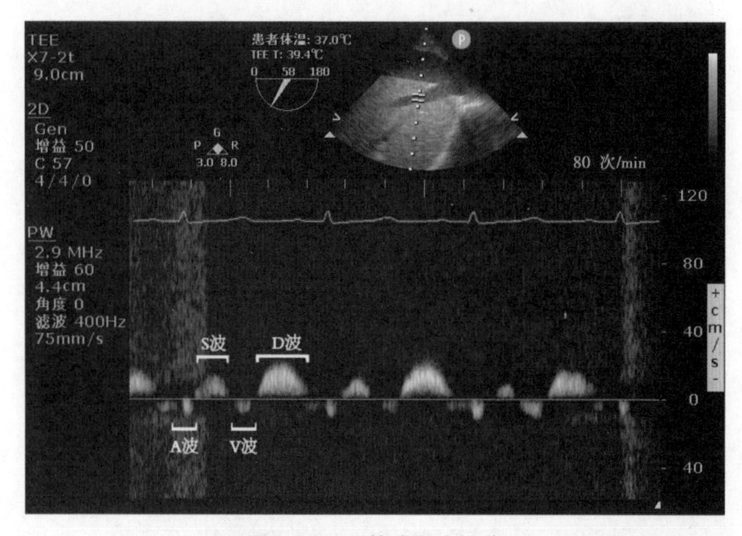

图 8-2-6　肝静脉血流频谱

注：A 波，心房收缩逆向血流；S 波，心室收缩；V 波，心室收缩末期逆向血流；D 波，心室舒张。

三、心室

（一）左心室

2002 年，美国心脏协会（American Heart Association，AHA）将左心室分为 17 个节段。为了全面评价左心室 17 个节段，需要 5 个 TEE 超声成像切面，分别为：食管中段四腔心、两腔心，以及左心室长轴切面，经胃左心室基底段和中段切面（表 8-2-3）。

知识点

表 8-2-3　左心室 17 节段分区与 TEE 切面的关系

切面名称	节段
食管中段四腔心	下间隔（基底段、中段及心尖段）
	前侧壁（基底段、中段及心尖段）
	心尖部
食管中段两腔心	前壁（基底段、中段及心尖段）
	下壁（基底段、中段及心尖段）
	心尖部
食管中段左心室长轴	前间隔（基底段、中段及心尖段）
	下侧壁（基底段、中段及心尖段）
	心尖部
经胃左心室基底短轴	前壁基底段
	前间壁基底段
	下间隔基底段
	下壁基底段
	下侧壁基底段
	前侧壁基底段
经胃左心室中段短轴	前壁中段
	前间壁中段
	下间隔中段
	下壁中段
	下侧壁中段
	前侧壁中段

左心室大小可以通过舒张末期和收缩末期的径线和容量测量进行评估。在经胃两腔心切面、经胃中段短轴切面和食管中段两腔心切面可以测量舒张末期左心室心腔大小及前间壁和下侧壁厚度。不同性别测量结果可有所差异，正常值和截断值可用体表面积（BSA）进行校正（表 8-2-4）。正常左心室室间隔厚度和

后壁厚度为男性 6~10mm，女性 6~9mm。

知识点

表 8-2-4 不同性别左心室形态指标的正常参考范围和截断值

左心室大小	女性				男性			
左心室直径（LVD）	参考范围	轻度异常	中度异常	重度异常	参考范围	轻度异常	中度异常	重度异常
舒张末期内径 /cm	3.8~5.2	5.3~5.6	5.7~6.1	>6.2	4.2~5.8	5.9~6.3	6.4~6.8	>6.8
舒张末期内径 /BSA/（$cm \cdot m^{-2}$）	2.2~3.1	3.2~3.4	3.5~3.7	>3.7	2.2~3.0	3.1~3.3	3.4~3.6	>3.6
收缩末期内径 /cm	2.2~3.5	3.6~3.8	3.9~4.1	>4.1	2.5~4.0	4.1~4.3	4.4~4.5	>4.5
收缩末期内径 /BSA/（$cm \cdot m^{-2}$）	1.3~2.1	2.2~2.3	2.4~2.6	>2.6	1.3~2.1	2.2~2.3	2.4~2.5	>2.5
左心室容积								
舒张末期容积 /ml	46~106	107~120	121~130	>130	62~150	151~174	175~200	>200
舒张末期容积 /BSA/（$ml \cdot m^{-2}$）	29~61	62~70	71~80	>80	34~74	75~89	90~100	>100
收缩末期容积 /ml	14~42	43~55	56~67	>67	21~61	62~73	74~85	>85
收缩末期容积 /BSA/（$ml \cdot m^{-2}$）	8~24	25~32	33~40	>40	11~31	32~38	39~45	>45

注：BSA. 可用体表面积。

相对室壁厚度（relative wall thickness，RWT）=（2 × PWTd）/LVIDd 或 =SWTd+PWTd/LVIDd（PWTd，舒张末下侧壁厚度；LVID，左心室舒张末内径；SWTd，舒张末室间隔厚度），正常值为男性 0.24~0.42，女性 0.22~0.42，需注意引起对称性左心室肥厚相关疾病的鉴别诊断。

左心室壁质量（left ventricular wall mass，LVM）为心肌总质量，可以通过心肌容量乘以特定心肌密度来计算。左心室质量 =0.8 ×（1.04 ×［（LVIDd+PWTd+SWTd）^{3}–（LVIDd）^{3}］）+0.6g；左心室质量除以体表面积可计算质量指数，正常左心室质量及质量指数为男性 88~224g（49~115g/m^2），女性 67~162g（43~95g/m^2）。根据左心室相对室壁厚度和左心室质量指数，可将左心室肥厚分为四种不同的形态（图 8-2-7）。

左心室肥厚是心室对张力的代偿性适应。向心性肥厚常继发于心室的慢性压力过负荷，没有明显的心腔扩大，如高血压病和主动脉瓣狭窄。整体长轴收缩期峰值应变（GLPSS）可评估心脏整体收缩功能。可以从食管中段四腔心切面、两腔心切面、左心室长轴切面获得左心室壁的 6 个 GLPSS 指数。通过斑点追踪对收缩峰应变（PSS）进行分析，以其均值代表每个室壁节段的收缩功能。左心室壁 GLPSS 的正常值约为 20%。

（二）右心室

TEE 可通过测量右心室舒张末径线以及面积和容积来评价右心室大小，右心室功能可在食管中段和经胃多个切面来评估。

在食管中段四腔心切面可判断右心室解剖特征、大小或功能［三尖瓣环平面收缩期位移（TAPSE）或面积变化分数（FAC）］，三尖瓣（TV）下 1cm 测量右心室基底段内径（RVD1），在右心室基底段至心尖中点处测量右心室中段内径（RVD2）。若 RVD1>41mm，RVD2>35mm，提示右心室扩张。食管中段右心室流入 -

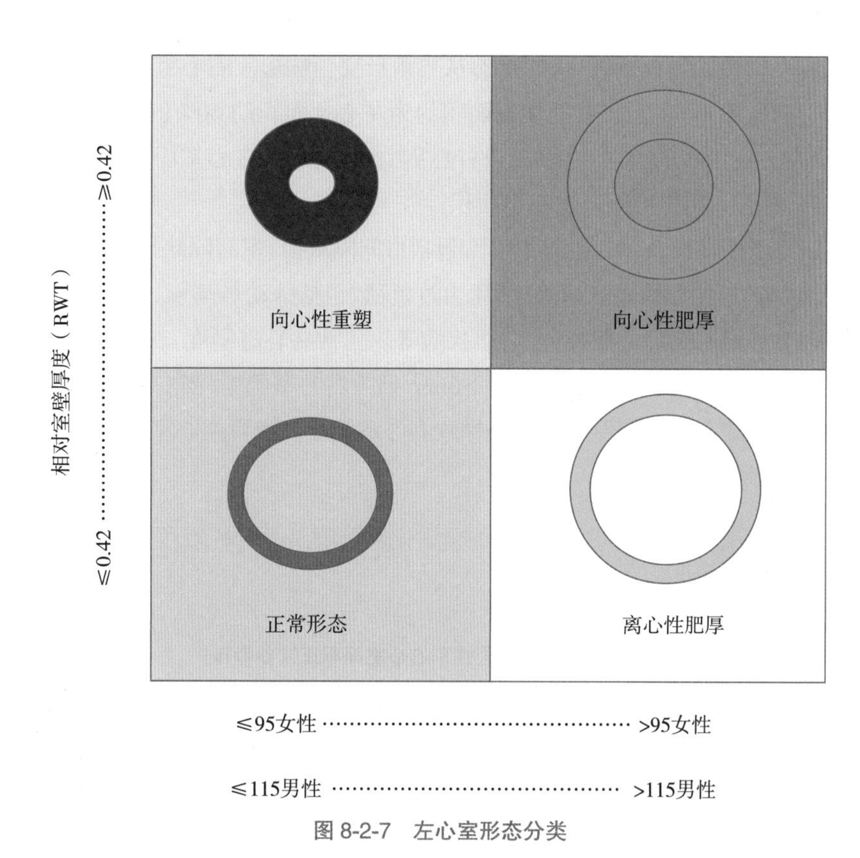

图 8-2-7　左心室形态分类

流出道切面可测量肺动脉瓣下右心室流出道直径（RVOT1）、在肺动脉瓣环水平测量肺动脉瓣上右心室流出道直径（RVOT2），以及肺动脉瓣直径（PA1）（表 8-2-5），在经胃左心室中段短轴切面（0°）可见右心室通过室间隔与左心室相连，下壁位于图像近场，前侧壁位于远场，该切面除可监测左心室功能外，还可用于评价右心室游离壁和室间隔功能。在经胃右心室流入道切面（90°~120°）可显示右心室前壁和下壁，尤其是能显示右心室下壁基底段，可在 M 型超声下测量 TAPSE，并在三尖瓣侧壁瓣环使用组织多普勒测量 S' 速度。

知识点

右心室和肺动脉形态指标的正常参考范围和截断值见表 8-2-5。

表 8-2-5　右心室和肺动脉形态指标的正常参考范围和截断值

舒张末期测量指标	参考范围	轻度异常	中度异常	重度异常
右心室径线 /mm				
右心室基底段内径（RVD1）	20~28	29~33	34~38	≥39
右心室中段内径（RVD2）	27~33	34~37	38~41	≥42
基底 - 尖段长度（RVD3）	71~79	80~85	86~91	≥92
右心室流出道（RVOT）直径 /mm				
肺动脉瓣下（RVOT1）	25~29	30~32	33~35	≥36
肺动脉瓣上（RVOT2）	17~23	24~27	28~31	≥32
肺动脉瓣直径（PA1）	15~21	22~25	26~29	≥30

在食管中段四腔心切面，当右心室扩张时形态从三角形变为圆形。右心室构成心尖部的一部分，则提示存在右心室扩张。通常，右心室舒张末期横截面积约为左心室面积的60%（表8-2-6）。当右心室轻度扩张时，右心室面积为左心室面积的60%~100%；当右心室中度扩张时，右心室面积几乎与左心室面积相等；当右心室重度扩张时，右心室面积可超过左心室面积。

右心室扩大可由以下因素导致：①容量过负荷，包括房间隔缺损、室间隔缺损、肺动脉瓣关闭不全、继发或原发性三尖瓣反流及其他先天性心脏病等；②压力过负荷，包括肺动脉高压、肺栓塞、肺源性心脏病及左心疾病等；③右心疾病，如冠心病后心肌梗死、心肌疾病等。正常右心室厚度 <5mm，为左心室厚度的一半，在舒张末期测量下壁或后侧游离壁。右心室厚度 >6mm 即为右心室肥厚，当右心室壁 >10mm 时为重度肥厚。当右心室压力过负荷或存在浸润性疾病时会导致右心室肥厚。经胃左心室中段短轴切面，当压力过负荷时，整个心动周期内室间隔均呈D型。

知识点

表8-2-6　不同性别右心室面积正常参考值

	右心室舒张末期面积		右心室收缩末期面积	
	实测正常值 /cm^2	校正正常值（体表面积标化）/（$cm^2 \cdot m^{-2}$）	实测正常值 /cm^2	校正正常值（体表面积标化）/（$cm^2 \cdot m^{-2}$）
男性	17 ± 3.5	8.8 ± 1.9	9 ± 3.0	4.7 ± 1.35
女性	14 ± 3.0	8.0	7 ± 2.0	4.7 ± 1.20

超声心动图检查的核心是用不同的参数评价左心室、右心室的大小、面积、容量及质量，以及收缩和舒张功能。评估心室功能应使用心电图以保证在心动周期相应的时间点来获取所需要的测量值。

四、心房

（一）左心房

左心房功能和左心室舒张功能密不可分。①左心房作为一个收缩泵，能向左心室充盈提供15%~30%的血液；②左心房在心室收缩时接受并储存肺静脉回流的血液；③在心室舒张早期左心房将储存的血液泵入左心室的管道。左心房增大与心血管病的不良结局有关。在没有二尖瓣疾病时，左心房增大通常能反映左心房压增高导致的左心房壁张力增加，同时也可能为左心房心肌病导致的左心房功能不全。左心房增大与心房颤动、卒中、心肌梗死后的总死亡率及扩张性心肌病住院期间死亡率有关，是舒张期功能障碍严重程度和持续时间，以及左心房压力升高幅度的标志。

1. **左心房大小测量**　TEE主动脉瓣层面的食管中段短轴切面（30°~60°）测量的左心房前后径与TTE高度相关。因此可在此切面进行左心房前后径测量（图8-2-8）。

2. **左心房容积测量**　常用双平面辛普森法。用正交的四腔心及两腔心切面。左心房测量的正常值为：男性左心房容积为18~58ml，女性为22~53ml。正常容积指数为21~28ml/m^2。美国超声协会2015年更新的指南推荐正常参考值见表8-2-7。

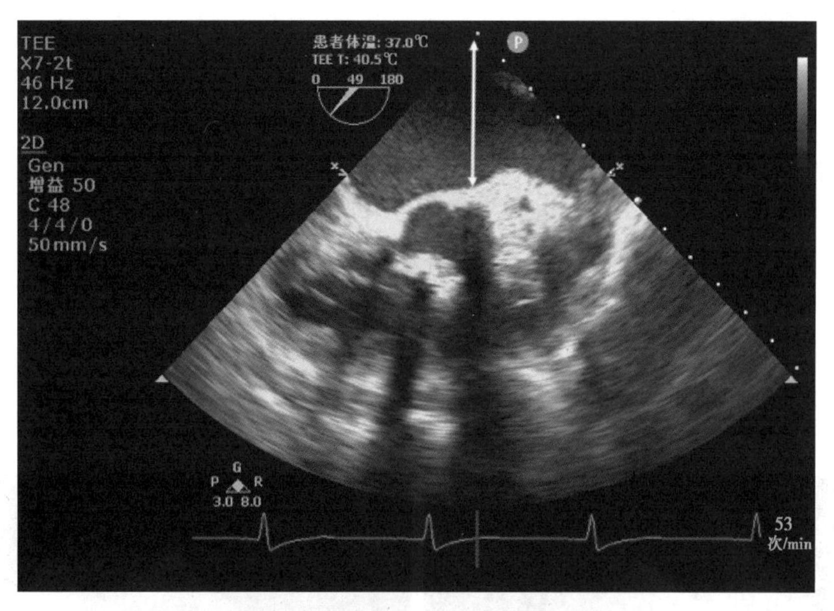

图 8-2-8 经食管超声心动图检查(TEE)测量左心房前后径(箭头所示)

知识点

表 8-2-7 左心房容积指数正常参考值

项目	参考值
正常	16~34ml/m^2
轻度异常	35~41ml/m^2
中度异常	42~48ml/m^2
重度异常	>48ml/m^2

(二) 右心房

目前关于右心房大小的定量研究和临床数据较少。最常用的方法是将右心房与左心房及右心室大小对比进行定性评估。通常右心房与左心房大小相似,比右心室稍小。美国超声协会推荐使用单平面辛普森法测量,正常右心房容积男性为(25 ± 7)ml/m^2,女性为(21 ± 6)ml/m^2。

在进行右心房扫查时需要识别正常的生理性结构:欧氏瓣位于下腔静脉与右心房的交界处;希拉里氏网是一种位于下腔静脉与右心房交接处的可活动的网状结构。通常这些结构没有明确的临床意义。

五、瓣膜

(一) 主动脉瓣

观察主动脉瓣的 TEE 标准切面有 5 个。

1. **食管中段主动脉瓣短轴切面(ME AV SAX)** 可观察三个瓣叶的运动情况,彩色多普勒下可观察到中心或瓣膜联合处是否存在主动脉瓣反流。

2. **食管中段主动脉瓣长轴(ME AV LAX)** 可观察瓣叶形态,若存在主动脉瓣反流,舒张期在彩色多普勒下可明确反流的方向。收缩期若存在前向湍流则提示存在梗阻,可鉴别为瓣下、瓣叶或瓣上梗阻。

3. **食管中段五腔心切面**(ME 5C) 可观察到无冠瓣、右冠瓣,彩色多普勒可观察主动脉瓣反流。

4. **经胃底左心室长轴切面**(TG LAX) 可观察到瓣叶活动,彩色多普勒和连续频谱多普勒可了解狭窄和反流,测量压力梯度。

5. **胃底五腔心切面**(Deep TG 5C) 除观察 TG LAX 内容外,还可评估人工瓣膜功能及是否存在瓣周漏。

CPB 前应着重评估瓣膜形态、半月瓣的数目和外观,以及每个瓣叶游离边缘的长度(图 8-2-9)。食管中段主动脉瓣长轴切面(ME AV LAX)舒张期可以识别与瓣叶脱垂或与中央错位相关的瓣叶对合不良;收缩期(早期 - 中期)测量左心室流出道和主动脉环的直径,主动脉瓣应从右冠瓣瓣叶的铰链点内缘到左冠瓣和无冠瓣交界处后方“虚拟环”的内缘进行测量。

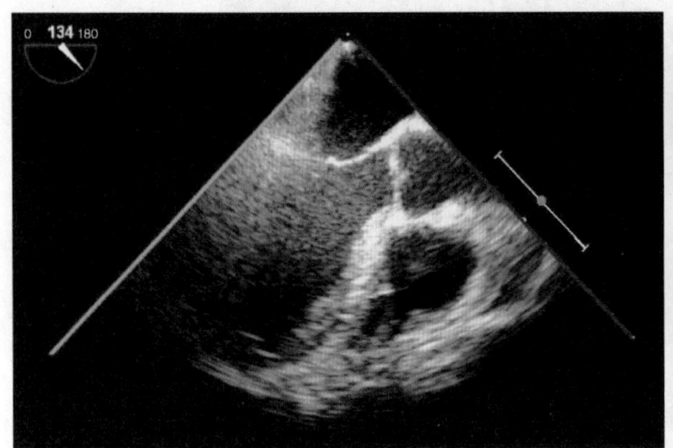

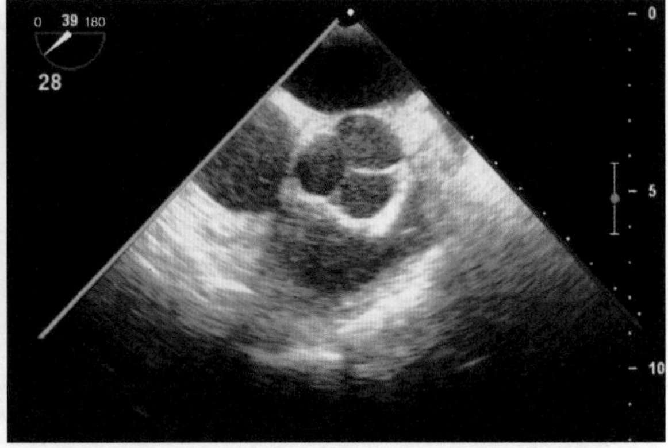

图 8-2-9 主动脉瓣目标导向切面

主动脉瓣目标导向切面

在经胃底(TG)切面中评估经主动脉瓣血流和峰值速度,使用频谱多普勒的连续方程测量前向血流容积,计算主动脉瓣面积。

(二)肺动脉瓣

观察肺动脉瓣的 TEE 标准切面包括:①食管中段右心室流出道切面(ME RVOT);②食管上段主动脉弓短轴切面(UE AA SAX);③改良经胃右心室流入道切面(TG RV Inflow)。ME RV OT、UE AA SAX 可观察到前瓣叶和左瓣叶。改良 TG RV 流入道常用来进行多普勒测量,其中脉冲波多普勒用于定位肺动脉瓣梗阻位置(瓣叶、瓣下);连续多普勒用于测量流速和跨瓣峰压。正常肺动脉瓣峰值流速为 0.5~1.0m/s,正常肺动脉瓣面积为 $2cm^2/m^2$(图 8-2-10)。

(三)二尖瓣

TEE 是术中和术后即刻描述二尖瓣解剖功能特征的首选方式。其主要应用切面有:食管中段(ME)—四腔心切面(4C)、二尖瓣联合部切面(MC)、两腔心切面(2C)、长轴切面(LAX),经胃(TG)—基底部短轴切面(Basal SAX)、中段短轴切面(Mid SAX)、两腔心切面(2C)、长轴切面(LAX),以及深胃部五腔心切面(Deep TG 5C)(图 8-2-11)。

二尖瓣分区所对应切面的详细表述见表 8-2-8。

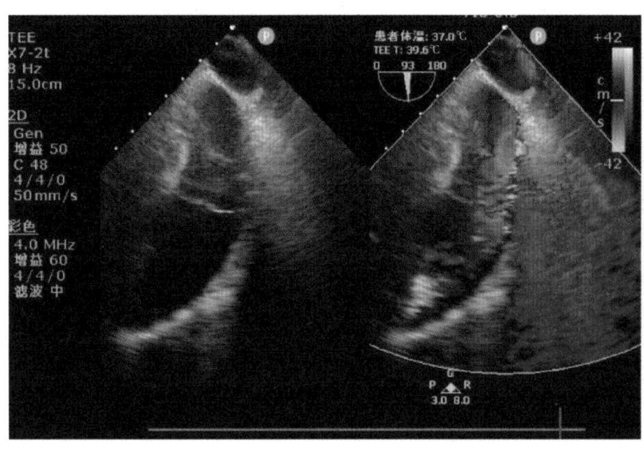

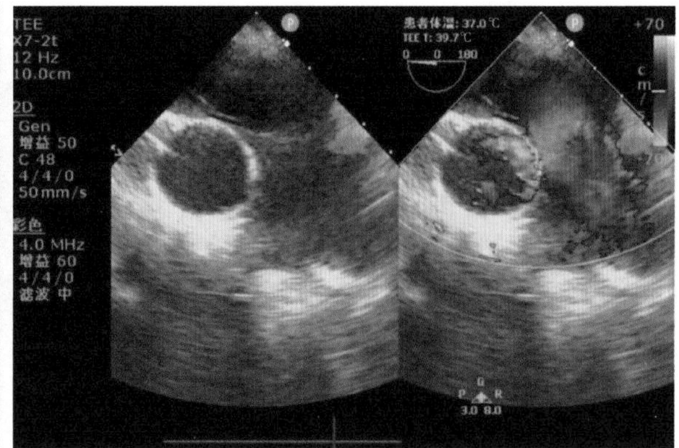

图 8-2-10　肺动脉瓣目标导向切面

肺动脉瓣目标导向切面

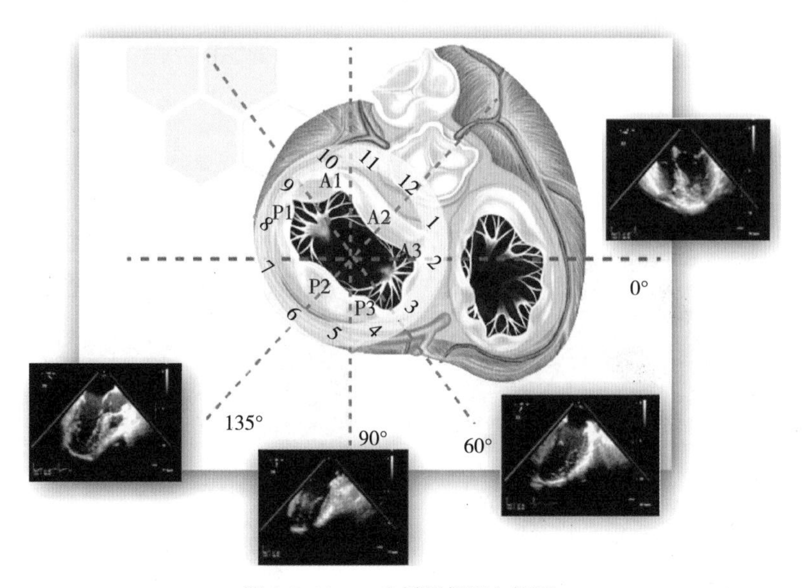

图 8-2-11　二尖瓣目标导向切面

二尖瓣目标导向切面

知识点

表 8-2-8　不同二维经食管超声心动图检查（TEE）切面显示的二尖瓣小叶分区

切面名称	显示小叶分区
食管中段五腔心切面（0°）	A1-P1
食管中段四腔心切面（0°）	A3-A2-P2

切面名称	显示小叶分区
深部短四腔心切面（0°）	A3-P3
食管中段交界区切面（60°）	P3-A2-P1
食管中段两腔心切面（90°）	P3-A1-A2
食管中段长轴切面（120°~160°）	A2-P2

注：后瓣分区为解剖上实际存在的分区，从前外交界到后内交界依次为 P1，P2，P3；与后瓣相对的前瓣分区为 A1，A2，A3（解剖上不存在）。

（四）三尖瓣

观察三尖瓣的 TEE 标准切面有 6 个，分别是 ME 4C、ME RV OT、ME Bicaval、冠状窦切面、TG SAX RV、TG RV 流入道。当需要进行频谱多普勒检查瓣膜血流时，最好在 ME RV OT、ME 改良双腔三尖瓣切面。在 ME 4C 切面，可以进行瓣环径测量，该切面可见靠近室间隔的为隔叶，另一侧的瓣叶为前瓣叶或后瓣叶（取决于探头前端前屈还是后屈）。在 ME 改良双腔三尖瓣切面上，靠近右心耳的为前瓣叶，另一侧的为后瓣叶。

近年来用食管中段四腔心切面（ME 4C）测量三尖瓣瓣环径，其测量值是从隔瓣根部到前瓣或后瓣根部（取决于探头前端前屈还是后屈）之间的径线距离。右心室重塑可导致三尖瓣几何形状发生改变，三尖瓣成形术后残留的三尖瓣反流与瓣叶腱索 >0.76cm 和腱索面积 >1.63cm^2 有关，见图 8-2-12。

冠状窦（CS）切面（0°）
从4C切面进入到食管胃底连接处，瓣膜接合部，可观察到三尖瓣以及冠状窦血流束。

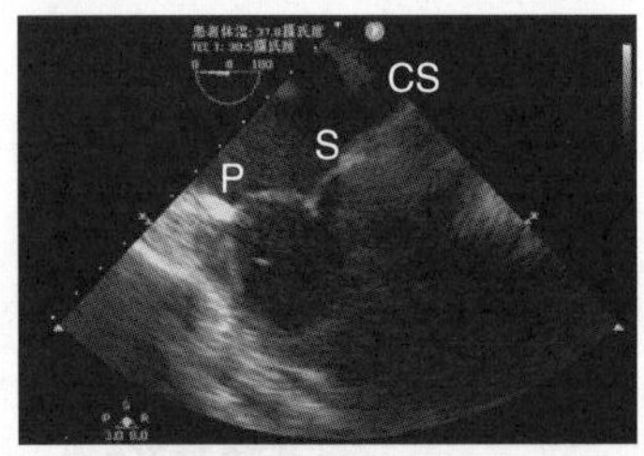

改良上下腔静脉切面（110°~140°）
从4C切面进入到食管胃底连接处，瓣膜接合部，可观察到三尖瓣以及冠状窦血流束。

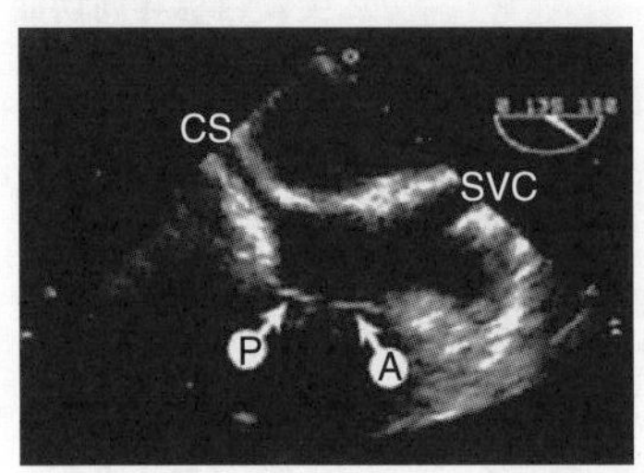

TG短轴切面（0°~40°）
可同时观察到三个瓣叶，多普勒角度较差。

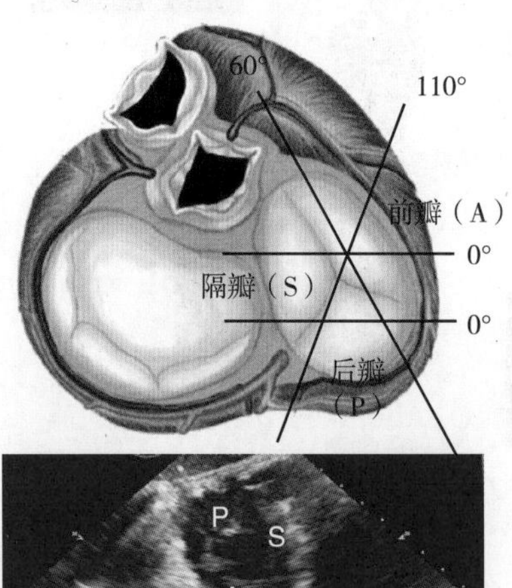

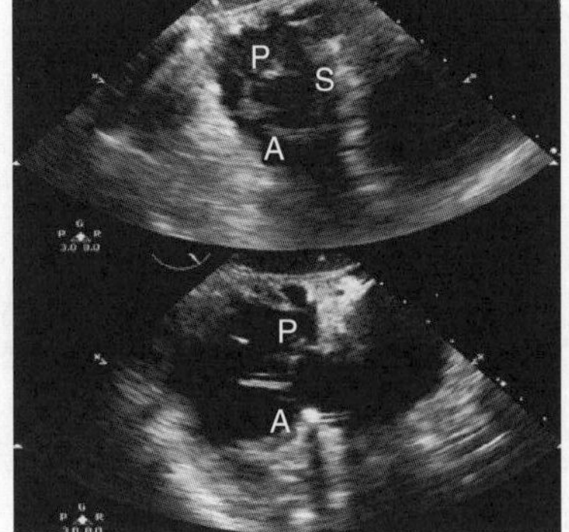

ME 4C切面（0°）
瓣环直径（28 ± 5mm）
TR方向+描记反流入右房的血流面积

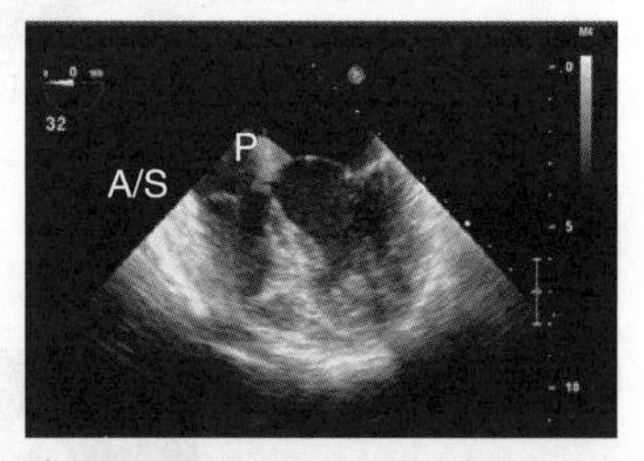

ME右室流入流出道切面（60°~75°）
（后瓣叶/左侧，前瓣叶或隔瓣/右侧），多普勒角度较好。

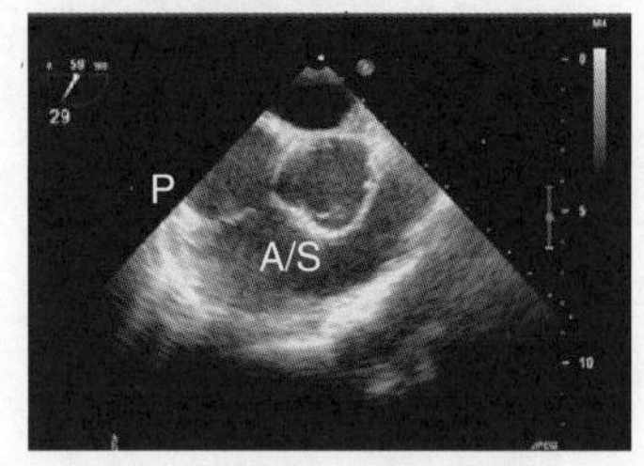

TG右室流入道切面（90°~120°）
瓣下结构，腱索多普勒角度较差。

图 8-2-12　三尖瓣的目标导向切面

第三节　经食管超声心动图检查辅助血流动力学管理

一、经食管超声心动图检查循环功能监测

经食管超声心动图检查（TEE）应用于围手术期循环功能监测的指标主要包括每搏量（SV），CVP、心室舒张末压，以评估心脏收缩和舒张功能等。

SV 是心脏节律、心率、前负荷、后负荷、收缩功能、舒张功能共同作用的结果。获得 SV 的位置主要在左心室流出道（LVOT）、主动脉瓣口、右心室流出道（RVOT）、二尖瓣口，将截面积与速度时间积分（VTI）相乘（图 8-3-1）。外周血管阻力（PVR）可以通过 MAP、CVP 和 SV 来计算（图 8-3-2）。

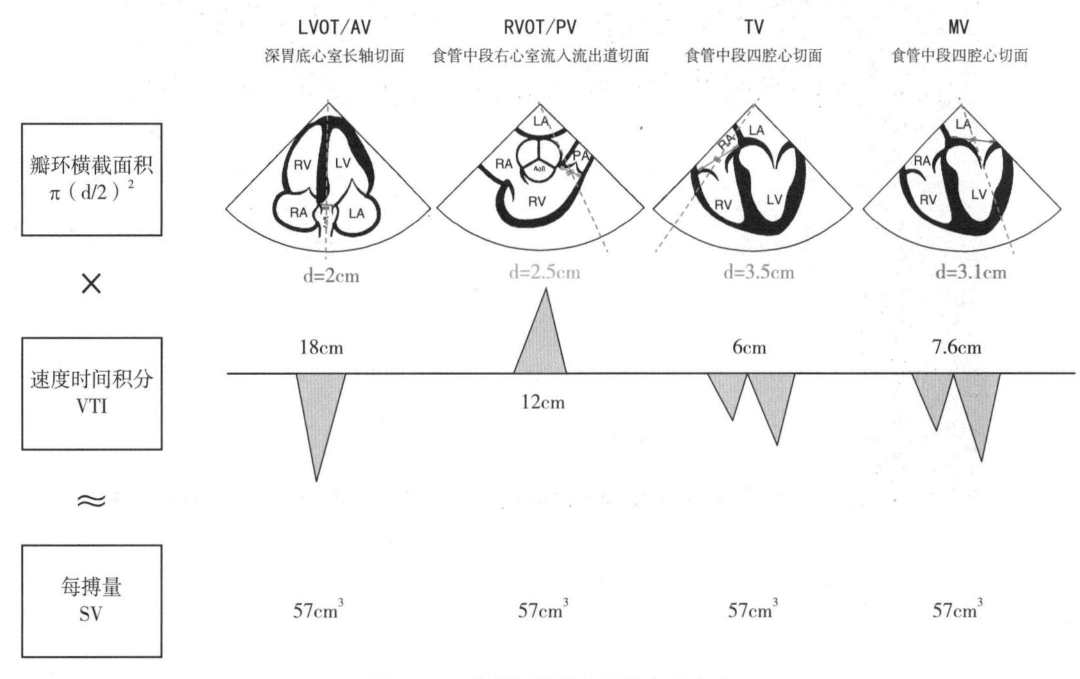

图 8-3-1　获得每搏量的四种主要方式

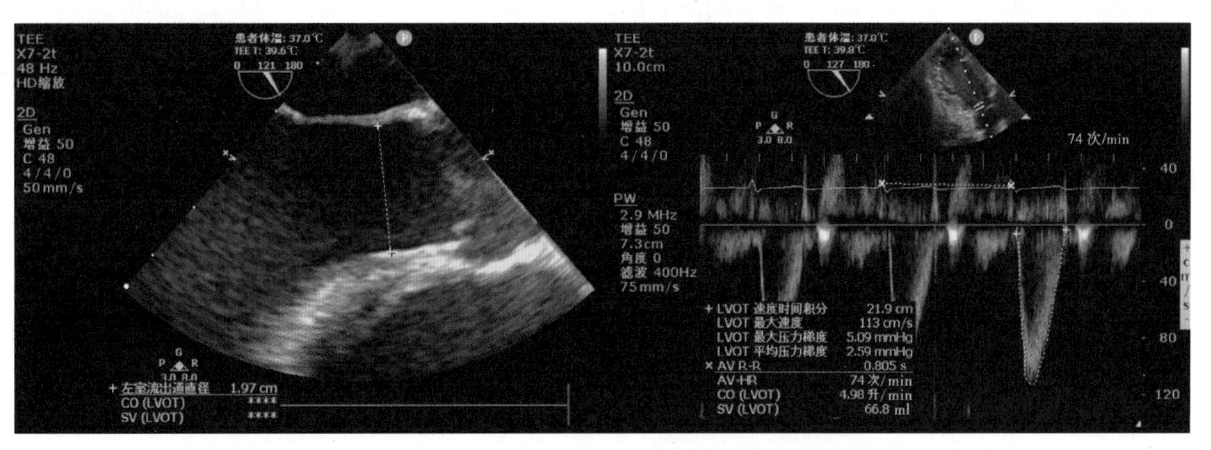

图 8-3-2　获得流出道截面积与速度时间积分的方法

注：LVOT，左心室流出道；VTI，速度时间积分；HR，心率；SV，每搏量；CO，心排量。

二、估测中心静脉压

对于机械通气的患者来说,其下腔静脉内径在吸气时最大,呼气时最小,而上腔静脉内径变化则相反。下腔静脉的扩张指标能作为判断患者液体反应性的指标。有研究表明将(最大直径 - 最小直径)/ 平均直径的 12% 及(最大直径 - 最小直径)/ 最小直径的 18%(图 8-3-3)作为截断值来判断患者液体反应性较为适合。将(最大直径 - 最小直径)/ 最大直径的 36% 作为截断值,能对患者有或无反应性进行鉴别(其敏感性为 90%,特异性为 100%)。

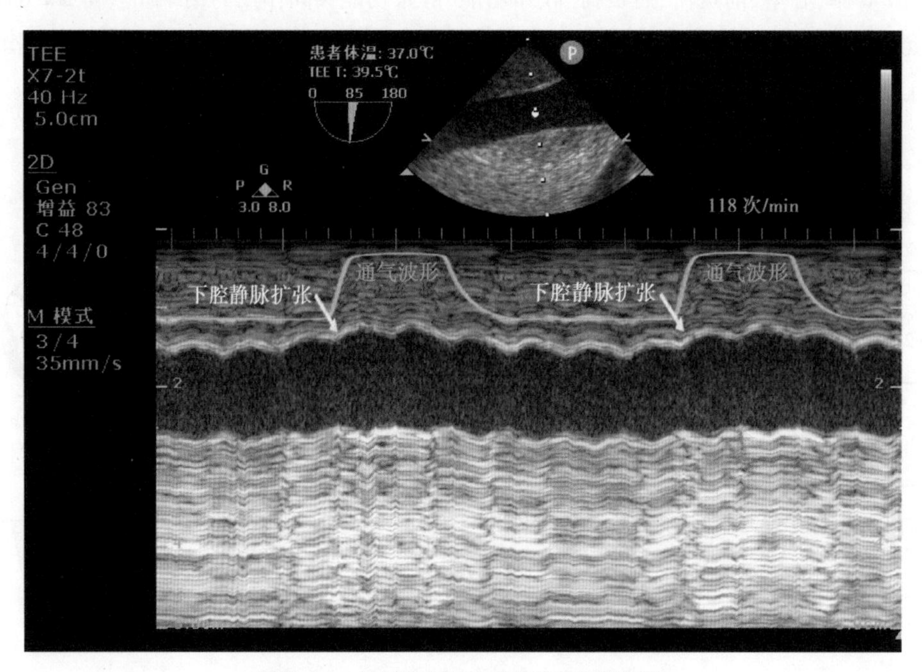

图 8-3-3 机械通气对下腔静脉直径的影响

三、估测左心室舒张末期压力

在没有二尖瓣病变的情况下左心房舒张压等于左心室舒张末期压力(LVEDP),其参考标准为肺动脉漂浮导管等有创方法,多普勒超声心动图检查可作为一种有价值的、无创性的替代性检查方法用于左心房压的估测。TEE 评估左心房压可以使用 Nagueh 公式,见图 8-3-4。

TEE 评估左心室收缩功能的指标有室壁增厚率、缩短分数(FS)、面积变化分数(FAC)、射血分数(EF)、二尖瓣环收缩期位移(MAPSE)、二尖瓣 E 峰至室间隔距离(EPSS)、等容收缩期指标(dp/dt)等,其计算公式、正常值及参考意义见表 8-3-1。

知识点

表 8-3-1 经食管超声心动图检查(TEE)评估左心室收缩功能指标的正常参考值

	测量指标	公式	正常值	意义
壁	室壁增厚率	(收缩期室壁厚度 - 舒张室壁厚度)/ 收缩期室壁厚度	>30%	<30% 异常

续表

	测量指标	公式	正常值	意义
腔	FS	(LVIDd–LVIDs)/LVIDd	>26%~45%(33±7)	<25% 异常
	FAC	(EDA–ESA)/EDA	>40%~60%(57±20)	<40% 异常
	EF	(EDV–ESV)/EDV	>55%(62±7)	<55% 异常
瓣	MAPSE	瓣环侧壁位移	(12±2)mm	<8mm 异常
	EPSS	舒张早期二尖瓣前瓣到室间隔距离	4.5~7mm	>10mm 异常
流	MR:dp/dt	32mmHg/ 时间	>1 200mmHg/s	<800mmHg/s 异常

注：FS，缩短分数；FAC，面积变化分数；EF，射血分数；MAPSE，二尖瓣环收缩期位移；EPSS，二尖瓣 E 峰至室间隔距离；dp/dt，等容收缩期指标。

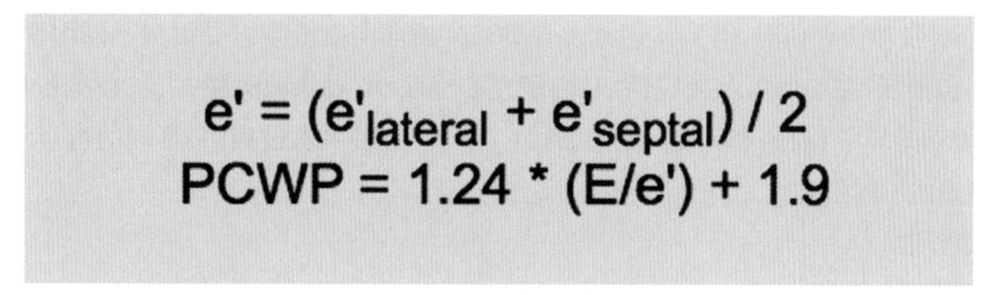

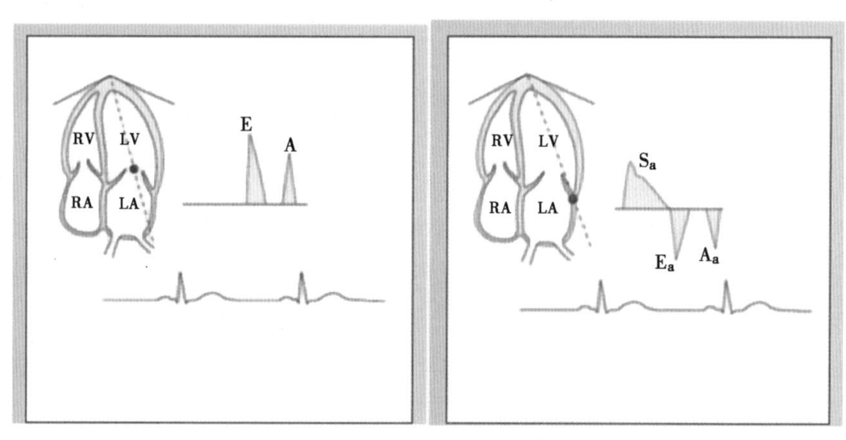

图 8-3-4 Nagueh 公式评估左心房压

注：E，二尖瓣前向血流；$e'_{lateral}$，舒张早期二尖瓣瓣环速度（侧壁）；e'_{septal}，舒张早期二尖瓣瓣环速度（间壁）；e'，二尖瓣瓣环速度平均值；E/e′，E 和 e′ 比值；PCWP，平均肺毛细血管楔压。

四、左心舒张功能及左心房功能

左心室舒张期包括等容舒张期中的主动舒张及快速早期充盈，舒张后期的被动充盈及心房收缩的主动充盈。第一阶段的早期舒张有能量依赖性；第二阶段的被动充盈主要依赖心室的顺应性；第三阶段心房收缩高度依赖心房收缩起始时的左心室舒张压。左心室舒张功能下降和左心室顺应性降低都是引起舒张功能障碍患者发生肺淤血及心力衰竭症状的病理生理机制。舒张的速度、左心室充盈的特点都与前负荷、后负荷、心率及心肌收缩力相关。

（一）二尖瓣前向血流频谱

二尖瓣前向血流及肺静脉血流是左心室舒张功能临床相关信息的重要来源。与 TTE 一样，TEE 同样使用超声多普勒频谱在二尖瓣瓣尖记录前向血流。通常为食管中段四腔心切面。重要来源于二尖瓣前向血流频谱的诊断舒张功能不全的指标有：①早期充盈峰流速与心房充盈速度之比（E/A）；②早期充盈曲线减速时间；③等容舒张期时间。

两种主要的 TEE 血流频谱反应了两种主要的舒张功能不全，具体如下。

（1）以二尖瓣前向血流 E/A 降低为特点的左心室舒张功能不全或舒张延迟，由减速时间延长及左心房收缩做功增加引起。这一类型的舒张功能障碍通常发生于左心室肥厚及正常年龄增长。舒张延迟的前向血流频谱通常提示平均充盈压正常。

（2）左心室充盈不全伴舒张期充盈压增高，多普勒超声表现为“限制性血流频谱”，即二尖瓣前向血流 E/A 增加，等容舒张时间缩短及减速时间短。这一类型通常发生于限制型心肌病的患者，如淀粉样变心肌病，以及由各种心肌病或心包疾病引起的急性或慢性心功能失代偿。

随着心力衰竭的逐渐加重，通常会发生由舒张延迟向舒张限制的频谱转变。在疾病进展的某一点，随着充盈压升高达到病理水平，左心室充盈会表现为“假正常”。

用 TEE 进行舒张功能评估时，需要认识到多普勒二尖瓣前向血流频谱受很多不同因素的影响，包括容量状态、心率、心包限制、左心房压及顺应性、右心室左心室联动、冠状动脉膨大、左心房和左心室肌肉内在特性，以及二尖瓣功能异常（狭窄和 / 或反流）。例如，在同一心脏手术过程中，不同的容量状态可能导致二尖瓣前向血流频谱的不同形式。

（二）肺静脉频谱

在判断患者舒张功能时，可在二尖瓣前向血流频谱的基础上进行肺静脉频谱检查。在 TEE 时能轻松获得相关的频谱信号。肺静脉血流频谱极大地增加了临床对舒张期血流动力学的认知。

TEE 能清楚地显示四条肺静脉汇入左心房的入口。在食管中段四腔心切面（0°）时，左上肺静脉血流较为靠近且平行于超声信号，在彩色血流多普勒的引导下，能获得肺静脉 1cm 内的脉冲波多普勒血流频谱。右上肺静脉则在食管中段两腔心切面（90°）较易获得。

TEE 下肺静脉血流频谱为三期，分别为：①收缩期为主要部分，占主要血流的 55%。收缩相主要有两个部分，第一部分为心房主动舒张；第二部分为心室收缩的推挤作用。②第二阶段发生于舒张早期，约占肺静脉血流 40%。主要为心室舒张引起。③第三阶段为舒张末期，由心房收缩引起。心房收缩期血流频谱为反向且通常波幅较小。

由肺静脉血流频谱得到的最常用的指标包括：①收缩期峰值流速及舒张早期峰值流速；②心房收缩期逆向峰值流速；③收缩期、舒张早期及心房收缩期的速度时间积分（VTI）。

收缩期 VTI（S）由心电图 R 波顶点起始的前向血流开始描记，直至血流速度下降为 0。舒张早期 VTI（D）由频谱第二个峰开始到 0。收缩分数等于 S/（S+D）。舒张末期 A 波 VTI 描记为逆向波的起始到结束。

在引起左心室充盈压升高的疾病中，肺静脉频谱中收缩期占主导的情况会停止，收缩期占比会低于总血流的 50%。同时肺静脉逆向血流会增加，且持续时间可能会超过二尖瓣前向血流。在进行肺静脉频谱检查时需要注意，很多情况会影响肺静脉频谱，包括心房颤动、重度二尖瓣反流均会导致收缩期逆向血流。

二尖瓣前向血流频谱及肺静脉频谱是互补的。例如，在二尖瓣前向血流受限时，表现为等容舒张期缩短，峰流速正常或轻度升高，减速时间缩短，A 峰减低。这些特征会导致 E/A 增高，表现为“假正常”。二尖瓣前向血流受限，肺静脉频谱收缩期减少可明确诊断充盈压升高。同样的肺静脉频谱逆向 A 波延长及二尖瓣前向血流 A 波降低可确诊充盈压升高。

（三）组织多普勒

TEE 能测量二尖瓣瓣环 e′ 及 a′。这些指标能在不受容量状态的影响下反映舒张功能。有研究表明，E/e′ 能估测患者的左心室充盈压，E/e′<8 与正常充盈压相关，而 E/e′>14 则与充盈压升高相关[3]。

（四）舒张功能的整合评估

左心室血流传播速度（Vp）也能通过彩色多普勒超声来评估早期二尖瓣前向血流。舒张功能不全表现为 Vp<45cm/s。[4]

左心室舒张功能不全诊断需结合以上指标综合判断[7]，见图 8-3-5。

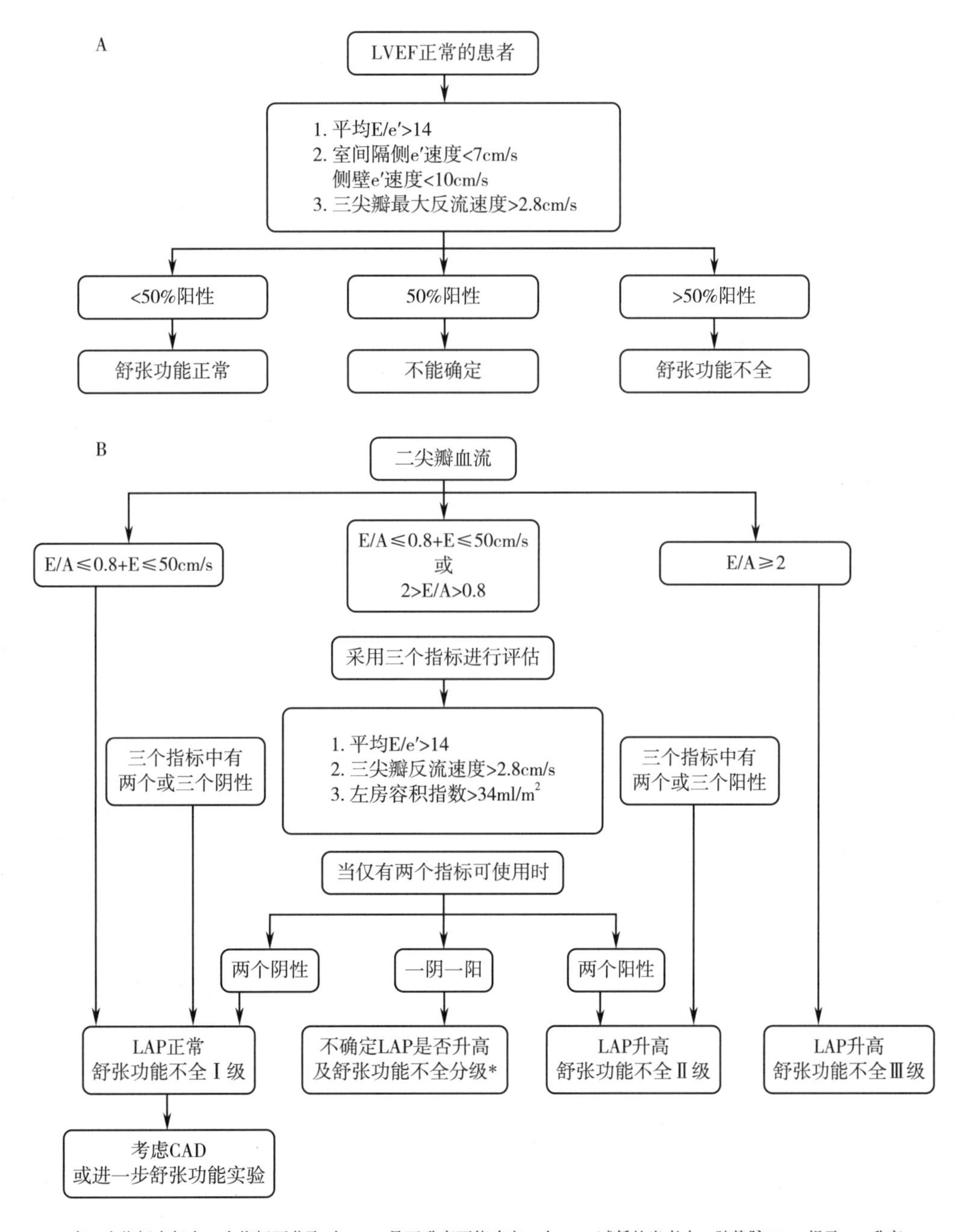

图 8-3-5 左心室舒张功能不全诊断的综合判断

A. 左心室射血分数（LVEF）正常的患者诊断左心室舒张功能障碍的流程；B. 综合考虑临床和超声图像后，在 LVEF 减低和 LVEF 正常的心肌疾病患者中评估左心室充盈压（LAP）及左心室舒张功能分级的流程[7]。

五、右心功能

(一) 右心室收缩功能

TEE 对右心室整体或局部室壁运动只能进行简单定性评估,定量评估右心室收缩功能颇具挑战性。目前主要的右心室收缩功能测量指标包括右心室面积变化分数(FAC)、射血分数(EF)、三尖瓣瓣环平面收缩期位移(TAPSE)、收缩期心室内压力增加率(dp/dt)、右心室心肌性能指数(RIMP)和右心室应变。比较容易获得的参数是右心室 FAC、EF 和 TAPSE,其中,比较推荐 FAC 评估右心室收缩功能。除这些指标外,在右心室功能障碍时,需对右心房大小、三尖瓣反流、右心室收缩压、右心房高压导致的房间隔左凸、室间隔位置,以及肝静脉血流进行测量。

TEE 连续监测右心收缩功能对围手术期病因诊断和指导血管活性药物使用具有非常重要的意义。

(二) 右心室舒张功能

舒张期是心室收缩后再充盈的时期,充分的舒张期充盈对心室的正常收缩功能至关重要。右心室舒张功能障碍是患者预后不良的标志。右心室舒张功能障碍可见于先天性心脏病合并右心室肥厚、获得性右心疾病、肺部疾病、左心室功能障碍和系统性疾病在内的不同疾病,比左心室舒张功能的评估更具挑战性。右心室舒张功能障碍分级取决于对三尖瓣前向血流、肝静脉血流、下腔静脉血流和三尖瓣瓣环组织多普勒的评估。

TEE 测量三尖瓣 E/A、E/e′、减速时间和右心房大小是评价右心室舒张功能障碍最有效的指标。TEE 判断右心舒张功能障碍可以帮助判断围手术期心脏压塞、左心室功能障碍和肺部疾病等,并可通过实时 TEE 监测右心功能指导药物和液体治疗。

第四节　经食管超声心动图检查辅助外科手术决策

经食管超声心动图检查(TEE)通过对标准化切面的观察和测量,提取患者的心血管形态和功能特性,用于病理生理学模型和循证医学证据解释,将评估结果准确地传达给手术团队,结合团队临床经验和诊疗规范,为围手术期外科手术诊疗决策提供依据。

一、瓣膜病

(一) 二尖瓣疾病

1. 二尖瓣狭窄　二尖瓣狭窄的病因和机制(风湿性和退行性)应通过二维和三维超声心动图评估和确认,特别是二尖瓣环钙化的严重程度和分布及瓣叶的延伸可能影响手术方案。二尖瓣瓣口面积在心脏舒张中期使用 2D-TEE(经胃基底短轴切面与经胃两腔心切面)正切二尖瓣狭窄口,实时 3D-TEE 有利于观察与测量二尖瓣狭窄口。由于全身麻醉下血流动力学因素的动态影响,如跨瓣血流和心率,当术前使用多普勒测量参数,如压力半降时间和压力梯度,应使用多参数方法来以确认风湿性二尖瓣狭窄的严重程度[8]。

2. 二尖瓣反流　术中通过 TEE 确认二尖瓣反流的严重程度的指征为:①非计划二尖瓣手术,如选择性冠状动脉旁路移植术(CABG)或主动脉瓣手术;②二尖瓣反流病因和严重程度不清楚;③急诊或紧急手术,或 TTE 声窗不能提供良好图像,术前检查不完整。

在手术干预前,应评估二尖瓣修复后收缩期前向运动(systolic anterior motion,SAM)的风险(图 8-4-1)。二尖瓣修复后 SAM 的独立预测因素包括:①基底部室间隔厚度(>15mm);②短的瓣叶对合点(C-sept)垂直室间隔距离(<25mm);③较小的主动脉瓣与二尖瓣夹角(<120°);④后内乳头肌向前移位;⑤二尖瓣前叶和后叶长度的比值≤1.3。

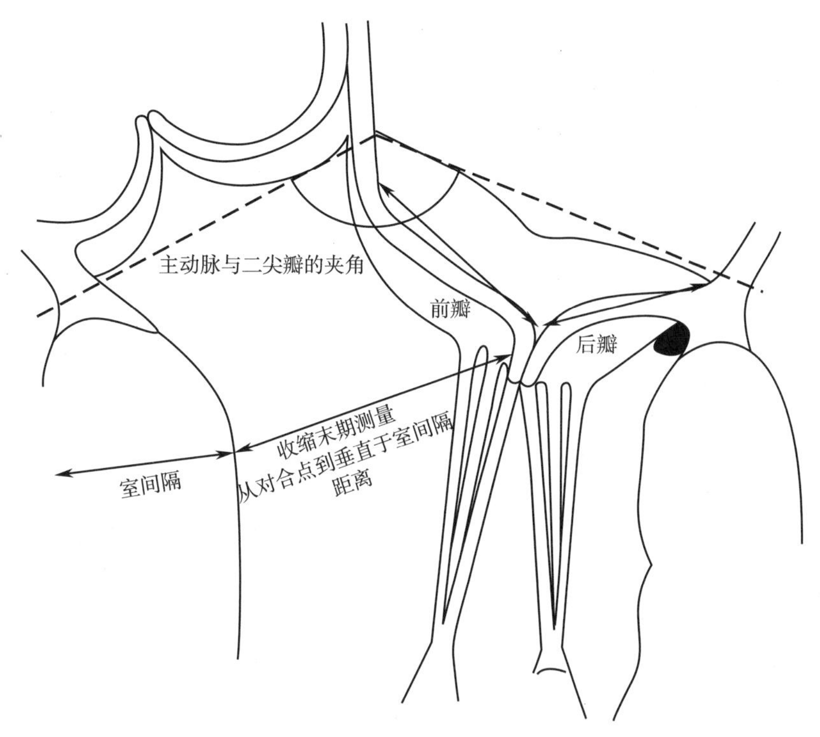

图 8-4-1　超声心动图测量预测二尖瓣修复后收缩期前向运动（SAM）的风险

AL，前瓣长度测量从二尖瓣瓣环到对合点；C-Sept，收缩末期测量从对合点到垂直于室间隔距离；PL，后叶长度测量从二尖瓣瓣环到对合点。

术前 TEE 采用食管中段五腔心切面（ME 5Ch）或食管中段长轴切面（ME LAX）测量二尖瓣环平面与收缩中期对合点（穹窿高度）之间的距离，在收缩期（中期）可以测量前后叶的关闭角度，即二尖瓣环平面与瓣叶对合点之间的夹角。通过对实时 3D-TEE 数据后处理多平面重建或参数分析，可以测量出二尖瓣反流穹窿的高度、面积和体积等指标。

描述二尖瓣反流的数量、来源和方向很重要，二尖瓣反流束方向通常远离过度运动的区域（如原发性 / 结构性 / 器质性二尖瓣反流）或朝向运动受限的区域（如继发性二尖瓣反流）。偏心性或附壁效应反流束提示中度或重度二尖瓣反流。

与二尖瓣解剖评估的一致，食管中段和经胃视图切面也用于评估二尖瓣反流的左心室大小和功能。较大的左心室和左心房提示慢性二尖瓣反流。超过一支以上肺静脉的收缩逆流是严重二尖瓣反流的特异但不敏感指标。

二尖瓣反流的严重程度随术中血流动力学条件的变化而变化。一般来说，全身麻醉下二尖瓣反流测量不准确（通常低估）。对于功能性二尖瓣反流，尤其是偶然发现的二尖瓣反流，应尝试静脉输液、增强收缩力和增加后负荷，以避免错误估计二尖瓣反流的严重程度[8]。

（二）主动脉瓣疾病

1. **主动脉瓣狭窄**　计算左心室每搏量对血流依赖性和非血流依赖性多普勒测量用于评估主动脉狭窄的严重程度至关重要。速度和压力梯度取决于流量和解剖瓣膜面积；因此，在解释多普勒测量时，应考虑是否存在显著的主动脉瓣反流、二尖瓣反流或高动力左心室。如果通过瓣膜的流量减少（如显著二尖瓣反流或左心室功能降低），则在存在严重降低的主动脉瓣面积情况下，可能会出现低的压力梯度。在这些情况下，建议使用相对独立于流量的测量值（如主动脉瓣面积和速度比）来确定主动脉瓣狭窄的严重程度。

2. **主动脉瓣反流**　术中 2D-TEE 和 3D-TEE 可以明确：①主动脉瓣反流的机制；②提供信息以指导修

复；③评估效果；④确定耐久性的预测因素。除了如上所述主动脉瓣 2D-TEE 和彩色多普勒的标准评估外，主动脉瓣修复前 TEE 还侧重于主动脉根部测量、主动脉瓣运动、主动脉瓣对合处水平和对合高度及主动脉瓣反流束方向分析[9]（图 8-4-2）。主动脉瓣修复术的术前评估要点见表 8-4-1。

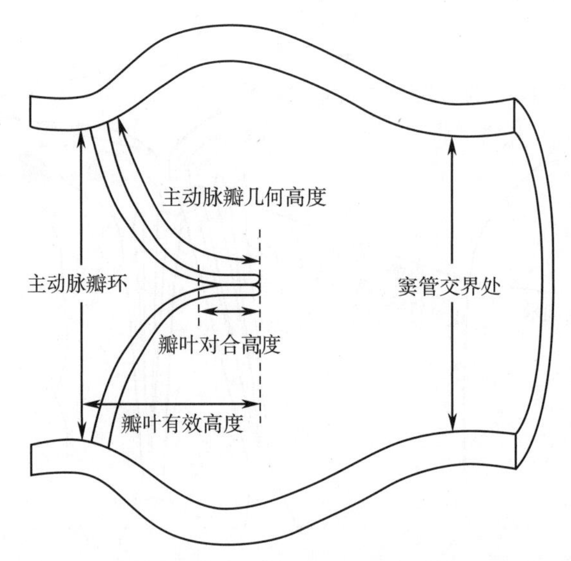

图 8-4-2 主动脉瓣修复术的术前超声心动图主动脉根部评估测量

知识点

表 8-4-1 主动脉瓣修复术的术前评估要点

成像目标	成像视图	成像模式	局限性
评估主动脉解剖学 瓣尖形态和运动对合高度 / 长度 团块（感染性心内膜炎，鉴别：兰伯赘生物，半月瓣小结，纤维性赘）	ME：AV SAX，LAX TG：深部 5Ch，LAX	2D：双平面 / 多平面成像 3D：对合缘高度，左心室流出道直径 / 面积 主动脉瓣环直径 / 主动脉瓣口面积描记法	2D：离轴测量 3D：空间 / 时间分辨率、采集伪影、后处理要求
确认冠状动脉开口	ME：AV SAX，LAX	2D：双平面 / 多平面成像 CFD 频谱多普勒（舒张期占优势） 3D	2D：声学阴影 3D：空间 / 时间分辨率，需要后处理
评估主动脉瓣功能 AS：主动脉瓣峰值速度和平均压力梯度 AVA（平面描记测量和连续性方程） AR：反流束起源与方向，缩流颈宽度，PHT；降主动脉舒张期血流逆转	ME：AV SAX，LAX TG：深部 5Ch，2Ch，LAX，升主动脉 SAX，LAX	2D：平面描记测量 AVA M 型：AV 瓣叶尖端偏移 CFD：血流加速：瓣膜下、瓣膜内和瓣膜上，固定 VS 动态 CFD：AR 缩流颈 频谱多普勒：流速特征，主动脉瓣连续方程面积，整个舒张期血流逆转 3D（主动脉瓣平面描记法） 3D CFD：AV 反流束和方向	负荷状态 左心室功能 左心室顺应性 主动脉顺应性 并存的瓣膜病变 LOVT 直径测量错误 多普勒声束偏差成角伪像

续表

成像目标	成像视图	成像模式	局限性
伴发病变 MV:存在二尖瓣反流不对称性间隔肥厚,存在 SAM	ME:4/5Ch,MC,2Ch,LAX	2D/CFD M 型:收缩期过早关闭,二尖瓣前叶扑动,存在舒张期二尖瓣反流	负荷状态 左心室功能
评估左心室功能 整体和局部收缩功能	ME:4Ch,2Ch,LAX TG:基底部 SAX,中间部 SAX,2Ch, 深部 5Ch	2D:定性室壁运动 2D:叠片法 3D:容积法 频谱多普勒:LOVT SV	2D:几何假设 3D:空间 / 时间分辨率,需要后处理

注:2C,两腔心;4C,四腔心;5C,五腔心的;2D,二维;3D,三维;AR,主动脉瓣反流;AV,主动脉瓣;AVA,主动脉瓣面积;CFD,彩色多普勒;LAX,长轴;LV,左心室;LVOT,左心室流出道;ME,食管中段;MC,二尖瓣交界;MR,二尖瓣反流;MV,二尖瓣;PHT,压力半降时间;SAM,收缩期前向运动;SAX,短轴;SV,每搏量;TG,经胃。

(三)三尖瓣疾病

1. **三尖瓣狭窄** 三尖瓣狭窄的主要表现是:三尖瓣叶异常增厚,运动幅度减小和舒张期血流加速,右心房扩张,房间隔向左心房移位,下腔静脉和右心耳也扩张,常伴有自发性超声显影。在肝静脉血流速度图中,收缩期(S)波减弱或反向提示右心房压力升高。

2. **三尖瓣反流** 三尖瓣反流评估的一个重要方面是评估三尖瓣环扩张和右心室重构。显著的瓣环扩张被定义为舒张末期直径 >40mm(>21mm/m^2),是功能性三尖瓣反流三尖瓣手术决策流程中的重要一环[8]。

3. **术后评估** 术中对修复 / 替换后的三尖瓣评估需要评估医源性三尖瓣狭窄和残余三尖瓣反流,并依赖于用于自体瓣膜的相同成像方式,彩色多普勒用于评估残余三尖瓣反流,频谱多普勒测量舒张期跨瓣压差可排除医源性三尖瓣狭窄。

三尖瓣手术患者术前和术后评估要点[8]见表 8-4-2。

知识点

表 8-4-2 三尖瓣手术术前、术后评估要点

成像目标	成像视图	成像模式	局限性
术前			
三尖瓣解剖评估:瓣叶外观;瓣叶牵拉受限;三尖瓣瓣环	ME:4/5C,RV 流入 / 流出道切面,改良的双腔静脉切面 TG:RV 基底部,RV 流入道	• 2D:双平面 / 多平面成像 • 3D	• 瓣膜远场位置 • 解剖变异
三尖瓣反流评估:反流数目和方向;缩流颈宽度 / 面积;RVSP	ME:4/5C,RV 流入 / 流出道切面,改良的双腔静脉切面 TG:RV 流入 / 流出道切面	• 2D:双平面 / 多平面成像 • CFD:三尖瓣反流束方向 • CW:三尖瓣反流束 • PW:三尖瓣 E 峰速度	• 需要多角度观察 • 反流口多变几何形状 • 多普勒声束成角
三尖瓣瓣环测量	ME:4C	• 2D • 3D	• TA 形态多变 • 无标准测量切面

续表

成像目标	成像视图	成像模式	局限性
三尖瓣狭窄评估：平均跨瓣压差	ME:4/5C，RV 流入/流出道切面，改良的双腔静脉切面	• 2D：双平面/多平面成像 • CFD • 频谱多普勒	• 共存瓣膜病变
相邻结构评估：冠状窦，右心耳，腔静脉，肝静脉，房间隔	ME:4Ch，双腔静脉切面（IVC，SVC），升主动脉 SAX（SVC）	• 2D：双平面/多平面成像 • CFD • 频谱多普勒：肝静脉血流频谱轮廓	
RV/RA 大小和功能评估：收缩舒张期 IAS 和 IVS 运动	ME:4/5C，RV 流入/流出道切面 TG：中间部 SAX，RV 流入/流出道切面	• 2D：双平面/多平面成像 • CFD • 频谱多普勒	• 需要多切面观察 • 右心室复杂几何形状
术后			
形态/解剖 残三尖瓣反流 排除源医性 TS	ME:4/5C，RV 流入/流出道切面，改良的双腔静脉切面 TG:RV 流入/流出道切面，RV 流入道切面	• 2D 双平面/多平面成像 • 3D • CFD • 频谱多普勒	• 假性材料声影 • 受负荷状态和正性肌力药物影响 • 多普勒声束成角

注：4C，四腔心的；5C，五腔心的；2D，二维的；3D，三维的；RVSP. 三尖瓣反流峰速换算压差；CFD，彩色多普勒；CW，连续频谱；IAS，房间隔；IVS，室间隔；LAX，长轴；ME，食管中段；PW，脉冲频谱；RA，右心房；RV，右心室；SAX，短轴；SVC，上腔静脉；TA，三尖瓣环；TG，经胃；TS，三尖瓣狭窄；TV，三尖瓣。

（四）肺动脉瓣疾病

1. 肺动脉瓣狭窄 在成人最常见的原因是先天性心脏病（先前修复后的残余狭窄、先天性矫正的大动脉转位、法洛四联症），但也可能是类癌疾病发展的结果。类癌综合征患者的肺动脉瓣叶增厚，并伴有钙化和收缩期“穹窿”状。

压力梯度的测量是肺动脉瓣狭窄评估的主要内容。应将其与瓣膜下或瓣膜上狭窄区分开，并应对主肺动脉（PA）成像，以了解狭窄后扩张的存在。RVOT 梗阻可能发生于漏斗状隔膜的肥厚、膜性室间隔瘤、心脏肿瘤及右主动脉瓦氏窦扩张引起的压迫。

2. 肺动脉瓣反流 严重肺动脉瓣反流通常是先天性的，或是先前矫正手术的后遗症（如在矫正法洛四联症或先天性肺动脉瓣狭窄修补后）。这也可能是由于肺动脉高压（导致肺动脉瓣环扩张）、类癌综合征（瓣叶增厚，在收缩期和舒张期运动受限）、心内膜炎、黏液性变性（罕见）、马方综合征或先天性肺动脉瓣狭窄继发球囊扩张的结果。先前进行的室间隔缺损（VSD）修复术可能会导致肺动脉瓣解剖结构变形，从而导致肺动脉瓣反流。

3. 术后评估 肺动脉瓣置换术后需要了解有无肺动脉狭窄和残余肺动脉瓣反流，彩色多普勒用于检查有无残余肺动脉瓣反流，频谱多普勒用于测量收缩期跨瓣压差以排除医源性肺动脉瓣狭窄。

肺动脉瓣手术患者术前、术后评估的要点[8]见表 8-4-3。

知识点

表 8-4-3　肺动脉瓣手术前后评估的要点

成像目标	成像视图	成像模式	局限性
术前			
PV 解剖学 PV 瓣叶形态与运动 PV 瓣环尺寸 瓣下或瓣上狭窄	ME:RV 流入 / 流出道切面，升主动脉 SAX/LAX UE:主动脉弓 SAX TG:RV 基底部，RV 流入 / 流出道切面	2D:双平面 / 多平面成像 CFD 3D	回声差（位置靠前、瓣叶菲薄） 主动脉根部声学阴影 很难排除穿孔，开窗
PV 功能 评估 PR:PHT，PA 血流逆转，反流束宽度与肺动脉环比例 评估 PS:峰值流速 峰值压力梯度	UE:主动脉弓 SAX ME:RV 流入 / 流出道切面 G:RV 基底部，RV 流入 / 流出道切面	CFD 频谱多普勒	受负荷状态影响 多普勒声束成角
无创血流动力学 SPAP/ 平均 PAP 收缩中期右心室流出道多普勒包络轨迹 PVR（TRjet/VTI ROVT × 10）PA 加速时间 RVOT SV	UE:主动脉弓 SAX ME:RV 流入 / 流程到切面 TG:RV 基底部，RV 流入 / 流出道切面	CFD 频谱多普勒	受负荷状态影响 多普勒声束成角
术后			
形态学 / 解剖学 残余 PR 瓣膜下狭窄 排除医源性 PS	UE:主动脉弓 SAX ME:RV 流入 / 流出道切面，升主动脉 SAX TG:RV 基底部，RV 流入 / 流出道切面	2D:双平面成像 3D/CFD 频谱多普勒	回声差 伪像 受负荷状态影响 多普勒声束成角

注：2D，二维；3D，三维；CFD，彩色多普勒；LAX，长轴；ME，食管中段；PA，肺动脉，PHT，压力半降时间；PR，肺动脉瓣反流，PS，肺动脉瓣狭窄，PV，肺动脉瓣；PVR，肺血管阻力；RV，右心室；RVOT，右心室流出道；SAX，短轴；SPAP，肺动脉收缩压；SV，每搏量；TG，经胃；UE，食管上部；VTI，速度时间积分，TRjet，三尖瓣反流束。

二、主动脉疾病

（一）动脉粥样硬化

TEE 被推荐为诊断主动脉粥样硬化的首选成像方式。ASE 指南建议根据病变厚度的增加对主动脉粥样硬化疾病进行分级，分为 1 级（内膜厚度 <2mm）、2 级（内膜增厚 2~3mm）、3 级（动脉粥样硬化厚度 3~5mm）、4 级（动脉粥样硬化厚度 >5mm）和 5 级（任何有移动性或溃疡性成分的动脉粥样硬化厚度）。CPB 前动脉插管处的动脉粥样硬化评估可选择经血管表面超声。

（二）主动脉夹层

TEE 是确认主动脉夹层，评估相关并发症的重要手段，所有接受 A 型夹层修复术（累及升主动脉）的患者都应行 TEE 监测。术中 TEE 用来识别是否存在夹层撕裂内膜片，确定主动脉夹层的范围（如主动脉根部近端和膈肌下降主动脉远端），识别真腔和假腔，并定位破口位置。排除与主动脉夹层相关的并发症包括冠状动脉受累(彩色多普勒可见冠状动脉内血流、室壁运动异常)或主要侧支受累、心包积液和心脏压塞、胸腔积液和主动脉瓣反流。还需要鉴别撕脱内膜片与伪影,如旁瓣伪影、镜像伪影或混响伪影。

区分真腔和假腔很重要,特别是在计划进行主动脉内植入情况下(如插管、放置导丝)。在慢性和急性夹层中,较大的管腔通常是假腔,特别是在主动脉弓和降主动脉远端的地方。脉冲频谱显示真实管腔的收缩期血流速度较高。M 型成像可以帮助确定内膜片在收缩时的运动方向,从而识别真实的管腔,显示为收缩期间的扩张。假腔显示自发的回声增强并增加血栓形成的可能性。

内膜撕裂在 78%~100% 的患者中可以被定位。此外,急性主动脉综合征的变型,如壁内血肿、动脉粥样硬化性穿透性溃疡和侧支梗阻也可被识别。

当显著的主动脉瓣反流合并急性 A 型主动脉夹层时,TEE 在确定主动脉瓣反流的严重程度和机制方面至关重要,TEE 可以帮助外科医生确定瓣膜修复可能成功的患者,因多达 86% 的升主动脉夹层可以保留主动脉瓣。

(三)主动脉瘤

对于主动脉瘤手术的患者,术前通常要彻底检查主动脉的解剖结构。术中 TEE 对确认动脉瘤是否累及主动脉根部、升主动脉和主动脉瓣方面有帮助。

主动脉手术前评估要点见表 8-4-4。

知识点

表 8-4-4　主动脉手术前评估要点

成像目标	成像视图	成像模式	限制条件
升主动脉:LVOT,AV,窦管交界处,升主动脉 主动脉弓(包括大血管) 降主动脉	ME:升主动脉 LAX,SAX UE:主动脉弓 SAX,LAX 降主动脉:SAX,LAX	2D:双 / 多平面成像 CFD 频谱多普勒 3D	"盲区"远端升主动脉和主动脉弓 离轴测量
动脉粥样硬化性疾病:位置,测量,活动性 / 溃疡性病变	ME:升主动脉 LAX,SAX UE:主动脉弓 SAX,LAX 降主动脉:SAX,LAX	2D:双 / 多平面成像 3D	"盲点"远端升主动脉和近端主动脉弓 近场伪像 / 观察依赖 未考虑"动脉粥样硬化负担"
主动脉夹层:层撕裂内膜片,假腔入口,扩展,假腔与真腔,冠状动脉受累 壁运动异常 主动脉瓣关闭不全 心包积液 胸腔积液 其他急性主动脉综合征:穿透性溃疡 / 壁内血肿	ME:升主动脉 LAX,SAX UE:主动脉弓 SAX,LAX ME:AV SAX,LAX(AR,冠状动脉受累)	2D:双 / 多平面成像 CFD:入口撕裂,AR 评估,冠状动脉受累 M 模式:真腔的收缩期扩张 频谱多普勒:真腔中的收缩流	"盲点"远端升主动脉和近端主动脉弓 伪影(镜像,混响)
主动脉瘤: 位置 主动脉瓣关闭不全	ME:升主动脉 LAX,SAX UE:主动脉弓 SAX,LAX ME:AV SAX,LAX	2D:双 / 多平面成像 CFD:AR	"盲点"远端升主动脉和近端主动脉弓

注:2D,二维;3D,三维;AR,主动脉瓣反流;AV,主动脉瓣;CFD,彩色多普勒;LVOT,左心室流出道;LAX,长轴;ME,食管中段;SAX,短轴;UE,食管上段。

（四）术后评估

在脱离 CPB 即刻，应使用 TEE 系统地评估主动脉和主动脉瓣的解剖特征，并根据所进行的手术方式着重评估相关要素。主动脉瓣修复或置换应用彩色多普勒评估植入冠状动脉的充盈血流，检查室壁节段的运动情况，记录室壁运动异常并与外科团队讨论。因为在外科手术或胸骨关闭期间，冠状动脉折弯和挤压变形可能发生在不同的时间，冠状动脉评估应该在 CPB 后重复进行。

在杂交和血管介入手术中，TEE 有助于发现内瘘，是指在支架管腔外和动脉瘤囊内或邻近的血管段内监测到持续的血流。超声心动图医生应通过旋涡式自发显影增强来警惕内瘘的存在，因为这提示动脉瘤囊内残留血流。Ⅰ型内瘘表现为围绕附着点（近端或远端）的持续血流；Ⅱ型内瘘是由于从未闭侧支血管逆行流入动脉瘤囊所致；Ⅲ型内瘘表现为通过撕裂、缺损或在内移植物的衔接处之间流入动脉瘤囊；Ⅳ型内瘘表现为穿过支架的孔隙率流的血流。

TEE 在血管介入手术中最重要的作用之一是识别逆行医源性主动脉夹层。医源性主动脉夹层很少见，发病率为 1.9%，但死亡率很高（33%）。应仔细检查升主动脉和主动脉弓，以证明其完整性。

主动脉手术后评估要点见表 8-4-5。

知识点

表 8-4-5　主动脉手术后评估要点

成像目标	成像视图	成像模式	限制条件
评价主动脉瓣修补： 残余主反 对合高度 跨瓣压差	ME：AV SAX TG：deep 5C，LAX	2D：双 / 多平面成像 CFD 频谱多普勒 3D	声学伪像 容量状态 多普勒测量角度过大
评价主动脉瓣置换： 瓣内 / 瓣周主反 瓣叶或叶片 压力跨瓣压差	ME：AV SAX TG：deep 5C，LAX	2D：双 / 多平面成像 CFD 频谱多普勒 3D	
评价再次冠状动脉搭桥 再搭桥冠状动脉血流 室壁运动异常	ME：降主动脉 LAX，SAX，4C，2C，LAX TG：basal SAX，mid SAX，2C	2D：双 / 多平面成像 CFD	声学伪像 容量状态
评价血管内手术 明确导丝放置是否正确 内瘘 医源性主动脉夹层	ME：降主动脉 LAX，SAX UE：主动脉弓 SAX，LAX ME：AV SAX，LAX 降主动脉 SAX LAX	2D：双 / 多平面成像 CFD M 型：真腔和假腔 频谱多普勒：真腔内的收缩血流	升主远端和主动脉弓近端的盲区（ER8-4-1） 伪像（镜面伪像、振铃伪像） 人工血管的声影

注：ME AV SAX，食管中段主动脉瓣短轴；TG deep 5C，深胃底五腔心；LAX，长轴；SAX，短轴；4C，四腔心；2C，两腔心；TG，经胃；basal SAX，基底短轴切面；mid SAX，中段短轴；UE，食管上段。

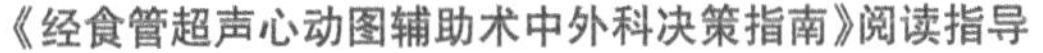
《经食管超声心动图辅助术中外科决策指南》阅读指导

肥厚性心肌病病例

数字人演示 TEE 盲区

三、先天性心脏病

先天性心脏病 TEE 评估应遵循分段原则。心脏被分为:①三个节段,分别为心房、心室和大动脉;②三个连接,分别为静脉心房连接,心房心室连接,心室动脉连接。以形态学为依据按照五个步骤描述心脏解剖:①确定心房的位置或排列方式;②确定左右心室;③确定肺动脉和主动脉;④确定各节段连接;⑤合并的畸形。以上 5 个步骤归纳为通道功能评估,通道功能异常分为 3 种类型:梗阻、反流和分流。在循环系统思维导图上,梗阻部位表达为梗阻点上游增容增压,下游减容减压;反流点上下游增流增容,分流点内增流增容,分流点外减容减流。

常见先天性心脏疾病按肺血流的病理生理学特征可分为 2 种类型,肺充血型和肺缺血型。按肺动脉血流将先天性心脏病分两大类,见表 8-4-6。

知识点

表 8-4-6 按肺动脉血流将先天性心脏病分两大类

肺动脉血流 / 典型表现	肺血流正常或增多	肺血流减少
常见疾病	ASD、VSD、PDA、TGA、TAPVC、DORV	TOF、PA
肺动脉高压	常见	少见
体肺侧支循环	少见	常见

注:ASD,房间隔缺损;VSD,室间隔缺损;PDA,动脉导管未闭;DORV,右心室双出口;TGA,完全型大动脉转位;TAPVC,完全型肺静脉异位连接;TOF,法洛四联症;PA,肺动脉闭锁。

以肺充血为主要表现的先天性心脏病超声影像特征为:房间隔缺损、室间隔缺损、动脉导管未闭,早期表现为左向右分流,胸片显示肺纹理增多,相应心血管节段存在"无效循环","无效循环"经过的心血管腔一般扩大,"无效循环"未经过的心血管腔一般不扩大。先天性心脏病通道功能评估原则:①各节段连接关系是否正常;②有无分流;③有无梗阻;④有无反流。

典型先天性心脏病的超声影像特征见表 8-4-7。

知识点

表 8-4-7 典型先天性心脏病的超声影像特征

先天性心脏病(壁)	腔	瓣	流
房间隔缺损(ASD)	右心扩大	三尖瓣环大	房水平左向右分流
室间隔缺损(VSD)	左心扩大	二尖瓣环扩大	室水平左向右分流
动脉导管未闭	左心扩大	二尖瓣环扩大	大血管水平左向右(PDA)分流
法洛四联症(TOF)	右心扩大	三尖瓣环扩大	室水平双向分流
完全型肺静脉异位引流(TAPVC)	右心扩大	三尖瓣环扩大	房水平右向左分流

以肺缺血为主要表现的典型先天性心脏病超声影像特征为:法洛四联症、肺动脉闭锁,肺血管树发育差,胸片肺纹理稀疏,早期表现为右向左分流,术中血氧饱和度下降的原因是体循环阻力下降,右向左分流增加,肺血减少,表现为"血压依赖性氧合",如遇到右心室流出道动力梗阻,会出现严重的低氧血症,称为"缺氧发作(hypoxia)"。肺血少的先天性心脏病无肺动脉高压,不容易发生术后鱼精蛋白过敏,左心房压低,左心室容积偏低,术后需要避免容量过负荷。

病例 Ebstein's 畸形(Ebstein's anomaly)

病案摘要

患者,女,37 岁。体检发现心脏异常 25 年余。患者 3 年前无明显诱因出现多次晕厥,持续 2 秒后自行缓解,偶感心累、气紧、心率增快。超声心动图提示:三尖瓣隔瓣、后瓣下移伴重度反流;房间隔缺损(继发性孔型);EF 71%。此次诊断为 Ebstein's 畸形,房间隔缺损。拟行 CPB 下三尖瓣成形术及房间隔缺损修补术。既往史无特殊。

【问题】该患者术前如何进行 TEE 评估?

临床思路 评估的基本切面为经食管中段四腔心切面(ME 4C)、经食管中段左心室长轴切面(ME LV-LAX)、经食管中段右心室流入流出道切面(ME RV-I-O)和经胃底左心室中段短轴切面,通过四个基本切面的评估可以明确右心房增大,三尖瓣瓣叶移位,瓣环扩张和舒张期反流。

该患者术前 TEE 评估四个基本切面见图 8-4-3~ 图 8-4-6。

Ebstein's 畸形评估目标是确定三尖瓣病理改变、右心形态和功能及其他合并病理改变。三尖瓣评估的目标导向切面为 ME 4C、ME RV-I-O、冠状静脉窦右心室长轴切面、改良双心房切面、经胃底三尖瓣短轴切面(TG SAX)、经胃底右心室流入道切面(RG RV-I)。右心形态和功能的目标导向切面为 ME 4C、ME RV-I-O、ME LV-LAX、经胃底基底段短轴切面、RG RV-I、深胃底四腔心切面。合并病理改变的目标导向切面 ASD 为 ME Bicaval 和 ME AV-SAX;PDA 为经食管上段主动脉弓短轴切面、经食管中段升主动脉短轴 / 长轴切面和经食管中段降主动脉短轴切面。

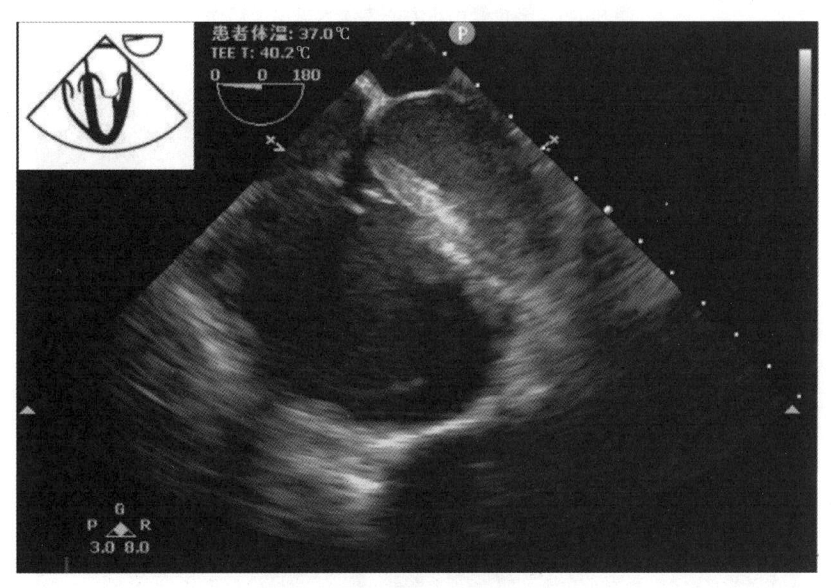

图 8-4-3 经食管中段四腔心切面

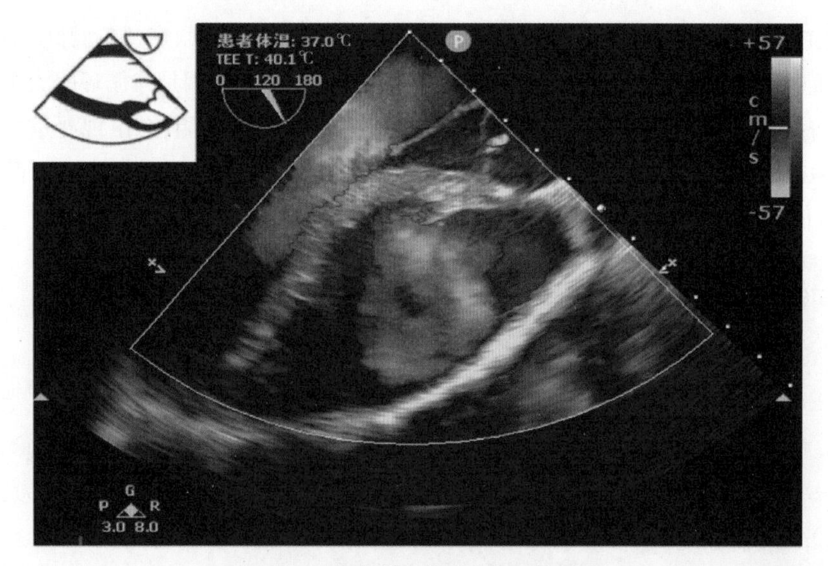

图 8-4-4　经食管中段左心室长轴切面

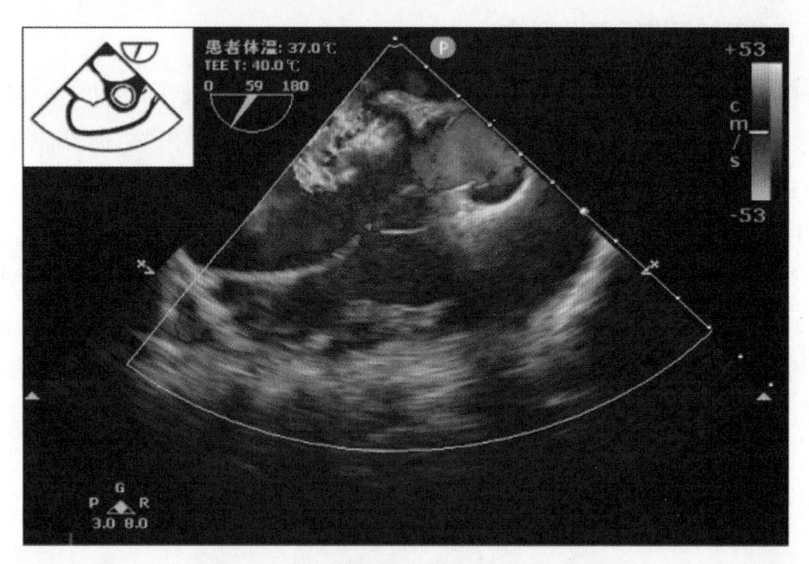

图 8-4-5　经食管中段右心室流入流出道切面

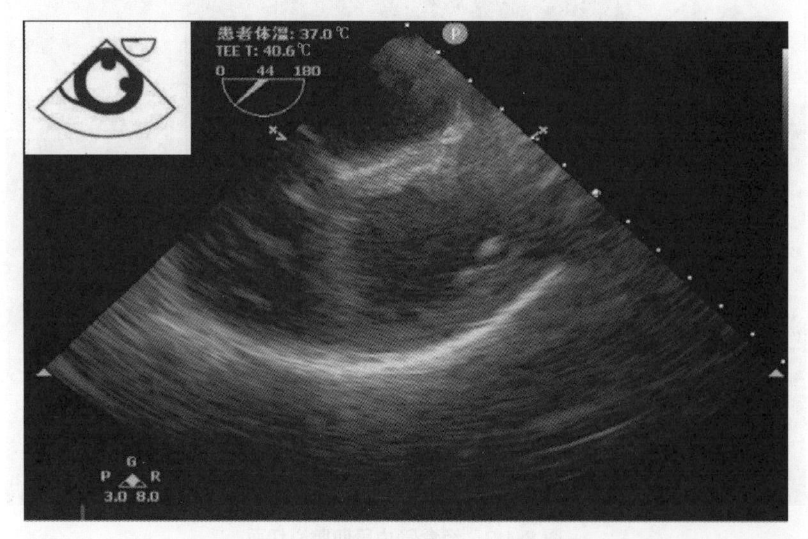

图 8-4-6　经胃底左心室中段短轴切面

病例进展

该患者经目标导向多切面扫查发现，三尖瓣瓣环直径 59mm（图 8-4-7），三尖瓣隔瓣下移 24mm，后叶下移 48mm（图 8-4-8）。

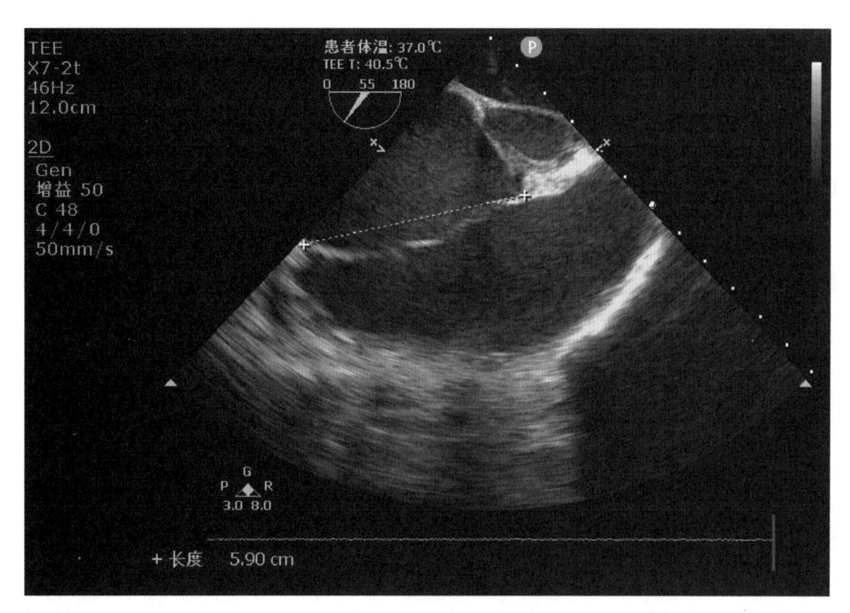

图 8-4-7　三尖瓣瓣环直径

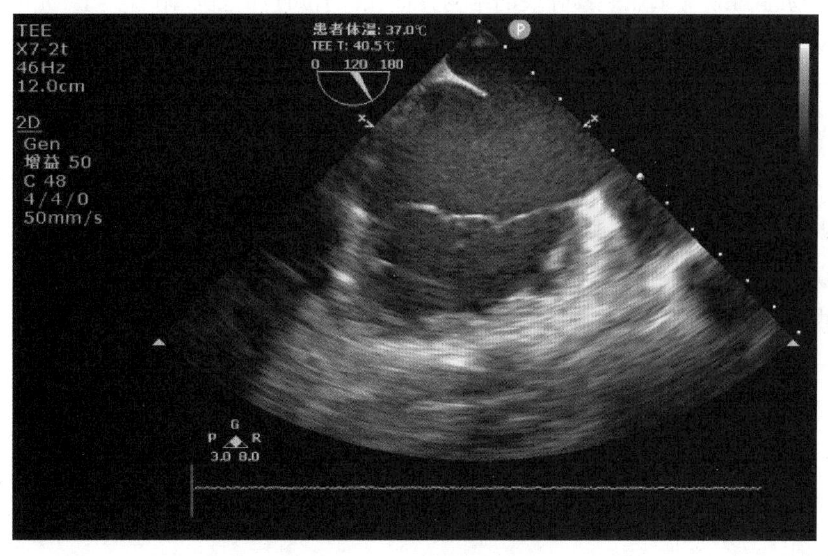

图 8-4-8　三尖瓣后瓣下移

Ebstein's 畸形患者右心室发育不良、容积减少，伴有右心室功能降低；房化右心室会产生矛盾运动，干扰右心房泵功能，导致右心泵功能进一步降低，甚至仅存通道功能，表现为左心房压和肺动脉压降低。三尖瓣严重畸形患者的右心房血流只能通过瓣叶上的穿孔进入功能右心室，还可造成房化心室与功能心室之间的血流梗阻。此类患者术前右心功能的评估对围手术期手术和麻醉管理具有重要意义。由于三尖瓣下移患者心腔严重变形，EF 和缩短分数等依赖心腔几何形态的指标已不适用。心肌工作指数（MPI）为等容收缩时间加等容舒张时间与射血时间的比值，该指标不依赖心室形态，能够反映心室功能状况。右心室局部功能评估可采用组织多普勒应变、二维应变、三尖瓣环收缩期位移（TAPSE）。

知识点

Ebstein’s 畸形围手术期评估要点见表 8-4-8。

表 8-4-8　Ebstein’s 畸形围手术期评估要点

体外循环	评估要点
体外循环前	隔叶移位 >20mm，前叶受牵拉，隔叶缺如，三尖瓣反流严重程度，右心室大小及功能，右心室收缩压，右心房大小，其他合并病理改变
体外循环后	三尖瓣残余反流，右心室功能，右心室收缩压，左心室流出道梗阻，收缩期前向运动（SMA）

《美国超声心动图学会：儿童和成人先天性心脏病患者进行全面经食管超声心动图检查的指南》阅读指导

四、异物、肿物和心内膜炎

心脏异物、肿物的 TEE 应重点观察肿块的结构特征、解剖位置和范围、附着类型（光滑与带蒂）、相对大小和对邻近心脏结构的影响（瓣膜反流或梗阻、腔内闭塞）及相关表现（心包积液、心脏压塞）。

肿块和肿瘤应与正常解剖变异、胚胎学残留物（如“华法林嵴”、调节束、假腱索、希阿里氏网、兰伯赘生物、界嵴或游离缘结节）或常见伪影相鉴别。

二维超声心动图结合同步多平面成像可以更好地描述肿物等，并与正常心脏结构或伪影相鉴别。对于位于远场的结构（左心室尖部血栓、肺动脉瓣叶上的肿块），TEE 不是理想的成像方法，对于胸骨切开的患者，心外膜超声心动图是一种替代方法。

心内肿瘤切除术患者术前和术后评估的要点见表 8-4-9。

知识点

表 8-4-9　心内肿块切除术患者术前和术后评估要点

时间	评估要点
术前	肿块的位置、大小、附着类型
	对邻近结构影响和相关发现（如心包积液）
	文本中概述的恶性与良性特征
术后	切除范围
	排除切除过程中可能对邻近结构造成的医源性损伤
	切除后进行全面检查，以发现可能因肿瘤 / 肿块存在而被
	掩盖的病变组织

五、心包和心肌疾病

（一）心脏压塞

TEE 成为显示局部血栓所致心腔受压的首选成像技术，与 TTE 相比，TEE 不太可能产生假阴性报告。在确认诊断的同时，术中应使用 TEE 排除其他无法识别的心力衰竭原因。TEE 还应记录是否存在包围性或局限性心包积液、肿块 / 血栓、纤维蛋白束（大小和长度可变的浮动线性结构）及其对心腔结构和功能的影响。正压机械通气增加了与呼吸相关的跨瓣血流改变的模式，即在机械呼气过程中，二尖瓣早期流入速度（食管中段四腔心或食管中段长轴切面）预计会降低，而三尖瓣早期流入速度（食管中段四腔心或食管中段改良双腔静脉切面）将增加。

在手术探查和心包解压后，术中应重复 TEE，以记录心包积聚的液体或凝块的清除情况，特别是沿心脏后方（如斜窦中可见的液体或凝血块），这在外科术野中更难观察到。同样的切面应用于比较心包积液或凝血块去除前后的心腔大小和血流速度。然而，心脏压塞缓解后重复的全面 TEE 也可以用来记录双心室功能和检测其他异常，如瓣膜疾病，这些疾病在心包排空前可能由于外在压迫和心脏充盈减少而难以评估。

（二）缩窄性心包炎

因缩窄性心包炎接受心包切除术的患者，在术前检查中，应通过几种影像方式进行综合成像和诊断。此时，术中 TEE 的诊断作用可能是有限的。当缩窄性心包炎合并心室相互过度依赖时，右心室和左心室之间的压力梯度迅速变化，特别是在舒张早期，导致特征性的间隔反弹。特征性的组织多普勒表现包括二尖瓣环反转，即侧壁拴系导致二尖瓣环外侧 E′ 降至二尖瓣环内侧 E′ 以下，以及二尖瓣环反常，即二尖瓣环内侧 E′ 的保留 / 增强导致二尖瓣 E/E′ 与左心室充盈压呈负相关。在正压通气的情况下，二尖瓣和经狭窄瓣血流速度的类似呼吸相变化可见于心脏压塞。

心包切除术后，应再次进行全面的 TEE，一旦心包对心脏充盈的限制得到缓解，应进行双心室和瓣膜功能评估。曾有报道，心包切除术后即刻出现的短暂性右心室功能障碍。可能的原因是由于长时间心包束缚所致心肌萎缩及束缚解除后静脉回流突然增加所致的容量超负荷。

心包疾病患者的术中 TEE 要点见表 8-4-10。

知识点

表 8-4-10　心包病变术中经食管超声心动图检查（TEE）要点

成像目标	成像视图	成像模式
术前		
评估积液的存在和范围、大小和位置（可能被分隔） 游离壁压缩 / 反向运动 RA（收缩期） RV（舒张期反向运动） LA（收缩期）	ME：4/5Ch，RV 流入 / 流出道切面，LAX，双腔静脉切面 TG：基底部 SAX，中间部 SAX，TG RV 流入道切面，RV 流入 / 流出道切面	2D：双 / 多平面成像 M 型：游离壁反向运动的时机

续表

成像目标	成像视图	成像模式
评估其他结构 斜窦：肺静脉周围的液体 / 凝块 横窦：大血管周围的液体 / 凝块 压缩的 LAA	ME：2Ch，MC，AV LAX，升主动脉 SAX/LAX，双腔静脉切面	2D：双 / 多平面成像 CFD
评估过度的心室互相依赖 跨瓣膜血流的呼吸相变化； 正压通气：吸气时跨 TV 血流减少，MV 血流增加 在心包切除术或局部积液的患者中可能不存在	ME：4Ch，RV 流入 / 流出道切面，双腔静脉切面	2D 频谱多普勒（PW 频谱在 TV 和 MV）
IVS 反弹，缩窄性心包炎 缩窄型心包炎： 评价瓣环组织多普勒速度翻转环（侧壁瓣环 e′<间壁瓣环 e′）	ME：4 Ch	组织多普勒成像（二尖瓣环侧间隔 PW 多普勒）
术后		
评价心包凝块或心包积液的消退情况	ME：4/5Ch，RV 流入 / 流出道切面，LAX，双腔静脉切面 TG：基底部 SAX，中间部 SAX，TG RV 流入道，RV 流入 / 流出道切面	2D：双 / 多平面成像
心包切开 / 引流术后，评估心室（RV、LV）和瓣膜（MV、TV、AV、PV）功能	ME 和 TG 视图	2D/3D/CFD/ 频谱多普勒

注：2D，二维；3D，三维；AV，主动脉瓣；CFD，彩色多普勒；e′，二尖瓣环舒张早期血流速度；IVS，室间隔；LA，左心房；LAA，左心耳；LAX，长轴；MC，二尖瓣交界；ME，食管中段；MV，二尖瓣；PV，肺动脉瓣；PW，脉冲频谱；RV，右心室；SAX，短轴；TG，经胃；TV，三尖瓣。

第五节　器官保护

一、体外生命支持

越来越多的心力衰竭患者进行心室辅助装置（VAD）的植入。以下部分重点介绍 TEE 在使用永久性或临时性机械循环支持（MCS）装置的患者的围手术期应用。

（一）左心辅助装置

在放置体内左心室辅助装置（LVAD）之前应进行全面的术中 TEE，帮助发现在 TTE 中可能漏检的重要情况，如心房间分流、心内肿物或主动脉瓣反流，这些情况在放置 LVAD 时可能需要手术治疗，并可能改变手术计划[3]（图 8-5-1）。

1. 术前评估　LVAD 植入前 TEE 的成像策略见图 8-5-1。

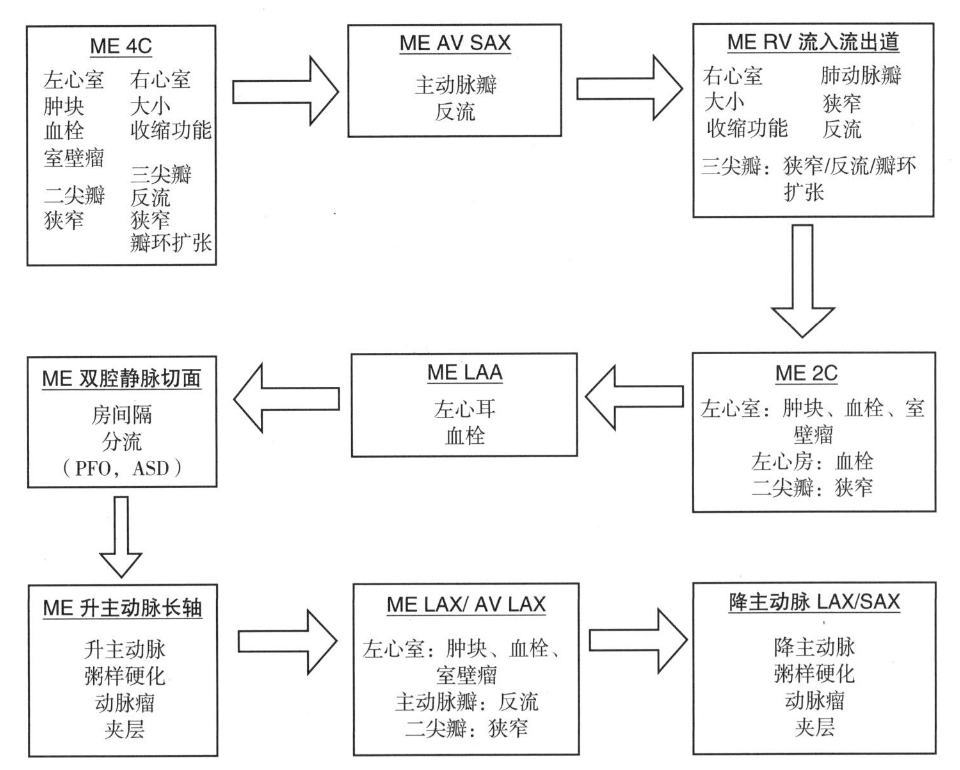

图 8-5-1 推荐的成像策略是在植入左心室辅助装置（LVAD）之前，从 ME 4C 切面开始扫查

注：ME，食管中段；2C，两腔心；4C，四腔心；ASD，房间隔缺损；AV，主动脉瓣；LAX，长轴；SAX，短轴；PFO，卵圆孔未闭；RV，右心室；LAA，左心耳。

2. **术后评估**

（1）排气监测：在左心辅助泵启动前进行气泡检测，以减少空气栓塞的可能性，由于左心室辅助泵可产生心室内负压和抽吸效应，不仅要注意心腔内空气的排出，还要注意泵对空气的夹带和再引入。

（2）流入管道：LVAD 流入管道的最佳位置在左心室心尖部且与二尖瓣开口对齐，远离室间隔和侧壁，应在食管中段水平常规应用 2D、3D、彩色多普勒和频谱多普勒超声心动图进行评估。在流入导管开口处用彩色多普勒探测的血流应显示为低速、单向、非湍流。另外，使用连续多普勒或脉冲多普勒显示流入导管血流畅通，且峰值流速为 1~2m/s。

（3）流出管道：大多数 LVAD 的流出导管位于升主动脉，在食管中段主动脉瓣短轴或长轴视图可以看到这些导管，用连续频谱多普勒探查速度时，速度应小于 2m/s。如果吻合口有梗阻，可以看到血流加速和更高的速度。然而，如果梗阻距离吻合口较远，血流速度可能较低，多普勒信号较弱，收缩期 - 舒张期变异性较小。值得注意的是，当前推荐的参考值没有考虑到较新设备的泵设计和流出道接头的差异。对于 HeartWare HVAD 设备来说，高达 3.4m/s 的速度可能在正常范围内。

植入 LVAD 前 TEE 的所有检查项目在植入后应重复进行。应评估和量化是否存在主动脉瓣反流，若主动脉瓣反流程度大于轻度，应考虑手术矫正；主动脉瓣叶的 M 型超声检查可显示瓣膜开放的程度和频率。

（4）容量平衡：LVAD 的存在及 CPB 的影响可能会通过改变右心室和三尖瓣的几何形态而一过性地使右心室功能恶化并出现三尖瓣反流。理想情况下，室间隔位于中线，没有向左移位。过度的室间隔左偏或"抽吸"，即左心室减小并伴有右心室扩张和功能障碍，提示在右心衰竭时，LVAD 提供的前负荷减少，应减慢 LVAD 速度，同时尽可能增加左心室前负荷。相反，室间隔向右偏表示 LVAD 动力不足，需要提高泵速。双侧心室大小的减小表明血容量不足[8]（图 8-5-2）。

LVAD 植入前 TEE 评估要点见表 8-5-1。

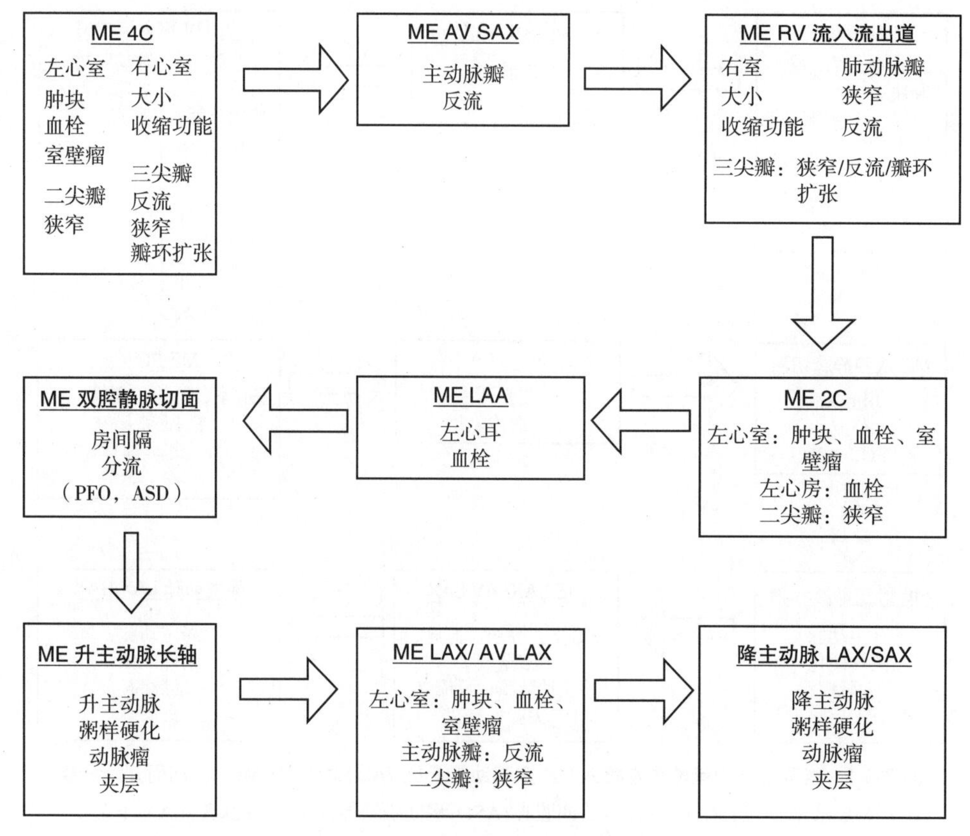

图 8-5-2 LVAD 植入后 TEE 评估策略

注：ME，食管中段；2C，两腔心；4C，四腔心；AV，主动脉瓣；LAX，长轴；SAX，短轴；PFO，卵圆孔未闭；ASD，房间隔缺损；RV，右心室；LAA，左心耳。

知识点

表 8-5-1 植入左心辅助装置（LVAD）术前、术后评估要点

时间	评估要点
术前	植入前应进行全面检查，以排除对血流动力学有影响的瓣膜病变、心内分流和血栓，并评估基础右心室功能
	三尖瓣反流的评估应包括评估三尖瓣环、腱索、右心房和右心室大小，以及房间隔和室间隔在心动周期中的位置和运动
	主动脉瓣反流可能在 LVAD 植入后进展，并导致体循环前向血流不足。在患有晚期心力衰竭的患者中，反流容易被低估。体外循环建立后应重新评估主动脉反流，以模拟 LVAD 支持期间的血流动力学状况
	右心室功能应通过综合超声手段来评估，如斑点追踪、M 型超声、组织多普勒等
术后	植入后应重新评估的要点与植入前相同，包括心内分流、三尖瓣反流程度、主动脉瓣反流程度和右心功能
	房间隔和室间隔的位置及左心室和右心室的相对大小，提供了关于 LVAD 流量大小的相关信息
	房间隔和室间隔左移、左心室缩小、右心室扩张和功能障碍提示右心室衰竭，造成 LVAD 的前负荷降低
	左、右心室减小，说明低血容量或外源性压迫，LVAD 的前负荷降低
	通过彩色多普勒和频谱多普勒对流入导管和流出导管的位置和流量进行评估和记录

（二）右心辅助装置

支持右心功能衰竭的体外离心泵可以通过以下几种方式植入：①经胸骨切开术；②经皮股静脉穿刺；③经皮右颈内静脉穿刺。植入右心室辅助装置评估要点见表 8-5-2。

知识点

表 8-5-2　植入右心室辅助装置的评估要点

时间	评估要点
术前	评估流入道
	右心室：排除占位、Chiari 网、室壁瘤；上、下腔静脉：排除血栓
	评估流出道
	主肺动脉：排除占位
	排除心内分流
	卵圆孔未闭、房间隔缺损
	评估瓣膜功能
	是否存在 / 严重三尖瓣反流、肺动脉瓣反流，人工三尖瓣 / 肺动脉瓣
术后	评估流入道
	上腔静脉、下腔静脉与右心房连接处
	评估流出道
	位于主肺动脉（不偏向左 / 右肺动脉），肺动脉瓣上方
	评估右心室大小及功能：适当减压
	有无新发或加重的瓣膜反流，如三尖瓣反流、肺动脉瓣反流均可导致右心室扩张

（三）体外膜肺氧合

在安装体外膜肺氧合（ECMO）前 TEE 应明确左右心室的收缩功能，以确定 ECMO 的插管回路类型［静脉 - 静脉（VV）或静脉 - 动脉（VA）］。TEE 可明确插管的正确位置，评估心室减压程度，监测和诊断并发症，评估潜在的心肌恢复以供后续医疗决策。TEE 在确定 ECMO 脱机准备时起着核心作用。ECMO 安装的 TEE 评估要点[8]见表 8-5-3。

知识点

表 8-5-3　经食管超声心动图检查（TEE）评估体外膜肺氧合（ECMO）的要点

时间	评估要点
安装前	明确插管回路类型
	排除新的可逆病理情况（如心脏压塞）
	静脉 - 静脉（VV）类型：排除严重右心室功能障碍和三尖瓣狭窄

续表

时间	评估要点
安装前	静脉 - 动脉(VA)类型:排除主动脉夹层和重度主动脉瓣反流,并评估主动脉粥样硬化性疾病的存在、分布和严重程度
	VV 和 VA:评估右心房血栓、肿物、心内分流、起搏器导联
	评估插管位置
安装后	VV:明确引流和回流套管的位置,避免相邻太近导致再循环
	VA:评估左心室减压程度,减压失败会导致严重二尖瓣反流,左心室血流瘀滞和血栓形成。评估主动脉瓣开放程度,开放失败会导致主动脉瓣尖和主动脉根部的血流淤滞和血栓形成
	VV 和 VA:排除心脏压塞
恢复和撤机	VA:血流量减少时应进行连续超声心动图监测
	提示 VA-ECMO 撤机可能性较高的参数包括:左心室射血分数(LVEF)>20%~25%,左心室流出道速度时间积分(VTI)>10cm,二尖瓣环 S′>6cm/s,以及无左右心室扩张

(四)主动脉内球囊反搏

主动脉内球囊反搏(IABP)置入前,TEE 应排除使用禁忌:超过轻度主动脉瓣反流和主动脉病变,如夹层或活动性斑块。IABP 导管尖端的最佳位置是在左锁骨下动脉远侧 1~2cm 的降主动脉处。当球囊充气时,可以通过舒张期声影和混响伪影来评估正确的 IABP 功能。IABP 放置的 TEE 评估要点[8]见表 8-5-4。

知识点

表 8-5-4 放置主动脉内球囊反搏(IABP)的评估要点

时间	评估要点
放置前	排除轻度以上主动脉瓣反流
	排除活动的主动脉粥样硬化斑块
放置后	位置:泵尖在主动脉弓远端(左锁骨下动脉)下方 1~2cm
	舒张期球囊充气产生特征性声影和混响伪影
	评估反搏对心室功能的影响

二、器官灌注

(一)经食管超声心动图检查监测肾脏灌注

术中采用 TEE 进行左肾成像(由于右肾位于腹腔内较低位置,且离食管较远,TEE 较困难),通过测量肾动脉多普勒血流速度[峰值收缩速度(PSV)、舒张末期速度(EDV)和平均速度(MV)]和相关指标[肾阻力指数(RI)和脉搏指数(PI)]对肾脏灌注进行评估,见图 8-5-3。

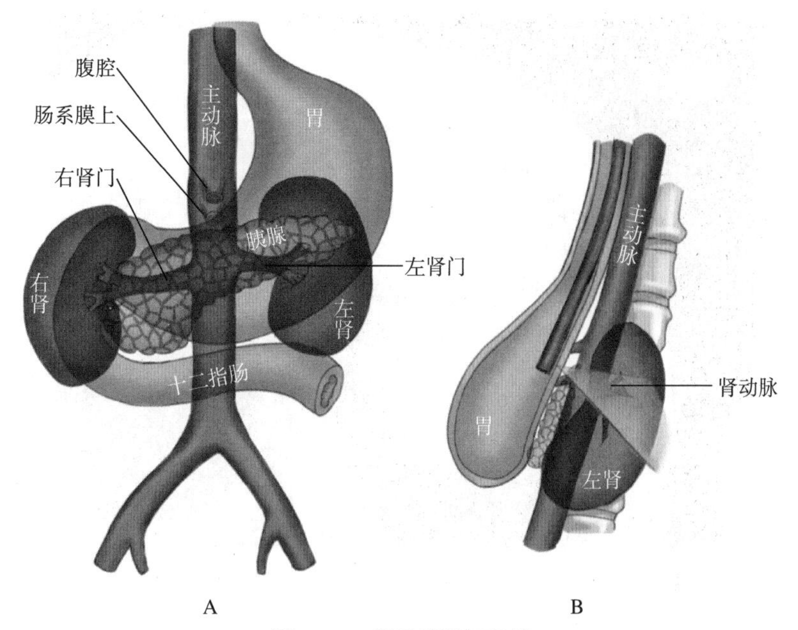

图 8-5-3　肾动脉解剖毗邻

A. 胃和腹主动脉主要分支的解剖方位关系；B. 探头插入后与胃毗邻关系的矢状面图，图像平面朝向左肾动脉和内脏。

ME 4C 切面逆时针旋转 90°~180° 获得降主动脉切面，继续前进探头 10~20cm 可见左肾；或在 TG SAX 切面，向左旋转探头得到降主动脉 SAX 视图，主动脉位于椎体前方，继续前进探头 4~6cm 至左肾动脉起点，沿左肾动脉，向右旋转探头 90°，可见左肾。使用脉冲多普勒对左肾动静脉获得血流频谱，M 型超声测量血管直径。尽量调整探头使血流方向和多普勒束轴之间角度最小。

知识点　　肾动脉多普勒超声频谱测量指标

测量肾动脉阻力指数和搏动指数选择叶间动脉或弓状动脉，测量脉冲多普勒，取样容积 2~5mm，分别测量每个频谱的 PSV 和 EDV，RI=PSV–EDV/PSV，参考值 0.53~0.68，不超过 0.7，搏动指数 PI=（PSV–EDV）/MV，参考值 <1.45 获取 3~5 个相似多普勒血流频谱取平均值。

RI 为阻力指数，PI 为搏动指数，PSV 为收缩期峰值速度，EDV 为舒张末速度，MV 为平均速度。

（二）经食管超声心动图检查监测肝脏灌注

TEE 可提供下腔静脉与右肝静脉的图像，用以评估肝脏灌注。

经胃心室短轴切面（TG mid-SAX）右转寻找肝脏，后退找到汇入右心房的下腔静脉，调整探头角度 60°~120° 可显示汇入下腔静脉的三支肝静脉，采用彩色多普勒分别获取三支静脉频谱（校正血流与取样点角度，描记 VTI）；直接或通过 M 型超声测量各静脉直径。各静脉血流量（Q）=$\pi(d/2)^2 \times 0.57 \times$ VTI × 心率（HR），肝脏总血流量通过三支静脉血流量总和得出，见图 8-5-4。

经胃下腔静脉长轴（TG IVC LAX）切面回到 0° 继续置入探头，旋转探头，可见门静脉于下腔静脉前方出现；于降主动脉短轴（Des Aortic SAX）切面继续置入探头，寻找肝总动脉。使用彩色多普勒测量肝脏血流多普勒灌注指数（Doppler perfusion index，DPI；DPI= 肝动脉血流量 /（肝动脉血流量 + 门静脉血流量）；正常值（<0.3）用以评估肝脏血流情况，从而反映肝脏灌注情况。分别测量肝总动脉和门静脉主干血管内径，以及血流频谱、时间平均流速（time average velocity，TAV）、血管面积和血流量。

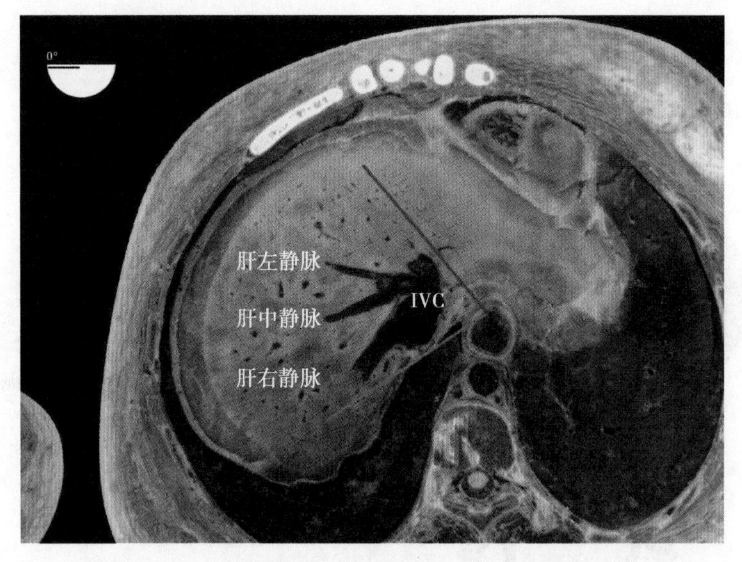

图 8-5-4　经食管超声心动图检查（TEE）监测肝脏灌注

（三）经食管超声心动图检查监测脾动静脉血流

TG mid-SAX 切面左转可显示脾脏，与评估肾灌注相似，可用脾多普勒阻力指数（SDRI）评价脾血管化。不管补液试验阳性与否，SDRI 百分比降低≥4% 均表明内脏循环得到改善，并且该指标代表内脏循环中的血管舒张。其与动脉血乳酸水平和中心 S_VO_2 变化的相关性证实了这一点。此外，SDRI>0.71 对检测隐匿性低血容量性休克非常敏感，并且在动脉血乳酸仍然正常的情况下，也能够确定针对持续性隐匿性低灌注的复苏的充分性。

（四）经食管超声心动图检查监测肠系膜上动脉（SMA）

TEE 中采用量化肠系膜上动脉（superior mesenteric artery，SMA）血流。TEE 探头从食管中部降主动脉短轴视图开始，将主动脉置于屏幕中央，通过适当旋转 / 前屈探头向胃底推进，1 点钟方向可见腹主动脉第一个分支血管，即腹腔干；继续前进探头，在 3 点钟方向可见腹主动脉第二个分支，即 SMA。采用脉冲多普勒测量 SMA 频谱可获得最高收缩速度（Vs）、舒张末期速度（Vd）和速度时间积分（VTI），M 型超声可测量 SMA 直径（d）。阻力指数公式（Vs－Vd/Vs）反映 SMA 血管阻力；$\pi(d/2)^2 \times VTI \times HR$ 可计算通过 SMA 的血流量[10]。

术中 TEE 可提供血流动力学的实时信息，包括全身灌注与内脏区域灌注情况。当心脏力学与心排血量正常时，通过对左心室流出道血流脉冲多普勒采样，可以测量和监测 SV 的变化趋势，从而估算全身灌注情况。肾叶间动脉、脾动脉血流、肠系膜上动脉、肝动脉及门静脉的多普勒采样分别计算多普勒阻力指数，从而反映内脏灌注的状态。肾叶间静脉和门静脉血流的多普勒采样可了解内脏静脉充血的存在和程度。围手术期可采用 TEE 评估脏器灌注情况，及时采取干预措施，改善预后。

三、心肺移植

术中 TEE 可用于心肺移植围手术期的管理。

（一）心脏移植

TEE 在原位心脏移植中的作用为：①移植前的术中监测；②移植后早期同种异体心脏移植功能和手术吻合口的评估；③血流动力学异常的诊断和处理。

术前评估　心脏移植受体术前行 TEE 的目的是：①明确诊断，检查相关的并发症；②辅助 CPB 前的血流动力学管理。在终末期心力衰竭或心律失常情况下由于血液流量降低而导致心内血流瘀滞，从而致使左心房或左心室容易形成血栓。CPB 前的手术操作可能会导致血栓脱落并有可能导致栓塞性卒中。检查还应评估未来吻合口处是否存在动脉粥样硬化性疾病或血栓。由于患者体内可能存在机械循环支持（MCS）或其他心内设备（如植入式节律管理装置等），术前TEE可能具有一定的难度。TEE可对左心室收缩和舒张功能、右心室功能和瓣膜功能进行评估。双心室功能障碍可能提示原发性供体心脏衰竭或早期排斥反应。孤立性左心室功能障碍很少见，无论是孤立的还是作为双心室功能障碍一部分的右心室功能障碍更常见，占接受原位心脏移植的患者的50%以上。右心室功能的评估，无论是通过目测还是使用定量参数，都应在移植后的整个时期进行，尤其当不明原因的血流动力学不稳定时。

原位心脏移植后最常见的瓣膜异常是严重的三尖瓣反流，发生率高达84%。在移植术后即刻，显著的三尖瓣反流可能是由于几何环状扭曲（双心房手术更常见）和右心室功能不全时的环状扩张所致。在CPB后即刻的三尖瓣反流的严重程度是高度动态的，取决于右心室的前负荷、后负荷和收缩力。

此外，在大血管、升主动脉、主肺动脉、下腔静脉和肠系膜上静脉的吻合部位，二维超声心动图应显示无明确的狭窄区域，彩色多普勒应显示层流。术前的评估方法同样适用于脱离CPB后的大血管评估。左心房吻合线可表现为左心房后壁的一个嵴状隆起，左心房可增大。狭窄左心房缝合环会导致显著梗阻（获得性三房心），从而导致肺静脉高压和右心衰竭，应通过在食管中段切面检查左心房，排除狭窄的左心房缝合环。

移植后TEE也有助于肺动脉导管的推进，CPB后的血流动力学管理，以及机械循环支持的部署[11]。

心脏移植并发症包括右心室功能衰竭、心包积液、心脏压塞。由于多种原因，供心的右心室功能往往在心脏移植后下降。心脏移植术后并发症及相关处理见表8-5-5。

知识点

表8-5-5　心脏移植经食管超声心动图检查（TEE）评估

评估项目	切面	评估要点	鉴别诊断
术前			
左心室	ME：4/5Ch，MC，2Ch，LAX，TG 2C，TG mid SAX，TG LAX	收缩和舒张功能，心肌变薄（<6mm），自发显影，血栓	—
主、肺动脉	ME AV LAX；ME Asc Aortic SAX/LAX；ME Asc Aortic SAX；UE Aortic Arch SAX	动脉粥样硬化，血栓，血管内径，主、肺动脉血流（正常肺动脉前向流速<1m/s，升主动脉前向流速<1.4m/s）	—
腔静脉/永存左上腔	ME bicaval，ME Asc Aortic SAX，ME 4C（前进探头至冠状静脉窦切面），ME改良三尖瓣切面	腔静脉内径，血栓，腔静脉血流，冠状静脉窦有无增宽（>2cm提示永存左上腔	—
三尖瓣反流	ME 4C，ME RV in-out，ME TV（120°三尖瓣改良切面），TG Basal SAX	估算肺动脉收缩压[a]，肺血管阻力[b]	—
心内血栓（左心耳/左心室）	ME：4/5Ch，MC，2Ch，LAX	自发显影，血栓	—
心外结构（胸腔积液/腹水）	ME：4/5 Ch（左侧胸膜腔向左转动探头，右侧胸膜腔向右转动探头），TG切面评估腹水	胸腔积液/腹水的位置、范围、量	—

续表

评估项目	切面	评估要点	鉴别诊断
术后			
左心室	ME:4/5 Ch,2Ch,LAX TG:基底部 SAX,中段 SAX,2Ch,深部 5Ch	大小;收缩功能:局部(室壁运动异常)和整体(FAC、SV、EF);舒张功能(TMF,二尖瓣环运动速度)	原发性移植物功能障碍;超急性排斥反应心肌保护不良
右心室	ME:4Ch,RV 流入 / 流出道 TG:RV 基底部,RV 流入道,RV 流入 / 流出道	大小;压力过负荷(IVS 收缩期向左移动);容量过负荷(IVS 舒张期向左移动);右心室扩张;收缩功能(游离壁,FAC,TAPSE);RVOT;SV;(TAPSE<0.64cm 可以预测术后一氧化氮的使用;右心室扩张,TAPSE<15mm 和 RV 射血分数 <45% 可提示急性移植排斥反应)	急性排斥反应;冠状动脉进气;严重的肺动脉高压;心肌保护不良
瓣膜	ME 及 TG 切面	三尖瓣,肺动脉瓣,二尖瓣	原发性瓣膜异常;次要原因,例如,由于心力衰竭引起的环形扩张
升主动脉和主肺动脉吻合	ME:升主动脉 SAX/LAX,UE:主动脉弓 SAX,TG:RV 基底部,RV 流入 / 流出道,心外膜	肿物;排除主动脉夹层 / 狭窄 / 血栓(无离散狭窄、血流加速、湍流)	狭窄;血栓
IVC 和和 SVC 吻合	ME:bicaval(上腔静脉微缩探头,下腔静脉轻微前移探头),升主动脉 SAX	排除狭窄 / 血栓(无离散狭窄、血流加速、湍流)	狭窄;血栓
左、右心房吻合,IAS	ME:4Ch,2Ch,LAX	左向右分流;自发显影;排除狭窄(无血流加速)	卵圆孔未闭 / 房间隔缺损;狭窄;血栓

注:ME,食管中段;Asc Aortic,升主动脉;Aortic Arch,主动脉弓;bicaval,双腔静脉;LAX,长轴;SAX,短轴;2C,两腔心;4C,四腔心;5C,五腔心;MC,二尖瓣交界;TG,经胃;RV,右心室;Basal,基底段;in-out,流入流出道;FAC,面积变化分数;TAPSE,三尖瓣环平面收缩期位移;RVOT,右心室流出道;SV,每搏量。a,肺动脉收缩压 = 三尖瓣反流压差 + 右心房压;b,肺血管阻力 = 三尖瓣反流最大流速 × 右心室流出道的速度时间积分 ×10+0.16。

知识点

心脏移植术后并发症及相关处理见表 8-5-6。

表 8-5-6　心脏移植术后并发症及相关处理

并发症	原因	表现	处理原则
右心室功能衰竭	供体心肌功能障碍、血容量过高、缺血时间过长、先前存在的肺动脉高压及可能的排异反应	扩张、室壁运动异常、弓形室间隔(凸向左心室)、三尖瓣瓣环收缩期位移(TAPSE)减小、重度三尖瓣反流、右心室游离壁紧张	避免容量过量,避免右心功能进一步恶化

续表

并发症	原因	表现	处理原则
心包积液、心脏压塞	心脏移植前凝血功能障碍,心内出现多条新的缝合线	血液积聚可被包裹并压迫心腔及邻近结构	评估房室瓣血流的变异,诊断心脏压塞

(二) 肺移植

TEE 可以发现肺移植不同阶段血流动力学紊乱的原因并及时发现吻合口扭结、狭窄。

1. **术前评估** 肺移植术前 TEE 评估应重点评估患者的心室功能,尤其是慢性肺部疾病带来的右心改变。心室的肥厚、扩张、功能衰竭,瓣膜有无反流、狭窄,是否存在肺动脉高压,与外科团队共同决定患者是否需要 ECMO 辅助[12]。如果存在心内分流,评估是否需要 CPB 下手术或经导管封堵,测量分流量并与术后进行比对,见表 8-5-7。

知识点

表 8-5-7 肺移植术前经食管超声心动图检查(TEE)评估要点

结构	评估要点
房间隔	卵圆孔未闭
	彩色多普勒评估房间隔分流
	生理盐水发泡试验
右心室功能	食管中段四腔心:舒张期内径正常 <3.3cm
	食管中段四腔心切面 FAC(正常 >35%)
	经胃底短轴:下壁(正常舒张期 <5mm)
	深胃底五腔心,TAPSE:正常 >16mm
	RIMP,PW<0.4
	经胃中段短轴:室间隔的位置及运动,收缩期 / 舒张期挤压左心室
	右心室收缩压:CW 或 TRjet(正常 <2.8m/s)
	右心室流入流出道、双心房切面
左心室功能	经胃中段短轴:收缩功能
肺静脉	直径(正常 >5mm)
	流速(<100cm/s)

注:FAC,面积变化分数;RIMP,右心室心肌性能指数;TAPSE,三尖瓣环收缩期位移;CW,连续波多普勒;TRjet,三尖瓣反流束。

2. **术中评估** 肺移植术中 TEE 表现为右心房和右心室的扩张、向左挤压房间隔和室间隔、室间隔的矛盾运动及右心室功能不全,如在食管中段四腔心和经胃中段短轴切面,挤压室间隔导致在整个心动周期中左心室呈"D"字征。肺动脉开放、移除左心房阻断钳及移植肺的再灌注均应注意有可能造成空气进入左心系统导致空气栓塞。关胸时应用 2D-TEE 及彩色多普勒仔细评估供肺的形态学及血流动力学状态,包括与受体胸腔大小是否匹配，有无重要血管扭曲受压等情况存在。

知识点

肺移植术中 TEE 评估要点主要为右心室对肺动脉钳夹的反应，包括复测室壁扩张程度、复测 TAPSE、复测 TRjet 估算肺动脉收缩压、彩色多普勒评估分流是否可逆。

3. **术后评估** TEE 可以通过 2D、彩色多普勒、频谱多普勒等技术评估血管吻合口相关并发症，所有的肺静脉吻合处都应认真评估，排除由于扭结、外科缝合、外部压迫引起的狭窄。彩色多普勒可以显示湍流的存在，如肺静脉内径 <0.5cm、收缩期峰值速度 >1m/s 则提示吻合口明显狭窄。高速血流提示对侧肺动脉吻合口狭窄、高肺血流量或供体肺静脉收缩。肺动脉流速减低可能是血管并发症的早期征兆。这可能是吻合口狭窄引起的血流阻塞或血容量减少或心肌功能不全所致的低肺血容量的结果。然而，即使在低速的情况下，收缩期和或舒张期血流的丧失也提高了狭窄的风险性，应进行进一步评估。如 TEE 观察到肺移植术后出现连续性气栓，应再次检查肺静脉吻合口的完整性，见表 8-5-8。

知识点

表 8-5-8 肺移植术后经食管超声心动图检查（TEE）评估要点

结构	评估要点
肺静脉（尽可能找到全部 4 条）	直径（正常 >5mm）
	彩色多普勒评估层流 / 湍流
	PW 测流速 <100cm/s
	查找有无栓子、空气
肺动脉吻合口	直径（>75% 肺动脉近端）
	食管上段升主动脉短轴：彩色多普勒评估层流 / 湍流
右心室	右心室舒张末期容量（有无扩张）
	TAPSE
	室间隔
	复测右心室收缩压
	RIMP
左心室	前负荷
	收缩功能
	有无气体
PFO 血流（如存在）	血流方向

注：PW，脉冲波多普勒；PFO，卵圆孔未闭；TAPSE，三尖瓣环收缩期位移；RIMP，右心室心肌性能指数。

（宋海波）

推荐阅读

[1] VEGAS A.Perioperative Transesophageal Echocardiography in Cardiac Surgery Procedures//Cheng DC.H., Martin J, Tirone David T.Evidence-Based Practice in Perioperative Cardiac Anesthesia and Surgery.Berlin: Springer, 2021.

[2] 围术期经食道超声心动图监测专家共识工作组, 刘进, 宋海波. 围术期经食管超声心动图监测操作的专家共识(2020版). 中华麻醉学杂志, 2020, 40(12): 9.

[3] HAHN RT, ABRAHAM T, ADAMS MS.Guidelines for performing a comprehensive transesophageal echocardiographic examination: recommendations from the American Society of Echocardiography and the Society of Cardiovascular Anesthesiologists.Anesthesia & Analgesia, 2014, 118(1): 21-68.

[4] MICHAEL, D., PUCHALSKICHAIR, GEORGE, K., et al.Guidelines for Performing a Comprehensive Transesophageal Echocardiographic: Examination in Children and All Patients with Congenital Heart Disease: Recommendations from the American Society of Echocardiography-ScienceDirect.Journal of the American Society of Echocardiography, 2019, 32: 173-215.

[5] HILBERATH JN, OAKES DA, SHERNAN SK, et al.Safety of Transesophageal Echocardiography.Journal of the American Society of Echocardiography, 2010, 23: 1115-1127, quiz 1220-1221.

[6] LANG RM, BADANO LP, MOR-AVI V, et al.Recommendations for cardiac chamber quantification by echocardiography in adults: an update from the American Society of Echocardiography and the European Association of Cardiovascular Imaging.J Am Soc Echocardiogr, 2015, 28: 1-39, e14.

[7] NAGUEH SF, SMISETH OA, APPLETON CP, et al.Recommendations for the Evaluation of Left Ventricular Diastolic Function by Echocardiography: An Update from the American Society of Echocardiography and the European Association of Cardiovascular Imaging.Eur Heart J Cardiovasc Imaging, 2016, 29(4): 277-314.

[8] NICOARA A, SKUBAS N, AD N, et al.Guidelines for the Use of Transesophageal Echocardiography to Assist with Surgical Decision-Making in the Operating Room: A Surgery-Based Approach.Journal of the American Society of Echocardiography, 2020, 33: 692-734.

[9] BERREBI A, MONIN J, LANSAC E.Systematic echocardiographic assessment of aortic regurgitation-what should the surgeon know for aortic valve repair? Annals of cardiothoracic surgery, 2019, 8: 331-341.

[10] SINGH N, NAGARAJA P, GOPAL D, et al.Feasibility of measuring superior mesenteric artery blood flow during cardiac surgery under hypothermic cardiopulmonary bypass using transesophageal echocardiography: An observational study.Annals of cardiac anaesthesia, 2016, 19: 399-404.

[11] SUBRAMANIAM K, SAKAI T.Anesthesia and Perioperative Care for Organ Transplantation//Surgical Techniques of Heart Transplantation and Heart-Lung Transplantation.2017.

[12] ABRAMS BA, MELNYK V, ALLEN WL, et al.TEE for Lung Transplantation: A Case Series and Discussion of Vascular Complications.Journal of Cardiothoracic and Vascular Anesthesia, 2019, 34.

第九章

心血管手术中的心肌保护与心脏复苏

第一节 概况

自从 1953 年体外循环（CPB）应用于临床以来，极大地促进了心血管外科的发展。CPB 在为手术提供一个相对安静、无血的手术野的同时，不可避免地因主动脉的阻断使心脏隔离于循环外，且随后因主动脉开放而引起心肌缺血再灌注损伤，这种损伤是由于对代谢旺盛的心肌提供的底物不够所致，而且 CPB 时血液成分接触非生理表面，激发强烈的系统性炎症反应，也会导致心肌损伤。

在心脏手术中提供最佳的心肌保护是指在为手术提供一个相对安静、无血的手术野的同时，也能够保护术后的心脏功能，即在两者之间取得平衡。目前临床上所采取的心肌保护措施最关键的两大要素仍为低温及化学诱导和维持心脏停搏。尽管人们不断地为心肌保护做出努力，但是很明显，心肌损伤虽已减少，却仍然存在，表现为术后心功能不全。因此，要预防和治疗 CPB 相关的心肌损伤除加强外科医生的技术、尽量缩短阻断时间和减少无意义的心脏物理创伤外，还需要对心肌的能量供应、维持心肌氧供需平衡的方法及心肌缺血再灌注损伤的病理生理机制等有充分的认识和了解。

第二节 心肌保护的生理学机制

一、心肌氧供需平衡

心脏是人体代谢率最高的器官之一。心肌收缩的能量来源几乎只能依靠氧化代谢，心脏无时无刻不在搏动，故耗氧量较大。人体即使处于安静状态，冠状动脉血流经心脏后，65%~70% 的氧被摄取。因此当机体进行剧烈运动，心肌氧耗增加，依靠提高单位血中摄氧的潜力很小，此时主要依靠扩张冠状动脉，即增加冠状动脉血流量来满足心肌对氧的需求。由于冠状动脉解剖的特点，其分支大部分深埋于心肌组织中，因此，心肌的节律性收缩对冠状动脉血流影响很大。

正常心脏的灌注压是主动脉根部舒张压与心室舒张末压之差。一般情况下，左心室在收缩期的血流量仅有舒张期的 20%~30%。因此，舒张期主动脉压的高低及心舒期的长短是影响冠状动脉血流量的重要因素，即左冠状动脉的血流受心动周期影响大，很大程度上取决于舒张压。而右心室壁较薄，右心腔压力低，心肌收缩对心肌内血管的挤压作用小，所以右心室在冠状动脉循环过程中始终能够得到灌注，见图 9-2-1。

心肌耗氧量的多少主要取决于心率、心肌收缩力和心室壁张力，临床上常以“心率 × 收缩压”估计心肌耗氧量。主动脉舒张压降低和肺动脉楔压升高可增加心内膜下的组织压力，心动过速则舒张期缩短，均使心肌血流减少。前负荷或心室腔内压的增加使室壁张力和氧需增加，同时心内膜下灌注减少。在正常情况下，冠状动脉循环有很大的储备，其血流量随着身体的生理情况而变化使冠状动脉的供血和心肌的需求之间保持动态平衡。剧烈活动时，冠状动脉扩张，供血量可以增加到休息时的 6~7 倍。也就是说，正常的冠状动脉具有自主调节能力，在一个比较大的灌注压范围内冠状动脉血流能够维持比较恒定的水平。但对冠心病患者来说，冠状动脉自主调节储备下降，并且心内膜下层的血流储备比心外膜下层少。在心外膜层，直到灌注压降至 40mmHg 自身调节效应依然存在，而在心内膜下层，当狭窄远端压力降至 70mmHg 以下时自主调节效应被耗竭，血流变为压力依赖性，见图 9-2-2。

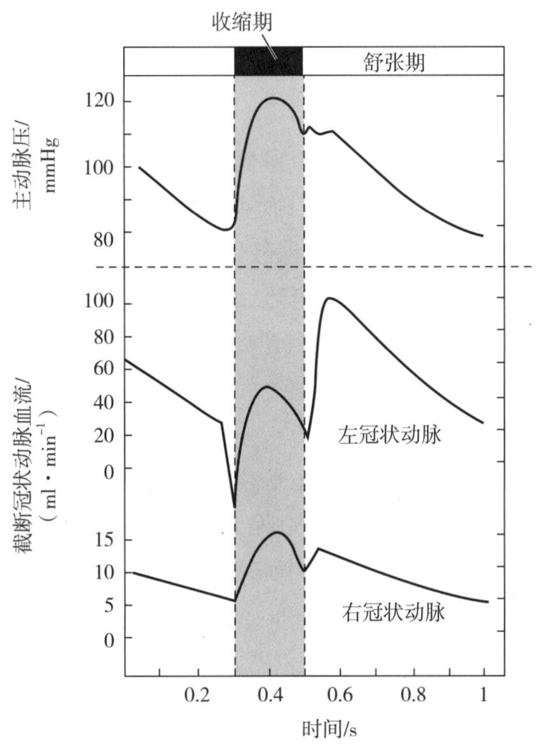

图 9-2-1　左右冠状动脉血流与心动周期

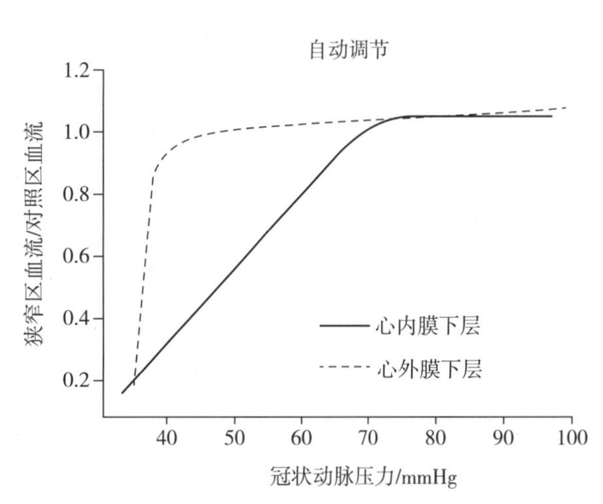

图 9-2-2　心内膜下层狭窄压力与冠状动脉压力关系曲线

因此，对于冠心病患者来说，要想维持心肌氧供需平衡必须了解心肌灌注的特点：心肌主要在舒张期供血、心内膜下心肌更容易缺血，且冠心病患者的冠状动脉储备明显降低。麻醉管理中应避免心率过快，这对心内膜下的心肌血流灌注至关重要。临床可用外周血管的平均动脉压代表心肌血流的灌注压，如以桡动脉的平均动脉压来表示心肌氧供，以心率来表示心肌的氧耗。因此，可以简略地将平均动脉压（MAP）与心率的比值作为评价是否发生心肌缺血的指标。

知识点　　**影响心肌氧供氧耗的因素**

1. 增加心肌氧耗因素　主要包括心率、心肌收缩力及心室壁张力。围手术期心肌氧需增加，常由于心肌收缩增加、血压升高和 / 或心率增快而使心肌氧耗增加，也可由于容量负荷过重或血压升高使心室壁张力增加而增加氧耗。

2. 降低心肌氧供的因素　心肌的氧供主要取决于冠状动脉的血流量。流向左心室心肌的血流量受心动周期的影响，心率增加使舒张时间缩短，冠状动脉血流下降，降低了心肌的氧供。冠状动脉痉挛导致的冠状动脉血流减少也会大大降低心肌的氧供。此外，心肌氧供还与动脉血氧分压及血红蛋白（Hb）浓度有关。

知识点　　　　　　临床避免发生心肌缺血的条件

1. MAP 与心率的比值 >1。
2. 维持心肌血流的灌注压(MAP 减去左心室舒张期末压)高于 55mmHg。
3. 避免在心率增快的同时血压下降。

二、心肌能量代谢

心脏不停地进行着节律性的收缩和舒张活动,以推动血流在全身循环,向各个脏器输送营养物质、氧和激素,同时带走其自身代谢产物。心脏本身的活动需要能量供给,心肌的能源来自血液中的营养物质,通过氧化磷酸化产生高能磷酸键。心肌细胞能量代谢具有代谢率高、耗氧量大、氧化磷酸化速度快的特点。心肌细胞可利用的能量物质依次为游离脂肪酸、葡萄糖、乳酸和酮体。心脏能量的产生、储存或利用一旦发生障碍,其主要功能,即收缩和舒张功能必将受损。了解正常及病理情况下的心肌代谢规律对理解 CPB 所造成的心肌缺血再灌注损伤的预防、治疗及预后判断具有重要意义。

(一) 正常状态下心肌能量代谢特点

在正常情况或饥饿条件下,心肌细胞主要利用游离脂肪酸作为能量物质,占心脏供的 60%~90%。长链脂肪酸是游离脂肪酸供能的主要成分。长链脂肪酸进入心肌细胞是一个复杂的过程,需要数种酶的参与。在肉碱棕榈酰转移酶(carnitine palmitoyltransferase inhibitor,CPT-Ⅰ、Ⅱ)作用下,长链脂肪酸进入线粒体发生氧化产生乙酰辅酶 A,后者进入三羧酸循环最终生成三磷酸腺苷(adenosine triphosphate,ATP)供心肌舒张和收缩。糖代谢仅占健康成人心肌供能的 10%~40%。心肌细胞摄取葡萄糖后以糖原形式储存或经过糖酵解生成丙酮酸盐。丙酮酸盐在线粒体内经丙酮酸脱氢酶作用氧化成乙酰辅酶 A。

(二) 心肌缺血缺氧时能量代谢的改变

在缺血缺氧条件下,心肌则不需要以通过氧化产能的脂肪酸、氨基酸为底物,而以葡萄糖的无氧酵解及乳酸氧化来支持器官功能正常运行。根据所处环境不同,优先选用葡萄糖或脂肪酸等不同的代谢底物有利于适应环境,但哺乳动物似乎缺乏一种有效的能量来源选择机制。在出生前的低氧环境下,胎心优先利用葡萄糖而不是脂肪酸;出生后不久随着动脉氧供的快速增加,由于心肌代谢酶的表达发生转化,能量底物发生了逆转,脂肪酸氧化优先于葡萄糖氧化。

应激状态下脂肪酸和葡萄糖均可作为能量来源,脂肪酸能量利用效率高,而葡萄糖氧利用效率高。在 CPB、急性心肌梗死或脑梗死时,氧供突然中断本身就是一种应激状态,因此,脂肪酸水平增高以保证最大限度供给能量,但其不能适应有限的氧供状态,抑制丙酮酸氧化增加乳酸盐积聚,抑制左心室功能,其本身亦成为一种内源性损害来源[1]。因此,在心肌缺血缺氧时可以通过抑制脂肪酸的氧化和刺激葡萄糖氧化来逆转过度升高的游离脂肪酸的不利影响,从而优化心肌能量代谢为心肌提供所需能量[2]。

三、冠状动脉血流与灌注压

(一) 冠状动脉循环的解剖

冠状动脉循环是营养心脏自身的血液循环,心脏的血液供应主要来自由升主动脉根部发出的左冠状动脉和右冠状动脉,其次是通过各房室腔壁的直接渗透作用。然后经过三套静脉系统回流。冠状动脉的主干行走于心脏表面,其小分支以垂直于心脏表面的方向穿入心肌,并在心内膜下层分支成网。这种分支方式使冠状动脉容易在心肌收缩时受到压迫。左、右冠状动脉及其分支的走行可有多种变异。在多数人中,左冠状动脉主要供左心室的前部,右冠状动脉主要供应左心室的后部和右心室。左冠状动脉的血液流经毛细血管和静脉后，主要经由冠状窦回流入右心房，而右冠状动脉的血液则主要经较细的心前静脉直接回流入右心室。另外还有一小部分冠状动脉血液可通过心最小静脉直接流入左、右心房和心室腔。

心肌的毛细血管网分布极为丰富。毛细血管数和心肌纤维数的比例为 1∶1。在心肌横截面上，每平方毫米面积内有 2 500~3 000 根毛细血管。因此心肌和冠状动脉血液之间的物质交换可能很快地进行。冠状动脉之间有侧支互相吻合，在人类，这种吻合支在内膜下较多。正常心脏的冠状动脉侧支较细小，血流量很少。因此当冠状动脉突然阻塞时，不易很快建立侧支循环，常可导致心肌梗死。但如果冠状动脉阻塞是缓慢形成的，则侧支可逐渐扩张，并可建立新的侧支循环，起代偿作用。

（二）冠状动脉有效的灌注压

冠状动脉有效的灌注压是指冠状动脉流入端与流出端之间的压力差，即主动脉压与右心房之间的压力差。因此，冠状动脉有效灌注压是推动冠状动脉血流的动力。当有效灌注压波动在 60~180mmHg（8~24kPa），冠状动脉血流量仍保持相对恒定。如果灌注压低于这个范围，冠状动脉会发生最大限度地扩张，以防止冠状动脉血液严重减少；若灌注压超过这个范围，血管内压可大于血管平滑肌的收缩力，使血管扩张，血流将增多。

调节冠状动脉血流量的因素主要有物理因素、代谢因素、神经体液因素和自身调节因素，其中最重要的是代谢因素，即心肌本身的代谢水平。

（三）冠状动脉血流量的调节

1. **心肌代谢水平**　心肌代谢水平是调节冠状动脉血流量的主要因素。冠状动脉血流调节主要根据心脏做功的需要，故冠状动脉血流与心肌耗氧呈平行关系。由于心肌摄氧一直保持最大限度，当氧耗增加时，就增加冠状动脉血流。此外，心肌做功和氧耗增加可引起代谢性冠状动脉扩张，冠状动脉血流比静息时增加达 3~5 倍。即心肌活动增多导致耗氧量增加或心肌组织氧分压减少，心肌代谢产物增多导致冠状动脉舒张以适应心肌对氧的需要。

2. **主动脉舒张压**　当主动脉瓣关闭后，主动脉舒张压有效地使冠状动脉充盈。若主动脉舒张压发生变化，则冠状动脉血流也受影响。冠状动脉灌注压在 60~180mmHg（8~24kPa）时冠状循环具有自动调节的功能。舒张期时心肌对血管的压迫解除，主动脉舒张压升高，能使冠状动脉大部分血流进入心室壁，冠状动脉血流量增多。但收缩期时心肌内血管壁受压，冠状动脉血流无法进入左心室。右心室的冠状动脉压力稳定，无论在收缩期还是舒张期，右心室始终能获得冠状循环的血液供应。但对肺高压或心室肥厚患者，右心室压力升高，影响右心室的冠状循环。

3. **心率变化**　心肌的灌注 70% 以上在舒张期获得。心动过速时，舒张期缩短，直接使冠状动脉血流减少；反之，心动过缓时，舒张期延长，冠状动脉血流增多。心率变化与心室舒张期百分率有关，当心率从 50 次 /min 增快至 70 次 /min 时，舒张期从 75% 减至 50%；当心率自 70 次 /min 增快至 90 次 /min 时，舒张期仅从 50% 下降至 45%。因此，心率稍有变化即可引起舒张期时间百分率明显下降，尤其见于心动过缓时。而舒张期时间百分率降低，就可导致冠状动脉循环血流减少。

4. **神经内分泌调节**

（1）神经调节：心迷走神经的直接作用是使冠状动脉舒张，但又能使心脏活动减弱和耗氧量降低，继发性引起冠状动脉收缩；心交感神经的直接作用是使冠状动脉收缩，但是由于心脏活动增强，代谢加速，代谢产物引起继发性冠状动脉舒张。

（2）激素的调节：血管加压素、心钠素、神经肽 Y、去甲肾上腺素等均可引起冠状动脉收缩，其中去甲肾上腺素是主要的缩血管物质，使其阻力加大，冠状动脉血流减少，冠状动脉内血氧饱和度下降。血管紧张素转化酶使血管紧张素Ⅰ转换成血管紧张素Ⅱ引起冠状动脉收缩。抑制血管紧张素转化酶可引起冠状动脉扩张。

（3）局部代谢产物调节：动脉血氧分压下降时，如缺氧、低氧血症和贫血等，冠状动脉扩张，冠状动脉血流增加；反之冠状动脉血氧分压升高时，冠状动脉收缩，血管阻力增加，冠状动脉血流减少。冠状动脉血流对组织缺氧十分敏感，缺氧时体内产生腺嘌呤核苷酸，它是一种强力血管扩张物质，使冠状动脉扩张。pH下降，二氧化碳蓄积，以及乳酸血症等，均可使冠状动脉扩张，增加冠状动脉血流。血管内皮细胞也产生一些血管张力调节介质，与心肌代谢程度无关，对冠状动脉血流调节起重要作用。这些介质包括腺苷、ATP、前列腺素、一氧化氮和血管内皮舒张因子等。冠状动脉狭窄引起损伤区组织释放舒血管物质，使局部血管代偿性扩张，以增加损伤区的血流灌注。但如果狭窄超过血管横截面的90%，其扩张的代偿机制将不足以弥补血流量的下降。如果同一冠状动脉有两条分支，一条为正常血管，另一条是严重狭窄血管，则内源性释放的舒血管介质将首先作用于正常血管，因为狭窄血管已经达到其扩张的极限。此现象称"冠状动脉窃血"，即正常组织的冠状动脉血流相对增加，而狭窄区域的血流反而下降。

知识点　　冠状动脉血流特点

（1）血流量大：225ml/min，占心排血量的4%~5%。

（2）心脏舒缩活动对冠状动脉流量影响大（左侧更明显），左心室收缩期血流量只有舒张期的20%~30%。

（3）舒张压的高低和舒张期的长短是影响冠状动脉流量的重要因素。舒张压升高或舒张期变长导致冠状动脉流量增加；心率加快使舒张期变短导致冠状动脉流量减少。

（4）动-静脉血含氧量差大，心肌增加氧摄取的潜力小。

第三节　心肌缺血再灌注损伤的病理生理学机制

缺血再灌注损伤的确切机制并不完全清楚，但目前认为主要的机制包括钙超载、自由基和能量代谢障碍这三方面的作用。

一、钙超载

细胞内钙超载在心肌缺血再灌注损伤发病机制中起中心作用，其发生机制可能与下列因素密切相关：①心肌细胞膜的通透性增高；②钙通道大量开放；③ Na^+/H^+ 交换及 Na^+/Ca^{2+} 交换机制的激活；④ Ca^{2+}/Mg^{2+} ATP酶活性降低。

心肌缺血再灌注时由于细胞膜失去极化状态，电压依赖性钙通道开放，Ca^{2+} 进入细胞内。除细胞外成分内流外，由细胞内的储备池释放 Ca^{2+}，同时 Ca^{2+} 摄入储备池的过程由于ATP不足而受阻，进一步加重细胞内 Ca^{2+} 浓度升高。细胞内钙超载可以造成线粒体功能障碍，激活磷酸酯酶类，使细胞膜及细胞器膜结构受到损伤。还可以激活蛋白酶，促进细胞膜和结构蛋白的分解，同时促进氧自由基的生成。激活某些ATP酶和核酶，加速ATP酶的消耗，引起染色体损伤。钙超载还可以引起再灌注心律失常。总的说来，引起钙超载的原因复杂，涉及诸多方面，钙超载既是再灌注损伤的机制，又是再灌注损伤一种表现，也是再灌注损伤发生后心肌细胞走向死亡的病理过程，而且钙超载与能量代谢障碍、氧自由基爆发、线粒体功能障碍关系密切，相互作用。心肌缺血再灌注损伤的始动环节是能量代谢障碍，而直接损伤原因则是自由基，其结果导致细胞内钙超载，并形成恶性循环。钙超载是多种原因导致的细胞损伤和死亡的共同通路。故降低心肌细胞内的 Ca^{2+} 浓度，是阻止心肌细胞损伤和死亡及功能异常的重要手段。

二、自由基

自由基是指在外层轨道上含有未配对电子的原子、原子团或分子的总称。正常生物细胞内存在一套完整的抗氧化酶和抗氧化剂系统，内源性自由基清除剂如超氧化物歧化酶（superoxide dismutase，SOD）、过氧化氢酶、谷胱甘肽过氧化物酶（glutathione peroxidase，GSH-Px）、抗氧化剂谷胱甘肽和维生素等均可清除氧自由基，使细胞免受其毒性损伤。但当组织细胞缺血、缺氧时，氧自由基清除系统功能降低或丧失，而生成系统活性增强，一旦恢复组织血液供应和氧供，自由基便大量产生并急剧堆积，引发链式脂质过氧化反应损伤细胞膜进而使细胞死亡，介导心肌损伤。

心肌缺血再灌注时，自由基主要通过心肌细胞线粒体、血管内皮细胞中黄嘌呤氧化酶及其他氧化酶、中性粒细胞的呼吸暴发及儿茶酚胺氧化等途径生成增加。突然大量增加的自由基会造成心肌细胞一系列的损伤，进而导致再灌注心律失常、心肌顿抑、细胞凋亡与坏死及微血管和大血管的损伤。

自由基最具有代表性的氧自由基主要有两种形式，即超氧阴离子自由基（$\cdot O_2^-$）和羟自由基（$\cdot OH^-$），通常前者活性较低，而后者活性很高。羟自由基通过攻击膜组分磷脂中的不饱和脂肪酸，引发系列自由基链式反应，生成多种脂质过氧化物。生物膜脂质过氧化的后果是使膜的结构和功能改变，如不饱和脂肪酸减少，磷脂组成发生改变，膜通透性增加，流动性降低，膜上蛋白质或酶损伤失活及脂质过氧化作用的有毒产物对细胞与亚细胞膜的毒性效应等。最终造成整个细胞结构与功能的损伤。

三、能量代谢

能量代谢障碍被认为是缺血再灌注损伤的始发环节。当心肌细胞缺氧，氧合血红蛋白被消耗到一定程度时，心肌能量代谢发生改变，能量代谢从有氧氧化转变为以糖酵解为主，糖酵解产生的 ATP 逐渐成为维持心肌细胞存活的唯一能量来源。糖酵解的增强使细胞内乳酸水平增加，随着缺血时间的延长，乳酸等代谢产物会在细胞内堆积，使细胞发生酸中毒，抑制了糖酵解过程中的磷酸果糖激酶，使糖酵解途径受抑制，加重了机体能量供应不足。当缺血组织恢复灌注后，减弱了对糖酵解途径的抑制作用，导致酸中毒进一步加重。

此外，心肌缺血导致线粒体的结构、功能被严重破坏，虽然恢复了有氧再灌注，但是线粒体不能进行有效的有氧氧化产能，导致恢复再灌注的相当一段时间内能量来源仍然主要依靠糖酵解，但糖酵解产生的 ATP 远远不能满足心肌细胞的需求；而缺血再灌注发生时心肌的脂肪酸氧化增加，过度的脂肪酸 β 氧化又抑制了葡萄糖的氧化磷酸化，虽然 ATP 产生增多，但同时耗氧也增加，其结果是对心肌细胞产生不利影响，导致损伤加重。由此可见，能量代谢障碍是引起缺血再灌注损伤的一个重要因素[3-6]。

四、血管内皮细胞功能障碍

内皮细胞（endothelial cell）是衬贴于血管及心脏内腔面的单层扁平细胞，内皮细胞所经受的流体力学上的力远远大于其他组织细胞。内皮系统不仅是血管的重要组成部分，同时还是一个内分泌器官。内皮细胞能够分泌多种血管活性物质，在功能上互相制约以达到血管自身的功能平衡及维持自稳态。内皮细胞的主要功能是参与维持血液的抗凝特性、从生理上调控血管内腔的直径、调节血管通透性、急性炎症、损伤愈合及心血管病等的病理过程。

内皮细胞的完整对保护心肌功能十分重要。内皮细胞的损伤可引起毛细血管通透性增高，器官水肿，血管活性物质释放，血管麻痹，微循环灌注下降，出现早期心功能障碍[7,8]。心脏手术中，尽管使用各种保护措施，内皮细胞的缺血再灌注损伤，仍然会发生在 CPB 的患者。

（一）内皮细胞的缺血性损伤

低氧可通过多种途径损伤血管内皮细胞：①蛋白质合成和 ATP 水平降低，细胞内能量耗竭；②无氧代谢增加，导致细胞内和细胞间酸中毒；③内皮细胞释放 IL-1α 增加，后者可以促进中性粒细胞黏附分子如 E 选择素（E-selectin）和细胞间黏附分子 -1（intercellular adhesion molecule-1）的表达，同时 IL-8 的释放也增加；④即使在氧分压很低的情况下，仍能够合成氧自由基，导致机体抗氧化能力下降，使内皮细胞被激活或损伤；⑤在短时间内，缺血不会引起内皮细胞死亡，然而缺氧能够启动内皮细胞凋亡程序，并导致内皮功能下降。

内皮屏障功能的损伤可能导致血管周围和组织水肿，其结果会改变心脏停搏液的分布，再灌注后冠状动脉血流量降低，促使心脏功能障碍。另外，缺氧的内皮细胞由抗凝特性转变为促凝特性，启动微血管的血栓形成，并在再灌注期使血栓形成加剧[9,10]。

（二）内皮细胞的再灌注损伤

再灌注后，随着心肌血流的恢复，内皮细胞损伤加剧，这种损伤常是不可逆性损伤。氧自由基的暴发常发生在再灌注后 15 秒，大量自由基的形成不仅导致血管内皮细胞被广泛破坏，而且血管活性物质如血小板活化因子（PAF）的合成增加。PAF 可以来源于血管内皮细胞和血细胞，如血小板和白细胞，引起炎性反应增加。再灌注后 2~3 小时内，中性粒细胞在内皮细胞上的募集和黏附达高峰。活化的中性粒细胞释放大量氧自由基和蛋白分解酶，破坏各种细胞和细胞间基质。这些过程导致内皮的屏障功能被摧毁，内皮细胞和心肌细胞水肿，功能严重损伤[11]。

再灌注过程中，血管收缩和舒张之间的平衡被破坏，内皮细胞分泌一氧化氮减少，血管对一氧化氮反应下降，使血管明显倾向于收缩，加重心肌及内皮细胞损伤，使缺血再灌注进入恶性循环（表 9-3-1）。

表 9-3-1　缺血再灌注损伤后血管收缩和舒张功能失调的机制

血管状态	机制
收缩	内源性或外源性儿茶酚胺增加 内皮素（内皮细胞）增加 NO 被灭活（自由基）增加 NO 生成下降（eNOS 被抑制） PGI_2 下降（内皮细胞） TXA_2 增加（血小板） 细胞和组织水肿
舒张	酸血症：二氧化碳、H^+、乳酸增加 腺苷增加（内皮细胞、血小板） 组胺增加（肥大细胞） 激肽增加（血浆）

注：NO，一氧化氮；PGI_2，前列腺素 I_2；TXA_2，血栓素 A_2；eNOS，内皮型一氧化氮合酶。

五、其他

炎症机制在缺血再灌注损伤中也扮演着重要角色。心肌缺血再灌注时，缺血的细胞产生大量促炎介质如 TNF-α、补体如 C5a、细胞因子如 IL-6 和 IL-8 等。在炎症介质作用下，内皮细胞及白细胞相继被激活，细胞表面有多种黏附分子表达、释放，引起中性粒细胞的大量浸润。中性粒细胞在组织内释放氧自由基及蛋白水解酶等细胞毒性物质造成一系列细胞损伤，如可直接损伤心肌细胞膜，在再灌注早期导致可逆性收缩功能障碍（心肌顿抑）。炎性介质还可使血管内皮细胞收缩致血管通透性增加，组织水肿，加重损伤，进一步激活炎性细胞，产生炎性级联反应[12]。

细胞凋亡也与缺血再灌注损伤密切相关。心肌缺血再灌注过程可导致心肌细胞坏死，同时也可导致心肌细胞凋亡。心肌细胞缺血再灌注期间凋亡的发生，与自由基损伤、钙超载和线粒体损伤密切相关。因此，通过阻断凋亡的启动因素及其信号传递通路以减少细胞功能的丧失，可能为缺血再灌注损伤心肌保护提供新的治疗途径。

第四节　心肌顿抑

心肌缺血性损伤的机制非常复杂，但心肌损伤程度主要由心室肥厚、缺血前心肌能量状态、缺血时间、在缺血心肌上实施操作的程度、再灌注液的性状和再灌注的方式决定。心肌顿抑（myocardial stunning）是缺血再灌注后早期心肌损伤最常见的一种表现形式。

心肌顿抑是指心肌缺血后局部心肌功能暂时丧失的一种状态，又称心肌顿抑状态（myocardial stunning state）。它是缺血后坏死与正常心肌之间存在的一种过渡状态。

一、原因和机制

心肌顿抑是心肌在缺血再灌注后发生的可逆性损伤，其血流灌注恢复正常或接近正常后，仍持续存在的心肌机械功能低下的总称。心肌顿抑发生的可能机制为包括：能量供应不足，心肌细胞内腺苷酸池和三磷酸腺苷恢复延迟；再灌注后产生的氧自由基对心脏的损害作用；心肌细胞内钙超载及缺血后心肌对交感神经反应性降低。

心内直视手术多在低温、CPB、主动脉阻断及心脏停搏下进行。恢复灌注后，不可避免地可能出现心肌顿抑，如果没有其他影响因素，顿抑状态持续时间通常与术前心脏基础状态、主动脉阻断缺血时间、心肌保护措施完善程度密切相关。

二、临床表现和治疗

心肌顿抑的临床表现主要为心肌收缩功能不全。目前心肌顿抑的治疗措施主要为两大方面：氧自由基清除剂和 Ca^{2+} 拮抗剂。根据心肌顿抑的发生机制，缺血再灌注产生大量氧自由基，理论上利用氧自由基清除剂可以抑制心肌顿抑的发生。随着心功能不全的持续，心肌内去甲肾上腺素（NE）的耗竭和合成障碍，G 蛋白的改变，cAMP 合成的不足等，心肌对肾上腺素的反应逐渐变弱。CPB 会使血液中儿茶酚胺、血管紧张素、血管升压素增加，导致全身血管张力增加，对于 CPB 后功能不全的心脏，前、后负荷的增加无疑是有害无益。因此，临床上正性肌力药用到一定程度，如多巴胺达 15μg/（kg·min）或多巴酚丁胺达 15μg/（kg·min）时，血流动力学仍无改善时，应考虑心室辅助。术后左心室功能不全在试用大量血管活性药或 IABP 无效后，应立即开胸建立左心室辅助。术后右心功能不全在试用增加血容量、扩张肺动脉药物及强心药物失败后，应立即考虑右心室辅助。一旦出现双心室功能不全，应采用双心室辅助或 ECMO。

知识点　　**心肌顿抑的特点**

1. 顿抑状态持续时间与心肌缺血呈正相关。
2. 缺血后顿抑状态具有累加作用，反复心肌缺血可使舒缩功能进行性下降，严重时可使心肌细胞坏死。
3. 运动诱发心肌缺血，其缺血区心肌也可处于顿抑状态。
4. 心肌顿抑为可逆性损害并可恢复正常舒缩功能。

知识点 　　**左心室功能不全的标志**

1. 心脏指数 <1.8L/(min·m^2)。
2. 平均动脉压(MAP)<60mmHg。
3. 左房压(LAP)>20mmHg。
4. 右房压(RAP)正常或低于正常。

知识点 　　**右心功能不全的标志**

1. CI<1.8l/(min·m^2)。
2. MAP<60mmHg。
3. RAP>25mmHg。
4. LAP 正常或低于正常。

双心室功能不全中 LAP 及 RAP 可能都升高，临床上要慎重排除心脏压塞。

第五节　心肌保护的基本理论与实践

一、评估心肌保护策略的标准

目前尚无评估心肌保护优劣的客观标准，尽管心脏功能和存活率是重要的评估项目之一，但在临床操作中心室功能很难精确测量。多数心室功能良好的患者应用标准保护策略均取得了良好效果，很难发现之间的细微差别。但是对于术前心室功能不良的患者，临床上由于外源性儿茶酚胺类药物的应用和其他患者依赖性变量都将对结果产生影响，再加上围手术期用于判断心脏功能的方法通常重复性差，因此，很难评价某种心肌保护措施的效果。

二、心脏停搏的目的与意义

(一) 心脏停搏的目的

在有效的 CPB 方法发明以前，心脏手术必须在心脏搏动下实施。外科技术的不断发展使外科医生得以实施心内操作，例如，在搏动的心脏上实施房间隔缺损缝合、房间隔切开和瓣膜成形。但是当左侧心腔一旦被打开，很容易发生气栓。通过应用低温停循环和之后的阻断循环技术，使更复杂的手术得以实施。在 CPB 出现后，随着 CPB 技术安全性的提高，心脏外科手术的范围、复杂程度和安全性也在不断提高。心脏停搏液的出现，使得心脏能安全并且迅速地停搏，且追加停搏液的剂量就可维持停搏的状态。

(二) 心脏停搏的意义

心电静止的意义主要表现在降低心肌细胞的能耗。静态的心脏氧耗将下降为工作状态的 50%。在心肌缺氧缺血期间，ATP 和磷酸肌酸等能量物质有一定保存，对心脏复苏时细胞离子泵的正常运转十分重要。临床为了减少 CPB 所致的心肌损伤，不仅需要心脏停搏和低温，而且在缺血再灌注的整个时期均应采取有效的心肌保护策略。

三、心肌缺血前的干预措施

（一）增加心肌能量储备

由于患者患病种类不同，病程不同，因此术前的心功能和心肌状态不尽相同。术前心功能状态较差的患者，术中心肌缺血的耐受能力也较差。合并某些疾病如糖尿病、肥胖、左心室肥厚、高血压等，可加重心肌缺血的损害，进而影响 CPB 后缺血心肌的功能恢复。术前对这些合并症的适当处理和控制，可增加心肌的能量储备，改善术中心肌缺血耐受性。

术前和心肌缺血期前给予磷酸肌酸钠可改善心肌能量代谢。因静脉注射磷酸肌酸钠具有直接通过血液循环到达心肌而快速起效的特点，故常被首选用于心肌保护和治疗心肌损伤。磷酸肌酸作为一种内源性物质，可直接穿透细胞膜进入细胞质，无须经过三羧酸循环，而直接将高能磷酸键提供给 ADP 以生成 ATP。当发生心肌缺血、心力衰竭或心肌细胞损伤而无法有效利用三羧酸循环产生的能量时，内源性的磷酸肌酸（CP）可在短时间内被消耗甚至被耗竭。此时，外源性 CP 的及时补充能够直接、快速、高效地供能。

知识点　　磷酸肌酸的生理功能

1. 抑制细胞膜磷脂酶使肌膜保持完整，稳定缺血心肌细胞的电生理状态。
2. 为肌浆网钙通道提供能量，在肌原纤维为肌动蛋白 - 肌球蛋白丝的滑动提供能量，可以提高心肌细胞收缩力。
3. 通过重排膜磷脂而起到抗氧自由基损伤的作用。

（二）改善内环境

充血性心功能不全的患者心排血量降低，血流量也减少，醛固酮和抗利尿激素分泌增多，导致水、钠潴留，从而加重心脏负荷。因此，术前应给予利尿剂并限制水、钠的摄入，同时注意纠正低钾、风湿活动、感染或电解质紊乱等，并给予营养心肌治疗，减少心律失常发生的诱因。

（三）减少心肌氧耗，增加心肌氧供

在 CPB 手术前应用钙慢通道阻滞剂以限制细胞内钙负荷和扩张血管，从而能延迟或减少心肌的缺血性损害（图 9-5-1）。术前使用 α 肾上腺素受体拮抗剂不仅能降低儿茶酚胺水平而且能减少心脏做功，进而降低心肌能量的消耗，改善心肌对缺血的耐受性。在麻醉过程中，应做到充分的麻醉前镇静，顺利的麻醉诱导，麻醉应力求平稳，并且保持适当的麻醉深度，维持平稳的动脉压力和保证充分的供氧，保持心肌氧耗和氧供的平衡。在麻醉过程中发生的任何心肌缺血和缺氧，都会使心肌的能量储存减少，加重心肌缺血性损害。此外，手术操作应做到准确、迅速，最大限度地降低对心肌的创伤，心脏局部低温应避免冰屑直接接触心肌。

四、心肌缺血期间的处理

（一）心肌温度

主动脉阻断期间是 CPB 心脏手术中心肌缺血最严重的时期，这一时期心肌保护的重点在于低温和心脏停搏。现已证实，常温停搏心肌可以减少心肌 90% 的氧耗，大约是 $1mlO_2/(100g \cdot min)$，而降温至 22℃可进一步降低心肌氧耗至 $0.3mlO_2/(100g \cdot min)$。这可以通过灌注冷心脏停搏液达到。

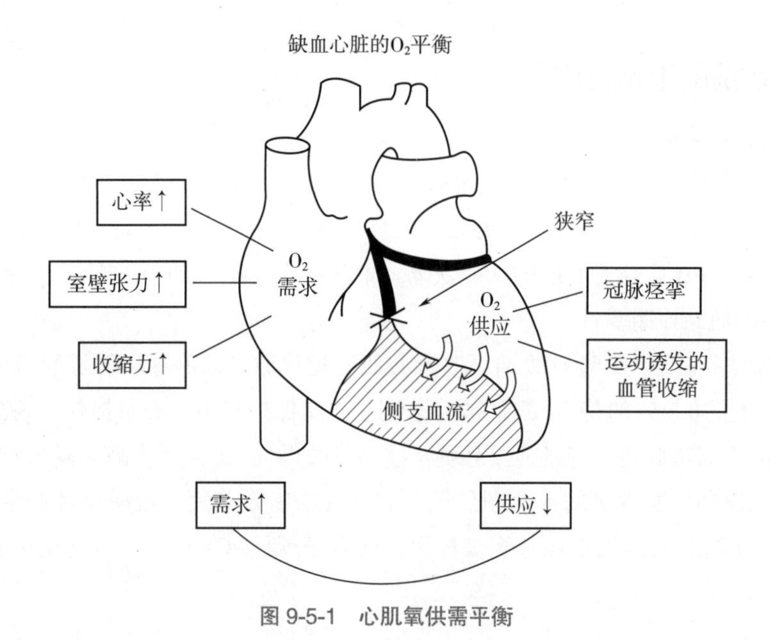

图 9-5-1　心肌氧供需平衡

关于停搏液合适温度的争论由来已久，心脏停搏已经减少了 90% 的氧耗，低温可以更进一步降低至少 7% 的氧耗。但是低温同样有很多弊端，心脏的低温停搏可导致细胞内钙超载、增加能量消耗、升高左心室压力和增加冠状动脉阻力；同时低温还抑制细胞膜钠 - 钾泵导致心肌水肿，并激发系统炎症反应。随着外科技术的进步，目前已基本形成共识，绝大多数 CPB 下心脏手术均可在浅低温（32~35℃）下进行。

（二）心脏停搏液的类型与作用机制

心脏停搏液种类繁多，各有其优缺点，但目前尚无一种被全世界公认的、最理想的心脏停搏液。心脏停搏液作为 CPB 心脏手术最重要的心肌保护措施，按照停搏液的成分总体可分为晶体停搏液和含血停搏液，晶体停搏液又分为仿细胞外液停搏液和仿细胞内液停搏液。目前临床上单纯使用晶体停搏液进行心肌保护已不多，而含血停搏液结合各种温度和灌注方式成为主要的选择。

1. **晶体停搏液**　晶体停搏液作用的机制是以高浓度 K^+（15~40mmol/L）心脏停搏液灌注心肌，使跨膜电位降低，动作电位不能形成和扩布，心脏停搏于舒张期，心肌电机械活动静止。晶体停搏液结合低温使心肌基础代谢进一步降低，能耗进一步减少，心肌缺血耐受时间延长。冷晶体停搏液优点为心肌保护效果较好，操作简单实用。

目前心脏停搏液已发展至 800 多种，主要种类包括以 St.Thomas 停搏液为代表的细胞外液停搏液，高浓度的 K^+ 使心肌细胞去极化，诱导心脏舒张期快速停搏。以 HTK（histidine-tryptophane-ketoglutarate solution）液为代表的细胞内液停搏液，低钠无钙轻度高钾，复极 2 期钙离子内流减少，钠离子浓度梯度消失，舒张期停搏。del Nido 停搏液是以高钾为基础的改良去极化心脏停搏液，具有缺血耐受时间长，单次灌注可间隔 90~120 分钟避免再灌注的优点，在小儿未成熟心肌和成人手术中均具有良好的保护效果而广受欢迎（表 9-5-1~ 表 9-5-3）。

表 9-5-1　St.Thomas 停搏液配比

成分	St.Thomas No.1 停搏液	St.Thomas No.2 停搏液
氯化钠 /（$mmol \cdot L^{-1}$）	144	110
氯化钾 /（$mmol \cdot L^{-1}$）	20	16

续表

成分	St.Thomas No.1 停搏液	St.Thomas No.2 停搏液
氯化镁 /(mmol·L^{-1})	16	16
氯化钙 /(mmol·L^{-1})	2.4	1.2
碳酸氢钠 /(mmol·L^{-1})	10	
盐酸普鲁卡因 /(mmol·L^{-1})	1	
pH	5.5~7.0	
渗透压 /(mOsm·L^{-1})	300~320	285~300

表 9-5-2　HTK 液配比

成分	含量
氯化钠 /(mmol·L^{-1})	15
氯化钾 /(mmol·L^{-1})	9
氯化镁 /(mmol·L^{-1})	4
氯化钙 /(mmol·L^{-1})	0.015
组氨酸 / 组氨酸盐 /(mmol·L^{-1})	180/18
甘露醇 /(mmol·L^{-1})	30
α- 酮戊二酸 /(mmol·L^{-1})	1.0
色氨酸 /(mmol·L^{-1})	2.0
pH	7.1
渗透压 /(mOsm·L^{-1})	327

表 9-5-3　Del Nido 停搏液配比

成分	含量
20% 甘露醇	16.3ml
50% 硫酸镁	4ml
8.4% 碳酸氢钠	13ml
氯化钾 /(2mEq·mL^{-1})	13ml
1% 利多卡因	13ml

注：1L 勃脉力 A 加入的溶液。

2. **含血停搏液**　是为了进一步减轻 CPB 后缺血再灌注损伤，利用血液这一天然的缓冲剂改善携氧能力，使心脏停搏于有氧环境，避免心脏停搏前短时间内电机械活动对 ATP 的消耗。含血停搏液可以向缺血的心肌提供足够的氧，维持基本代谢，甚至增加高能磷酸化合物的储备，另外还具有清除自由基的能力。氧合血停搏液的优点在于有比较好的缓冲能力，比较高的胶体渗透压及带有更为生理的底物和微量元素。但如果温度过低，会使血液黏滞度增高分布更不均匀，且血红蛋白氧解离曲线倾向左移等均影响细胞摄取氧。目前全世界广为使用的是 del Nido 含血停搏液。晶体液 4 份和血液 1 份混合后即为 del Nido 含血停搏液，推荐灌注量为 20ml/kg，最大工作量为 1 200ml。该停搏液最终的钾浓度为 24mEq/L 左右。其配方特点为无钙，优点是缺血耐受性强，一般手术（90~120 分钟以内）仅需一次灌注。对于危重患者，包括“能量耗竭”的心脏病患者（如 CPB 前心源性休克、急性心肌梗死），含血停搏液的心肌保护效果较好。

3. **去极化停搏和极化停搏液** 虽然高钾停搏液诱发心肌去极化停搏是 21 世纪心肌保护的金标准，但它仍有很多缺点，尤其对于高危患者它并不是最好的心肌保护方法。高钾心脏停搏液的去极化状态会出现持续的跨膜电位和随之而来的高能磷酸盐的维持，即便在低温情况下也会导致离子不平衡，对心肌和内皮均有不利影响，尤其左心室功能受损的老年患者手术风险明显增高。

可替代高钾心肌保护液的方法是让心肌停搏于“超极化”或“极化”状态，此时停搏心肌的细胞膜处于或接近静息膜电位状态，跨膜电位最小，代谢需求也很小，从而可改善心肌保护。近年一些研究也探讨了这些心肌保护的替代设想。使用腺苷或钾通道开放剂诱发超极化停搏，已被证实与高钾去极化停搏相比，改善了常温或短时间低温缺血后的心肌保护。

尽管已有众多进展，但 CPB 后缺血性心肌损伤仍反复发生，提示该现象不能简单地通过改善心肌代谢和改变心脏停搏液配方来改变。心肌复跳时纠正好内环境，开放时使 K^+ 尽量接近正常高限，Na^+ 正常，Ca^{2+} 不宜过高，冠状动脉充分排气，这些对于缺血后的心肌快速复跳都至关重要。

4. **心脏停搏液的灌注途径与频率** 停搏液灌注是心肌保护的核心环节，灌注的方法很多，临床主要根据病情决定灌注方式。其主要目的仍是为心肌提供足量、均匀的心肌灌注。

（1）灌注途径 停搏液灌注方法包括顺行灌注、逆行灌注、联合顺行 - 逆行灌注、桥灌注、持续温血灌注和温诱导 - 冷维持 - 温复苏等。各种灌注方法的核心点是使停搏液在患者心肌组织内均匀分布，达到迅速灌注使心脏停搏以减轻心肌损伤的目的。目前临床上最常用的是经主动脉根部顺行灌注，但在伴有严重冠状动脉狭窄或堵塞及重度主动脉瓣关闭不全的患者，狭窄严重或堵塞的冠状动脉支配区域停搏液分布较少，导致危险缺血区心肌保护效果不理想，有时甚至难以使心脏停搏，不但影响操作，而且导致搭桥后心功能障碍等并发症发生。因此主动脉根部顺行灌注结合经冠状静脉窦逆行灌注或经冠状动脉桥灌注停搏液可减少严重动脉粥样硬化冠状动脉搭桥患者心肌酶释放，减轻心肌细胞缺血再灌注损伤，对缺血再灌注心肌具有良好的保护效果。

（2）停搏液灌注的压力、频率和剂量 心脏停搏液可以根据临床情况和心肌保护策略的不同而采用单次灌注、多次灌注或持续灌注。间断灌注停搏液可提供充足的底物和氧，并根据缺血心肌的氧耗而每间隔 20~30 分钟重复灌注，以补充氧及能量并带走代谢产物，已在国内外应用多年，疗效确切。但其每 20~30 分钟重复灌注的频率，影响了手术的连贯性，并且多次灌注会损伤心血管内皮细胞，加剧心肌水肿。随着心血管外科微创技术的发展，心脏停搏液管理应用的简便性成为新要求。无论儿童还是成人手术，目前单剂量心脏停搏液灌注技术已经成为大多数医疗中心的选择。单剂量心脏停搏的好处包括减少主动脉阻断时间，减少手术中断，减少术后心肌功能障碍的发生率。单次灌注最常使用的两种停搏液为 Bretschneider 停搏液和 del Nido 停搏液。

停搏液的灌注压力过高将直接造成冠状动脉损伤，严重时可影响心功能恢复。在顺行灌注时灌注压力一般维持在 50~110mmHg（冠状动脉直接测定）。逆行灌注时，为了防止血管周围水肿和出血，灌注压应限制在 40mmHg 以下。对于小儿停搏液的灌注压力可适当调低。

综上所述，到目前为止心脏手术中停搏液的使用尚无循证指南，因此还需要进一步的临床研究，来达成关于心脏停搏和心肌保护最佳实践的共识。

知识点　　　　　　　　　　　　逆行灌注的适应证

1. 中度到重度主动脉瓣反流。
2. 严重的冠状动脉狭窄。
3. 曾行冠状动脉内乳动脉搭桥提供外部源的灌注。
4. 预期 CPB 时间较长的主动脉根部手术或瓣膜修复术。

五、心肌缺血再灌注期间的干预措施

CPB 心脏手术在主动脉开放，心肌恢复血流后不可避免地要经历再灌注损伤。严重损伤的心肌细胞在再灌注期可出现进行性细胞水肿、线粒体水肿、组织结构破坏和心肌带的挛缩加重。难以控制的再灌注过程可以对潜在有可恢复能力的心肌细胞以致命的打击，最终导致不可逆的心肌细胞损伤。因此，应采取措施降低再灌注造成的损伤。这些措施包括：刚开放再灌注压力不宜过高，应逐步提高灌注压；防止心脏过胀；应用自由基清除剂和纠正电解质及酸碱平衡紊乱。

主动脉开放前可以通过预处理产生的内在防御机制来调控心肌再灌注损伤的程度，预处理的方法包括缺血预处理，远隔缺血预处理和药物预处理。缺血预处理是指在长时间心肌缺血发生前，诱导多次短时的非致死性缺血再灌注，激活内源性保护机制对心肌产生保护作用，增强缺血耐受性，以缩小心肌梗死面积。这种内源性心肌保护作用，是通过对远离心脏的组织和器官实施短暂的非致命的缺血再灌注，产生内源性有效物质和保护性信号，并传递至心肌组织，激活多种心肌细胞内信号通路，也可以产生同样程度的心肌保护作用。

尽管已有很多实验和临床研究证实了缺血预处理的有效性，但由于伦理问题和预处理过程中存在冠状动脉内皮损伤和斑块破裂风险，仍未被心血管外科采纳使用。近年研究发现，在缺血损伤前使用一些药物治疗可以达到模拟缺血预处理的心肌保护作用，被称为药物预处理。一些证据表明，用环孢素 A 抑制 MPTP 通道开放来直接调控 MPTP，能大大减少心肌梗死面积。

病例　主动脉夹层（aortic dissection）

病案摘要

患者，男，52 岁，体重 81kg。以“胸背部撕裂样疼痛 10 小时”入院。患者 10 小时前无明显诱因出现胸背部撕裂样痛，持续 3 小时，并向右肩部放射。既往有高血压病史 10 年，最高血压 180/110mmHg，间断口服降压药物。心脏超声提示：主动脉窦部 70mm，EF 59%，主动脉夹层（Debakey Ⅰ型），主动脉根部扩张并主动脉瓣反流（轻度）；全主动脉 CTA 提示主动脉夹层。肝肾功与凝血功能检查均正常。最后诊断：主动脉夹层（任何部分）、高血压病 3 级（极高危）。该患者拟行急诊手术全主动脉弓人工血管置换术。

【问题 1】CPB 开始前的心脏保护策略有哪些？

临床思路　CPB 开始前对心脏的保护策略如下。

1. **对并发症进行适当的处理与控制**　对于择期心脏外科手术，CPB 前的心肌保护要点之一是术前要对患者的并发症进行适当的处理与控制，以此增加心肌的能量储备，改善术后心肌的恢复。

2. **内环境的改善**　如术前纠正低钾血症。

3. **药物使用** 如使用钙通道阻滞剂，延迟或减轻对心肌的缺血性损害。

4. **麻醉过程力求平稳** 避免麻醉过程中发生的缺血和缺氧，麻醉过程力求平稳，良好的术前镇静、选择对心肌氧耗和氧供平衡影响小的麻醉药物、适当的麻醉深度都是关键。

本病例为急诊手术，在积极术前准备的同时，也要重视术前的心肌保护。

病例进展

患者全身麻醉气管插管后，外科医生于升主动脉、腋静脉插管建立CPB，ACT为582秒，开始CPB。前并行：流量50~80ml/(kg·min)，平均动脉压(MAP)维持在60mmHg，并逐渐开始降温；CPB中：鼻咽温度降至35℃，阻断升主动脉，于冠状动脉直接灌注Del Nido心脏停搏液1 000ml，心脏停搏顺利，待鼻咽温度降至25℃时，全身停循环、选择性脑灌注，流量6~8ml/(kg·min)，灌注压力50mmHg左右，持续时间19分钟后恢复全身灌注，SvO_2>75%开始均匀复温。后并行：开放升主动脉，自主心跳恢复，复温至肛温36℃，心律、心率、血气满意，逐渐降低流量、停机。

【问题2】CPB开始到心脏停搏前的心肌保护策略有哪些？

临床思路 CPB开始到心脏停搏前的心肌保护策略如下。

1. **不宜引空心脏** 从体外开始到心脏停搏这一阶段，很容易发生低血压，如果处理不当，易发生心室颤动，心肌耗氧增加，因此在该阶段要保证心脏处于搏动状态，刚开始对静脉引流要加以控制，逐渐加大静脉回流，不宜引空心脏。此时仅靠增加灌注流量难以回升血压，或使用缩血管药物，血压虽然可以提升，但不利于组织微循环的灌注。

2. **温度不宜过低** 夹层患者由于病情原因，外科医生此阶段需要一段时间的手术操作，所以体温不宜降太低，低温易引起心脏的颤动。

3. **心脏不宜过度膨胀** 心脏过度膨胀可增加心肌耗氧，要保持心脏适度的空虚是心肌保护的重要手段之一，主要方法为心腔引流，多采用主动引流，但注意心脏搏动时也不宜将心脏吸得过瘪。

【问题3】CPB中心脏停搏时的心脏保护策略有哪些？

临床思路 此阶段心肌保护的两大要素是心脏停搏和低温。

1. **心脏停搏** 冠状动脉灌注晶体和血液比为4∶1的del Nido含血停搏液1 000ml，使心脏顺利停搏。

2. **低温** 鼻咽温度降至35℃，阻断升主动脉，待鼻咽温度降至25℃时，全身停循环、选择性脑灌注。

3. **预防水肿** 维持停搏液胶体渗透压接近血浆胶体渗透压，避免反复灌注停搏液，减轻心肌水肿。纠正水、电解质紊乱：每30分钟监测血气1次，维持电解质和pH正常。

【问题4】CPB中心脏复跳后的心肌保护策略有哪些？

临床思路 CPB中心脏复跳后的心肌保护策略如下。

1. 刚开放升主动脉后再灌注压力不宜过高，在60mmHg左右为宜，心脏搏动恢复正常后再逐步提高灌注压。

2. 补钙时机 再灌注损伤一般发生在阻断开放后5分钟，此时不宜补钙，否则会加重心肌细胞的钙反流，加重再灌注损伤，一心搏恢复5分钟后补钙为宜。

3. “钾”的管理 高钾和低钾对心功能的复苏都有影响。高钾可使心脏兴奋性降低，可通过给碳酸氢钠、胰岛素、钙剂、超滤方法处理；低钾时可及时补钾。在主动脉开放前应积极处理。

4. ST段抬高 如果是冠状动脉内有气栓可通过提高压力和流量排气；如果是心肌缺血再灌注损伤则

给予硝酸甘油；如果是血管自身的问题，只能通过外科方法解决。

5. 调整心脏搏动的节律和频率

（1）心动过速：心动过速但不乱，可加深麻醉；心动过速且过度敏感可给予利多卡因；心动过速、过敏且伴心律失常可给予硫酸镁。

（2）心动过缓：心动过缓但心脏不胀可以耐心等待其自行恢复；心动过缓且心脏胀可试用阿托品；非窦性过缓但心脏胀又无力可试用阿托品，如无效则试用异丙肾上腺素；伴肺高压且心脏顺应性差者应用米力农或氨力农；心动过缓且心脏收缩乏力伴心脏偏胀者应用儿茶酚胺类强心；三度传导阻滞应安装心外膜起搏器。

6. 温度　主动脉开放时温度不宜过低，易引起心室颤动，不利于心功能的恢复。

知识点

常见血流动力学紊乱及处理原则见表 9-5-4。

表 9-5-4　常见血流动力学紊乱及处理原则

平均动脉压	肺毛细血管楔压	心排血量	原因	处理
升高	升高	升高	血容量过多	利尿、扩血管
升高	升高	下降	血管收缩、心肌收缩力下降	扩血管、强心
升高	下降	升高	高动力状态	加深麻醉、β 受体拮抗剂
升高	下降	下降	血管收缩	扩血管、补充血容量
下降	升高	升高	血管扩张、血容量过多	观察，必要时缩血管药物
下降	升高	下降	左心功能衰竭	强心、扩血管、机械辅助
下降	下降	升高	血管扩张	缩血管药物
下降	下降	下降	血容量不足	扩容

六、心肌保护的未来发展方向

心肌保护研究一直是心血管系统疾病的研究热点，目前心肌保护的方法主要来自启动心肌内源性保护机制以维持心肌正常的功能状态。对心肌和内皮细胞的研究可能提供一种机制使心脏对缺血和再灌注损伤更加耐受。近年来基因治疗技术和干细胞移植技术在心肌保护中的作用正在深入研究，运用基因治疗和干细胞移植技术调控有关基因及蛋白的表达，抑制心肌损伤机制，增强心肌保护机制，可能具有极大的科研和临床应用前景。

（一）心肌保护的基因治疗

1. 基因治疗的概念及途径　基因治疗（gene therapy）是指将正常基因通过某种技术途径转入患者的靶细胞，以纠正或补偿因基因缺陷或基因表达异常引起的疾病，从而达到治疗的目的。基因治疗技术创新和临床试验在近几年发展迅速，基因治疗的对象也已经由单基因遗传病逐步拓展到恶性肿瘤、感染性疾病、心血管疾病、自身免疫性疾病、代谢性疾病等多基因、系统性疾病的治疗。基因治疗已经成为当代医学和生物学一个全新的研究方向。

基因治疗成功的关键是选择恰当的基因转移方法或载体，使目的基因定位明确、可控、有效并持续性地表达。目前DNA转染方法主要包括病毒转染和非病毒转染。非病毒载体包括裸露DNA、脂质体和多聚物载体等。病毒载体包括反转录病毒、腺病毒、腺相关病毒、重组相关病毒、单纯疱疹病毒、痘苗病毒等。其中重组腺病毒载体是目前心血管领域基因转移研究中应用最广泛的载体。另外，安全、简便、有效的基因转移途径也是基因治疗成功的关键因素之一。目前常用的基因转移途径包括直接注射裸露DNA法（如肌肉内直接转移外源基因）、经导管介入法（通过介入技术经血管腔内基因转移）、基因枪法、电脉冲导入技术等。

2. **基因治疗在心肌保护中研究现状** 心肌保护基因治疗的思路已经为缺血再灌注损伤、心肌梗死、心力衰竭等疾病的治疗提供了新的研究思路。目前可用于心脏缺血再灌注损伤心肌保护基因治疗的基因包括氧自由基及其清除剂系统、炎症/免疫系统及凋亡系统等相关基因。基因治疗在心肌保护中的研究应用主要集中抗氧化应激损伤、抗炎症反应、促血管生成、改善心脏收缩功能、影响心脏节律和血管再狭窄等。

尽管大量研究证据证明心血管病基因治疗的可行性和有效性，但仅有少数小规模的临床试验得以开展。目前心血管领域正进行的基因治疗试验中，主要集中在治疗冠状动脉或外周循环缺血疾病、心力衰竭和心肌梗死的研究方面。临床基因治疗成功的关键取决于人类是否能解决基因转染存在的安全性和有效性问题。

知识点 **基因治疗的潜在安全性问题**

1. 可能导致靶细胞的基因突变。
2. 可能与人体内源病毒发生重组从而活化癌基因或使抑癌基因失活。
3. 由于病毒调节蛋白的存在可能导致靶细胞功能失调。
4. 病毒载体自身或编码的基因产物可能过度表达。
5. 以某些病毒为载体进行基因治疗时可能诱发全身炎性反应并进一步导致多器官功能衰竭。

知识点 **基因治疗的局限性**

1. 用于治疗的基因过少。
2. 基因治疗缺乏靶向性。
3. 载体转移基因的效率不高。
4. 导入的基因表达缺乏可控性。

（二）干细胞移植在心肌保护中的应用前景

1. **干细胞的基本概念及分类** 干细胞是一类具有自我复制能力及多向分化潜能的未分化或低分化的细胞。在一定条件下，它可以分化成多种功能细胞，具有再生成为各种组织器官和人体的潜在功能。

干细胞可分为胚胎多能干细胞或全能干细胞、成体干细胞及诱导多能干细胞或全能干细胞。成体干细胞中有骨髓干细胞、神经干细胞、肌肉干细胞及角膜、肝脏、胰腺等含有的干细胞。根据分化功能的不同，干细胞又可以分为全能干细胞、多能干细胞和单能干细胞。特别值得注意的是胚胎干细胞和骨髓干细胞，这两类在实验和应用方面已出现了可喜的进展，前景乐观。

2. **干细胞移植治疗心血管疾病** 干细胞移植作为治疗心血管疾病的新途径，可修复损伤心肌，改善心功能，且来源方便，易取材，临床应用前景广阔。目前心血管领域的临床及试验研究主要集中在采用胚胎干细胞、骨髓间充质干细胞、心脏干细胞及内皮祖细胞移植治疗心绞痛和心肌梗死，这些干细胞在体移植进入梗死的心肌后能够分化为心肌细胞，再生心肌，防止心室重构(图 9-5-2)。

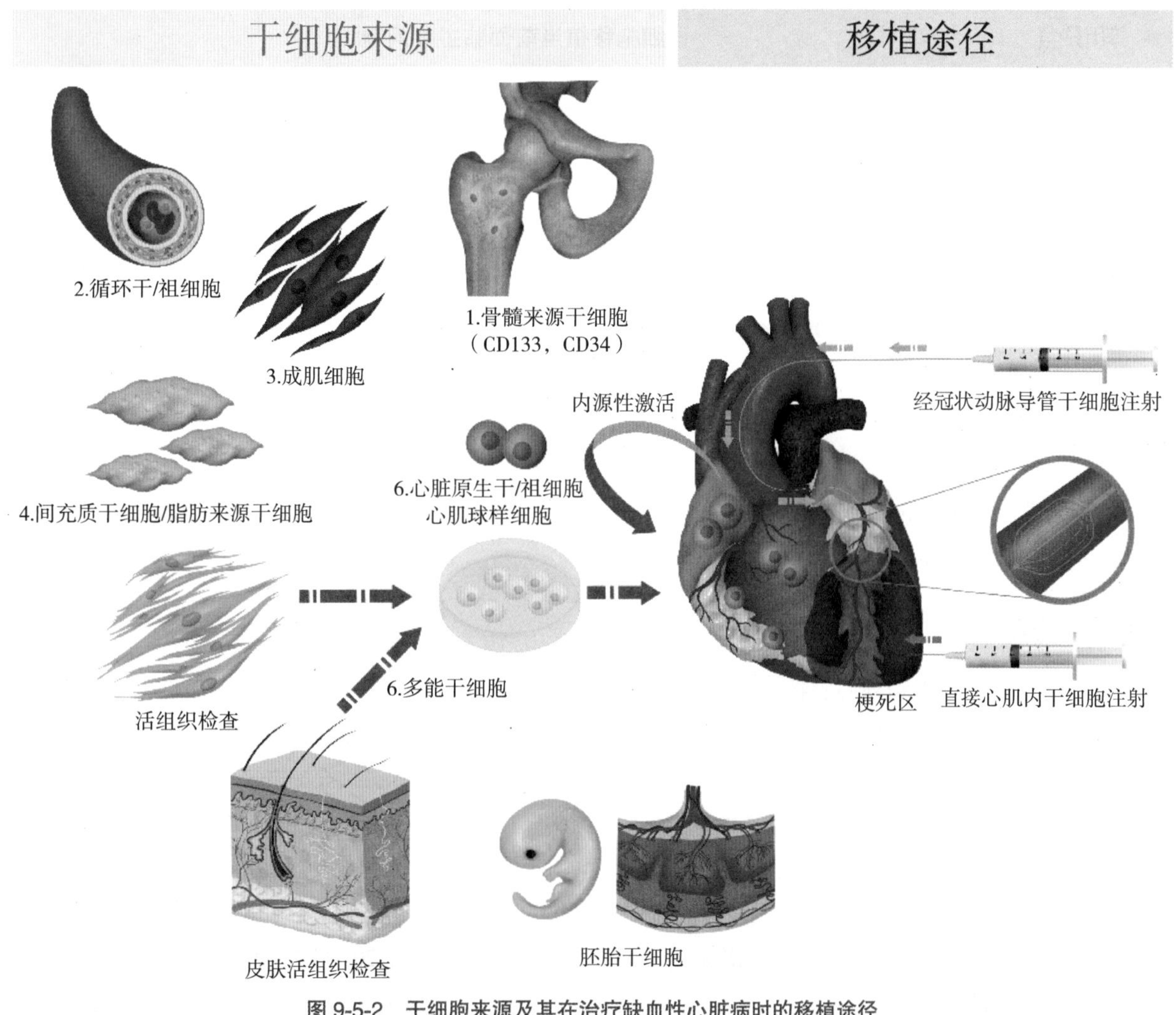

图 9-5-2 干细胞来源及其在治疗缺血性心脏病时的移植途径

3. **前景展望** 干细胞技术取得了日新月异的发展，为干细胞治疗心脏病提供了广阔的前景。通过建立干细胞库等方法，可以解决干细胞来源不足的问题；通过基因修饰的方法或提供自体来源的干细胞，可以克服移植后的免疫排斥问题，为心脏病的个体化治疗提供理论基础。而且从供给方法和使用途径上看，心肌细胞移植的治疗费用低于心脏移植，而且移植的方法和途径相对简单，理论上能尽量趋于完美，使其在治疗效果上等同甚至优于心脏移植。所以，干细胞移植比心脏移植更有发展潜力，结合其他治疗手段，完全有可能发展成为心脏移植的替代疗法，成为治疗各种终末期心脏病的主要手段[13-17]。

知识点 **干细胞的基本特征**

1. 具有自我更新与自我维持的能力。
2. 具有多向分化的潜能。
3. 干细胞的分裂能力可维持很长的时间。

4. 既具有生理性的更新能力，也具有对损伤或疾病导致的反应性修复能力。

5. 干细胞的自我更新与分化需要特定的微环境。

知识点　　干细胞移植当前面临主要问题

1. 免疫排斥问题。
2. 安全性问题。
3. 成体干细胞扩增问题。
4. 成体干细胞分化出的心肌细胞与天然心肌细胞存在差距。
5. 是否能够在移植区及时建立有效的血供。
6. 干细胞治疗心脏病的具体适应证尚未明确。

第六节　心脏复苏

心肺复苏（cardio-pulmonary resuscitation，CPR）是指对心脏骤停患者进行心肺功能的抢救措施，以期恢复其自主的呼吸和循环功能，挽救生命。

一、心脏按压

心脏按压主要包括胸外心脏按压和胸内心脏按压两种方式。胸外按压产生的灌流压低，当心脏不能复跳或不适合做胸外心脏按压时，应开胸进行直接心脏按压。对于围手术期心脏骤停的心血管疾病患者，尤其是在术中或术后发生心脏骤停者更应尽快实行开胸心脏按压（open chest cardiac compression，OCC）。OCC 更符合生理，平均动脉压可达正常的 45%，不增加胸膜腔内压和中心静脉压，心、脑血流量明显增加，而颅内压也明显低于胸外心脏按压。与胸外按压相比，OCC 能提高复苏的成功率，并能较好地恢复神经系统功能。临床实践发现，接受胸外心脏按压患者中最终仅有 10%~14% 完全康复，而 OCC 的长期存活率却可达 28%。有条件进行 OCC 时应在心搏停止 8~10 分钟内，最多不超过 20 分钟时进行。对心血管疾病患者围手术期因心脏压塞所致的心脏骤停者，应首选 OCC，迅速排除积血和补充血容量，才有可能挽救生命。如在院内抢救，有动脉直接测压，在舒张压 <40mmHg（5.33kPa）时，就应行 OCC。其他应考虑 OCC 的情况还包括：①胸廓畸形，体外 CPR 无效；②开胸状态下心脏骤停；③存在二尖瓣狭窄或梗阻（如黏液瘤脱落），只有在去除狭窄或梗阻后心脏方有复苏的可能。

二、电除颤

心血管疾病患者围手术期心脏骤停，最常见的类型是心室纤颤，而终止心室纤颤最有效的方法就是电除颤。电除颤是以一定量的电流冲击心脏使心室纤颤终止的方法。为了易于放置和培训，默认标准的电极板放置位置是左侧置于心尖部，右侧电极板紧贴右锁骨下方。成人除颤，手提电极板和自带胶电极贴直径为 8~12cm 即为有效。对除颤有效的心电图包括心室纤颤和无脉性室性心动过速。心肺复苏时推荐 CPR 和 AED 联合应用。一旦发现需要救治者，首先启动 EMS 并立即开始 CPR，先施行 5 个循环的 CPR（30 次胸外按压和 2 次人工呼吸为 1 个循环，约 2 分钟），然后进行电除颤，除颤后应立即开始 CPR，再进行 5 个循环的 CPR 后检查患者的心律。除颤分为双向波和单向波两种，除颤时候的电击能量：①双向波，建议电击能量 120~200J，如果该值未知，使用可选的最大值，第 2 次及后续的能量应相当，且可以考虑提高能量；②单向波，首次电击能量 360J，后续都用此能量。如果电击后心室纤颤终止，但稍后心脏骤停又复发，后续的电击按之前成功除颤的能量水平进行。

三、药物复苏

（一）心脏骤停期间推荐常规使用的治疗药物

1. **缩血管药物** 利用其缩血管特性增加冠状动脉和脑的灌注压，有助于自主循环的恢复，对可除颤心律和不可除颤心律的心脏骤停都适用。

（1）肾上腺素：CPR 中的首选药物，CPR 时推荐静脉推注肾上腺素 1mg，每 3~5 分钟重复给予 1 次。

（2）血管升压素：因为治疗心脏骤停时，血管升压素与肾上腺素效果无差异，因此 2015 年版的 AHA 复苏指南已将心室纤颤从成人 ACLS 流程中删除。

2. **抗心律失常药** 用于对除颤、CPR 和缩血管药物无反应的心室纤颤 / 无脉性室性心动过速患者。

（1）胺碘酮：对室上性和室性心律失常都有效，CPR 时作为首选的抗心律失常药物，推荐首剂 300mg 静脉推注，必要时重复注射 150mg，1 天总量不超过 2g。

（2）利多卡因：适用于室性心律失常，对室上性心律失常一般无效，在胺碘酮无法及时获取的情况下可以尝试静脉推注利多卡因 1~1.5mg/kg，5~10 分钟后可再次给予 0.5~0.75mg/kg，最大量为 3mg/kg。

（3）硫酸镁：仅用于伴有长 QT 间期的尖端扭转型室性心动过速相关性心脏骤停。对于无脉搏的患者，1~2g 硫酸镁加入 10ml 5% 右旋糖苷葡萄糖超过 5~20 分钟注射，对于有脉搏的患者，1~2g 硫酸镁加入 50~100ml 右旋糖苷葡萄糖在超过 50~60 分钟输注，然后 0.5~1g/h。

（二）心脏骤停期间不推荐常规使用的药物

1. **阿托品** 仅适用于治疗自主心律恢复后的心动过缓。

2. **钙剂** 仅在合并低钙血症、高血钾症、高镁血症和钙通道阻滞剂中毒时考虑使用。

3. **碳酸氢钠** 对心脏骤停患者，不推荐常规使用碳酸氢钠。仅在事先已存在严重的代谢性酸中毒、高钾血症或三环类抗抑郁药或巴比妥类药物过量的情况下，可考虑给予，主要用于逆转降低的心室纤颤阈值。常规起始剂量为 1Eq/kg。为尽可能降低医源性碱中毒的风险，抢救人员不应该完全纠正计算的碱缺失。

在对心脏骤停患者的抢救过程中，诊断和治疗基础病因是处理所有心脏骤停心律必不可少的。施救者应考虑可治疗的病因，以识别和治疗可能导致心脏骤停或可能使复苏复杂化的因素，包括 5 个 H 和 5 个 T（表 9-6-1）。

知识点

表 9-6-1 心脏骤停可治疗的病因 5H 和 5T

英文		中文
5H	hypoxia	低氧血症
	hypovolemia	低血容量
	hydrogenion, acidosis	酸中毒
	hypo/hyperkalemia	低 / 高钾血症
	hypothermia	低体温
5T	toxin	中毒
	tamponade, cardiac	心脏压塞

续表

英文		中文
5T	tension pneumothorax	张力性气胸
	thrombosis, pulmonary	肺栓塞
	thrombosis, coronary	冠状动脉血栓

四、心脏复苏的并发症

胸外心脏按压的并发症包括肋骨骨折、肝裂伤、气胸、血胸和心包积血等，多为按压手法和方法不当引起。而对于已有心脏压塞、张力性气胸、新鲜的肋骨骨折和心瓣膜置换术后的患者则禁忌胸外心脏按压，此外对于老年人行胸外心脏按压也须谨慎。

五、心肺复苏的新进展

心肺复苏（CPR）作为心脏骤停患者抢救的最重要手段，挽救了众多生命。但大量的临床实践表明传统CPR仅能为心脏提供10%~30%的正常血液供应，为脑提供30%~40%的正常血液供应，整体成功率约为25%。体外膜肺氧合（ECMO）辅助心肺复苏即体外心肺复苏（assisted cardiopulmonary resuscitation，ECPR）是一种新型的CPR模式，相比传统CPR可以更好地保护患者的神经功能和脏器功能，有助于提高CPR成功率的优势，因此，近些年体外CPR受到人们越来越多的关注，逐渐成为临床研究的热点问题。与传统CPR模式比较，2015年美国心脏病协会新型的CPR模式可以更好地保护患者的神经功能和脏器功能，有助于提高CPR成功率。2015年美国心脏病协会心肺复苏指南对于ECPR做出了如下建议：目前尚无临床随机对照试验结果支持ECPR在心肺复苏中常规应用，但是对于某些情况下某些患者，如无灌注时间短、病因可逆、原发疾病可以治疗或所在医院可开展心脏移植时可以考虑使用ECPR[18]。

需要特别强调的是，ECMO并不能治疗导致心脏骤停的具体病因，只能暂时提供心肺功能支持。对于低温、中毒导致的心脏骤停，由于患者无心脏基础疾病，ECMO辅助一段时间后，当患者体温恢复正常，毒性物质代谢或排出后，即可撤除ECMO辅助。而对于其他心源性疾病导致心脏骤停者，应在ECMO辅助下尽快进行病因治疗。对于冠心病导致的心脏骤停，在ECMO辅助下进行冠状动脉介入治疗是可行的，并且可以挽救约1/4的患者。而无ECMO辅助下的院外心脏骤停患者存活率仅5%。此外，急性肺栓塞导致的心脏骤停采用ECPR效果也较好。ECMO辅助开始后，可考虑采用溶栓或动脉切开取栓术进行病因治疗。对于其他疾病无法迅速去除病因者，如心肌病急性发作者，如医院可进行心脏移植，并且在短期内可获得供体，应考虑ECMO直接过渡到心脏移植[19,20]。

相比传统CPR治疗，ECPR对操作人员及相关仪器设备具有较高的要求，治疗费用昂贵，因此，ECPR主要在综合水平较高的医学中心才能有效实施，具有一定局限性。相信随着我国经济的不断发展，以及ECMO应用的不断普及，在具备条件的大型综合医院ECPR能够挽救更多的生命。

（郑　宏　陈春玲）

推荐阅读

[1] TUOMAINEN T, TAVI P. The role of cardiac energy metabolism in cardiac hypertrophy and failure. Exp Cell Res, 2017, 360(1): 12-18.

[2] ROSANO GM, VITALE C.Metabolic modulation of cardiac metabolism in heart failure.Card Fail Rev, 2018, 4(2): 99-103.

[3] SOUSA FIALHO M, ABD JAMIL AH, STANNARD GA, et al.Hypoxia-inducible factor 1 signalling, metabolism and its therapeutic potential in cardiovascular disease.Biochim Biophys Acta Mol Basis Dis, 2019, 1865(4): 831-843.

[4] XU W, WANG Y, GUO Y, et al.Fibroblast growth factor 19 improves cardiac function and mitochondrial energy homoeostasis in the diabetic heart.Biochem Biophys Res Commun, 2018, 505(1): 242-248.

[5] VEGA RB, KELLY DP.Cardiac nuclear receptors: architects of mitochondrial structure and function.J Clin Invest, 2017, 127(4): 1155-1164.

[6] MITRA A, DATTA R, RANA S, et al.Modulation of NFKB1/p50 by ROS leads to impaired ATP production during MI compared to cardiac hypertrophy.J Cell Biochem, 2018, 119(2): 1575-1590.

[7] NICOLE AM DEKKER, ANOEK L I VAN LEEUWEN, Willem W J van Strien, et al. Microcirculatory perfusion disturbances following cardiac surgery with cardiopulmonary bypass are associated with in vitro endothelial hyperpermeability and increased angiopoietin-2 levels.Crit Care, 2019, 23(1): 117.

[8] OMAR GIACINTO, UMBERTO SATRIANO, ANTONIO NENNA, et al.Inflammatory Response and Endothelial Dysfunction Following Cardiopulmonary Bypass: Pathophysiology and Pharmacological Targets.Recent Pat Inflamm Allergy Drug Discov, 2019, 13(2): 158-173.

[9] WU Q, GAO W, ZHOU J, et al.Correlation between acute degradation of the endothelial glycocalyx and microcirculation dysfunction during cardiopulmonary bypass in cardiac surgery.Microvasc Res, 2019, 124: 37-42.

[10] BUTLER MJ, DOWN CJ, FOSTER RR et al.The Pathological Relevance of Increased Endothelial Glycocalyx Permeability. Am J Pathol, 2020, 190(4): 742-751.

[11] MILUSEV A, RIEBEN R, SORVILLO N.The Endothelial Glycocalyx: A Possible Therapeutic Target in Cardiovascular Disorders.Front Cardiovasc Med, 2022, 9: 897087.

[12] ANILA D, VASSILIOS L, VASILEIOS K, et al.The Endothelial Glycocalyx as a Target of Ischemia and Reperfusion Injury in Kidney Transplantation—Where Have We Gone So Far? Int J Mol Sci, 2021, 22(4): 2157.

[13] ALGOET M, JANSSENS S, HIMMELREICH U, et al.Myocardial ischemia-reperfusion injury and the influence of inflammation.Trends Cardiovasc Med, 2023, 33(6): 357-366.

[14] LEE CL, BEATRICE XH, BOON-SENG S.Mending a broken heart: current strategies and limitations of cell-based therapy. Stem Cell Res Ther, 2020, 7(12): 857-866.

[15] LEE CL, BEATRICE XH, BOON-SENG S.Mending a broken heart: current strategies and limitations of cell-based therapy. Stem Cell Res Ther, 2020, 11(1): 138.

[16] KONOPLYANNIKOV M, KOTOVA S, BAKLAUSHEV V, et al.Mesenchymal Stem Cell Therapy for Ischemic Heart Disease: Advances and Challenges.Curr Pharm Des, 2018, 24(26): 3132-3142.

[17] NAIR N, GONGORA E.Stem cell therapy in heart failure: Where do we stand today? Biochim Biophys Acta Mol Basis Dis, 2020, 1866(4): 165489.

[18] YU H, LU K, ZHU J, et al.Stem cell therapy for ischemic heart diseases.Br Med Bull, 2017, 121(1): 135-154.

[19] MATSUOK Y, IKENOUE T, HATA N, et al.Hospital's extracorporeal cardiopulmonary resuscitation capabilities and outcomes in out-of-hospital cardiac arrest: a population-based study.Resuscitation, 2019, 136: 85-92.

[20] BOUDOULAS KD, WHITSON BA, K DP, et al.Extracorporeal Cardiopulmonary Resuscitation (ECPR) for Out-of-Hospital Cardiac Arrest due to Pulseless Ventricular Tachycardia/Fibrillation.J Interv Cardiol, 2020, 2020: 6939315.

[21] CHANDRU P, MITRA TP, D ND, et al.Out of hospital cardiac arrest in Western Sydney-an analysis of outcomes and estimation of future eCPR eligibility.BMC Emerg Med, 2022, 2(1): 31.

第十章

心血管手术围手术期血液管理

输血在心血管外科发展中扮演着重要角色。早期的心血管手术患者几乎均需要输血，目前，心血管手术输血仍居所有手术种类之首。输血的主要原因是贫血和出血，对于需要体外循环（CPB）的心血管手术患者，由于 CPB 的血液稀释和对凝血功能的影响所导致出血增多和贫血加重，显著增加输血风险。50 余年来，有关血液保护、无输血医学技术和最新的患者血液管理（patient blood management，PBM）综合措施在心血管外科的研究和实践经验不断增加。心血管外科手术团队以循证医学为基础，应用多学科的技术和方法，如治疗术前贫血、减少手术失血、加强出凝血功能管理、避免 CPB 过程对血液过度稀释、实施自体输血及执行限制性输血策略等，显著降低了心血管手术异体输血，同时使患者获得更好临床转归。本章重点介绍麻醉医生在心血管手术围手术期 PBM 所扮演的角色。

第一节　贫血的原因与治疗

一、贫血的原因及对患者的影响

贫血（WHO 的诊断标准为 Hb 男性 <130g/L、女性 <120g/L）是异体输血的独立危险因素，重度贫血是输血的最主要原因。据报道，2015 年全球贫血人口约 23.6 亿人，而住院患者的贫血患病率显著高于一般人群，在特定的手术患者中，贫血患病率则高达 75%。心血管手术因 CPB 过程血液稀释或大量失血可使患者原有的贫血程度加重而需要输血。贫血已成为心血管手术患者不良预后的独立危险因素[1]。

（一）术前贫血

术前贫血在心血管手术患者较为常见。成人心血管手术患者术前贫血率为 25%~40%。术前贫血是心血管手术患者输注红细胞、术后发病率和死亡率及长期生存率的独立危险因素。术前贫血的原因很多，其中缺铁性贫血是最常见的原因。

1. **营养缺乏**　以缺铁最为常见，其次为叶酸、维生素 B_{12} 缺乏。

2. **慢性疾病性贫血**　见于感染、急慢性炎症、恶性肿瘤等，可引起红细胞寿命缩短、骨髓对贫血的反应障碍及铁的利用和释放障碍。

3. **失血**　胃肠道肿瘤，女性月经过多、应用非甾体消炎药、胃溃疡、痔疮、咯血、反复血液透析等。

4. **其他**　伴发慢性肾脏病、血液系统疾病，肿瘤骨髓浸润，化疗后骨髓抑制等。

（二）术后贫血

由于心血管手术失血较多，术后贫血发生率显著高于术前。最近研究表明，约 72.9% 的心血管手术患者术后表现为铁缺乏（其中 62.9% 为功能性缺铁，10% 为绝对缺铁）。一项入选 2 000 例心血管手术患者的研究报道，心脏手术后 ICU 患者因实验室检查，平均每例患者每周采血 400~500ml。因此，医源性失血（如采集血标本）是术后贫血不容忽视的原因。

（三）贫血与患者预后的关系

研究表明，术前贫血与患者术后不良预后相关。一项荟萃分析表明，贫血可增加心血管手术患者住院死亡风险。为避免混杂因素干扰，3 项应用倾向性评分匹配法的大型研究表明，术前贫血与短期死亡率相关。最新的一项匹配性研究，纳入了 1 170 例实施心血管手术的贫血患者，将其匹配了等例数的行同类手术的非贫血患者，结果发现对心血管手术患者而言，术前贫血是影响患者长期生存率的独立的、不利影响因素。贫血患者的预后更差，在心血管手术期间比非贫血患者消耗更多的资源。

术前贫血应尽早发现，明确原因，积极通过药物治疗予以纠正。目前，国内很多医院开设了麻醉门诊，对拟行手术的患者，术前评估内容应包括是否存在贫血、贫血的原因和治疗方案。对择期手术的贫血患者，推荐纠正贫血后再行手术。急诊手术的患者如有贫血，在条件允许的情况下应积极纠正贫血，保障患者的围手术期安全。

二、贫血的诊断

（一）病史和体格检查

1. **病史** 有无急慢性失血史（胃肠道、呼吸道、泌尿生殖道等）、慢性疾病（肾病、炎症性疾病、充血性心力衰竭、肿瘤、感染、肝病、胃肠道吸收异常、人工瓣膜等）、既往史（输血史、献血史、脾脏切除）、特殊药物接触史（非甾体消炎药、抗生素、化疗药物、中药等）、月经史、家族史（镰状细胞性贫血、地中海贫血、遗传性球形红细胞增多症等）、营养状况等。

2. **体格检查** 仔细进行全身体格检查，应该特别注意皮肤、巩膜有无黄染，皮肤、黏膜有无出血点，淋巴结、肝、脾是否肿大，心脏是否有杂音，肛门指检是否有指套染血等。

（二）实验室检查

1. **血常规** 除 Hb、红细胞计数、红细胞压积外，还需关注平均红细胞体积、网织红细胞计数，两者可以大致判断贫血类型。

2. **铁代谢检查** 主要包括铁蛋白、转铁蛋白饱和度（transferrin saturation，TSAT）。铁蛋白反应铁储存状态，而 TSAT 则反应循环中可利用铁的水平。

3. **C 反应蛋白** 判断是否合并炎症。

4. **叶酸、维生素 B_{12}** 如缺乏提示巨幼细胞性贫血。

5. **肝肾功能和出凝血功能** 判断是否存在其他原发疾病。

（三）贫血的分型

根据红细胞形态可将贫血分为大细胞性贫血、正细胞性贫血、小细胞低色素性贫血（表 10-1-1）[2]。

表 10-1-1 贫血的形态学分类

类型	MCV/fl	MCH/pg	MCHC/（g·L^{-1}）	常见疾病
大细胞性贫血	>100	>34	320~360	巨幼细胞性贫血
正细胞性贫血	80~100	27~34	320~360	急性失血性贫血、溶血性贫血
小细胞低色素性贫血	<80	<27	<320	缺铁性贫血、铁粒幼细胞性贫血、珠蛋白生成障碍性贫血

注：MCV，红细胞平均体积；MCH，红细胞平均血红蛋白量；MCHC，红细胞平均血红蛋白浓度。

（四）贫血的诊断

1. 在非炎症状态下，血清铁蛋白浓度是反映体内铁储备最敏感的指标，血清铁蛋白 <30μg/L 提示绝对

铁缺乏,可诊断为缺铁性贫血。

2. 当血清铁蛋白为 30~100μg/L、TSAT<20%、伴或不伴 C 反应蛋白 >5mg/L 时,可诊断为慢性炎症性贫血伴铁缺乏。

3. 当血清铁蛋白 >100μg/L、伴或不伴 C 反应蛋白 >5mg/L 时,提示因慢性疾病造成的功能性铁缺乏,可诊断为慢性炎症性贫血。

4. 如患者有贫血但铁相关指标正常,可检查以下指标:血清维生素 B_{12} 及叶酸水平,如维生素 B_{12} 及叶酸缺乏提示巨幼细胞性贫血;排除其他因素情况下,肾小球滤过率 <30ml/min 或糖尿病患者肾小球滤过率 < 45ml/min,可能是肾功能障碍引起的贫血;如为小细胞性贫血但不存在缺铁情况时,应考虑遗传性血红蛋白病。

三、贫血的治疗

术前贫血首先应针对原发病因进行治疗,主要采取非输血的方法。对于重度贫血患者,如无法在短期内通过药物或营养支持予以纠正,应依据指征输血治疗。本节主要介绍缺铁性贫血的药物治疗。

(一) 铁剂治疗

患者诊断为缺铁性贫血时,无论是绝对铁缺乏或功能性铁缺乏,均应给予铁剂治疗。首选口服铁剂,通常需 6~8 周起效。对铁缺乏严重、胃肠吸收功能障碍、口服铁剂无效、4 周内需手术、不耐受口服铁剂的患者可选择静脉铁剂治疗。其剂量可根据公式计算,所需补铁量(mg)= 体重(kg)×(Hb 目标值 –Hb 实际值)(g/L)×0.24+ 储存铁量(mg)。通常剂量为 200mg/d,建议术前补足量铁。术后缺铁性贫血患者也可选择静脉铁剂治疗。常用静脉铁剂有蔗糖铁、葡萄糖醛酸铁、右旋糖酐铁等,首选蔗糖铁。同时应注意补充维生素和叶酸。

(二) 促红细胞生成素

促红细胞生成素(erythropoietin,EPO)联合应用铁剂可应用于术前慢性病导致贫血和需要进行储存式自体输血的患者。

第二节 出凝血管理

心血管手术严重出血发生率高达 15%,其显著增加异体输血(包括血小板和血浆)和再次开胸止血的发生率,是患者死亡率增加的独立危险因素。因此,明确心血管手术出血危险因素,实施有效的诊断、预防和治疗措施可改善患者转归[3]。

一、出凝血功能异常的原因

(一) 术前服用药物的影响

心血管手术患者术前常进行抗凝药物和抗血小板药物治疗。常用的抗凝药物有肝素、低分子量肝素、华法林、新型口服抗凝剂等,抗血小板药物有环氧合酶抑制剂如阿司匹林,ADP 受体抑制剂如氯吡格雷、普拉格雷、替卡格雷,糖蛋白Ⅱb/Ⅲa 受体抑制剂如替罗非班、依替巴肽、阿昔单抗等。不同药物的作用机制、作用时间不同,术前是否停药及停药时间对术中、术后凝血功能均有影响。此外,部分保健品和中草药亦可能会导致出血增多。

(二) 手术部位出血

1. **劈胸骨** 绝大部分心血管手术需要劈开胸骨,此时易发生意外出血,尤其是再次手术劈胸骨时。

2. **获取血管材料** 游离内乳动脉、大隐静脉等血管时,对未停抗血小板药物的患者,此过程可能会有较多失血。

3. **建立CPB** 由于外科医生操作不熟练，或患者主动脉粥样硬化严重，均可能在插管过程中发生意外失血。

4. **手术切口** 包括需要切开主动脉的手术，主动脉夹层动脉瘤切除人工血管置换手术，动脉调转手术，心脏移植手术等。主动脉切开吻合后常发生意外失血。

（三）体外循环对凝血的影响

1. CPB基本原理见第七章。

2. 对血细胞的损伤 CPB泵的机械挤压、气血界面的撞击、管路口径变化的剪切力和血液负压吸引的破坏，都可以破坏红细胞的完整性。机械作用的损伤可导致红细胞膜流动性下降，寿命缩短。CPB血液稀释和物理性破坏，开始时白细胞数量下降，后来随时间的延长而增加。血液与管道等人工材料的表面接触，通过直接或间接途径激活白细胞，激活的白细胞可释放白介素、弹性蛋白酶、花生四烯酸代谢产物等炎性介质和酶类，释放的血小板激活因子与血小板反应，进一步诱发全身炎症反应，进而激活凝血系统，导致消耗性凝血异常。

3. 对血小板的损伤 CPB可导致血小板数量减少和功能损伤。血小板数量通常在术后1周可以达到术前水平。由于血小板无细胞核，其聚集功能损伤后则无法修复。血小板数量和功能的下降，是导致CPB后出血的重要原因。血小板功能的改变较血小板数量的改变更为重要。影响血小板功能的因素如下：

（1）CPB机械损伤：在CPB初期，血小板表面受体与CPB管道表面相互作用，血小板被激活。CPB管道最大的接触面是氧合器，血小板附于表面形成微聚集，引起短暂的循环血小板数量下降，尽管血小板逐渐分离和回到循环，但形态和功能均已改变。CPB管道对血液的剪切力，左右心吸引对血液的直接破坏，动脉和其他滤器的直接破坏均可以直接损伤血小板。此外，血液与管道的表面接触产生血小板聚集，红细胞破坏释放的ADP，同样加速血小板的激活和聚集。这些因素均可引起血小板数量下降和功能受损。

（2）血浆纤溶酶：CPB激活纤维蛋白溶解系统，纤溶酶通过改变血小板膜受体，引起血小板的激活和功能抑制。纤维蛋白降解产物也可与血小板表面受体结合，抑制血小板聚集。CPB时的抗纤溶治疗旨在减少纤溶酶介导的血小板功能紊乱。

（3）粒细胞激活：在CPB时内源性凝血途径被肝素抑制，激肽介导的炎性反应产生，补体激活，激肽释放酶和补体激活了粒细胞，粒细胞分泌的产物同样可以激活血小板。

4. 消耗性凝血病 CPB时大量血液较长时间流经CPB管道，尽管已经肝素化，仍有血栓形成倾向。其具体机制如下。

（1）血小板激活：纤维蛋白原与CPB管道表面结合，导致血小板激活，进而激活凝血酶生成。

（2）白细胞被激活并表达组织因子，激活外源性凝血途径。

（3）血液与CPB管道表面结合激活Ⅻ因子，进而激活内源性凝血途径。

内、外源凝血途径被激活后均生成凝血酶，消耗凝血因子，导致消耗凝血病发生。此外，凝血酶可促进血小板脱颗粒，进一步激活凝血，加重消耗性凝血病。

5. 纤维蛋白溶解系统被激活 CPB时纤溶活性升高，血管内皮细胞释放组织型纤溶酶原激活剂（tissue type plasminogen activator，t-PA），尽管进行了有效的抗凝，仍然有凝血酶生成，引起t-PA释放，激活纤溶酶原成为纤溶酶。纤溶酶的活性在CPB开始时就激活，CPB停机后数分钟停止。纤溶活性升高可引起出血，D-二聚体升高。

6. 血管活性物质的释放 血浆蛋白由于机械或接触因素而变性，纤维蛋白原浓度下降，纤维蛋白降解产物增加使纤溶活性增强、凝血因子消耗等，血浆成分发生变化。CPB管道或无血管内皮细胞覆盖的人工血管，不能产生前列腺素（prostaglandin I_2，PGI_2），进而诱发血小板的吸附、聚集和接触激活。

7. 血液稀释　CPB预充液使血液的有形成分减少，凝血因子被稀释，尤其纤维蛋白原的浓度明显下降。输入不包含血小板的任何液体，如乳酸钠林格液或生理盐水，都会稀释血小板的数量，大量输入异体红细胞导致稀释性血小板减少症。常规CPB血液稀释使凝血因子适度降低，但不会导致明显出血。凝血因子Ⅴ的最低水平在5%~20%，其他凝血因子的水平在10%~40%，可以维持正常的止血作用。如果患者合并其他因素，如凝血功能缺陷、过度的血液稀释等，可引起出血。

8. 低温　低温可导致凝血酶功能和细胞膜功能受损，CPB后低体温同样可以加重凝血功能紊乱。温度下降能抑制凝血级联反应中各种酶的活性，减少血凝块的形成。低温通过减少血栓素A_3的释放而抑制血小板聚集，并引起血小板膜糖蛋白功能异常。低温使出、凝血时间延长，血小板功能紊乱与低温程度明显相关。如术后未能及时有效地预防和治疗低体温，则可明显增加异常出血的发生率。

9. 肝素中和不完全　中和肝素时鱼精蛋白用量不足，残余肝素的作用可使凝血时间延长，表现为以渗血为主。CPB后输入肝素血、肝素反搏（heparin rebound）都是导致术后出血增多的重要原因，需及时补充小剂量鱼精蛋白拮抗。

10. 鱼精蛋白过量　鱼精蛋白作为肝素的特异性拮抗剂本身不具有止血作用，相反，其有抗凝作用。当鱼精蛋白拮抗肝素用量超过1∶1时可产生抗凝效应。研究发现单独给予鱼精蛋白3mg/kg，可使凝血时间延长。最新研究表明，过量的鱼精蛋白可以抑制血小板功能，损伤凝血因子功能，并激活纤溶系统。

（四）其他因素

1. **酸中毒**　组织灌注不足导致无氧代谢和乳酸形成，从而引起酸中毒。酸中毒会损害凝血功能，导致出血增多。

2. **手术意外大出血**　术中和术后大失血会严重扰乱凝血系统。即便术中可以通过血液回收机回收失血，但洗涤处理后的血液损失了部分凝血因子和血小板，因此，大量回输洗涤后的红细胞时需要检测凝血功能。

3. **低钙血症**　钙离子是维持正常凝血功能的重要凝血因子之一，大失血、血液稀释或输注大量枸橼酸钠抗凝血液成分时会导致低血钙，需要及时补充钙剂。

4. **肝功能不全**　右心功能不全患者可因长期慢性体循环淤血，导致肝功能不全。除因子Ⅷ外，绝大部分凝血因子在肝脏合成。肝功能不全时凝血因子合成减少，出血风险增加。因子Ⅶ半衰期最短，因此当肝功能不全时外源性凝血通路首先受损，表现为凝血酶原时间（PT）延长。

二、出凝血功能异常的分类和诊断

出血时，首先需要区分外科性出血还是非外科性凝血异常导致的出血，因为二者治疗方案不同[4,5]。

（一）分类

1. **外科性出血**　一旦明确是外科因素导致的出血，应积极再次开胸止血手术。

2. **非外科性出血**

（1）纤维蛋白原缺乏：纤维蛋白原作为凝血底物在凝血过程中有重要角色，无论是内源性凝血途径还外源性凝血途径激活，最终需要凝血酶将纤维蛋白原转变为纤维蛋白，交联后形成止血块。

（2）凝血酶生成不足

1）酶类凝血因子活性降低或数量不足：由于CPB损伤，血液稀释或凝血消耗导致部分酶类凝血因子（如因子Ⅱ、Ⅶ、Ⅸ、Ⅹ等）数量不足或活性降低。

2）肝素残留作用：残留的肝素抑制因子Ⅱ和Ⅹ活性。

3）鱼精蛋白过量：鱼精蛋白本身抑制凝血因子活性。

（3）血小板数量减少或功能异常：是心脏手术后凝血异常出血的最主要和最常见原因。

(4) 纤溶亢进:CPB 过程激活纤溶酶系统,纤溶酶可直接溶解血凝块导致出血增加,还通过损伤血小板功能进一步加重出血。

(二) 诊断

临床上,诊断外科性出血或凝血功能障碍导致的出血并非易事,因为二者可能并存,而且随着出血量增加,血液稀释和促凝物质(血小板和凝血因子)不断消耗,凝血功能会进一步受损。因此,当怀疑是非外科性原因导致出血时,及时逆转凝血异常状态以防止进一步出血和输血至关重要。需要强调的是,患者的体温、血钙水平和 pH 可直接影响凝血功能,在进行凝血功能评估时需维持体温 >36℃,血钙 >1mmol/L,pH>7.2。

1. **常规凝血实验室检测方法** 常规凝血检测方法如 PT、激活部分凝血活酶时间(APPT)、纤维蛋白原测定、血小板计数等由于耗时较长,如果根据其结果指导治疗常导致治疗延迟,因此,临床上往往是盲目输注血液成分,结果可能发生过度治疗或治疗不足。

2. **即时凝血监测技术(point of care tests,POCT)** 包括激活全血凝固时间(ACT)、血栓弹力图(TEG)等。POCT 技术使用全血标本检测,能较快得到结果。术后 ACT 延长提示患者凝血功能异常,但无法区分具体出血原因,亦不能提供治疗指导。TEG 能提供除血管因素外从凝血启动、血块形成到血块溶解的凝血全过程的信息。有助于临床医生掌握患者的纤维蛋白原功能、酶类凝血因子活性、血小板功能和纤溶状态,此外,还能够帮助诊断是否存在肝素残留。

如果 TEG 结果正常,患者仍然继续出血,可能的因素有 3 个。

1) 存在外科性出血,需要再次开胸止血手术。

2) 血管性血友病因子(vWF)缺乏。

3) 抗血小板药残余作用,需要进一步检查 TEG- 血小板图或 ADP 诱导的血小板最大振幅(MA_{ADP})以明确。

越来越多的研究表明,应用 TEG 指导心血管手术出血和输血治疗,能减少围手术期异体血用量和改善患者预后。

三、出凝血功能异常的预防和治疗

(一) 预防

1. **术前停用影响凝血的药物** 麻醉医生术前访视时除询问患者出血史外,还需要明确患者近期或正在服用的可能影响凝血的药物情况。术前是否停用抗凝药物及停药时间要依据手术紧急情况、药物的作用机制和时间、围手术期血栓栓塞风险和出血风险等综合决定。

(1) 抗血小板药:对术前行冠状动脉内支架植入术或有急性冠脉综合征正在接受抗血小板治疗的患者,突然停药有引起支架内栓塞或冠状动脉内血栓形成的风险。研究表明,ADP 受体抑制剂会增加行 CPB 或非 CPB 冠状动脉旁路移植术(CABG)患者术后大出血风险,建议围手术期继续服用阿司匹林,而 ADP 受体抑制剂如氯吡格雷至少停用 3 天。使用糖蛋白Ⅱb/Ⅲa 受体抑制剂者可改为短效制剂,具体停药时间可根据药物的药代动力学和血小板功能检测结果决定。如依替巴肽和替罗非班是短效、可逆的血小板糖蛋白Ⅱb/Ⅲa 受体抑制剂,可在术前 4 小时停药,而阿昔单抗则至少应停用 24 小时。

对无栓塞风险或栓塞风险低的择期手术患者,术前抗血小板药物停用 5~7 天。

(2) 华法林:术前接受华法林抗凝的择期手术患者,停用华法林 4~5 天,围手术期改为低分子量肝素或肝素桥接治疗。低分子量肝素在术前 18~24 小时停用,肝素在术前 4 小时停用。如患者需要紧急手术,但有国际标准化比值(international normalized ration,INR)升高,可应用凝血酶原复合物(prothrombin complex concentrate,PCC)或维生素 K、新鲜冰冻血浆(fresh frozen plasma,FFP)逆转华法林的抗凝作用。

（3）新型口服抗凝剂（new oral anticoagulant，NOAC）：凝血酶直接抑制剂达比加群，因子Ⅹa抑制剂利伐沙班，多用于治疗心房颤动，其优势是具有较短的半衰期，使得围手术期短时间停药和术后继续用药成为可能。如服用NOAC患者需行急诊手术，处理则比较复杂，因为此类药目前没有拮抗剂。由于NOAC的半衰期相对较短，手术推迟12小时以上可以一定程度上降低出血的风险。即便是急诊手术，在未发生大出血的情况下不推荐预防使用FFP或PCC。择期手术停药时间可依据药物作用时间、患者肾功能、血栓形成风险等决定。一般术前停药48小时，肾功能不全患者需要更长时间，栓塞风险高者需进行桥接治疗。

（4）预防应用合成抗纤溶药：合成抗纤溶药为赖氨酸类似物，其作用机制为：①竞争性地占据纤溶酶原和纤溶酶的赖氨酸结合位点，减少纤溶酶原-纤溶酶原激活物-纤维蛋白三元复合体的产生，从而抑制纤溶酶降解纤维蛋白原和纤维蛋白单体，起到抗纤溶的作用；②纤溶酶可作用于血小板糖蛋白Ⅰb，抑制血小板的黏附；纤溶酶水解纤维蛋白的终末产物FDP占据血小板纤维蛋白原黏附点（GPⅡb/Ⅲa受体），从而抑制血小板的活化。

常用的合成抗纤溶药有氨甲环酸（TA）、氨甲苯酸（PAMBA）和氨基己酸（EACA）。它们的作用机制相似，可显著减少心血管手术期间总失血量、异体输血量和输血率。3种抗纤溶药中TA的药效最强，约为EACA的10倍。通过BART研究（一项多中心、随机双盲对照临床研究，发现抑肽酶可增加高危心血管手术患者死亡率及术后肾衰竭、心力衰竭、心肌梗死和脑卒中的发生率，而合成抗纤溶药能有效减少心血管手术后出血和输血，且无明显副作用）后TA在全世界广泛应用。与对照组相比，TA可显著减少红细胞输注及再次开胸止血手术的发生率。TA的临床应用应综合考虑患者的年龄、肾功能、手术方式和手术时间等因素。其具体用量尚无统一标准，目前推荐的剂量和方案有：低危出血风险手术（如单纯的瓣膜成型、瓣膜置换和CABG）负荷量10mg/kg，维持量1~2mg/（kg·h）；高危出血风险手术患者负荷量30mg/kg，维持量16mg/（kg·h）；总剂量超过50mg/kg可能与术后癫痫样抽搐发生率增加有关。因此，不建议对非出血高危风险患者TA总剂量超过50mg/kg。在此强调指出，CPB心血管手术抗纤溶药应预防应用。无论选择何种剂量方案，需要在CPB开始前达到有效血药浓度。以TA为例，至少在CPB前静脉给药10mg/kg，CPB中维持有效血药浓度，CPB结束后可停止给药。

2. 微创外科技术和精细止血技术

（1）微创外科技术：如非CPB CABG，微创心血管手术如微创瓣膜手术，介入治疗手术如主动脉腔内修复术（thoracic endovascular aortic repair，TEVAR）、经导管主动脉瓣植入术（transcatheter aortic valve implantation，TAVI）、先天性心脏病介入手术等，较CPB下传统或开放式手术在减少患者出血和异体输血、减少手术创伤和并发症方面有诸多优势。

此外，避免意外出血和精细止血技术是有效减少术中出血的关键因素，外科医生精细止血是PBM综合措施的重要一环。

（2）控制降压技术：术中维持合适麻醉深度，维持合适的动脉压血压，可减少手术部位出血。特别是在主动脉操作（如主动脉插管、拔管，钳夹主动脉侧壁等）期间需要严格控制血压，避免意外失血。必要时可在保证重要脏器灌注的前提下，辅助药物控制血压。

（3）局部止血材料：良好的外科缝合技术是止血的决定因素。在术后因失血过多再次开胸探查的所有病例中，超过50%是由于外科出血（即缝合部位或吻合口出血）。因此，许多局部止血剂被用作常规缝合技术的辅助，减少或防止外科出血。由于氧化纤维素和微纤维止血胶原等局部止血剂效果有限，目前已经出现了许多新型的涂敷型产品，其中一些产品可以直接激活凝血级联反应。

纤维蛋白胶和纤维蛋白黏合剂纤维蛋白胶已广泛应用于心血管手术。

局部止血材料可作为综合PBM策略的一部分，用于吻合口部位的局部止血。尽管其在心血管手术中被广泛使用，但缺乏具有显著优势的单一产品，因此，有必要对局部止血材料进行随机对照研究。

3. **减少首次鱼精蛋白剂量** CPB 中应保证充分抗凝，防止发生消耗性凝血。在不影响外科操作的前提下，切皮前使用肝素有利于防止和减轻手术引起的凝血激活，减少凝血因子消耗，有利于 CPB 后凝血功能恢复。

根据药理学，1mg 鱼精蛋白可拮抗 100U 肝素。但临床上，CPB 后中和肝素所需的鱼精蛋白总量与术中肝素总用量、最后一次给予肝素的时间、手术时间、CPB 时间、温度等有关。肝素在体内代谢较迅速，肝素给药 30 分钟后，鱼精蛋白即可减量。由于鱼精蛋白本身具有抑制血小板和抗凝作用，不能过量使用[6]。建议中和肝素时鱼精蛋白首次剂量按体内肝素总用量（包括 CPB 期间的用量）的 1∶0.5 计算，如术中肝素总用量为 4 万 U，鱼精蛋白首次剂量为 200mg。在首次中和后需要间断补充或持续泵注鱼精蛋白，在手术结束时鱼精蛋白总量与肝素总用量之比达到 1∶1 左右。从给鱼精蛋白开始到术后 6 小时内，应随时评估是否存在肝素的残余作用，并及时补充鱼精蛋白。

4. **凝血异常的风险预测** 一些因素能够预测心血管手术凝血异常和异体输血的危险。

1）患者因素：如高龄、女性、低体重、术前贫血、心功能不全及肝肾功能不全等。

2）手术因素：复杂手术、急诊手术、主动脉手术、再次手术，以及需要长时间 CPB 的手术等。

3）常规凝血实验室检测方法：除纤维蛋白原水平低下对术后出血有一定的预测作用外，其他常规凝血检测方法（PT、APTT、INR 和血小板计数等）均不能有效预测手术后凝血异常出血。

4）即时凝血检测：TEG 和血小板功能检测对术后凝血异常出血有较好预测价值。建议应用 TEG 目标导向的心血管手术出血治疗方案。

病例 1：冠状动脉粥样硬化性心脏病

病案摘要

患者，男，65 岁。因"发作性胸痛 2 年，活动后加重"入院。冠状动脉 CT 示：前降支、右冠状动脉重度狭窄。以"冠心病"收入心内科，拟行冠状动脉介入手术。术前常规负荷双联抗血小板药（阿司匹林和氯吡格雷），冠状动脉造影示：前降支、回旋支中断 90% 狭窄，右冠状动脉近端 90% 狭窄，中断闭塞。该患者合并高血压、高血脂、腔隙性脑梗死。随后患者转入外科病房，停用抗血小板药物药 5 天后，在全身麻醉 CPB 下接受 CABG。

手术过程顺利，共搭桥 3 根（左侧内乳动脉 - 前降支，主动脉 - 大隐静脉 - 回旋支和主动脉 - 大隐静脉 - 后降支），CPB 时间 90 分钟，心肌阻断 80 分钟。术中出血 800ml，应用自体血回收，未输注血液成分。术后 24 小时出血 1 500ml（超过 700ml，死亡风险增加），术后未实施血液回收。TEG 检测提示血小板功能低下。术后 4 小时因出血量过多，决定实施二次开胸止血手术，术中未发现明确外科因素出血，关胸后继续返回 ICU 治疗。开胸止血手术期间输注 1 个治疗量血小板（因术前未申请血小板，术后 TEG 提示血小板功能低下时申请，导致输注延迟），共输注红细胞 6 单位。患者 ICU 停留时间 4 天后转入普通病房，术后 9 天出院，医疗费用比同类手术增加 30%。

【问题】如何评估双联抗血小板药物残余作用导致的出血风险？

临床思路 对术前服用抗血小板药物拟实施 CABG 的患者，需要停药。临床上对是否停用阿司匹林意见不一致，对而 ADP 受体抑制剂如氯吡格雷一致认为需要至少停用 3 天，对无栓塞风险或栓塞风险低的择期手术患者，术前抗血小板药物停用 5~7 天。

该患者术前停用抗血小板药 5 天后开始手术，符合了目前临床指南。由于患者对抗血小板药物的反应存在个体差异，部分患者在常规停药时间后血小板聚集功能并未完全恢复，加上 CPB 对血小板功能的损伤，导致术后因血小板功能低下发生异常出血和二次开胸止血手术。由于该患者入选了一项临床研究，发现其术前血小板 ADP 受体抑制状态未完全恢复。

ADP 诱导的血小板最大振幅（MA_{ADP}）是血栓弹力图（TEG）血小板图检测的组成部分，是评价 ADP 受体途径血小板聚集功能的重要指标。目前循证医学证据提示 MA_{ADP}>50mm 为血小板 ADP 受体功能恢复的阈值，无异常出血风险。该患者术前 MA_{ADP} 为 40mm，提示血小板功能尚未完全恢复[7]。

知识点

对术前服用双联抗血小板药物患者，如停药时间少于 7 天，宜进行 ADP 途径血小板聚集功能检测，如 MA_{ADP} 或其他能评价 ADP 途径血小板聚集功能。当 ADP 途径血小板聚集功能恢复正常水平（即 MA_{ADP}>50mm）时再实施手术，因为 ADP 途径血小板聚集功能在心血管围手术期止血中发挥重要作用。此外，对术后早期（6 小时内）异常大量出血，如果能够实施自体血液回收、洗涤后回输，可能有助于降低实际失血量，进而降低异体血用量。

（二）治疗

首先明确原因，实施具体和针对性治疗，可提高治疗效果[8]。

1. **再次开胸止血手术** 术后大出血是影响心血管手术患者患病率和死亡率的独立危险因素。目前术后输血量占心血管手术围手术期输血的 70% 左右（由于心血管手术未常规开展术后自体血液回收，术后失血即意味着血液丢失）。研究表明，术后异常出血超过 50% 为外科因素出血。对于外科因素出血，一旦达到开胸止血指征，应及早行开胸止血手术。心血管外科术后开胸止血指征如下。

（1）持续大量出血：成人术后出血 >200ml/h，持续 3 小时以上。儿童术后出血 >4ml/（h·kg），持续 3 小时以上。

（2）心脏压塞：术后出现血压下降，心律增快，静脉压增高，代谢性酸中毒、乳酸增高及尿量减少等循环不稳定的表现，经过常规处理无效，对血管活性药物不敏感，不能用心功能不全或低心排血量综合征来解释，应考虑到心脏压塞的可能性较大，需要积极开胸探查。

（3）急性大量出血：术后早期出血较少，之后突发的大量出血（>300ml/h）通常提示吻合口或较大动 / 静脉破裂出血，需要紧急开胸探查。

需要强调指出，术中引流管位置必须放置合适，避免大量血液存在心包腔或胸腔不能充分引流，造成错误判断及严重后果。

2. **去氨加压素**（1-Deamino-8-d-arginine vasopressin，DDAVP） 是合成的精氨酸加压素类似物，它能够提高血浆 vWF 水平和凝血因子Ⅷ，可改善血小板黏附功能。是目前唯一能够治疗 CPB 心血管手术后因血小板功能异常导致出血的药物。国际微创心胸外科学会推荐 DDAVP 用于术前 7 天内服用抗血小板药物或 CPB 时间大于 140 分钟行 CABG 的患者。对尿毒症、主动脉瓣狭窄、血管性血友病患者或术前存在血小板功能不全的患者，应用 DDAVP 也可以减少出血和异体输血。随机双盲对照研究表明，CPB 瓣膜手术应用 DDAVP 能减少术后早期出血和血浆用量。目前研究尚不能推荐在非出血高危的心血管手术中常规应用 DDAVP。

DDAVP 用药剂量为 0.3μg/kg，体重在 100kg 以下者建议剂量不超过 15μg。DDAVP 静脉注射后 1 小时起效，作用时间约 6 小时，因此，对术前未停用抗血小板药或血小板功能异常的高危患者，建议 CPB 手术时在停机前 1 小时左右给药，通常在复温时。DDAVP 给药方法为：非 CPB 术中用药，应溶于 100ml 生理盐水，以 15~30 分钟缓慢静脉滴注；CPB 术中可缓慢静脉推注，以免起严重低血压。由于 DDAVP 的作用机制是促使体内的 vWF 和因子Ⅷ前体迅速合成有生物活性的凝血物质，重复给药效果减低。在手术开始或术前给药无效。

3. **输注血小板** 血小板功能异常和 / 或数量减少是心脏手术后出血最重要原因。血小板输注指征如下。

（1）出血时，血小板计数 $<50\times10^9$/L。

（2）出血时，血小板计数 $<100\times10^9$/L，明确或可疑血小板功能异常，如血小板功能检测结果提示，术前未停用抗血小板药或长时间 CPB 等。

（3）当出血原因为血小板功能异常时，则输注血小板不受其计数的限制。

（4）输注剂量：体重为 70kg 的成人，输注 1 个治疗量可提升血小板计数（20~40）$\times10^9$/L。

（5）大量输血时，建议血小板（治疗量）与红细胞（U）以 1∶6 的比例输注。

4. **纤维蛋白原浓缩物或冷沉淀** 纤维蛋白原缺乏是心血管手术患者出血的主要原因之一，一旦明确诊断纤维蛋白原缺乏或功能不全应当及时补充纤维蛋白原。可以选择纤维蛋白原浓缩物或冷沉淀凝血因子。

1）纤维蛋白原浓缩物：当血浆纤维蛋白原<1.5~2g/L 或 TEG 提示纤维蛋白原功能低下，并伴有出血时，建议补充人纤维蛋白原浓缩物，起始剂量为 25~50mg/kg，然后根据患者实际情况决定是否继续使用。纤维蛋白浓缩物为冻干制剂，用灭菌注射用水稀释，使用前先预温至 30~37℃，轻轻摇动使制品全部溶解（切忌剧烈振摇以免蛋白变性），用带有滤网装置的输液器静脉滴注。

2）冷沉淀凝血因子：主要含有纤维蛋白原、因子Ⅷ、vWF、因子XIII和纤维结合蛋白等成分。当血浆纤维蛋白原<1.5~2g/L 或 TEG 提示纤维蛋白原功能低下，并伴有出血时，建议给予冷沉淀凝血因子。常用剂量为 0.1~0.3U/kg。

5. **新鲜冰冻血浆（FFP）** FFP 含有所有凝血因子，其输注指征为：①出血时，TEG>12（酶类凝血因子缺乏）或 INR>1.6；②大量失血时（出血量 > 患者血容量的 50%）；③输注剂量为 15~20ml/kg；④大量输血时，推荐 FFP 与红细胞以 1∶1 的比例输注。

6. **凝血酶原复合物（PCC）** PCC 由健康人血浆提取而成，分为 3 因子和 4 因子两种。4 因子 PCC 含凝血因子Ⅱ、Ⅶ、Ⅸ、Ⅹ、蛋白 S 和蛋白 C。用于治疗维生素 K 依赖性凝血因子缺乏、肝脏疾病造成的严重凝血障碍和华法林引起的出血，也可用于 CPB 时间过长引起的渗血。1U/kg 的 PCC 可以提高血浆因子Ⅸ浓度 1%。接受口服抗凝药物治疗的患者在围手术期出现严重出血时，建议给 4 因子 PCC 25~50IU/kg 联合维生素 K 5~10mg 静脉注射。未接受口服抗凝药物的患者，若出现出血倾向或凝血时间延长的情况，PCC 剂量为 20~30IU/kg。需要指出，应用 PCC 存在血栓形成和过敏反应的风险。心脏手术不推荐常规使用 PCC。

7. **合成抗纤溶药** 合成抗纤溶药应在术中预防应用。如果术后明确存在纤溶亢进并导致出血增多，可继续使用抗纤溶药。

8. **重组活化因子Ⅶ（recombinant activated factor Ⅶ，rFⅦa）** rFⅦa 是通过基因工程技术，利用幼仓鼠肾细胞（BHK 细胞）生产。通常认为 rFⅦa 与损伤部位的组织因子相结合，激活因子Ⅸ和Ⅹ，促进纤维蛋白的形成；rFⅦa 也可直接在活化的血小板表面激活因子Ⅹ，从而提高血小板表面凝血酶的形成。用于 CPB 心血管手术后难治性异常出血的挽救性治疗措施。推荐在补充纤维蛋白原、FFP 和血小板的基础上，单次静脉注射低剂量 rFⅦa 20~40μg/kg，在发挥止血作用的同时可降低血栓并发症的风险。

9. **保温措施** 关注患者复温和保温。术中应用保温毯，非 CPB 手术患者入手术室前手术床应用水箱 40℃加温，术中患者温度维持在 36℃以上。CPB 手术停机前膀胱温度应大于 36℃。预防和纠正停止 CPB 后体温的续降。大量输血输液时应用输血加温装置或输用在温箱内保温的液体。

10. 减少医源性失血 动、静脉穿刺置管时努力避免血液丢失。在保证安全的前提下,减少术中非必要ACT和血气检查。血气和ACT同时检查所抽血液不超过1ml。小儿更需注意。术后在ICU也应减少不必要的诊断性失血。

病例2:A型主动脉夹层

病案摘要

患者,男,34岁。以"突发剧烈胸背痛1天"入院。诊断为A型主动脉夹层。超声心动图示:心室壁增厚,升主动脉夹层,主动脉瓣无反流,LVEF 65%。主动脉CT示:主动脉夹层,累及范围自主动脉窦至腹腔干开口处,三支头臂动脉开口及远端未受累。既往高血压病史3年,未有效控制。术前Hb 135g/L,体重60kg。拟在全身麻醉浅低温CPB+短时深温CPB下行升主动脉+全弓置换术+支架象鼻术。

【问题】对于该患者应实施何种血液保护措施?

临床思路 具体血液保护措施如下。

1)控制CPB预充量,总预充量1 500ml(人工胶体900ml+林格液400ml+白蛋白200ml)。

2)预防应用抗纤溶药,总剂量50mg/kg。具体用法为:CPB前静脉泵入20mg/kg,按5~10mg/kg剂量维持,直至手术结束。

3)使用术中血液回收,自切皮到缝皮回收术中失血。

4)给予去氨加压素15μg,在复温时静脉注射,以改善血小板黏附功能。

5)控制首次鱼精蛋白剂量和总量,CPB后首次鱼精蛋白剂量按肝素总量的1∶0.5,首次剂量后持续泵入鱼精蛋白,防治肝素反跳。

6)补充纤维蛋白原浓缩物2.0g,输注异体血小板1个治疗量。由于主动脉夹层术前大量血栓形成,消耗纤维蛋白原和血小板,CPB后应予以补充,以改善和维持止血。

7)限制性红细胞输血指征:当Hb<80g/L(或CPB中Hb<70g/L)时输注红细胞。

病案进展

CPB中最低Hb 73g/L,最低鼻咽温度21℃(温度低于25℃约20分钟),CPB时间142分钟,阻断82分钟,停循环时间20分钟,选择性脑灌注。中和肝素后给予纤维蛋白原2.0,血小板1个治疗量,手术时间4.5小时。术中出血800ml,回收红细胞400ml,输液1 000ml(林格液),尿量650ml。术后24小时胸腔引流液560ml。围手术期未输注红细胞和血浆。

术后16小时撤离呼吸机,恢复顺利。术后第2天转普通病房,术后6天出院,出院前Hb 113g/L。

知识点

A型主动脉夹层,急诊手术,术前存在凝血激活和消耗,CPB时间长,需要深低温停循环,术中、术后出血和输血风险显著增加。应实施综合的、最高级别的患者血液管理措施,包括控制CPB中预充量,避免血液过度稀释;预防应用氨甲环酸;使用自体血液回收;给予去氨加压素;合理使用鱼精蛋白;遵循限制性输血指征等。该病例仅输注异体血小板1个治疗量,术后顺利恢复。

第三节　体外循环过程血液保护策略

体外循环（CPB）过程是导致心血管手术患者输血的重要影响因素，除了导致凝血功能紊乱外，CPB引起的血液稀释是红细胞输注的重要危险因素，尤其是对贫血和低体重患者，其影响更加显著。CPB装置与患者建立连接前，CPB管路（包括动、静脉管路，储血罐，氧合器，动脉滤器等）需要充满液体，排除气体，称为CPB预充。预充液体的成分、容量决定对患者血液稀释的程度。在开展CPB早期，预充液常规添加血液，因此几乎全部CPB心脏手术患者均需要异体输血。目前，成人及体重较大的儿童常规采用无血（晶体液和胶体混合液）预充，因此，预充液的容量、患者自身血容量和Hb水平决定患者血液被稀释的程度。如果预充液容量过大，CPB开始后患者的Hb水平即达到输注红细胞阈值，需要输注红细胞。此外，CPB前的静脉输液量也会导致血液稀释，与预充液叠加后会加重患者的血液稀释程度。目前，缩短CPB管路、减少CPB预充量已经成为公认的降低红细胞输注的有效措施。

CPB血液保护策略主要分3个部分：①努力减轻CPB过程对血液的损伤和破坏；②避免过度血液稀释造成Hb水平降低和凝血功能异常；③严格掌握输血指征。

一、减轻对血液的损伤

1. **膜肺的应用**　研究发现，与鼓泡式氧合器比较，膜式氧合器的血小板损耗明显减少。而且对于中空纤维型膜式氧合器，血液与气体不直接接触，减轻了氧合过程对血小板功能的损伤程度。对开放式与闭合式薄膜型膜式氧合器比较发现，二者在血小板损耗方面没有显著性差异。

2. **离心泵的应用**　血液进入高速旋转的离心泵，自身能产生强大的动能向机体驱动。离心泵内表面光滑可减少血液产生的界面磨擦。离心泵可避免压力过高，使血液破坏较轻。离心泵还可进行搏动灌注。离心泵的应用可减少术后出血。

3. **肝素涂抹技术**　CPB的异物表面作用可导致补体激活等一系列副作用。血管内皮具有肝素和分解血凝物质的酶类。在人造物质上移植有活性的肝素以达到抗凝作用，这就是肝素涂抹表面技术。该技术通过保持天然的止血系统，减少了出血的危险；在CPB期间可以保护血小板功能的正常；预防血栓激活，降低表面激活的凝血级联反应和全身炎性反应综合征；减少中性粒细胞脱颗粒从而减低CPB引起的免疫反应；使补体激活明显减少。

值得提出的是常规CPB使用肝素涂抹技术还需要全身肝素化。因为心血管手术组织损伤大，一些组织因子可通过外源性凝血途径激活凝血酶原，加强机体凝血状态。如果没有全身肝素化，虽然血液在肝素涂抹表面没有凝血，但不能保证机体血管内血液凝集。一些特殊情况如外伤、内脏严重出血、全身肝素化加重这种出血，可慎重考虑使用肝素涂抹表面而不用全身肝素化。

二、避免对患者血液过度稀释

1. **缩短CPB管道**　CPB过程必然伴随着血液稀释。血液稀释可降低血液黏滞度，减少血细胞特别是红细胞的破坏，改善微循环。适度的血液稀释在心脏低温停搏的情况下不会影响患者的组织氧合能力，而且由于血流阻力降低和红细胞聚集减少，微循环灌注得到进一步改善。但对于体重低或术前贫血患者，血液稀释可使Hb<60g/L，直接导致输注异体红细胞。2011年STS/SCA指南中将减少预充量避免CPB对血液过度稀释作为A级证据推荐。对于术前贫血或低体重的患者，迷你CPB管路（Mini-CPB）的使用可减少管路预充，从而减少血液的稀释程度，降低红细胞用量。在Mini-CPB过程中应用真空辅助静脉引流（vacuum-assisted venous drainage，VAVD）可减少CPB预充量，减轻血液稀释程度和红细胞用量。

2. **改良超滤**（modified ultrafihration，MUF） 该技术是20世纪90年代末，由英国儿童医院Naik等首先提出并使用的一项技术。它克服了常规超滤技术只能在CPB中进行滤水的缺点，通过动脉-静脉回路的连接，对于部分患儿CPB中回流室容量不多，而在CPB结束前的血细胞比容水平未达到满意状态，CPB医生又不愿给患儿额外输入更多库存血的情况下，CPB结束后立即进行5~10分钟的超滤。大量临床数据证实，MUF技术对提高新生儿和婴幼儿的血细胞比容水平，改善血流动力学和保护术后早期肺功能起到了积极的治疗意义。传统又经典的MUF连接是从主动脉管路分流出动脉血液后经过滚压泵流入人工肾，再回流经静脉管路（1/4英寸）入右心房。为了更有效地进行MUF，中国医学科学院阜外医院将人工肾滤过的血液经心肌停搏液管路（1/16英寸）回流入右心房，再将静脉管路内的血液放回至回流室。一方面可显著减少MUF过程中滤过后的静脉回路预充量；另一方面可以通过回收静脉管路内血液而增加回流室内的储血量，可大大增加MUF的滤水效果，使得改良组患儿虽然在停机前的血细胞比容水平明显低于传统组，但在MUF后即可达到与传统输血组相近的血细胞比容水平，有效地达到减少异体红细胞用量。

3. **逆向自体血预充**（retrograde autologous priming，RAP） RAP是指在CPB开始前，用患者自体血液逆向预充CPB管路，从而减轻体外管路中预充液的稀释程度，目的是减少异体输血。具体讲，RAP技术是将主动脉的血液通过CPB的动脉插管逆向预充管路，替换部分预充液。同样的操作也可以从静脉端开始，称为静脉顺行预充，替换部分管路内的预充液。

目前指南支持应用RAP技术作为CPB心血管手术中减少异体输血的一种方法。

三、体外循环机器余血回输

CPB结束后机器中会有一定量的余血，大部分医生将这部分血液通过无菌方式回收，直接回输给患者。但也有研究认为，将这部分血液经血液回收机洗涤后再回输。建议常规直接回输，根据输注量和速度补充鱼精蛋白。如果CPB过程中血液损伤严重或CPB时间超过6小时，机器余血过多无法回输时可经血液回收机洗涤后回输红细胞。

病例3：二尖瓣反流

病案摘要

患者，女，71岁。因“心慌、喘憋半月，加重1周”，以“二尖瓣大量反流，左心功能衰竭，心功能Ⅳ级”急诊收入心内科ICU。入院时超声心动图示：二尖瓣前叶瓣下腱索断裂并脱垂，二尖瓣大量反流，左心扩大，中度肺动脉高压，LV 71mm，LA 52mm×63mm×66mm，LVEF 50%。动脉血血气分析：PO_2 52.9mmHg，SpO_2 82.6%，乳酸4.77，Hb 123g/L，N末端脑钠肽前体1 669.10pg/ml。查体：双肺湿啰音。

ICU治疗2周后，左心功能改善，二尖瓣大量反流，左心室舒张末期内径70mm，LVEF 65%。血气分析：PO_2 148.3mmHg，SpO_2 98.8%，乳酸1.57，Hb 103g/L。冠状动脉造影示：前降支斑块，余无异常。颈部超声示：颈动脉无狭窄。转入外科病房拟行CPB下二尖瓣成形术。患者高血压病史10年，高脂血症8年，曾行腰椎间盘手术和膝关节置换术。术前未服用影响凝血功能的药物，体重50kg。

【问题】该患者如何实施无输血手术？

临床思路 具体措施如下。

（1）术前纠正贫血：实验室检查示患者血清铁蛋白28μg/L，Hb 103g/L，考虑ICU住院期间采血检查，以及介入性检查引起的医源性贫血。该患者因二尖瓣大量反流，宜尽早手术治疗，决定静脉补充铁剂。经计算该患者需补充铁量500mg，100mg/d，共5天。补充叶酸和维生素B_{12}。

（2）麻醉处理要点：严格控制输液量避免血液稀释，预防性应用抗纤溶药 TA（总剂量 30mg/kg，具体给药方案为自麻醉诱导后静脉泵入，CPB 前剂量达到 20mg/kg，剩余剂量维持 CPB 结束），切皮时全量肝素化，保护凝血功能。

（3）CPB：减少 CPB 预充量（1 200ml），最大限度减轻血液稀释，使用超滤技术。CPB 结束，机器余血经静脉回输。

（4）术中使用自体血液回收机。

（5）控制首次鱼精蛋白剂量和总量。该患者 CPB 前静脉注射肝素 2 万 U，CPB 中补充肝素共 1.6 万 U，肝素总量 3.6 万 U。CPB 结束后中和肝素时，首次静脉鱼精蛋白 180mg，首次给予鱼精蛋白后，以 20mg/h 泵入鱼精蛋白，至手术结束，鱼精蛋白总剂量 350mg。患者凝血功能良好。

（6）限制性输血指征：本病例严格执行 Hb<80g/L，CPB 中 Hb<70g/L，输注红细胞。尽管该患者术前 2 周曾发生过急性左心功能不全，术后早期应用正性肌力药支持循环，但仍能耐受限制性输血阈值，患者内环境稳定。

病案进展

患者在全身麻醉、CPB 下成功实施了二尖瓣、三尖瓣成形术。CPB 预充量 1 200ml（人工胶体 800+ 林格液 400），CPB 中最低 Hb 70g/L，CPB 时间 83 分钟，阻断 56 分钟，术中出血 380ml，血液回收红细胞 180ml，术中输液量（林格液）300ml，尿量 70ml。术后应用肾上腺素 0.03mg/（kg·min）。

早期转归：术后 12 小时撤离呼吸机，血流动力学稳定。术后 24 小时胸腔引流液 350ml。围手术期未输注任何血液成分。术后第 2 天返回普通病房，术后 7 天出院，出院前 Hb 99g/L。

知识点

本病例特点：高龄、女性、低体重，术前贫血，均为 CPB 心脏手术输血高危因素。减少 CPB 预充量避免血液过度稀释是实现该患者无输血手术的关键措施。此外，其他综合的患者血液管理措施亦十分必要。

第四节　自体输血

自体输血主要有 3 种方式，分别为储存式自体输血（即术前自体储血）、稀释式自体输血（即术中急性等容血液稀释）和回收式自体输血（即自体血回收）。此外，近年来术前自体血小板分离技术在心血管手术中的应用受到关注。

一、术前自体储血

术前自体储血（preoperative autologous donation，PAD）是将患者自体的血液术前采集、储存起来，在手术需要时再将血液回输给患者的一种自体输血方法。通常于术前 3~5 周开始进行，同时补充铁剂，适用于稀有血型患者，以及择期手术预计术中出血量大且术前无贫血和凝血功能正常的患者。实施 PAD 费用较异体输血昂贵，且有一定风险，如多次采血操作增加了患者血管神经反射引起的心绞痛风险，有超过 20% 的 PAD 自体血因各种原因被丢弃而造成浪费等，因此，心血管手术患者不建议常规应用。不稳定心绞痛或静息心绞痛、近期心肌梗死、心力衰竭、主动脉瓣狭窄、室性心律失常等为其禁忌证。术前是否需要自体储血需要综合考虑围手术期失血和输血量、患者的红细胞生成情况、手术特征、患者本身情况等，同时还需权衡 PAD 本身的风险和减少异体输血间的益处。最新的 STS/STA 指南并不支持使用 PAD 技术。指南仅在使用EPO的相关内容中提及PAD技术，即可使用EPO来帮助PAD患者恢复红细胞水平。基于实用性和成本效益的原因，PAD在很大程度上已经被其他围手术期血液保护措施所取代。

二、急性等容性血液稀释

急性等容性血液稀释（acute normovolemic hemodilution，ANH）是指对预期术中失血较多的患者提前采集部分全血，同时补充晶体液或胶体液以维持循环血容量。ANH一般在麻醉诱导后，手术主要出血步骤开始前进行。通过实施ANH，使患者在失血时处于低水平的血细胞比容，从而使红细胞丢失量减少。采集的血液通常在室温放置，6小时内回输，保留了凝血因子和血小板的大部分止血功能。ANH与术前自体储血相比费用更低，可用作单独的血液保存技术，也可与术前自体献血联合应用。适用于能耐受血液稀释、预计失血量较大或手术需要降低血液黏滞度的患者。ANH实施过程中，有引起循环波动导致心肌缺血或心脏负荷过重致急性肺水肿的风险，不建议在心血管手术中常规应用。

三、自体血回收

自体血回收（cell salvage）分为术中和术后自体血回收，是指将患者术中出血或术后创口引流的血液，经过血液回收装置抗凝、回收、过滤、洗涤等处理后，将得到的红细胞再回输给患者本人的一种方法。分为术中和术后自体血回收。相比于PAD和ANH这两种自体输血方式，术中自体血回收，由于挽救了失血中的红细胞，因此增加了机体自身红细胞总量。研究表明，术中回收洗涤后的红细胞的携氧能力与在体红细胞相似，显著优于库存血红细胞。心血管手术创伤大，手术时间长，围手术期失血量大，甚至有可能发生难以预料的大出血，特别适合术中自体血回收，可减少患者的异体血输注量。建议所有可能需要异体输血的心血管手术患者，尤其是异体输血的高危患者，从切皮至缝皮使用血液回收机，带血纱布不丢弃，洗涤后回输给患者，尽量收集全部术中失血[9]。

CPB结束后机器余血常规直接回输给患者，但管道内和氧合器内仍会残存部分红细胞，建议用生理盐水冲洗后放入血液回收机洗涤，尽量回收所有丢失的红细胞。术中洗涤的自体血在室温下可保存4小时，在采集后4小时内于2~6℃保存，可保存24小时。心脏恶性肿瘤和未控制的感染患者使用术中自体血回收时需充分评估风险和受益。对输血低危患者，考虑到成本效益比，可先将机器设置为待机模式，只安装储血罐，当回收血液达到足够量后再安装离心杯和血袋，启动洗涤和回收模式。

自体血回收也存在缺点，它在回收、洗涤失血过程中只回收了红细胞成分，丢失了其中的凝血因子和血小板等。因此，当回收血量接近或超过自身血容量时，应补充FFP和血小板，以维持机体正常凝血功能。

术后自体血回收亦是多模式PBM的一部分，尤其是术后早期（6小时内）失血量多的情况下。目前术后红细胞输注量约占整个围手术期红细胞用量的60%~70%。但术后自体血回收的有效性和安全性尚需临床试验进一步证实。

四、自体血小板分离技术

自体血小板分离技术可以在术前实施，通过血液分离设备来完成一定量的自体血小板和红细胞采集，保存至手术需要时输注。本章主要讨论术中自体血小板分离技术，是指在麻醉诱导后利用自体血回收机将全血通过离心，依次分为贫血小板血浆、富血小板血浆和红细胞，或只分为富血小板血浆和红细胞。贫血小板血浆和红细胞通常可立即回输给患者，或根据患者血容量状态及Hb水平必要时回输给患者，而富血小板血浆多在中和肝素后回输给患者。血小板输注率较高的主动脉手术实施自体富血小板血浆分离技术可以显著减少异体输血（包括红细胞、血小板、血浆和冷沉淀），同时降低肾衰竭发生率，减少住院时间和费用。

术中自体血小板分离技术的另一个优点是，该技术与血液回收共同使用一套耗材即可完成，不额外增加医疗费用。但自体血小板分离技术操作较复杂，有可能引起患者循环波动、低血压、贫血、心肌缺血和液体转移等风险，目前其在心血管手术中应用的相关研究多为小样本，关于分离出的自体血小板含量、功能及保存条件方面研究较少，临床安全性和有效性还有待进一步证实。

第五节　输血指征

一、红细胞输注指征

（一）限制性红细胞输注指征

1. 公认的心血管手术患者限制性红细胞输注阈值为Hb<80g/L。TRICS Ⅲ研究（2013—2017年进行的一项国际多中心研究，纳入5 243例接受心脏外科手术且EUROScore>6分的患者）。限制性输血组围手术期红细胞输注阈值是Hb为75g/L，而宽松输血组是术中和术后ICU患者Hb为95g/L、术后非ICU患者Hb为85g/L（5.3mmol/L）。主要终点指标是全因死亡、心肌梗死、卒中和术后28天内或住院期间需要透析的新发肾衰竭。次要终点指标为，机械通气时间和ICU住院时间，急性肾损伤，术后长时间低心排血量状态，以及感染。结果发现，限制性输血组52.3%患者输注红细胞，宽松输血组72.6%患者输注红细胞（优势比0.41；95%*CI*：0.37~0.47）。主要和次要终点指标均无显著差异。对该研究受试者术后6个月随访数据的分析，两组患者的预后均无差异[10]。

因此，多个指南推荐成人心血管手术患者红细胞输注阈值为Hb<75g/L。

2. 复杂先心病、实施姑息性手术或畸形未矫治及发绀型心脏病患儿，当术后Hb<90g/L时，可输注红细胞。此外，发绀型心脏并患儿术后Hb降低幅度达到50%时可输注红细胞。

3. 当Hb>100g/L时输注红细胞并无获益。

最新研究结果表明，对极低体重的早产儿执行宽松的红细胞输注指征并不改善其生存率。

（二）体外循环中红细胞和血液制剂输注指征

CPB过程伴随不同程度的低温，机体氧耗量降低，因此Hb水平可适当降低。

1. CPB中当Hb<60g/L应输红细胞。

2. 对存在脑缺血风险（如脑血管病发作史、糖尿病、脑血管病、颈动脉狭窄等）的患者当Hb<70g/L应当输红细胞。

3. 新生儿CPB中Hb<80g/L，可输注红细胞。

二、血小板、新鲜冰冻血浆和冷沉淀凝血因子输注指征

详见第三节。

第六节　患者血液管理实施效果评价方法

2010年，世界卫生大会在第WHA63.12号决议中推荐了患者血液管理（PBM）。在2017年，它被欧盟委员会推荐为医疗标准模式。在最新发布的世界卫生组织（WHO）行动框架中，为保障2020—2030年在全球普遍获得安全、有效和有质量保证的血液成分，WHO将有效执行PBM列为六个目标之一。在新型冠状病毒肺炎（COVID-19）全球暴发的背景下，40余位来自全球不同国家、不同专业医学专家联合发出了一份名为《PBM在疾病大流行中的关键作用》的倡议书。此外，大量研究结果证实，PBM模式改善了患者的临床结局，提高了治疗的安全性，降低了成本。但是有组织地开展PBM的医院却很少。推动PBM发展，除

了医疗机构，还需要医疗和医保政策制定方的支持，如可以通过卫生行政主管部门将输血相关评价指标纳入国家级或省级评比评价体系，根据实际情况，分级别、分地区进行评价。

一、医院机构主要负责人支持

PBM 是多学科协作的医疗模式，需要从医院层面的推动和支持。

二、组建多学科患者血液管理团队

实施 PBM 需要有多学科参与。团队组成人员包括心血管外科医生、麻醉医生、ICU 医生、护士、输血科医生或技术人员、医院管理部门。设立 PBM 项目具体负责人或协调人。PBM 团队负责制订本医院的 PBM 综合措施，如贫血患者的诊治流程、具体负责的科室和人员，对 PBM 的各个环节和负责的科室和技术人员的职责予以明确，制订较具体的输血指征、大出血治疗流程等。定期检查、评估现有 PBM 措施执行情况，始终保持其有效运行。

三、制订患者血液管理实施方案

制订本医疗机构内 PBM 实施方案，并对全体医护人员定期培训 PBM 知识和技能。

四、合理推广适宜技术

选择一个输血率较大的病种或手术作为示范，取得成效后再推广。

五、建立数据库和遵循循证医学证据

实施 PBM 开始时就应该建立数据库，总结和分析 PBM 的经验、成效，形成循证医学证据，还能够为 PBM 实施效果的评价和公示提供数据支持。

六、建立以单病种为基础的临床输血评价和公示制度

一直以来，临床用血没有很好的评价指标，医生个人对输血治疗的知识和理念决定着对患者的输血治疗。不同医疗机构之间，同一医疗机构不同医生之间的输血率和输血量具有显著差别。输血已成为外科手术质量控制的重要指标之一。

以单病种为基础的临床用血评价和公示制度，将单病种输血量作为病房医疗质量的考核指标之一，有助于评价和改进临床医生的输血治疗行为。此外，PBM 可减少医疗花费和节约血液资源，已经成为输血医学未来的发展方向。随着 PBM 的理念和措施被接受，会有越来越多的医疗机构实施 PBM。

围心血管手术期患者血液管理病例集

（纪宏文）

推荐阅读

[1] MEYBOHM P，WESTPHAL S，RAVN HB，et al.Perioperative Anemia Management as Part of PBM in Cardiac Surgery-A

Narrative Updated Review.J Cardiothorac Vasc Anesth,2020,34(4):1060-1073.

[2] 北京医学会输血医学分会,北京医师协会输血专业专家委员会 . 患者血液管理——术前贫血诊疗专家共识 . 中华医学杂志,2018,98(30):2386-2392.

[3] 胡盛寿,纪宏文,孙寒松,等 . 心血管手术患者血液管理专家共识 . 中国输血杂志,2018,31(04):321-323.

[4] BOER C,MEESTERS MI,MILOJEVIC M,et al.2017 EACTS/EACTA Guidelines on patient blood management for adult cardiac surgery.J Cardiothorac Vasc Anesth,2018,32(1):88-120.

[5] MEESTERS MI,VON HEYMANN C.Optimizing Perioperative Blood and Coagulation Management During Cardiac Surgery. Anesthesiol Clin,2019,37(4):713-728.

[6] BOER C,MEESTERS MI,VEERHOEK D,et al.Anticoagulant and side-effects of protamine in cardiac surgery:a narrative review.Br J Anaesth,2018,120(5):914-927.

[7] TIAN L,GAO X,YANG J,et al.Association of Adenosine Diphosphate-Induced Platelet Maximum Amplitude With Postoperative Bleeding and Blood Transfusions in Patients Undergoing Coronary Artery Bypass Grafting.J Cardiothorac Vasc Anesth,2021,35(2):421-428.

[8] RAPHAEL J,MAZER CD,SUBRAMANI S,et al.Society of Cardiovascular Anesthesiologists Clinical Practice Improvement Advisory for Management of Perioperative Bleeding and Hemostasis in Cardiac Surgery Patients.Anesth Analg,2019,129(5): 1209-1221.

[9] KLEIN AA,BAILEY CR,CHARLTON AJ,et al.Association of Anaesthetists guidelines:cell salvage for peri-operative blood conservation 2018.Anaesthesia,2018,73(9):1141-1150.

[10] MAZER CD,WHITLOCK RP,FERGUSSON DA,et al.TRICS Investigators and Perioperative Anesthesia Clinical Trials Group.Six-Month outcomes after restrictive or liberal transfusion for cardiac surgery.N Engl J Med,2018,379:1224-1233.

第十一章

胸心血管手术围手术期神经功能监测与保护

中枢神经系统(central nervous system,CNS)由大脑和脊髓组成,是身体的指挥中心,由于其主体功能细胞——神经元不可再生的特性,围手术期神经系统并发症往往严重损害患者的生命健康和生存质量。同时,中枢神经系统也是机体氧供需求最为旺盛的生理系统,其对低灌注所引起的病理损害最为敏感,导致围手术期神经系统并发症在高风险的胸心血管外科手术中更为常见。因此,学习胸心血管疾病患者的围手术期中枢神经系统病理生理变化,掌握常见的术中神经功能监测手段,了解针对缺血性脑、脊髓损伤,神经认知功能障碍等术后神经系统并发症的诊疗及预防措施,将有助于提高胸心血管手术围手术期安全管理水平,改善患者预后[1]。

第一节　围手术期神经系统病理生理变化

一、胸心疾病病理基础对神经系统的影响

胸心疾病患者常并存其他基础疾病,如糖尿病、高血压、肾功能不全及肺部疾病等。疾病本身导致的全身炎症反应会使机体产生和释放大量的炎性介质,导致脑血管收缩、脑供血不足、脑自主调节功能改变进而加重脑组织低氧,从而在围手术期常引发显性或隐性缺血性神经损伤。

1. **肺部疾病**　肺部疾病引起的缺氧、二氧化碳蓄积等病理生理过程与脑卒中发生相关。长期缺氧可引起神经细胞损害,出现认知功能改变,导致缺氧性脑病。此外,低氧、二氧化碳蓄积还会增加脑血流量,升高颅内压,兴奋交感神经系统。二者相互作用形成恶性循环,阻碍脑血流量的自主调节能力,增加脑卒中风险,目前认为该机制可能与低氧和二氧化碳蓄积所致的细胞外基质降解、炎症反应、高碳酸血症、氧化应激等过程相关。

2. **心脏瓣膜疾病**　心脏瓣膜疾病和心房颤动患者常易合并左心房内血栓,血栓一旦脱落将显著增加脑梗死风险。风湿性心脏病二尖瓣狭窄患者中有20%~25%死于体循环栓塞。心房颤动可使脑卒中的风险增加3~5倍。心力衰竭引起的局部血流停滞和高凝状态可使脑卒中风险增加3倍以上。胸心疾病患者术前多有心脏室壁运动异常,致使血栓风险进一步增加。术前合并卵圆孔未闭还可造成静脉系统栓子进入动脉系统的风险增加。动脉粥样硬化则会影响所有重要器官或肢体的动脉血供。合并感染性心内膜炎、心内乳头状纤维瘤、黏液瘤和二尖瓣钙化等疾病也会显著升高脑卒中的风险。

3. **大血管病变**　主动脉夹层等大血管病变本身会累及神经系统的供血,如Stanford A型主动脉夹层累及肋间动脉或周围神经滋养动脉供血时,部分脊髓或周围神经的血供会受影响或出现假腔供血现象。当颈动脉、椎动脉受累时则出现脑缺血现象。主动脉夹层动脉瘤瘤体较大者,可压迫周围神经,导致患者出现神经压迫综合征,如霍纳综合征或Cardio-vocal综合征。

4. **先天性心脏病**　先天性心脏病患儿常伴随有神经发育异常,可表现为认知障碍、运动障碍、社交障碍等。遗传因素是主要致病原因,慢性缺氧、脑血流减少、营养不良等因素进一步诱发神经损伤影响智力。

常见的发绀型先天性心脏病，包括法洛四联症、大动脉转位、三尖瓣闭锁、完全型肺静脉异位引流、肺动脉闭锁等，这些都存在右向左分流引起的低氧血症。超过 30% 复杂型先心病患儿存在术前脑损伤。

二、胸心疾病治疗药物对神经系统的影响

1. 正性肌力药与血管加压药 正性肌力药与血管加压药均有拟似或改变自主神经系统的作用，常称为拟交感类药物，分为肾上腺素类和非肾上腺素类。

（1）肾上腺素类：肾上腺素类通过肾上腺素受体发挥作用，分为儿茶酚胺类和非儿茶酚胺类。

儿茶酚胺类，主要指多巴胺、肾上腺素和去甲肾上腺素及其他衍生物（多巴酚丁胺、异丙肾上腺素）。儿茶酚胺的主要生理作用是兴奋血管平滑肌的 α 受体使血管收缩，主要是小动脉和小静脉收缩，且在皮肤和黏膜比较明显，其次是肾脏的血管收缩。对脑血管的收缩作用可引起脑组织缺血缺氧，应避免大剂量长时间使用。

非儿茶酚胺类，此类药物多用作血管加压药，包括麻黄素、间羟胺、去氧肾上腺素、甲氧明等。其中去氧肾上腺素主要通过收缩外周静脉血管升高血压，可作为体外循环（CPB）期间和脑及周围血管手术的紧急血管升压素。

（2）非肾上腺素类：洋地黄类药物，包括西地兰、地高辛、去乙酰毛花苷等，能增强心肌收缩力、增加心排血量，用于在心房纤颤时控制心室率、转复及预防室上性心动过速。洋地黄类药物可抑制心力衰竭时内分泌系统的过度激活，增加迷走神经活性，降低交感神经兴奋性。洋地黄类药物中毒的神经系统反应有眩晕、头痛、疲倦、失眠、谵妄等。

选择性磷酸二酯酶抑制剂，如米力农、氨力农等，可同时产生正性肌力和适度的血管扩张作用。磷酸二酯酶抑制剂可改善脑血管痉挛，对急性脑供血不足和短暂性脑缺血发作有一定的保护作用。

2. 抗高血压药

（1）血管扩张药：直接血管扩张药，如硝普钠、硝酸甘油等，可通过松弛血管平滑肌和降低血管阻力来降低血压，使用后可引起血管扩张导致脑血流增加和颅内压升高，同时脑灌注压降低。如果脑组织异常区域的血管对血管扩张剂的敏感性选择性增加，则可出现“盗血现象”，加重缺血损伤。

硝普钠的药理活性成分是亚硝基一氧化氮。长期或快速点静脉滴注硝普钠可引起硫氰酸盐中毒和甲状腺功能减退，表现为困倦、出汗、恶心、呕吐、低血压、反射亢进、肌肉抽搐，甚至惊厥和神经紊乱。

（2）肾上腺受体拮抗剂：拉贝洛尔是较常见的肾上腺素受体拮抗剂之一，具有 α 肾上腺受体和非心脏选择性 β 肾上腺受体拮抗作用，可以降低平均动脉压（MAP）而不伴随颅内压增高，能改善术后难治性高血压患者的脑灌注压。

（3）钙通道阻滞剂：尼卡地平阻断心肌和平滑肌钙离子内流，导致全身血管阻力降低，对颅内压没有影响，并能够有效预防血管痉挛。长效的钙通道阻滞剂则导致脑血管扩张。

3. 抗心律失常药

（1）治疗快速心律失常的药物：①普罗帕酮，中枢神经系统的副作用包括视物模糊、头晕、头痛、焦躁不安、睡眠障碍、精神障碍等。②普萘洛尔，能影响肾上腺素能神经元功能和中枢神经系统的血压调节压力感受器的敏感性，可竞争性对抗异丙肾上腺素和去甲肾上腺素的作用，神经系统副作用的表现为倦怠、无力、失眠或嗜睡、听力障碍、感觉异常等，长期使用可出现精神抑郁，甚至抑郁症。③胺碘酮，神经系统不良反应少见，与剂量及疗程有关，可出现震颤、共济失调、近端肌无力、锥体外系反应，服药 1 年以上者可有周围神经病，减药或停药后渐消退。④维拉帕米，多与剂量相关，神经系统不良反应包括头晕或眩晕，偶可致肢冷痛、麻木及烧灼感。

（2）治疗缓慢型心律失常的药物：①阿托品，能阻断节后胆碱能神经所支配的效应器官中的乙酰胆碱

受体，用药过量时，主要表现为副交感神经作用解除后的症状及中枢神经系统兴奋，如烦躁、多语、幻觉、谵妄、惊厥等。②异丙肾上腺素，拟交感作用，常见神经系统不良反应有头痛、震颤、忧虑、头晕及虚脱等。

4. 抗凝与凝血药物

（1）抗凝药：①华法林，易通过胎盘并致畸胎及中枢神经系统异常。②阿司匹林，在服用量大时会出现神经系统症状，出现所谓水杨酸反应，症状为头痛、眩晕、耳鸣、视听力减退，用药量过大时，可出现精神错乱、惊厥甚至昏迷等，停药后 2~3 天症状可完全恢复。大剂量时还可引起中枢性的恶心和呕吐。③氯吡格雷，颅内出血的风险性增加。④利伐沙班，增加了脑出血、硬膜下血肿、硬膜外血肿、轻偏瘫的发生率。

（2）凝血药物：增加了脑卒中的风险。

5. 其他药物

（1）糖皮质激素：可稳定血脑屏障并增加脑脊液吸收，对减轻血管源性脑水肿有较好的疗效，其弊端是使用后血糖增高可导致术后神经功能异常和术后感染风险增高。

（2）一氧化氮：特异性肺血管扩张药，无体循环作用。一氧化氮可作为神经递质并有调节脑血流和炎性反应的功能，改善神经元缺血损伤。

（3）前列地尔：前列腺素 -1（PGE-1），直接血管扩张剂，可被体内大部分组织尤其是肺脏的酶类迅速代谢，可以改善脑血管微循环障碍。

三、胸心血管外科手术对神经系统的影响

胸心血管手术由于疼痛和继发的呼吸功能不全，常引起术后活动受限。50% 的胸廓切开患者存在肋间神经损伤并引发慢性疼痛。食管癌手术中，手术操作误伤喉返神经及迷走神经也较为常见。

心脏闭合式手术术后出现有临床症状的脑卒中发生率为 2%~6%，心脏直视手术后的脑卒中发生率增加至 4.2%~13%。术后早期脑卒中的危险因素有高龄、CPB 转流时间、术后血肌酐升高和广泛的动脉粥样硬化，而迟发脑卒中易发生于女性、术后心房颤动、脑血管疾病及需要正性肌力药支持的患者。

1. 非 CPB 手术 严重低血压是分水岭损伤发生的原因，栓塞和低血压同时发生会加重中枢神经系统的损伤。

2. CPB 手术 CPB 手术后脑功能障碍并不少见（包括神经认知功能障碍、脑卒中、昏迷），其病因复杂，包括低灌注、大栓子、微栓子和 CPB 引起的炎症等。CPB 能加重脑部缺血后细胞凋亡，表现为术后延迟性中枢神经系统损伤。高达 83% 的 CPB 下冠状动脉旁路移植术（CABG）患者在术后 1 周内出现认知功能障碍，早期的术后认知功能减退可以反映亚临床脑损伤，故需及早预防术后认知障碍的发生。

3. 深低温停循环 大脑自主调节完好时，在低代谢（如麻醉、低温）情况下，不需要脑血管舒张药物就能以较低的灌注压保证脑部供血。糖尿病患者脑血管自主调节能力不足，在深低温时该调节机制消失，引起低血压并持续数小时，增加脑部低灌注的风险。慢性高血压患者脑血管自主调节机制已发生变化，因而在 CPB 期间可能需要维持较高灌注压。

4. pH 稳态管理 标准 pH 是温度依赖性的，通过将血二氧化碳分压（partial pressure of carbon dioxide，PCO_2）维持在 40mmHg，pH 维持在 7.4（体外 37℃的测量值）来维持正常 pH 跨膜梯度。CPB 时，由于不添加外源性二氧化碳，总二氧化碳维持恒定，因此不能代偿二氧化碳溶解度的增高。二氧化碳是一种强有力的血管舒张剂，总 PCO_2 升高能够舒张脑血管，损害脑血流代谢偶联机制，并降低脑血管自主调节能力。乳酸酸中毒可诱发脑血管痉挛，严重程度与缺血前的血糖浓度相关。

5. 栓塞导致中枢神经系统损伤 局部缺血大多由微血栓或气栓导致孤立的脑动脉硬化梗阻引起。

6. 灌注不足导致中枢神经系统损伤 脑灌注压降低，在中低温及 CPB 期间，脑静脉回流受到影响，特别是使用单个二级静脉插管，在其后的远端进行血管吻合时，脑部静脉压增高。常温停循环时，缺血数秒后

氧气就被耗竭，脑电活动 30 秒内消失，高能磷酸盐 1 分钟内耗竭，缺氧 5 分钟就会产生缺血性神经损伤。

四、全身麻醉药物对神经系统的影响

麻醉药物对神经系统的影响，除了已知的麻醉作用外，还包括麻醉药物在脑缺血时的神经保护作用，以及麻醉药物对发育期大脑和老龄患者大脑的神经毒性作用（表 11-1-1、表 11-1-2）。

表 11-1-1 常用静脉麻醉药物对神经系统的影响及特点

药物	作用受体	ICP	$CMRO_2$	呼吸抑制	心血管抑制
丙泊酚	GABA	↓↓	↓↓	++	++
硫喷托纳	GABA	↓↓	↓↓	++	+
依托咪酯	GABA	↓↓	↓↓	++	–/+
氯胺酮	NMDA	↑/↓	↑	–	–
右美托咪定	α_2 肾上腺素受体	↓	↓	–	浓度相关性
苯二氮䓬类	GABA	↓	↓	+	+

注：↑，增加；↑↑，显著增加；↓，降低；↓↓，显著降低；+，轻度抑制；++，明显抑制；–，无影响；GABA，γ- 氨基丁酸；NMDA，N-甲基 -D- 天冬氨酸；$CMRO_2$，脑氧代谢率；ICP，颅内压。

表 11-1-2 常用吸入麻醉剂对神经系统的影响

药物	CBF	$CMRO_2$	ICP
氧化亚氮	↑↑	↑或→	↑↑
氙气	↓（灰质）↑（白质）	↓	↑或→
异氟烷	↑或→	↓↓	→或↗或↑
七氟烷	↑或→或↗	↓或↓↓	→或↗或↑
地氟烷	↓或↑	↓↓	↑或→

注：箭头表示半定量变化。↗，轻度升高；↑，增加；↑↑，显著增加；→，不变；↓，降低；↓↓，显著降低；CBF，脑血流；$CMRO_2$，脑氧代谢率；ICP，颅内压。

1. **麻醉药物在脑缺血时的神经保护作用** 常用的麻醉药物均具有一定程度的脑保护作用，可减轻中枢神经系统的缺血 / 缺氧性脑病。丙泊酚能够剂量依赖性地减低脑代谢率，即使在脑缺血后 1 小时给予，仍能减少神经元凋亡和脑梗死容积。氯胺酮能够阻断 NMDA 受体，具有神经保护效用。几乎所有的吸入麻醉剂均可减少缺血性脑损伤，对轻、中度的脑缺血性损伤具有长期保护作用，而对重度缺血性损伤无效。不考虑将咪达唑仑和氧化亚氮作为脑保护药物。

2. **麻醉药物对衰老和发育期大脑的影响** 全身麻醉药物是否会对衰老和发育期中枢神经系统产生影响一直是临床麻醉医生关注的热点问题。临床上常用的镇静药、静脉麻醉药和吸入麻醉剂均可加重中枢神经系统神经退行性病变或神经功能受损，且具有年龄、接触时间和剂量的依赖性。但对于发育期大脑而言，目前认为 3 周龄以内小儿患者接受单次短时间全身麻醉（时间 <3 小时）对青春期整体智商发育无明显影响，但多次及长时程全身麻醉对神经系统发育的影响尚存争议[2-4]。

此外，麻醉药物可能增加术后谵妄的发生，术中使用麻醉深度监测、避免出现脑电暴发性抑制、优化疼痛管理方案及使用右美托咪定对减少术后谵妄和认知功能障碍有积极作用，吸入麻醉剂和静脉麻醉剂对老年患者术后认知功能的影响没有差异。

知识点

1. 动脉粥样硬化、脑血管疾病、脑自主调节改变、低血压、心内血栓、低氧、炎症等是胸心疾病患者出现神经系统改变的致病因素。

2. 麻醉药物对轻中度的缺血性脑损伤有保护效应。

3. 术前用药苯二氮䓬类和抗胆碱酯酶药可能会增加老龄患者术后谵妄；吸入麻醉剂和静脉麻醉剂对老年患者术后认知功能的影响没有差异；术中使用麻醉深度监测、避免暴发性抑制、优化疼痛管理、使用右美托咪定可能对预防术后谵妄有益。

第二节　围手术期神经功能监测

胸心血管手术患者基础病情复杂，手术操作挑战大、时间长，因而对围手术期的安全管理提出了更大挑战。由于常规的循环呼吸监测手段难以直观反映中枢神经系统的功能状态，近年来已发展出针对大脑及脊髓的温度、供氧、血流、神经电活动等生理指标的精准监测手段，逐步满足临床胸心血管手术围手术期安全管控需求，已成为减少围手术期神经功能并发症的重要举措[5-6]。

一、脑温度监测

脑温（brain temperature）的波动常提示脑代谢、脑血流量改变。影响脑温的因素包括三个方面：①脑组织的局部产热量；②局部脑血流量；③灌注脑组织的血液温度。

脑温的监测分直接法和间接法。直接法时直接将温度探针放置在脑组织的测温法准确可靠，但创伤大且对设备及技术条件要求高，医疗费用高，亦存在引发脑脊液渗漏、颅内感染和颅内血肿等严重并发症的风险，应用范围有限，因此目前多采用间接法监测大脑温度。

1. **直肠温度**　直肠内温度测定法不受室温影响，又有来自痔动脉的丰富血供及易操作特点，被认为是临床体温测量的标准方法，用以反映体内深部温度。直肠温度常规比脑温低 0.33℃，能较真实地反映脑组织温度。

2. **鼓室温度**　鼓室的位置接近下丘脑，可以较为准确地反映下丘脑的血液温度。

3. **头皮（或硬膜外）温度**　头皮与大脑组织距离较近，可以在不损伤脑组织的情况下对头皮或硬膜外温度实施监测，进而推算出颅内温度。

4. **颈静脉血流温度**　颈静脉主要收集头面部的静脉血（颈静脉约 99% 的血液均来自大脑的脉管系统）。脑静脉血流首先汇集于颈静脉，而后再汇入上腔静脉参加体循环，因此颈静脉血流温度与脑组织血流温度接近。

5. **肺动脉血流温度**　决定中心温度的金标准考虑以肺动脉温度为主。

6. **各类监测方法的优缺点**　鼓室温度可准确反映大脑的温度，对置入探头位置要求高，且耳垢影响测温，不建议持续监测。鼻咽温近似脑温，于上颚上方测量，可体现大脑动脉环血流区域的温度。由于鼻咽部血管丰富，变温较快，能迅速与 CPB 血液温度达到平衡，因此在心脏手术中最常用。膀胱和直肠温度主要反映腹腔脏器的温度，其探头置于肛门齿状线以上。建议在心脏手术中至少监测两个不同部位的温度，以更准确估计体核温度和内脏温度。

二、麻醉深度监测

及时准确的麻醉深度判断，不仅对患者平稳地度过麻醉手术期、迅速康复具有重要意义，而且可实时动态反映患者术中大脑功能状态，有效预警术中知晓和围手术期神经功能并发症。

脑电监测 脑电图（electroencephalogram，EEG）是一种通过贴片电极监测大脑神经电活动的方法。由于许多麻醉医生对原始脑电了解不多，实时分析有困难，因此通过将原始脑电通过计算转换为更简便的数字，有助于临床医生更直观地了解患者术中脑功能状态，以指导临床麻醉深度管理。不同药物麻醉下脑电变化见图 11-2-1。

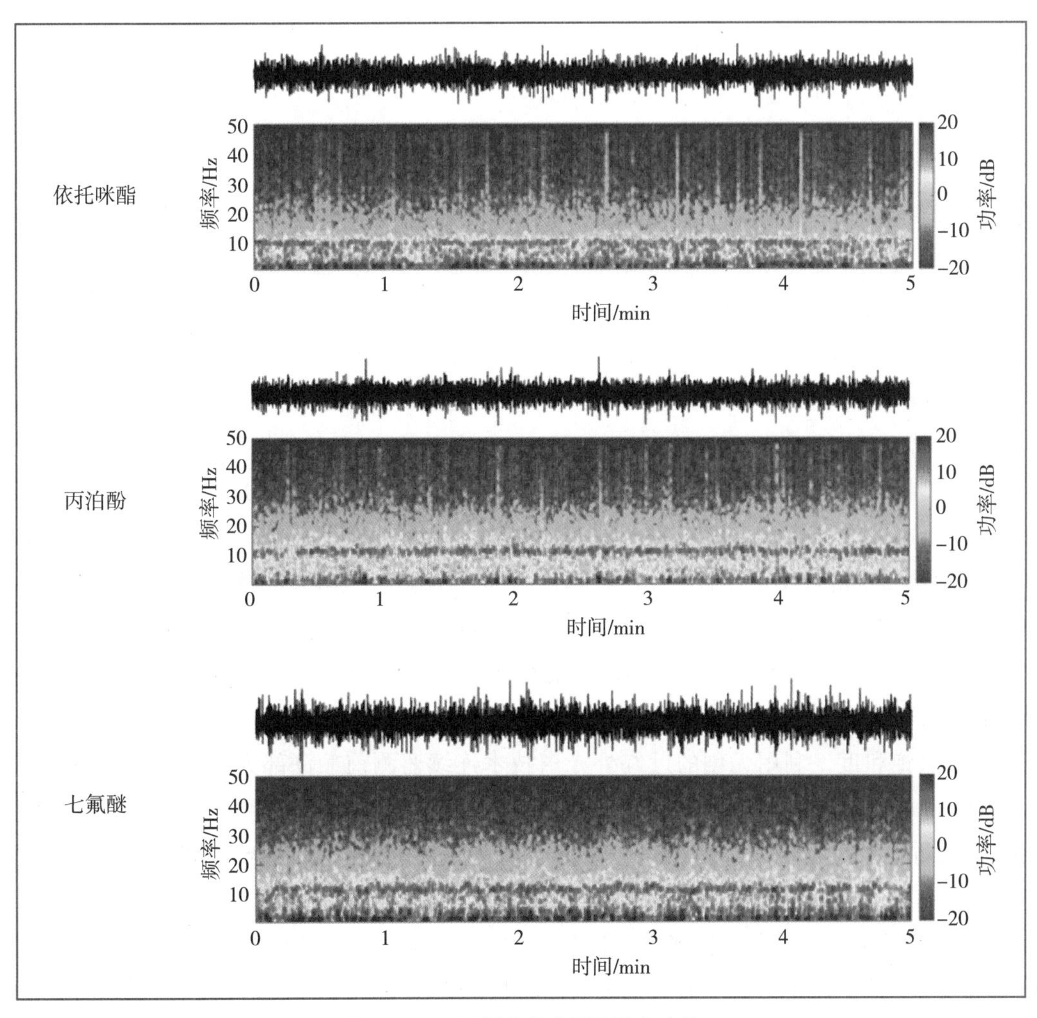

图 11-2-1　不同药物麻醉下脑电变化

（1）脑电双频谱指数（bispectral index，BIS）：是在脑电图频率谱和功率谱的基础上通过非线性分析得出的拟合数值，能较好监测大脑皮质功能状态及其变化，对预测体动、术中知晓及意识的消失和恢复灵敏度较高。BIS 范围从 0~100，数值变小表示大脑的抑制程度加深，通常认为：80~100 为清醒状态，60~79 为浅麻醉状态，40~59 为临床麻醉状态，低于 40 为深麻醉状态，并可能出现暴发性抑制。胸心血管手术期间一般推荐将 BIS 维持在 45~60。在复合麻醉和 CPB 的低温时 BIS 与麻醉深度不一致，BIS 对镇痛成分监测不敏感，不能做到实时监测，且对不同的药物、个体和人种差异性较大，易受到设备电信号的干扰是该方法的不足之处。

（2）听觉诱发电位（auditory evoked potentials，AEP）：是指声音刺激听觉传导通路经脑干至听觉皮层到达联合皮层的生物电活动。AEP 的水平被量化为听觉诱发电位指数（a-line ARX-index，AAI），通过 0~100 分来反映麻醉深度：AAI 60~100 为清醒状态，40~60 为睡眠状态，30~40 为浅麻醉状态，30 以下为临床麻醉，20 ± 5 为记忆完全消失状态。听觉是麻醉时最后消失的感觉，也是清醒时恢复的第一个感觉，故在诱导期和苏醒期 AAI 指数较 BIS 更为敏感，其对听力障碍者不适用。

（3）麻醉趋势指数（narcotrend index，NI）：是一种新型的麻醉深度监测指标，它将原始脑电分为从 A 到 F 六个阶段，并形成从 0 到 100 的指数：A 级 95~100，表示清醒；B0 级 90~94，B1 级 85~89，B2 级 80~84 表示镇静；C0 级 75~79，C1 级 70~74，C2 级 65~69 表示浅麻醉状态；D0 级 57~64，D1 级 47~56，D2 级 37~46 表示适宜麻醉；E0 级 27~36，E1 级 20~26，E2 级 12~19 表示深麻醉；F0 级 5~11，F1 级 1~4，表示脑电活动消失及暴发性抑制。NI 指导下的麻醉管理可降低术中知晓和疼痛不适，精神及睡眠障碍的发生，其优势是不受肌电活动干扰。

三、脑组织血氧饱和度监测

脑氧饱和度（cerebral tissue oxygen saturation，$SctO_2$）监测技术用以评估脑组织氧供与氧耗，以及氧供与脑灌注间的平衡，可及时反映脑组织缺血 / 缺氧进程，指导预防及减少脑损伤，现已广泛用于胸心血管外科围手术期麻醉管理及 ICU 床旁监测，尤其在小儿胸心血管手术中作用突出[7]。$SctO_2$ 监测主要有以下几种方式。

1. **颈静脉球部血氧饱和度** 颈静脉球部血液直接引流自以静脉血为主要成分的颅内血液，故临床上以监测颈静脉球部血氧饱和度（jugular bulb venous oxygen saturation，$SjvO_2$）代替脑静脉血氧饱和度。$SjvO_2$ 主要反映同侧脑半球脑氧摄取率，间接反映脑血流（cerebral blood flow，CBF）带来的脑组织氧输送，即反映脑氧代谢率（cerebral metabolic rate of oxygen，$CMRO_2$）和 CBF 之间的平衡。$SjvO_2$ 正常值为 55%~75%。数值降低可能因为二次灌注不足使脑灌注压下降、发生低碳酸血症或脑氧耗增加使氧供需失衡；数值增高则可能表示相对充血或动静脉瘘，并与病理性动静脉分流、脑死亡有关。当 $SjvO_2$<50% 持续超过 15 分钟时提示神经功能预后不良；若 $SjvO_2$<40% 提示可能存在全脑缺血缺氧。因其为介入性操作且监测局限较大，现有被其他新型监测技术取代的趋势。

2. **局部脑氧饱和度** 利用无创的近红外光谱技术连续监测前额深部大脑额极的局部脑氧饱和度（regional cerebral oxygen saturation，$rScO_2$）可间接反映全脑灌注和氧输送。生理状态下 $rScO_2$ 数值个体差异较大，因此在测量之前必须以生理状态下 $rScO_2$ 数值作为基线数据，并结合 $rScO_2$ 数值动态变化反映脑氧含量的变化趋势。$rScO_2$<55% 应视为存在脑氧含量异常降低。该方法在胸心血管手术中的用途主要有：①准确监测全脑缺血缺氧；②深低温停循环、低流量及脑逆行灌注中监测不受血压、低温等影响，可进行连续监测，常用于婴幼儿心脏直视手术、复杂的先天性心脏病、主动脉瘤手术及非 CPB 心脏直视手术；③可减少神经和精神损伤发生率。

3. **脑组织氧分压（partial pressure of brain tissue oxygen，$PtiO_2$）监测** 是基于病灶测量的技术方法，反映脑氧供与氧耗及组织氧扩散梯度间的相互作用，在正常脑组织尤其是前额叶放置探针可以有效地监测全脑组织灌注情况并指导维持未损伤脑组织正常生理功能。脑组织正常 $PtiO_2$ 范围是 20~35mmHg。由于 $PtiO_2$ 监测装置在置入后需要运行约 1 小时才能正常工作，一定程度上限制了在术中的应用。

四、脑血流和脑代谢监测

1. **脑灌注压** 脑灌注压（cerebral perfusion pressure，CPP）是指脑血管床的压力差，即流入和流出血流的压力差，正常值为 50~70mmHg。流入压力为平均动脉压（MAP），流出压力为颅内压（intra cranial

pressure，ICP），其计算公式为：CPP=MAP–ICP。当CPP下降至50mmHg时，CBF开始降低，使受损大脑更易出现脑缺血和梗死。脑循环有调节其血管阻力而维持CBF不变的能力，即脑血流的肌源性调节（自身调节）。正常人脑血流自身调节的限度是MAP为70~150mmHg，在此范围内脑血流保持相对稳定；脑灌注压低限为55~65mmHg。高于或低于自身调节的限度时，CBF是压力依赖性的，与CPP呈线性关系。脑灌注压或MAP急性升高或下降均可削弱脑血管自动调节功能，导致颅内压急性增加引起脑水肿。PCO_2在25~70mmHg时，脑血流随$PaCO_2$的改变而改变；PCO_2<20mmHg时，脑血管极度收缩引发脑缺血及脑电图的改变；PaO_2在60~300mmHg时，对脑血流影响不大；PaO_2低于60mmHg时，脑血流迅速增加（脑血管扩张）。

需要注意的是，麻醉药物对脑血流及代谢影响很大。除氯胺酮外所有的静脉麻醉药均抑制$CMRO_2$，均使脑血管收缩，CBF降低；除氟烷外所有的吸入麻醉剂均抑制$CMRO_2$，其对CBF的影响是血管扩张和对CMR的影响双重因素共同作用的结果。在正常脑组织，低于1MAC时对CBF无影响，PCO_2的反应性完整；超过1MAC则直接扩张脑血管。

2. **脑血流监测** CBF是指单位时间内血液通过脑血管某横截面积的流量，即血流线性速度与血管横截面积的乘积则为血流量，代表血流的速度，其与脑灌注压成正比，并与脑代谢需求相匹配（图11-2-2）。在安静情况下，一个60~70kg的年轻人每分钟的全脑血流量为700~770ml，合计为每分钟50~55ml/100g。大脑通过脑血流自动调节完成脑循环的结构性和自适应性调节。当平均半球血流量减少到每分钟25~30ml/100g时，可发生精神错乱，甚至意识丧失。神经功能衰减的临界血流量每分钟约18ml/100g。建议通过rSO_2技术对脑灌注进行无创评估，适当采用$SjvO_2$监测进行有创评估。建议高危患者围手术期进行弥散加权成像发现潜在无症状的早期脑部病变。

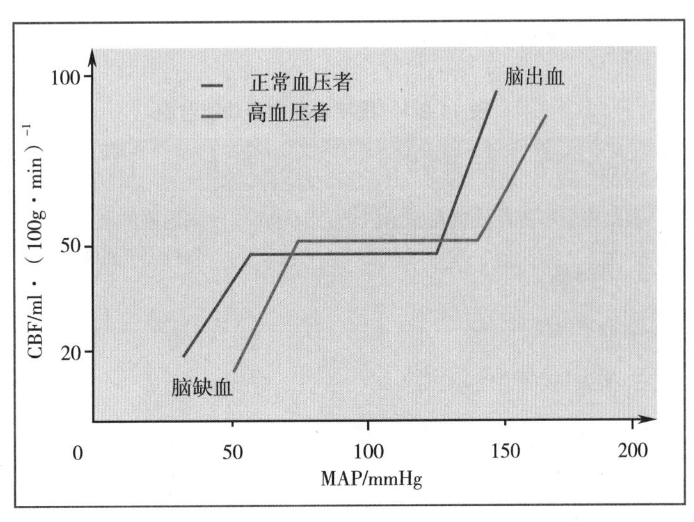

图11-2-2 脑血流与血压关系

3. **脑氧代谢率（$CMRO_2$）监测** $CMRO_2$表示机体脑组织的有氧代谢活动。$CMRO_2$测量的金标准是基于放射性元素^{15}O的PET成像技术，灰质$CMRO_2$的参考值为259mol/（100g·min），白质为80mol/（100g·min）；灰质和白质的氧摄取分数（oxygen extraction fraction，OEF）OEF参考值分别为0.49和0.48。PET技术的侵入性、复杂性、存在辐射暴露等缺点限制了其临床应用。随着单光子发射计算机体层摄影（SPECT）、CT灌注成像（CTP）技术及MR灌注技术的革新与推广应用，$CMRO_2$的监测将会更安全、高效和准确。

五、诱发电位

胸心外科手术尤其是主动脉夹层手术，脊髓血运情况是重要监测对象。临床通过监测体感诱发电位（somatosensory evoked potential，SSEP）及运动诱发电位（motor evoked potential，MEP）以确保整个手术过程中足够的脊髓灌注，预防并早期识别脊髓缺血，减少术后感觉异常及瘫痪等不良事件。

1. **体感诱发电位** SSEP是肢体末端粗大感觉纤维受刺激后，在感觉上行通路不同部位产生的电位，主要反映周围神经、脊髓后束和相关神经核、脑干、丘脑、丘脑放射及皮层感觉区的功能。SSEP波幅降低50%或更多，潜伏期延长10%提示需要预警并干预。低温、组织低灌注、PaO_2和$PaCO_2$的变化、颅内压升高的生理学变化均会影响SSEP，大多数麻醉药物通过改变突触或轴突传导功能而改变神经元兴奋性，抑制SSEP。该技术的缺点是只能监测感觉皮质及皮质下的感觉传导通路的缺血性损伤，不能有效监测感觉皮质和感觉传导通路以外的神经区域缺血。

2. **运动诱发电位** MEP是通过电或磁刺激皮层运动区域产生的兴奋通过下行运动通路传导至脊髓运动神经元，从而激活其支配的肌肉产生的动作电位，所记录到的电位称为复合肌肉动作电位（compound muscular activity potentials，CMAP），直接反映运动传导系统的完整性及功能状况，在术中监测运动功能方面较SSEP更为敏感。肌肉MEP信号受麻醉药物影响较大且不稳定。肌松药会导致CMAP波幅大幅降低，在进行MEP监测时应尽量避免使用肌松药。若SSEP增加刺激强度超过50V，增加刺激次数，或与初始波形比较波幅下降大于80%，则提示术后运动功能可能存在预后不良。

知识点

围手术期神经功能监测见表11-2-1。

表11-2-1 围手术期神经功能监测

监测指标	监测方法	作用
脑温度监测	直接将温度探针放置在脑组织（直接法）	脑温度的波动常提示脑代谢、脑血流量的改变和神经元的损伤
	1. 直肠温度	
	2. 鼓室温度	
	3. 头皮（或硬膜外）温度	
	4. 颈静脉血流温度	
	5. 肺动脉血流温度	
麻醉深度监测	1. 脑电监测	反映全身麻醉深度，及不同神经功能环路活动状态
	2. BIS	
	3. 听觉诱发电位	
	4. Narcotrend麻醉深度监护	
脑氧饱和度监测	1. 颈静脉球部血氧饱和度	及时发现在全身麻醉或镇静的患者中脑组织缺血/缺氧，指导预防及减少脑组织缺血/缺氧损伤
	2. 局部脑氧饱和度	
	3. 脑组织氧分压	

续表

监测指标	监测方法	作用
脑灌注压、脑血流、脑代谢率	1. 脑灌注压	反映脑血流动力学和氧代谢利用状况的指标，可提前发现和预防因脑灌注不足或氧供不足所导致的脑功能损伤
	2. 脑血流	
	3. 脑代谢率	
诱发电位	1. 体感诱发电位	反映躯体感觉通路和运动传导系统的完整性和功能状况
	2. 运动诱发电位	

第三节　围手术期脑卒中

围手术期脑卒中是由各种原因引起脑内动脉狭窄、闭塞或破裂，导致急性脑血液循环障碍，临床上表现为一过性或永久性脑功能损伤。胸心血管手术围手术期脑卒中发生率明显高于其他类型手术，非心脏、非神经、非大血管手术脑卒中发生率均低于1%，而复杂重症瓣膜置换术后脑卒中发生率为9.7%，单纯二尖瓣手术的发生率为8.8%，瓣膜合并CABG发生率为7.4%，单纯主动脉瓣手术发生率为4.8%，单纯CABG发生率为3.8%。

一、围手术期脑卒中的病理生理机制

围手术期脑卒中可分为缺血性脑卒中和出血性脑卒中两大类。

1. 缺血性脑卒

（1）血栓形成：手术导致全身炎症和高凝状态引起围手术期血栓形成和血管斑块破裂。术前接受抗凝或抗血小板治疗的患者在停药后可能面临反跳性高凝和随后的缺血性卒中的风险。

（2）心源性栓塞：脑血管栓子由空气、动脉粥样硬化斑块的碎片、脂肪或手术源性的颗粒物质等组成。在重大心脏手术和重要血管手术（如血管内支架植入术）中，心房颤动合并高凝状态，以及心脏和主动脉弓的心血管操作均可能引起心源性栓塞，诱发围手术期脑卒中。

（3）贫血所致脑缺氧：血液稀释、贫血、术中大出血可导致脑缺氧。在贫血状态下，机体通过增加心排血量和代偿性增加脑血流量以维持氧合。贫血的情况下使用非特异性β受体拮抗剂（美托洛尔）使脑血管舒张功能减弱，使脑组织氧输送受损。故血红蛋白（Hb）水平低于9g/dL的患者使用β受体拮抗剂会增加卒中的风险，其中以服用美托洛尔的患者风险最高。

2. 出血性卒中　出血性卒中仅占所有围手术期卒中的1%~4%。出血性脑卒中可归因于脑实质、蛛网膜下腔或脑室系统内的局部血液聚集，其主要致病因素为围手术期无法控制的高血压、脑血管畸形、抗凝剂或抗血小板治疗等。

二、围手术期脑卒中的危险因素

高龄、既往脑卒中或短暂性脑缺血发作、冠心病和肾脏疾病，这些因素可能反映了脑血管储备的减少，因此对围手术期脑血栓栓塞的易感性更高。

大型心血管手术的围手术期卒中发生率相对较高，因为这些手术增加了心脏和血管操作导致心源性栓塞的风险。此外，因灌注不良和非选择性β受体拮抗剂可导致脑血管舒张受损和心排血量下降，所以围手术期应注意使用β受体拮抗剂的患者卒中风险较高。

三、降低围手术期脑卒中风险的措施

1. 术前干预措施 近期发生脑卒中的患者，如无禁忌，应建议择期手术推迟至卒中后 9 个月。若必须进行手术，且为卒中高风险患者，术中及术后应严密预防及监护。

对于心房颤动等情况下接受抗凝治疗的患者，建议在大手术前停止抗凝 48 小时。对于静脉血栓栓塞高危患者，建议围手术期继续抗凝。

颈动脉狭窄是脑损伤的独立预测因素，颈动脉狭窄者心脏手术围手术期脑损伤的发生率为 22% 以上，建议对择期行 CABG、大血管手术的患者，术前常规行颈动脉筛查，以指导术中血压管理。此外，术前保护性颈动脉支架置入可预防脑卒中。

2. 术中管理

（1）监测：行卒中高风险手术的患者，应进行脑电图和体感诱发电位（SSEP）监测，且脑电图可能比 SSEP 更快、更灵敏地检测到脑缺血、缺氧。SSEP 主要用于指导停循环后 CPB 最佳体温控制。在心脏手术患者中，建议使用经颅多普勒（transcranial Doppler，TCD）和近红外线光谱技术（$SctO_2$ 监测）对脑灌注进行无创评估。当术中 TCD 监测血液流速变小或 rSO_2<50 或低于绝对值 20%，或 $SjvO_2$<0.50 时，应根据具体情况采取相应措施以保证脑部血流和氧供。

（2）血压：维持收缩压及 MAP 水平上下波动范围小于基础值 20%，避免 MAP 下降 >30% 基础值。CPB 术中 MAP>50mmHg 以维持足够的脑灌注流量。高血压、老年患者及合并严重主动脉粥样硬化病变等高风险患者应维持较高水平 MAP（>70mmHg）。

（3）预防贫血：术中贫血可以明显增加脑卒中的发生风险，建议 CPB 术中血细胞比容 >0.22。

（4）β 受体拮抗剂：术中 β 受体拮抗剂的使用应根据患者情况、手术干预类型和实时的生理状态而决定。

（5）高血糖和高体温：二者都会引发血脑屏障破坏、神经递质释放增加、活性氧大量产生及能量代谢异常等病理生理过程从而加重缺血性脑损伤。合理的血糖（成人血糖 <10mmol/L）和体温控制（CPB 过程中鼻咽温度 <37℃）可降低心脏手术后脑卒中和认知障碍的发生率，推荐在长时间 CPB 及高风险的患者术中进行连续血糖监测与体温管理。

（6）预防心源性栓子：建议 CPB 术中充分排气后再开放升主动脉，胸腔内置入二氧化碳吹管可以有效减少气栓的量。使用优质、合适的 CPB 管道和氧合器有利于减少栓子的形成，二氧化碳预充 CPB 整个管道可减少预充液中微小气栓的形成。

（7）药物：吸入性麻醉药物（七氟醚）已被证实具有神经保护效应，推荐全身麻醉期间使用。类固醇类、他汀类药物、血管紧张素转化酶抑制剂（ACEI）类药物有助于减少 CPB 术后炎症反应。

3. 术后管理 一般来说，只有 5%~15% 的围手术期卒中发生在术中或术后即刻（术后恢复室）。大多数围手术期脑卒中至少出现在术后 24 小时。因此，术后对脑卒中症状的持续监测和及时的神经相关学科会诊对成功诊断和治疗术后脑卒中至关重要。

4. 特殊处理（围手术期预处理）

（1）远程缺血预处理：缺血预处理不仅可诱导邻近器官，也包括远处器官的缺血耐受，这种缺血预处理引起的远处器官的缺血耐受称为远程缺血预处理。肢体远程缺血预处理的操作简单，创伤小，患者及医生的接纳度较高。短暂上肢缺血可减少 CPB 患者心肌及心内膜的损伤。远程缺血预处理方法为肢体缺血 5 分钟，再灌注 5 分钟，共 4 个循环。

（2）高压氧预处理：高压氧治疗是指在高于一个大气压的环境下吸纯氧的治疗方法，既可以用于脑卒中后治疗，也可以通过高压氧预处理的方式提高机体对脑卒中的耐受性。高压氧通过增加血氧含量，降低颅内压，提高血氧弥散率和有效扩散距离，适度氧化应激动员炎症保护性机制，以改善脑代谢，保护线粒体功能。使用高压氧预处理可降低冠状动脉搭桥术后脑损伤因子 S100B 蛋白、神经元特异性烯醇化酶（NSE）水平，缩短 ICU 住院时间。

（3）电针预处理：电针、经皮穴位电刺激等物理干预措施通过激活多种内源性神经保护过程，减轻炎症反应、抑制兴奋性氨基酸毒性、抗氧化应激等机制，诱导脑缺血耐受，发挥神经保护作用。该策略可减轻成人心脏瓣膜置换术患者的心肌缺血再灌注损伤，目前已应用于其他脑功能障碍患者的康复治疗。

（4）麻醉药物：七氟醚预处理可降低冠状动脉搭桥术后心肌损伤及肾功能损伤标志物，发挥器官保护作用。右美托咪定可通过抑制氧化应激反应、调节突触可塑性、增强海马长时程增强效应、改变自噬与凋亡细胞死亡等过程发挥神经保护作用。麻醉药物诱导的神经保护机制较为复杂，目前仍是领域内重要研究方向。

知识点

围手术期脑卒中治疗方法为重组人组织型纤溶酶原激活物治疗或血管再通术。围手术期脑卒中可调控因素见表 11-3-1。

血压：2013 年 AHA/ASA 指南建议，如不考虑进行溶栓再灌注治疗，且并存疾病（如急性主动脉夹层、急性心肌梗死等）无禁忌证，允许的血压最高可达 220/120mmHg。如考虑静脉溶栓治疗，建议将血压控制在 185/110mmHg。目前收缩压控制目标为 140~185mmHg。

血糖：常规监测血糖。

表 11-3-1 围手术期脑卒中可调控因素

可调控因素	调节方法
近期脑卒中	推迟手术（卒中后≥9 个月后行择期手术）
术中脑缺氧	脑氧监测
低血压	维持收缩压及平均动脉压（MAP）水平上下波动范围小于基础值 20% 避免 MAP 下降 >30% 基础值
高血栓栓塞风险	采用抗凝治疗桥接方案 预防心源性栓子
β 受体拮抗剂	使用 β 受体拮抗剂的患者，应维持血红蛋白 >9g/L

第四节 围手术期神经认知功能障碍

围手术期神经认知功能障碍（perioperative neurocognitive disorder，PND）是一种常见的手术并发症，以记忆力、注意力、时空定向力、语言理解和社交能力的损伤为特征，致使手术患者生活质量显著下降，延长住院周期，增加病死风险。PND 发病率高，在非心脏手术后的发生率为 7%~26%，在心脏手术后的发生率高达 14%~60%。然而迄今为止，基于麻醉技术改进、药物预防或多模态监测的围手术期管理技术尚未证实具有可靠的 PND 防治作用，因此已成为麻醉学领域成为重要公共卫生问题[8]。

一、围手术期神经认知功能障碍的分类标准

PND 由原来的术后认知功能障碍(postoperative cognitive dysfunction,POCD)更名而来,它不是一种疾病的临床诊断,而是麻醉和手术后出现的认知改变。PND 一直缺乏统一的临床诊断标准,相关的临床管理与研究结果也并未得到其他相关学科和领域的广泛认可。目前,PND 主要用以描述术前和术后发生的谵妄及认知功能障碍两大类临床表现。术后谵妄(postoperative delirium,POD)是指手术麻醉后出现的以注意力下降和认知紊乱为特点的急性神经精神综合征,其发病率为 5.1%~52.2%;而 POCD 是术后出现的缓慢、轻微、持久的记忆力、注意力、理解力的下降,其发病率为 30%~40%。目前根据发病时间,将 PND 分为 5 个亚类(表 11-4-1)。

表 11-4-1 围手术期认知功能障碍(PND)分类

时间	分类
术前	轻度神经认知障碍(mild NCD)
	重度神经认知障碍(major NCD)
术后 12 个月以内	
术后即刻到术后 7 天或出院	术后谵妄(POD)
术后即刻到术后 30 天	神经认知恢复延迟(DNR),排除 POD
术后 30 天到 1 年	术后轻度神经认知障碍(mild NCD)
	术后重度神经认知障碍(major NCD)
术后 12 个月以后	轻度神经认知障碍(mild NCD)
	重度神经认知障碍(major NCD)

二、术后谵妄

胸心外科手术是 POD 的高发区。重症患者中 POD 发生率高达 31.8%,接受机械通气的患者发生 POD 的时间长于无机械通气的患者,平均延长时间为 1.79 天。此外,有约 1/3 的 ICU 患者出现过谵妄,谵妄对患者的有害影响主要表现在:住院期间死亡、住院时间延长、出院后 6 个月存活率降低、出院后出现认知障碍、出院后的生活质量降低等。谵妄对患者的危害如此之大,这也是目前谵妄的预防和治疗备受关注的主要原因[9]。

1. **危险因素** 患者自身因素在 POD 的发生中有非常大的作用。高龄、嗜酒导致的相关认知功能减退是需要麻醉医生重视的两大 POD 易感因素。高危类型手术(手术时间长、脑血管疾病史等)患者发病率较高。遗传因素亦与 POD 发病率密切相关,*ApoEε4* 等位基因 ε4/4 纯合子型患者更容易发生 POD。

2. **临床特点及诊断方法** POD 在临床上较容易被忽视,主要是因为 POD 患者血压等生理指标无异常,而其他一些表现如注意力不集中、思维不连贯、活动过多或过少、情绪波动大等并不明显。POD 患者大致分为三种类型:活动增多型患者占 25%,表现为多语、运动增多、攻击行为和刻板动作等;活动减少型患者大于 50%,表现为面无表情、言语缓慢、运动迟缓、反应迟钝和精神萎靡等;混合型患者约占 25%,兼具躁动和淡漠样表现。

国际上 POD 的诊断金标准是美国精神障碍诊断与统计手册第 5 次修订版(DSM-V5),但目前应用最为

广泛的还是意识状态评估法（CAM），其包括四项内容：①精神状态的改变，如急性起病或呈明显的波动性；②注意力不集中；③思维紊乱；④意识水平改变。其他诊断方法有 MDAS、护理谵妄筛查量表（Nu-DESC）、重症监护谵妄筛查量表（ICDSC）等。

3. **防治措施** 应用脑电图监测脑电抑制状态，可用于 POD 的预警。常见预防谵妄的药物有一代抗精神病药物（氟哌啶醇）、二代抗精神病药物（喹硫平、奥氮平、齐拉西酮）、α_2 肾上腺素受体激动剂（可乐定、右美托咪定）、胆碱酯酶抑制剂（利斯的明、多奈哌齐）、褪黑素、氯胺酮、苯二氮䓬类药物（劳拉西泮、咪达唑仑）等。然而，基于上述药物的 POD 预防效果尚未得到大规模国际多中心 RCT 临床研究的反复验证，因此其确切的防治效果及使用剂量仍有待观察。

三、术后认知功能障碍

术后认知功能障碍（POCD）于 1955 年由英国 Bedford 首次报道，是患者术后严重的长期并发症之一，主要表现为记忆力、抽象思维及定向力等障碍，同时伴有社会活动能力的减退。与 POD 类似，胸心外科手术患者亦是 POCD 的高危群体，因此需要引起胸心手术麻醉医生及 ICU 主管医生的高度重视[10]。

1. **危险因素** 术后认知功能障碍危险因素较多，包括遗传因素、脑血管病史、酗酒史、多次手术史等。目前公认的 POCD 危险因素是患者自身条件、手术和麻醉。

（1）患者因素：高龄、共存心脑血管疾病、低教育程度、糖尿病、遗传等都是与患者相关的危险因素。首先，高龄已被证实是 POCD 的首要风险因素。研究显示，60 岁以上患者在术后 7 天内 POCD 发病率可高达 41.4%，明显高于青、中年组（36.6%、30.4%）。此外，术后 3 个月仍有 12.7% 的老年患者出现 POCD，而 75 岁以上老年患者发生率比 65~75 岁患者高 3 倍。心血管基础疾病的一个常见共存因素是动脉粥样硬化，其可能是由于斑块破裂和动脉狭窄，颈动脉和脑动脉中的微栓子和术中脑灌注不足导致 POCD。冠状动脉疾病是 POCD 的一个独立危险因素，如果患者接受手术治疗或保守治疗，会发生相似的认知功能恶化。高血压和糖尿病破坏大脑自身调节和发展血管性脑病可能是 POCD 发生的基础。慢性阻塞性肺疾病（COPD）导致的脑血流改变，以及慢性肾脏疾病和肝脏疾病伴血管性脑病、血脑屏障破坏、高血氨和贫血都可能导致 POCD。

（2）手术因素：心脏手术患者的 POCD 发生率显著高于非心脏手术患者。心脏手术、体外循环（CPB）持续时间、低灌注、血液稀释是与手术相关的危险因素。CPB 通过血液与旁路人工材料接触、缺血再灌注损伤、补体激活及肝素与鱼精蛋白的中和，导致炎症反应被特异性激活，心脏手术则是非特异性地引发炎症反应。然而，避免 CPB 并不能改善认知功能。

2. **发病机制** POCD 并不是一种单一疾病，其临床表现复杂多样，发病机制较为复杂，也是领域内长期关注的研究对象。目前主要有神经炎症、神经元凋亡、β 淀粉样蛋白（Aβ）沉积、Tau 蛋白异常、胆碱能系统功能衰退、应激反应、兴奋抑制稳态失衡等几种假说。

3. **防治措施** 目前 POCD 的预防还有赖于术前改善基础疾病患、术中选择合适的方法和药物，以及术后严密监测等措施。

（1）术前预防：对于年龄较大、体弱的患者可以咨询老年病学家，并且应考虑联合外科、老年病和麻醉门诊多学科会诊。在开展干预性研究时，需要考虑高血压、肥胖、糖尿病和吸烟等血管危险因素与普通人群的认知能力下降的关联性。酒精过量与谵妄、长期认知障碍、脑萎缩和维生素 B_1 缺乏引起的痴呆症也与 PND 密切相关。对于 55 岁以上患者，慢性酒精过量也是导致 PND 的危险因素。因此，术前咨询应重点强调控制饮酒的益处，并在可能的情况下停止饮酒。

术前还应注重改善身体的一般健康状况，如纠正贫血和电解质异常。研究表明，镁水平与认知功能有关，慢性缺乏镁元素会导致记忆障碍，同时伴有肌肉无力和嗜睡。服用镁盐已被证明对痴呆患者尤其是阿尔茨海默病患者有益。对于PND和谵妄高风险的患者，应考虑禁食和生理盐水的输注时间，防止脱水和电解质紊乱。此外，围手术期不建议使用苯二氮䓬类药物。

(2) 术中预防：使用基于脑电图的脑功能状态监测，如脑电双频指数(BIS)等指导临床手术麻醉深度管理，可降低POD和POCD的发生率。在BIS指导下的麻醉可使患者术后3个月PND发病率从14.7%显著降低到10.2%。心脏手术中，使用近红外光谱监测 $SctO_2$，可降低心脏手术POCD发病率。

尚无可靠临床证据表明任何单独的麻醉药物应用可降低术后POCD的发病率，也无证据表明椎管内麻醉相较于全身麻醉，以及静脉麻醉相较于吸入麻醉有任何POCD防治方面的优势。目前认为一些非药物干预措施，如远程缺血预处理等，对老年胸心血管手术患者术后认知功能具备一定改善效果。

(3) 术后镇痛：术后镇痛不全是诱发POCD的原因之一，因此麻醉医生应注意对胸心血管手术患者术后给予及时疼痛评估及充分镇痛。

第五节 围手术期脊髓损伤

围手术期脊髓损伤(perioperative spinal cord injury，PSCI)指围手术期由于手术、麻醉、个人等因素直接或间接导致脊髓损伤，在损害的脊髓相应节段出现各种运动、感觉和括约肌功能障碍，肌张力异常及病理反射等的相应改变。脊髓供血如受到手术影响，将因不同供血区出现不同的临床表现，如下肢瘫痪、无力、急性尿潴留、感觉障碍、体温下降、出现病理反射等。

一、脊髓的血液供应及损伤机制

脊髓缺血及其导致的下肢瘫痪是胸心血管手术围手术期较常见的并发症。脊髓损伤为胸腹主动脉置换术最严重的并发症之一，可导致永久性截瘫或下肢瘫痪，发生率为2%~6%。不可逆性的下肢瘫痪会对患者的生活质量和长期预后造成严重的影响，了解脊髓血供的解剖结构对预防和管理脊髓损伤至关重要。

脊髓的营养动脉主要有脊髓前动脉和脊髓后动脉。脊髓前动脉和脊髓后动脉均起源于锁骨下动脉发出的椎动脉，分别供应脊髓运动区域及脊髓本体感觉区域。此外，沿着整个脊髓的大量动脉丛也为脊髓供血。脊髓前2/3由脊髓前动脉进行供血，其与脊髓前部的运动传导有关，如果缺血可导致下肢运动障碍。脊髓后动脉由两条相互交织的动脉组成，向脊髓后1/3供血，与脊髓后部的感觉传导有关。脊髓前动脉贯穿脊髓全长，是脊髓灌注的主要来源，在下行途中接受节段性动脉的供血。其中胸段脊髓前动脉的血供主要来源于肋间动脉，最重要的肋间动脉为根大动脉(adamkiewicz artery，AKA)，一般发自左侧第6胸髓平面以下的1个肋间动脉或上3个腰动脉之一，是下半部脊髓的主要供血动脉。约70%的患者AKA是胸腰段脊髓唯一的前根动脉，在其汇入之前，脊髓前动脉多数是狭窄的，汇入后脊髓前动脉增粗，对胸腰段脊髓的血供起关键作用。脊髓血供分布见图11-5-1。

如果术中出现脊髓前动脉缺血，则导致双下肢轻瘫或截瘫。其机制主要包括缺血性损伤与缺血再灌注损伤后导致的能量供应失衡、氧化应激损伤等。来自胸主动脉与腹主动脉的一些节段动脉如肋间动脉和腰动脉纵向和横向与脊髓动脉丛连接，是脊髓前动脉血供的主要来源。术中阻断主动脉时，肋间动脉和腰动脉的血供中断，可导致脊髓前动脉灌注减少，对髓内神经造成不可逆损伤，这也解释了在胸腹主动脉置换术中运动神经元更容易出现功能缺陷的原因。胸腹主动脉置换术围手术期脊髓损伤可归因为：①术中脊髓血供暂时中断或缺血再灌注引起的髓内神经不可逆性损伤。阻断主动脉时，脊髓前动脉血供减少，同时颅内血流增加，导致脑脊液压力增高，从而继发脊髓灌注压降低。②肋间动脉或腰动脉损伤导致的术后永久性血供减少。③围手术期动脉粥样硬化栓子也是围手术期脊髓损伤的重要原因之一[11]。

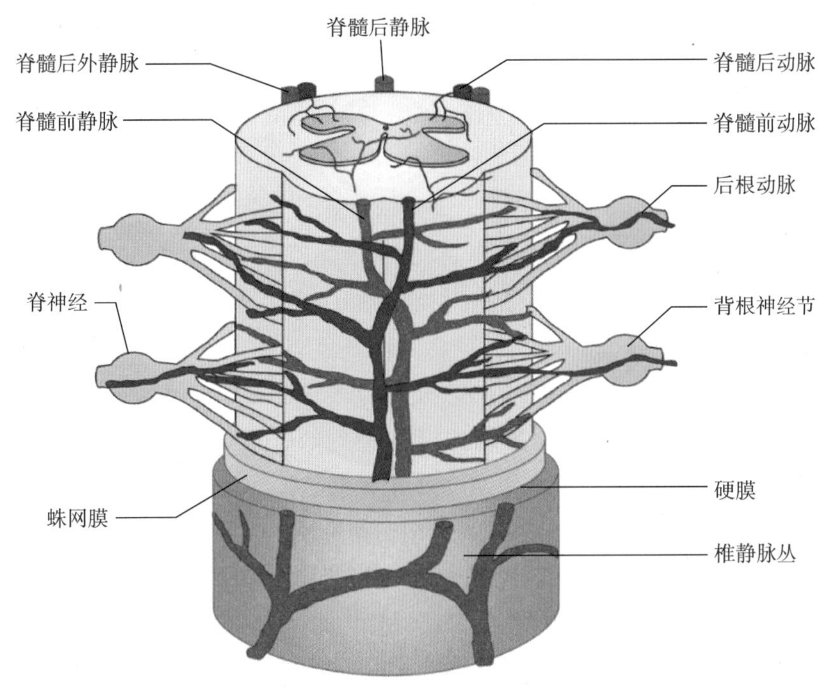

图 11-5-1　脊髓血供分布

二、围手术期脊髓损伤的危险因素及临床表现

脊髓损伤最主要的临床表现为运动神经元功能损伤导致的截瘫或下肢瘫痪。通常可以发生在三个不同的阶段，分别为术中、术后几小时内、延迟表现（长达术后数天）。对脊髓损伤的发生进行早期识别及早期干预治疗能有效地防止病情恶化。

胸腹主动脉置换术围手术期脊髓损伤高风险因素如下。

（1）Crawford 分型Ⅰ、Ⅱ、Ⅲ型（Ⅱ型风险最高）。

（2）近心端主动脉瘤（未修复的升主动脉或主动脉弓的动脉瘤或主动脉夹层）。

（3）曾行胸部手术或胸腹主动脉手术。

（4）主动脉破裂。

（5）糖尿病。

（6）术前或曾经患有肾功能不全（血肌酐 2.0mg/dl，既往有肾衰竭，透析病史）。

（7）阻断主动脉持续时间延长。

（8）曾行肾下型动脉修补术。

（9）鉴别形成动脉瘤的 Adamkiewicz 动脉。

（10）左锁骨下动脉或髂内动脉堵塞。

（11）主动脉夹层合并内脏灌注不良（急性 B 型夹层）。

（12）急诊手术。

（13）二次手术。

（14）手术量少的中心。

（15）涉及多项复杂操作。

（16）脊柱节段动脉供血不完全保留（如肋间动脉、腰动脉）。

（17）阻断主动脉持续时间延长。

（18）年龄 >60 岁。

（19）心脏相关疾病。

（20）吸烟。

（21）慢性阻塞性肺疾病。

三、脊髓损伤的预防

1. **脑脊液引流** 通过降低脑脊液压力，从而增高脊髓灌注压。目前广泛接受的目标是保持脑脊液压力低于 10mmHg，并根据临床效果和脊髓灌注压的总体趋势进行调整。也可通过使用去甲肾上腺素等血管活性药增加 MAP，使其维持在 80~100mmHg 以保证足够的脊髓灌注。

2. **监测** 早期发现脊髓灌注不足并改善灌注是预防脊髓缺血的重要手段。诱发电位监测是目前最有效的一种脊髓功能电生理监测方法。SSEP 和 MEP 的潜伏期越长，说明神经传导阻滞，相应的脊髓缺血及缺血造成的损害越严重。在指标上，波幅主要反映放电运动神经元的数量，波幅下降程度越高，说明神经元兴奋性降低，相应的再灌注损伤越严重。SSEP 和 MEP 分别监测脊髓背侧柱的感觉功能和腹侧柱的运动功能。SSEP 能更精确地判断缺血的位置和损伤部位，而 MEP 是通过刺激发生自身身体运动，通常是在术中间断性监测，且对麻醉要求较高，对肌肉松弛剂和挥发性麻醉剂具有敏感性。目前多采用二者联合监测，能够精确地反映轻、中、重度脊髓缺血损伤。

3. **低温** 低温可通过降低细胞代谢需求，增加可允许范围内脊髓缺血持续时间。

4. **缺血预处理和缺血后处理** 缺血预处理在脊髓缺血中也发挥激活内源性神经保护过程的作用，其机制包括减少氧自由基的释放，增加热休克蛋白的表达，促进 K^+-ATP 通道的开放以减少 Ca^{2+} 内流等。然而大多数情况下，缺血性事件是不可预测的，这时可以提出另一概念：缺血后处理：使用七氟醚等麻醉剂进行缺血后处理可以保护脊髓免受中度至重度的损伤，对接受胸腹主动脉置换术的患者具有潜在的临床意义。

5. **脊髓缺血损伤的药物防治**

（1）抑制炎症反应发生的药物治疗：脊髓缺血再灌注损伤中合成和释放的促炎因子 TNF-α、IL-1β 等可直接引起神经细胞凋亡，同时还能促进血管内皮细胞过度表达一些细胞间黏附分子，如细胞间黏附分子 -1（ICAM-1），促进中性粒细胞在血管壁周围聚集，释放细胞毒性酶，产生氧自由基引起细胞损伤。甘草酸二铵可通过影响抗炎因子和促炎因子的平衡达到保护脊髓组织的作用。

（2）抗脂质过氧化反应药物治疗：脊髓缺血损伤后会导致脂质过氧化反应，该过程与黄嘌呤氧化酶、白细胞的激活产生氧自由基、超氧化物歧化酶（SOD）等自由基清除剂的减少有关。氧自由基可引起脂质过氧化，而丙二醛（MDA）是此反应的主要产物之一，通过对 MDA 的测定可了解脊髓损伤水平。

（3）抗氧化反应的药物：维生素 C 能够清除氧自由基。小剂量激素加维生素 C 可以达到与大剂量激素相近的脊髓保护效果，并可避免大剂量激素使用后发生并发症的风险，且价格低廉。阿托伐他汀可通过抗氧化及抗炎而发挥神经保护作用，可减少脂质的氧化，减少氧自由基的损伤，亦具有明显的抗炎作用。

（4）中药治疗：阿魏酸来自中药当归水提取物，具有抑制 MDA 升高，保护 SOD 活力等神经保护作用。参麦注射液还能较有效地促进热休克蛋白 27（HSP27）表达，抑制神经细胞凋亡，有效地防止脊髓缺血再灌注损伤的病理发展过程，对脊髓缺血性损伤具有保护作用和治疗作用，尤其在缺血前给药效果更佳。此外，丹参、红参、当归、黄芪、川穹嗪、黄连、β- 七叶皂苷钠、人参等均有改善微循环，提高组织耐受低氧能力，减少自由基产生，抗脂质过氧化作用。

四、发生脊髓损伤患者的临床管理

1. **尽量缩短主动脉阻断时间** 主动脉阻断时，脊髓缺血再灌注损伤及术后神经功能的恢复与其缺血时间的长短有着密切的关系。因此建议:①尽量固定同一组医务人员,以确保手术过程中医务人员的熟练性和默契性;②在行主动脉阻断前,所有医务人员必须清点所需物品或器械,以免术中耽误手术时间;③主动脉阻断开始或结束时,手术医生必须告知麻醉及灌注医生,以利于更好地控制脊髓灌注压[12]。

2. **确保脊髓血流的灌注** 充足的血容量、稍高于正常的远端动脉压及适当降低椎管内脑脊液压是确保脊髓局部正常血流量的前提与基础。因此建议术中保持MAP高于60mmHg。在主动脉阻断后脊髓血流主要取决于末梢动脉血压,末梢动脉血压越高,脊髓血流越理想。因而在主动脉阻断手术中,应适当提升血压,能保证各组织、器官的血液供给。

3. **低温技术的应用** 手术期间采用低温技术,既能明显增强脊髓组织对缺血的耐受,还能有效降低局部缺血组织的代谢水平,抑制炎症介质和兴奋性神经递质的释放及氧自由基的产生和细胞钙离子内流。然而,应用低温技术仍有一定争议:①采用系统性降温会出现很多并发症,如心脏兴奋性增高致节律紊乱、凝血异常等;②局部降温法效果不够显著;③低温技术的机制尚不清楚,对患者是否会产生其他负面影响尚不可知。

病例 围术期脊髓损伤

病案摘要

患者,男,44岁。一"胸痛6小时"入院。术前诊断急性主动脉夹层A1C型。在全身麻醉深低温停循环下行升主动脉置换+全弓置换+象鼻支架植入术。手术7小时55分钟,CPB 2小时35分钟,主动脉阻断1小时26分钟,深低温停循环26分钟,最低鼻咽温22℃。术后8小时初醒,双下肢肌力0级,感觉运动分离,双上肢指令运动可。

【问题】该患者发生脊髓损伤的原因是什么?

临床思路 该患者确诊为截瘫,考虑即刻型脊髓前角缺血损伤障碍。脊髓缺血导致损伤的发病因素有术中脊髓低灌的时间和程度,脊髓有效血运重建的失败,炎症介导的缺血再灌注损伤和脊髓神经元的凋亡。行主动脉夹层手术时,主动脉阻断时间是影响术后截瘫发生的一个重要因素。

知识点

1. 主动脉阻断时间 <15 分钟,脊髓缺血损伤的发生率为 0;阻断 15~60 分钟,脊髓缺血损伤的发生率为 25%~75%;阻断时间 >60 分钟,脊髓缺血损伤的发生率为 100%。

2. 主动脉阻断的另一个影响是增加了脑脊液的压力,可进一步增加神经系统的并发症发生率。脊髓缺血损伤与术中脑脊液压力呈线性关系,脊髓低灌注时间 <15 分钟,脑脊液压力无显著变化;脊髓低灌注时间 15~30 分钟,脑脊液压力轻度升高;脊髓低灌注时间 >60 分钟,脑脊液压力显著增高,并且高于低灌注的灌注压。一旦脑脊液压力高于灌注压,截瘫发生率 100%。其次,如果术中肋间动脉重建全部放弃,术后截瘫发生率为 8%~40%。目前肋间动脉重建无客观标准,一旦根动脉起源显著异常,很难防止截瘫发生。

3. 脊髓的缺血再灌注损伤和脊髓缺血时神经元细胞代谢的影响与脊髓缺血损伤有关。多种有害炎症介质介导缺血再灌注损伤,同时与结缔组织相比,脊髓神经细胞更脆弱,不耐受缺血再灌注损伤。脊髓缺血后脊髓神经细胞会发生很大的病理生理改变。

(赵广超 董海龙)

推荐阅读

[1] 韩宏光．心脏外科围手术期脑保护中国专家共识（2019）．中华危重病急救医学，2019，（2）：129-134.

[2] MCCANN ME，DE GRAAFF JC，DORRIS L，et al.Neurodevelopmental outcome at 5 years of age after general anaesthesia or awake-regional anaesthesia in infancy（GAS）：an international，multicentre，randomised，controlled equivalence trial.Lancet，2019，393：664-677.

[3] SUN LS，LI G，MILLER TLK，et al.Association Between a Single General Anesthesia Exposure Before Age 36 Months and Neurocognitive Outcomes in Later Childhood.JAMA，2016，315：2312-2320.

[4] WARNER DO，ZACCARIELLO MJ，KATUSIC SK，et al.Neuropsychological and Behavioral Outcomes after Exposure of Young Children to Procedures Requiring General Anesthesia：The Mayo Anesthesia Safety in Kids（MASK）Study. Anesthesiology，2018，129：89-105.

[5] ARUN G，ADRIAN G，DEREK D，et al.Gupta and Gelb 神经麻醉与重症监护精要 .2 版．韩如泉，周建新，主译．北京：人民卫生出版社，2019.

[6] 中华医学会麻醉学分会 .2020 版中国麻醉学指南与专家共识．北京：人民卫生出版社，2022.

[7] 刘强，韩如泉．脑氧饱和度监测方法及其应用进展．国际麻醉学与复苏杂志，2018，39（3）：234-238.

[8] BERGER M，TERRANDO N，SMITH SK，et al.Neurocognitive Function after Cardiac Surgery：From Phenotypes to Mechanisms.Anesthesiology，2018，129（4）：829-851.

[9] JIN ZS，HU J，MA DQ.Postoperative delirium：perioperative assessment，risk reduction，and management.Br J Anaesth，2020，125：492-504.

[10] DILMEN OK，MECO BC，EVERED LA，et al.Postoperative neurocognitive disorders：A clinical guide.J Clin Anesth，2024，92：111320.

[11] OUZOUNIAN M，TADROS RO，SVENSSON LG，et al.Thoracoabdominal Aortic Disease and Repair：JACC Focus Seminar，Part 3.J Am Coll Cardiol，2022，80（8）：845-856.

[12] PAROTTO M，OUZOUNIAN M，DJAIANI G.Spinal Cord Protection in Elective Thoracoabdominal Aortic Procedures.J Cardiothorac Vasc Anesth，2019，33（1）：200-208.

第十二章

胸心血管手术围手术期肾功能监测与保护

肾脏在调节体液的容量及成分、清除毒素和合成激素的过程中发挥了重要作用。与胸心血管手术和麻醉相关的因素对肾脏生理和功能产生的影响,可导致围手术期体液容量超负荷、低血容量状态、急性肾损伤(acute kidney injury,AKI)等,这些都是导致围手术期并发症和死亡率的主要原因。

第一节 肾脏生理与胸心血管麻醉

一、肾单位与肾血流量

肾单位是肾脏的功能单位,每个肾脏由近100万个肾单位组成。每个肾单位按照功能划分成6个特殊区域。肾单位分为皮质和髓质。位于皮质的肾小体由肾小球和肾小囊组成。在肾小体中形成血液的超滤液,随后流经肾小管,在此处经过溶质的重吸收和分泌,其容量和成分发生改变,最终生成终尿排出。肾单位髓质包含其他5个解剖和功能结构,分别为近曲小管、髓袢(Henle袢)、远端小管、集合管、球旁器。肾单位各部分的功能见图12-1-1。

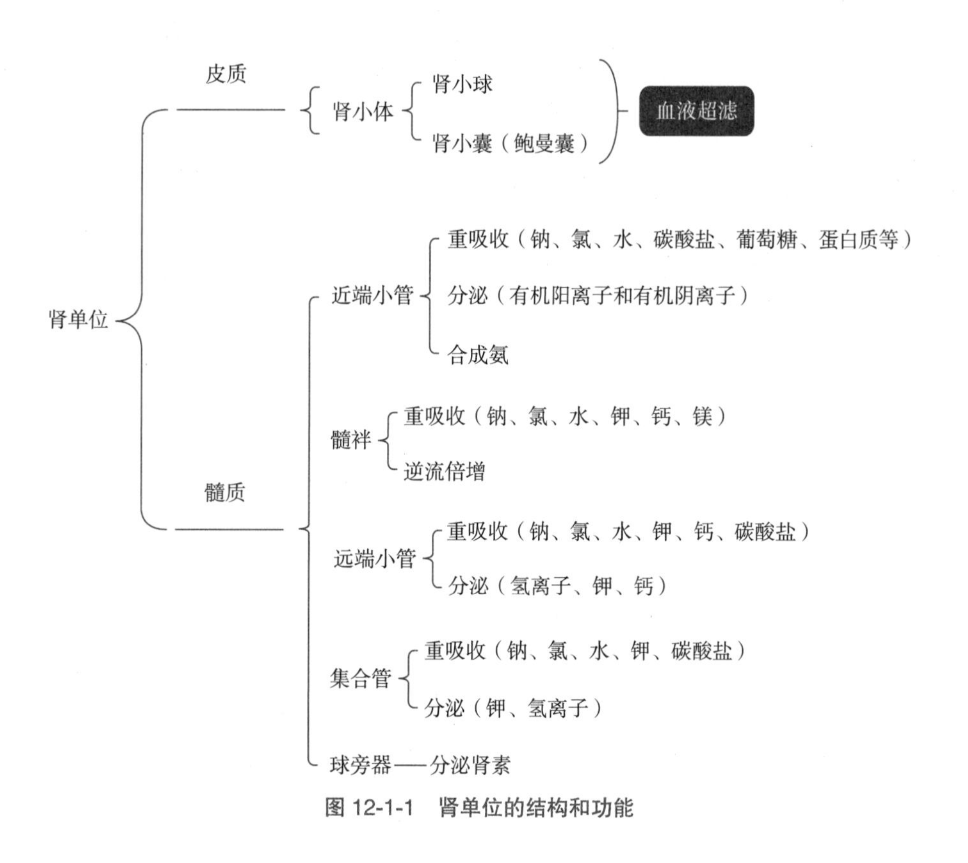

图12-1-1 肾单位的结构和功能

肾血流量（renal blood flow，RBF）与肾功能关系非常密切。与其他器官相反，肾脏是唯一的耗氧量取决于血流量的器官。流经双肾的血流量占心排血量的20%~25%，其中80%流入皮质，10%~15%流入髓质。肾血流的总含氧量低，平均仅15ml/L。肾皮质血流量大，但主要完成滤过功能，因此需氧量小，氧分压约为50mmHg。肾髓质因为需要完成溶质重吸收保持很高的代谢活性，故与肾皮质相比，肾髓质需要维持高渗透梯度而血流量相对较低。总氧摄取率（VO_2/DO_2）皮质为0.18，髓质为0.79，存在显著差异。在总血流量降低的情况下，髓质对缺血非常敏感。肾血浆流量和肾血流量正常情况下分别为660ml/min和1 200ml/min。

RBF在平均动脉压（MAP）80~10mmHg的范围内发挥自身调节作用，维持RBF和肾小球滤过率在一个相对恒定的水平。若血压超出自身调节的范围是，RBF依赖于血压变化，当MAP低于40~50mmHg时，肾小球停止滤过。除外自身调节，RBF调节是管球平衡、激素及神经体液对肾和循环血压的影响等多种调节机制共同参与的复杂过程。

二、麻醉和手术对肾功能的影响

围手术期血压、RBF、肾小球滤过率（glomerular filtration rate，GFR）和肾小管功能发生变化，使患者在血容量正常的情况下发生尿量减少达到AKI的诊断阈值。麻醉诱导产生血压和心排血量下降导致GFR和患者术中尿量的降低。围手术期焦虑、疼痛、浅麻醉和手术应激引起交感神经活性增加，从而引起肾血管阻力增加，同时激活激素系统，降低RBF、GFR和尿量。疼痛、手术刺激、循环抑制、低氧血症、酸中毒和低体温等均可引起应激反应，导致肾素、血管紧张素、儿茶酚胺、抗利尿激素（ADH）等分泌增加。儿茶酚胺、ADH和血管紧张素Ⅱ通过收缩肾动脉降低肾血流量（表12-1-1）[1]。围手术期使用的很多药物，包括对比剂可能对肾功能产生不良影响，如血管收缩、直接损伤肾小管、药物引起的免疫和炎性反应、肾微血管和肾小管堵塞等。

表12-1-1　去甲肾上腺素、血管紧张素Ⅱ和血管加压素对肾血流的影响

药物	受体	对大循环和微循环血流的影响
去甲肾上腺素	α_1，α_2，β_1，β_2	MAP增加；微循环效应多样
血管加压素	V_1，V_2	MAP增加；可能优先使出球小动脉收缩增加肾小球滤过率；促进利尿；调节尿渗透压导致尿量改变
血管紧张素Ⅱ	AT_1，AT_2	MAP增加；对肾小球出球小动脉的收缩作用强于入球小动脉

注：MAP，平均动脉压。

三、体外循环对肾功能的影响

体外循环（CPB）期间非搏动性血使肾皮质和髓质灌注不平衡进一步加剧，CPB也可能扰乱肾血流正常的自主调节机制。肾内血管收缩和分流导致RBF降低，CPB期间血液稀释导致RBF进一步降低，使氧输送降低达20%，因而迫使氧摄取增加。在停止CPB时氧输送减少和氧摄取增加的现象进一步加剧[2]（图12-1-2）。

此外，CPB中血液成分破坏产生微血栓；低温平流灌注导致肾灌注低于术前状态；血液稀释胶体渗透压下降及缺氧等因素导致组织水肿；心排血量的改变和大量血管活性药物的使用导致肾血流动力学改变，肾血流再分布，GFR下降、肾脏缺血；大量输血、CPB泵对红细胞破坏造成溶血反应，释放大量游离血红蛋白（Hb），降低体内一氧化氮的生物利用度，导致肾血管收缩、肾脏灌注进一步受损，或Hb形成微栓或免疫复合物沉积，直接造成肾小管损伤。

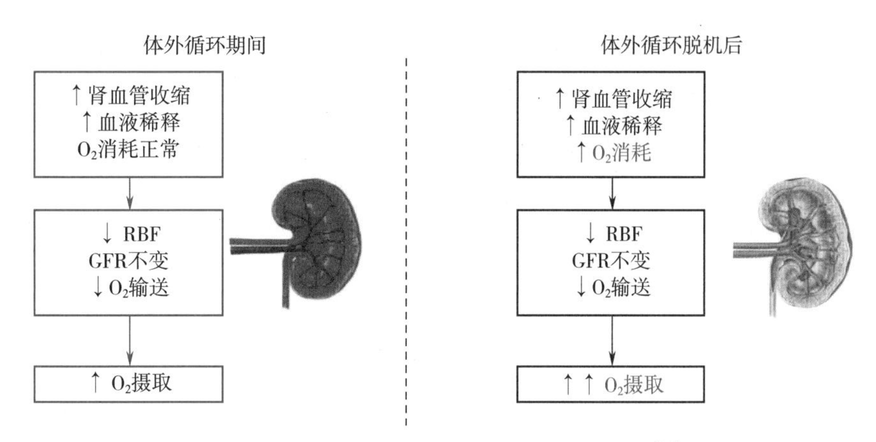

图 12-1-2　体外循环心脏手术对肾功能的影响[3]

四、术前合并肾功能不全对胸心血管手术患者的影响

术前合并肾功能不全是心脏手术患者手术相关死亡的风险因素。据报道术前慢性肾功能不全透析患者接受 CABG 后院内死亡率为 12.2%（术前不需要透析患者的死亡率仅为 3%）。术前肾功能不全也是术后发生肾脏损伤的重要预测因素，在一项预测术后严重肾功能不全需要肾脏替代治疗（renal replacement therapy，RRT）的风险评分系统中，术前肾小球滤过率估计值（eGFR）<30ml/min 者得 2 分，eGFR 为 31~60ml/min 者得 1 分，该风险评分系统中低风险（得分≤1 分）患者术后 RRT 发生率为 0.4%，高风险患者（得分≥4 分）RRT 发生率为 10%。

病例　风湿性心脏瓣膜病

病案摘要

患者，女，65 岁，体重 45kg。近 3 年常于劳累、活动后出现气短、心悸症状，休息后可自行缓解，未给予诊治。近 1 个月来患者出现乏力、活动后胸闷气短及喘息症状，活动耐量明显下降，轻微活动后诱发上述症状。患者为求进一步诊治入院。入院后超声心动图示：二尖瓣、三尖瓣轻度反流，主动脉瓣中度关闭不全；实验室检查示：尿素 9.1mmol/L，肌酐 158μmol/L。诊断为：风湿性心脏病，二尖瓣中度狭窄伴轻度关闭不全，主动脉瓣重度狭窄伴中度关闭不全，三尖瓣轻度关闭不全；轻度肺动脉高压；肾功能不全。拟行 CPB 下二尖瓣置换、主动脉瓣置换术。

【问题】该患者区别其他 CPB 下心脏手术患者的特点是什么？该患者的围手术期管理的关注点是什么？

临床思路

该患者区别于其他患者的特征是术前存在肾功能不全，实验室检查显示肌酐和尿素氮水平都较高。本例患者在围手术期管理时应特别注意肾功能的评估和保护。及早发现肾功能损伤的加剧，术中采取积极的肾脏保护措施。

实际上心功能和肾功能是紧密联系的，一个器官发生功能障碍会影响另外一个器官的正常功能，称为心肾综合征（cardiorenal syndrome，CRS）[4]。CRS 可以分成 5 个亚型：1 型和 2 型分别指急性或慢性心力衰竭导致肾功能不全。此时肾脏作为“哨兵”器官，肾功能的下降体现了心排血量降低引发的系列神经体液反应，肾脏灌注下降，与右心功能不全相关的肾脏静脉淤血。1 型和 2 型 CRS，GFR 下降但是无肾脏器质性病变。心脏手术患者术前发生 1 型 CRS 常与急性心脏事件有关（如与急性心肌梗死相关的心源性休克）。2 型 CRS 通常与慢性心力衰竭相关，此类患者可考虑安装左心辅助装置或心脏移植。3 型 CRS 是指由急性肾病引起容量超负荷、毒性代谢产物聚集，全身炎症反应，最终引起心功能不全，此型多见于心脏手术患者术后发生 AKI。4 型 CRS 为慢性肾病引起高血压和动脉粥样硬化，导致左心室肥厚，最终引起心功能不全，此类型多见于术前存在进展性慢性肾病或终末期肾病患者。5 型 CRS 为由于全身打击（如脓毒症、糖尿病、肝硬化、狼疮、血管炎等）同时损伤心脏和肾功能。

1. 仅从患者现有的病例资料，无法判断患者是那一型的 CRS，可能为 2 型、4 型和 5 型。

2. 进一步明确是否发生肾脏的结构性病变可区分是 2 型还是 4 型 CRS，若无结构性病变为 2 型 CRS，有慢性肾疾的证据则为 4 型 CRS。同时应该完善病史资料，确定是否有其他合并疾病，特别是高血压、糖尿病等系统性疾病。

3. 不论患者心功能不全和肾功能不全的具体原因和分型，术前存在肾功能不全患者术后肾功能进一步恶化的风险都显著增加，是围手术期管理的核心关注点。

第二节　肾功能监测

一、监测适应证

胸心血管手术患者术后发生 AKI 的风险高于其他外科手术患者，CPB 扰乱正常的肾血流和肾功能，胸心血管手术患者的并发疾病和心脏问题是术后肾功能不全的高风险因素，因此，对胸心血管手术患者进行肾功能监测非常重要。

二、尿量监测

尿量虽然反映肾脏的灌注情况，但不能预测心脏术后急性肾损伤（cardiac surgery acute kidney injury，CS-AKI）的发生风险。针对心脏和非心脏手术患者的研究均发现，术中少尿不是术后肾功能不全的预测因素。但尿量监测是 CPB 期间肾功能监测最重要的一项。CPB 期间发生溶血，血清中游离 Hb 水平升高，维持满意的尿量有助于避免肾小管损伤。低温 CPB 时进行血液稀释，脱机后维持满意的尿量可以去除多余的水分。

CPB 时很少出现少尿或无尿，低温和肾动脉血流减少会影响肾功能，若患者处在低温状态，无尿不应该常规积极采用利尿剂治疗。

临床思维　维持满意的尿量。

CPB 后充足的尿量取决于几个因素，应该从以下四个方面进行改善：①容量状态；②心排血量；③血红蛋白含量；④外科出血量。

三、尿液分析

尿液分析通常包括 pH、尿比重、尿糖定性和定量测定、尿蛋白、尿胆红素测量、尿沉渣镜检。与胸心血管手术相关的尿液分析如下。

1. 动脉血 pH 提示全身性酸中毒时，尿 pH>7.0，提示肾小管酸中毒。

2. 尿比重与尿渗透压有关，尿比重 1.010 通常对应的尿渗透压为 290mOsm/kg。尿的比重反映肾脏的浓缩功能。

3. 糖尿是肾糖阈降低（通常为 180mg/dl）或血糖升高的结果，胸心血管手术期间血糖常升高，若检测出尿糖，提示有肾脏损伤。

4. CPB 过程中发生溶血和炎症反应可能产生管形，提示肾单位损伤。

5. 血液生化和电解质。

（1）尿素氮：在蛋白质分解代谢正常稳定的前提下，血尿素氮（BUN）反映肾小球滤过率。BUN 正常值为 10~20mg/dl。肾小球滤过率（GFR）降低或蛋白分解代谢增加导致 BUN 上升。若 BUN 水平超过 50mg/dl 提示有肾功能损害。

（2）血清肌酐（serum creatinine，sCr）：sCr 是磷酸肌酸在肌肉中的分解产物生成与肌肉组织含量有关。sCr 在肾脏内被滤出但不被重吸收。因此，sCr 的浓度与人体肌肉质量成正比，与肾小球滤过成反比。sCr 的浓度正常值为男性 0.8~1.3mg/dl，女性 0.6~1mg/dl。大多数人 GFR 随着年龄的增长而下降（20 岁后每 10 年下降 5%），但由于肌肉质量也随年龄增长而减少，因此 sCr 水平维持相对正常；随着年龄增加，sCr 生成量可降至 10mg/kg（正常男性 20~25mg/kg，女性 15~20mg/kg），因此老年患者 sCr 的轻度升高可能反映 GFR 的显著变化。

（3）胱抑素 C：是被肾小管自由滤过、重吸收和广泛分解的血清蛋白，分布于细胞外液中。所有有核细胞均能产生胱抑素 C。血清中胱抑素 C 的含量不受肌肉质量和饮食的影响。除肾小球滤过的因素外，甲状腺激素和糖皮质激素、肥胖、炎症、吸烟影响血清中胱抑素 C 的水平。

（4）肌酐清除率：sCr 在肾脏内被滤出，可通过肌酐清除率（creatinine clearance rate，CrCl）反映 GFR。由于正常情况下 sCr 可被肾小管少量分泌，因此用 CrCl 估算的 GFR 会比实际值偏大。CrCl 的计算方法为：CrCl=（尿 Cr × 尿流率）/sCr。CrCl 可以通过年龄、去脂体重、sCr 进行计算，反映 GFR 的估计值（eGFR）。eGFR（男性）=[（140－年龄）× 去脂体重]/（72 × sCr）。女性因肌肉质量小，公式应乘以 0.85 进行校正。临床使用值得注意的是 GFR 发生突然改变后，sCr 需要 48~72 小时达到平衡。根据 CrCl 可对患者的肾功能状态进行分级。

知识点

基于 CrCl 的肾功能分级见表 12-2-1。

表 12-2-1　基于肌酐清除率（CrCl）的肾功能分级　单位：ml/min

肾功能	肌酐清除率
正常	100~120
肾功能储备降低	60~100
轻度肾功能受损	40~60
中度肾功能不全	25~40
肾衰竭	<25
终末期肾病	<10

（5）肾小球滤过率（GFR）[5]：肾脏滤过是尿液产生的第一步，可以通过 GFR 来反映肾功能。GFR 不能被直接测量，但是可以通过清除率测量或通过血液内源性滤过标记物（肌酐或胱抑素 C）来评估 GFR。目前指南推荐基于 sCr 的 GFR 估计（eGFRcr）可通过 CKD-EPI 2009 式计算（变量：sCr、年龄、性别、种族）。但在某些情况下（如在 AKI 时 sCr 水平变化剧烈或血液中出现了某些物质影响对 sCr 的测量）对 eGFRcr

的计算不准确。此时，可以考虑其他评估 GFR 的方法，如通过 CKD-EPI 2012 公式[6]用血胱抑素 C 含量计算 eGFRcys 和血清 Cr 和胱抑素 C 水平计算 eGFRcr-cys。

GFR 的评估、临床使用和解读—KDIGO 指南对 GFR 评估的推荐和建议

（6）血尿素氮 / 肌酐比值：肾小管尿流速减慢使 BUN 重吸收增加，但 sCr 的排泄不受影响，导致 BUN/sCr 比值增加，超过 10∶1。肾小管尿流速减慢可由肾灌注减少或尿路梗阻引起。BUN/sCr 比值 >15∶1 提示存在血容量不足、充血性心力衰竭、肾病综合征和尿路梗阻。但须注意蛋白质分解代谢增加同样会导致 BUN/sCr 比值增大。

6. 血浆电解质　特别是钾和镁，可间接反映肾功能的状态。绝大多数肾功正常的患者，因为甘露醇的使用和灌注的改善，在 CPB 期间钾和镁的浓度会下降。肾小管在重吸收钾、钙、镁、碳酸盐和磷酸盐中发挥重要作用（图 12-1-1），若发生电解质紊乱，需考虑肾功能损伤。

7. 组织氧　近红外光谱（near infrared spectroscopy，NIRS）是一种无创的检测方法，通过检测组织对红外光的吸收，就可以算出局部组织的氧合参数。NIRS 通过无创连续实时监测局部血氧饱和度（rSO_2），反映组织灌注情况。有研究表明，在小儿心脏手术中，术中长期肾血氧饱和度低可能与术后 AKI 的发展有关，其相关性可能优于传统的生化指标[7]。然而，受近红外光所能探测到的组织深度（1.5~2.5cm）的限制，组织血氧饱和度监测在成人中的应用受到限制。但有一个合理的推测是，如果周围组织床（如肌肉）的氧合由于全身生理紊乱而受到损害，肾脏的氧合也可能受到影响。因此可以在超声引导下，将 NIRS 贴片应用于肾区（图 12-2-1）以监测 rSO_2，观察其变化趋势，将其作为肾组织氧合监测的替代物。

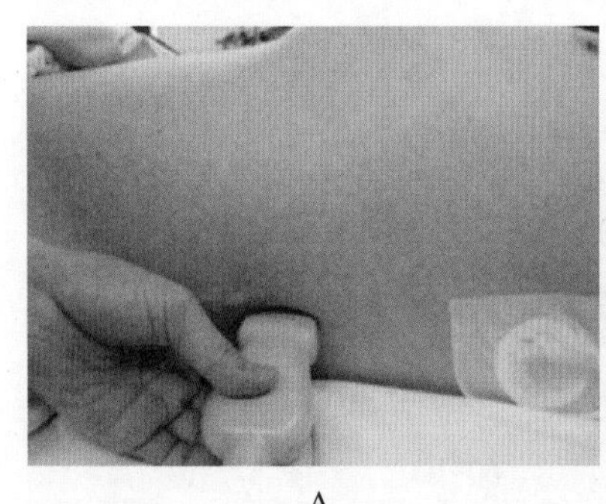
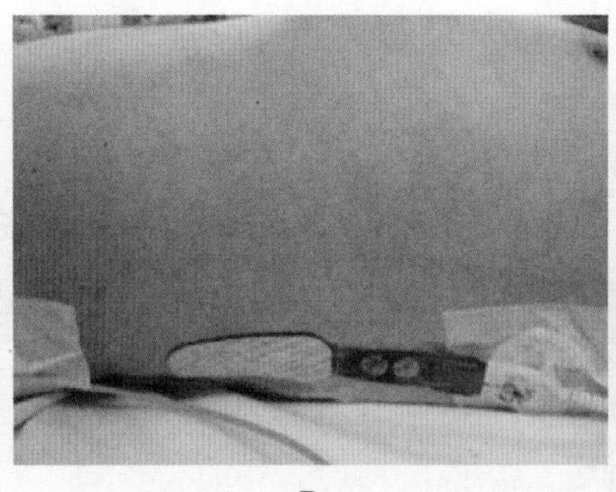
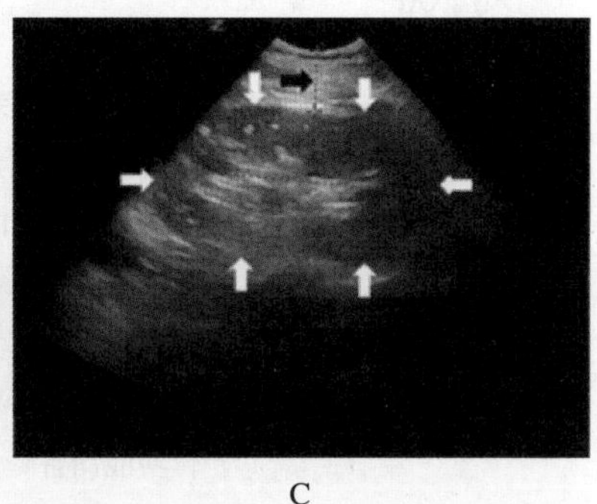

A　　B　　C

图 12-2-1　近红外光谱传感器在肾区监测组织氧合的应用

A. 超声检查肾脏位置；B. 将近红外传感器贴片贴于超声肾脏定位位置；C. 肾脏长轴图像的超声表现。白色箭头表示肾脏的轮廓。黑色箭头表示肾深度的测量线。

8. p 氨基马尿酸　常通过 p 氨基马尿酸的清除率计算 GFR，认为在低血浆浓度时 p 氨基马尿酸可以通过滤过及分泌作用在血液循环一次的时间内被肾脏完全清除，但该测量方法不适于手术室监测。在手术室，肾脏血流动力学的监测可以通过超声实现。

9. 多普勒超声　作为肾脏血流评估的一种无创方法，既可以对肾脏血流进行半定量评分，也可用于计算肾动脉阻力指数（renal resistive index，RRI），可监测肾内弓形动脉和叶间动脉的血流变化。RRI=（收缩期峰值血流速度 – 舒张末期血流速度）/ 收缩期峰值流速。RRI>0.7 为异常，与 AKI 的发生相关。目前认为可将 RRI 作为指导肾脏灌注的方法。此外，在心脏手术中可以考虑使用经食管超声心动图检查（TEE）测量肾动脉搏动指数（renal pulse index，RPI），在肾门部水平测肾动脉，经脉冲多普勒测定肾动脉收缩期峰值流速（PSV）、舒张末期流速（EDV）、平均流速。RPI=（PSV–EDV）/ 平均流速。

（1）肾脏多普勒超声评估肾内静脉血流（intrarenal venous flow，IRVF）可用于评估肾静脉淤血。一项对心力衰竭患者的研究表明，IRVF 模式与右心房压力（RAP）和临床预后相关[8]。有报道在心脏手术患者术后前 3 天每天测量门静脉、肝静脉和肾内静脉多普勒和下腔静脉（inferior vena cava，IVC）宽度来评估患者的全身静脉淤血，多普勒模式中 IVC 超过 2cm 并伴有严重的血流异常与 AKI 的发生相关[9]。肾静脉淤滞指数（renal venous stasis index，RVSI）是指无肾静脉流出的心动周期比例。研究显示，RVSI 与肺动脉高压和右心衰竭患者的肾功能显著相关，是并发症发生率和死亡率的独立预测因素[10]。

（2）其他：在微循环水平监测或反映肾血流和灌注的方法目前均在临床研究阶段。如暗场显微镜测量舌下组织微循环血流可反映组织灌注，但不能充分反映肾内组织灌注的异质性。超声造影可反映肾脏微循环异常，有研究报道使用该项技术可预测脓毒症患者 AKI 发生、启动肾脏替代治疗（RRT）的时机和预后[11]。动物模型研究显示，尿氧含量可反映肾脏微循环从休克状态的复苏，因此尿氧可能作为一个实时预测 AKI 发生的生物标记物。

评估肾脏功能和心肺功能不全的诊断性测试及监测策略

【问题】该患者术前的肾功能处于什么状态，术中应该如何进行肾功能监测?

临床思路

1. 根据提供的病历资料，用 CKD-EPI 2009 公式计算患者的 eGFRcr 为 29ml/（min · 1.73m^2），用 CKD-EPI 2012 公式计算患者的 eGFRcys 和 eGFRcr-cys 均为 28ml/（min · 1.73m^2），根据 KDIGO 指南，患者存在严重的肾功能不全，GFR 严重受损（G4）。

2. BUN/sCr 比值为 5.14，不提示肾病综合征或尿路梗阻。

3. 患者术前肾功能差，术中应该借助更多的监测方法和手段对肾功能进行监测，如肾脏组织氧、多普勒超声监测肾脏的 RRI、RPI、IRVF 等。

病例进展

患者全身麻醉气管插管后，通过升主动脉与上下腔静脉建立 CPB。应用 STSTORCKC 型 CPB 机，Medtronic 膜式氧合器，中度低温，晶体液和胶体液比为 1 ∶ 2，其余电解质常规加入。缓慢平稳进入 CPB，鼻咽温度降至 32°C 阻断升主动脉，经主动脉根部灌入晶体液和胶体液比为 1 ∶ 4 的冷氧合血 1 000ml，及时左心房减压，每 30 分钟重复灌注 1 次。CPB 期间灌注流量为 2.4~2.6L/（m^2 · min），MAP 维持在 60~80mmHg，尽量减少缩血管药物的应用，根据血气分析结果应用碳酸氢钠碱化尿液。心内操作即将结束时开始复温，同时进行超滤脱水，鼻咽温度恢复至 35°C，阻断升主动脉 69 分钟后开放，心脏复跳后 CPB 并行 40 分钟，纠正电解质水平，将血细胞比容恢复至 28%，CPB 运行 140 分钟后脱机，CPB 中尿量 100ml。术毕返回 ICU 治疗，呼吸机辅助呼吸 SIMV 模式，心电监护。给予强心、利尿、止血及对症支持治疗，密切监测生命体征、呼吸、循环及电解质情况。术后第 2 天，患者尿少，血钾高（6.5mmol/L），尿素氮 15.3mmol/L，肌酐 328μmol/L。

第三节　术后肾脏损伤

一、术后肾脏损伤发生率及对患者预后的影响

急性肾脏损伤(AKI)是心脏手术后常见的并发症。根据不同的 AKI 诊断标准,心脏手术后 AKI 的发生率高达 20%~70%,其中 1%~5% 发生严重肾功能不全需要透析治疗[12],这部分术后需要透析治疗的患者死亡率高达 40%~70%。接受不同心脏手术患者,术后 AKI 的发生率也存在差异,主动脉手术(29%)和瓣膜手术(27.5%)患者术后 AKI 的发生率高于单纯 CABG 患者(19%)。

AKI 是一种全身性障碍,包括水和电解质紊乱、呼吸衰竭、重大心血管事件、免疫功能减弱导致的感染和败血症。即使轻度肾功能损伤也影响手术患者短期和长期预后,导致其他并发症发生率和死亡率增加、延长住院时间和 ICU 停留时间,增加医疗费用(图 12-3-1)。虽然大部分 AKI 在发生数天至数周内康复,但研究资料显示 AKI 发生和之后慢性肾脏病(chronic kidney disease,CKD)和终末期肾病(end-stage renal disease,ERSD)存在强相关。发生 AKI 需要透析治疗患者后期发生 ERSD 的风险是普通患者的 3 倍以上。CABG 后发生严重肾功能不全(GFR<30ml/min)的患者死亡率接近 10%,而术后肾功能正常患者死亡率仅为 1%。

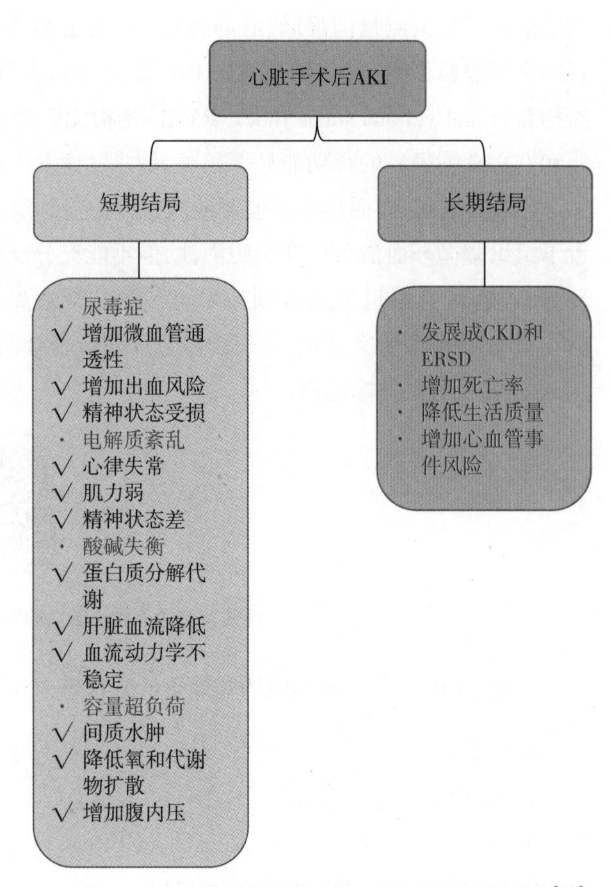

图 12-3-1　急性肾损伤对患者预后的短期和长期效应[13]

二、肾功能的评估和肾脏损伤的诊断

临床上诊断心脏手术后 AKI 发生常用的标准有 3 个:① RIFLE 标准[风险(risk),损伤(injury),功能衰竭(failure),功能丧失(loss),终末期肾病(end-stage kidney disease)];② AKI 协作网(Acute Kideny Injury Network,AKIN);③肾脏疾病:改善全球结局(Kidney Disease:Improving Global Outcomes,KDIGO)。以上 3 个标准采用 sCr 和尿量作为诊断和分期标准,其中 KDIGO 标准整合了 RIFLE 和 AKIN 标准,使用相对和绝对 sCr,定义了在短期(48 小时)和相对长期(7 天)两个诊断时间窗,目前临床使用越来越广泛(表 12-3-1)。

表 12-3-1　心脏手术后急性肾损伤(AKI)的诊断标准

	血清肌酐	尿量
RIFLE 标准		
风险(risk)	7 天内 sCr 增加≥基础值的 1.5 倍,或 GFR 下降 > 基础值的 25%	<0.5ml/(kg·h)持续时间 >6 小时

续表

	血清肌酐	尿量
损伤(injury)	7 天内 sCr 增加 > 基础值的 2 倍,或 GFR 下降 > 基础值的 50%	<0.5ml/(kg·h)持续时间 >12 小时
功能衰竭(failure)	7 天内 sCr 增加 > 基础值的 3 倍,或 GFR 下降 > 基础值的 75%;或 sCr 增加至≥4mg/dl,sCr 急性上升超过 0.5mg/dl	<0.3ml/(kg·h)持续时间 >24 小时,或无尿持续时间达 12 小时
功能丧失(loss)	肾功能完全丧失需要透析,时间持续 >4 周	
终末期肾病(end-stage kidney disease)	肾功能完全丧失需要透析,时间持续 >3 个月	
AKIN 标准		
1 期	48 小时内 sCr 增加≥0.3mg/dl,或 sCr 增加≥基础值的 1.5 倍	<0.5ml/(kg·h)持续时间≥6 小时
2 期	48 小时内 sCr 增加 > 基础值的 2 倍	<0.5ml/(kg·h)持续时间≥12 小时
3 期	48 小时内 sCr 增加 > 基础值的 3 倍;或 48 小时内 sCr 增加至≥4mg/dl,同时伴有 24 小时内 sCr 急性上升超过 0.5mg/dl;或启动透析治疗	<0.3ml/(kg·h)持续时间 >24 小时,或无尿持续时间达 12 小时
KDIGO 标准		
1 期	48 小时内 sCr 增加≥0.3mg/dl,或 7 天内 sCr 增加≥基础值的 1.5 倍	<0.5ml/(kg·h)持续时间≥6 小时
2 期	7 天内 sCr 增加 > 基础值的 2 倍	<0.5ml/(kg·h)持续时间≥12 小时
3 期	7 天内 sCr 增加 > 基础值的 3 倍,sCr 增加至≥4mg/dl,或启动透析治疗	<0.3ml/(kg·h)持续时间 >24 小时,或无尿持续时间达 12 小时

【问题 1】患者目前肾功能处于什么状态?发生这一术后并发症的原因和机制是什么?

临床思路 临床使用该诊断标准时应注意以下事项。

1. 在比较手术后 AKI 的发生率和严重程度时,需要考虑到采用不同诊断标准的差异。

2. sCr 上升可反映 GFR 的下降,但是两者并非呈线性关系。

3. 肾脏损伤发生后 sCr 上升需 48 小时,此时临床才能识别 AKI。

4. 术后肾脏损伤可能没有达到诊断阈值;或一过性损伤发生时间短,sCr 检测间隔相对较长(通常为 24 小时),没有检测到 AKI 的发生。此时,并不能排除 AKI。

5. 虽然 3 个诊断标准都包含尿量评估,但心脏手术后少尿可能仅是对低血容量的一种反映,而不是对肾脏损伤的病理反映。因此很多有关心脏手术后 AKI 的研究仅使用 sCr 标准判断 AKI 是否发生。

三、危险因素和预测评分

很多围手术期因素与术后 AKI 的发生密切相关。如心脏手术后需要肾脏替代治疗(RRT)的术前预测因素有 GFR、需要药物治疗的糖尿病、LVEF<40%、心脏手术病史、急诊手术、术前使用主动脉内球囊反搏(IABP)、CABG 外的心脏手术操作。术前肾功能正常或接近正常患者术后发生肾功能不全的危险因素包括

年龄、性别、白细胞计数 >12 000/μl、之前接受过 CABG、慢性心力衰竭、外周血管疾病、糖尿病、高血压和术前使用 IABP。这些危险因素可以按照术前、术中和术后三个阶段划分，见表 12-3-2。其中有些危险因素无法干预但是可以改善风险预测，有些危险因素可被调整从而降低术后 AKI 的风险。

目前已经开发了一些临床风险评分工具用于筛选高风险患者，有助于临床采取一系列肾脏保护措施，降低 AKI 风险。研究发现，用于预测术后需要 RRT 的模型较预测 AKI 发生的模型更有用。在众多模型中，Cleveland 临床评分工具（CCST）是临床使用最为广泛的预测开胸心脏手术后需要 RRT 治疗的发生 AKI 风险的评分系统。在比较性研究中发现，CCST 对西方患者人群的心脏手术后需要 RRT 治疗的发生严重 AKI 的区分度最佳，但是还需要在亚洲人群中进行验证，此外 CCST 评分评估的需要 RRT 的 AKI，无法预测更轻度 AKI 的发生风险。

知识点

心脏手术后 AKI 发生的危险因素见表 12-3-2。

表 12-3-2 心脏手术后急性肾损伤（AKI）发生的危险因素

时间	因素
术前	年龄（高龄）、性别（女）、慢性阻塞性肺疾病、脉搏压升高、单纯收缩期高血压、LVEF<35%、血压不稳定、高血压病史、使用 IABP、糖尿病病史、充血性心力衰竭病史、高脂血症病史、慢性肾病病史、外周血管疾病病史、前次心脏手术病史、冠状动脉左主干病变、贫血、心肌梗死病史、吸烟史、使用肾毒性药物、遗传学易感性
术中	复杂手术（CABG+瓣膜置换）、急诊手术、体外循环时间 >100（120 分钟、升主动脉阻闭时间延长、多次体外循环、使用呋塞米、正性肌力药物使用、红细胞输注、体外循环期间严重贫血、溶血、血液稀释、低压灌注、低温、深低温停循环、血红蛋白尿、栓塞
术后	利尿剂使用、大量正性肌力药物使用、大量血管收缩剂使用、红细胞输注、心源性休克、低心排状态、需要 IABP、脓毒症、使用肾毒性药物

注：LVEF，左心室射血分数；IABP，主动脉内球囊反搏；CABG，冠状动脉旁路移植术。

【问题 2】患者目前肾功能处于什么状态？发生这一术后并发症的原因和机制是什么？

临床思路

1. 患者存在多个发生术后 AKI 的风险因素，包括高龄、女性、慢性肾功能不全病史、接受复杂心脏手术（2 个以上瓣膜置换）、CPB 时间长达到 140 分钟、阻断升主动脉时间长为 69 分钟，术中使用利尿剂；

2. 根据 KDIGO 诊断标准，患者术后发生了 2 期 AKI（接近 3 期）。结合患者的尿量和血钾水平，应积极应对和处理。

四、发生机制

术后 AKI 的发生是不同因素和机制共同参与的结果。目前认为心脏手术围手术期 AKI 的发生主要与以下机制相关（图 12-3-2）[14]。

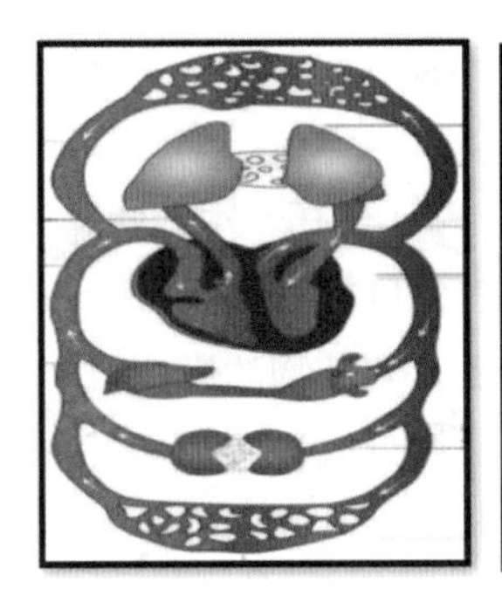

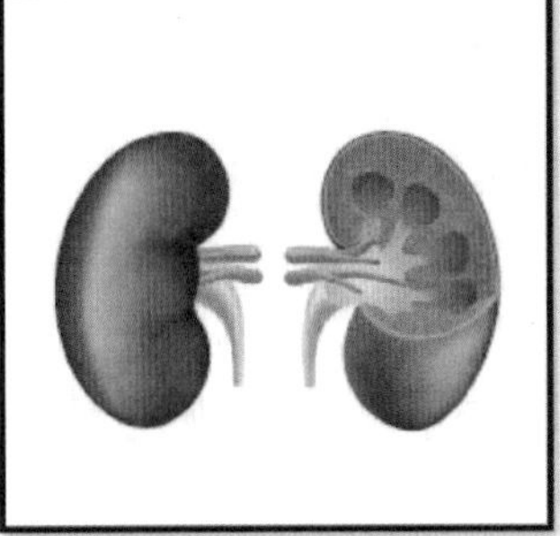

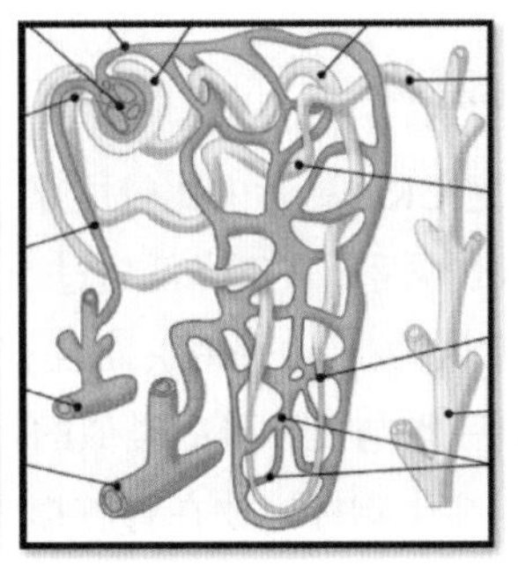

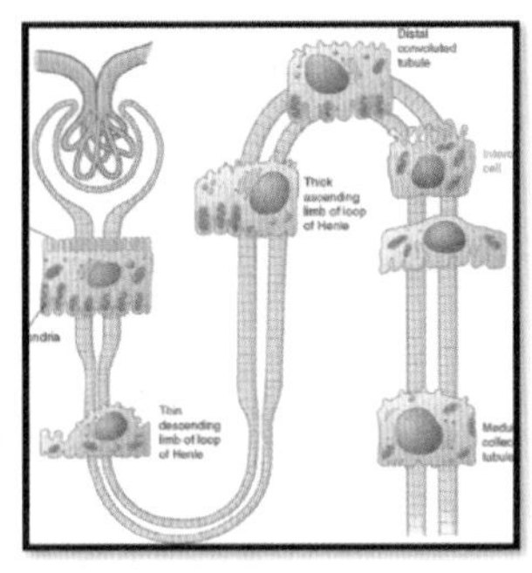

血流动力学紊乱　　机械因素　　其他机制　　炎症免疫反应

体外循环管道作用
低心排
血压
静脉压
前负荷/容量
贫血/溶血
缺血/再灌注

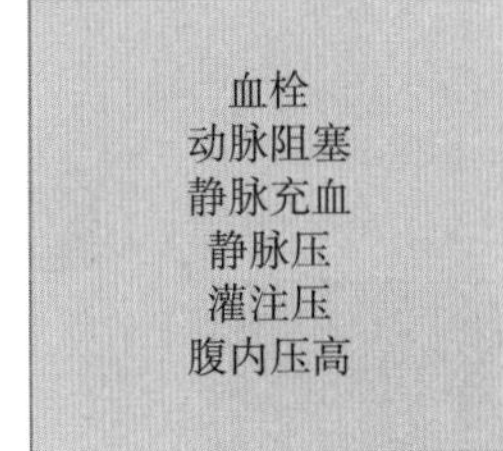

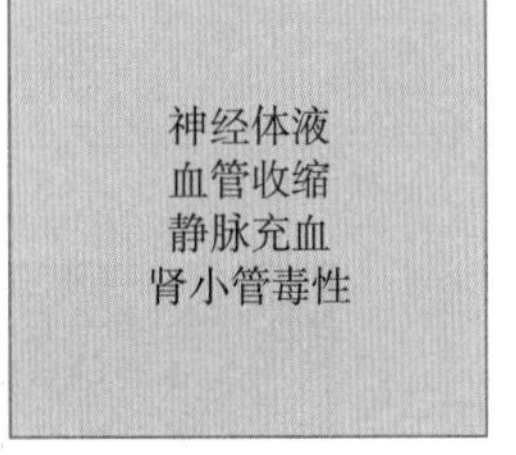

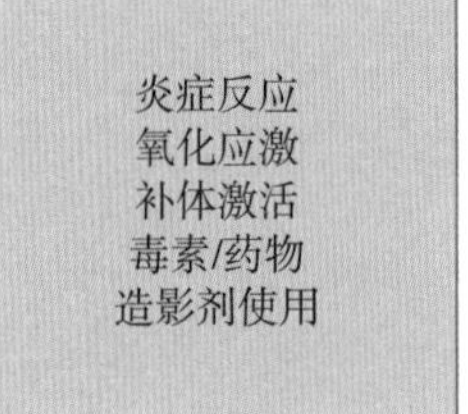

图 12-3-2　心血管手术后急性肾损伤发生的病理生理机制

1. **血流动力学变化**　肾血流量的变化可能导致氧供需平衡失调，肾髓质在低氧分压的情况下易发生缺血损伤。CPB 期间非搏动性可能造成肾脏灌注不足和 AKI 发生。在 CPB 复温期间高氧需和低氧供之间的矛盾更加突出，是肾脏髓质损伤风险最高的时期。手术期间和术后心排血量降低进一步加剧缺血损伤。CPB 后的再灌注损伤也可能参与了 AKI 的发生，有研究发现远程缺血预处理通过减轻再灌注损伤降低高风险患者 AKI 的发生率[15]，但是对低风险患者无显著作用[16]。有研究发现在充血性心力衰竭患者中由于静脉压升高，AKI 发生率增加，因而提出静脉淤血可能在 AKI 的发生中发挥一定作用，其机制推测可能与对肾小球球旁器“回压”有关。

2. **炎症和免疫反应**　大手术后激活全身炎症反应增加术后不良事件的发生风险，包括 AKI。CPB、阻断升主动脉、高剂量血管活性药物的使用、大量异体输血都参与全身炎症反应激活导致的 AKI。这些因素影响肾脏灌注介导的缺血再灌注损伤，增强氧化应激和炎症反应。肾内分流加剧这一过程，使肾髓质和皮质髓质交界处相较于其他组织低氧程度更加严重。循环血液暴露于 CPB 管道激活炎症反应，表现为细胞因子和化学因子含量显著增加。氧化应激反应产生的活性氧族上调促炎转录因子 NF-κB 介导炎症反应。细胞因子和化学因子募集中性粒细胞、巨噬细胞和淋巴细胞进入肾实质，导致 AKI 和肾纤维化。

3. **机械性损伤**　CPB 红细胞接触人工表面、术中使用吸引器导致红细胞暴露于空气、大量的异体红细胞输注、长时间低温等因素共同作用导致红细胞破坏，产生大量游离血红蛋白（Hb）并释放游离铁。游离 Hb 清除内源性一氧化氮导致血管收缩。游离 Hb 和游离铁（特别是二价铁）通过 Fenton 和 Haber Weis 反应产生活性氧族，导致氧化应激损伤。由于游离 Hb 和游离铁都是从肾脏清除，加剧肾脏的氧化应激损伤。

4. **其他机制**　患者术后 AKI 易感性不同的遗传学基础是目前研究的热点。合并栓塞性疾病是心脏手术后 AKI 的发生的风险因素，在阻断升主动脉和开放升主动脉时，胆固醇栓子有脱落的风险，特别是术前合并动脉粥样硬化患者。此外，术前使用 IABP 患者增加了栓塞风险。组织损伤释放线粒体损伤相关分子模式包括线粒体 DNA，直接激活中性粒细胞引发全身炎症反应。

五、早期诊断生物标志物

采用 sCr 估计 GFR 在稳定 CKD 患者中比较可靠，但是在 AKI 状态，用 sCr 诊断 AKI 存在一定的问题。如前所述，sCr 和 GFR 并非线性关系；GFR 降低超过 50% 才能引起 sCr 水平上升；在肾脏损伤至检测到 sCr 上升存在时间上的延迟（通常认为是 48 小时）；而且 sCr 的浓度受性别、年龄、蛋白摄入和药物的影响。基于上述原因，临床希望能找到一种与肌钙蛋白类似的生物标记物，即“肾脏肌钙蛋白”来反映肾脏损伤。由于肾脏损伤机制非常复杂，很多生物标记物在肾脏损伤发生的不同阶段表达，如有些在肾脏结构性损伤和功能下降前的应激阶段表达。根据表达的不同阶段，这些生物标记物可反映：①肾脏应激；②功能损伤但结构完好；③结构损伤功能完好；④结构和功能均受到损伤。见图 12-3-3。

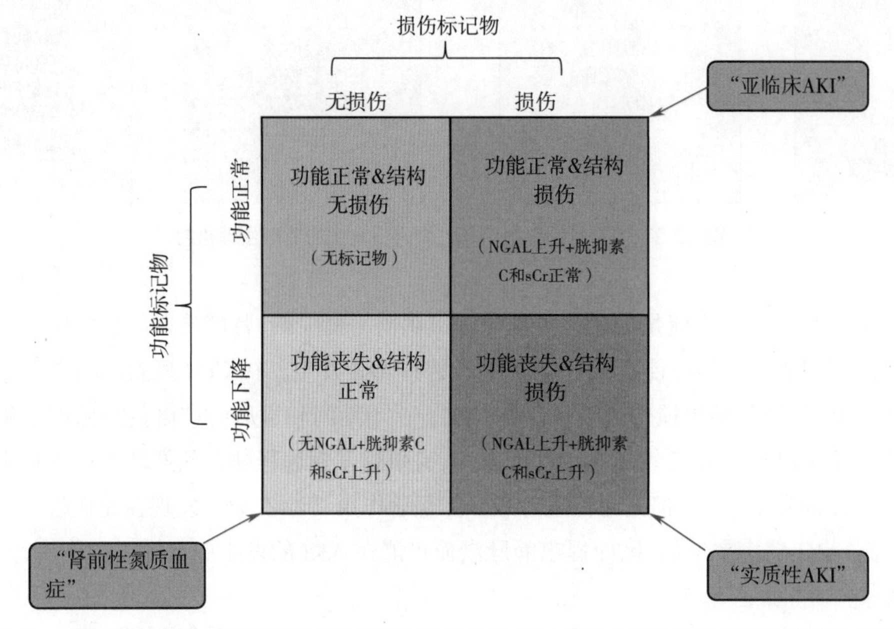

图 12-3-3　联合损伤和功能标记物对急性肾损伤进行分类，进一步区分发生肾功能不全的病理生理机制

1. **肾脏应激**　反映肾脏应激的 2 个生物标记物是胰岛素样生长因子结合蛋白 -7（IGFBP7）和金属蛋白酶 -2 组织抑制因子（TIMP-2），两者均作用于阻滞细胞周期的 G1 期。

2. **肾脏损伤**　反映肾脏损伤的生物标记物主要有中性粒细胞明胶酶相关脂质运载蛋白（NGAL）、白介素 -8（IL-8）和肾脏损伤分子 -1（KIM-1）。见表 12-3-3。

3. **肾功能**　胱抑素 C 和 sCr。

表 12-3-3　急性肾损伤（AKI）生物标记物及其临床应用

标记物	描述	优点	缺点
中性粒细胞明胶酶相关脂质运载蛋白（NGAL）	肾小管损伤的血尿标记物	• 肾脏缺血再灌注后损伤后快速上升 • 对心脏手术后 AKI 诊断价值高特别是对于基线肾功能正常患者	• 对 AKI 不特异，受年龄、贫血、肿瘤、慢性肾病和炎症状态的影响 • 缺血损伤时可能有肾保护作用
肾脏损伤分子 -1（KIM-1）	肾小管损伤的尿标记物	敏感度和特异度高	对 AKI 的预测价值在儿科患者研究中存在争议

续表

标记物	描述	优点	缺点
胱抑素 C	● 胱氨酸蛋白酶抑制剂 ● 肾小球滤过的血尿标记物	不受性别或肌肉含量影响	对心脏手术后 AKI 的预测价值研究结果存在差异(与 sCr 相比)
肝型脂肪酸结合蛋白(L-FABP)	● 小胞浆蛋白 ● 肾小管损伤的尿标记物	尿 L-FABP 水平预测预后差,如肾脏替代治疗需求、死亡和肾脏替代治疗的复合结局等	在慢性肾病时,L-FABP 也增加
白介素 -8(IL-8)	● 促炎细胞因子 ● 肾小管损伤的尿标记物	缺血再灌注损伤后增加	可能仅在肾实质性 AKI 时上升,肾前性 AKI 时不变
胰岛素样生长因子结合蛋白 -7(IGFBP7)和金属蛋白酶 -2 组织抑制因子(TIMP-2)	阻滞细胞周期的尿标记物	测量尿中 TIMP2 和 IGFBP7 含量比标准的临床评估对 AKI 风险分层的诊断表现更优	TIMP2 也促进细胞增殖,在肾细胞癌中有强表达
迂回轴突引导受体 4(ROBO4)	● 表达在内皮细胞上的跨膜受体 ● 内皮功能障碍的标记物	心脏手术后其水平短暂升高(而 NGAL 术后升高持续 24 小时)	表达不限于肾脏(ROBO4 也表达于造血干细胞)
重组人脑信号素 3A(Semaphorin 3A)	在发育中的肾小球、足细胞和集合管中表达	早期尿 Semaphorin 3A 水平与临床结局相关(如肾脏替代治疗需求和住院时间)	目前资料来自小的单中心研究,需要在大样本量研究中获得验证
轴突导向因子 1(Netrin 1)	肾小管损伤标记物	在临床前研究中,出现在 AKI 早期(1~3 小时内),与 AKI 的持续时间、严重程度和住院时间相关	在慢性肾病中 Netrin 1 水平也增加

第四节　肾脏保护措施

一、基本原则

术前应通过生物标记物和临床风险因素的判断,筛选高风险患者。对于高风险患者遵守 KDIGO 指南预防术后 AKI 发生:停用所有肾毒性药物、避免血流动力学的剧烈波动、严密监测 sCr 和尿量,控制血糖同时避免血糖的剧烈波动。

心脏手术后防治 AKI 的策略

知识点

1. 术前应积极强心、利尿、扩血管防止心肾功能进一步下降。

2. 术中维持血流动力学稳定，维持足够的血容量和灌注压，使用强效血管活性药物如肾上腺素或去甲肾上腺素时，要注意扩张血管，保证肾小球的灌注。

3. 术前存在肺动脉高压的患者，控制好肺动脉压力是预防心力衰竭和肾衰竭的关键。

4. 术中尽量缩短 CPB 时间、保证 CPB 灌注压稳定、应用对血压有形成分损伤小的 CPB 材料、降低术中炎性反应，减少异体血制品使用，减少升压药物应用。

5. 术前存在肾功能不全的患者，术后严密监测，早期应用药物和干预手段维持肾功能和循环稳定。

6. 一旦发现尿少、高血钾等肾衰竭的征象，尽早进行血液或腹膜透析等 RRT，停用或调整有肾毒性的药物。

二、指南推荐

血管手术后 AKI 的第 20 次共识会议对防治心血管手术患者 AKI 作出以下推荐。

1. 使用不同的药物和非药物策略防治心脏手术后 AKI 的发生（推荐等级 1A~2D）。

2. 避免使用已经证明无效或引起损伤的干预措施防治 AKI（推荐等级 1A~1B）。

3. 一些防治 AKI 的方法缺乏足够证据，最好避免使用，直到获得充分的推荐证据（无等级）。

4. 推荐避免使用羟乙基淀粉（推荐等级 1A），谨慎使用平衡晶体液而不是生理盐水或白蛋白溶液补充容量丢失（推荐等级 2B）。

三、药物治疗

1. 围手术期

（1）很多认为有肾脏保护作用的药物，如左西孟旦、他汀类、N- 乙酰半胱氨酸、碳酸氢钠、促红细胞生成素等，在大部分临床研究中均未能显出肾脏保护效应。

（2）在一些小样本研究中，右美托咪定可减少心脏手术患者术后 AKI 的发生率。

（3）与严格血糖控制（ ≤126mg/dl）相比，中度血糖控制（127~179mg/dl）降低术后 AKI 发生率和死亡率，重点是在整个围手术期维持相对稳定的血糖水平，避免血糖水平的剧烈波动。

（4）在测量容量反应性指导下，使用平衡晶体液进行容量管理。不推荐对 AKI 高风险患者使用羟乙基淀粉。虽然白蛋白对术前存在低蛋白血症的患者有一定的作用，但是推荐对心脏手术患者尽可能限制胶体液的量。

2. 术前

（1）研究显示对接受非 CPB 下 CABG 手术患者，若术前存在低蛋白血症（<4g/dl），给予补充白蛋白进行纠正具有肾脏保护作用。

（2）术前停止血管紧张素转化酶抑制剂（ACEI）和血管紧张素受体阻滞剂（ARB）可降低术后 AKI 的发生率。

3. 术中　临床研究显示挥发性麻醉剂具备肾脏保护作用。一项荟萃分析，纳入 10 项研究 1 600 例患者，结果显示挥发性麻醉药物与对照相比可降低术后 AKI 的发生率，虽然术后肌酐水平的绝对值和死亡率两组无显著差异，但使用挥发性麻醉药物的患者术后 ICU 停留时间和住院时间缩短。

术中应该避免使用有肾脏毒性的药物，包括放射对比剂、抗生素（氨基糖甙、头孢菌素）、袢利尿剂（呋塞米)、非甾体抗炎药。在无法避免使用的情况下,应尽量减少剂量。

在目标导向的液体管理背景下,血管活性药物的选择对患者肾脏预后有显著差别。作为血管收缩剂,去甲肾上腺素优于肾上腺素和多巴胺;在选择正性肌力药物时,与肾上腺素相比,应该避免使用多巴胺。在“生存脓毒症运动指南”中,推荐将去甲肾上腺素作为一线血管收缩剂,然后是肾上腺素和血管加压素,多巴胺和苯肾上腺素的适应证有限。

4. 术后

(1)目前证据显示使用多巴胺、α-促黑素细胞激素类似物、袢利尿剂等药物预防AKI无益,或有潜在伤害。

(2)使用甘露醇、非诺多泮的证据弱或存在争议。

(3)一些研究显示使用钠尿肽可降低AKI的发生率,但是RRT需求无变化。总体证据弱且存在争议。

(4)由于ACEI和ARB的广泛使用,术后血管扩张性休克(血管麻痹)的发生率高。最近一项随机对照研究显示,对于心脏手术后血管麻痹患者[MAP<65mmHg,对液体治疗无反应,心脏指数>2.2L/(min·m^2)],血管升压素能减低严重AKI(2期和3期)的发生率和RRT的需求。

四、非药物治疗

1. 术前

(1)术前使用对比剂增加术后AKI的发生风险,有推荐将手术推迟至对比剂暴露后的24~72小时进行。

(2)术前放置IABP可能通过改善灌注和降低内皮的活化预防高风险患者AKI发生或RRT需求,但是也有观点认为IABP显著降低主动脉远端的压力,影响肾脏灌注,因此对高风险患者术前IABP放置能否带来肾脏获益尚不明确。

2. 术中

(1)选择对组织创伤小的手术操作,如全胸腔镜辅助下心脏手术或小切口手术;尽可能避免使用CPB,如非CPB下CABG手术,或经皮主动脉瓣置入术。

(2)在进行大血管手术操作时,特别是肾动脉附近的大血管手术操作,可引起肾脏的缺血再灌注损伤,可采用经桡冠状动脉造影技术替代经股动脉技术,减少导管在肾动脉附近的操作。阻闭钳在大血管上的操作可能引起粥样硬化栓子脱落,导致AKI发生,可使用栓子保护装置维持肾功能并防止手术操作相关性的栓塞事件。还可以通过尽量减少在主动脉上的操作,如在非CPB下CABG手术的“no touch”技术。

(3)联合采用胸段硬膜外麻醉技术可能通过阻断对手术的肾上腺素能应激反应,调节肾脏血管的舒缩反应,发挥肾脏保护作用。

(4)采用目标导向的液体管理策略,既要避免低血容量(降低肾脏灌注),也要避免容量超负荷(静脉淤血)。

(5)贫血和输血管理:之前有证据显示,避免过度贫血(血细胞比容<24%)能降低成年心脏手术患者术后AKI的发生率,术后肾脏损伤的风险在血细胞比容<21%时急剧增加。但是TRICS Ⅲ试验发现限制性输血策略(血红蛋白浓度7.5g/dl)在术后严重并发症发生率和肾衰竭方面的表现并不劣于开放性的输血策略(血红蛋白浓度9.5g/dl)[17]。目前对于术中管理的目标血细胞比容并无统一认识,但确定的是输注滤除白细胞的血液能将术后AKI的发生风险显著降低(5倍)。

(6)CPB管理:①血压,若在CPB过程中能维持一定的灌注流量,不同的血压(75~85mmHg,50~60mmHg,<50~55mmHg)管理水平和术后AKI的发生无显著关联;②温度,低温的器官保护作用已经证实,术中温度升高(>37℃)显著增加术后AKI的发生率,但是不同的温度管理(28~30℃与35.5~36.5℃相比)与术后AKI风险无显著相关性,表明CPB后应该避免快速激进地复温策略,但降低CPB中的温度管理目标并不能带来显著的肾脏获益。

(7) 远程缺血预处理能够降低高风险患者术后AKI的发生率,但是对于低风险的心脏手术患者无明显临床获益,但注意其中丙泊酚的使用可能与远程缺血预处理存在交互作用。

3. 采用KDIGO集束化管理策略[18]可显著降低AKI的发生率。包括持续避免使用肾毒性药物、术后前48小时停用ACEI和ARB、严密监测sCr和尿量、术后前72小时避免高血糖发生、考虑放射对比剂的替代物、对高风险患者使用预先计划的流程进行严密的血流动力学管理。与传统的潮气量设定(10~12ml/kg)或高潮气量(>12ml/kg)相比,心脏手术后采用低潮气量(<10ml/kg)可降低AKI的发生率。

病例进展

经过评估患者的肾功能和实验室检查结果,启动连续肾脏替代治疗(CRRT)。术后第4天,患者顺利脱离呼吸机并拔除气管插管,继续给予强心、扩容、胃肠道保护、CRRT及对症支持治疗。术后第15天,尿量150ml/h,BUN 4.5mmol/L,Cr 89μmol/L,停止CRRT,继续强心、利尿、抗炎治疗,患者病情平稳无其他并发症,术后第20天康复出院。

【问题】启动CRRT是否合理,临床上针对术后肾脏损伤还有什么其他治疗措施?

第五节　术后肾脏损伤的治疗

目前尚无有效的干预措施逆转已经发生的肾脏损伤。在AKI的持续状态必须进行有效的治疗,降低AKI产生的即时效应,同时防止AKI进一步进展转化为急性肾脏疾病和CKD。CPB时器官的功能处在一个动态改变的状态,因此需要随时评估,并不断调整治疗策略和不同干预措施的优先等级。对器官功能状态的评估将指导干预措施预防和治疗AKI的并发症(图12-5-1)。若没有证据显示存在心肺功能衰竭,应该确定AKI的发生原因。在评估心肺功能和血管内容量状态后,应该考虑尿液分析和回顾用药情况。检测AKI的应激和损伤标记物可准确预测AKI的预后。当AKI持续时间超过48~72小时,应考虑请肾脏专家会诊,寻找病因制订治疗方案。

1. **指南推荐**

(1) 治疗的目的是防止AKI进展、促进肾脏康复、治疗AKI的急性和慢性不良结局。

(2) 不推荐使用钠尿肽、非诺多泮、利尿剂、多巴胺、甘露醇治疗术后AKI(推荐等级1C);启动RRT应综合考虑肾功能状态,AKI的分期和临床表现,进行个体化决策。

(3) 对血流动力学不稳定和不能耐受容量平衡变化的患者持续治疗(推荐等级1B)。

(4) 对患者的血流动力管理应改善心脏功能、维持MAP和窦性心律、优化前负荷、管理右心后负荷(肺血管阻力)、优化机械通气。

2. **心脏支持**　儿茶酚胺可以通过直接的正性肌力作用、改善心肌灌注和动员非应激的静脉前负荷改善心室功能。磷脂酶Ⅲ抑制剂(米力农和氨力农)、钙增敏剂(左西孟旦)和肺扩张剂(吸入一氧化氮、吸入前列环素、吸入米力农)通过改善心室后负荷改善心脏功能。由于肾脏灌注由动静脉血压决定,心室功能异常或中心静脉压升高都可能降低肾脏灌注和增加肾脏后负荷,导致AKI。心脏手术后低心排血量、心脏舒张功能障碍和容量超负荷,升高肾静脉压降低肾小球滤过率(GFR)。通常需要使用利尿剂和持续RRT。

3. **肾脏支持**　多巴胺、袢利尿剂、钠尿肽等药物虽然可以增加尿量,但不作为常规使用,现有证据存在争议。低剂量心房钠尿肽虽然可以降低心脏手术患者术后RRT的需求,但对死亡率无显著影响。在多中心随机对照研究中,与对照组相比,非诺多泮不降低30天死亡率和术后RRT需求,但增加低血压的发生率。

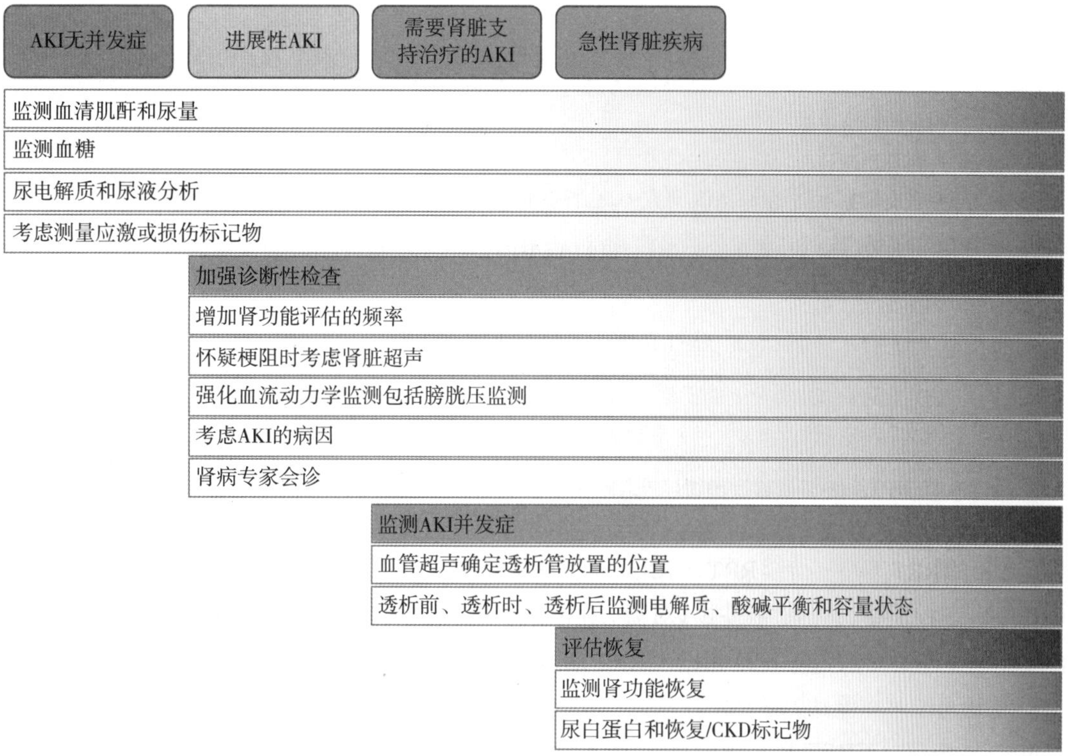

AKI无并发症 → 进展性AKI → 需要肾脏支持治疗的AKI → 急性肾脏疾病

- 监测血清肌酐和尿量
- 监测血糖
- 尿电解质和尿液分析
- 考虑测量应激或损伤标记物
  - 加强诊断性检查
  - 增加肾功能评估的频率
  - 怀疑梗阻时考虑肾脏超声
  - 强化血流动力学监测包括膀胱压监测
  - 考虑AKI的病因
  - 肾病专家会诊
    - 监测AKI并发症
    - 血管超声确定透析管放置的位置
    - 透析前、透析时、透析后监测电解质、酸碱平衡和容量状态
      - 评估恢复
      - 监测肾功能恢复
      - 尿白蛋白和恢复/CKD标记物

图 12-5-1 急性肾损伤（AKI）后诊断和监测方案流程干预的水平由肾功能不全的程度和持续时间决定，适用于 AKI 持续时间较长（>2 天）或发生急性肾脏疾病患者

RRT：心脏手术患者可以通过药物治疗实现容量平衡和管理，但在某些情况下，若患者的容量平衡不能维持或不能使用利尿剂，应该考虑使用 RRT 纠正容量超负荷。启动 RRT 的最佳时机是目前研究热点。理论上说，在严重 AKI 发生前启动 RRT 可能通过减轻酸血症、尿毒症、容量超负荷和系统炎症反应，改善患者生存并促进肾功能的恢复。但是太早启动 RRT 可能将患者置于 RRT 相关的风险中。荟萃分析显示早期启动 RRT 可能有益于提高 AKI 患者的生存率。但是有些 3 期 AKI 患者在不接受 RRT 的情况下肾功能也可能自行恢复；相反，某些没有满足严重 AKI 诊断标准的患者可能因容量超负荷且对利尿剂无反应等原因有启动 RRT 的指征，因此 RRT 的启动时机应该是个体化的临床决策。最近两项临床研究（ELAIN[19]和 AKIKI[20]）对比了早期开始 RRT 和晚期开始 RRT 对患者临床预后的影响，但是关于哪类患者能从早期启动 RRT 获益仍未能得出明确结论（表 12-5-1）。

表 12-5-1 肾脏替代治疗（RRT）

项目	推荐和证据
适应证	核心适应证 1. 难治性容量超负荷（特别是对利尿剂无反应的肺水肿） 2. 高血钾（>6.5mEq/L） 3. 尿毒症的临床症状和体征 4. 严重代谢性酸中毒（pH<7.1，或动脉血二氧化碳分压正常或低时 pH<7.2） 5. 严重氮质血症（BUN>30mmol/L 或 sCr>300μmol/L） 临床适应证 • 无尿（≥6 小时） • 严重少尿（尿量 <200ml 超过 12 小时） • 出现尿毒症的并发症（脑病、心包炎和神经病变）

续表

项目	推荐和证据
启动时机	出现核心适应证 ● 推荐出现核心适应证立即启动 ● 现有证据不明，在 ELAIN 研究中，心脏手术患者早期启动 RRT 能带来死亡率和肾脏恢复的临床获益
策略	虽然没有证据支持哪种策略更优（CRRT *vs.* IHD），但 CRRT 能增加血流动力学的稳定性
剂量	IHD：每周 3.9kt/V CRRT：排水量 20~25ml/（kg·h）（增加超滤过率不带来额外的临床获益）
抗凝	IHT：普通肝素或低分子量肝素（出血风险和滤器产生血块风险无差异） CRRT：枸橼酸局部抗凝（与全身肝素化相比，降低出血和滤器产生凝血块风险）

注：CRRT，持续 RRT；IHD，间歇血液透析；BUN，尿素氮；sCr，血清肌酐。

术后常用的 RRT 策略有持续 RRT（CRRT）和间歇血液透析（IHD）。有时也采用间歇 RRT 和腹膜透析。其中 CRRT 有三种策略，包括血液滤过（对流）、血液透析（扩散）和血液透滤（对流和扩散），三种策略的优劣没有差异。一些研究认为与 IHD 相比，CRRT 能改善肾功能，但结论未通过荟萃分析获得确证。与 IHD 相比，CRRT 还可改善血流动力学稳定性、有更高的净液体移除率和改善对炎症介质的清除。

KDIGO 指南建议 CRRT 排水量的目标为 20~25ml/（kg·h），IHD 目标为每周 3.9kt/V。关于 IHD 的频率目前尚无足够的证据显示每天进行还是隔天进行的效果更佳。对于 CRRT，增加超滤率不能带来进一步的生存获益。停止 RRT 的决定应该基于少尿症状的改善、sCr 降低、GFR 升高等反映肾功能改善的临床表现。

病例分析

1. 患者术后发生 2 期接近 3 期 AKI，同时伴有少尿和高钾血症，满足早期启动 RRT 的指征。

2. 考虑到 CRRT 能够增加血流动力学的稳定性，对心脏手术后患者非常关键，因此采用 CRRT。

3. 患者肾功能稳定且恢复后停止了 CRRT 治疗，之后病情稳定，说明对该患者 RRT 启动和停用时机把握和选择均比较恰当，获得了较好的临床预后。

4. 本例患者术后肾功能恶化，由于处理得当没有发生其他严重并发症，但是延长了 ICU 停留时间（平均 2~3 天）和住院时间（平均 7~10 天），也极大地增加了医疗费用。

（雷 翀）

推荐阅读

[1] SUAREZ J，BUSSE LW.New strategies to optimize renal haemodynamics.Current opinion in critical care，2020，26：536-542.

[2] LANNEMYR L，BRAGADOTTIR G，KRUMBHOLZ V，et al.Effects of Cardiopulmonary Bypass on Renal Perfusion，Filtration，and Oxygenation in Patients Undergoing Cardiac Surgery.Anesthesiology，2017，126：205-213.

[3] CHENG DCH，MARTIN J，DAVID T.，et al.Renal Failure and Dialysis，Evidence-based Practie in Perioperative Cardiac Anesthesia and Surgery.Berlin：Springer，2021.

[4] LEGRAND M，ROSSIGNOL P.Cardiovascular Consequences of Acute Kidney Injury.The New England journal of medicine，2020，382：2238-2247.

[5] LEVEY AS，BECKER C，INKER LA.Glomerular filtration rate and albuminuria for detection and staging of acute and chronic kidney disease in adults：a systematic review.JAMA，2015，313：837-846.

[6] INKER LA, SCHMID CH, TIGHIOUART H, et al. Estimating glomerular filtration rate from serum creatinine and cystatin C. The New England journal of medicine, 2012, 367: 20-29.

[7] ADAMS PS, VARGAS D, BAUST T, et al. Associations of Perioperative Renal Oximetry Via Near-Infrared Spectroscopy, Urinary Biomarkers, and Postoperative Acute Kidney Injury in Infants After Congenital Heart Surgery: Should Creatinine Continue to Be the Gold Standard? Pediatr Crit Care Me, 2019, 20: 27-37.

[8] IIDA N, SEO Y, SAI S, et al. Clinical Implications of Intrarenal Hemodynamic Evaluation by Doppler Ultrasonography in Heart Failure. JACC. Heart failure, 2016, 4: 674-682.

[9] BEAUBIEN-SOULIGNY W, ROLA P, HAYCOCK K, et al. Quantifying systemic congestion with Point-Of-Care ultrasound: development of the venous excess ultrasound grading system. The ultrasound journal, 2020, 12: 16.

[10] HUSAIN-SYED F, BIRK H-W, RONCO C, et al. Doppler-Derived Renal Venous Stasis Index in the Prognosis of Right Heart Failure. Journal of the American Heart Association, 2019, 8: e013584.

[11] YOON HE, KIM DW, KIM D, et al. A pilot trial to evaluate the clinical usefulness of contrast-enhanced ultrasound in predicting renal outcomes in patients with acute kidney injury. PloS one, 2020, 15: e0235130.

[12] LOPEZ-DELGADO JC, ESTEVE F, TORRADO H, et al. Influence of acute kidney injury on short-and long-term outcomes in patients undergoing cardiac surgery: risk factors and prognostic value of a modified RIFLE classification. Critical care (London, England), 2013, 17: R293.

[13] WANG Y, BELLOMO R. Cardiac surgery-associated acute kidney injury: risk factors, pathophysiology and treatment. Nature reviews. Nephrology, 2017, 13: 697-711.

[14] NADIM MK, FORNI LG, BIHORAC A, et al. The 20th International Consensus Conference of the ADQI (Acute Disease Quality Initiative) Group. Journal of the American Heart Association, 2018: 7.

[15] ZARBOCK A, SCHMIDT C, VAN AKEN H, et al. Effect of remote ischemic preconditioning on kidney injury among high-risk patients undergoing cardiac surgery: a randomized clinical trial. JAMA, 2015, 313: 2133-2141.

[16] HAUSENLOY DJ, CANDILIO L, EVANS R, et al. Remote Ischemic Preconditioning and Outcomes of Cardiac Surgery. The New England Journal of Medicine, 2015, 373: 1408-1417.

[17] SHEHATA N, MISTRY N, DA COSTA BR, et al. Restrictive compared with liberal red cell transfusion strategies in cardiac surgery: a meta-analysis. European heart journal, 2019, 40: 1081-1088.

[18] MEERSCH M, SCHMIDT C, Hoffmeier A, et al. Prevention of cardiac surgery-associated AKI by implementing the KDIGO guidelines in high risk patients identified by biomarkers: the PrevAKI randomized controlled trial. Intensive care medicine, 2017, 43: 1551-1561.

[19] ZARBOCK A, KELLUM JA, SCHMIDT C, et al. Effect of Early vs Delayed Initiation of Renal Replacement Therapy on Mortality in Critically Ill Patients With Acute Kidney Injury: The ELAIN Randomized Clinical Trial. JAMA, 2016, 315: 2190-2199.

[20] GAUDRY S, HAJAGE D, SCHORTGEN F, et al. Initiation Strategies for Renal-Replacement Therapy in the Intensive Care Unit. The New England journal of medicine, 2016, 375: 122-133.

第十三章

胸段硬膜外麻醉与胸部神经阻滞

第一节　胸段硬膜外麻醉

硬膜外麻醉是一种椎管内麻醉，即将局麻药注入硬膜外间隙，以阻滞穿过该间隙的脊神经根。胸段硬膜外麻醉（thoracic epidural anesthesia，TEA）目前主要作为胸部手术全身麻醉的补充及此类手术的术后镇痛。TEA 的常规方法是在胸椎之间穿刺进针并留置导管，通过导管给予局麻药和佐剂，以启动和维持手术期间的麻醉。

一、胸段硬膜外麻醉的解剖基础

硬膜外间隙位于硬膜囊和椎管内面骨膜之间，从枕骨大孔延伸至骶管裂孔；其前界为后纵韧带，后界为黄韧带，侧边界为椎弓根和椎间孔。棘上韧带将棘突顶端勾勒为连续的柱状，棘间韧带在连续的脊椎棘突之间伸展。黄韧带质硬，位于棘间韧带深部，形成了硬膜外间隙的后缘。硬膜外间隙并不连续，大致分为后部、侧部和前部，内含神经、脂肪和血管。通常局麻药由硬膜外间隙后部注入，但它必须扩散至整个间隙才能实现有效的麻醉。

二、胸段硬膜外麻醉对生理的影响

TEA 的生理效应来自对交感神经、躯体神经和运动神经阻滞，导致代偿反射和副交感神经张力失拮抗。各种生理效应的强度取决于阻滞范围、起效速度及患者因素。

（一）血流动力学

以低血压和心动过缓最为常见。低血压的原因是全身血管阻力下降或血液淤积于周围血管使得静脉回心血量减少，或两者皆有，这两种效应是由交感神经阻滞和肾上腺髓质分泌抑制引起。心动过缓的发生率取决于阻滞平面和范围，其发生是通过直接（阻断交感神经心加速纤维）和间接机制发生。间接机制包括静脉回流减少导致的心肌起搏细胞输出量减少、右心房和腔静脉的低压压力感受器受刺激等。总之，TEA 对血流动力学的影响与多种因素有关，包括硬膜外阻滞的扩散平面、硬膜外给药量。此外，患者的一般情况、容量状态、原有心血管病变的严重程度、外科手术情况如手术时间的长短、创伤大小等均对术中血流动力学的变化有较大的影响。如果阻滞平面较高（T_4 以上），而且又经硬膜外导管给予较多的局麻药，则在复合全身麻醉时的诱导阶段，尤其是气管插管前常会发生显著的低血压。此时，可适当扩充血容量或静脉注射小剂量麻黄碱或去氧肾上腺素等进行处理。当实施硬膜外阻滞复合全身麻醉时，建议全身麻醉诱导前硬膜外间隙不给或仅给予试验剂量的局麻药。

（二）冠状动脉灌注和心肌氧耗

心脏和冠状动脉血管受发自 $T_{1\sim5}$ 的心交感神经纤维支配，TEA 有效地阻断了其传入和传出通路，扩张心外膜冠状动脉节段的管径而不引起冠状小动脉的扩张，增加缺血区心肌侧支循环，提高心内膜下 / 心外膜下血流灌注比例，改善左心室功能，降低心肌氧需要量，改善心肌氧供 / 氧需比例，减轻心绞痛的症状，减少术中、术后心肌缺血和心肌梗死的发生率。研究发现[1]，在胸骨劈开时单纯全身麻醉组的全身血管阻力、心大静脉血流量及局部心肌耗氧量均显著增加，而 TEA 组的反应则明显减弱，且未出现心肌缺血的代谢（乳酸升高）或心电图征象。反映心肌损伤的高度特异性蛋白肌钙蛋白 T 的释放也被 TEA 所减弱。动物实验还发现 TEA 使冠状动脉阻塞后的心肌梗死面积缩小。

（三）呼吸功能

TEA 可麻痹肋间肌，但膈肌功能保留。对于无肺部疾病的患者，胸中段平面以下的硬膜外阻滞对呼吸影响很小。因此，静息潮气量、第 1 秒用力呼气量（forced expiratory volume in one second，FEV_1）/ 用力肺活量（forced vital capacity，FVC）比值不变，最大吸气量、肺活量和 FEV_1 轻微降低。然而，对于有阻塞性肺疾病或肺部分泌物较多的患者，辅助呼吸肌的麻痹可能会削弱其主动呼气和咳嗽，降低呼气峰流速、最大分钟通气量和补呼气容积。

由于静息时的支气管张力部分取决于副交感神经和交感神经支气管张力的平衡，故理论上 TEA 可阻滞交感神经而使副交感神经占优势，并导致支气管痉挛，但该效应似乎不具有临床意义。

（四）肺血管外肺水

TEA 后，外周容量血管扩张，给予液体适当扩容后，增加的血容量部分分布在外周血管。一旦肺血管内的水渗透到肺间质，肺淋巴引流量将增加 10~20 倍，以引流过多的间质液；还有部分液体经气道外排，使肺间质的压力不至于过度增加。只有当血管内的静水压过高，超过机体的防御能力，同时伴有左心功能不全时，才有可能发生肺水肿。但值得注意的是，老年或心功能不全的患者，在术后因硬膜外阻滞作用消失，外周扩张的血管收缩，导致回心血量明显增加，可能引起一系列的循环及呼吸系统并发症，所以术后应评估容量及心功能匹配状况，必要时适当使用小剂量的利尿剂排出过量液体，以预防并发症的发生。

（五）应激反应

TEA 平面在 $T_{4\sim12}$ 时，可阻断相关部位交感神经兴奋，显著抑制应激激素的增高，从而降低交感神经紧张性，进一步减轻术中的儿茶酚胺分泌，导致平均动脉压下降。此外，阻滞区域的容量血管扩张效应使患者血压较麻醉前有不同程度的降低，同时副交感神经亢进，心率减慢，此心血管抑制作用也部分抵消了麻醉插管或手术应激时由于交感兴奋所导致的心血管不良反应。

三、胸段硬膜外麻醉的实施

（一）实施前准备

操作前应常规检查患者脊柱情况。回顾并核对硬膜外麻醉的指征及凝血状态，特别是凝血实验室检查指标、抗凝剂使用情况等。一般建议在患者清醒状态下操作，但对于特别紧张的患者，可在开放静脉后适当给予镇静药，需避免深度镇静，以便患者配合摆放体位及反馈疼痛或感觉异常等信息。

（二）穿刺体位

常采用侧卧位或坐位，避免脊柱扭转，目标是创建一条可在上下相邻椎体棘突间进针的直线路径。

（三）穿刺技术

硬膜外穿刺一般可通过正中或旁正中入路法进行。硬膜外穿刺针会依次穿过皮肤、软组织和脊柱韧带，直至针尖进入硬膜外间隙，出现所谓的“阻力消失”即可确认。不论选择何种穿刺入路，从皮肤到硬膜外间隙的深度均取决于患者的体型、穿刺的椎体水平和硬膜外穿刺针的角度。在普通成人，中段胸椎处该深度为 4~6cm。由于椎管内感染的后果严重，故需强调硬膜外麻醉操作中的所有步骤都必须采用严格的无菌技术。

1. 体表定位法 采用体表标志来判断硬膜外穿刺进针的椎体水平，通常以肩胛骨下缘 T_7 水平作为参照。但有时体表标志无法准确预测椎间隙，多数情况下可能比估测的位置更偏头端。

（1）正中入路技术：该法适用于下胸段及以下的硬膜外麻醉。在选定的脊椎水平，触诊相邻两棘突间的间隙。穿刺点定于脊柱中线、棘突间隙的下 1/3 到 1/2 处。用 1% 利多卡因局麻浸润麻醉至皮下组织并继续穿过棘上韧带下行至棘间韧带。换用硬膜外穿刺针（如 Tuohy 针），以垂直皮肤或略倾向头侧的角度（下段胸椎），或以更倾向头侧的角度（中段胸椎）进针，针尖斜面朝向头侧。穿刺针将依次穿过棘上韧带、棘间韧带，此时会感觉到穿刺针进入了坚韧的组织，否则可能表明针尖偏离脊柱中线，应注意调整进针方向。一旦针尖位于棘间韧带，即可取出针芯并连接含有生理盐水（也可混入少量空气）的低阻力注射器。以优势手的拇指间歇性或持续性轻推注射器芯杆，同时用非优势手缓慢进针。由于黄韧带比棘间韧带更坚硬，故进入黄韧带时注射阻力将进一步增加。继续进针直至出现阻力突然消失，回抽注射器确认无液体持续吸出，针尖即位于硬膜外间隙。在放置硬膜外导管前注入 5~10ml 生理盐水既有利于导管置入，又可降低血管损伤的风险。

（2）旁正中入路技术：由于胸椎棘突成角及狭窄的间隙增加了正中入路的技术难度，故中、上胸段的硬膜外麻醉常采用旁正中入路技术。该法也适用于脊柱不能充分弯曲或经正中入路穿刺失败的患者。在旁正中入路进针时，穿刺针不会穿过棘间韧带，因此在针尖抵达黄韧带之前，进针的注射阻力都很小。

确定棘突间隙后，在下一个棘突的头侧、中线旁开 1cm 处，用 1% 利多卡因局麻浸润穿刺点及皮下组织。首先将硬膜外穿刺针垂直于皮肤进针，直至针尖触及目标椎间隙下方的椎板，以此估计硬膜外间隙的深度。轻轻退针并将针尖向内倾斜约 15°，向头侧倾斜约 45° 继续进针。将针尖从椎板边缘移开，触到黄韧带时立即停止进针。连接低阻力注射器，轻推注射器芯杆，此时若注射有阻力表明针尖已抵达黄韧带。继续推进注射器芯杆，一旦感到阻力消失即停止进针，以免刺破硬脊膜。

2. **超声定位 / 引导法** 对于肥胖患者或脊柱解剖结构改变的患者，传统体表标志常难以确定用于穿刺的椎间隙。超声扫查有助于确定椎间隙、脊柱中线、穿刺角度，并能估测到达硬膜外间隙所需的进针深度，有效地降低此类患者的穿刺失败概率、减少穿破硬脊膜的风险[2]。

与腰椎相比，超声对胸椎不同部位的成像水平存在较大差异[3]。通常上胸段的神经轴结构可见度较差。中胸段（$T_{4\sim8}$）区域，由于棘突角度较大、棘突和椎板间隙狭窄，狭小的声窗导致超声对椎体下方的神经轴结构成像受限。下胸段（$T_{9\sim12}$）椎体的超声解剖结构与腰椎区域类似。

患者首选坐位。选用低频线阵探头，设置扫查深度为 9~14cm。将超声探头平行脊柱纵行放置在脊柱上时，随着旁开距离的增加，依次会获得椎板（“马头征”）、关节突（“驼峰征”）、横突（“三叉戟征”）结构的投影（图 13-1-1、图 13-1-2）。平移探头至脊柱旁 2cm，倾斜探头使超声波穿过椎间孔，获得椎间隙的扫查

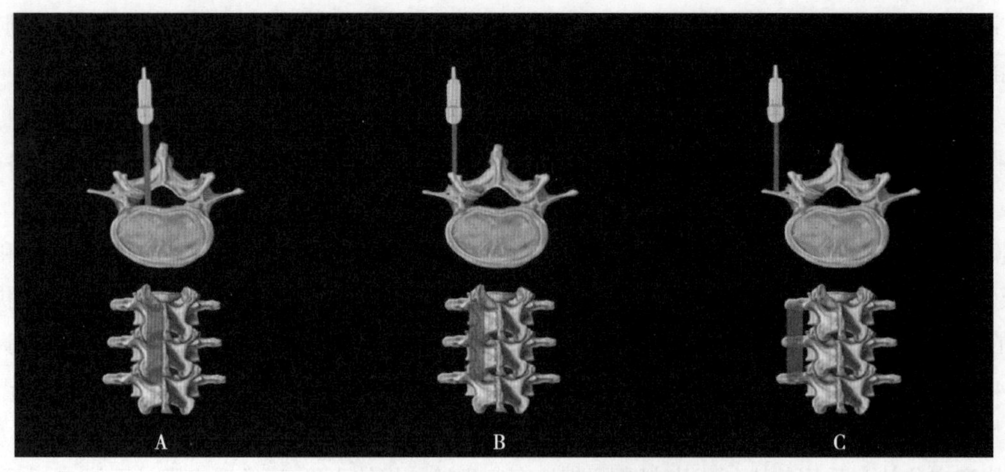

图 13-1-1 脊柱的旁正中矢状位超声扫描切面

A. 椎板水平；B. 关节突水平；C. 横突水平。

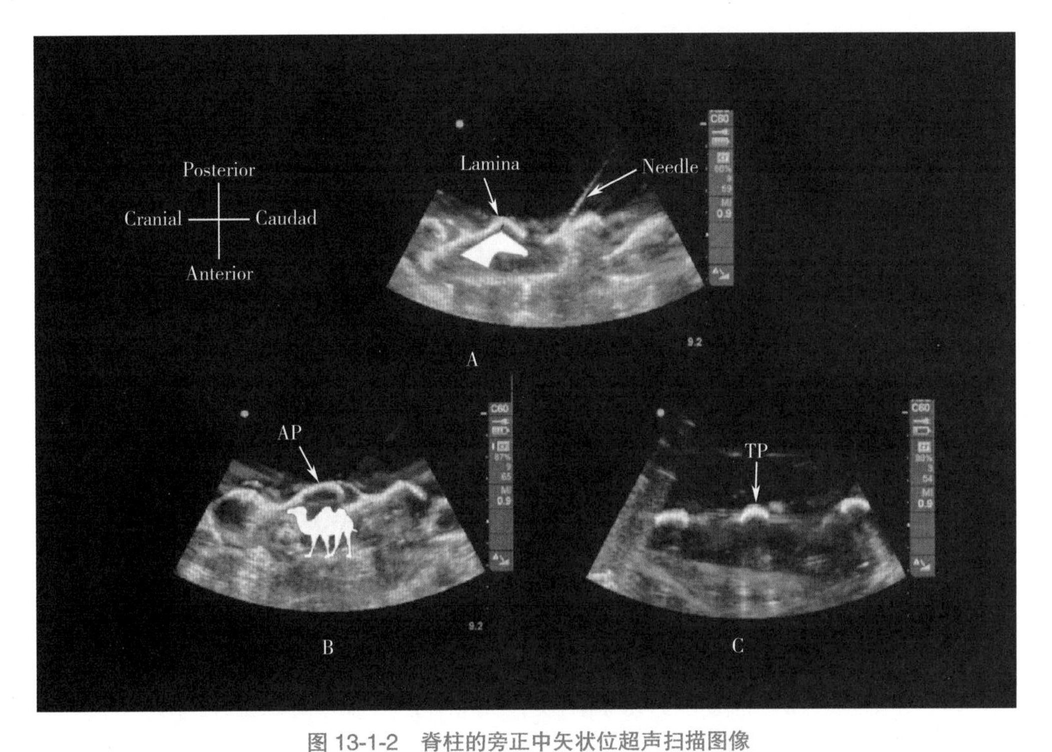

图 13-1-2　脊柱的旁正中矢状位超声扫描图像

A. 椎板的马头状外观；B. 关节突的驼峰状外观；C. 横突的三叉戟外观。AP，关节突；Lamina，椎板；TP，横突。

平面（图 13-1-3）。随着探头向头侧移动，椎间隙呈现出锯齿状的超声图像，依次向上数以确定胸椎间隙水平。选定目标间隙之后，将探头旋转 90° 至横截面（图 13-1-4）。继续在椎间隙上下滑动探头，可以观察到棘突、对称的横突和关节突。其中距离体表最近的一条高回声影是黄韧带或黄韧带和背侧硬脊膜形成的联合体，另外一条高回声影是腹侧硬脊膜、后纵韧带及椎体形成的复合体。在图像正中呈"="高回声影的中间就是椎管，该特征被称为"蝙蝠征"或"猫脸征"。通过连续的棘突可以辨认出脊柱的中线，可以同时确定椎间隙的中线。一旦在横断面或纵断面上获得了椎间隙结构的图像或"="征，将其置于屏幕中央并且冻结图像。保持探头不动，在探头上下缘的中点处标记皮肤。移除探头，将这些标记连线。穿刺点即位于这两条连线的中点。标记穿刺点后，可以测量硬膜外腔的深度，即体表距离黄韧带和背侧硬脊膜联合体的距离。

若选择超声引导下平面内进针，则以纵切面图像为宜。"马头征"图像的"马嘴"上下形成两条高回声影，距离体表更近的高回声是黄韧带和背侧硬脊膜联合体，深部高回声影是腹侧硬脊膜、后纵韧带和椎体的复合体。多数情况下黄韧带和背侧硬脊膜是可以辨别的，之间存在硬膜外腔，如果存在辨别困难的情况，针尖接近表浅的高回声影时应注意寻找阻力消失感。仔细确定目标位置之后平面内进针，配合阻力消失技术就可以完成穿刺。

脊柱侧凸的患者可能有椎体轴向旋转和棘突成角，在超声横切面图像可见棘突的分布、脊柱中线、不对称的关节突和横突、不连续的黄韧带。此时可尝试扫描多个椎间隙，选择超声结构正常并且黄韧带连续的间隙作为穿刺点；或利用可辨认的超声解剖结构，在横截面上旋转探头直到水平方向上看到黄韧带，评估脊柱旋转的角度，在保持旋转角度和需穿刺的椎体角度一致的切面上进行超声引导下的阻滞。

（四）硬膜外置管

在确认硬膜外穿刺针尖抵达硬膜外间隙后，取下注射器并计算硬膜外针柄可见部分的标记，计算皮肤距离硬膜外间隙的深度。将硬膜外导管送入穿刺针尾，直至导管的 20cm 标记处。当导管到达针尖弯曲处时，推进导管可能会有阻力，但对导管稳定施力通常可使导管进入硬膜外间隙。小心拔出导管穿刺针，避

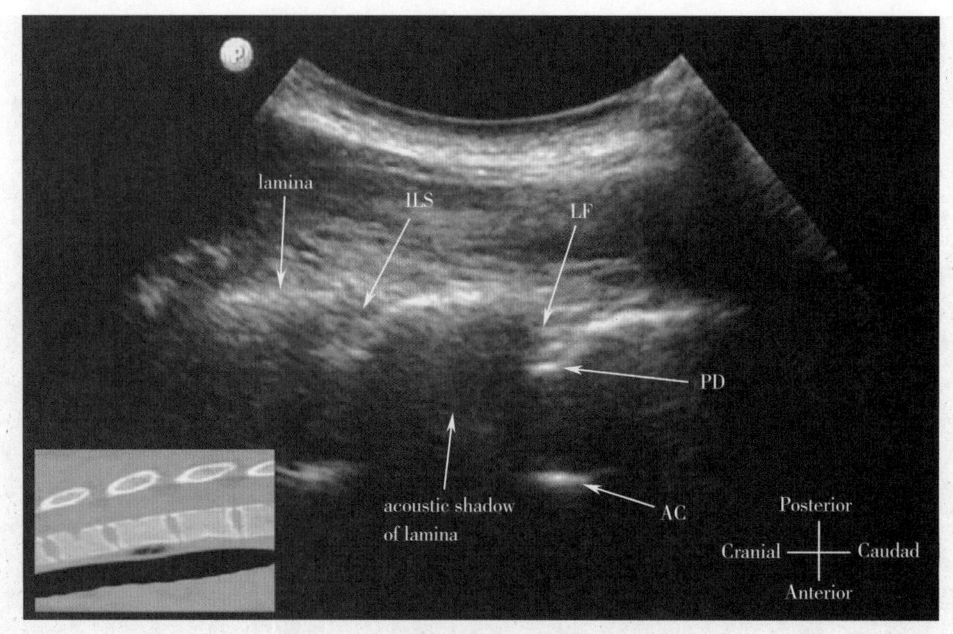

图 13-1-3　中段胸椎的旁正中矢状斜位超声图

后硬脑膜（PD）和前复合体（AC）通过狭窄的声窗可见。ILS，椎间隙；LF，黄韧带。

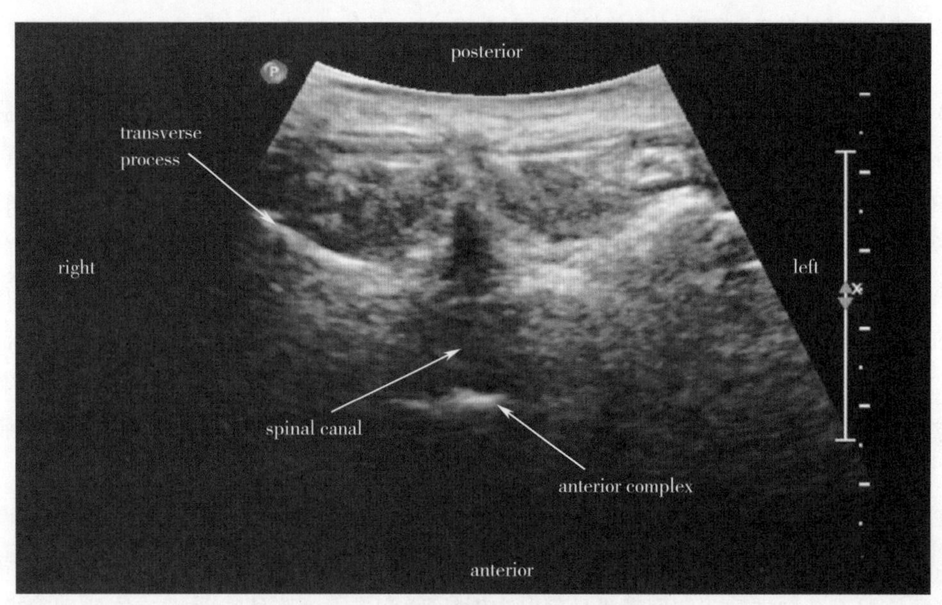

图 13-1-4　中段胸椎的横向棘突间声像图

为显示后硬脑膜和前复合体，需将超声探头向头端倾斜。

免将导管一并撤出。检查背部皮肤穿刺点处的导管刻度标记，在硬膜外间隙内留置长度为 4~6cm 的导管。连接导管接头后，接注射器并轻吸以确认无脑脊液或血液回流，嘱患者背部恢复正常伸展后，用无菌敷料妥善固定导管。

（五）麻醉的实施

1. **试验剂量**　可用于确定双侧寒冷温度感觉下降，并判断硬膜外导管是否被意外置于硬膜外静脉或蛛网膜下隙。鞘内注射会导致高平面腰麻或全脊麻，而误入血管会导致局麻药全身毒性。通常使用 3ml 浓度为 1.5% 的利多卡因加 1∶200 000 的肾上腺素，若 1 分钟内出现急性心动过速或 5 分钟内出现明显的运动阻滞，即为试验剂量“阳性”。

2. **硬膜外麻醉的启动** 一般将局麻药初始负荷剂量分次注入，每隔2~3分钟注射3~5ml，总量10~12ml。开始硬膜外麻醉后，应评估硬膜外阻滞是否充分，一般在硬膜外注射局麻药后10~15分钟可测出感觉阻滞平面。硬膜外麻醉开始后发生的血流动力学变化比较缓慢，低血压可通过快速静脉补液和给予血管加压药，如麻黄碱、去氧肾上腺素治疗，心动过缓可给予阿托品（0.4~0.6mg）或格隆溴铵（0.2~0.4mg）或麻黄碱（单次静注5~10mg，可按需重复给药）处理。采用硬膜外阻滞复合全身麻醉时，可根据患者血流动力学变化的情况，适当减少局麻药初始负荷剂量。

3. **硬膜外麻醉的维持** 术中硬膜外麻醉可通过经硬膜外导管间歇性定时推注局麻药来维持。追加量约为初始剂量的1/2，即每次3~5ml。术中是否经硬膜外导管给药取决于出血、低血压和其他血流动力学变化的可能性。如果术中未经硬膜外导管给药，也可选择在手术结束前至少30分钟经硬膜外导管推注稀释的局麻药/阿片类药物，以期望镇痛在患者全身麻醉苏醒前起效。

4. **术后硬膜外镇痛** 术后硬膜外镇痛一般采用持续输注（4~10ml/h）的方式实现，如患者自控硬膜外镇痛（patient-controlled epidural analgesia，PCEA）泵。低浓度长效局麻药（0.062 5%~0.1%布比卡因或0.2%罗哌卡因）联合阿片类药物（2μg/ml芬太尼或5μg/ml氢吗啡酮）输注是术后胸段硬膜外镇痛最常用的方案。PECA的单次剂量（一般为2~4ml）和锁定时间视临床情况而定，影响因素包括硬膜外镇痛平面、手术类型和患者因素。

四、常见并发症及处理

TEA以其独特的优点目前在临床上仍得以持续应用，但要注意其可能的风险及并发症。在操作时强调严格掌握适应证及操作规范，术中加强麻醉管理和监测，合理应用局麻药，及时发现并治疗并发症。

（一）阻滞平面异常广泛

应考虑导管误入蛛网膜下腔或硬膜下隙，以及经硬膜外导管注入局麻药量过多所致。硬膜下隙是硬脊膜与蛛网膜之间的潜在腔隙，局麻药误注其中可能会引起斑片状阻滞，导致颅内麻醉范围过大，也可出现霍纳综合征、呼吸暂停和意识丧失，运动阻滞范围也可能会大于预期，但其起效时间介于脊麻和硬膜外麻醉之间。阻滞平面过广时会引起患者循环不稳及呼吸抑制，故建议避免硬膜外腔一次注入大量局麻药，应分次给予。每次注药后都应测试阻滞平面，根据阻滞平面的高低决定是否继续注药及药量，用药后密切监测患者的生命体征，必要时加快血容量补充并适当应用升压药。

（二）全脊麻

主要原因是将计划注入硬膜外间隙的药物误注到蛛网膜下腔（导管或穿刺针误入）。通常发生于局麻药用药后的数分钟，但也可能延迟发生于患者体位改变后。相应的症状和体征包括快速出现的交感神经、感觉神经和运动神经阻滞，伴心动过缓、低血压、呼吸困难、吞咽困难或发声困难。严重者可进展至脑干低灌注或脑干麻醉，导致意识丧失，以及出现继发于呼吸肌麻痹和脑干低灌注的呼吸抑制。尤其是将大剂量局麻药误注入蛛网膜下腔时，意识丧失和呼吸抑制可能为全脊麻的初始症状。

预防的方法是向硬膜外腔注药时，应先注入试验剂量，在确认无全脊麻征象后再分次注药。同时，硬膜外用药后应密切观察阻滞平面的变化，仔细进行生命体征监测，一旦发生全脊麻要立即进行相应对症处理。

（三）神经并发症

主要为穿刺时直接的神经根或脊髓损伤，针对该并发症强调操作时严格遵守操作规范，避免反复穿刺。穿刺过程中一旦硬膜外穿刺针刺到神经根或脊髓，应立即放弃椎管内阻滞，改用其他的麻醉方法。

（四）硬脊膜穿破后头痛

通常发生于硬脊膜穿破后72小时内，表现为体位性头痛（即直立位时加重，仰卧位时减轻），以额枕部多见，可同时伴有其他症状，如恶心、颈僵硬、腰背痛、眩晕、视觉改变及听觉障碍。大多数患者的硬脊膜穿破后头痛即使不治疗1周内也会缓解，轻度硬脊膜穿破后头痛的保守治疗包括卧床休息和短期口服咖啡因或口服镇痛药。对于长时间（>24小时）中至重度硬脊膜穿破后头痛且保守治疗无效的患者，可考虑行硬膜外腔自体血补丁治疗。

（五）硬脊膜外血肿

为罕见并发症，可由穿刺针或导管刺破血管引起。因出血发生于密闭的椎管内，扩张的血肿会压迫脊髓，继而可能导致脊髓缺血和梗死。目前公认的危险因素包括止血功能异常（如药物诱发的凝血功能障碍、血小板减少、肾衰竭、子痫前期）、高龄、女性、脊柱畸形、应用多种影响止血功能的药物及操作困难。对于所有因药物影响止血功能的患者，必须掌握好硬膜外麻醉（包括穿刺置管及拔除硬膜外导管）的时机与抗栓药物的停用和复用时间，以便尽量降低硬膜外血管破裂引起严重出血的风险，此时具体用药和末次给药时间是关键的参考信息。对同时使用多种影响止血功能药物的患者，不建议实施硬膜外麻醉或镇痛。

（六）硬膜外脓肿

早期症状和体征有背痛、发热、头痛、穿刺部位发红等，之后还会出现颈僵硬、放射痛、畏光、运动功能丧失、意识模糊等征象。出现感染征象后应立即拔除硬膜外导管，进行恰当的影像学检查，并请神经科医生会诊。预防措施为严格执行无菌操作。

（七）局麻药全身毒性

常见的原因是局麻药误注入血管，此时几乎会立刻出现症状和体征，但硬膜外输注的局麻药出现全身吸收或硬膜外导管误入血管后也可导致延迟发作。该并发症罕见但可能致死，主要表现包括中枢神经系统和/或心血管系统毒性反应。

五、胸段硬膜外麻醉在胸心麻醉中的应用

胸心外科手术通常不能在TEA下单独完成，常需要在复合全身麻醉的基础上进行。此种联合麻醉方式尤其适合于合并有冠心病、高血压、风湿性心瓣膜病变、慢性心功能不全等心脏疾病的患者行非心脏手术，以及合并慢性呼吸功能不全患者的手术。

1. **普胸外科手术**　胸段硬膜外给予局麻药和麻醉性镇痛药可用于胸部手术后镇痛，有利于维护循环和呼吸功能。据国外文献报道[4]，胸部手术采用硬膜外阻滞配合术后硬膜外镇痛，围手术期心肌缺血和心力衰竭的发生率降低。亦有研究表明与全身麻醉相比，采用硬膜外阻滞复合全身麻醉后可使普胸外科手术后机械通气支持的时间显著缩短。硬膜外镇痛使术后24小时患者的吸气力量和呼气流速有所提高，术后痰液潴留导致肺部感染和低氧血症的发生率明显降低，纤维支气管镜吸痰的机会显著减少[5]。

2. **心脏手术**　虽然国内外均有将TEA复合全身麻醉用于非CPB的GABG的报道，但其在心脏手术中的应用充满争议[6]。TEA改善了心肌缺血区的血供，抑制了心交感反应；术后患者早期复苏，有较好的血流动力学稳定性，良好的术后镇痛使患者能有效地呼吸和咳嗽，改善肺功能，使早期拔管得以实现，从而缩短ICU停留时间和住院时间。但TEA同时也可能造成术中低血压，降低冠状动脉灌注压，因而增加了升压药和正性肌力药的用量。在低血压和麻醉深度不够同时存在时，硬膜外阻滞是冠状动脉痉挛的一个触发因素。另外，心脏手术中肝素的使用也存在发生硬膜外血肿等严重并发症的危险。这些因素使得硬膜外阻滞复合全身麻醉在心脏手术中的应用受到了限制。

3. **心脏病患者的非心脏手术**　研究表明[4]，TEA和全身麻醉的结合，能够保持心脏病患者围手术期血流动力学的稳定。在冠心病患者，胸部硬膜外阻滞能够增加狭窄的冠状动脉的直径而不引起冠状小动脉扩张；同时，由于心脏交感神经被阻滞，心率减慢，血管扩张而心脏的前、后负荷均减少，因此心肌氧消耗减少。如冠状血管的灌注压能够保持，则心内膜和心外膜的血流都得以增加，局部心肌血流的分布改善，心脏氧供需亦改善，减少了此类患者围手术期心肌缺血和心脏并发症的发生。然而，硬膜外阻滞复合全身麻醉如掌

握不当，也会对冠心病患者的心脏产生负面影响。若患者有潜在血容量不足，或硬膜外阻滞平面较高，一方面使回心血量减少，心脏前负荷降低；另一方面还可以扩张动脉，且高平面硬膜外阻滞了心交感神经，使心肌收缩力减弱，两者均可使动脉压降低并最终影响冠状动脉的灌注压而发生心肌缺血。对于慢性心脏瓣膜病变的患者，由于硬膜外阻滞后动脉扩张，外周血管阻力下降，心脏后负荷下降；静脉扩张后回心血量减少，心脏前负荷降低，同时肺血管的压力也相应降低。因此，只要血容量和血管阻力调节得当，将有利于围手术期心功能的维护。

第二节　胸部神经阻滞

胸部神经阻滞主要包括胸椎旁阻滞（thoracic paravertebral block，TPVB）、肋间神经阻滞和胸壁神经阻滞。这些神经阻滞可用于多种胸部和上腹部手术的术中麻醉和术后镇痛。本节将讨论此类阻滞的相关解剖、技术方法、临床应用及每种阻滞的特殊并发症。

一、胸部神经基础解剖

胸部是位于颈部和腹部之间的结构，由胸壁、胸腔和胸腔内容物组成。其中胸壁由胸廓和软组织构成。

1. **胸廓外层肌**　胸廓前方的肌肉由胸锁筋膜分隔为深浅两层。浅层肌肉包括胸大肌、腹直肌和腹外斜肌的上部，其中胸大肌紧邻乳房深面，是位于胸部最浅层、亦是最大的一块肌肉，负责上臂的外转、内旋和收缩运动。深层肌肉由胸锁筋膜所覆盖，包括锁骨下肌、胸小肌和前锯肌。其中胸小肌和锁骨下肌位于胸大肌的深面，负责肩部的向下拉伸；前锯肌则负责肩胛骨的向前拉伸。

胸廓背部的肌肉同样分为浅层和深层。浅层的肌肉为斜方肌（上方）和背阔肌（下方），其中背阔肌是位于胸背区下部和腰区浅层较宽大的扁肌，由胸背神经支配。而深层肌肉中最主要的是竖脊肌，它是脊柱后方的长肌肉，上起于枕骨后方，下达骶骨背面，共分为三部分，由外向内分别为髂肋肌、最长肌和棘肌。

2. **肋间肌肉**　每两条肋骨之间都有三层肌肉，由外向内分别为肋间外肌、肋间内肌和肋间最内肌。肋间神经走行于肋间内肌和肋间最内肌之间。肋间外肌起于上位肋骨下缘，止于下位肋骨上缘，肌纤维斜向前下方走行，收缩时有助于吸气。肋间内肌起自下位肋骨上缘，止于上位肋骨下缘，肌纤维斜向前上方走行，收缩时有助于呼气。肋间外肌向前延伸为肋间外膜，肋间内肌向后延伸为肋间内膜。

3. **胸壁神经**　支配胸壁前方胸大肌和胸小肌的神经主要是胸外侧神经和胸内侧神经，两者均发自臂丛。胸外侧神经来源于 $C_{5\sim7}$ 脊神经前支，发自臂丛外侧束，穿过锁胸筋膜后走行于胸大肌深面，在胸大肌和胸小肌之间的筋膜平面中走行，始终位于胸肩峰动脉外侧，支配胸大肌。胸内侧神经来源于 $C_8\sim T_1$ 脊神经前支组成，发自臂丛内侧束，走行于胸小肌的深面并支配胸小肌，胸内侧神经也有部分纤维穿出胸锁筋膜分布于胸大肌的下 1/3。这些神经较小，超声下通常不可见。

支配胸壁侧方的主要神经有两条，即胸长神经和胸背神经。胸长神经来源于 $C_{5\sim7}$，在臂丛的后方斜向外下进入腋窝，沿前锯肌表面伴随胸外侧动脉下行，主要支配前锯肌。胸背神经来源于 $C_{6\sim8}$，发自臂丛后束，在腋窝后壁伴胸背动脉下行分布，主要支配背阔肌。

4. **肋间神经**　肋间神经走行于每条肋骨下缘的肋沟中，肋间神经与肋间血管伴行在肋间最内肌与肋间内肌之间。神经位于神经血管束最下方。肋间神经起源于 $T_{1\sim12}$ 脊神经前侧支，其支配范围具有节段性。第 1~6 肋间神经被称为胸肋间神经。第 7~11 肋间神经同时支配胸部和腹部，组成胸腹肋间神经。第 12 肋间神经称为肋下神经，仅支配腹壁。第 2 肋间神经的外侧皮支粗大，横过腋窝支配上臂内侧，称为肋间臂神经，支配腋窝和上臂内侧皮肤。肋间神经的终末支（前皮支）穿过并走行于胸骨旁区的肋间内肌与胸横肌之间的筋膜间平面，支配胸壁内侧和胸壁胸骨旁的上覆皮肤和皮下组织。

二、胸椎旁阻滞

胸椎旁阻滞（TPVB）是一种腔隙阻滞，阻滞的成功有赖于将局麻药注入椎旁间隙并扩散。由于脊神经自椎间孔发出并走行于椎旁间隙，故目前认为这种阻滞方法的本质是阻滞脊神经。

（一）应用解剖

胸椎旁间隙是一个位于胸椎两侧的通道样腔隙，充满脂肪组织、交感干及小血管。胸脊神经由椎间孔穿出后会通过此间隙，之后成为肋间神经。

椎旁间隙后方以上肋横突韧带（superior costotransverse ligament，SCTL）为界，前外侧以壁层胸膜为界，内侧以椎体和椎间盘为界。椎旁间隙外侧与肋间隙相连，SCTL 延续为肋间内膜（internal intercostal membrane，IIM）或韧带。椎旁间隙内侧通过椎间孔与硬膜外间隙相通，并通过椎前筋膜与对侧椎旁间隙相通。椎旁间隙颅侧紧邻包含臂丛、膈神经和颈交感干的脂肪组织。关于椎旁间隙的尾侧范围，目前仍有争议[7]。一项尸体研究报道，腰肌附着封闭了下方间隙，而有研究者报道，胸椎旁注射液体可通过膈韧带扩散至腰丛（图 13-2-1）。

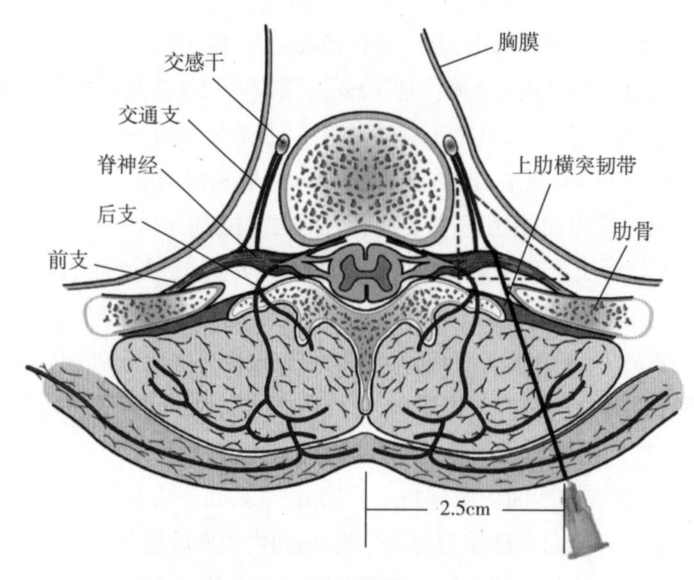

图 13-2-1　椎旁间隙解剖示意图

（二）阻滞技术

可通过单次或多次注射完成 TPVB，采用解剖标志法或超声引导进行。无论采用何种技术，首先需确认 C_7~T_7 的棘突。C_7 棘突通常是该区域内最突出的标志。肩胛冈对应 T_3，而肩胛骨下缘对应 T_7。在每个注射水平的正中线外侧 2.5cm 处标记与横突相对应的穿刺点。

一般选择在 T_3 或 T_4 水平单次注射局麻药，也可按需在其他水平重复该操作以实现多皮区的麻醉和镇痛。根据所需的阻滞范围在胸椎水平间隔进行多次注射，如 $T_1/T_3/T_5$ 水平或 $T_2/T_4/T_6$ 水平，但通常不超过 3 个水平。对单侧阻滞而言，15~20ml 的局麻药已足够。如果将 TPVB 作为外科手术的唯一麻醉方法，则多次注射可能更有效且更可取，但当主要用于术后镇痛时，单次注射阻滞同样有效且适用。

进行单侧阻滞时，通常给予 20ml 的 0.5% 罗哌卡因或布比卡因。如果计划进行双侧阻滞或阻滞只是全身麻醉的补充，则可以适当将局麻药降低浓度（如降至 0.25% 罗哌卡因 / 布比卡因）或减少用量，也可以在局麻药中加入肾上腺素。

1. **解剖标志法**　患者取坐位或侧卧位，使脊柱弯曲呈后凸姿势。按照上述方法确定并标记注射点。

以局麻药逐层浸润皮肤和皮下组织。然后以几乎垂直于皮肤的角度插入长 10cm 的 22G 短斜面穿刺针，稍微朝向外侧，以避免发生气胸和椎管内注射。应在 2~4cm 的深度触及横突，稍微退针后将针尖朝向颅侧或尾侧以避开横突。穿刺针的针头应超过横突 1cm，可能感到阻力消失，但这种感觉很微弱且并不一定可靠。回抽无血后注入 5ml 局麻药。按需在多个其他水平重复该操作以使多个皮区麻醉。

2. **超声引导法** 采用超声引导可以精确定位注射、提高成功率并减少并发症，避免穿刺针触及骨骼引起疼痛。患者可取坐位、侧卧位或俯卧位。选择高频线性探头，将其置于所选脊柱水平中线外侧 2cm 处。将探头置于旁矢状面或横截面，对相邻的两个成像平面进行探查，以更好地辨认和定位解剖标志（图 13-2-2）。旁矢状面可能会更好地显示 SCTL 和胸膜，尤其是向外侧倾斜探头使超声束朝向内侧并在倾斜方向转动探头时，但在该切面上可能难以获得骨性结构之间的最佳声窗，且所需进针角度相对较大。

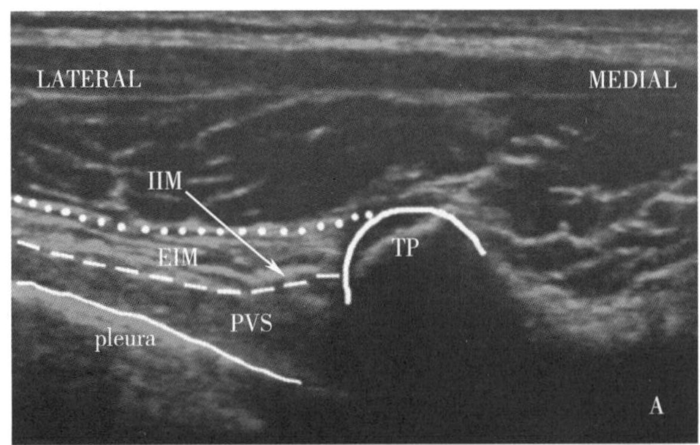

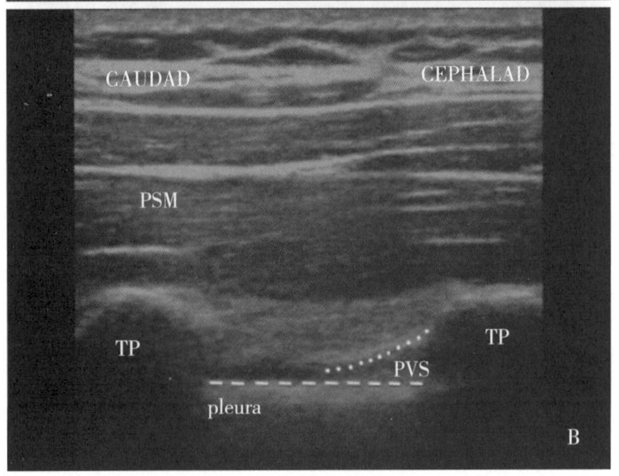

图 13-2-2 椎旁间隙的超声视图

EIM. 肋间外肌；IIM. 肋间内膜；TP. 横突；PSM. 椎旁肌；PVS. 椎旁间隙。
A. 横截面超声视图；B. 旁矢状面超声视图。

横突表现为伴声影的强回声。SCTL（或 IIM）是一条明亮的白线，以一定的角度横跨邻近横突。壁层胸膜也可能呈现为一条明亮的白线，位于横突和 SCTL 深面。采用平面内注射技术，从尾侧向颅侧进针。当穿刺针的插入角度较大时，针尖可能难以显像，此时可注入少量局麻药以帮助针尖显像。推进穿刺针时通常可见 SCTL 凹痕，穿刺针穿过时可能有突破感，超声下可能看到明显的韧带回缩。如果计划多次注射，在回抽无血后注入 3~5ml 局麻药。注射局麻药的目标位置为 SCTL 与胸膜之间的间隙，在此处可观察到注射剂在韧带下方扩散，通常会向前推动胸膜。通过超声成像还可观察到局麻药扩散到相邻水平。

也可在识别出椎旁间隙后，向需要阻滞的感觉神经分布区的中央水平单次注射较大体积局麻药（回抽无血后可以每次注射局麻药 5ml，共 15~20ml），阻滞范围通常将覆盖 4~5 个皮区。超声下应可见局麻药从注射部位向头侧和尾侧扩散。

3. **连续 TPVB** 通过留置导管可以实现连续 TPVB，以提供长时间术后镇痛。置管技术与单次注射相同，可采用超声引导或解剖学标志方法。将高频线性探头以矢状位或斜位置于所选脊柱水平中线外侧 1~2cm 处，使用 18G 的 Touhy 穿刺针从尾侧向头侧进针。通过穿刺针注入局麻药或生理盐水后，再通过穿刺针置入单孔或多孔硬膜外导管，导管应穿过并超出穿刺针针尖，以确保导管孔超过穿刺针，并进入椎旁间隙。国外也有学者采用类似静脉置管的针外置管套件（catheter-over-needle）置入导管，但其技术难度更高[8]。术后一般使用 0.2% 罗哌卡因或 0.1% 布比卡因，以 5~12ml/h 的速率连续输注局麻药。

（三）临床应用

TPVB 可引起躯体神经和交感神经阻滞，因此与 TEA 的效果相似。椎旁阻滞最常用于乳房手术、胸外科手术、肋骨骨折和肾切除术的麻醉和镇痛。与硬膜外阻滞相比，TPVB 的优点包括可进行单侧阻滞，且低血压、尿潴留、呼吸系统问题和术后恶心及呕吐的发生率更低。

（四）并发症

据报道，6%~19% 的患者会出现椎旁阻滞失败[9]。采用解剖学方法盲探进行 TPVB 时的并发症发生率为 2.6%~5%，包括霍纳综合征、气胸、误穿血管和硬膜外或鞘内扩散。多水平注射会增加气胸风险，使用超声引导可降低意外穿刺胸腔的发生率。由于 TPVB 是一种在不可压缩的固定空间中进行的操作，因此存在出血和血肿的风险。TPVB 时应同样遵循椎管内阻滞的抗凝指南。对于正在接受抗凝治疗或因其他原因存在凝血功能障碍的患者，可采用胸神经阻滞或前锯肌平面阻滞作为替代方案。

三、肋间神经阻滞

（一）应用解剖

肋间神经（intercostal nerve）源自 T_{1-11} 胸脊神经的腹侧支。胸脊神经根自椎间孔发出，分为腹侧支和背侧支。腹侧支走行于椎旁间隙内，并进入每条肋骨下缘的肋沟，成为肋间神经。在每条肋骨下缘，肋间神经与肋间血管伴行在肋间最内肌与肋间内肌之间，神经位于神经血管束最下方。第 1~6 肋间神经称为胸肋间神经，支配壁胸膜，其外侧皮支和前皮支分别提供胸外侧和前胸皮肤的感觉神经支配。其余神经（T_{7-11}）支配胸部和腹部，构成了胸腹肋间神经。

（二）阻滞技术

1. **解剖标志法** 患者取侧卧位、俯卧位或坐位。首先触诊肋骨，在腋中后线触摸到肋骨，通常距正中线 6~8cm。选择 22~25G 的穿刺针，在肋骨下缘进针，约偏向头侧 20° 方向，向前推进至肋骨下 0.5cm。回抽无血后注入 3~5ml 局麻药。如果穿刺针触及骨骼，则下移穿刺针使其避开骨骼。可根据手术需要在每一水平重复阻滞。

2. **超声引导法** 超声引导下的肋间神经阻滞能减少意外的血管内注射和气胸的发生。在超声引导下还可以在距脊柱更近的部位，即肋间神经发出外侧支和前支之前注射，以增加全皮区覆盖的可靠性。

患者取俯卧位，双臂静置于头上（以旋转肩胛骨），并在腹部下方垫一个软枕；也可以采用侧卧位或坐位穿刺。在旁矢状面距棘突外侧 4cm 处放置超声探头，超声图像将显示肋骨及肋骨深处肋间隙下方的胸膜和肺。可通过向正中线滑动探头来确认肋骨，可见肋骨的影像消失而逐渐转变为脊柱横突的过渡点。选择平面内或平面外进针，直至针尖刚好位于肋骨下缘下（图 13-2-3）。回抽无血后注入 3~5ml 局麻药，注入药物时可见胸膜被局麻药推至更深的部位。

（三）局麻药选择

局麻药在肋间隙的快速吸收会缩短麻醉及镇痛持续时间，并增加局麻药中毒的风险。常在较低浓度的长效局麻药（0.2% 罗哌卡因或 0.25% 布比卡因）中加用肾上腺素（1：200 000 或 5μg/ml）以减少局麻药的吸收，延长阻滞时间。完成阻滞后应接受 30 分钟的监测，以监测局麻药的延迟吸收。

（四）并发症

肋间神经阻滞可能引起气胸，但超声引导下的肋间神经阻滞引起气胸的概率明显降低，无症状气胸和症状性气胸的发生率分别为小于 0.5% 和 0.1%。可采用穿刺减压来治疗症状性气胸，极少需要置入胸腔引流管。可能出现局麻药毒性，尤其是多次阻滞时。如果在进行肋间神经阻滞时针尖进入硬膜，则可发生局麻药蛛网膜下扩散，但很少见。

（五）临床应用

每个肋间的神经阻滞都可在所选节段实现带状区域麻醉，但一般需要进行多次阻滞。肋间神经阻滞可用于胸部手术操作（如开胸术、胸腔镜检查）、多处创伤性肋骨骨折、胸管放置、乳房手术、肋骨骨折和上腹部操作的麻醉或镇痛。

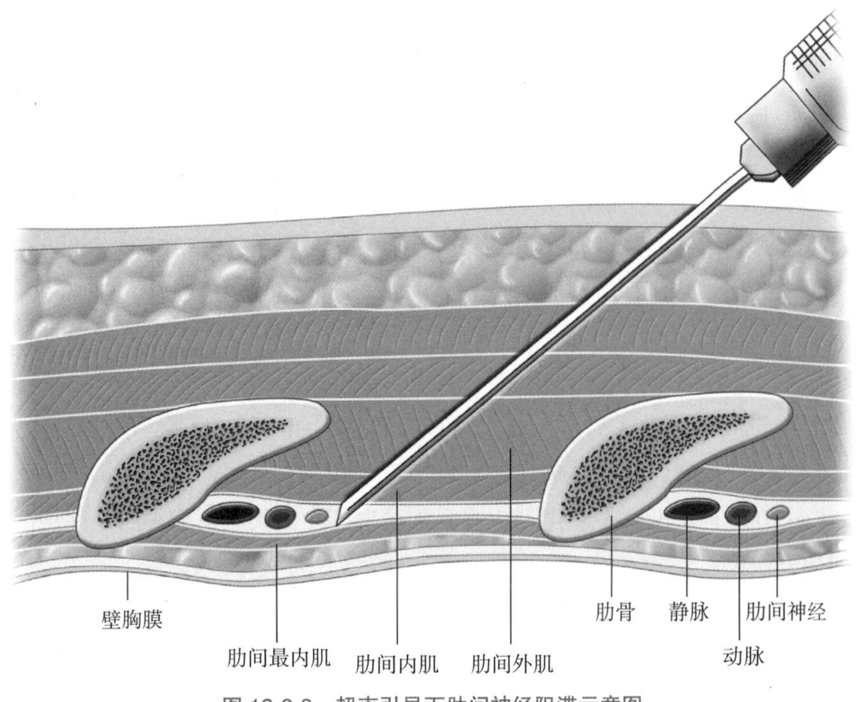

图 13-2-3　超声引导下肋间神经阻滞示意图

四、胸壁神经阻滞

胸壁神经阻滞又称胸壁筋膜间平面阻滞，其通过在胸壁肌肉间注射局麻药来麻醉走行于筋膜平面的神经，属外周神经阻滞的范畴。

目前主要的胸壁神经阻滞技术包括胸神经（pectoral nerve blocks，Pecs）阻滞、前锯肌平面（serratus anterior plane，SAP）阻滞、胸横肌平面（transversus thoracic muscle plane，TTMP）阻滞和竖脊肌平面（erector spinae plane，ESP）阻滞。这些胸壁神经阻滞常单独或联合应用，可替代侵袭性更强的椎旁阻滞和硬膜外阻滞，用于胸肌区手术的麻醉和术后镇痛。

（一）胸神经阻滞

胸神经（Pecs）阻滞最早由 Blanco 于 2011 年提出，目前已由 Pecs 阻滞衍生出 3 种阻滞方法，分别为 Pecs Ⅰ型、Pecs Ⅱ型和前锯肌平面阻滞。

1. Pecs Ⅰ型

（1）阻滞目标：在胸大肌与胸小肌之间的平面中注射局麻药，从而阻滞胸外侧神经和胸内侧神经（图 13-2-4A）。

（2）操作技术：Pecs Ⅰ型阻滞需在超声引导下进行。患者取仰卧位，在旁矢状面将线性高频超声探头置于锁骨下，紧邻喙突内侧，识别出胸大肌和胸小肌。打开彩色血流多普勒后，将探头向外侧旋转，以识别胸大肌与胸小肌之间胸肩峰动脉的胸肌支，从而避免误穿血管，并使局麻药更精确地沉积在神经周围（图 13-2-4B）。回抽无血后每次注射局麻药 5ml，共 10ml。

（3）临床应用：Pecs Ⅰ型可为前上侧胸壁提供镇痛，适用于胸肌区域的浅表手术。它可作为一种补充阻滞方法与其他胸壁阻滞联合用于胸壁手术。由于该方法阻滞的是源自臂丛的胸内侧神经和胸外侧神经的运动分支，故对于涉及剥离胸大肌或胸小肌的操作有益，如放置组织扩张器。

2. Pecs Ⅱ型（又称改良 Pecs Ⅰ型）

（1）阻滞目标：胸神经、肋间臂神经、第 3~6 肋间神经的外侧支、胸背神经和胸长神经。

（2）操作技术：需在超声引导下进行。确定上述 Pecs Ⅰ型的位置后，将探头滑向尾侧，以识别第 2 肋，肋骨在超声图像上显示为亮白强回声。有时需要倾斜探头使其朝向胸骨或肺部，显示肋骨、肋间肌、胸膜和肺。确定第 2 肋后，向外侧和尾侧移动探头，同时计数肋骨。向腋窝滑动超声探头，直到在胸壁外侧的腋中线处看到第 3 肋。在第 3 肋水平可见胸大肌和胸小肌，以及前锯肌的附着点。识别出强回声的胸膜，可见肺随着呼吸在胸膜下滑动。如果难以识别肋骨，将探头指向内侧可能有帮助。采用平面内进针技术，使针尖穿过胸肌和前锯肌，直到触及肋骨。稍退针使针尖停留在前锯肌深面，紧邻肋骨表面。如果前锯肌成像不佳，也可以在胸小肌深面（前锯肌的上方）注入局麻药，目标为穿过胸小肌深面的腋鞘刺入腋腔（图 13-2-4C）。

Pecs Ⅱ型阻滞常与 Pecs Ⅰ型阻滞联合进行。Pecs Ⅰ型的初始超声扫查图像可作为Ⅱ型 Pecs 的定位标志，且两种阻滞的注药可以不分先后。一般先进行深部 Pecs Ⅱ型注射（胸小肌和前锯肌之间的较深平面），回抽无血后注入 20ml 局麻药。然后退针使针尖位于胸大肌与胸小肌之间的筋膜平面（即 Pecs Ⅰ型阻滞），回抽无血后注入 10ml 局麻药。在超声下应观察到注射液在胸大肌与胸小肌之间扩散，还可见胸大肌向上移位、胸小肌向下移位。

（3）临床应用：Pecs Ⅱ型联合 Pecs Ⅰ型阻滞除阻滞肋间臂神经（覆盖腋窝）外，阻滞范围还包括肋间神经的侧支（覆盖皮肤、皮下组织和乳房的上象限、外象限、下象限等浅表部位），以及胸长神经和胸背神经（进一步覆盖胸壁深部，即前锯肌和背阔肌），这种阻滞可为前外侧胸和腋窝的浅表手术、深部或更大范围的手术提供镇痛，如单纯乳房切除术、乳房组织扩张器的放置、胸肌剥离、起搏器放置、输液港植入术及更深部的乳房切除术、肿瘤切除术和腋窝淋巴结清扫。Pecs Ⅱ型阻滞还可与锁骨上臂丛阻滞联合，以用于上臂动静脉瘘的建立。但以上两种胸神经阻滞（以及下文介绍的前锯肌阻滞）都不能阻滞肋间神经的前皮支，因此阻滞范围无法覆盖到乳房内侧及胸壁胸骨旁区的皮肤和皮下组织。

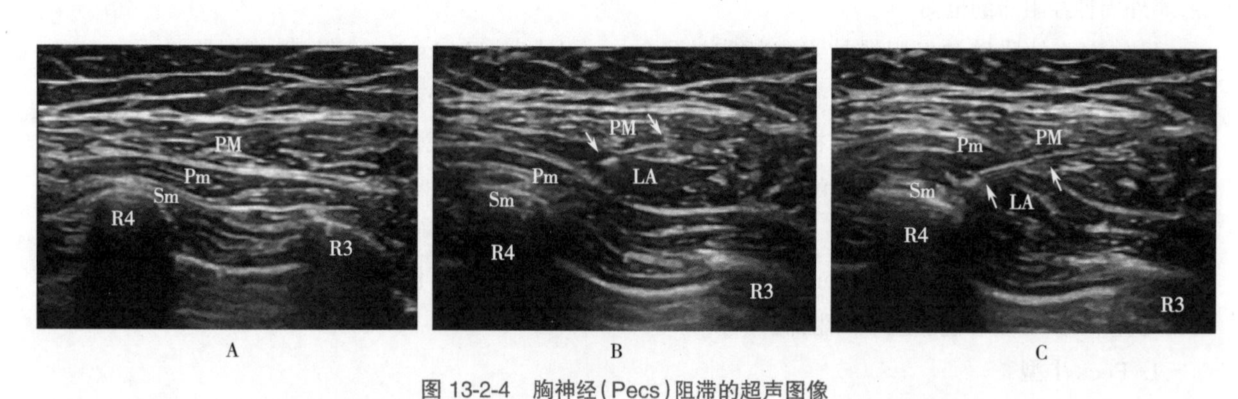

图 13-2-4 胸神经（Pecs）阻滞的超声图像

PM. 胸大肌；Pm. 胸小肌；Sm. 前锯肌；LA. 局麻药；R3. 第 3 肋；R4. 第 4 肋。
A. 未注药前的超声解剖图像；B. Pecs Ⅰ型阻滞的注射部位；C. Pecs Ⅱ阻滞的注射部位。

3. **并发症** Pecs 阻滞被认为是安全的，并发症发生率低。尽管潜在的并发症包括感染、胸肩峰动脉损伤和血肿、气胸、血管内注射和局麻药全身毒性，但相关的报道罕见。

（二）前锯肌平面阻滞

2013 年，Blanco 等人描述了第三种胸壁筋膜间平面阻滞，旨在主要阻滞胸部肋间神经，并提供胸壁外侧镇痛。前锯肌平面（SAP）阻滞可被认为是 Pecs Ⅱ型阻滞的延伸，其注射水平更低、范围更广。SAP 阻滞的扩散范围在 $T_{2\sim9}$，包括前胸壁、外侧壁和后壁，但不包括中间的胸壁。局麻药的扩散主要受局麻药注入体积及注射部位在前锯肌深面或浅面的影响。

1. **阻滞目标** 胸肋间神经（一般为第 2~9 肋间神经）的外侧皮支。

2. **操作技术** 应在超声引导下进行SAP阻滞。在旁矢状面将线性高频超声探头置于锁骨中点下方。将探头旋转45°，以使尾端朝向外侧，并向下外侧移动探头，计数肋骨直到在腋中线上识别第5肋，识别后方浅层的背阔肌、上方的大圆肌和下方深处的前锯肌（位于第5肋上）。采用平面内注射技术，从探头内侧进针，直至针尖位于前锯肌浅面（也可选择在前锯肌深部注射），回抽无血后以每次注射局麻药5ml，共20ml（图13-2-5）。

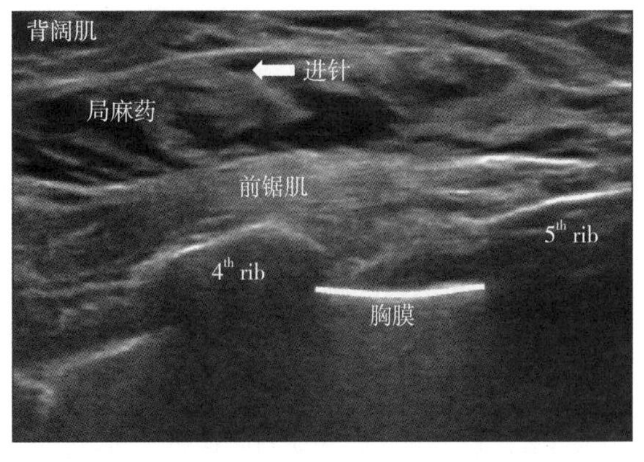

图13-2-5 前锯肌平面（SAP）阻滞的超声图像

3. **临床应用** SAP阻滞可以提供胸壁前外侧和腋窝深层结构的镇痛。虽然向后外侧调整Pecs Ⅱ型阻滞的超声探头位置即为SAP阻滞，但不会同时进行这两种阻滞，因为两者的浅表阻滞范围相似。然而，对于乳房重建或涉及前胸壁的手术，进行SAP阻滞时宜联合Pecs Ⅰ型阻滞，以阻滞胸内侧神经和胸外侧神经。目前，SAP阻滞已成功应用于肋骨骨折、开胸术和乳房手术后的镇痛。

4. **并发症** SAP阻滞在胸心血管外科人群中的并发症报道很少。理论上的并发症包括感染、气胸、血管损伤造成的血肿、翼状肩胛（胸长神经阻滞所致）及血管内注射或局麻药重吸收引起的局麻药全身毒性。

（三）胸横肌平面阻滞

自2005年首次报道了胸骨旁局麻药浸润肋间神经分支以改善胸骨正中切开手术的术后镇痛后，超声引导下胸肋间筋膜（pecto-intercostal fascial，PIF）阻滞被引入作为胸肌阻滞的辅助手段，即在胸大肌和肋间内肌之间距胸骨外侧2cm进针注射，为受肋间神经前皮支所支配的前胸壁提供镇痛。肋间神经在肋间最内肌和肋间内肌之间穿行，当其到达胸壁最前部时，与乳内动脉（又称胸廓内动脉）在同一平面上穿过较深的横胸肌和较浅的肋间内肌，然后穿过肋间内肌和肋间外膜形成内侧皮支和外侧皮支。胸横肌平面（transversus thoracic muscle plane，TTMP）阻滞实为一种更深层次的PIF阻滞，即在肋间内肌和胸横肌之间注射局麻药（图13-2-6）。

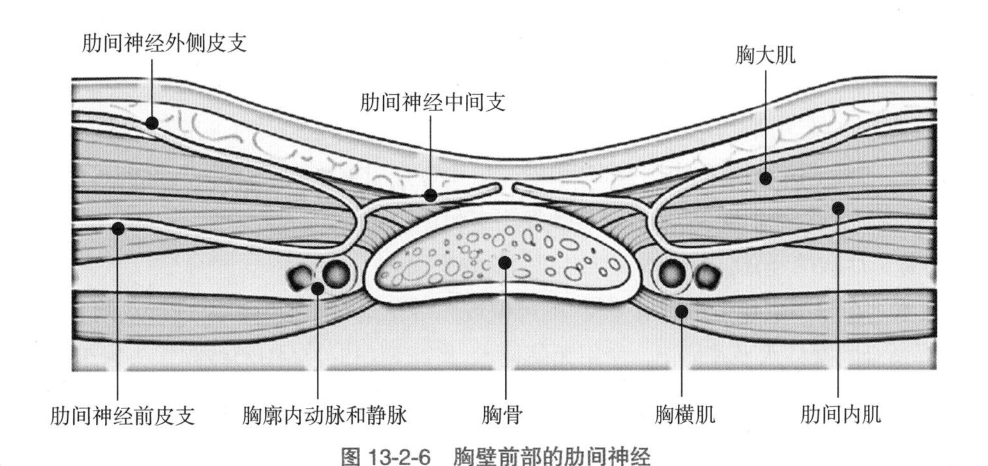

图13-2-6 胸壁前部的肋间神经

1. **阻滞目标** 肋间神经的前皮支（终末支）止于肋间内肌与胸横肌之间的筋膜间平面，位于第3和第4肋间的胸骨旁区，支配胸壁胸骨旁区和胸壁内侧（$T_{2\sim7}$）皮肤感觉。

2. **操作技术** PIF阻滞一般在超声引导下进行。在胸骨中部水平外侧1cm处，由头端向尾端或由外向内进针。后者可避免误刺穿乳内动脉的分支或连接胸内静脉的前穿静脉。阻滞目标是将局麻药在胸大肌和肋间肌之间(图 13-2-7A)。

通常在超声引导下进行两侧 TTMP 阻滞。选择线性高频超声探头,在旁矢状面将探头置于第 3 和第 4 肋水平的胸骨中段区域,找到肋骨、肋间肌、胸膜,并确定肺滑动。肋间肌位于肋骨间,如果向内侧移动探头使其接触胸骨,则所有肌肉和胸膜结构都会消失,继而出现胸骨的强回声结构。将探头从胸骨处慢慢向外侧滑动,直到再次出现肌肉和胸膜结构,继续向外侧移动,直至看见位于肋间肌深部下方的暗黑低回声线状结构,这条细带即为胸横肌(有时非常薄,超声很难观察到)。进针前应仔细扫查周围区域,利用彩色多普勒超声识别乳内动脉,以避免血管内注射。采用平面内注射技术,由探头的头侧向尾侧进针(也可从尾侧向头侧进针),使针尖位于肋间肌与胸横肌之间,始终保证在肋骨之间、胸膜上方(图 13-2-7B)。应谨慎使用水分离技术,以避免药液渗透至胸膜。回抽无血后以每次注射局麻药 5ml,共 10ml。

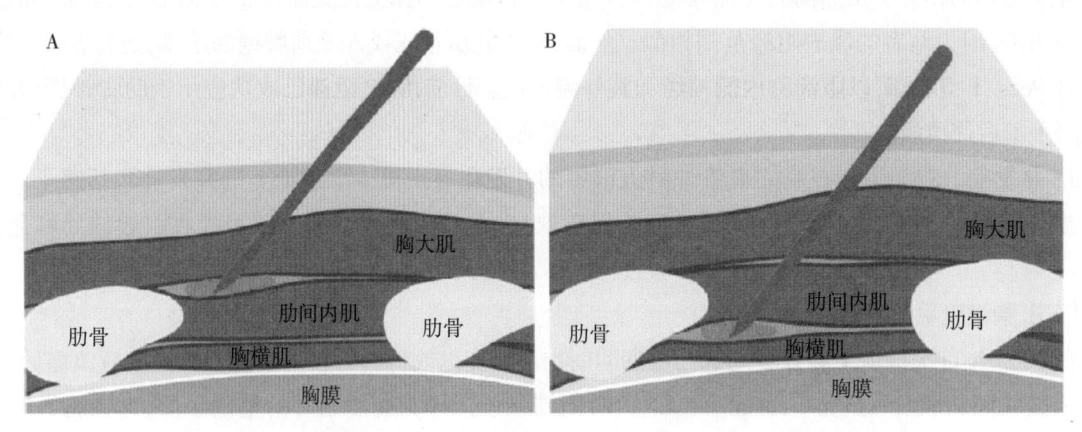

图 13-2-7　胸肋间筋膜(PIF)阻滞及胸横肌平面(TTMP)阻滞的局麻药注射部位

3. **临床应用**　TTMP 阻滞和 PIF 阻滞可用于补充其他胸壁阻滞(SAP 阻滞和 Pecs 阻滞)的范围,以覆盖乳房的内侧及胸骨旁皮肤和皮下组织。TTMP 阻滞作为单独的阻滞或与 SAP 阻滞联合,可用于放置皮下埋藏式心脏转复除颤器、乳房手术、胸骨切开术及其他心脏手术的镇痛。

4. **并发症**　潜在的并发症报道包括局部感染、血肿或气胸,但很少发生。与 TTMP 阻滞相比,PIF 阻滞位置表浅可避开乳内动脉,而且目标阻滞区域距离心肺组织更远,并且具有相似的疗效、提高了安全性。

(四) 竖脊肌平面阻滞

竖脊肌平面(ESP)阻滞最初用于治疗慢性胸椎神经痛,最近已被应用于胸部、胸廓、心脏和腹部手术的术后急性镇痛。ESP 阻滞亦被称为“代椎旁阻滞”,由于竖脊肌覆盖整个背部,局麻药可沿肋横孔区内的 5~9 个胸椎水平,沉积到竖脊肌腹侧,阻滞脊神经腹侧支和背侧支。

1. **阻滞目标**　后胸壁竖脊肌与椎体横突之间的筋膜平面。

2. **操作技术**　在超声引导下患者取坐位、侧卧位或俯卧位进行。通常需要进行双侧 ESP 阻滞。根据手术要求,选择适合的脊柱水平并标记。使用无菌技术,将高频(12~15MHz)线阵探头置于旁矢状面,距棘突及中线 2~3cm 处。此时从浅表到深面,将依次显示皮肤、皮下组织、背部肌肉[斜方肌、菱形肌(仅于 $T_{3\sim6}$ 水平可见)和竖脊肌]、肋骨或横突、肋间肌、胸膜及肺滑动。当显示肋骨的顶部曲面或椎体横突时,分别向内侧和外侧滑动探头,以识别横突与肋骨的过渡点。肋骨更靠近外侧,其顶部为圆形,而横突更靠近中线,相对更像方形。从外侧向内侧移动,直至看不到肋骨,并识别 $T_{3\sim5}$ 横突,其上方覆盖有斜方肌、菱形肌和竖脊肌(图 13-2-8A)。采用平面内穿刺技术,使针尖位于竖脊肌与横突顶部之间,并避开横突间隙和胸膜。针尖触及横突且回抽无血后注射局麻药(每次 5ml,共 20~30ml),可见竖脊肌从横突顶部抬起。注射完成后,滑动探头以确认局麻药在筋膜间平面的扩散。如需留置导管连续注药，需先用局麻药将筋膜平面充分扩张以创造导管前进的空间（图 13-2-8B）。

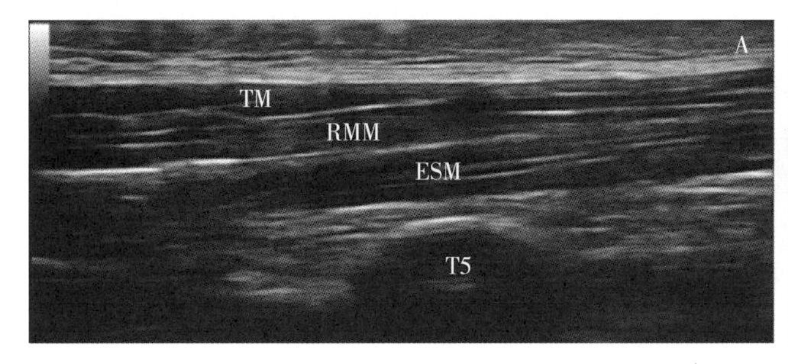

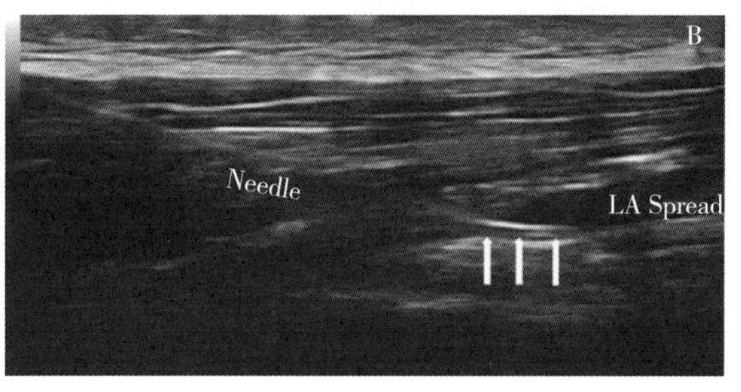

图 13-2-8 超声引导下竖脊肌平面（ESP）阻滞

TM. 斜方肌；RMM. 菱形肌；ESM. 竖脊肌；T5. 第 5 椎体横突。
A. ESP 阻滞的超声图像；B. 局麻药注射后留置导管（白色粗箭头为导管位置）

3. **临床应用** ESP 阻滞的特性和并发症可能与 TPVB 相似，但前者是通过使局麻药沿肌肉筋膜平面扩散到椎旁间隙起镇痛作用。对脊神经腹侧支的阻滞也使 ESP 阻滞有别于其他胸壁筋膜间平面阻滞，因为腹侧支的阻断增加了对胸壁中线和胸骨区域的镇痛效果，而背侧支阻断则作用于锁骨中部和胸外侧区域。ESP 阻滞可用于开胸手术、肋骨骨折及神经病理性肋骨疼痛的镇痛，也有报道将双侧和 / 或连续 ESP 阻滞用于成人和儿童心脏病患者术后镇痛。在 $T_{3\sim4}$ 水平进行的 ESP 阻滞已被用于乳房手术，而在 T_7 水平进行的 ESP 阻滞已用于上腹部手术（如减肥手术或腹壁疝手术）[10]。

4. **并发症** 潜在的并发症包括感染、血管损伤造成的血肿和局麻药的全身毒性反应。理论上，ESP 阻滞对于接受抗凝治疗的手术患者具有相对安全性，主要因竖脊肌区域的可压缩性将有助于止血。

（五）局部麻醉药的选择

局麻药布比卡因和罗哌卡因均可用于胸壁筋膜间平面阻滞，浓度为 0.062 5%~0.5%，根据注射部位的不同，注射量在 10~40ml。筋膜平面阻滞被认为是“体积阻滞”，可以根据患者允许的最大剂量使用最大容量的局麻药。许多佐剂被用于延长外周神经阻滞的作用时间，包括已有报道的阿片类药物、α 肾上腺素受体激动剂和类固醇药物，但上述药物在胸壁筋膜间平面阻滞中未得到广泛应用。

（凌晓敏 仓 静）

推荐阅读

[1] BULTE C S E，BOER C，HARTEMINK K J，et al.Myocardial microvascular responsiveness during acute cardiac sympathectomy induced by thoracic epidural anesthesia.J Cardiothorac Vasc Anesth，2017，31（1）：134-141.

[2] 袁青，崔旭蕾，徐仲煌，等 . 超声引导下躯干阻滞的临床应用进展 . 临床麻醉学杂志，2017，33（10）：1029-1032.

[3] SRINIVASAN K K，LEE P J，IOHOM G.Ultrasound for neuraxial blockade.Med Ultrason，2014，16（4）：356-363.

[4] WINK J，VEERING B T，AARTS L P H J，et al.Effects of thoracic epidural anesthesia on neuronal cardiac regulation and cardiac function.Anesthesiology，2019，130（3）：472-491.

[5] KOZIAN A，SCHILLING T，HACHENBERG T.Non-analgetic effects of thoracic epidural anaesthesia.Curr Opin Anaesthesiol，2005，18（1）：29-34.

[6] KELAVA M，ALFIREVIC A，BUSTAMANTE S，et al.Regional anesthesia in cardiac surgery：an overview of fascial plane chest wall blocks.Anesth Analg，2020，131（1）：127-135.

[7] SEIDEL R，WREE A，SCHULZE M.Thoracic-paravertebral blocks：comparative anatomical study with different injection

techniques and volumes.Reg Anesth Pain Med, 2020, 45(2): 102-106.
[8] 张涛元，张慧，侯丽宏，等．椎旁神经阻滞用于心胸外科手术研究进展．临床麻醉学杂志，2018，34(10)：1024-1027.
[9] CHIN K J, VERSYCK B, PAWA A.Ultrasound-guided fascial plane blocks of the chest wall: a state-of-the-art review. Anaesthesia, 2021, 76(Suppl 1): 110-126.
[10] 吕瑞兆，王珊，王建华，等．胸部神经阻滞的研究进展．临床麻醉学杂志，2017，33(10)：1033-1035.

第十四章

肺手术的麻醉及围手术期管理

第一节　肺手术的解剖与生理学基础

一、肺的解剖

肺是位于胸腔内的具有弹性的海绵状器官，在膈的上方和纵隔的两侧。左肺分为上、下两叶，右肺则分为上、中、下三叶（图 14-1-1）。主支气管、肺动脉、肺静脉、支气管动脉、支气管静脉、淋巴管和神经等出入的部位构成肺门，包绕所有进出肺门的结缔组织为肺根。主支气管在肺门附近分出肺叶支气管，肺叶支气管在进入肺叶后再分为肺段支气管。支气管肺段为每一肺段支气管及所属的肺组织，肺段的结构和功能具有相对独立性。在每一肺段中，肺动脉的分支和支气管的分支相伴而行，肺静脉的分支位于两肺段之间。当支配肺段的支气管被阻塞时，该肺段的通气受阻。肺段间由少许疏松结缔组织分隔。在临床，以肺段为单位进行定位诊断。若病变位于某肺段之内，可进行解剖性肺段切除，使手术精细化。

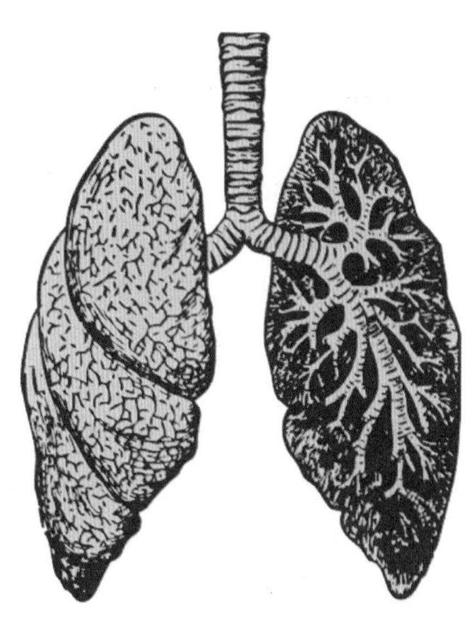

图 14-1-1　肺大体观

知识点　　**肺根**

1. 肺根内的排列自前向后为上肺静脉、肺动脉、主支气管和下肺静脉。
2. 左侧肺根自上向下的排列为左肺动脉、左主支气管、左上肺静脉和左下肺静脉。
3. 右侧肺根自上向下的排列为右肺上叶支气管、右肺动脉、中间支气管、右上肺静脉和右下肺静脉。

二、生理学基础

肺最主要的功能为肺通气，即肺与外界环境之间的气体交换过程。该过程受肺顺应性和气道阻力的影响。肺顺应性指容量变化与压力变化的比值，正常肺顺应性为 0.2L/cmH_2O。影响肺顺应性的主要因素包括肺表面活性物质、功能残气量（functional residual capacity，FRC）、肺组织弹性等。气道阻力由流动气体和气道壁的摩擦力产生，为驱动压与流量的比值。气道阻力占整个呼吸系统阻力的 50% 左右。正常成年人的气道阻力为 0.5~1.5cmH_2O/（L・s），女性的气道阻力较高，较男性高约 20%。临床上影响气道直径的因素为影响气道阻力的主要因素，如哮喘引起的支气管痉挛和气道分泌物增加、肺气肿引起的气道闭合，炎症及水肿等也会引起气道内径缩小致气道阻力增加[1]。

肺具有双重供血系统，其一为肺循环，主要为从右心向左心输送血液，并进行气体交换；其二为支气管循环，主要供应呼吸性小支气管以上组织的营养物质。成人肺循环血容量占总血容量的8%~10%，为400~600ml。肺循环为低压系统，肺动脉平均压约为14mmHg，肺静脉压力仅6mmHg。影响肺血流及压力的因素包括血压、血容量、呼吸、缺氧、二氧化碳升高、慢性肺疾病及体位。影响肺内血流分布的两个重要因素为重力和缺氧性肺血管收缩（hypoxic pulmonary vasoconstriction，HPV）。在重力方面，肺内高度每减少1cm，肺动脉压增加1mmHg，所以肺底部有更多的血流灌注。HPV指肺血管在缺氧时出现的收缩现象，是肺血管平滑肌对肺泡氧分压降低区域产生的变化，它可以降低肺内低通气区域的血流量，从而维持肺内正常的通气血流比例（$\dot{V}/\dot{Q}$）[1]。

三、麻醉与肺的病理生理

麻醉药物能够影响肺泡表面活性物质。吸入麻醉药物能够可逆性抑制肺泡表面活性物质的生成，如氟烷。

知识点　　肺泡表面活性物质

泡表面活性物质是由肺泡Ⅱ型上皮细胞合成并释放的脂蛋白混合物，主要成分为二棕榈酰卵磷脂，具有降低肺泡表面张力、维持肺泡间稳定、防止肺泡萎陷、防止液体渗入肺泡等作用。影响肺表面活性物质生成的因素包括先天性缺少、肺血流量减少、吸入性麻醉药物[2]、长期吸烟和慢性阻塞性肺疾病（COPD）、急性胰腺炎患者、正压通气等。

全身麻醉及外科手术会对肺顺应性产生影响，其中全身麻醉时，肺顺应性较清醒时降低；外科手术过程对肺顺应性的影响较为复杂，如开胸手术可使肺顺应性降低约10%。当患者处于侧卧位时，两肺通气会发生明显变化。理论上讲，下肺的顺应性会降低，而上肺的顺应性会增加。然而实际情况更为复杂，由于两肺的容量存在差异，所以其顺应性曲线也有所差别。胸壁和肺自身的弹性回缩共同决定两肺的顺应性曲线变化。

麻醉器械可引起气道阻力增加。导管过细、过长或导管扭曲等都会增加气道阻力。全身麻醉状态可使气道阻力增加至3~6cmH_2O/（L·s），若加上机械阻力，总阻力可达10cmH_2O/（L·s）。

全身麻醉状态会影响肺的通气量，侧卧位时，全身麻醉状态会导致上侧肺的通气量高于下侧肺，而下肺有更多的血流灌注，即上肺通气好但血流不足，下肺通气不良但血流灌注良好，因此全身麻醉状态加剧了$\dot{V}/\dot{Q}$的失衡。FRC降低导致的压力-容积曲线变化、纵隔及腹腔内容物的挤压、上侧肺的顺应性增加都会导致侧卧位时肺内通气分布的变化。开胸后肺出现萎陷，肺泡的通气面积骤然降低，而该侧肺血流不变，即开胸侧肺通气不足但血流灌注良好，引起肺内分流。在临床，单肺通气（one-lung ventilation，OLV）时期一般会给予纯氧通气，所以即使分流量增加，氧分压也可保持在100mmHg以上，氧饱和度基本可保持不变。

麻醉药物会对HPV产生影响，其中所有吸入性麻醉药均会抑制HPV反应[3]，抑制强度依赖于麻醉药的剂量，但其剂量通常比临床常用剂量高很多，而且吸入麻醉药对HPV的直接抑制作用可以被其继发效应所抵消，如心排血量、混合静脉氧张力及肺内压的下降。而一氧化氮虽然可能会减轻HPV的作用，但由于其只被输送至通气区域的肺泡，从而特异性扩张血管，所以通常能够改善氧合。静脉全身麻醉药对HPV几乎无影响。吸入氧浓度较高时也会抑制HPV。

知识点　　　　无效腔

无效腔指在一次呼吸中未参与气体交换的容积，其中解剖无效腔指气道内的气体容积；肺泡无效腔指未进行有效气体交换的肺泡容积；生理无效腔指解剖无效腔与肺泡无效腔之和。通气区域无血流灌注会导致肺泡无效腔增加，如肺动脉栓子、肺动脉血栓形成、肺动脉的外科操作等。影响肺泡无效腔量的因素包括肺泡血液灌注压不足、体位、无血液灌注的肺泡通气、全身麻醉。

正压通气时，肺实质对气道的牵拉导致解剖无效腔增加，进而使肺泡无效腔增加。麻醉机和呼吸管路也存在无效腔，气管插管后无效腔与潮气量的比值（V_D/V_T）可从正常值0.3增加至0.4~0.5。不仅如此，全身麻醉在自主呼吸和机械通气下都会增加V_D/V_T，其机制尚不清楚，可能是由于低肺动脉压、骨骼肌张力丧失及支气管收缩张力丧失所致。由于机械无效腔及解剖无效腔的增加，全身麻醉中应适当增加潮气量，以满足肺泡通气量需求。

知识点　　　　分流

分流指未参与气体交换的血流。影响分流的因素包括解剖因素、支气管疾病、肺部疾病等，如心最小静脉可将静脉血从左心室肌壁直接引入左心室，约占心排血量的0.3%；支气管疾病患者存在支气管静脉分流可能性大，可占心排血量的7%~10%。

知识点　　　　开胸的病理生理

开胸后由于胸内压力的改变，会引起反常呼吸及纵隔摆动，从而影响神经反射和循环。在自然呼吸情况下，一侧开胸后，空气会进入开胸侧胸腔，使得胸膜腔内负压消失，肺出现弹性回缩并部分萎陷，导致肺通气面积减少。而流经开胸侧肺的血液不能进行氧合，形成肺内分流。不仅如此，在吸气时，由于对侧肺内压低于开胸侧肺内压，开胸侧肺会将肺内部分气体转移至对侧肺内；在呼气时，由于对侧肺内压高于开胸侧肺内压，又有部分对侧肺内呼出的气体进入开胸侧肺内。这一部分往返于两肺之间的气体为摆动气。摆动气增加了无效腔气量，严重者会造成缺氧和二氧化碳蓄积。胸腔开口较大时，两侧胸腔的压力差能够引起纵隔来回摆动，吸气时纵隔移向健侧，呼气则相反，这种纵隔来回摆动的现象称为纵隔摆动。纵隔摆动会引起上、下腔静脉的回流受阻，导致心每搏量减少。应用肌松药进行正压控制通气时不会引起开胸所造成的上述生理改变。

第二节　肺手术的术中麻醉管理基本原则和技术

肺手术中对麻醉有一些基本的要求：使术侧肺完全萎陷或减少术侧肺的充气膨胀程度，避免术侧肺呼吸运动对手术操作的干扰，同时减轻手术操作对肺的机械损伤；隔离两侧肺叶，避免肺脓肿、支气管扩张症、肺结核咯血等患者术侧肺中的脓液、血液、分泌物等污染健侧肺叶；术中单肺通气（OLV）期间维持患者血氧浓度在安全适当的范围。

一、肺隔离技术

肺隔离技术的发明在胸外科手术、麻醉中具有里程碑的意义，使得胸外科手术取得长足进步，不仅保障了大量湿肺患者的手术安全，也拓展了胸外科手术的适应证。肺隔离、OLV 技术是胸内手术麻醉管理的核心。肺隔离技术是肺手术麻醉的基础，广泛应用于以下情况：需要术中实施肺隔离的手术，包括心脏、纵隔、大血管、食管或涉及胸腔的骨科手术；需要避免健侧肺受患侧肺污染的情况，如全肺灌洗、单侧肺出血、支气管胸膜瘘、单侧肺部感染等；需要双侧肺实行不同通气模式的情况，如肺移植术后、单侧肺外伤后需要机械通气支持、气管支气管断裂、单侧巨大肺大泡、巨大肺囊肿；因单侧肺疾病导致的严重低氧血症。

病例 单孔胸腔镜左肺上叶切除术

病案摘要

患者，女，75 岁，身高 140cm，体重 42kg。门诊以咳嗽、咳痰 2 个月，近期发现痰中带血收入院。诊断为左肺上叶肿物。患者体型消瘦，既往无其他合并疾病，本次入院检查基本正常。拟全身麻醉下行单孔胸腔镜左肺上叶切除术。

【问题 1】实施肺隔离技术的方法有哪些？

临床思路

目前可以通过三种方法来实施肺隔离技术：①双腔支气管导管（DLT）插管（图 14-2-1）；②放置支气管封堵器（bronchial blocker，BB）（图 14-2-2）；③支气管内单腔气管插管。

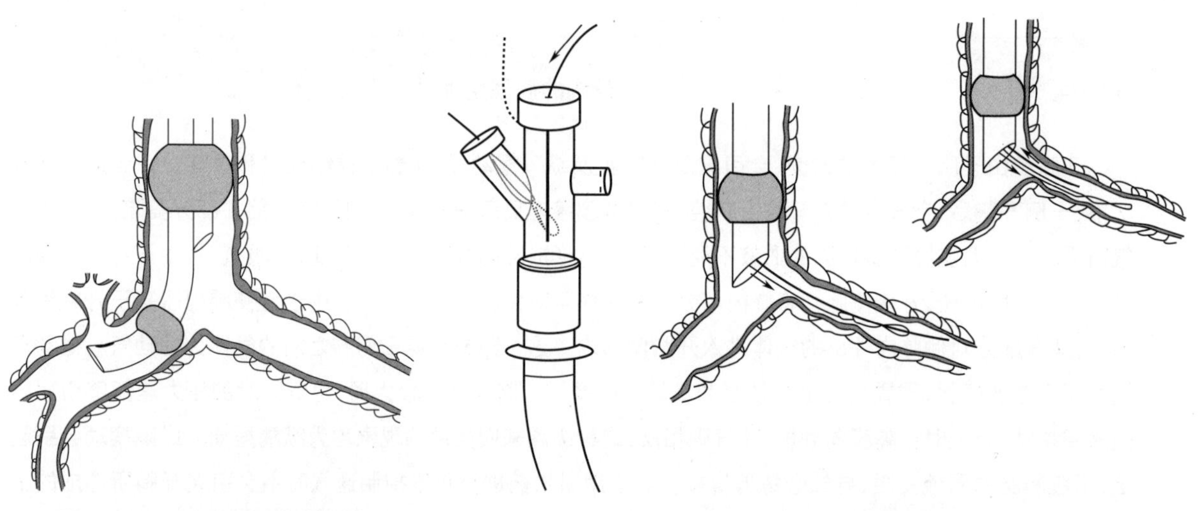

图 14-2-1 右侧双腔支气管导管

图 14-2-2 支气管封堵器

【问题 2】该患者如果实施 DLT 插管，如何选择合适大小的 DLT？

DLT 插管是目前实施肺隔离技术的主流。DLTs 是一种具有可进行气管和支气管通气的分叉型双腔导管，分为左侧 DLT 和右侧 DLT，目前临床最常用的是由 Robert-Shaw 设计的 DLT。DLT 具体参数见表 14-2-1。

表 14-2-1 双腔支气管导管的参数 单位：mm

型号 /Fr	气管导管外径 /mm	支气管导管内径 /mm
26	8.7	3.2
28	9.3	3.4

续表

型号 /Fr	气管导管外径 /mm	支气管导管内径 /mm
32	10.7	3.5
35	11.7	4.3
37	12.3	4.5
39	13.0	4.9
41	13.7	5.4

DLT 型号的选择对插管的顺利与否有重要影响，选择合适型号的导管可减少因插管导致的气道损伤和导管置入对侧的可能。国外简易的方法是依据性别和身高选择 DLT（表 14-2-2），国内可以经验性地按照男性患者使用 Fr37，女性患者使用 Fr35 作为初始选择，然后依据患者体型在上一型号和下一型号之间进行选择；随着影像技术的广泛应用，甚至 3D 打印技术的成熟，对于评估困难的特殊人群，可根据其胸部 X 片和 CT 图像测量气管内径来选择 DLT 的型号可能更准确。但是需要明确的是，导管型号的选择与年龄、体重、身高间无明确的相关性。总之，将能无损伤地通过声门且能顺利进入气管和支气管，当支气管套囊放气后及时显示有漏气视为合适的 DLT。识别不合适的 DLT 型号尤为重要，如通过声门或气管段阻力大，需要插入导管的深度极度异常（太深或太浅），需要大量或极少量的套囊容量才能达到密闭性。

表 14-2-2　根据身高和性别的简易双腔支气管导管型号选择

性别	身高 /m	DLT 型号 /Fr
女性	<1.59	35
	1.59~1.8	37
	>1.8	39
男性	<1.68	37
	1.68~1.8	39
	>1.8	41

本例患者体型瘦小，经验性可选择最小 Fr32 的 DLT，如果置管过程困难，应选择放置 BB；或可以测量患者胸部 CT 图像中气管及支气管管径，与 Fr32 的 DLT 比较以评估 DLT 插管的可行性。

【问题 3】该患者应该选择哪一侧支气管插管？

临床思路　由于左、右主支气管存在解剖性差异，右主支气管较左侧短、粗且陡直（左侧支气管细而直，长 4~5cm，右侧支气管长 1.5~2cm），右肺上叶开口较早，多数开口位于气管隆嵴下 0.5~1cm，因此，右侧支气管插管定位不当发生可能性高，总体上左侧 DLT 插管适应证较右侧宽泛。左侧 DLT 适应证为：手术在右侧胸腔内操作、不需左侧支气管切除的左侧胸腔内手术、不能放置右侧 DLT 的情况（右侧主支气管 <10mm，气管支气管性变异）。右侧 DLT 适应证为：需要切除或分离左侧主支气管的手术、左主支气管锐角、气管隆嵴移位、左侧支气管支架植入。

本例患者手术部位为左侧胸腔，理论上应该避免左侧支气管插管。但是 Fr32 的 DLT 只有左侧管，因此，对于该患者来说，可置入的 DLT 并无其他选择余地。选择左侧 DLT 对于左上肺部位的手术操作有一定的影响，在阻断左上肺叶支气管时，要格外留意将支气管导管退出左主支气管，以免将支气管导管前端一并结扎。

【问题 4】置入 DLT 时有哪些注意事项？

临床思路 DLT 插管方法及位置确认见表 14-2-3。

表 14-2-3 双腔支气管导管（DLT）置入步骤

步骤	具体内容
准备	喉镜、DLT、纤维支气管镜、听诊器、注射器、呼吸机
检查	检查 DLT 套囊，润滑导管尖端、检查导丝不超过导管尖端，DLT 塑形（顺支气管端方向形成约 90° 的弧形）
插管	使用喉镜暴露声门，按原定角度使支气管套囊通过声门，拔出管芯 盲插：按照左管逆时针旋转约 90°，右管顺时针旋转约 90° DLT，继续推进直到过程中感受到轻微阻力停止 纤维支气管镜引导插管：在支气管镜引导下导管经过支气管腔，到达目标位置 充盈套囊，连接 Y 型接头，接呼吸机，观察呼气末二氧化碳分压和胸廓起伏
确定 DLT 位置	听诊器：夹闭主支气管侧的 Y 型出口，听诊对比双肺呼吸音，确保 DLT 进入目标侧及侧管开口于气管隆嵴上；夹闭侧管 Y 型出口，听诊主支气管侧上下肺泡呼吸音，判断主支气管置入深度是否合适。仅靠听诊判断导管位置可靠性较差，受到肺部病理性因素影响大，误差高 纤维支气管镜：判断左侧 DLT 在气管隆嵴上方可看到膨胀的蓝色支气管套囊边缘；判断右侧 DLT 位置，除在气管隆嵴看到膨胀的蓝色套囊边缘外，支气管腔内侧孔应与右肺上叶开口一致，同时从支气管腔内可见右肺中叶和下叶开口。当体位发生改变后，应该重新确定 DLT 位置

知识点 置入双腔支气管导管的并发症

最常见并发症是声带或上呼吸道损伤导致声音嘶哑；气管或支气管的损伤或穿孔；气道阻塞致低氧血症，高碳酸血症；套囊过度膨胀导致的黏膜缺血和狭窄。

【问题 5】如果该患者置入 DLT 失败，该怎么办？

临床思路 该患者还可选择支气管封堵器（BB）或单腔支气管插管实现肺隔离。

掌握 BB 的置入方法对于气道解剖异常或是气道狭窄，体型较小等不适合 DLT 置入而又需要实施肺隔离技术的患者具有明显的优势，避免了 DLT 置入相关的缺点。BB 优点包括：可通过已有的单腔管或气管造口置入；置入方法较 DLT 简单；对于术后需要机械通气的肺手术患者，手术结束后不需再更换气管导管；可选择性实施肺叶阻塞；适用于儿科患者；可经导管中央腔行持续气道正压（continuous positive airway pressure，CPAP）、高频喷射通气。BB 缺点包括：阻塞目标支气管致肺萎陷需要较长时间；定位需要对肺段解剖熟悉的操作者执行；体位改变或手术牵拉可致封堵器移位，导致气管阻塞；右侧支气管解剖的特殊性不益于 BB 深入，容易使其移位；BB 置于手术侧，有被闭合器切割破坏和缝线缝住的风险；阻塞远端术区且管腔细，不利于术侧肺内分泌物吸引。

知识点

临床上各种封堵器种类很多，区别主要在于堵塞放置方法不同，在一般特性上是相通的，这些一般特性包括有：都是空芯导管，长度 50~78cm（内径 1.4~2.0mm）；一般均需要先行单腔气管插管；BB 一旦置入支气管，套囊充盈后，可阻止远端肺组织通气，经空心导管实行肺萎陷及分泌物吸引。

紧急情况下，如患者发生大咯血时，可以通过将单腔气管导管推入主支气管实现肺隔离。基于左、右主支气管解剖性差异，通常单腔气管导管会被盲插入右侧支气管，右肺上叶开口常会被气管套囊堵塞。可在纤维支气管镜引导下将单腔气管导管插入左侧，也可将患者头偏向右侧，在推入主气道过程中逆时针旋转导管管身常可进入左侧支气管。

支气管内插管在以下情况应用具有优势：紧急情况下可简便、快捷的应用；较小儿童无可用的 DLT 及 BB，肺隔离的实现主要依据单腔支气管内插管；在主气管切除手术中，只能依靠支气管内插管或 ECMO；与 DLT 相比管径大，机械通气或双侧吸引阻力小，对于术后需要呼吸支持的患者，术后不必更换气管导管。支气管内插管的缺点为：在大量血液或痰液污染视野时左主支气管插管困难；在肺隔离的情况下不能使用纤维支气管镜进入非通气侧肺，也不能进行肺内吸引；无法评估导管置入气管隆嵴下深度；右支气管插管通常堵塞右上肺。

二、单肺通气和呼吸管理

在单肺通气（OLV）期间，麻醉医生的目标是使患者手术侧肺尽可能萎陷，而尽可能避免通气侧肺肺不张，在为手术提供充分视野的同时最大限度改善患者氧合状态。

一般情况下，OLV 包括以下内容：单肺肺通气；侧卧位；非通气侧开胸；患者处于正压控制性通气的全身麻醉状态。以上情况严重扰乱正常的气体交换。

（一）单肺通气病理生理学

有效的气体交换很大程度上取决于合适的通气血流比例（V/Q）。自主呼吸的健康个体在直立状态时，影响 V/Q 的因素主要是重力、低氧性肺血管收缩（HPV），解剖上肺动脉与气道多分枝状的一致性。在 OLV 状态下，氧合效率受损，发生低氧血症的生理原因为：非通气侧肺血液分流；通气侧肺血液分流；通气侧肺 V/Q 异常。

1. **非通气侧肺生理** 所有流向非通气侧肺的血流为真性分流。经过非通气侧肺的血流一般占心排出量的 25%~50%，主要与重力因素、手术体位、HPV、原有相关疾病有关。此外手术操作可刺激肺内释放缩血管物质、夹闭或结扎血管减少手术侧肺血流量。麻醉相关药物通过影响 HPV 的反应性可影响肺内血流，还有其他因素的作用使得肺对氧合的效应更加复杂。

2. **通气侧肺生理** 流向通气侧的血流占心排血量的 50%~75%，处于过度灌注状态。但通气侧肺内血流分布情况尚不明确，有研究表明在 V/Q 低的区域灌注增加，存在真性分流。在通气侧肺血管床增加，但是与通气关联的确切关系不明。在 OLV 期间，肺动脉压力一般不增加。

侧卧位情况下，通气侧肺功能残气量增加，通气分布异常倾向于通气侧肺下垂部分呈不张状态而其他组织则充气过度。吸入高浓度氧加重肺不张，在肺不张区便存在分流，导致 V/Q 失调。相应的给予通气侧肺呼气末正压通气（positive end-expir-atory pressure ventilation，PEEP）、手法肺复张等措施可改善 V/Q 失调。

（二）单肺通气期间呼吸管理

病例　单孔胸腔镜右肺下叶切除术

病案摘要

患者，女，64岁，身高150cm，体重60kg。因"1周前无明显诱因出现咳嗽症状"入院。患者既往贫血病史，偶有头晕、黑矇症状。入院诊断为右肺下叶肿物。体格检查：面色暗沉，眼睑苍白，桶状胸，其余各项无明显异常。血常规：Hb 71g/L。肺功能检查示轻度阻塞性通气功能障碍。

【问题1】若该患者术中OLV期间发生低氧血症，可疑因素有哪些？

临床思路　临床上，OLV期间导致氧饱和度下降的相关因素包括：DLT对位不佳，导管过深，阻塞上叶支气管开口；气管分泌物、痰多，阻塞导管；呼吸机参数设置不合理；手术侧肺高灌注；术前氧分压低；右侧肺手术；肺通气或弥散功能障碍；通气侧肺存在病理改变（肺炎、支气管痉挛、胸腔积液、肺水肿、气胸等）；心排血量减少或低Hb致机体氧运输能力降低。

本例患者在OLV期间发生低氧血症，排除DLT对位不佳和支气管分泌物阻塞原因后，主要考虑其肺内分流的代偿能力下降，长期低Hb使氧供能力下降，机体通过牺牲肺的储备功能来保证氧供正常，OLV时，肺通气量降低合并低Hb，使氧供减少，必然导致低氧血症。

【问题2】如何纠正OLV期间低氧血症？

临床思路　纠正OLV期间低氧血症的措施如下。

知识点　　非通气侧肺复张

当血氧饱和度严重下降，或不能耐受低氧状态而出现心电图或血流动力学变化时，与术者沟通协调，采用高浓度氧气对非通气侧肺复张改善氧合状况，这是最迅速和最可靠的改善低氧的方法。肺复张时，维持25~35cmH_2O的压力持续3~5秒，可充分复张长时间萎陷的肺泡。复张过程中密切关注血流动力学变化，胸腔较长时间正压使得腔静脉回流阻力增大，回心血量减少，引起血压下降。

1. **提高吸入氧浓度、调节呼吸机参数**　长时间吸入高浓度氧可能有氧中毒和吸入性肺不张的风险。但是在低氧情况下，吸入高浓度氧气改善氧分压的重要性大于这些风险，在实行肺隔离前吸入高浓度氧有利于较快的肺萎陷，术后进行肺复张时较低的吸入氧浓度有利于改善术后肺不张，可能减轻术侧肺的缺血再灌注损伤。

潮气量过高和过低均不利于改善V/Q，不利于改善低氧。潮气量的设定与氧供、二氧化碳的排出、通气侧肺损伤均有关联，其中保证氧合是前提要素，在普通患者中可以通过增加潮气量来改善氧合。对于严重的慢性阻塞性通气功能障碍患者，OLV期间适当存在高碳酸血症，且需要避免大潮气量引起的肺压力性损伤。一般情况下，保护性OLV策略（潮气量VT=6ml/kg）可维持满意的血氧饱和度（SpO_2≥90%）。呼吸频率和吸呼比（I∶E）的调节要考虑氧供、二氧化碳的排出、通气侧肺损伤三个因素。要在保证氧合的前提下，尽量减少肺损伤，维持二氧化碳在可耐受的范围内。呼吸机模式不论是容量控制还是压力控制的通气模式，防止容积伤的最好方法是注意潮气量、气道压和气体潴留。

通过调整导管位置，气道分泌物吸引，低氧情况改善后寻找发生低氧的原因，一般来说DLT插管过深和分泌物阻塞是常见的可能原因，可以借助纤维支气管镜调整导管深度和吸痰，低氧一般能够得到纠正。

2. **非通气侧肺持续气道正压（CPAP）和高频喷射通气（high-frequency jet ventilation，HFJV）** OLV期间非通气侧肺呈真性分流状态，在不严重影响术区操作的情况下给非通气侧肺提供氧气，可减少分流。非通气侧实施CPAP前应预先复张，肺复张后再给予3~10cmH_2O CPAP后，术区视野暴露较差，目前较少应用。非通气侧HFJV基础原理类似于CPAP，都是通过对术侧肺提供氧气，改善此侧V/Q，其优点是高频率和低潮气量结合使手术野相对稳定。

3. **通气侧PEEP** OLV期间，通气侧肺存在分流，给予该侧肺适当的PEEP可减少肺泡萎陷，从而改善V/Q。理论上，过高的PEEP对肺泡的血管施加压力，会加重通气侧肺V/Q失调，同时增加了对侧血液分流。对于肺部无疾病、限制性疾病、肥胖患者和通气侧有肺不张的患者，给予一定程度的PEEP是有益的[4]；对于合并有阻塞性通气功能障碍的患者，自身存在较高的内源性PEEP，低于其自身内源性的PEEP并不能起到改善氧合的作用。

4. **肺动脉钳夹** 术中钳夹非通气侧肺动脉，通过有效地减少非通气侧血液分流以改善氧合。临床上可见到低氧患者在阻断或切断肺动脉后氧合改善的情况。钳夹肺动脉应密切监测血流动力学变化，对于既往肺动脉高压或心脏病患者慎用，避免引起急性右心衰竭或通气侧急性肺水肿。

5. **排除其他影响OLV期间氧合的因素**

（1）影响低氧性肺血管收缩（HPV）的因素：正常的HPV反应可使肺V/Q更协调，当肺泡氧分压低或混合静脉血氧分压较低时，肺小动脉出现局部细微收缩变化。很多血管扩张药（β肾上腺素受体激动剂、α肾上腺素受体拮抗剂、钙通道阻滞剂）、碱中毒、低碳酸血症、前列腺素E_1可抑制HPV；血管收缩药、酸中毒、高碳酸血症和都可喜可加重HPV。

（2）低心排血量和低血红蛋白（Hb）浓度：OLV期间，极低心排血量会导致氧供降低，正性肌力药物（有时联合升压药）可改善低氧供和氧合状态。对一些COPD患者和重度贫血患者，纠正低Hb和低心排血量可能具有意义。

病案进展

当血氧饱和度进行性下降至90%且继续降低过程中给予非通气侧肺复张，至血氧饱和度上升至100%，再次OLV；术中输入红细胞4U；随着外科阻断相应肺叶血管后肺内分流减少，手术后期低氧血症未再发生。

在OLV期间发生血氧饱和度降低，排除技术原因，通气侧肺和非通气侧肺过度分流是主要原因，也是治疗关键点。关于OLV期间对通气和氧合影响的研究有很多，但真正有效与有价值的方法并不多，一项系统性回顾和荟萃分析研究显示，肺复张操作和PEEP与OLV期间动脉氧分压的改善有关，但是PEEP的最佳使用方法还有待确定，因为有新的证据表明驱动压力可能是比PEEP更加重要的一个参数[4]。

《手术患者肺保护性通气策略：国际专家组推荐规范的解读》阅读指导

第三节 肺手术的术前评估和准备

肺手术围手术期发生并发症风险很高，尤其对呼吸系统和循环系统影响大。患者围手术期并发症的发生往往与术前呼吸和循环系统的状况有一定关联，因此，对于将行肺部手术的患者，术前进行详细的检查与评估及合适的术前准备可以显著降低术后并发症的发生率。

一、术前检查和评估

病例 单孔胸腔镜右肺上叶切除术

病案摘要

患者，男，60岁。因"咳嗽、咳痰3个月，痰中带血1月"入院。CT示：右上肺占位，考虑肺恶性肿瘤。该患者行肺功能检查：FVC为2 216ml（预计值的81.9%），残气量/肺总量比值为41.1%，FEV_1为1 472ml（预计值的74%），FEV_1/FVC为72%。既往史：慢性支气管炎20余年；吸烟30余年，2包/d，停止吸烟2天；高血压10余年，口服苯磺酸氨氯地平片，血压控制可。拟行右上肺叶切除术。

【问题1】如何对患者进行术前评估？

临床思路 术前评估包括询问患者病史、体格检查及实验室检查；针对肺手术患者，尤其应该侧重呼吸系统和心血管系统的评估。

1. **一般状况** 体格检查：除局部病变之外，术前应对患者的一般情况有基本了解。综合考虑患者的全身状况、年龄、基础疾病、合并症等情况。重点注意患者心肺功能，自主活动能力，有无呼吸道异常，观察患者呼吸型、呼吸频率和呼吸幅度，询问并观察患者有无呼吸困难（三凹征），有无胸壁异常活动（反常呼吸），有无桶状胸、脊柱后侧凸变形、脊柱侧弯，有无发绀、营养不良、过度肥胖，有无杵状指。判断患者有无插管困难。

2. **胸片、肺部CT和气管镜检查** 通过胸片和CT检查可了解患者的气管内径、长度、有无移位、是否有受压、狭窄、阻塞情况，另外还可观察肺部肿物情况（位置、大小、毗邻关系等）。同时，能明确肺气肿、肺大疱、肺脓肿、肺实变、肺不张等。通过气管镜检查可了解气管内受压狭窄情况，以及两侧肺上叶开口情况。以上内容对麻醉方案的制订、隔离方法、导管型号的选择及插管深度的估计均有重要意义。可以避免或减少很多术中意外情况的发生。

3. **常规实验室检查** 并存慢性呼吸道疾病的患者Hb>160g/L且血细胞比容>60%，往往提示慢性缺氧；重度贫血的患者术前及时纠正贫血；白细胞及中性粒细胞增加提示并存呼吸道感染可能。肺功能明显障碍患者可伴有心电图改变，如电轴右偏、肺性P波、右心室肥厚及右束支传导阻滞，提示肺动脉高压及肺心病可能，应考虑到这类患者对麻醉的耐受性降低。

4. **动脉血气** 术前动脉血气分析检查对于术前或术后肺功能可能发生异常的肺手术患者评估具有很高的参考价值，可反映肺功能障碍的严重程度，也可提示麻醉时应用单肺通气（OLV）是否出现缺氧的危险。一般认为，胸科手术患者术前PCO_2>45mmHg，PO_2<50mmHg为高危患者，术后通常需要更长时间的呼吸支持。仅中度肺功能损害而出现严重动脉血气异常者较为少见，故当FEV_1%<60%时，术前应行动脉血气分析。此外，部分患者检测肺功能时配合欠佳，此时行术前动脉血气分析就有重要意义。

5. **简易心肺功能评估**

（1）屏气试验：患者几次深呼吸后，深吸一口气后屏气，正常人可持续30秒以上，呼吸循环功能代偿差的患者，屏气时间小于30秒。

（2）吹气实验：患者几次深呼吸后，深吸气一次，将手掌对准患者的口，嘱患者尽快将气呼出，如感觉吹出气体快速、有力，大约能在3秒内呼净，则提示肺功能正常。类似的方法包括火柴试验、蜡烛试验、呼吸时间测定。

（3）胸腔周径测量法：测量患者深吸气和深呼气时胸腔周径的差值，超过 4 厘米以上则提示患者无严重通气功能障碍。

6. **肺功能检查** 肺功能中度异常的患者，经过术前相应治疗，肺功能多数能得到不同程度的改善，通常不将其列为肺部手术的禁忌证。经过治疗后，仍无好转的患者应慎行手术。重度肺功能障碍的患者，排除患者配合不佳引起的检查结果不准确情况，原则上禁行开胸手术。肺功能检查中，下列指标往往预示着较高的术后心肺系统并发症和死亡率。

（1）最大通气量（maximal voluntary ventilation，MVV）< 预计值的 50%。

（2）FEV_1<2L，或 FEV_1< 预计值的 50%。

（3）用力肺活量（FVC）<50%。

（4）残气量 / 肺总量 >50%。

（5）一氧化碳弥散量（diffusion capacity for carbon monoxide，DLCO）< 预计值的 40%。

各种肺切除手术对肺功能检查指标的基本要求见表 14-3-1。

知识点

表 14-3-1 肺切除术的肺功能检查最低限度

参数	正常值	肺段切除	肺叶切除	全肺切除
MVV/（$L \cdot min^{-1}$）	>100	40	40	50
占 MVV 预计值比 /%	100	35	40	55
FVC/L	>5			2.1
占 FVC 预计值比 /%	100			51~64
FEV_1/L	>2	0.6~0.9	1.0~1.2	1.7~2.1
占 FEV_1 预计值比 /%	>80~100	40~50	40~50	55~65

注：MVV，最大通气量，FVC 用力肺活量；FEV_1，第一秒用力呼气容积。

7. **心肺运动试验** 可反映患者心、肺、肌肉、骨骼的功能情况，从而较全面地判断患者对肺部手术的耐受性。测定患者运动时的最大耗氧量是预测肺切除术后结局最有效的指标。按最大氧耗量进行分类，可将患者分为：低危，最大氧耗量 >20ml/（kg · min）；中危，最大氧耗量 10~20ml/（kg · min）；高危，最大氧耗量 < 10ml/（kg · min）。也可用日常活动时的能量需求（MET）来评估体能储备。一个 40 岁，体重 70kg 的成年人，静息状态的基本能量消耗 3.5ml/（kg · min），相当于 1MET。MET<4，提示心肺功能储备差，此时行非心脏手术时的心脏意外风险明显增大。

知识点

能量消耗使用的单位是代谢当量（MET）。1MET 是指每千克体重从事 1 分钟活动，消耗 3.5ml 的氧。MET>10 时，心肺功能储备优；7<MET<10，心肺功能储备良好；4<MET<6，心肺功能储备中等；MET<4，心肺功能储备差。见表 14-3-2。

表 14-3-2 运动代谢当量表

代谢当量	体力活动
1MET	基本生活自理
4MET	普通家务活（洗衣服、扫地）
7MET	较重的家务（拖地、搬动家具）；中等体育活动，慢跑，跳舞等
10MET	剧烈运动（游泳、跳绳、打篮球等）

8. **放射性核素定量肺扫描** 可评估被切除肺叶占全肺灌注分布的比例，对决定能否进行手术、手术范围、预计术后残余肺功能情况有重要价值。该方法创伤小、安全、方便、准确性高，是术前肺功能检查的重要项目。

二、术前准备

【问题 2】该患者需要哪些术前准备？

临床思路 肺手术患者的术前准备主要包括戒烟，重点改善呼吸、循环系统原有疾病，术前教育几个方面。

1. **戒烟** 吸烟患者术后发生肺部并发症的风险约为非吸烟患者的 6 倍。患者停止吸烟 1~2 周，可有效减少呼吸道分泌物的产生；停止吸烟 4~6 周，肺功能得以改善；停止吸烟 6~8 周，免疫功能和代谢功能恢复至正常水平；术前停止吸烟 6~8 周，术后并发症和死亡率均显著降低。但是值得注意的是，对于小部分患者而言，短时间停止吸烟（1~2 天）所带来的风险超过其获益。这些风险主要包括加重焦虑、呼吸道过度分泌、支气管痉挛、增加深静脉血栓形成的风险。此时，可考虑应用抗焦虑药、支气管扩张剂和抗凝剂。

2. **治疗原有疾病** 治疗原有呼吸系统疾病：通过使用湿化器或超声雾化稀释痰液，体位引流、咳痰、叩背、用力呼吸法等清除呼吸道分泌物。对于哮喘患者应用 β_2 受体激动剂、类固醇激素、抗胆碱药物和肥大细胞稳定剂等，减少围手术期支气管痉挛发生率。COPD 患者以支持治疗为主，患者必须戒烟，并应用抗生素治疗呼吸道感染。急性上呼吸道感染患者应暂缓择期手术，治愈后 2 周再行手术。合并胸腔积液的患者，积液量影响到 FRC 时可行胸腔穿刺放液，张力性气胸患者应放置胸腔闭式引流管，麻醉前 24 小时不能拔除引流管。

治疗原有心血管疾病的措施如下。

（1）冠心病：无明显症状的患者不需在限期胸内手术前明确冠心病诊断。冠心病患者发生急性冠脉综合征需在非心脏手术前行冠状动脉重建术。对于已行冠状动脉重建术的患者，应了解其现有症状、术式、治疗药物，双重抗血小板治疗改为低分子肝素桥接。

（2）高血压：应优化患者术前状况。高血压靶器官损伤急性期的患者，如心力衰竭、急性肾功能不全、视盘水肿等，应暂缓择期手术至治疗稳定后。对于收缩压超过 180mmHg 和 / 或舒张压超过 110mmHg，且既往有脑卒中或处于心脏病活动期的患者，建议延期手术至血压和心血管情况优化。术前使用 β 受体拮抗剂和钙通道阻滞剂抗高血压治疗应持续至手术当天，但为了避免术中发生严重的低血压，术前 10 小时应停用 α_1 受体拮抗剂。

（3）瓣膜病：轻中度二尖瓣狭窄患者，围手术期应控制心率，延长舒张期充盈时间，以减少肺水肿的发生。主动脉瓣狭窄患者行非心脏胸科手术风险大，若患者已经出现狭窄症状，应暂停择期手术，先处理心脏问题，若患者无法行瓣膜手术，可考虑主动脉瓣球囊扩张。二尖瓣或主动脉瓣关闭不全患者，需在术前量化反流程度，适当降低后负荷，心动过缓会使反流量增加，应当避免。

(4) 心力衰竭：曾有过心力衰竭病史的患者，原则上要求至少半年后行择期手术；急性心力衰竭患者的限期手术，务必在病情得以控制的前提下进行，术前应建议外科请心内科会诊治疗，以改善心功能状态，加强心肌收缩力，减轻心脏负荷。

3. **术前教育** 术前应采取措施对患者进行术前教育并鼓励其积极参加配合术后改善呼吸的护理措施。教会患者如何锻炼心肺功能，学会主动排痰的方法，并提前解释可能将遭遇的疼痛，加强心理准备，鼓励患者、增强患者信心。这些措施往往比单纯用药或正压通气更简单有效。

第四节 常见病种的围手术期麻醉管理特点

一、湿肺手术

病例 湿肺手术

病案摘要

患者，男，61岁。咳嗽、咳痰半年；CT发现右肺上叶肿物2个月。近期发热，咯脓血痰，最初量较多，后减少，右肺上叶实变不张。纤维支气管镜检查发现右肺上叶支气管堵塞，诊断为右肺上叶支气管肺癌伴肺感染、肺不张，术前抗感染治疗效果不满意。在入院后发生1次大咯血，咯血量在50ml左右，经过吸引、咳痰及止血药物治疗缓解。患者一般情况较弱，轻度贫血，肺功能检查示中度通气功能障碍；超声心动检查正常。拟在全身麻醉下行右肺上叶切除手术。患者既往糖尿病病史，目前血糖控制可。

【问题1】湿肺的病理生理特点有哪些？

临床思路

湿肺是临床上对合并有大量分泌物或脓痰的肺疾病的统称，常见的有肺脓肿、支气管扩张、肺结核、大咯血及脓胸伴有支气管胸膜瘘。湿肺患者术中大量脓、血痰涌入健侧肺可造成呼吸道梗阻，甚至引起缺氧、窒息死亡[5]。湿肺患者多体质虚弱，可伴有低蛋白症、贫血、肺功能损害。对此类患者的麻醉处理应注意，除术前控制痰量外，还应注意改善全身状况，给予高蛋白饮食，适量输血，纠正水电解质失衡，提高对麻醉和手术的耐受性，减少术后并发症。痰量多或大咯血是此类患者的特点，避免麻醉诱导和术中脓、血痰涌入健侧肺是麻醉成败的关键[5]。术前经抗炎治疗后每日痰量超过100ml者，术前数天应进行体位排痰，减少痰量。大咯血患者宜行排痰处理。

【问题2】考虑到患者右肺上叶可能有很多脓液和积血，术中亦可能发生支气管或肺血管破裂出血，因此有导致健侧肺和右侧中、下肺叶感染和阻塞的风险，对于这样的患者，如何选择麻醉及肺隔离方法？

临床思路

知识点 **肺隔离技术的选择**

支气管内麻醉是湿肺手术的绝对适应证。应用DLT或单腔支气管导管插管，导管要准确定位，确实保证患侧肺与健侧肺的有效隔离。选择DLT，术中可酌情选择单肺或双肺通气，既便于手术操作又可避免因长时间 OLV 引起的低氧血症，因此优于单腔支气管导管[5]。另外，DLT 术中容易引流患肺的痰液，易于观察和吸引，也是其优点。左侧 DLT 隔离效果好，易于定位，因此优于右侧 DLT。

病案进展

患者进入手术室后，采用快速诱导气管插管，置入 Fr37 左侧双腔导管，纤维支气管镜定位，气囊充气后左侧卧位，行胸腔镜下右肺上叶切除术。术中 OLV 后，在没有夹闭右肺上叶支气管前，观察到 DLT 右侧支气管导管内有较多脓血样分泌物不断流出，麻醉医生利用吸痰管间断吸引，通过纤维支气管镜观察和吸引支气管，尽力保持右侧支气管通畅，患者术后拔管安全送回病房。

【问题 3】简述其麻醉管理要点是什么？

临床思路

肺的麻醉管理要点：麻醉诱导应快速、平顺，多采用静脉麻醉加肌松药快速诱导，注意加压呼吸用力不宜过大，以胸廓略见起伏为度。对于预测插管困难的患者，最好在保留患者咳嗽反射的情况下插管。插管后酌情行顺位排痰。避免使用支气管封堵器（BB）和单腔气管导管，以防止患侧肺脏痰液、脓液、血液流向健侧肺引起感染及气道阻塞，BB 管腔细，引流不畅，另外肺隔离效果不佳，因此不能用于湿肺患者。加强术中管理，维持麻醉平稳，应用对呼吸道刺激小的吸入麻醉或静脉复合麻醉。术中，尤其是在改变患者体位、肺萎陷及操作挤压患侧肺脏时，密切观察患侧支气管导管引流情况，及时吸痰，两侧肺的吸痰管要分开，避免污染健侧肺，保持呼吸道通畅，充分供氧，避免缺氧和二氧化碳蓄积。另外，对于肺叶切除者，在膨肺试漏前一定要吸净分泌物，以免挤入余肺导致术后肺叶或肺段不张[5]。

二、肺内肿瘤切除手术

随着诊断技术和外科手术技术的进步，越来越多的肺内肿瘤从开放式手术改为电视胸腔镜外科手术（video-assisted thoracic surgery，VATS），其损伤更小、疼痛更轻、肺功能损伤更轻、住院时间减少，VATS 技术已广泛应用于肺楔形、肺叶、肺段、支气管袖状切除及全肺切除。VATS 肺切除手术基本在支气管内全身麻醉下完成，极少数可以在局部麻醉或区域阻滞下完成。大多数 VATS 在全身麻醉下通过 DLT 或 BB 实施单肺通气（OLV）完成。BB 的优点是易于放置和定位，且一般不会有因为患者气管较细导致无法使用的问题，但是由于其排气管内径较小，因此肺萎陷较慢，另外不利于肺内分泌物和血液的排出，对于肺感染、湿肺及术中肺内可能有出血风险的患者应避免应用。

肺手术术中麻醉管理要保证对呼吸道的控制，改变患者体位或手术操作牵拉肺或气管可能引起 DLT 移位，影响通气和隔离效果，术中应采用纤维支气管镜或请术者帮助确认导管正确位置。术中对于患者采取个体化的通气模式，减少肺血分流，减轻肺损伤，维持氧供。适时吸痰，清理气道分泌物和血液，患肺和健肺吸痰管分开，避免交叉感染和肿瘤细胞种植。术中应及时有效地治疗低氧血症。

（一）限制性肺和肺叶切除手术

限制性肺切除术是指不足一个完整肺叶被切除，即肺楔形切除和区段切除。楔形切除术是将肺实质边缘 1.5~2cm 非解剖性切除，最常用于组织学不明确病变的诊断，或对来自远处原发性肿瘤肺部转移灶的姑息性治疗。肺区段切除是对肺动脉、静脉、支气管及特定区域肺实质的解剖性切除术。区段切除术常治疗原发性肺癌且心脏、呼吸功能储备受限的患者。

肺叶切除术是治疗肺癌的常见手术，通常在 VATS 下完成。术中镇痛通常采用胸段硬膜外镇痛或椎旁阻滞。对于接受开胸或较大胸腔镜手术的患者均需放置动脉导管监测有创动脉血压和血气。此外开放大口径静脉导管，在必要时可快速输液。肺叶切除手术患者必须保持正常的体温、血压、可耐受的血氧分压和饱和度，特别是在 OLV 期间。术中保温预防低体温及其对缺氧性肺血管收缩（HPV）中的危害作用。肺叶切除后，一般需要麻醉回路加压 30cmH_2O 测试支气管残端有无漏气。对于肺叶切除患者，如术前呼吸功能正常，通常可在手术室拔管。

支气管袖状切除术用于治疗肿瘤或良性气管狭窄，支气管肺癌是袖状肺叶切除术的常见指征，袖状切除术能够保留患者的肺功能，对于术前肺功能储备受限患者有重要意义，不能耐受全肺切除手术的患者可选择这种术式，可改善患者术后肺功能和生活质量。袖状切除术患者需要使用对侧 DLT 或支气管导管进行肺隔离，这样可以避免导管对支气管切除和吻合操作的干扰。

（二）全肺切除手术

病例　左侧全肺切除术

病案摘要

患者，女性 68 岁，身高 155cm，体重 51kg。咳嗽、痰中带血半年；CT 发现左肺门肿物半个月。纤维支气管镜检查取病理诊断为左肺癌，肿瘤侵及左肺上下叶。患者一般情况尚可，近半年消瘦明显，患者活动后气短，肺功能检查中度通气功能障碍，超声心动图检查正常。拟在全身麻醉下行左全肺切除手术。患者在快速诱导下插入 Fr35 右侧 DLT，术中各项生命体征平稳，麻醉和手术时间共 2 小时，术中输液量 1 500ml。术后拔管送回病房，2 小时后患者呼吸困难，血氧下降至 90%，插管送 ICU，给予利尿、脱水治疗，呼吸机支持，2 天后拔管回病房。

【问题】全肺切除术的麻醉管理要点是什么？

临床思路　肺叶切除不能完全切除病变时可能需要全肺切除术。全肺切除术患者的肺隔离可通过 DLT、BB 或单腔支气管导管完成。全肺切除患者使用 DLT 时，最好采用对侧支气管导管，以避免干扰手术操作。如果采用了患侧支气管导管的 DLT 或 BB，则要记得在术者夹闭支气管前退出 DLT 或 BB，以避免意外缝合。

全肺切除术患者术后由于心脏并发症和急性肺损伤而死亡率高于肺叶切除术。全肺切除术患者的麻醉管理需关注容量、术中潮气量和术后急性肺损伤。全肺切除患者输液过多会增加急性肺损伤风险，应注意控制输液量和保护肾功能。全肺切除可降低肺功能，并影响右心室功能。全肺切除术后肺血管床减少，血管阻力增加，肺动脉压增加，右心室后负荷增加，右心室可能增大，残肺血流量增加，易发生水肿和功能障碍[6]。

全肺切除患者 OLV 期间应使用较低的潮气量（5~6ml/kg），限制通气峰压和平台压（分别小于 35cmH_2O 和 25cmH_2O）。右侧全肺切除比左侧全肺切除急性肺损伤的发生率更高，应进行对症处理，包括液体量限制、应用利尿剂、低压力通气、低潮气量通气及降低肺动脉压力等。对于肺切除后遗留胸腔空间，一般采用闭式引流瓶或封闭引流管，原则是避免发生纵隔摆动，术后应进行胸片检查确定有无纵隔移位。

第五节　肺手术的术后镇痛

开胸术后疼痛的原因包括肋间神经的损伤、开胸器牵拉周围组织造成的损伤、术后的炎症反应及术中游离肺组织等，疼痛剧烈，对患者的排痰及恢复有重要影响。满意的镇痛可加速伤口愈合、减少肺部感染及改善通气。

病例 术后镇痛

病案摘要

患者，女，60 岁，体重 68kg。诊断为左肺下叶肿瘤。既往有高血压病、肺结核病史，拟于全身麻醉下行“单孔胸腔镜左肺下叶切除术”。术中全身麻醉，采用七氟烷吸入 + 舒芬太尼静脉注射。进胸发现手术术野粘连严重，分离血管时出血较多，改开胸进行手术，手术结束后顺利拔管。术毕前 30 分钟静脉注射舒芬太尼 10μg，氟比洛芬酯 100mg，昂丹司琼 8mg，术者台上对术区 3 个肋间采用 1% 罗哌卡因实施神经阻滞镇痛。

【问题 1】肺手术患者术后镇痛方式如何选择？

临床思路 肺手术患者术后镇痛方式有硬膜外镇痛、静脉镇痛和神经阻滞镇痛。根据手术范围和损伤大小及麻醉医生对镇痛方法的熟悉程度选择。

（一）硬膜外镇痛

硬膜外镇痛的优点包括镇痛作用确切、减少应激反应、减少术后慢性疼痛发生率、促进肠道功能恢复、减少肺部并发症。然而硬膜外镇痛需要熟练掌握硬膜外穿刺操作技术。对于开胸手术，术后还需要密切观察呼吸，防止呼吸抑制。硬膜外镇痛的禁忌证包括凝血功能障碍、穿刺部位感染、中枢神经系统疾病、脊柱严重畸形及患者拒绝等。

硬膜外镇痛一般按照手术切口对应的脊神经分布来选择穿刺的椎间隙，如手术切口在第 4 肋间隙，可选择 T_3 或 T_4 椎间隙进行穿刺。

硬膜外镇痛可选择局麻药与阿片类药物合用，研究表明上述两类药物联合应用具有协同作用，能够降低副作用发生率，达到有效镇痛。而且局麻药可能增加阿片类药物与阿片受体的亲和力。局麻药可选择 0.1%~0.15% 罗哌卡因或布比卡因；阿片类药物可选择 0.05mg/ml 吗啡，或 2~4μg/ml 芬太尼，或 0.4~0.8μg/ml 舒芬太尼。

硬膜外镇痛方式一般选择镇痛泵的患者自控镇痛（PCA）模式。镇痛泵设置：持续输注速度 3~4ml/h，PCA 为 3~4ml，间隔时间为 10~15 分钟，一般镇痛时间为 48~72 小时。也可选择单次硬膜外镇痛，单独在硬膜外间隙应用局麻药的镇痛时间为 4~6 小时，给予 1~2mg 吗啡，麻醉的镇痛时间可长达 12~24 小时。

（二）静脉镇痛

静脉镇痛在静息状态下通常效果良好，然而在翻身、咳嗽或深呼吸时常有痛感，效果通常比硬膜外镇痛效果差。

理论上讲，阿片类药物的优势在于镇痛作用无封顶效应，然而由于副作用出现概率较高，尤其是恶心、呕吐和头晕，因此其应用常受到限制。临床上阿片类药物常联合应用治疗恶心、呕吐的药物，同时辅以不同作用机制的镇痛药，进而增强阿片类药物的镇痛效果、减轻其副作用。

在静脉镇痛时，最佳联合用药包括止吐药物，如昂丹司琼、帕洛诺司琼等。静脉镇痛药物的选择包括：强效中枢类镇痛药可选择 1mg/ml 吗啡或 10μg/ml 芬太尼或 1μg/ml 舒芬太尼或曲马多；非甾体抗炎药（NSAIDs）可选择酮洛酸、可塞风、氟比洛芬酯。

静脉镇痛方式一般选择 PCA 模式。镇痛泵设置：持续输注速度 1~2ml/h，PCA 为 1.5~2.5ml，间隔时间为 8~15 分钟，一般镇痛时间为 72 小时。

（三）神经阻滞镇痛

神经阻滞镇痛是一项被重新重视的技术。随着超声可视化的普及，加速康复外科的提出及多模式镇痛理念的实践，超声引导下神经阻滞技术的优点逐渐被重视，并得到广泛的研究和应用。肺手术后神经阻滞技术包括肋间神经阻滞、前锯肌平面阻滞、竖脊肌平面阻滞、椎旁神经阻滞。

肋间神经阻滞技术简单，阻滞区域效果确切，但是由于阻滞范围局限，很难对胸壁疼痛起到完全的镇痛效果。阻滞持续时间短，即使使用长效局麻药，肋间神经阻滞一般也只能维持4~10小时。

超声引导下前锯肌平面（SAP）阻滞安全易行，且镇痛效果较完善。SAP阻滞作为一种新兴的区域神经阻滞技术，操作简单易行，周围血管分布少，应用广泛；但该技术尚处于初步阶段，相关并发症仍不明确，其与胸段硬膜外及椎旁神经阻滞在肺手术围手术期镇痛方面比较尚缺乏大样本数据作对比。

超声引导下竖脊肌平面（ESP）阻滞技术是最新提出的一种躯干神经阻滞技术，该技术属于筋膜间神经阻滞的范围，远离脊髓中枢神经和血管，且只能在超声引导下操作，是一个简单安全的技术。ESP阻滞技术适用于胸、腹部手术围手术期镇痛，尤其对于行单侧肺手术的患者，只需行单侧胸段阻滞，可满足开胸手术围手术期镇痛要求，同时其对交感神经反射抑制轻微，心率减慢、血压低等并发症发生率低，操作较硬膜外置管及椎旁神经阻滞简单。

胸椎旁阻滞（TPVB）是向脊神经出椎间孔处的椎旁间隙注射局部麻醉药的一种技术，TPVB能够同时阻滞躯体和交感神经，可有效治疗肺手术后患者急性疼痛。TPVB的作用机制为：局麻药注入脊柱旁间隙，通过典型的扩散方式，包括局部扩散、向相邻的上一水平或下一水平椎旁间隙扩散、向同侧肋间隙和硬膜外间隙方向扩散，可以阻滞相邻几个节段的脊神经。TPVB技术并发症较多，可引起气胸，血管和神经损伤，局部麻醉药中毒。另外，TPVB时可能发生局部麻醉药的扩散不满意，造成阻滞范围不全的情况。

为了描述术后疼痛对患者的影响，深化对术后疼痛的认识，我国专家就成人手术后疼痛管理达成共识[7]。

（四）术后恶心呕吐处理

病例进展

术后患者使用PCA泵，舒芬太尼250μg+氟比洛芬酯300mg+昂丹司琼24mg至250ml，持续输注剂量3ml/h，PCA剂量3ml，锁定时间15分钟。术毕拔除气管导管后安返病房。术后4小时，患者出现疼痛，自控镇痛后出现恶心、呕吐。

【问题2】患者出现恶心、呕吐等副作用应如何处理？

临床思路 术后恶心和呕吐（postoperative nausea and vomiting，PONV）是最常见的不良反应，外科手术患者出现PONV的发生率高达30%。成人PONV的危险因素包括女性、PONV和/或晕动症病史、不吸烟、年轻患者、全身麻醉（相比于区域神经阻滞）、使用挥发性麻醉药或氧化亚氮、术后使用阿片类药物、麻醉时间长、手术类型（胆囊切除术、腹腔镜手术、妇产科手术）。术前可进行PONV风险评估，常用PONV风险评分及PONV发生率见表14-5-1和表14-5-2，高危患者可采用降低PONV基础风险的麻醉方法[8]。

当PONV预防失败时，重复给予同类别止吐药物一般无效，应当给予患者不同类别的止吐药物。治疗PONV的一线药物为昂丹司琼、雷莫司琼等5-HT_3受体拮抗剂，其他治疗PONV的药物包括NK_1-受体拮抗剂（阿瑞匹坦、卡索匹坦）、多巴胺受体拮抗剂（氟哌啶醇、氟哌利多）、抗组胺药（异丙嗪）等。多种止吐药物的联合应用可以更有效地治疗PONV，例如，昂丹司琼+氟哌利多+地塞米松、帕洛诺司琼+地塞米松等。为了优化管理PONV，《麻醉与镇痛》杂志在2020年发表了最新的PONV管理第4版专家共识[8]。

《术后恶心及呕吐管理专家共识(第4版)》阅读指导

知识点

表 14-5-1 术后恶心呕吐(PONV)简化 Apfel 风险评分

危险因素	评分
女性	1分
不吸烟	1分
PONV 史和/或晕动症史	1分
术后应用阿片类药物	1分

表 14-5-2 简化 Apfel 评分与术后恶心呕吐(PONV)发生率

评分	发生率(%)
0分	10
1分	20
2分	40
3分	60
4分	80

知识点 降低术后恶心呕吐(PONV)基础风险的方法

1. 使用区域阻滞,避免全身麻醉。
2. 麻醉中使用丙泊酚诱导和维持。
3. 大于1小时的手术避免使用氧化亚氮。
4. 避免使用挥发性麻醉剂。
5. 尽量减少术中及术后阿片类药物的使用。
6. 充分补液。
7. 使用舒更葡糖代替新斯的明拮抗肌松药。

(孙 莉 孙海涛)

推荐阅读

[1] 邓小明,姚尚龙,于布为.现代麻醉学.5版.北京:人民卫生出版社,2021.

[2] MOLLIEX S, CRESTANI B, DUREUIL B, et al.Effects of halothane on surfactant biosynthesis by rat alveolar type Ⅱ cells in primary culture.Anesthesiology, 1994, 81(3): 668-676.

[3] MARSHALL C, LINDGRE L, MARSHALL BE.Effects of halothane, enflurane, and isoflurane on hypoxic pulmonary vasoconstriction in rat lungs in vitro.Anesthesiology, 1984, 60(4): 304-308.

[4] PEEL J K, FUNK D J, SLINGER P, et al.Positive end-expiratory pressure and recruitment maneuvers during one-lung ventilation: a systematic review and meta-analysis.J Thorac Cardiovasc Surg, 2020, 160(4): 1112-1122.e3.

[5] 赵维珊,黄怡真．湿肺手术的麻醉处理．临床麻醉学杂志,1992,8(6):341.

[6] HARTIGAN P M, PEDOTO A.Anesthetic consideration for lung volume reduction surgery and lung transplantation.Thoric Surg Clin, 2005, 15(1): 143-157.

[7] 王月兰,邓小明,田玉科,等．中国麻醉学指南与专家共识．北京:人民卫生出版社,2017.

[8] GAN T J, BELANI K G, BERGESSE S, et al.Fourth consensus guidelines for the management of postoperative nausea and vomiting.Anesth Analg, 2020, 131(2): 411-448.

第十五章

气管和支气管手术的麻醉及围手术期处理

气管、支气管及气管隆突的许多病变会导致气道部分甚至完全梗阻，常需要手术治疗。由于存在气道梗阻问题，麻醉的风险和难度很大，麻醉医生必须掌握相关病变的病理解剖、病理生理及手术特点，才能制订完善的麻醉方案，并根据手术进程及时调整通气策略，保证术中通气和患者安全。

第一节　气管和支气管的解剖、生理及病理生理

一、气管和支气管的解剖

气管起于环状软骨，通过颈部向下延伸入胸腔，在胸骨上、中 1/3 出分叉为左、右支气管，气管分叉部即所谓气管隆突。成年男性气管平均长度为 11.8cm（10~13cm），并随患者的身高而变化。气管通常有 18~22 个 U 形软骨支撑，大约两个软骨 1cm。右侧主支气管短、粗而陡直，而左侧主支气管细而长，且与气管纵轴夹角大。支气管和气管的角度变异很大。在婴儿中，支气管之间的夹角更宽，支气管更横卧。即使没有疾病，成人气管的形状也是不同的，一般是卵圆形的，但有些也接近圆形，对于一些患者，前后径可能大于左右径。气管的横截面积和形状随腔内、外压力的变化而动态变化，通常气管受压 50~70cmH_2O 时可引起气管萎陷。气管内、外压差达 10cmH_2O 时，可使气管容量有 42%~56% 的变化，借此可以通过改变气管内外压力差而改变气管狭窄程度。

二、气管和支气管梗阻或狭窄的生理和病理生理学

气管和支气管疾病常引起不同程度的气道梗阻，呼吸困难通常是气管和支气管患者的首发症状，部分患者也可能在常规插管困难后才被诊断（常规型号的气管插管无法通过），或当持续的“哮喘”最终导致支气管镜检查或肺功能测试进行评估时被诊断。对于气管病变的患者，被误诊为支气管痉挛性疾病的情况是常见的。

呼吸道中的气流通常表现为层流特征。由于气管支气管树的快速分支，气流阻力主要发生在大气道，因此大气道的狭窄导致气道阻力明显增加。气道气流为层流时，Hagen-Poiseuille 关系成立：气道阻力 $\propto$ 黏度 $\times$ 长度 / 直径。

气流阻力和气道直径的 4 次方成反比，因此狭窄气道的直径对患者的症状影响非常大，早期当狭窄不明显时患者症状很轻，有时仅表现为活动力下降，直到气道狭窄达到一定的阈值（成人直径为 5~6mm），静息状态下也会出现呼吸困难。患者一旦出现症状，狭窄直径的微小变化，如分泌物、感染、创伤或疾病进展，就会大大加重气道梗阻。

气道内气流在严重气道狭窄时会形成湍流状态，气管管腔轮廓的不规则会产生扰动气流而产生湍流，当惯性力压倒黏性阻力时，即使在光滑轮廓气管中的流动也会变成湍流。湍流中的气流阻力高于等效层流，导致气道阻力进一步增加。扩张气道、减少峰值流量（通过镇静和镇痛）、降低气体密度都可以恢复气流

为层流。

流量容积曲线（简称“F-V 曲线”）是在进行最大用力吸气和呼气动作期间，吸气和呼气流量（Y 轴）对容积（X 轴）的描记图。F-V 曲线已成为评估肺容量和流量特征及上气道生理评估的标准方法。F-V 曲线吸气部分在诊断非固定或可变形式的上气道阻塞中起重要作用。了解压力随呼吸阶段变化的影响对于上气道阻塞的诊断至关重要。F-V 曲线正常呼气部分的特征为迅速上升至峰流量，之后随着患者呼气几乎呈线性下降直至残气量。相反，吸气曲线则为相对对称的马鞍形曲线，该曲线必须在中途无换气的条件下才能保持平滑。呼气中点的流量（肺总量和残气量之间）通常与吸气中点的流量基本相等。

上气道阻塞通过检查 F-V 曲线可以评估气管内是否存在气流阻塞。气道梗阻分为固定梗阻和可变梗阻，可变梗阻又细分为胸外梗阻和胸内梗阻。可变梗阻与梗阻部位腔内或腔外压力影响下，梗阻部位直径的波动有关。在吸气相或呼气相，梗阻程度会发生变化。

固定上气道阻塞，吸气和呼气回路都显示平台（图 15-1-1B）。固定的气管病变限制跨壁压对气道管腔直径的调节作用。气道阻塞病变部位较广泛或因病变部位较僵硬，呼气、吸气时气道内外的压差不能影响气道管径，吸气和呼气时气流均受到限制，则为固定型气道阻塞。F-V 曲线的上、下两支均变扁平。

对于可变的胸外梗阻（图 15-1-1D、图 15-1-2），在吸气过程中产生的相对于大气压的负腔内压力会导致如胸段的狭窄，从而导致有限的吸气流量；在呼气过程中，产生腔内正压，从而维持或扩大气道直径和正常的呼气流量。因此，单独在吸气回路上观察到一个平台，MEF50/MIF50>1。由于胸外阻塞表现为吸气性呼吸困难，临床上出现吸气三凹征，喉头部可闻及吸气相喘鸣音，临床上较易发现及处理。

对于可变的胸内梗阻（图 15-1-1C、图 15-1-3），如气管软化，表现为最大呼气曲线的平台样改变，是由呼气流量受限所致。发生机制与胸外阻塞相反，呼气相气道内压力大于气道外压力，狭窄加重，呼气相呼吸困难加重；吸气相气道内压力小于气道外压力，吸气回路基本正常，吸气相呼吸困难明显减轻。胸内型气道阻塞临床上不易诊断，易被误诊为 COPD 或支气管哮喘等疾病而延误治疗，应引起临床重视。

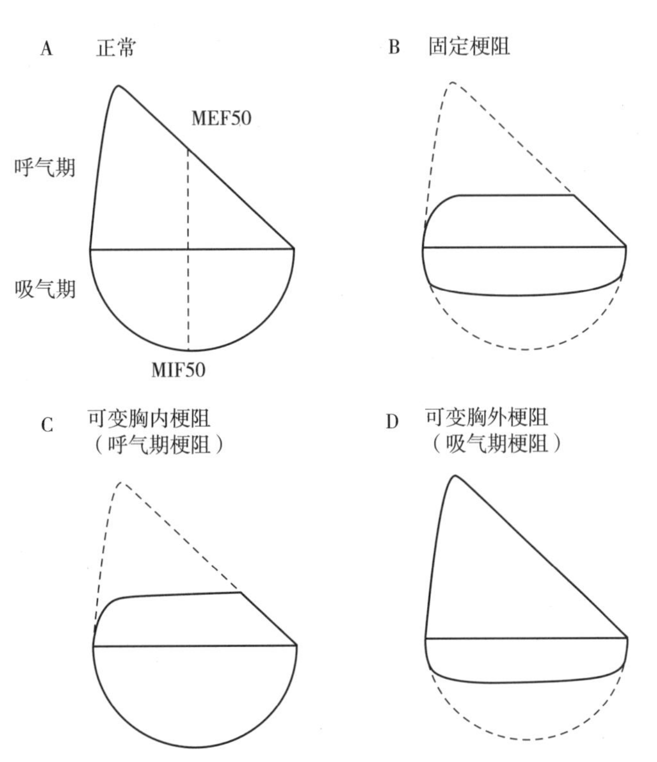

图 15-1-1 正常流量体积回路（A）和不同类型上气道阻塞（B~D）的图解

流量为纵轴，体积为横轴。在 50% 的肺活量下，MEF50 和 MIF50 分别是最大的呼气和吸气流量。

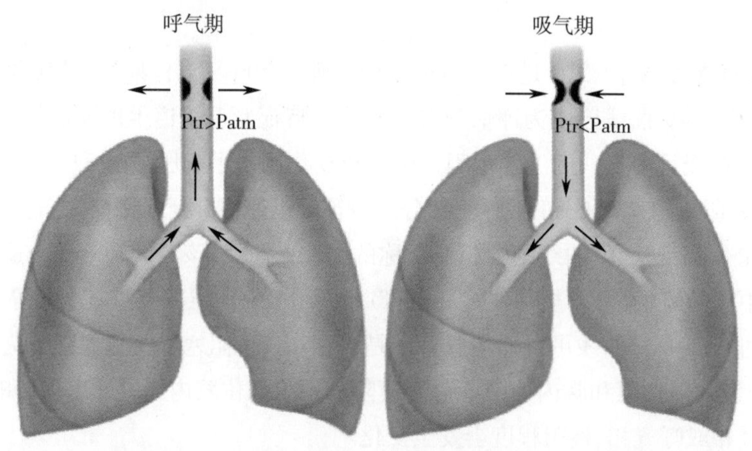

图 15-1-2　用力呼气和吸气对可变胸外气道阻塞的影响

左图，在用力呼气期间，气管内压力（Ptr）超过气道周围的压力（Patm），梗阻减轻；
右图，在用力吸气期间，当 Ptr 下降时，气道梗阻加重导致流量限制。

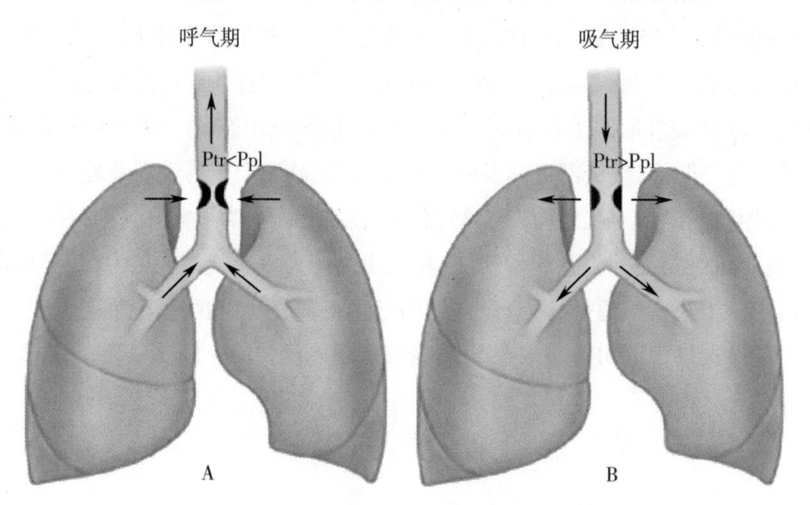

图 15-1-3　胸腔气管内压力和胸膜腔压力的关系

A. 在用力呼气期间，胸腔内气管内压力（Ptr）小于胸膜腔压力（Ppl），使梗阻加重；
B. 在用力吸气期间，Ptr 超过 Ppl，梗阻程度减轻。

第二节　气管和支气管手术的术前评估及准备

一、术前评估要点

术前评估病变的位置、范围、程度和对通气的影响。气管和支气管病变往往合并气道狭窄，因此很多此类手术是急诊或限期手术，术前评估时间有限。病变的位置和范围将决定手术方案，因而影响麻醉的实施。纠正气管病变的最佳机会是在第一次手术，由于气管较短，如果第一次手术的方案不佳或随后出现严重并发症，则可能失去成功重建的机会，所以术前多学科共同决定手术方案显得尤为重要。纤维支气管镜能判断病变的位置、范围及气道狭窄程度，但严重狭窄患者纤维支气管镜检查可能加重梗阻，增加患者的风险；CT 是气管和支气管病变术前检查的可靠技术，对病变的位置、与周围组织的关系、气道梗阻程度都能很好地显示，增强 CT 还对病变的良恶性有参考价值。MRI 也有很好的指导意义。

评估病变对通气的影响是麻醉的重点和难点。警惕气管和支气管的病变在围手术期可能发生巨大变化，已经存在的气道梗阻可能因气管插管损伤、出血、水肿等导致气道梗阻加重甚至气道完全梗阻，因此对于气管和支气管手术的评估，强调保证通气，而不是气管插管。对于外压性的狭窄，在纤维支气管镜引导下插入较小口径气管导管既能扩张狭窄气道，又能对可能的气管壁软化并提供支撑，是较好的选择，但气管导管最好能越过狭窄段。对于固定狭窄或腔内肿瘤等病变，气管插管可能引起损伤、出血、水肿而加重气道梗阻，一般不是最佳方案，声门上气道的建立及正压通气和PEEP可使梗阻减轻，往往能达到较好的效果。

部分气管和支气管病变导致的气道梗阻与体位有很大的关系，这些病变可能是带蒂的肿瘤，肿瘤随体位改变而梗阻程度改变，麻醉过程中最好保持患者在梗阻最轻的体位。

充分评估肌松药对气道梗阻的影响。对于已经控制好的气道，肌松药可提供良好的肌松效果，减少人机对抗，降低气道阻力和驱动压，但要警惕肌松药可能加重部分患者气道梗阻。

二、术前准备要点

气管和支气管病变的患者多数麻醉和手术风险很大，术前充分与家属沟通非常必要。此类患者可有不同程度的呼吸困难，紧张等情绪波动可以加重患者的呼吸困难，因此术前应进行必要的安慰和镇静，但是要警惕镇静带来的呼吸抑制。减少患者的活动可以减少其氧耗，从而减轻其呼吸困难。

术中通气管理是麻醉的重要环节，除病情评估，准备通气工具外，由于术中的病情及手术方案的改变，多套通气方案都需要准备。对于气道肿瘤患者，气道肿瘤切除前可能是喉罩通气，气管切开后可能是手术野插管通气，气管吻合后可能需要经鼻气管插管越过吻合口通气。有条件的医院甚至需要准备高频呼吸机。对于部分通气极度困难的患者甚至需要进行体外循环（CPB）或体外膜肺氧合（ECMO）支持。

除常规的心电图、脉搏氧饱和度外，动脉直接测压是非常必要的，既能实时监测血压，又为血气监测提供方便。

第三节　气管和支气管手术的麻醉

成功的气管和支气管手术需要外科医生和麻醉医生之间的熟练配合。气管手术从简单的纤维支气管镜检查到复杂的切除和重建，对麻醉的要求也不同。掌握气道病变的原理和对保证通气的理解，而不是一味地强调气管插管，能让麻醉科医生对此类手术的麻醉变得胸有成竹。

充分评估气道梗阻的风险是麻醉科医生的第一重任。仔细的病史询问可以确定在麻醉诱导过程中有气道梗阻风险的患者。在风险很大的患者中，早期最安全的方法是保持自主通气，直到麻醉科医生可以评估梗阻程度和控制气道安全。使用吸入麻醉药如七氟烷可能是较好的选择，因为只有在有效通气情况下，患者才会因吸入麻醉而达到一定麻醉深度。对于固定狭窄和可变狭窄，适当的正压通气是有利的，因此如果可以控制通气，才能进行下一步的操作。控制通气还能够加快吸入麻醉药起效，减少患者耗氧和通气需求。

如果能够成功控制通气，就可以考虑使用肌松药。肌松药的优点是可以提供更好的插管条件；缺点是患者不可能自主通气，肌肉张力也会丧失，因此应警惕肌松药带来的气道梗阻加重。

一、纤维支气管镜检查及介入治疗的麻醉

纤维支气管镜可检查主要气道及部分支气管树。圈套、刷子、活检钳及电刀、冷冻等设备都可以通过其通道，因此可在气管和支气管内行多种介入治疗。纤维支气管镜也用于放置气管内或支气管内导管，用于气管和支气管吸痰和灌洗。如果表面麻醉充分，部分清醒患者能耐受支气管镜检查。需要检查功能气管损伤的程度或术后恢复的患者也需要在清醒表面麻醉下进行。目前，很多纤维支气管镜检查在全身麻醉下进行。纤维支气管镜检查的全身麻醉可分为控制气道（插管或喉罩）和单纯静脉麻醉不控制气道两种。喉罩全身麻醉要求的麻醉较浅，且可以不需要肌松药，既可保留自主呼吸也可控制气道，又可保持气道相对通

畅，患者舒适度高，相比单纯静脉麻醉安全，是目前比较常见的麻醉方法。

随着科技的进步，纤维支气管镜下的介入治疗也在增多。对于严重气管狭窄，纤维支气管镜通过狭窄会非常困难或勉强通过狭窄后会导致气道的进一步狭窄甚至气道完全梗阻，此时可以先行球囊扩张或纤维支气管镜下电刀切开术。目前能在纤维支气管镜下的介入手术开展越来越多，但因操作孔径小等局限，很多介入手术需要在硬质支气管镜下进行。

二、硬质支气管镜检查及治疗的麻醉

硬质支气管镜在气管病变和气管手术中有特殊的应用。硬质支气管镜被设计成既能通气又可以作为外科的工作通道，一定程度上能取代气管插管的功能。硬质支气管镜有不同的大小，但有共同的特点：两端开放中空的中央腔，气体的侧开口，以及侧沿的一些小通道，用于光源和喷射通气，头端盖子打开允许器械通过，盖上后能够正压通气。硬质支气管镜可用于气道异物取出、切除气道肉芽组织或肿瘤组织碎片，并且在气管扩张、气管内支架植入等介入手术中有很好的优势。但硬质支气管镜置入的刺激很大，需要在全身麻醉下才能进行。

硬质支气管镜检查和治疗的麻醉中，关键是在保证通气的同时尽量减少对手术过程的干扰。硬质支气管镜进入气管后，由于其气管周围可能存在一定的间隙而在控制呼吸时可能存在不同程度的漏气。如果患者无自主呼吸而需要经硬质支气管控制呼吸时，存在大量泄漏的情况下通气可能会出现异常，此时不应观察潮气量，而应观察胸部起伏来评估通气，此外血气分析可以反映患者在某一个时间点的通气情况。即使没有硬质支气管镜和气道周围之间的漏气，麻醉医生和支气管镜操作者也必须协商在两次镜下操作之间有足够的时间进行通气。因此，在麻醉过程中如果达到足够的麻醉深度又能保留患者自主呼吸会非常有利于手术的进程和患者的安全。实践证明，瑞芬太尼复合异丙酚静脉泵注维持并复合充分的气管表面麻醉可以达到以上要求。在这种麻醉状态下，既保留了患者自主呼吸，能够保证手术操作时基本正常的通气，又解决了通气和手术操作不能同时进行的矛盾。通过回路高流量和高频喷射通气（HFJV）供氧，可有效地提高 FiO_2 和避免二氧化碳重吸收，更有利于术中呼吸维持。

三、近端气管重建的麻醉

近端气管重建麻醉，最关键的是理解手术步骤和维持良好的通气。在整个手术过程及手术后的一段时间，麻醉医生和外科医生都需要重点关注气道。由于气管的切除长度非常有限，麻醉医生应与外科医生一起查看气道，并了解管腔大小和病程，并且了解气道病变（占位）是否容易出血或瘤体组织是否容易碎裂，这将有利于通气方法和设备的选择。对于气管内病变，未建立病变远端的通气道时最好不要尝试将气管插管越过病变，以免造成出血或损伤引起气道梗阻。麻醉医生还必须理解手术的方式和进程。

（一）麻醉诱导期

麻醉诱导期患者出现气道完全梗阻的风险很高，因此麻醉诱导是保证患者安全的关键时期。麻醉医生应根据患者的具体情况、个人经验及设备条件采取不同的麻醉诱导方法，但所有方法均应保证患者气道通畅。局部麻醉对患者的生理干扰比较小，并且能保留患者的自主呼吸，气道容易保持通畅，因此许多麻醉医生倾向于在良好的呼吸道表面麻醉下实施气管插管或在局部麻醉下行气管切开后再从气管造口处插入气管导管。但局部麻醉下的侵入性操作造成患者舒适度下降，患者出现氧耗量增加，通气需求增加，甚至出现喉痉挛和气管痉挛，加重气道梗阻。

吸入麻醉诱导被许多文献所推崇，是在保留患者自主呼吸条件下吸入含强效麻醉气体如七氟烷的高浓度氧气，达到足够的麻醉深度后，进行喉罩置入等麻醉操作。吸入麻醉诱导患者的接受程度比较高，而且达到一定的麻醉深度后患者全身氧耗量下降，也容易保证患者的气道通畅度。

对于气道梗阻不明显的患者，评估麻醉诱导后能保障气道通畅，可选择缓慢的静脉诱导。在建立更安全的气道之前，应谨慎使用肌松药，特别是长效肌松药。对于有严重呼吸困难的患者，因为考虑到随时有窒息的风险，又无法立即建立更为通畅的气道，有学者借助 CPB 或 ECMO 来保证患者的正常氧供。这种技术最大的优点是不需要考虑气道梗阻，但缺点也很明显，包括需要抗凝、微栓塞和更多的侵入性操作。目前经验丰富的医院，除重要血管需要重建外，一般不需要 CPB。麻醉诱导后根据病变的位置及范围置入喉罩或气管导管，但气管导管最好不要越过病变位置，以免引起出血、水肿，加重气道梗阻。

（二）麻醉诱导后

可采用全凭静脉麻醉，其优点是在气道开放时，不会有麻醉气体污染手术室。短效麻醉药物瑞芬太尼联合丙泊酚输注可提供可靠的镇痛镇静，术后麻醉苏醒迅速且完全。也可采用吸入麻醉剂维持麻醉，但需要考虑气道打开后的手术室吸入麻醉剂污染问题。

（三）术中麻醉

手术过程中麻醉的重点是在不同的阶段选择合适的通气方式维持好氧合，特别是在气道开放后。麻醉医生和外科医生默契配合是保证术中气道管理的关键。目前有多种保证术中通气方法，各种方法均有优劣，应选择各自熟悉的方法。

目前临床上应用最多的通气方法是气管切开后手术野由外科医生在气管远端插入气管导管控制呼吸。手术开始前喉罩或置于病变上方气管导管，采用间歇正压通气进行肺通气；当气管切开后，由外科医生将气管导管在手术野插入远端气管或主支气管，然后将连接远端气管导管的无菌回路递给麻醉医生，继续正压通气。病变气管切除后，实施气管吻合时，远端气道内的气管导管不利于手术操作，外科医生需要间断地将远端气管插管从气管内拔出以缝合气管，因而存在短期间断呼吸停止，两次呼吸暂停之间，可采用纯氧手动通气，维持好患者氧合，在这种通气 - 呼吸暂停期间，外科医生将两气管断端缝合（但先不打结），此过程中患者的颈部保持屈曲位。缝合完毕并加强气管后壁黏膜，拔出远端气管导管，经口或鼻插入气管导管越过吻合口，到达远端气管或主支气管，然后外科医生再将剩余的缝线打结。对于低位气管病变和气管隆嵴手术，可使用加长的气管导管，其套囊和套囊远端导管的总长度可超过气管隆嵴残端而进入支气管。

间断正压控制呼吸对手术的干扰很大，手术时间明显延长，特别是肺部情况较差的患者呼吸停止时间稍长就会出现氧合下降。此时可采取其他通气模式如高频通气（high frequency ventilation，HFV）。

知识点　　高频通气

高频通气（HFV）是一种高频率低潮气量的通气方式。目前较公认的概念是通气频率至少是人或动物正常呼吸频率的 4 倍，而潮气量近于或少于解剖无效腔。如成年人通气频率 60 次 /min 以上，有高达 3 600 次 /min 者。HFV 通常分为以下三型。

1. 高频正压通气（high-frequency positive pressure ventilation，HFPPV） 采用气阀法以气动阀高频且定时控制气流，将已混合湿化的新鲜气体从气动阀接头的侧管送入，侧管以一定的角度和主管连接，从侧管吹如的气体改变流向后沿主管流向患者，呼气口通常开放，向侧管吹气时为吸气，停止吹气时为呼气。常用通气频率 60~120 次 /min（1~2Hz），潮气量 3~5ml/kg，吸呼比 <0.3。最常用于喉镜、支气管镜检查和上呼吸道的外科手术。

2. 高频喷射通气（HFJV） 常用的 HFJV 机采用高压气源（约 50psi），通过一细孔导管以喷射的气流形式注入气道，通气频率 120~300 次 /min（2~5Hz），潮气量 2~5ml/kg，气源压力为 103.4~344.7kPa。与 HFPPV 的主要区别不是频率的高低，而是采用了喷射装置，所以 HFJV 的潮气量除喷射容量外，还有一部分根据 Venturi 原理卷吸带入的气体。

3. 高频震荡（high-frequency oscillation，HFO） 由 Lunkenheimer 等于 1972 年首先报道，它采用往复运动的活塞泵将气体驱入或吸出气道；或采用扬声器隔膜或旋转球方式产生震动波，使气管导管内的气体产生高频往返运动。HFO 震动频率很高，达 300~3 600 次 /min（5~60Hz），潮气量 1~3ml/kg，但 HFO 与 HFPPV、HFJV 的主要差别，不仅是频率高，而且是产生正弦波震动形式。

HFV 的优点是在气道开放的情况下促进气体的混合和弥散，提高气体交换效率，由于持续气道内正压所引起的自身呼气末正压通气（PEEP）可增加功能残气量、降低 V/Q、降低肺不张的发生率、减轻血流动力学反应、提供清晰的手术野、减小肺膨胀和纵隔摆动幅度，为外科医生提供安静的操作视野。

（四）麻醉恢复期

麻醉恢复期可能是潜在的最危险时期。气管内导管会刺激气管吻合口，特别是如果气管导管前端或套囊在吻合口上时，正压通气也会增加吻合口的张力，因此建议在手术后尽早拔除气管导管，但重建的气道较随时有可能出现危险，而且重新建立安全气道也较困难。所以应注意以下几点。

1. 完全逆转肌松药的作用。必须有足够的时间使肌松药的作用完全逆转，保证患者有足够的自主呼吸通气量的前提下，拔除气管导管。

2. 苏醒应平稳，尽量避免患者因咳嗽而致吻合口裂开。

3. 尽量保持患者颈部前屈，减少吻合口张力。

总之，气管和支气管重建手术是对麻醉医生气道管理水平的一个挑战，手术全程均需要麻醉医生和外科医生的密切合作，必须在麻醉诱导期、术中吻合操作期及麻醉恢复期控制气道的不稳定因素，保证患者的安全。随着新药物、新技术的出现，气管重建手术将在更加安全的环境中实施。

病例 气管狭窄的手术及麻醉处理

病案摘要

患者，男，50 岁，体重 65kg。外院心肌梗死 PCI 后 2 个月。PCI 后在 ICU 带管 8 天，呼吸困难 4 天加重 1 天，拟局部麻醉下行气管切开术。外院 CT 示：气管甲状腺水平片状密度增高影，伴管腔狭窄，管腔最狭窄处直径 6.6mm（图 15-3-1）。入院诊断：①呼吸困难，气管狭窄；②冠心病心肌梗死，PCI 后；③高血压病；④ 2 型糖尿病。

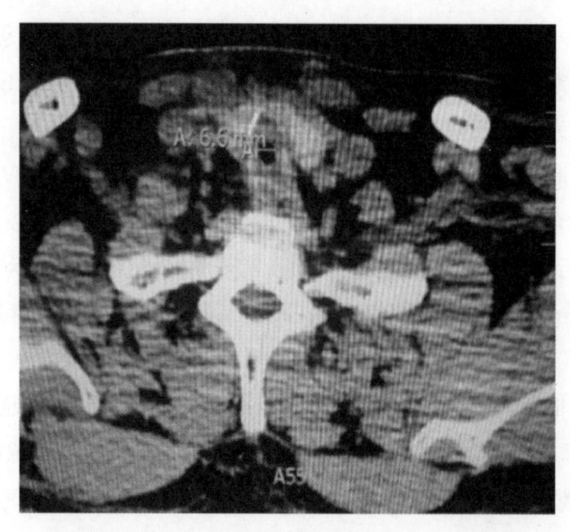

图 15-3-1 CT 显示气管最狭窄处直径 6.6mm

【问题 1】该患者术前评估还有哪些问题没有完善?

临床思路 该患者术前诊断为气管狭窄,但并未就气管狭窄进行分级。患者气管环形狭窄最明显位置直径 6.6mm,为Ⅱ~Ⅲ级气管狭窄,正常状况下不会引起静息状态下的呼吸困难,因此该患者的呼吸困难还有其他病因。导致患者呼吸困难的主要病因是急性左心功能衰竭,气道狭窄只是一个诱因和加重因素。

知识点 气道狭窄严重程度的分级

根据气管管径的狭窄程度(%)进行分级:管径的狭窄程度 = 狭窄的管径 / 正常的管径 ×100%。Ⅰ级,狭窄程度≤25%;Ⅱ级,狭窄程度 26%~50%;Ⅲ级,狭窄程度 51%~75%;Ⅳ级,狭窄程度 76%~90%;Ⅴ级,狭窄程度 91%~100%。

一般认为,Ⅰ级为轻度狭窄,可有轻度咳嗽等症状;Ⅱ、Ⅲ级为中度狭窄,可有咳嗽、气短等症状;Ⅳ、Ⅴ级为重度狭窄,则有严重的胸闷、气短、呼吸困难等。

【问题 2】患者急诊局部麻醉下行气管切开术拟解除气道梗阻,在气管切开过程中呼吸困难加重,不能平卧,并且意识消失,不能配合外科医生行气管切开术。紧急呼叫麻醉医生进行抢救。该患者能否实施全身麻醉?麻醉过程中需要注意什么?麻醉如何实施?

临床思路 通过气道狭窄程度评估,该患者的呼吸困难不完全是由气道梗阻所致,急性左心功能衰竭可能是呼吸困难的主要原因,紧急情况下不能就心功能衰竭进行充分评估,只能先行抢救。麻醉一方面可以减轻患者应激状态,降低心脏负担;另一方面可以提供充分的氧供,维持心功能,适度的 PEEP 还可以降低左心前负荷,有利于心力衰竭的治疗。评估通气困难可能性不大,所以全身麻醉是可行的,但必须按心力衰竭患者的麻醉来处理。心力衰竭患者麻醉过程中,最需要注意维持血流动力学平稳,所以在麻醉前,严密监测特别是动脉直接测压非常有必要。为很好地把握麻醉深度及考虑通气是否可行,采用吸入七氟烷麻醉。吸入七氟烷正压通气以后,患者逐渐进入麻醉状态,气道峰压只有 17cmH_2O 左右。而且动脉血压也维持在 120/80mmHg 左右。

【问题 3】麻醉过程中需要注意什么问题?

临床思路 患者局部麻醉气管切开时有心力衰竭引起的呼吸困难,在应激和轻到中度气管狭窄的影响下出现用力呼吸,过度用力呼吸时可出现负压性肺水肿,加上心力衰竭存,肺水肿发生概率更大。气管切开后患者气管导管内喷出粉红色泡沫痰,更加说明患者有急性左心衰竭,所以启动了急性左心衰竭的综合治疗。在控制麻醉深度下,经气管切开导管正压通气,并转 ICU 继续进行治疗。心力衰竭控制后。患者又行了气管狭窄扩张术,术后一切正常。该案例提示气管手术的术前评估非常重要,错误的气管手术评估会对后续治疗产生极大影响,将本是心力衰竭的患者误认为是气管狭窄所引起的呼吸困难。

知识点 负压性肺水肿

负压性肺水肿(negative-pressure pulmonary edema,NPPE)又称为梗阻后肺水肿或喉痉挛引发的肺水肿,是因患者胸腔内和 / 或跨肺负压的绝对值增大导致肺泡毛细血管损伤而引发的非心源性肺水肿。NPPE 经常被作为上气道梗阻的手术麻醉并发症报道,大多数患者既往无肺部及心血管系统基础病。NPPE

为多因素致病的危险和潜在致命的疾病，早期发现和及时治疗可明显减少死亡率。

NPPE 发病机制暂不明确，目前主要认为：上气道梗阻后患者用力吸气，胸腔负压增加，成人可增加至 $-50\sim-100cmH_2O$，儿童可达 $-24\sim-50cmH_2O$。由此导致静脉回流量、肺动脉及肺毛细血管静水压增加，一旦梗阻解除，气道内压力迅速下降，过高的静水压促使肺水肿发生；低氧及高碳酸血症，引起体循环和肺循环血管收缩，体循环血压增加，同时引起儿茶酚胺分泌异常增加，导致 LVEF 下降，左心室舒张末压增高，左心房压力增高，肺静脉回流受限，肺循环血流量增加。

NPPE 经及早识别及治疗，通常发病后 24 小时内可治愈，不留任何后遗症，鲜有再发病例。但短期病情凶险，延误治疗可使死亡率上升至 11%~44%，暂无明确预防措施。因此应加强对 NPPE 的认识，对高危患者加强监测、避免诱发因素、争取减少 NPPE 发生率及漏误诊率，对确诊患者尽早纠正低氧血症，适时使用 PEEP 及早期使用利尿剂。

病例　气管内肿瘤的麻醉及处理

病案摘要

患者，女，63 岁。因“极度呼吸困难半个月”入住呼吸内科 ICU。患者术前极重度营养不良，体重 28kg，有肺部感染。CT 显示气管内肿瘤堵塞气管绝大部分（图 15-3-2）。术前血气分析示吸氧状态下氧分压 85mmHg，二氧化碳分压 69mmHg。拟全身麻醉下行肿瘤切除加气管重建术。

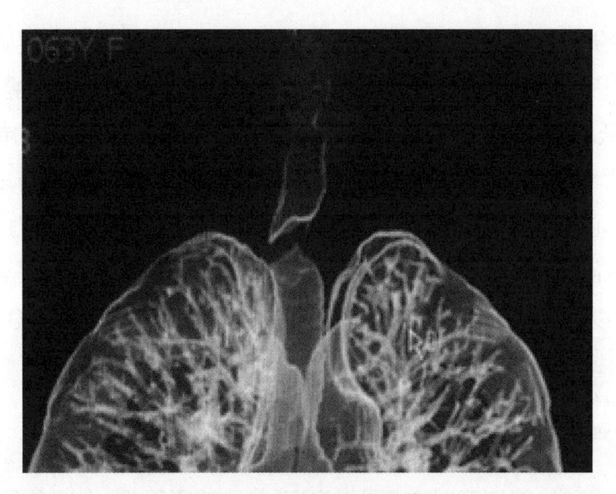

图 15-3-2　CT 三维重建

【问题 1】对该患者如何进行术前评估？

临床思路　患者术前端坐呼吸，呼吸急促。术前评估，如麻醉前先行气管切开手术，由于损伤气管环增加将无法进行气管吻合，只能做永久气管窗口；如能在麻醉状态下行气管肿瘤切除患者将可以达到一期气管吻合术。

患者虽然呼吸非常困难，为Ⅳ、Ⅴ级气道梗阻。但吸氧状态下，动脉血氧分压还可以维持在 85mmHg。动脉血二氧化碳分压上升到 69mmHg，但患者神志尚清楚，肺部感染不重，说明气道还可满足患者最低通气需求。气道梗阻属于胸腔外梗阻，只要术中不加重患者的气道梗阻，并且能够保证正压通气，迅速切开气管肿瘤下方气管并进行通气，麻醉是可行的。

【问题 2】如何实施麻醉?

临床思路 在做好充分的准备下，逐渐增加七氟烷吸入浓度，患者安静入睡；改面罩正压通气，继续逐渐增加七氟烷吸入浓度并顺利插入喉罩正压通气，患者通气基本正常，在 5cmH_2O 的 PEEP 下，气道峰压维持在 20cmH_2O 以下。术中以纤维支气管镜引导提示气管切开位置，在肿瘤下缘位置做气管切开，顺利插入气管导管，手术野正压通气。肿瘤切除后，经鼻纤维支气管镜引导气管插管，气管导管越过气管切开位置进行通气。气管吻合后，把套囊放置于吻合口下方，手术结束后，患者减浅麻醉后顺利苏醒，拔出气管导管，保持患者头前屈位置。患者术后恢复良好，无通气困难，该例患者在通气过程中需要注意发生二氧化碳排除综合征。

知识点 **二氧化碳排除综合征**

二氧化碳排出综合征是指高碳酸血症患者急速排出大量二氧化碳而导致的低碳酸血症表现，且往往比一般低碳酸血症所致者严重。此类患者多因慢性二氧化碳蓄积或 PCO_2 升高已持续一段时间，呼吸和循环中枢对二氧化碳的兴奋阈值已逐渐提高，而二氧化碳一旦迅速排除，呼吸和循环中枢则失去在阈值以上的 PCO_2 刺激，即可出现周围血管张力消失和扩张，心排血量锐减，脑和冠状血管收缩。临床上可表现为血压剧降，脉搏减弱，呼吸抑制等现象，严重者可出现心律失常甚或心脏骤停。因此，对于高碳酸血症患者，应逐渐改善通气，缓慢降低 PCO_2，使呼吸和循环中枢有一段适应过程，切不可骤然进行过度通气，以防意外。

四、远端气管与气管隆突手术的麻醉

靠近气管隆突部位的气管切除和气管隆突重建手术一般采用右侧胸腔入路，麻醉的一般处理原则与近端气管手术基本相同。由于单侧肺萎陷有利于手术野暴露，必要时需行单肺通气（OLV）。

一些较小病变估计气管插管不会造成损伤的患者可以从一开始就通过支气管插管行 OLV。单腔支气管导管较 DLT 小，有利于手术操作。单腔支气管导管一般比较短，需要用 2 根导管相接，需注意接口的可靠性。支气管插管应在纤维支气管镜的引导下进行。由于导管比较长，手术操作位于气管导管的头端位置，气管导管很容易移位。纤维支气管镜应随手可取，以便术中调整气管导管位置。支气管内插管 OLV 可能发生低氧血症，特别是术前就存在肺部感染的患者，处理方法与 OLV 一致。

严重阻塞（通常是单侧支气管）的气管内肿瘤患者气管插管应在病变的上方。这时手术野暴露不能通过肺萎陷辅助，需要行小潮气量通气待远端气管或支气管暴露后在手术野行支气管插管 OLV。

病变切除，吻合口缝合线就位后，拔除支气管插管，同时将主气管内的气管导管向下送入支气管吻合完毕后再将气管导管退回到主气管。术后待患者清醒、自主呼吸恢复良好后拔除气管导管，拔管时注意准备再次插管的设备。

近几年，无气管插管（tubeless）保留自主呼吸胸科麻醉在胸科手术中应用越来越广泛，甚至是难度极高的气管气管隆嵴成形术都可以应用。在这项技术中，行硬膜外阻滞或椎旁神经阻滞可有效消除手术部位的疼痛刺激，减少术中静脉镇痛药用量，从而降低镇痛药物对呼吸的影响；胸内迷走神经阻滞可防止因牵拉等胸膜刺激引起患者术中呛咳，为术者创造有利的手术条件。当切开（支）气管后，通过回路高流量和高频通气（HFV）供氧。由于保留自主呼吸，不进行（支）气管插管，气管的端端或端侧吻合操作过程中，无气管导管的干扰，有效简化了吻合操作，缩短了手术时间。但该技术对麻醉医生和外科医生的要求非常高。在实施此麻醉方案时，麻醉科医生应严密监测患者，做好可能出现应急状况的应对措施。

第四节　气管和支气管手术的术后管理

大部分气管和支气管手术后的患者术后可以早期拔管。拔管前需要行支气管检查判断吻合口的通畅度及是否有喉头水肿并彻底吸痰。拔管时必须准备再次插管的设备。拔管后如出现呼吸困难，则需用小口径气管导管重新插管。保留气管导管的患者应注意气管导管的套囊不应放在吻合口水平，套囊内压力也尽量小。患者保持头俯屈体位以减轻吻合口张力，颏颈缝线可以防止术后过度伸展。

即使拔管后的患者也应接受严密监测。气道问题可能会迅速发生，需要立即采取措施，以迅速清除阻塞的气道或插管。患者术后需行气道湿化和促排痰，必要时需行纤维支气管镜辅助吸痰，以免分泌物排出困难堵塞气道。

患者术后镇痛方案应根据手术方式、患者痛阈及呼吸功能决定。近端气管手术的术后疼痛一般较轻，可选用非甾体抗炎药（NSAIDs）或患者自控镇痛（PCA）的给药方式，也可选择超声引导下的神经阻滞。远端气管和气管隆嵴手术的患者术后疼痛一般比较严重，术后剧烈疼痛影响咳嗽排痰，因此疼痛控制显得尤为重要，可选择硬膜外镇痛、超声引导下胸段神经阻滞镇痛和 PCA 等方式。

（曹丽君）

推荐阅读

[1] 于布为，吴新民，左明章，等．困难气道管理指南．临床麻醉学杂志，2013，29（1）：93-98.

[2] GRILLO H C.Surgery of the trachea and bronchi.London：BE Decker Inc，2004.

[3] LIRIO F，GALVEZ C，BOLUFER S，et al.Tubeless major pulmonary resections.J Thorac Dis，2018，10（Suppl 22）：S2664-S2670.

第十六章

食管手术的麻醉及围手术期管理

第一节 食管疾病和手术介绍

一、食管生理解剖

(一) 食管解剖

食管起自颈部环状软骨水平,始于第6颈椎水平,在第10胸椎处穿过膈肌,止于胃贲门,直径约2cm,长25~35cm。食管壁由内向外分别为黏膜层、黏膜下层、肌层及外膜层。

1. **分段** 临床上采用美国癌症联合会和国际抗癌联盟分段标准,将食管分为三段:环状软骨水平至胸骨切迹为颈段食管;胸骨切迹至食管裂孔上缘为胸段食管;膈肌水平以下为腹段食管[1]。外科医生常将Z线(即食管黏膜移行为胃黏膜处的"Z"形线)作为食管和胃的分界。

2. **生理狭窄** 食管的第1处狭窄由环咽肌构成,位于咽与食管交接处,相当于环状软骨和第6颈椎椎体下缘,距离中切牙15cm。第2处狭窄是由左主支气管和主动脉弓跨过食管的前壁和左外侧壁的压迹构成,距离中切牙22.5cm,是食管内异物最容易存留的地方。第3处狭窄由胃食管括约肌构成,位于膈肌的裂孔处,距离中切牙约40cm。

3. **食管憩室的好发部位** 发生食管憩室的常见部位有咽与食管的连接处、膈上食管下段、食管中段靠近支气管处。

(二) 食管的血液供应

1. **食管的动脉供应** 食管颈段的动脉来自甲状腺下动脉的分支;胸部上段(气管分支以上)的动脉主要来自支气管动脉的分支;食管胸部下段的动脉为主动脉发出的食管固有动脉;腹段由胃左动脉及左膈下动脉分支供血。食管因不参与消化与吸收等复杂生理活动,解剖结构相对简单,没有管径较大的动脉,吻合段并不复杂,故在手术时不应过多分离食管动脉血管。

2. **食管的静脉供应** 食管静脉与动脉伴行,此部位为门静脉及体循环静脉的主要交通支,门静脉高压的患者胃底 - 食管静脉扩张破裂时可引发大出血。

二、食管疾病

食管手术的适应证包括外伤、新生物切除、腐蚀性食管灼伤造成长段狭窄及扩张疗法失败、胃食管反流(内科治疗失败或并发狭窄、反复发作的误吸或巴雷特食管炎具有手术指征)、动力障碍(贲门失弛缓症)、食管憩室有明显症状或食物淤积[2]。

(一) 食管损伤

1. **病理生理** 食管损伤根据损伤程度,可以分为食管壁部分损伤和食管壁全层损伤,前者可进行保守治疗,后者则需要手术治疗。上消化道内镜检查和创伤是食管穿孔最常见的原因。

根据损伤部位划分,发生于颈部的食管创伤一般不会引起明显的病理生理改变。发生于胸段食管时,常因唾液、胃内容物中的细菌与酸度的差异引起感染和大量渗出，穿孔后细菌渗入筋膜间隙而使感染迅速扩散，影像学检查可表现为皮下气肿、纵隔气肿、纵隔增宽、胸腔积液和气腹[3]。胸段食管损伤的患者常伴有低血容量、呼吸急促和呼吸困难及感染性休克的表现。

腐蚀性食管灼伤范围常较为广泛，可伴有食管黏膜水肿、瘢痕狭窄。灼伤常侵犯呼吸道，有咳嗽、声音嘶哑、呼吸困难等症状。

2. **手术适应证** 一般食管壁全层损伤发现较早者大多需要手术治疗。无穿孔时应于6~12小时内进行内镜检查，根据检查情况决定是否进行早期手术。

3. **手术方法** 食管损伤患者常伴有呼吸急促、感染、败血症、休克倾向。在麻醉过程中应时刻注意维持血流动力学的稳定。手术切口位置见表16-1-1。

表16-1-1 食管创伤手术切口位置

创伤部位	切口	特例
颈部食管	颈部左侧，胸锁乳突肌前缘切口	胸部食管创伤术前应明确创伤所在的部位，如一侧出现液气胸，应在该侧进胸
胸上、中段食管	右侧第4或第5肋间入路	
胸下段食管	左侧第6或第7肋间入路	
腹段食管	上腹部正中切口	

（二）胃食管反流性疾病

1. **病理生理** 胃食管反流性疾病的主要病因是食管下括约肌功能低下，不能防止胃内容物和十二指肠液反流入食管。食管下括约肌松弛，平滑肌功能减弱、括约肌变短和括约肌位移至胸内等，都是造成食管下括约肌功能不足的主要因素。同时，胃食管反流性疾病的患者多伴有胃功能障碍，胃酸分泌过多，胃排空延迟和十二指肠胃反流，这些因素都会引起胃胀。另外，反流物的成分也对该疾病有重要影响，其中胃蛋白酶和胃酸是损害食管黏膜的主要成分。

2. **手术适应证** 绝对适应证包括：①存在重大并发症；②经过1年以上充分药物治疗，症状仍未得到缓解；③巴雷特食管伴有食管炎、溃疡或轻度狭窄；④抗反流手术后复发；⑤短食管；⑥儿童胃食管反流引起呼吸道并发症；⑦食管旁疝和混合型食管裂孔疝。

3. **手术方法** 治疗胃食管反流性疾病的目的在于恢复贲门功能。抗反流术式（Nissen、Belsey、Hill）无论腔镜经胸或经腹均需要取部分胃包绕食管，其中除Belsey术式为左侧第6肋间进胸外，Nissen术式与Hill术式均为上腹部正中切口进胸。

（三）贲门失弛症

1. **病理生理** 食管运动功能障碍常见贲门失弛症（单发）、胃食管反流病和系统性硬化（血管胶原异常的部分表现），常伴有吞咽困难、食物淤滞，食管黏膜充血、发炎、溃疡等症状，应充分预防反流性哮喘、喉痉挛和反流误吸的发生。

2. **手术适应证** ①经正规内科治疗无效；②经反复食管扩张治疗后患者症状未见缓解；③症状较重和出现大量食物滞留；④贲门溃疡或瘢痕；⑤膈肌裂孔疝或膈上膨出型憩室；⑥疑似有食管癌或贲门癌；⑦小儿病例因食管下段延长，而行食管扩张治疗存在很大风险。

3. **手术方法** 采用改良的Heller食管肌层切开术加抗反流术，无论是开放手术还是胸腔镜手术，都应实施双腔管气管插管的全身麻醉。其中开放手术应行左胸后外侧切口，经第7或第8肋间进胸；胸腔镜则采用右侧卧位，行3个1cm切口，分别位于第10肋间左腋后线、第7肋间腋前线与锁骨中线之间、第7肋间腋中线。应注意内镜手术时，通过内镜吹入的二氧化碳通常会导致气腹，在手术过程中需要腹部减压[3]。

（四）食管癌

1. **病理生理** 食管癌多位于胸段，以鳞状细胞癌多见，腺癌次之，良性肿瘤少见。大多数肿瘤发生于食管远端[2]，常伴有胸骨后灼烧样痛、进行性吞咽困难、进食呕吐和体重减轻，侵犯喉返神经时常伴有声音嘶哑，侵犯气管、支气管可造成食管-气管瘘，常伴呼吸道感染。食管癌远处转移最常见的表现为锁骨上淋巴结肿大。

2. **手术适应证** 对于可切除的食管癌，手术是最有效的治疗方法，根据第八版食管癌与胃食管交界癌TNM分期标准，$T_{1\sim3}N_0M_0$（肿瘤有转移，但尚未侵袭周围组织，且无淋巴结转移）、部分$T_4N_0M_0$（肿瘤侵袭周围组织，且无淋巴结转移）与$T_{1\sim3}N_1M_0$（肿瘤尚未侵袭周围组织，且有1~2枚淋巴结转移）者可进行手术。

（五）先天性食管闭锁及食管-气管瘘

1. **病理生理** 先天性食管闭锁及食管-气管瘘是一种常见的食管发育畸形，它是由于胚胎期发育异常而形成的食管隔断，与消化道不能连通，婴儿在出生后因不能进食或误吸而导致早期死亡。患儿一般状态较差，常合并有肺炎、电解质紊乱或酸碱失衡。最常见的是Ⅲ型，表现为食管上段闭锁、下段有瘘管与气管相通。由于食管上段为盲袋，婴儿不能吞咽其唾液，容易引起反流，造成严重的吸入性肺炎。下段有瘘管与气管相通，胃分泌物常反流至气管内，引起严重的化学性肺炎。此外，该病患儿多见于早产未成熟儿，常伴有其他部位畸形，如脊柱、肛门、心脏、肾脏。

2. **手术适应证** 手术是治疗该病的唯一方法。手术术式分为胸腔内径路食管重建术与经右后纵隔胸膜外径路食管重建术，切口分别位于右侧第4或第5肋间后外侧与右后侧第4肋间隙。

3. **手术方法及麻醉注意事项** 术前应注意患儿保温，吸出口咽分泌物，体位固定于头高位，给予抗感染治疗，纠正水、电解质紊乱，补充血容量，合并有重症肺炎的患儿应控制好肺炎后再行手术，必要时给予呼吸机维持。手术体位多为右侧卧位。围手术期应注意对患儿肺保护，术中体位与操作造成一侧肺不张与肺内分流可引起SpO_2下降，增加术后死亡率。

（六）食管憩室

1. **病理生理** 食管憩室根据发生部位分成咽食管憩室、食管中段憩室、膈上食管憩室、膈下食管憩室与食管壁内假性憩室。病因多为肌运动不协调、淋巴结炎症形成瘢痕造成全程牵拉、食管狭窄和压力增高。早期症状可能是非特异性的，包括吞咽困难和异物感。随着憩室扩大，患者会出现未消化食物反流、仰卧时反复咳嗽，甚至可能会发展成吸入性肺炎[3]。

2. **手术适应证** ①经保守治疗无效，症状仍然明显；②伴有巨大憩室、继发吞咽困难、反复发作性憩室炎、溃疡出血、穿孔、瘢痕狭窄、严重反流或有癌变等严重表现。

3. **手术方法** 因憩室发生部位与病理分型不同，有多种术式，手术切除通常采取较低的左颈部切口。

第二节 食管手术的术前准备

良好的术前准备既可确保患者接受手术的最佳时机，又利于术中麻醉管理与减少术后并发症。食管手术后并发症发生率相对较高，因此，良好的术前准备尤其重要。术前准备包括患者器官功能的评估与麻醉前的准备。

一、麻醉前评估

术前评估的目的在于确定患者耐受手术麻醉的能力，为麻醉方案的制订提供依据。术前评估应以患者病史、体格检查、实验室检查和特殊检查为基础，对患者各器官功能进行全面了解与评估。食管手术术前访视应注意的问题主要有包括食管反流误吸、肺功能和营养状况三个方面[1]。

食管疾病患者无论行何种手术，麻醉首先要关注误吸的风险。误吸可能由梗阻、动力异常和括约肌失常引起[2]。食管功能障碍易引起反流，长期反流易导致慢性误吸。由于大多数食管手术患者都有误吸的危险，对这类患者的麻醉前评估要注意是否存在反流症状。反流的主要症状有胃灼热、胸骨后疼痛或不适。对有误吸可能的患者还应进行肺功能评估并进行合理治疗。

食管疾病引起反流误吸的患者多存在肺功能障碍。食管恶性疾病的患者可能还有长期吸烟史。对这些患者应行胸部X线检查、肺功能检查与血气分析了解肺功能状况。

食管疾病患者常伴吞咽困难、摄入减少，加上恶性疾病的消耗，可造成长期营养不良。营养不良对术后恢复不利，因此术前应改善患者的营养状况。长期摄入减少的患者可能有低血容量。食管癌和食管远端损伤与酗酒有关，患者可能合并肝功能异常、门静脉高压、贫血、心肌病和出血倾向。术前已行化疗的患者一般情况可能更差。

二、特定疾病的评估

食管手术常见的是食管癌手术，其他术式还包括食管裂孔疝修补术、胸内食管破裂及穿孔修补术、食管呼吸道瘘修补术等。针对不同的食管疾病，评估要点也有所不同。

1. **食管癌** 麻醉前应了解是否已进行化疗和放疗。化疗药物如博莱霉素、阿霉素会引发脊髓抑制、急性或慢性心肌病，还可能诱发低氧血症、间质性肺炎、肺纤维化，术后还有发生急性呼吸窘迫综合征（acute respiratory distress syndrome，ARDS）的风险。70岁以上老年患者联合应用放疗及化疗（博莱霉素400U）更易引发肺毒性，应准备高浓度吸氧装置。放疗对鳞状上皮癌比腺癌更有效，但易出现肺炎、心包炎、出血、脊髓炎及气管食管瘘等并发症。因此，麻醉评估应考虑这些治疗可能发生的并发症。另外，食管癌患者常合并营养不良、低蛋白血症，甚至水、电解质紊乱，术前应尽量纠正。

2. **食管裂孔疝** 麻醉前应行胸部X线检查，明确是否存在吸入性肺炎。如有吸入性肺炎，可先行抗生素、抗支气管痉挛药及理疗治疗。如每6~8小时静脉注射雷尼替丁50mg。也可选用液体抗酸药枸橼酸钠口服与H_2受体拮抗剂交替应用。

3. **食管破裂及穿孔** 患者可因疼痛出现低血压、冷汗、呼吸急促、发绀、气肿、气胸及液气胸。胸片可显示皮下气肿、纵隔气肿、纵隔增宽、胸膜渗出及气腹。食管造影可明确穿孔部位。这类患者麻醉前应给予抗生素、补液、供氧及应用正性肌力药治疗。如并存液气胸，麻醉前应实施胸腔闭式引流。术前应通过食管镜确定穿孔或破裂部位[4]。如穿孔在食管上半段，准备右侧开胸。如在下半段，则准备左侧开胸。如患者极度衰弱不能耐受开胸手术，可实施颈部食管造口术及胃造口术。

三、麻醉前准备与用药

食管手术前药物的使用原则与一般全身麻醉手术相同。由于反流误吸的风险高，进行食管手术的患者术前镇静药的用量应酌情减量[1]，并严格控制禁食时间。为了防止反流误吸，也可给予H_2受体拮抗剂抑制胃酸分泌。也可选用液体抗酸药枸橼酸钠口服与H_2受体拮抗剂交替应用。注意避免用固体抗酸药，以免发生误吸造成更大危害。胃肠动力药甲氧氯普胺（胃复安）10~20mg静脉注射，3~5分钟可增加食管下段括约肌张力有利于防止反流。食管手术患者口咽分泌物多，术前可给予抗胆碱药物。存在肺功能障碍的食管疾病患者术前应行胸部理疗、抗生素治疗、支气管扩张药治疗，必要时可使用激素改善肺功能[1]。

第三节 食管手术的麻醉管理

食管手术的常见适应证包括肿瘤、胃食管反流和动力障碍(失弛症)[2]。其中最常见的是食管癌姑息性或根治性的治疗。采用完善麻醉管理方案可以加速食管癌患者康复,包括液体管理、尽早拔管、胸段硬膜外镇痛(thoracic epidural anesthesia,TEA)及使用血管加压药 / 正性肌力药[3]。

一、麻醉监测

食管手术监测要根据患者病情、手术范围、手术方式及术中发生意外可能性的大小来确定。游离食管时对后纵隔的刺激与压迫可引起血流动力学的剧烈波动,牵拉或刺激胸内自主神经也有引起心律失常的风险,因此食管手术除常规监测外,通常还需要微创血流动力学连续监测或直接动脉压监测。食管手术因术中液体转移及术后静脉营养,通常需要行中心静脉穿刺。食管手术创伤大、时间长、患者年龄大,术中易出现代谢性酸中毒和电解质失衡等改变,应积极行血气分析和血糖监测,及时发现和处理可能存在的内环境紊乱。食管手术易发生低体温,围手术期应加强体温监测,有条件宜采用加温毯及输血、输液加温装置[5]。

二、麻醉方法的选择

食管手术的麻醉方法选择与手术因素、患者因素、麻醉医生对各种麻醉方法的熟练程度及所处医院的环境等有关。食管手术采用的手术路径较多,腹段食管手术仅通过腹部正中切口,麻醉原则与腹部手术麻醉相同。大部分食管手术为胸段食管手术,需要开胸,部分手术还需要颈、胸、腹部联合切口(如 Ivor Lewis 手术)。常用的麻醉方法为全身麻醉或全身麻醉联合硬膜外阻滞[1]。为创造理想的手术野,减轻手术操作对肺的钝性损伤,宜采用肺隔离技术,可应用双腔支气管导管或支气管阻塞导管行单肺通气。术中要注意手术操作可使双腔支气管或支气管阻塞导管移位而引起通气不足和低氧血症。由于手术创伤大,术中需要完善的镇痛来抑制手术创伤所致的应激反应。

三、麻醉诱导

食管手术患者有发生反流误吸的风险,麻醉诱导时建议采用清醒气管插管或快速诱导插管,诱导期间可压迫环状软骨。如有食管呼吸道瘘,则在气管插管前尽量保留自主呼吸,避免应用正压通气,用合适的双腔气管插管或支气管封堵器隔离瘘。由于该类患者术前可因长期摄入减少引起血容量不足,加上术前禁食、禁饮可导致血容量的严重不足,麻醉诱导过程中有可能发生血流动力学波动,应重视血压监测和容量的补充。

四、术中管理

(一) 呼吸管理

食管切除术患者的术中呼吸管理目标包括:①尽量减少与术后并发症相关的肺部和全身炎症性反应;②促进早期拔管,减少术后肺部并发症,并使患者能够尽早活动。术中应采用肺保护通气策略。具体措施包括低潮气量(6~8ml/kg);单肺通气时避免高氧血症,允许轻度高碳酸血症,保持低潮气量(4~5ml/kg),通气侧肺呼气末正压通气(positive end-expir-atory pressure ventilation,PEEP)(5cmH$_2$O),非通气侧肺持续气道正压通气(continuous positive airway pressure,CPAP)(5cmH$_2$O);间断手法肺复张。肺保护性通气策略可减少局部和全身炎症,促进早期拔管,并降低术后有创或无创通气的可能性。腹腔镜手术期间,二氧化碳气腹会造成患者腹内压升高而出现血流动力学变化。这种情况下，重要的是调整呼吸机参数，以达到最佳的二氧化碳分压。

（二）液体管理

在食管手术中，优化液体管理对促进患者术后恢复至关重要。围手术期液体过少可引起组织灌注不足，导致胃肠道缺血，从而增加了并发症发生率，延长了住院时间。液体过多则会引起组织水肿，胃肠功能恢复延迟，影响伤口愈合，发生吻合口瘘，延迟拔除气管导管，严重的可引起肺水肿。围手术期液体管理的目标是通过个体化补液来维持血流动力学平稳，以保证机体组织灌注，同时尽可能避免由液体过多引起的并发症。补液量应根据尿量、呼吸运动对有创动脉血压基线的影响，对可见出血量的评估等动态指标的监测进行个体化的处理。研究发现，根据每搏量的变化来实施食管癌切除术患者的目标导向液体管理，术后肺炎、胸腔内脓肿形成、食管坏死的发生率均降低，ICU 停留时间缩短。在行全身麻醉联合硬脊膜外腔阻滞麻醉的食管癌切除术中，由于潜在的低血压风险，液体管理更为复杂。指南推荐，行食管癌切除术的患者围手术期应以零体重增加为目标给予液体，避免体重增加 2kg/d 的正平衡；血流动力学目标是维持平均动脉压 >70mmHg，液体摄入量 <30ml/kg，尿量 >0.5ml/（kg·h）。

五、食管癌手术的麻醉

食管切除术治疗食管癌的治愈率为 10%~50%。食管癌有多种外科手术方法，其中最常见的有三种基本方法：①经胸腔入路；②经纵隔入路；③微创手术（腹腔镜 / 胸腔镜或机器人食管切除术）[3]。不同入路的手术方法和麻醉注意事项详见表 16-3-1。

表 16-3-1 食管切除术的手术方式和麻醉注意事项

术式	切口位置	麻醉注意要点
单纯左胸切口	左胸后外侧第 5~6 肋间开胸	单肺通气（右肺隔绝）
右胸和腹部两切口（Ivor Lewis 手术）	上腹正中切口，右侧第 5~6 肋间开胸	单肺通气（右肺隔绝） 术中侧卧位改仰卧位
颈 - 胸 - 腹三切口（食管上中段病变）	右侧开胸，上腹部正中切口，左颈部切口	必要时单肺通气 术中侧卧位改仰卧位 左颈部不行深静脉置管与静脉通路
左胸腹联合切口（食管下段病变）	左侧开胸延至左上腹	单肺通气（左肺隔绝）
不开胸经食管裂孔钝性食管拔脱术（orringer 手术，适用于食管下 1/3 病变，在一些临床中心偶尔用于中 1/3 病变）	上腹正中切口，左侧颈部切口	尽可能不在左颈部建立静脉通路 谨慎钝性分离操作造成的血流动力学异常 钝性分离有可能导致气管支气管树隐匿性穿孔（可能需要直接插管到支气管）
微创，腹腔镜联合电视胸腔镜手术或机器人手术	腔镜入口，最后行颈部切口	单肺通气 手术时间可能延长

（一）经胸入路

经胸食管手术首先在仰卧位下行开腹手术，游离胃部。然后在左侧卧位下行右侧开胸手术，经胸进行食管重建。该手术的麻醉管理包括常规监测和直接动脉压监测。由于存在大量液体转移，需行中心静脉压监测。常规选择右侧颈内静脉入路。大多数食管癌患者有胃反流，麻醉诱导时应采取快速序贯诱导和压迫环状软骨等方法预防反流误吸。术后镇痛通常选择胸段硬膜外镇痛（TEA）。由于胸腹联合切口范围广，创伤大，硬膜外用药推荐亲水性阿片类药物与局部麻醉药结合使用，优于应用亲脂性阿片类药物[3]。

右侧开胸行食管重建时，需要左侧双腔管或右侧支气管堵塞器使右侧肺萎陷。食管手术长时间的单肺通气（OLV）可引起肺部炎症反应。推荐OLV期间应用保护性通气策略降低全身炎症反应，如设定潮气量为5ml/kg，给予5cmH_2O PEEP等。经胸食管手术可能会影响静脉回流，引起低血压。如果患者达到拔管标准，则鼓励在手术室内早期拔管。如果无法拔管，则应将双腔管换成单腔气管导管进行术后机械通气。

（二）经纵隔入路

麻醉管理同经胸入路。不同之处是可以应用单腔气管导管进行呼吸管理。需要注意，外科医生钝性分离胸部食管时，由于心脏压迫和迷走神经兴奋，可导致突发的心率减慢和严重低血压[3]。如果肿瘤与周围组织粘连，钝性分离会导致远端气管损伤，一旦气管或支气管损伤，应将气管导管插入支气管行紧急单肺通气。

（三）微创方法

微创食管切除术需要应用到腹腔镜、胸腔镜和/或机器人手术。由于创伤小、胸腹腔生理性破坏少、术后疼痛轻、恢复快等优点，临床应用逐渐广泛。对于腹腔镜手术，由于二氧化碳气腹可引起腹内压和气道压升高，会引起血流动力学波动。麻醉管理可以通过调整通气参数以维持PCO_2的正常。胸腔镜手术和机器人手术均需要双腔支气管导管（DLT）或支气管堵塞器实现右侧肺隔离。

（四）麻醉注意事项

食管癌手术的治疗包括肿瘤完全切除、消化道重建和胸腹或颈胸腹淋巴结清扫。因为手术创伤大，时间长，术中挤压肺叶，术中操作和直接刺激将会反射性地引起呼吸道分泌物增加，因此肺部并发症是围手术期常见并发症。多数食管癌患者都有胃反流，可通过快速诱导、压迫环状软骨等方法防止诱导期误吸的发生。持续胃肠减压也可以有效降低食管癌手术误吸的风险。喉返神经走行于气管食管沟内，在进行颈段胸段食管游离时可能会造成喉返神经的损伤，应与气管插管造成的并发症相鉴别。游离食管的操作还可能导致气管撕裂，拔管后若出现呼吸困难、皮下气肿等异常症状，应考虑重新插管，并行相关检查确认损伤情况。上腹部切口和左侧颈部切口钝性食管分离时，手术操作可能一过性影响心脏充盈、引起低血压及严重的迷走神经反射[2]。胸段食管肌层切开术多为后侧切口开胸和腹部切口、左颈切口，在进行相关切口操作时应警惕大失血的发生。

病例 食道癌

病案摘要

患者，男，56岁。因"进食梗阻感1月余"就诊。患者1个月前自觉进食梗阻感，进干硬食物时明显，不伴发热、咳嗽、咳痰、咯血、胸背疼痛等症状，外院行胃镜检查示距门齿34~37cm食管新生物，溃疡型，活检病理结果为鳞状细胞癌。既往高血压、糖尿病病史。吸烟史20余年，约4 000支/年。无手术外伤史，否认药物及食物过敏史。

【问题1】患者拟行右胸+上腹部+左颈部三切口（McKeown术式）手术，麻醉期间需考虑的事项有哪些？

临床思路 主要需要考虑的事项如下。

1. McKeown手术时间较长，创伤大，维持术中良好的血流动力学及术后有效镇痛，减少肺部并发症，推荐术中使用全身麻醉复合连续硬膜外麻醉，术后行硬膜外镇痛。

2. 目前无证据表明吸入麻醉或静脉麻醉更适合食管癌手术中的麻醉维持。

3. 该患者采用 McKeown 手术，需要行右胸后外切口分离切除病变食管，为暴露良好的术野，需要放置 37F 双腔支气管导管或阻塞导管术中行右侧肺萎陷；单肺通气时，维持良好氧合，适当时给予非通气侧 5cmH_2O 的 CPAP 进行肺保护。

4. 开胸手术术中操作对循环呼吸干扰大，手术中监测除常规心电图、无创血压、SpO_2、$PetCO_2$ 外，还需行有创动脉压和中心静脉压监测。

5. 术中间断检测血气分析，维持水、电解质酸碱平衡；对于低灌注所致的血液乳酸值增高，应在补充全身血容量的基础上适时提高灌注压改善微循环。

6. McKeown 手术方式涉及颈部、胸部、腹部多个切口，患者术中容易发生低体温，患者术后苏醒期易出现躁动，应做好保温、苏醒期良好镇痛，防止躁动的发生。

【麻醉经过】

于该患者侧卧位下行 $T_{6\sim7}$ 硬膜外穿刺置管，穿刺顺利，翻身平卧位后，2% 利多卡因 3ml 试验剂量测试平面。待阻滞平面出现后行全身麻醉诱导插管。术中丙泊酚靶控输注，联合硬膜外腔给予 0.25% 罗哌卡因 4ml/h 持续输注维持麻醉。

【问题 2】请问食管癌根治术实施硬膜外阻滞需注意什么，术中如何维持平稳的血流动力学，术中低血压时怎样选择血管活性药物？

临床思路 具体如下。

1. 食管癌患者术前存在不同程度的进食梗阻、消瘦、乏力、营养不良等表现，术前禁食 12 小时循环血容量进一步减少。硬膜外阻滞可导致外周血管扩张，造成体循环低血压，而低血压处理不当又容易影响吻合口区域的血供。所以硬膜外阻滞时应注意全身血容量的补充，以保证有效的全身器官组织的灌注。

2. 文献报道硬膜外阻滞可显著减少胃食管吻合口瘘的发生。动物模型中硬膜外阻滞可改善吻合口区域及吻合口远端管状胃的微循环。然而硬膜外单次注射局麻药剂量过大、过快可导致体循环动脉压下降，从而影响吻合口的血流。给予麻黄碱血压升高后胃的血流恢复。因此维持充足的血容量、合理调整硬膜外局麻药的注射剂量（建议连续输注局麻药）谨慎使用血管收缩剂，更大程度地发挥硬膜外阻滞的优点非常重要。

【问题 3】先对该患者术中怎样实施液体管理？

临床思路 具体措施如下。

1. 食管癌手术单肺通气（OLV）期间肺损伤和术后肺部并发症的高发生率使完善的液体治疗变得至关重要。

2. 以零体重增加为目标给予液体，通过个体化和及时补液来维持血流动力学平稳，以保证机体组织灌注，同时尽可能避免由液体治疗所致的并发症发生。补液量应根据监测到的动态变化个体化处理，根据每搏输出量的变化来实施食管癌切除术患者的目标导向液体管理。

3. 基于目标导向的液体管理，个体化地最大程度优化血流动力学参数，可减少住院过程中术后恶心、呕吐的发生，加速胃肠功能恢复。

【问题 4】如何预防食管手术后肺部并发症？

临床思路 具体方法如下。

1. 患者吸烟史 20 年，术前应戒烟 8 周以上，但在现实中较难做到 8 周时间的戒烟，故应权衡利弊，对于有肺部基础疾病的患者及术后肺部并发症高危患者，应尽可能延长术前戒烟时间，而对于术后肺部并发症发生率较低的患者，术前宜戒烟 48 小时，不仅可降低术后心血管风险也有利于促进呼吸道纤毛运动的恢复。因此患者应在术前准备阶段即开始戒烟，行雾化吸入理疗、进行主动呼吸功能锻炼。

2. OLV 期间采用保护性肺通气策略为低潮气量（6~8ml/kg）；OLV 时避免高氧血症，允许轻度高碳酸血症，保持低潮气量（4~5ml/kg），通气侧肺 PEEP（5cmH$_2$O），非通气侧肺 CPAP（5cmH$_2$O）；间断手法肺复张。

3. 及时吸净气道及口腔分泌物，防止患者反流误吸的发生。

4. 建议术后采用连续硬膜外镇痛，良好的术后镇痛有助于减少术后肺部并发症。

5. 静脉输注利多卡因、乌司他丁等药物有助于减轻围手术期全身炎症反应，减少术后并发症。

【问题 5】食管癌患者手术后 2 周，突发刺激性咳嗽，进食后加剧，且伴有明显的胸闷、气急，体温超过 38.5℃，精神萎靡；血常规示白细胞计数明显增高，患者咳出消化液，气管镜发现气管隆嵴水平接近右总支膜部气管见 1cm 破口。CT 见吻合口 1cm 瘘口，请问患者发生了什么并发症？

临床思路 患者可能发生了食管 - 气管瘘。

1. 食管 - 气管瘘一旦发生，需立即进行治疗。首先应禁食、胃肠减压，根据病情严重程度选择不同的治疗方式。

2. 吻合口瘘型患者，如瘘口 <1cm、呼吸道及全身症状较轻，禁食及胃肠引流后，吸入性肺炎得到明显控制和改善者，可适当观察病情作保守治疗。

3. 症状较轻无窒息，经保守治疗后仍有发热、气促、血象高等全身中毒表现者，支架植入效果较好，创伤小，避免了再次手术对患者的打击；气管支架可即刻控制污染物进入气道，但对瘘口位置有要求，气管隆嵴及以下支气管无法植入，易有刺激性咳嗽，导致支架移位，不能消除感染源。

4. 病情危重且有窒息表现，消化道瘘口往往大于 1cm，或不具备放置气管支架条件（胃瘘和气管隆嵴及以下支气管瘘的患者，手术是唯一方法）。

5. 对于消化道气管瘘，外科手术预防瘘口的发生最为重要，此外术中维持良好的体循环灌注压，改善吻合口区域及远端胃的血供也有助于预防吻合口瘘的发生。

六、食管憩室手术麻醉注意事项

实施麻醉时重点是预防反流误吸的发生，即使长时间禁食，也不能确保憩室排空。由于咽食管憩室的憩室口高于环状软骨水平，因此在快速序贯诱导过程中压迫环状软骨不能防止误吸，并且憩室内容物可能进入气道引起误吸。防止误吸发生的方法首选纤维支气管镜引导下清醒插管。此外，保持患者头高位，进行快速诱导麻醉也是安全的[3]。在放置口胃管、鼻胃管或食管探条时，应留意有憩室穿孔的风险。

七、胃食管反流性疾病手术麻醉注意事项

该类患者术前可给予甲氧氯普胺、H$_2$ 受体拮抗剂或质子泵抑制剂，诱导时应采用快速顺序诱导麻醉。在对该类患者行气管插管时可以使用双腔管，应时刻提防反流误吸的发生。术中如麻醉医生被要求向食管内放置大口径探条，应注意放置动作轻柔精细，不要误伤到食管与喉部。

八、麻醉恢复期的处理

拔管时机的选择应考虑患者病情与手术范围。由于存在误吸的可能，拔管应在患者吞咽、咳嗽反射恢复，完全清醒时进行。多数患者可在术毕 1 小时内拔管。为促进呼吸功能恢复，拔管前应有良好的术后镇

痛。对于不能短时间内拔管的患者应考虑将双腔管换为单腔管。如长时间手术、术中液体出入量大，咽喉部组织容易发生水肿，使得气道变窄，再次插管可能存在困难，换管前要进行气道评估，并要求一定的麻醉深度和肌松。采用交换导管的方法较简便，但也存在交换失败的风险，可借助可视喉镜进行换管前评估与换管。术中游离食管还可能造成气管撕裂，拔管后如出现呼吸困难、皮下气肿应立刻重新插管，并检查确诊，按照气道损伤处理。所有行食管切除术的患者通常需要置入鼻胃管，在手术结束时必须将其固定牢靠[6]。

《食管切除术麻醉的发展趋势》阅读指导

第四节　食管手术的术后镇痛管理

对食管癌切除术的患者而言，充分的术后镇痛管理非常重要，因其涉及腹腔、胸腔内大范围的解剖结构，患者可能同时存在切口痛、炎性痛和内脏痛等不同性质的疼痛，还可出现术后慢性疼痛。镇痛不足可能导致无法用力呼吸，不能咳嗽并清除分泌物，最终导致气道阻塞、肺不张和低氧血症。无论使用何种镇痛方法，都必须要有全面的镇痛管理计划。应综合考虑手术方式、切口位置和大小、胸腔和腹腔引流管放置，以及患者因素等来采取合适的围手术期镇痛措施。随着多模式、持续镇痛技术的开展，硬膜外镇痛、静脉镇痛联合椎旁阻滞、多种不同作用机制镇痛药不同时段、联合用药等逐渐采用，取得了较好的镇痛效果。

一、硬膜外镇痛

术后胸段硬膜外镇痛（TEA）是比较常用的方法，不仅可使手术创口部位疼痛减轻或消失，还可减轻或消除内脏的疼痛，目前被认为是金标准。TEA 应将硬膜外导管置于 $T_{6\sim8}$，只要保持无菌，硬膜外导管可安全地留置 1~7 天。有研究显示，TEA 可减少患者全身促炎反应的发生，使三孔入路食管切除术患者术后肺炎的发生率降至 19.7%，术后吻合口瘘的发生率降至 14%，促进患者术后早期肠道功能的恢复，并有助于术后早期拔管，显著缩短患者在 ICU 的停留时间。但 TEA 可引起低血压，在使用 TEA 前应判断患者有无低血容量，必要时需用血管活性药来维持平均动脉压，保证内脏灌注。局麻药以罗哌卡因最为常用，其镇痛效果确切，对肺功能有一定改善作用。其对心脏毒性作用较低，在不同用药浓度下还有运动感觉分离的特点[7]。0.2% 浓度的罗哌卡因不阻滞运动神经，只对感觉神经产生阻滞，因此不影响患者术后呼吸和咳痰，还能充分地镇痛。罗哌卡因与阿片类联合应用，可以使罗哌卡因的用量减少，避免一些并发症如低血压、心动过缓等，效果更佳。

二、静脉镇痛

患者自控镇痛（PCA）是目前普遍应用的镇痛方法。它需要特殊的设备，先由医生设置给药剂量和用药的间隔时间，而后让患者自己按需要调控药物注射的镇痛方法。PCA 具有以下优点：①镇痛药的使用能真正做到及时、迅速；②基本解决了患者对镇痛药需求的个体差异，获得最佳效果；③减少不必要的用药量，降低并发症发生率，有利于维持生理功能稳定。由于胸外科手术损伤胸膜，术后疼痛明显，常规剂量的静脉阿片类药物常不能达到有效镇痛，加大静脉阿片类药物剂量则容易发生呼吸抑制和昏睡等严重的不良反应，即使采用患者静脉自控镇痛（patient-controlled intravenous analgesia，PCIA）也不能达到满意的效果。硬膜外患者自控镇痛（patient-controlled epidural analgesia，PCEA）镇痛效果常优于 PCIA。

三、椎旁神经阻滞

椎旁神经阻滞（paravertebral block，PVB）是一种可行的替代 TEA 的镇痛方法。脊柱解剖异常、TEA 操作失败患者均可采用 PVB。与 TEA 相比，椎旁神经阻滞在镇痛效果（疼痛评分）和呼吸功能的恢复上有优势[7]。PVB 可在术中直视下放置镇痛导管。与全凭静脉镇痛患者相比，PVB 可以降低患者术后恶心、呕吐、低血压和尿潴留的发生率，缩短住院时间。与 TEA 相比，行 PVB 的患者术后开始自主活动的时间较早，故近年来逐渐得到广泛的应用。推荐单次局麻药用量：成人 0.25%~0.5% 布比卡因 15~20ml，1% 利多卡因 15~20ml；儿童 0.125%~0.25% 布比卡因 0.5ml/kg，1% 利多卡因 0.5ml/kg。持续输注：成人布比卡因和利多卡因均为 0.1ml/（kg·h）；儿童布比卡因 0.2ml/（kg·h），利多卡因 0.25ml/（kg·h）。罗哌卡因通常用于 PVB 的浓度为 0.25%~0.5%，单次剂量为 10~20ml。

四、肋间神经阻滞

关胸前或手术后，于切口上、下各两肋间神经血管束部位和引流管周围注射局麻药对创口镇痛有较好效果，但不能阻断内脏疼痛，局麻药中加入肾上腺素可延长镇痛时间。也可采用导管行肋间神经连续阻滞，这样可以重复多次给药[4]。对大多数患者，即使肺功能很差，术后也无严重肺部并发症，并有利于患者术后咳嗽，排痰，降低肺不张的发生率。

临床上常用的其他镇痛方式有前锯肌平面阻滞、竖脊肌平面阻滞、腹横肌平面阻滞、切口浸润等。

五、非甾体消炎药

非甾体消炎药（nonsteroidal anti-inflammatory drugs，NSAIDs）可用于轻度至中度疼痛的治疗，还可以辅助阿片类药物的镇痛。NSAIDs 与其他镇痛药相比具有特殊的作用机制，它主要作用于外周而不是中枢神经系统，所以可以作为其他镇痛药的辅助用药[4]。NSAIDs 的镇痛作用仅次于它的消炎作用，后者导致前列腺素抑制，从而引起 NSAIDs 的主要不良反应如胃炎、血小板功能异常及肾损伤。应用 NSAIDs 应注意尽量避免大剂量、长期应用，肝肾功能不全者、严重高血压和充血性心力衰竭者、血细胞减少者应慎用。对有肾衰竭风险或用血管紧张素转化酶抑制剂（ACEI）和血管紧张素受体阻滞剂（ARB）患者，经 NSAIDs 治疗后应监测血清肌酐水平。不宜两种 NSAIDs 同时应用。NSAIDs 和糖皮质激素不宜联用。

第五节　术后并发症

术后并发症可以分为三类，包括疾病本身引起的并发症、麻醉相关并发症和手术相关并发症。其中疾病本身引起的并发症包括因术前反流误吸造成肺部感染、继发性哮喘引起肺功能降低，以及营养不良引起术后肌力恢复慢，这样的患者术后常出现脱机困难。麻醉相关并发症包括麻醉诱导与拔管后的误吸、术后疼痛。手术相关并发症包括术后出血、上消化道出血、术后肺部并发症、术后吻合口瘘或狭窄、术后吻合口出血、术后单纯性脓胸、移植肠管坏死、胸胃瘘、胃食管反流、食管黏膜下血肿。

经胸和经纵隔入路食管切除术的呼吸道并发症发生率为 18%~26%。一项研究表明，14.5% 的患者发生急性呼吸窘迫综合征，24% 的患者发生急性肺损伤[3]。食管切除术术后死亡的患者约 50% 因肺部并发症所致。据报道，在食管切除术中，开胸手术较腔镜下手术创伤更大，因此开胸手术更应注意避免患者肺功能的损害及肺部并发症的发生。食管切除术后肺部感染的病因包括麻醉医生行气管插管时将口腔内的革兰氏阴性菌带入气管，拔管前吸痰不当造成细菌定植、术中因素、术后咳痰受限。PEEP 作为肺保护性通气策略的一部分，在左侧单肺通气时给通气侧肺加用 4~10cmH_2O PEEP 可以有效减轻机械通气所致的急性肺损伤，配合小潮气量通气模式，可以降低患者术后肺部并发症的发生率。ASA 分级Ⅲ级及以上的患者有更高的风险罹患肺部并发症，此类患者在择期手术前应进行适当的肺功能锻炼，改善患者的各器官功能和一般状况。麻醉医生应特别注意完善术前准备，实施一系列的防治措施。麻醉医生在拔管前应保证吸痰管的卫生并充分吸痰，保证术后充分有效镇痛，使得患者敢于咳嗽咳痰。

胸腔内吻合口瘘是食管手术后一种严重的并发症，死亡率达 4%~30%。低血流灌注是食管切除术后发生吻合口瘘和吻合口狭窄的主要原因。在围手术期应纠正因基础疾病、感染、术前禁食和禁水、手术刺激、术中大血管损伤等因素造成的血流动力学异常及水、电解质紊乱。可以通过合理应用血管活性药物和液体管理维持组织灌注。如果发生吻合口瘘，应进行胃管减压和营养支持。严重的渗漏通常发生在术后早期，结局为胃坏死，可能表现为呼吸系统症状和休克体征。即使死亡率很高，仍建议立即进行手术治疗。年龄超过 80 岁的患者食管切除术后死亡风险增加，与并存疾病无关。

开胸术后的心血管并发症常见于术后 5 天内，以心律失常为主，其麻醉相关因素包括低氧血症、血流动力学波动和术后疼痛。

手术后自发性食管黏膜下血肿的机制除手术因素与患者凝血异常外，多与拔管时的呕吐反射引起的胃内或食管内压力快速升高有关[8]。根据手术习惯，外科医生通常对全身麻醉患者放置胃管以防止胃内容物反流。应注意，在无法获得明显益处的情况下，对于接受抗凝剂或抗血小板药的患者在全身麻醉下应谨慎进行常规的胃管置入。如需放置胃管，应小心放置，并在取出过程中间断吸引或不吸引。

第六节　内镜食管手术的麻醉

大部分食管手术术前需要接受胃镜检查明确病变的位置与范围。对于食管狭窄的患者，胃镜检查还能起到扩张性治疗的作用。在病情严重不能耐受手术的患者，为解决吞咽问题可采用食管支架技术。食管支架的放置不需开胸，一般在胃镜辅助下放置。食管异物的取出同样多在胃镜辅助下实施，不需开胸。

一、麻醉前准备

麻醉前应了解患者病情，在手术前根据患者的病变性质和种类、手术部位、患者年龄、全身状况及合并其他系统疾病等情况，对患者全身营养状况、手术时机及耐受性、脏器的代偿功能等均要进行正确的评估。对于高龄、肥胖、高血压、冠心病等患者，术前应仔细检查，对并存疾病进行治疗，以调整到最佳状态。明确患者食管手术部位，重点关注患者反流误吸风险。消化内镜手术前患者应至少禁食 8 小时、禁饮 2 小时。对胃排空无异常的患者，推荐治疗前 2 小时适量饮用碳水化合物[9]。若患者合并有胃排空障碍、上消化道梗阻、胃食管反流等疾病，则应延长禁食、禁水时间，必要时术前进行胃肠减压。

二、麻醉方法的选择和麻醉注意事项

根据食管的病变及严重程度，选择的内镜手术不同。可根据患者的病情及手术风险选择不同的麻醉方案。电子胃镜诊断性检查的麻醉并不复杂，大多数病例仅在表面麻醉下即可接受胃镜检查，对于需要“无痛胃镜”检查的患者，可采用麻醉监护（monitored anesthesia care，MAC），应用丙泊酚静脉麻醉[4]。由于患者通常存在一定程度的吞咽困难，胃镜检查中镇静药的使用应谨慎。使用镇静药一定要保留患者的气道保护性反射。

对胃镜或食管镜下复杂操作的患者，如多次食管异物取出失败再次尝试、严重食管狭窄拟行食管支架植入术建议全身麻醉。选择单腔气管导管固定于一侧口角一般不妨碍胃镜检查。根据气管插管的难易程度可选择清醒插管或静脉快速诱导插管。麻醉维持可采用吸入麻醉、静脉麻醉或静脉 - 吸入复合麻醉。为

保证患者制动，可采用中短效肌松药。手术结束后拮抗肌松药，待患者完全清醒后拔管。胃镜检查术后疼痛很轻，术后镇痛的意义不大。对反流明显的患者应采用半坐卧位。

食管静脉曲张患者行内镜治疗能预防或有效地控制曲张静脉破裂出血，并尽可能使静脉曲张消失或减轻以防止其再出血。对于已行胃镜检查，明确食管无活动性出血的静脉曲张患者可以谨慎选择深度麻醉施行内镜下治疗，但需由有经验的麻醉医生施行，并备齐紧急气管插管设备。能良好合作、ASA Ⅰ~Ⅲ级的患者可在咽喉部喷洒表面麻醉药或含服利多卡因凝胶后静脉给予舒芬太尼 0.1μg/kg、咪达唑仑 1~2mg。对于小儿、有严重腹水、活动性出血、困难气道、操作不耐受等情况的患者，建议在气管插管全身麻醉下施行内镜治疗。针对反流误吸发生率高的患者，推荐使用快速诱导加环状软骨压迫法，也可在视频喉镜辅助下行侧卧位气管插管[9]。

三、术后管理

术后常规拔管，若患者麻醉后出现恶心、呕吐、疼痛等症状，给予对症处理。食管内镜手术后，患者疼痛发生率较高，常见原因有手术创面、胃肠持续痉挛、胃肠胀气、腹腔积气等。内镜食管手术结束 24 小时内应积极随访，了解患者是否出现麻醉或手术相关的并发症，并及时处理相关并发症。

四、并发症及其防治

麻醉过程中，应提前采取相应措施预防并发症的发生，这比处理并发症本身更为重要，消化内镜手术常见的并发症有以下几种[9]。

（一）麻醉相关并发症

1. **反流误吸** 对于内镜手术未行气管插管的患者，麻醉过程中反流误吸发生的风险较高。术前患者体位可改为右侧卧位，因受累的多为右侧肺叶，此体位可保持左侧肺有效的通气和引流。一旦发生反流误吸，应立即吸引口咽部。必要时在纤维支气管镜明视下吸尽气管内误吸液体及异物，若出现低氧血症需行气管插管和机械通气纠正。

2. **上呼吸道梗阻** 深度镇静或麻醉时可致舌后坠引起气道梗阻，应行托下颌手法，若仍不能改善，可放置口咽或鼻咽通气管。浅麻醉、胃镜或分泌物刺激喉部均导致喉痉挛，应注意预防和及时处理。如果患者 SpO_2 低于 90%，则应给予辅助或控制呼吸，采用胃镜专用面罩或鼻罩正压通气，必要时嘱内镜医生退出内镜，行气管插管或放置喉罩。

3. **呼吸抑制** 合并心肺功能较差的食管疾病患者，若麻醉药、镇痛药推注过快或使用量相对过高，易发生呼吸抑制，应加强手术过程中对患者的呼吸监测，包括呼吸频率、潮气量、气道内压力、$PetO_2$ 及 SpO_2 等，以便早期发现并及时给予辅助或控制呼吸。

4. **循环系统并发症** 对于内镜手术，其操作本身对患者神经的刺激及镇静和 / 或麻醉药物的作用均可能引起心律失常。如心率 <50 次 /min，可酌情静脉注射阿托品 0.2~0.5mg，可重复给药。如同时伴有血压下降，可选用麻黄碱 5~10mg，单次静脉注射。

（二）内镜手术相关并发症

1. **术中出血** 异物邻近大血管的患者，术中出血风险较高，应在手术室内气管插管全身麻醉下进行，必要时联合胸外科手术。对于食管内镜手术出血风险高的患者，若发生术中出血应立即控制气道，快速实施内镜下止血，必要时应采取补液、输血等有效抢救措施。

2. **吸入性肺炎** 多发生在食管静脉曲张破裂大量出血时，应迅速行气管插管保证气道通畅，必要时行支气管灌洗及静脉抗生素治疗，术后需要呼吸支持治疗时可转至 ICU。

3. **消化道穿孔** 消化道穿孔是内镜手术时出现的严重并发症之一，常危及患者的呼吸及循环功能，需及时发现、及时处理。

（曹学照）

推荐阅读

[1] 邓小明．现代麻醉学．4 版．北京：人民卫生出版社，2014：1287.

[2] 巴特沃斯．摩根临床麻醉学．6 版．王天龙，刘进，熊利泽，译．北京：北京大学医学出版社，2020：416-435.

[3] 米勒．米勒麻醉学．8 版．邓小明，曾因明，译．北京：北京大学医学出版社，2016：1759.

[4] 李兆申，邓小明，张澍田，等．中国消化内镜诊疗镇静麻醉专家共识意见．中国实用内科杂志，2014（8）：756-764.

[5] 皮诺．麻省总医院临床麻醉手册．9 版．王俊科，马虹，张铁铮，译．北京：科学出版社，2018：439.

[6] SHACKCLOTH MJ，MCCARRON E，KENDALL J，et al.Randomized clinical trial to determine the effect of nasogastric drainage on tracheal acid aspiration following oesophagectomy.British Journal of Surgery，2006，93：547.

[7] 哈帝根．胸科麻醉手册．柴小青，包睿，谢言虎，译．合肥：安徽科学技术出版社，2016：417-418.

[8] FUJIMOTO Y，SHIROZU K，SHIROZUSN.Esophageal Submucosal Hematoma Possibly Caused by Gastric Tube Insertion Under General Anesthesia.A&A Case Reports，2016，7（8）：169-171.

[9] 中华医学会消化内镜学分会麻醉协作组．常见消化内镜手术麻醉管理专家共识．中华消化内镜杂志，2019，36（1）：9-19.

第十七章

纵隔手术的麻醉及围手术期管理

第一节　纵隔与纵隔分区

纵隔是两侧纵隔胸膜之间所有器官的总称。纵隔内的器官主要包括心包、心脏及出入心的大血管、气管、食管、胸导管、神经、胸腺和淋巴结等。现常用纵隔的四分法分区即以胸骨角平面为界，将纵隔分为上、下纵隔。下纵隔又以心包的前、后面为界分为三部：心包前面与胸骨之间为前纵隔；心包及大血管所占据的区域为中纵隔；心包后面与脊柱之间为后纵隔（图 17-1-1、图 17-1-2）。

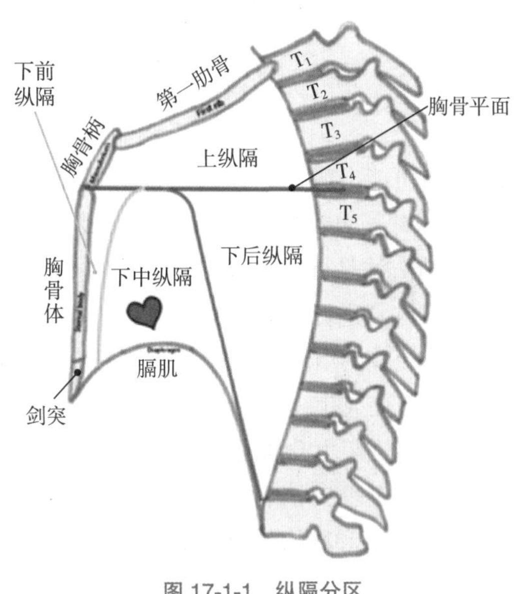

图 17-1-1　纵隔分区

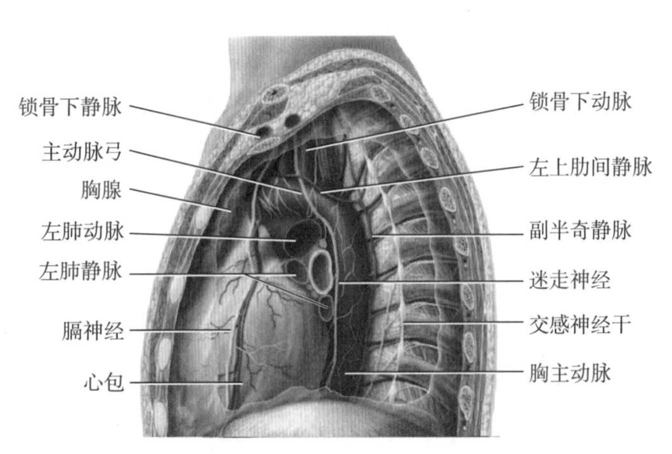

图 17-1-2　纵隔内主要血管和神经分布

第二节　纵隔疾病

一、纵隔疾病类型

纵隔病变除了创伤以外，主要是肿瘤。常见的纵隔肿瘤有神经源性肿瘤、畸胎瘤、皮样囊肿、纵隔囊肿、胸腺瘤、淋巴源性肿瘤、胸骨后甲状腺肿及其他如脂肪瘤及支气管肿瘤等。大多数纵隔肿瘤为良性肿瘤，但随着肿瘤增大可产生周围器官的压迫症状和恶变（如胸腺瘤和畸胎瘤等），因此，一经诊断应早期切除。

前纵隔：成人纵隔肿块最常见的部位。

中纵隔：前含有心包、心脏、大血管、气道和食管；中纵隔占位常见的原因是淋巴结肿大，可继发于淋巴瘤、结节病或转移性肺癌。

后纵隔：含脊柱，包括肋椎沟；后纵隔含有近端肋间血管神经束、脊神经节、交感神经链、淋巴组织和结缔组织。神经源性肿瘤占后纵隔肿块的大部分。

知识点 常见的纵隔占位

（1）神经源性肿瘤：多发生在后纵隔的交感神经链或肋间神经，手术范围大，术中出血多。此外，儿童较易合并有脊柱侧弯、先天性心脏病、气道异常等其他畸形。

（2）畸胎瘤和囊肿：常见于儿童和年轻患者，可为实质性或皮样囊肿。由于其组成结构复杂，其中任何一种组织都可能发生恶变，故诊断后常选择手术治疗。畸胎瘤还可穿破入肺组织或支气管，从而引发感染，甚至痰液中可排出肿瘤的内容物如毛发等。

（3）胸腺瘤：多发生在前上纵隔，少数可在中、后纵隔。有 30%~40% 患者合并重症肌无力（myasthenia gravis，MG），麻醉前评估应注意患者的 MG 分型、术前用药情况等。

（4）淋巴瘤：常发生在前纵隔和中纵隔。由于淋巴瘤的治疗有赖于病理诊断，故对于不能取得外周浅表淋巴结（如锁骨上、腋下淋巴结）活检的患者，获取纵隔内病理组织为手术的适应证。

（5）胸骨后甲状腺肿：胸骨后甲状腺可为迷走甲状腺腺瘤，较常见者为甲状腺叶下极腺瘤移入胸内，其特点为肿瘤与气管关系甚为密切。由于主动脉弓及其大分支的走向关系，不论是甲状腺左叶或右叶下极的腺瘤，移入胸内时，常顺主动脉的斜坡偏向纵隔右侧。

二、纵隔疾病对气道及呼吸功能的影响

纵隔巨大肿瘤压迫气道可能造成肺不张、低氧、气道压增高。患者可能出现被动体位，以缓解纵隔肿瘤对于气道的压迫。儿童的气道软骨结构易受压，且取得儿童体位症状的病史较为困难，因此，儿童因气道并发症死亡的报道较为多见。评估纵隔疾病对气道影响最重要的检查方法是行气管和胸部 CT 扫描，如果 CT 扫描显示儿童的气管支气管压迫 >50%，实施全身麻醉应非常谨慎，注意进行气道保护。

纵隔肿瘤患者气道受累的高危因素包括：①肿瘤位于前纵隔；②淋巴瘤的组织学诊断；③上腔静脉综合征（SVCS）；④大血管受压或移位的影像学证据；⑤心包或胸腔积液；⑥气促、咳嗽、喘鸣等呼吸道梗阻症状。

肿瘤若压迫肺叶会使肺容积减少，呼吸做功增加及肺顺应性下降、气道阻力升高、补吸气量和功能残气量降低等；随着纵隔内肿瘤增大对肺叶的进一步压迫，会导致功能残气量进一步下降，进而导致肺通气灌注比例失调及低氧血症。当患者仰卧位时以上变化更明显，因为重力对胸廓和肿物的影响及膈肌向头端移动，会导致胸腔内压增加，进一步加重肿物对气道的压迫。在麻醉诱导插管后，由于肌松药、重力及体位等的影响，患者可因巨大肿瘤压迫导致肺不张、低氧、气道压增高等情况进一步加剧，尤其对于气道更柔软的儿童来说气道受压会更严重。术中威胁生命的气道受压可采取以下应对方法：重新翻动患者至较少出现症状的体位；应用硬质气管镜通过远端阻塞部位通气；恢复患者自主呼吸；必要时须让手术医生配合进胸托起肿瘤，以解除对肺叶和气道的压迫。

三、纵隔疾病的心血管系统改变

病例　纵隔肿瘤

病案摘要

患者，男，60 岁。10 天前因“胃部不适”外院检查发现纵隔占位，偶有胸闷、气促，无胸痛、呼吸困难。PET/CT 检查示：前纵隔肿瘤，局部累及毗邻胸膜、心包膜和大血管，右肺上叶和中叶周围型肿瘤

可能。既往手术史：甲状腺结节术后。拟行手术：胸骨正中劈开纵隔肿瘤切除术，备右上肺及中肺切除术。心脏超声检查未见异常。肺功能基本正常，PCO_2：36mmHg，PO_2：98mmHg。胸部CT：前上纵隔肿瘤，侵袭性胸膜瘤可能性大，最大截面72mm×36mm，右肺见毛玻璃结节，最大者直径8mm。心电图：窦性心律，心率75次/min。手术记录：胸骨正中劈开进胸，见前纵隔占位，约7cm×4cm，质硬，累及心包、右侧膈神经、上肺静脉及左右无名静脉。沿双侧膈神经切除心包表面脂肪及胸腺下极，向上钝性分离肿瘤，肿瘤与右侧膈神经及心包粘连紧密，打开并切除部分心包，心包内探查见上腔静脉与左无名静脉交汇处受侵，小心分离左右无名静脉及上腔静脉，向上游离至胸腺上极，完整切除胸腺组织，并移除标本。探查右中肺结节1.5cm×0.8cm，右上肺结节1.0cm×0.5cm，术中冰冻示腺癌，行右肺癌根治术。手术顺利，术中出血200ml。

【问题】纵隔肿瘤对患者心血管系统的可能影响有哪些？

临床思路 纵隔肿瘤可能压迫肺动脉干、心房和上腔静脉，对于肿瘤压迫心脏、大血管的患者，应采取最佳体位，使心脏受压最轻，并尽快手术解除压迫。如果肿瘤围绕心脏或大血管，患者存在血流动力学状况失代偿的风险，表现出严重低血压；上腔静脉受压会导致前负荷下降，致心排血量下降；肺动脉受压迫，肺灌注减少可导致低氧血症、急性右心室衰竭、心脏骤停；肺静脉受压会导致心排血量下降、低氧血症和肺水肿；较大的肿瘤会直接压迫心脏，导致心律失常和心排血量减少，心脏骤停。对于麻醉诱导后威胁生命的心脏、血管受压情况减浅麻醉是无效的，应立刻翻动患者至患者较少出现症状的体位，同时外科医生立刻正中胸骨劈开，托起肿瘤，使肿瘤离开大血管方可缓解。对于术前评估后不能保证诱导后呼吸、循环功能者，可在体外循环（CPB）下进行手术。

第三节 纵隔手术的术前评估要点

纵隔肿瘤可能致使气管、支气管、心、肺、血管受压而危及生命，尤其是气道受压的患者麻醉处理中存在致死性气道梗阻的风险，应根据患者症状和术前胸部CT扫描结果对纵隔肿瘤患者进行评估，是否存在优势体位，此常为呼吸道受压程度最轻的体位[1,2]。对前纵隔或上纵隔肿瘤患者症状进行分级，一般分为：无症状；轻度，可以平卧伴轻度咳嗽；中度，只能短时间内平卧；重度，不能耐受平卧。纵隔肿瘤患者全身麻醉危险分级见表17-3-1。

表17-3-1 纵隔肿瘤患者全身麻醉危险分级

分级	成人	儿童
安全	无症状，CT扫描提示最小气管支气管直径＞正常的50%	
不安全	重度症状（不能耐受平卧）	Ⅰ：重度症状（不能耐受平卧） Ⅱ：气管直径＜正常的50%（无论有无临床症状）
不确定	Ⅰ：轻度/中度症状，CT扫描提示气管直径＜正常的50% Ⅱ：不能提供病史	Ⅰ：轻度/中度症状，CT扫描提示气管直径＞正常的50% Ⅱ：不能提供病史

对于“不确定”气道的患者，应尽可能在局部麻醉或区域阻滞麻醉下进行诊断性操作。对于需行全身麻醉的“不确定”气道患者，应谨慎选择麻醉诱导方式。对于需行全身麻醉的“不确定”气道和“不安全”气

道患者，应评估麻醉诱导前建立股-股转流的体外循环（CPB）或体外膜肺氧合（ECMO）的必要性。

术前评估除临床症状和CT扫描结果外，还应注意患者的体征，体格检查时应关注患者是否有吸气性三凹征、呼吸音减弱或消失等气道压迫体征及低血压、脉搏细速等心脏、大血管受压体征；另外还应关注患者是否存在上腔静脉综合征（SVCS）的可能，如是否有头面及上肢水肿、上半身静脉怒张等（图17-3-1）。

对于胸腺瘤患者应评估是否合并MG，术前评估应包括评估患者病情近况、治疗药物、受影响的肌肉群、气道保护和清除分泌物的能力及合并症。

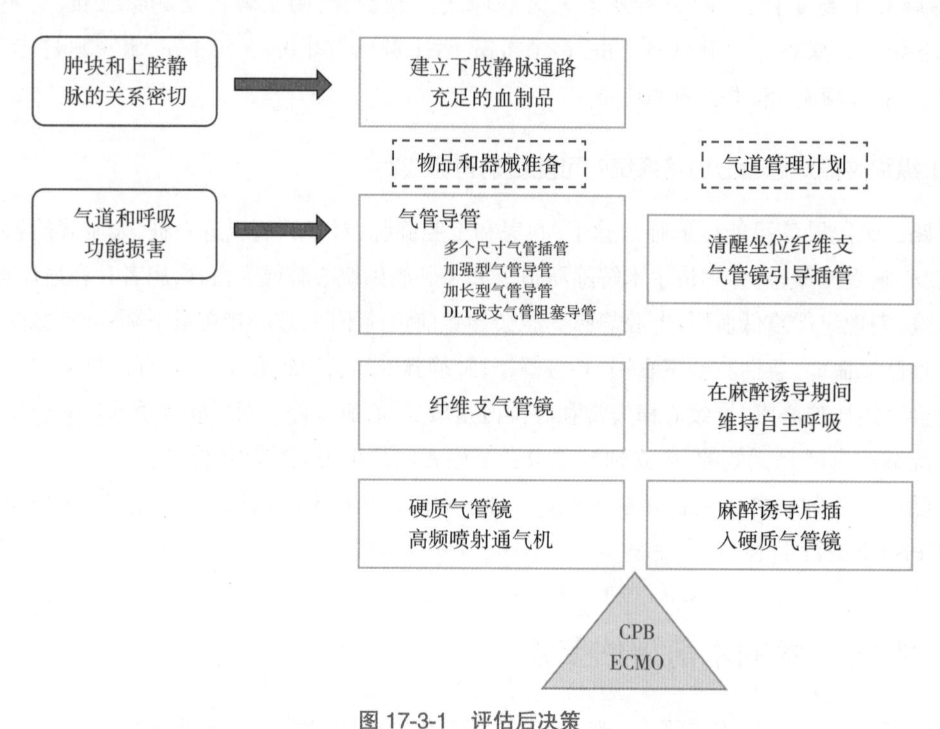

图17-3-1 评估后决策

DLT. 双腔气管导管；CPB. 体外循环；ECMO. 体外膜肺氧合。

第四节 纵隔手术的麻醉管理要点

一、常见纵隔疾病的麻醉管理

1. **神经源性肿瘤** 手术范围大，术中出血多，因而必须建立足够的静脉通道。术前检查及麻醉中应注意是否合并有脊柱侧弯、先天性心脏病、气道异常等其他畸形，尤其是儿童。

2. **畸胎瘤和囊肿** 麻醉的处理取决于肿瘤对周围脏器是否有压迫及是否存在肺部感染、湿肺等，重点是对呼吸道的控制。

3. **胸腺瘤** 术前评估应注意是否合并MG。胸腺切除术均需在全身麻醉下进行，呼吸管理至关重要。必须常规施行辅助呼吸或控制呼吸以保证足够的通气量，但要避免过度通气。

4. **淋巴瘤** 此类患者的麻醉必须权衡利弊，在风险可控的情况下实施麻醉，如果风险达到威胁患者生命的程度则应考虑CT引导下穿刺或先行放疗，使得肿瘤缩小后再实施麻醉。如手术仅为活检，因手术后局部水肿，气道受压情况可能会加重，应注意防范。

5. **胸骨后甲状腺肿** 巨大胸骨后甲状腺可压迫气管，导致呼吸道阻塞，麻醉管理的重点是气道处理。

病例　前纵隔恶性胸腺瘤

病案摘要

患者，女，34岁，于2年前体格检查发现纵隔肿物，偶有胸闷胸痛、咳嗽、咳白黏痰，无气急、呼吸困难、咯血等，感到眼或肢体酸胀不适，或视物模糊、容易疲劳1年，肌无力于下午或傍晚劳累后加重，晨起或休息后减轻，目前服用溴吡斯的明180mg/d，醋酸泼尼松片5mg/d。胸部CT示：前纵隔一类圆形肿物影，大小约110mm×64mm，形态不规则，与周围组织分界不清，伴多个小结节影，增强可见轻度不均匀强化，肿块与左头臂静脉分界不清，心脏大小正常，胸腔内无积液，肋骨胸椎未见异常。影像学诊断：前纵隔占位，恶性胸腺瘤考虑，侵及左头臂静脉。

【问题1】该患者麻醉前准备有哪些注意事项？

临床思路　麻醉前慎用阿片类、苯二氮草类等有呼吸抑制作用的药物。为抑制呼吸道分泌及预防抗胆碱酯酶药物副作用应常规用阿托品或东莨菪碱，但剂量宜小，以免过量造成呼吸道分泌物黏稠或掩盖胆碱能危象的表现。抗胆碱酯酶药物服用至术前，以避免术后呼吸窘迫。在择期手术前应将抗胆碱酯酶药调整至最佳合适剂量，其原则为以最小有效量的抗胆碱酯酶药物维持足够的通气量和咳嗽、吞咽能力。如果停药1~3天而症状不明显加重则更好。如停药后病情加重，应迅速予以抗胆碱酯酶药，观察对药物的反应性，这对判断术中和术后用药有很大的价值。长期使用类固醇皮质激素进行免疫抑制治疗的MG患者术前不能停用。呼吸肌与口咽肌无力的患者术前应静脉给予免疫球蛋白或接受血浆置换疗法。术前，已知有呼吸系统或延髓受累的患者应进行肺功能检查，并告知患者术后存在继续接受人工通气的风险。MG患者反流误吸风险增加，术前可给予甲氧氯普胺或H_2受体拮抗剂或质子泵抑制剂，必要时诱导前放置胃管进行充分吸引。快速序贯诱导也可降低反流误吸风险。而对于因MG行胸腺切除术的患者围手术期还可能存在诱发肌无力危象的风险，并可能需要术后长期机械通气。

知识点

根据骨骼肌受累的范围和病情的严重程度，目前仍采用Osserman分型法。

（1）成年型

Ⅰ型：单纯眼肌型，占15%~20%。病变仅限于眼外肌，表现为上睑下垂和复视。

Ⅱa型：轻度全身型，占30%。病情进展缓慢，且较轻，无危象出现，对药物治疗有效。

Ⅱb型：中度全身型，占25%。严重肌无力伴延髓肌受累，但无危象出现，对药物治疗欠佳。

Ⅲ型：即急性进展型，占15%。发病急，常在首次症状出现数周内发展至延髓肌、肢带肌、躯干肌和呼吸肌，伴重症肌无力危象，需进行气管切开，死亡率高。

Ⅳ型：为晚发全身肌无力型，占10%。有上述Ⅰ、Ⅱ型发展而来，症状同Ⅲ型，常合并胸腺瘤，死亡率高。

Ⅴ型：较早伴有明显的肌萎缩表现者。

（2）儿童型：约占我国MG患者的20%，大多数患儿仅限于眼外肌麻痹，双眼睑下垂可交替出现。约1/4病例可自然缓解，仅少数病例累及全身骨骼肌。儿童型中还有两种特殊亚型。

1）新生儿型：女性患者所生婴儿中，约10%因母体AChR抗体IgG经胎盘传给胎儿而致肌无力。婴儿表现为哭声低、吸吮无力、肌张力低和动作减少。经治疗多在1周至3个月内痊愈。

2）先天性重症肌无力：出生后短期内出现肌无力，可以是单纯的眼外肌麻痹，也可伴有全身肌无力。对抗胆碱酯酶药物治疗效果欠佳，但病情发展缓慢，可长期存活。可有明确的家族史。

（3）少年型：指 14~18 岁之间起病的 MG，多为单纯眼外肌麻痹，部分伴吞咽困难及四肢无力。

【问题 2】该患者如何选择麻醉药物？

临床思路 许多 MG 患者对非去极化肌松药极度敏感。琥珀酰胆碱的作用常不可预料，患者可能表现为相对抵抗，或作用时间延长。如果必须应用肌松药，优先选择小剂量相对短效的非去极化药物。MG 患者对挥发性麻醉剂的松弛作用更为敏感，这降低了对神经肌肉阻滞剂的需求。吸入麻醉药的神经肌肉接头阻滞强度由强到弱依次为异氟烷、七氟烷、恩氟烷、地氟烷、氟烷、氧化亚氮，高浓度吸入可加重肌无力的程度，若与静脉麻醉复合使用，浓度可明显降低。有研究认为，在吸入麻醉下行胸腺切除手术的患者没有必要应用非去极化神经肌肉阻滞剂。麻醉性镇痛药都有呼吸抑制作用，应慎用。当需要静脉诱导时，麻醉剂如异丙酚、氯胺酮、依托咪酯和巴比妥类药物被证明是安全的。一些抗生素（如氨基糖苷类抗生素、新霉素等）可阻碍乙酰胆碱释放，有神经肌肉接头阻滞作用，可加重肌无力；有些抗心律失常药物（如奎尼丁、普鲁卡因胺等）可抑制肌纤维的兴奋传导，减少节后神经末梢释放乙酰胆碱，如果再用肌松药，可加重肌无力；利尿药呋塞米使血钾降低，可加重肌无力。此外，低钠、低钙、高镁也可干扰乙酰胆碱释放（表 17-4-1）。

知识点

表 17-4-1 可能加重重症肌无力（MG）症状和体征的药物

类别	药物
心血管药物	β 受体拮抗剂、利多卡因、普鲁卡因酰胺、奎尼丁、维拉帕米
抗生素	氨基糖苷类抗生素、新霉素、多黏菌素、巴龙霉素
中枢神经系统药	吗啡、地西泮、苯巴比妥、氯丙嗪、锂剂、苯妥英、苯海索
免疫调节剂	皮质类固醇、干扰素 α
风湿药	氯喹、D- 青霉胺
其他	奎宁、含碘对比剂、镁剂、非去极化神经肌肉阻滞剂

【问题 3】该患者宜选择何种麻醉方式？

临床思路 根据手术方式可采用局部麻醉、全身麻醉或复合麻醉。行全身麻醉时，保护性气道反射都会丧失。在诱导过程中，总的目标是尽量缩短患者无气道保护的时间。需行气管插管的患者，可考虑行清醒气管插管，并备有可视喉镜和纤维支气管镜及多种型号的气管导管在旁。在插管过程中，可联合局部麻醉保持自主呼吸，直到确定气管导管或其他呼吸道支持设备的位置放置正确。

复合麻醉可全身麻醉联合椎管内麻醉，椎管内麻醉具有减少药物用量的优点，而硬膜外麻醉技术更利于控制阻滞平面，并可避免术后疼痛管理中对阿片类药物的需要。但硬膜外镇痛产生的高脊髓水平阻滞会损害患者的呼吸功能，增加术后机械通气的风险。建议麻醉医生避免行肋间肌神经阻滞，以减少呼吸肌无力的风险。

【问题 4】该患者麻醉诱导有哪些注意事项？

临床思路 对前纵隔或上纵隔肿瘤患者全身麻醉诱导时，呼吸道阻塞是最常见和最有致命风险的并发症。因为气道压迫阻塞可发生在气管分叉处，此时如果用单腔气管导管，受压部位处于气管导管的远端，自主呼吸一旦消失，可能导致气道梗阻加剧，因此，远端气道未能控制之前禁用肌松药，如果必需肌肉松弛时，建议选择双腔支气管导管，以确保非受压一侧支气管通畅，如果双侧支气管均受压，则不宜进行全身麻醉。麻醉诱导时一旦发生气管塌陷，气管导管是不可能强行通过塌陷的气道的。

病例进展

术中异常情况：分离肿瘤上至胸腺上极，切除肿瘤及其侵犯的左无名静脉下侧壁，患者突然出现心率、血压下降，心率 30 次 /min，血压 50/30mmHg，$PetCO_2$：20mmHg。予以抢救，外科缝合左无名静脉缺损处，心率、血压逐渐平稳，术中出血 3 500ml，术毕带气管导管送入监护室。入 ICU 诊断：纵隔肿物切除术后，失血性休克、呼吸衰竭，Hb 63g/L，cTnT 0.398ng/ml，进入 ICU 后进行持续心排血量监测（PICCO），对症支持治疗，术后第 7 天转入病房。

【问题 5】此类手术的术中管理要点有哪些？

临床思路　胸腺切除术如肿瘤累及大血管可能出现大出血、空气栓塞、心脏骤停等严重并发症。此外，胸腺切除术术中有可能损伤胸膜，应予以警惕；由于可能操作位置离心脏和大血管较近，应警惕心律失常的发生。

二、纵隔手术路径和麻醉管理

（一）剑突下入路纵隔肿瘤切除术

1. **适应证**　前纵隔肿瘤（多为良性肿瘤，边界清晰，一般直径 <5cm，不与血管关系密切，患者检查发现而无相关症状）。

2. **术前访视**　常规全身麻醉患者访视，注意 CT 检查的纵隔占位大小。

3. **麻醉方式**　全身麻醉（气管插管）。

4. **术前准备**　外周静脉（若考虑肿瘤较大手术有一定难度，可穿刺中心静脉）18G 穿刺针；常规监护 + 有创动脉监测。

5. **术中管理**　常规诱导后插入普通气管导管，外科医生放置 Troca（“一大两小”，即 1 个用于观察孔，两个用于操作孔）建立气胸后，改变通气策略以建立良好的手术视野（潮气量 6~8ml/kg，根据 SpO_2 及 $PetCO_2$ 调整呼吸频率和 FiO_2，允许性高碳酸血症，避免气道峰压大于 30cmH_2O、平台压超过 25cmH_2O）。术中关注心电图及血压，尤其在较大胸腺肿瘤分离后易压迫心脏。

（二）胸腔镜入路纵隔肿瘤切除术

1. **适应证**　后纵隔肿瘤（神经来源肿瘤多见）或与肺有一定关系可能要切除部分肺组织。

2. **术前访视**　同胸外科患者访视（胸部 CT、凝血功能、外伤史）。

3. **麻醉方式**　全身麻醉 + 支气管麻醉 +（区域阻滞）。

4. **术前准备**　外周静脉（中心静脉同剑突入路）18G 穿刺针；常规监测，有创动脉监测；常规全身麻醉药物、局麻药。

5. **术中管理**　同胸外科胸腔镜手术单肺通气麻醉管理。

（三）胸骨正中劈开纵隔肿瘤切除术

1. **适应证**　常见于恶性胸腺肿瘤，需行全胸腺切除。

2. **术前访视**　是否合并 MG，何种类型，何种治疗，药物剂量，效果如何，目前患者状态，术后是否需要呼吸机治疗，以上内容在术前访视时均需了解清楚，且需与患者及家属充分沟通。CT：是否累及上腔或其他血管，术中是否需要搭桥或人工血管置换。

3. **麻醉方式** 全身麻醉（气管插管），若术中无血管操作不加肝素，可考虑硬膜外置管。

4. **术前准备** 颈内静脉穿刺置管、桡动脉置管，视出血可能备液体加温及大口径外周静脉。常规监测、有创动脉监测、血气分析、肌松监测、体温监测。

5. **麻醉管理** 合并MG患者可选用无肌松插管；术中通气策略应以满足手术操作为主（小潮气量，增加呼吸频率，不加PEEP），关胸后注意肺复张。液体加温、暖风机保温；术中补液适中，若预计切除部分肺，应稍控制液体量；完善术后镇痛，减少术后肺部并发症。

（四）机器人辅助纵隔肿瘤手术

机器人纵隔肿瘤手术定位更精确、创伤更小、视野更清晰、操作更灵活稳定、肿瘤切除更完整、前纵隔脂肪清扫更彻底，其整合了传统开胸术和胸腔镜手术优势，引领微创胸外科更上一个新的台阶。需要根据肿瘤大小及与周围结构关系选择不同麻醉和插管方式。采用全身麻醉＋单腔气管插管＋人工气胸，必要时增加封堵器进行单肺通气，更利于手术区域视野暴露及术中肺保护，降低围手术期并发症发生率；但仍有部分肿瘤较大，侵犯邻近结构特别是肺组织，采用双腔气管插管，必要时可使用腔内直线切割缝合器行部分肺切除或血管切除。

《机器人辅助纵隔肿瘤手术中国专家共识（2019版）》阅读指导

三、纵隔巨大肿瘤麻醉管理要点

纵隔最常见的肿瘤有胸腺瘤、畸胎瘤、淋巴瘤和甲状腺肿瘤。本节将讨论纵隔巨大肿瘤手术的麻醉管理，内容包括麻醉前评估、术中麻醉管理和术后早期管理。

病例 纵隔巨大占位

病案摘要

患者，女，19岁，体重50kg，身高154cm。阵发性腹痛1个月，加重1周急诊，就诊血压118/83mmHg，神清，口唇无发绀，颈软，两肺呼吸音粗，心率100次/min，律齐，腹软，脐周压痛，无肌卫，反跳痛，墨菲征（−），麦氏点无压痛。PET/CT检查发现前纵隔巨大占位，小肠壁增厚，淋巴瘤可能，自动离院。因“阵发性腹痛1个月，加重2周伴停止排气排便4天”，再次急诊就诊。CT示盆组小肠壁节段性增厚伴肠套叠，盆腔积液。结合患者病史及辅助检查，小肠梗阻诊断明确，有急诊手术指征。心脏超声：①轻度肺动脉高压；②中至大量心包积液，纵隔实性占位。心电图：窦性心动过速。胸部CT（图17-4-1）：纵隔显著增宽，前纵隔可见多发团块状稍高密度灶，边界不清，直径约12.1cm，心包见低密度积液，厚约2.7cm；右肺中叶见小片状模糊阴影，边界不清，内部密度不均匀，胸腔内未见积液。实验室检查：凝血酶原时间13.2秒（正常范围10.0~13.0秒），纤维蛋白原195mg/dl（正常范围200~400mg/dl），D-二聚体2.84mg/L（正常范围0~0.80mg/L），氨基末端利钠肽前体229.2pg/ml（正常范围0~100.0pg/ml），血红蛋白115g/L（正常范围

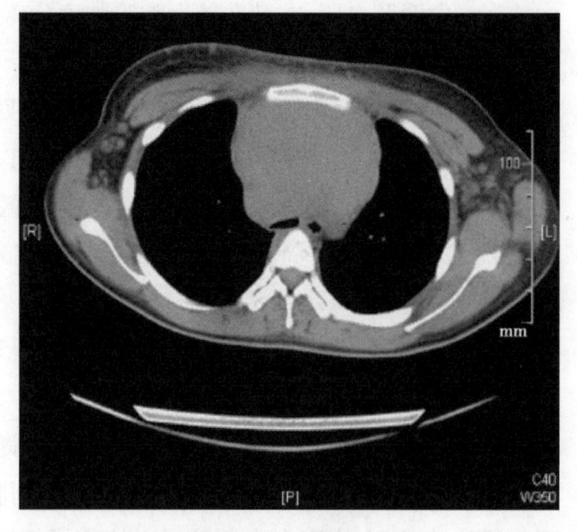

图17-4-1 胸部CT

115~150g/L),心肌肌钙蛋白 T 0.008ng/ml(正常范围 0~0.030ng/ml)。

【问题 1】该患者麻醉前评估要点有哪些?

临床思路 麻醉前评估应注意下列情况可能导致的气道或呼吸功能损害和 / 或血流动力学不稳定的风险,包括肿瘤对气道和肺的压迫效应、肿瘤对主要心血管的压迫效应。为制订患者的麻醉方案,麻醉医生需评估患者的病史、体格检查结果、当前的活动耐受性,以及回顾关于肿瘤位置和病理特征的影像学检查和其他检查结果。麻醉医生还必须了解拟行的手术操作。病史采集应关注肿瘤压迫胸内邻近器官的局部症状,如胸痛、呼吸困难、吞咽困难、晕厥发作或近乎晕厥发作、副肿瘤综合征引起的全身症状,尤其是肌无力症状。体格检查应关注与压迫效应有关的征象[3,4],包括呼吸过速、呼吸困难、声音嘶哑、咳嗽及所有症状的严重程度。加重或减轻上述症状的因素,如体位变化等。面部和 / 或上肢水肿,提示有前纵隔肿瘤压迫上腔静脉(SVC),即上腔静脉综合征(SVCS)。术前低血压,提示可能存在心脏受压或心脏压塞。

【问题 2】该患者术前检查和干预措施有哪些?

临床思路 具体措施如下。

1. **影像学检查** 影像学检查包括胸片(chest X-ray,CXR)、CT、MRI 和放射性核素检查。评估纵隔肿瘤与气道、肺、心脏和大血管的关系。由于影像学检查是在患者清醒时进行,未必能预测麻醉诱导后的变化。

2. **肺功能** 虽然肺功能检查可作为术前评估的一部分,但流速 - 容量环的检查结果与气道梗阻的相关性较差[5,6],实际意义有限。

3. **实验室检查** 在某些前纵隔肿块病例中,肿瘤标志物可以支持推定的诊断。抗乙酰胆碱受体抗体在部分胸腺肿瘤患者中可能呈阳性,提示或预示重症肌无力。α- 甲胎蛋白(alpha-fetoprotein,AFP)升高可见于恶性生殖细胞肿瘤。

4. **化疗和放疗** 术前接受化疗或放疗,可减轻肿瘤压迫,提高完整切除的可能性。化疗可能会产生影响麻醉管理的副作用。其中最常见的是化疗后胃肠道并发症,某些药物可能会出现心脏、肺或神经毒性副作用。放疗可能会导致气道肿胀或食管炎,胸腔结缔组织的瘢痕形成和纤维化可能会导致患者在正压通气期间需要更高的气道压力。

【问题 3】有关手术操作的注意事项有哪些?

临床思路 前纵隔巨大肿瘤的患者可能会接受诊断性(活检)或治疗性操作(切除)。这些操作既可以在镇静和监护麻醉(MAC)下进行手术,也可能需要全身麻醉。术前有必要与外科医生讨论具体手术方案,以便制订具体的麻醉方案。

纵隔肿瘤切除术式取决于患者、病变的大小和位置、诊断及外科医生的偏好和经验。可选择的切除术式包括微创术式或传统开放手术;前者包括经胸部或剑突下入路的电视辅助胸腔镜手术、机器人辅助手术、经颈部切除,后者包括开胸手术、胸骨正中切开术、胸廓胸骨切开术(蚌壳式切口)、半侧胸廓胸骨切开术(半蚌壳式切口)。

切口较大的患者需注意术后镇痛。如果无禁忌证,可使用硬膜外镇痛来控制术后疼痛。单侧手术也可使用术侧椎旁阻滞来代替硬膜外镇痛。

【问题 4】应做好哪些麻醉的准备工作?

临床思路 建立有效的血管通路:此患者出血风险较高(肿瘤邻近或附着于重要结构),应建立 2 个大口径的外周静脉通路和/或中心静脉通路。肿瘤可能会导致上腔静脉部分或完全闭塞，如SVCS患者存在颈静脉和上肢静脉怒张，则发生SVC完全闭塞的可能性较高，且接受全身麻醉诱导时会出现心血管衰竭。对于这类患者应在麻醉诱导之前进行下腔静脉（inferior vena cava，IVC）通路置管[2]；通常是在患者下肢插入2根大口径的外周静脉导管，或从股静脉置入1根中心静脉导管。

准备血制品：术前就预估的失血量与外科医生进行沟通；若可能需要大量输血，还需联系血库，应确保可随时获取血液制品和快速输注设备。

准备硬膜外镇痛：如果计划术后使用硬膜外镇痛，应在麻醉诱导之前完成硬膜外置管。胸骨切开术后，高胸段硬膜外阻滞来能无法充分覆盖胸骨切口的上方区域，可能需要给予辅助镇痛[7]。

如果患者在麻醉诱导或手术期间发生心血管衰竭或气管完全梗阻的可能性较高，可应用体外循环（CPB），极少数情况下可能会使用ECMO。由于对大血管进行插管并启动旁路至少需要10分钟。因此，如果怀疑患者麻醉诱导期间可能发生气道或大血管完全梗阻，可以先启动CPB或ECMO，再开始麻醉诱导[4,8]。

【问题5】如何做好术中麻醉管理？

临床思路 该患者麻醉管理主要包括两方面：气道管理和血流动力学管理。

1. **气道管理** 气道管理的准备工作取决于肿瘤的大小和位置，以及计划进行的手术操作，包括准备好气管导管（endotracheal tube，ETT），如在肿瘤压迫气管时，使用不易压塌且更富弹性的加强型ETT[9,10]。在远端气管受压时，使用较长的显微喉镜导管（microlaryngoscopy tube，MLT）。在需要行单肺通气（OLV）时，使用双腔气管导管（double lumen endotracheal tube，DLT）或支气管阻塞导管。准备纤维支气管镜以进行清醒插管，或在插管后检查DLT或支气管阻塞导管的位置。如果气道有可能发生梗阻，需备好硬质支气管镜。

（1）麻醉诱导期间的气道管理：诱导后，患者可因清醒时的代偿机制丧失、肌松药的作用或从自主通气转为正压控制通气，而发生气道梗阻和/或呼吸功能不全[11]。

（2）标准的气道监测：标准的连续监测包括脉搏血氧测定（SpO_2）和呼气末二氧化碳监测。

（3）体位：如果患者取仰卧位时存在中至重度呼吸困难，可在麻醉诱导和/或插管时取上身直立位[2,3]。

（4）纤维支气管镜行清醒插管：在麻醉诱导期间，某些患者从坐位换为仰卧位和/或从自主通气（负压）转为正压通气会破坏关键的代偿机制，从而引发气道梗阻和/或心血管衰竭。

（5）采用纤维支气管镜进行诱导后检查：如果术前影像学检查提示肿瘤可能侵犯或压迫了气管或支气管，可在诱导之后、插管前使用纤维支气管镜来彻底评估气管和主支气管。

（6）硬质支气管镜：如果患者在麻醉诱导期间发生了气道梗阻而无法置入纤维支气管镜或ETT，可能需要使用硬质支气管镜，同时提供喷射通气[12]。

（7）麻醉维持期间的气道管理：术中可出现手术压迫、手术创伤不慎损伤气道、气管软化致气道塌陷、ETT位置不当或正压通气期间出现高气道压力等问题。解决这些问题的技术如下。

1）纤维支气管镜直视下监测：术中可使用纤维支气管镜观察气道[1]。

2）可视DLT直视下监测：如果因手术需要肺隔离而放置了可视DLT，则可实时看到位于DLT气管导管远端和/或累及右主支气管的前纵隔肿瘤。使用可视DLT时，需要用纤维支气管镜来纠正体位摆放期间和手术期间DLT移位的情况明显减少[10]。

3）跨手术野通气：在某些情况下需采用跨手术野通气（cross-field ventilation）。如计划切除气管或不慎损伤气管时，外科医生可直接对位于受累气管区域远端的主要气道进行插管，并将ETT与呼吸回路（或喷射呼吸机装置和导管）相连。在气道解剖结构受损的患者中，这种跨术野通气技术可确保持续氧合和通气。

2. **血流动力学管理** 必需的监测包括心电图和有创血压监测。必要时置入中心静脉导管。

动脉置入导管的位置取决于纵隔肿瘤的大小和位置,及其对双侧上肢循环的影响。例如,SVCS患者的锁骨下动脉可能受到压迫,从而累及肱动脉和桡动脉的血流。如果一侧上肢发生血管闭塞的可能性较高,可在对侧上肢放置动脉导管。如果双侧上肢发生血管闭塞的可能性都很高,就在一侧下肢置入动脉导管。

(1)中心静脉导管:可以连续监测中心静脉压(central venous pressure,CVP),评估血管内的容量状态。虽然具有局限性,但CVP是评估前负荷最常用的参数[13]。由于可能需要输血和紧急复苏,大量失血风险的患者通常会被置入CVC。在未置入动脉导管时,通过CVC也能获取血样,以测定静脉血气、血红蛋白/血细胞比容、电解质等。

(2)其他监测方式:包括经食管超声心动图检查(TEE)和肺动脉导管。TEE能连续可视化监测左、右心室,故在前纵隔肿瘤压迫或附着于心脏和其他主要血管结构的情况下有一定价值[2]。TEE还可以评估心室容积,持续评估心功能,有助于指导容量管理和调整血管活性药物的输注[14]。抢救时,TEE提供的信息可在发生血流动力学不稳定或心血管衰竭时降低死亡风险[15]。

纵隔肿瘤患者在置入肺动脉导管(pulmonary artery catheter,PAC)时可能会发生血管穿孔等并发症,有证据提示PAC监测不能改善结局[16],故很少使用PAC。

(3)麻醉诱导期间的血流动力学管理:如果患者在术前即有继发于纵隔肿瘤压迫效应的心血管受损症状和体征,则可能在麻醉诱导期间发生心血管衰竭。由于压迫效应随体位而改变,麻醉诱导药物的血流动力学影响,从自主负压通气过渡至正压控制通气,可引起严重低血压。

在麻醉诱导期间,维持血流动力学稳定的技术包括[2]:诱导期间保持对症状最轻微的体位(通常为坐位或侧卧位);采用对血流动力学影响最小或有利的诱导药物;在整个诱导期间给予充足的液体容量,以维持CVP和动脉血压;必要时给予正性肌力药和/或血管加压药;对特定患者使用吸入或静脉麻醉诱导技术来维持自主通气。

(4)麻醉维持期间的血流动力学管理:由于压迫效应改变、对心脏或大血管的手术操作、正压通气变化导致胸膜腔内压增加,或不慎损伤心血管结构而引起出血,患者可能在术中发生血流动力学改变。此外,患者术中的容量需求可能会因大量出血或心血管受压而发生变化。

(5)术中维持血流动力学稳定的方法

1)优化容量状态:在无进行性出血的情况下将术中总补液量限制在1.5~2L[17],这种限制性补液策略可能减少肺部并发症,促进早期拔管。过度补液(围手术期24小时内>3L)会引起急性肺损伤,并导致开胸手术后延迟康复[18]。可使用胶体液代替等量的失血,而红细胞输注仅用于需要维持血红蛋白≥8g/dl时。

2)必要时可给予正性肌力药和/或血管加压药。

3)在麻醉维持期间,应使用能够快速调整剂量来减少血流动力学影响的短效麻醉药。

4)在切除肿瘤后再启动硬膜外麻醉,经硬膜外给予局麻药能会导致术中低血压。

5)应持续与手术团队沟通,以确保他们清楚手术操作或失血所致血流动力学变化的严重程度。

6)酌情联系血库,以处理预计会发生或实际发生的出血,并在必要时使用快速输血设备。

3. **麻醉苏醒和拔管**

(1)进行纤维支气管镜检查:在切除邻近或附着气道的肿瘤之后,可能需在纤维支气管镜下评估气道的通畅性和连续性。

(2)拔管:拔管应平稳可控。麻醉苏醒期间的咳嗽和呛咳会增加气道压力,从而影响气管吻合,导致出血和漏气。

（3）计划好术后通气：如果因为手术操作或患者不能满足标准拔管要求而不能拔管，则应留置 ETT 并将患者转入 ICU。可通过导管交换器将双腔导管替换为单腔导管。在能够安全拔管之前，需维持插管并予以控制性通气。

4. 麻醉后管理

（1）急诊并发症：患者在术后早期可能存在手术部位出血或气道受损（水肿、神经受损或气管支气管梗阻），需行紧急评估和处理。这些事件常发生在麻醉后治疗病房（postanesthesia care unit，PACU），因此 PACU 团队必须保持高度警惕。

（2）疼痛管理：区域麻醉技术包括硬膜外镇痛、由外科医生或麻醉医生施行的外周神经阻滞（肋间神经阻滞、前锯肌阻滞、竖脊肌阻滞），也可选择静脉患者自控镇痛（PCA）。

四、上腔静脉综合征麻醉管理注意事项

上腔静脉综合征（SVCS）是一组由于通过上腔静脉回流到右心房的血流部分或完全受阻相互影响所致的症候群，为纵隔肿瘤常见的急症。患者出现急性或亚急性呼吸困难和面颈部肿胀。可见患者面颈部、上肢和胸部淤血水肿，进而可发展为缺氧和颅内压增高，需要紧急处理。

SVCS 的发生原因包括支气管肺癌（87%），恶性淋巴瘤（10%），良性病变（3%）如中心静脉高营养、起搏器导线产生的上腔静脉血栓、特发性纵隔纤维化、纵隔肉芽肿及多结节性甲状腺肿。SVCS 的典型特征包括：上半身表浅静脉怒张；面颈部、上肢水肿；胸壁有侧支循环静脉和发绀。静脉怒张在平卧时最明显，但大多数病例在直立时静脉也不会像正常人一样塌陷。颜面部水肿明显，眼眶周围组织肿胀以至于患者不能睁开眼睛，严重的水肿可掩盖静脉扩张症状。大部分患者呼吸道静脉淤血和黏膜水肿可引起呼吸道梗阻症状（呼吸急促、咳嗽、端坐呼吸）；此外，还可因脑静脉回流障碍引起脑水肿致意识、精神、行为改变。由于 SVCS 患者有时病因不明，有时需要行纵隔镜或小切口下取组织活检明确诊断；有时则可能拟行上腔静脉解压术而需要实施麻醉。

麻醉处理的关键仍是呼吸和循环的管理。呼吸系统主要是气道问题，面颈部的水肿同样可以出现在口腔、口咽部和喉咽部，此外，呼吸道还可能存在外部的压迫和纤维化，正常运动受限，或存在喉返神经损害。如果疑有气道受压，按照巨大纵隔肿瘤的麻醉处理。为减轻气道水肿，患者常以头高位被送至手术室。在麻醉诱导前，所有患者均行桡动脉穿刺置管。根据患者情况术前可从股静脉置入中心静脉导管作为补液通道，颈内静脉置管则用于监测及必要时可作为引流以减轻脑水肿。如果诱导前患者必须保持坐位才能维持呼吸，则应选择纤维支气管镜清醒插管。

由于 SVCS 患者在正压通气期间发生心血管衰竭的风险较高，故可使用吸入麻醉诱导技术来维持麻醉诱导期间的自主通气。如果患者出现血流动力学不稳定，为了避免前负荷随正压通气而下降，可在气管插管后继续维持自主通气。某些情况下，需维持自主通气至手术控制肿瘤（如部分切除）之后[2]，或至建立控制氧合和通气的 CPB 后。因 SVCS 而发生面部、上肢或声带水肿的患者，在全身麻醉诱导期间发生气道塌陷和梗阻的可能性较大。对于这类患者，应在全身麻醉诱导前使用纤维支气管镜进行清醒插管，并使患者保留自主呼吸。

由于中心静脉压过高，加之手术野组织的解剖变形，术中出血是主要的问题之一，所以应充分备血。术后特别是纵隔镜、支气管镜检查后上腔静脉的压迫并没有解除，则可能发生急性呼吸衰竭而需气管插管和机械通气。这种急性呼吸衰竭的机制尚不清楚，但最有可能的是 SVCS 可引起急性喉痉挛和支气管痉挛，呼吸功能受损、肿瘤增大加重气道的阻塞。因此，这些患者术后应常规监护。

复旦大学附属中山医院麻醉科对于“纵隔肿瘤切除，上腔静脉重建术”麻醉方案建议如下：①麻醉选择，全身麻醉，单腔气管插管；②监测，体温、ACT、BIS（以及爆发抑制比 SR）或脑氧饱和度、右颈内静脉压

及其他心血管监测，伴发严重心脏疾病者建议行TEE监测；③准备肝素、鱼精蛋白；④穿刺左上肢静脉、左桡动脉、股静脉、右颈内静脉逆向置管至入颅内（一般为距离皮肤10cm左右）；⑤ TCI等静脉泵连接至股静脉；⑥小潮气量通气（4~6ml/kg），增加频率以维持正常$PetCO_2$，无PEEP；⑦监测基础ACT、静脉注射肝素1mg/kg后ACT、鱼精蛋白0.5mg/kg拮抗后ACT（建议勿完全拮抗，保持适当延长）；⑧于心脏周围操作时注意心功能、血压、心律失常；⑨阻断左锁骨下静脉后，关闭左上肢静脉输液；⑩切除病变侵犯的上腔静脉前确认有无PICC导管等，如有务必退出；⑪阻断上腔静脉后，注意BIS（及暴发抑制比SR）或脑氧饱和度（SR从无到有并升高提示脑灌注不足与脑缺血，应提高灌注压，必要时调整上腔静脉重建方式）、右颈内静脉压（不应大于30mmHg）；⑫阻断上腔静脉后，建议抬高头位15°~30°，有利于头颅静脉回流，酌情静脉滴注甘露醇；⑬注意头颈部及上胸部皮肤淤血表现，必要时告知手术医生；⑭苏醒期注意意识、运动等脑功能改变；⑮术后交班注意右颈内静脉测压，持续测压，不用于输液。

第五节　纵隔手术常见的术后早期并发症及处理

术后早期需注意气管软化导致的气道梗阻。麻醉恢复期排除气管软化后才能拔管，注意术中对受压部位的直视观察，并在拔管前先放气囊后观察，拔管时可在气管导管内先置入较细的交换导管，一旦拔除气管导管后出现问题，可以顺着交换导管再次插管；另外也可在拔管时经气管导管置入纤维支气管镜明视观察，如无气管软化则拔出气管导管。

如纵隔肿瘤侵犯交感神经，肿瘤切除后可能损伤交感神经出现霍纳综合征，表现为无汗、眼睑下垂、眼球突出；如果肿瘤与脊柱紧密相连，尤其是椎间孔神经根，可能造成肢体运动障碍；如肿瘤包裹上腔静脉、无名静脉，手术切除后可能造成肢体、颜面部水肿；如手术影响膈肌可能造成膈肌瘫痪、呼吸困难，影响喉返神经会造成声音嘶哑[19,20]。

第六节　纵隔手术的术后镇痛

一、术后镇痛方式选择

对于纵隔肿瘤切除术后患者而言，充分的术后镇痛管理非常重要。虽然正中胸骨切开术后疼痛比胸廓切开轻得多，但镇痛不足会导致不敢用力呼吸，不能咳痰清除分泌物，最终导致气道阻塞、肺不张和低氧血症[19,20]。

（一）神经阻滞/局部麻醉药物

1. **硬膜外镇痛**　是当前控制急性疼痛较常用的镇痛方式。它可以提供持续有效的镇痛效果，而且不会出现静脉和口服给予阿片类药物的相关副作用，但患者可能发生一系列硬膜外镇痛相关的副作用和并发症。大多数麻醉医生选择通过在胸段水平置入硬膜外导管，并联合给予阿片类药物（芬太尼、吗啡、氢吗啡酮）和局麻药（布比卡因或罗哌卡因）。

2. **局部神经阻滞**　在没有放置硬膜外导管的情况下，用长效局部麻醉药实施肋间神经阻滞或椎旁神经节阻滞可达到镇痛效果，但其作用时间有限，需要实施同时联合其他镇痛方式。在手术切口处浸润或留置导管输注局麻药可明显减少肠道外阿片类药物的需要量。

3. **胸膜腔内镇痛**　胸膜腔内给予局麻药可提供多个肋间神经阻滞效果，但效果不稳定，取决于患者的体位、注射容量、胸腔闭式引流管位置和手术类型。

（二）静脉镇痛

1. 静脉镇痛药物

（1）阿片类药物：单独使用可有效控制静息状态下的伤口疼痛，但若要控制咳嗽、活动状态下的伤口疼痛，往往需要较大剂量，可造成患者镇静和呼吸抑制。

（2）非甾体类抗炎药（NSAIDs）：联合阿片类药物使用可减少阿片类药物用量，特别是治疗同侧肩痛非常有效。

（3）艾司氯胺酮/氯胺酮：氯胺酮镇痛效果较好，呼吸抑制并发症发生率较低，但可能并发神经系统并发症；艾司氯胺酮是右旋氯胺酮，与门冬氨酸受体和阿片μ受体的亲和力更高，较氯胺酮有更强的镇痛效力、更高的体内清除率和更低的不良反应发生率。近期的研究显示艾司氯胺酮还可减少抗抑郁药和阿片类药物的用量。

（4）右美托咪定：镇痛有益的辅助药物，联合使用硬膜外局麻药镇痛时可显著减少阿片类药物用量，儿童和成人的术后镇痛维持量为0.3~0.4μg/（kg·h），使用时注意心血管系统并发症。

2. 静脉镇痛效果 虽很难达到舒适的镇痛效果，可很好地缓解患者内脏痛和膈肌刺激所引起的牵扯痛，采用此种方式进行术后镇痛最好通过患者自控镇痛（PCA）装置。

二、术后疼痛管理的相关问题

（一）肩痛

在开胸手术后使用有效硬膜外阻滞的患者中高达80%主诉同侧肩痛，主要原因可能是膈肌受到刺激后由膈神经传入而引起的牵涉痛，其他原因包括手术体位、腔镜二氧化碳刺激。当患者出现肩痛，应考虑以下因素[19,20]。

1. 胸腔引流管放置是否过深，引流管过深进入胸廓顶部，刺激壁层胸膜可能引起肩痛，可行X线检查，适当调整引流管深度。

2. 是否合并胸部后外侧切口痛，此处疼痛可能与肩痛混淆，且不易被胸段硬膜外阻滞，可以检测硬膜外阻滞范围，如果阻滞不够，可以加大硬膜外药量。

3. 术前合并慢性肩关节痛，由于术中体位原因，同侧手臂疼痛在术后可能加重，建议术前询问患者肩部问题，摆体位时放置于一个不会加重肩痛的位置。

纵隔手术后肩痛往往在术后第2天缓解。对于肩痛的药物处理，可以选用抗炎药物复合或不复合阿片类药物。膈神经浸润和肌间沟臂丛阻滞虽能减轻肩痛，但存在膈肌功能障碍的风险，应谨慎使用。

（二）开胸后神经痛和慢性切口痛

纵隔手术相关的急性疼痛综合征可能演变为慢性疼痛综合征，如术后的慢性神经痛，可通过预防性神经阻滞，对手术损伤的神经末梢脱敏的方法来预防。

（缪长虹　钟　静）

推荐阅读

[1] HARTIGAN PM，NG JM，GILL RR.Anesthesia in a Patient with a Large Mediastinal Mass.N Engl J Med，2018，379（6）：587-588.

[2] DUBEY PK，TRIPATHI N.Anesthetic Considerations in a Patient With Large Anterior Mediastinal Mass.J Cardiothorac Vasc Anesth，2019，33（4）：1073-1075.

[3] RATH L，GULLAHORN G，CONNOLLY N，et al.，Anterior mediastinal mass biopsy and resection：anesthetic techniques and

perioperative concerns.Semin Cardiothorac Vasc Anesth,2012,16(4):235-242.

[4] SLINGER P,KARSLI C.Management of the patient with a large anterior mediastinal mass:recurring myths.Curr Opin Anaesthesiol,2007,20(1):1-3.

[5] TORCHIO R,GULOTTA C,PERBONI A,et al.,Orthopnea and tidal expiratory flow limitation in patients with euthyroid goiter.Chest,2003,124(1):133-140.

[6] HNATIUK O W,CORCORAN PC,SIERRA A.Spirometry in surgery for anterior mediastinal masses.Chest,2001,120(4):1152-1156.

[7] VISSER WA,LIEM TH,VAN EGMOND J,et al.,Extension of sensory blockade after thoracic epidural administration of a test dose of lidocaine at three different levels.Anesth Analg,1998,86(2):332-335.

[8] KIM SH,SONG S,KIM YD,et al.Outcomes of Extracorporeal Life Support During Surgery for the Critical Airway Stenosis. ASAIO J,2017,63(1):99-103.

[9] FALZON D,ALSTON RP,COLEY E,et al.Lung Isolation for Thoracic Surgery:From Inception to Evidence-Based.J Cardiothorac Vasc Anesth,2017,31(2):678-693.

[10] HEIR JS,GUO SL,PURUGGANAN R,et al.A Randomized Controlled Study of the Use of Video Double-Lumen Endobronchial Tubes Versus Double-Lumen Endobronchial Tubes in Thoracic Surgery.J Cardiothorac Vasc Anesth,2018,32(1):267-274.

[11] GARDNER JC,ROYSTER RL.Airway collapse with an anterior mediastinal mass despite spontaneous ventilation in an adult. Anesth Analg,2011,113(2):239-242.

[12] GOTHARD JW.Anesthetic considerations for patients with anterior mediastinal masses.Anesthesiol Clin,2008,26(2):305-314,vi.

[13] MARIK P E,BARAMM,VAHID B.Does central venous pressure predict fluid responsiveness? A systematic review of the literature and the tale of seven mares.Chest,2008,134(1):172-178.

[14] HEIR JS,GUO SL,PURUGGANAN R,et al.Mediastinal mass with superior vena cava syndrome.Semin Cardiothorac Vasc Anesth,2011,15(3):105-111.

[15] COWIE B.Cardiovascular collapse and hypoxemia in a man with a right-sided mediastinal mass,undiagnosed atrial septal defect,and right-to-left shunt.J Clin Anesth,2014,26(8):688-692.

[16] FLEISHER LA,FLEISCHMANN KE,AUERBACH AD,et al.2014 ACC/AHA guideline on perioperative cardiovascular evaluation and management of patients undergoing noncardiac surgery:executive summary:a report of the American College of Cardiology/American Heart Association Task Force on practice guidelines.Developed in collaboration with the American College of Surgeons,American Society of Anesthesiologists,American Society of Echocardiography,American Society of Nuclear Cardiology,Heart Rhythm Society,Society for Cardiovascular Angiography and Interventions,Society of Cardiovascular Anesthesiologists,and Society of Vascular Medicine Endorsed by the Society of Hospital Medicine.J Nucl Cardiol,2015,22(1):162-215.

[17] YAO S,MAO T,FANG W,et al.Incidence and risk factors for acute lung injury after open thoracotomy for thoracic diseases.J Thorac Dis,2013,5(4):455-460.

[18] AHN HJ,KIM JA,LEE AR,et al.The Risk of Acute Kidney Injury from Fluid Restriction and Hydroxyethyl Starch in Thoracic Surgery.Anesth Analg,2016,122(1):186-193.

[19] 邓小明,姚尚龙,于布为,等.现代麻醉学.北京:人民卫生出版社,2014.

[20] MILLER RD,COHEN NH,ERIKSSON LI,et al.Miller’s Anesthesia.8th ed.Philadelphia:Elsevier Saunders,2015.

第十八章

小儿胸科手术的麻醉及围手术期管理

第一节　概述

小儿胸部外科手术多为新生儿甚至早产儿，在手术过程中有其特殊的病理生理变化，麻醉处理应能满足这些变化，除掌握胸科手术麻醉特点外，同时也需要掌握同年龄段患儿的生理改变及其对麻醉管理的影响。小儿胸科手术主要以先天性、肿瘤性、感染性及创伤性疾病为主，病变包括气道、食管、肺、胸腔、纵隔等，涉及呼吸及循环系统（表 18-1-1）。

表 18-1-1　小儿胸科手术的种类

病因	病种
先天性	先天性膈疝 气管食管瘘 食管闭锁 先天性肺叶性气肿 先天性囊状腺样畸形 肺隔离症
肿瘤	淋巴瘤 畸胎瘤 神经母细胞瘤 胸腺瘤
感染	胸腔积液 肺炎合并脓胸
获得性	胸外伤 呼吸道异物
胸部畸形	漏斗胸 / 鸡胸

小儿胸科手术的一般特点如下。

1. 小儿胸科手术常涉及循环、呼吸、消化、神经等系统。术式复杂，持续时间较长，患儿的一般情况和耐受性也不一样，除急症手术无时间准备外，应尽可能做好术前准备。对术前已存在的呼吸功能障碍及心功能不全应适当纠正，术前应特别注意，长期的肺部疾患或肺发育不良对围手术期管理的影响。

2. 开胸对患儿的呼吸和循环功能影响很大。打开胸腔后，呼吸和循环功能发生改变，加上原有的心肺疾患，手术操作及麻醉因素，对机体生理功能的干扰就更严重。

3. 开胸后如果让患儿保留自主呼吸，开胸侧的肺脏将发生萎缩，使肺通气面积急剧减少，减少可达到正常的 40%~50%，同时肺循环阻力增加，因此要维持有效通气，必须进行气管插管及控制通气。正常情况下，由于两侧胸腔内压力相同，纵隔固定在正中无左右摆动。在侧卧位开胸状态下，自主呼吸患儿会出现反常呼吸及纵隔摆动。一旦出现纵隔移位或摆动，可使腔静脉在右心入口处发生扭曲，减少回心血量及心排血量，使血压下降。同时纵隔摆动的程度与呼吸强度、气道通畅程度及纵隔的稳定程度有关，当呼吸过深（潮气量过大）、过快（快速挤压气囊）时，纵隔摆动更明显。此外，手术医生的操作压迫心脏，也影响回心血量及心排血量。因此，麻醉医生要时刻观察手术医生的操作，必要时给予提醒。

4. 成人侧卧位，健肺位于下侧和患肺上侧时，氧合最佳。然而，对于婴幼儿，由于胸壁柔软易于压缩，无法完全支撑下肺，下肺功能残气量接近于残气量，下肺更易塌陷闭合，因此，婴儿和成人完全相反，健肺向上、患肺向下侧卧位时，氧合最佳[1]。同时婴幼儿耗氧量更高，婴儿在侧卧位手术时容易缺氧。儿科患者术中的体位摆放非常重要，因为不合适的体位会压缩柔软的胸腔从而进一步减少健肺的容积。侧卧位时应该用垫枕或软袋压迫腹部防止腹腔内容物挤入胸腔。

5. 胸腔内的神经分布非常丰富，对于各种刺激特别是手术操作极为敏感。各种神经反射在全身麻醉下虽已减弱但仍很活跃。如果麻醉深度不足，手术操作对肋间神经、纵隔、肺门、心包等部位的刺激会引起反射性循环和呼吸功能障碍。这类生理功能紊乱严重时可能引起心脏骤停，在缺氧和存在酸中毒时更易发生。因此在开胸后，应注意调整麻醉深度，防止麻醉过浅。对存在异常迷走神经兴奋表现者，如心动过缓、血压下降或支气管痉挛等症状，可静脉注射阿托品。

知识点

缺氧性肺血管收缩（hypoxic pulmonary vasoconstriction，HPV）是肺循环内低 PO_2 引起局部血管平滑肌反应性收缩，这是体循环和肺循环对缺氧反应的根本区别。在任何肺部病变和单肺通气的患者中，HPV 对改善通气氧合都有帮助，因此麻醉医生必须了解麻醉对 HPV 的影响。胎儿时期一旦肺循环发育，则 HPV 存在且活跃，此时的肺血管阻力（PVR）最高。新生儿出生时肺血管明显扩张，在出生后前几天或前几周，肺循环阻力继续下降并逐渐向成人肺循环过渡。但是在这一时期，HPV 是非常危险的反射，因为强烈的肺血管收缩可能导致新生儿开放不久的肺循环关闭，胎儿循环再次开放可能导致患儿发生危及生命的低氧，因此在这一阶段，HPV 会主动减弱。所有的现代挥发性麻醉药都呈剂量依赖地抑制 HPV，而等效剂量的异氟烷、七氟烷和地氟烷对 HPV 的抑制作用无区别，常见的静脉麻醉药对 HPV 无显著抑制作用[2]。

第二节　麻醉前评估与准备

一、一般情况评估

1. **新生儿或婴儿首先评估其妊娠和出生史**　出生时的 Apgar 评分和抢救复苏史可提供诊断线索。如新生儿期长时间气管插管可能提示声门下狭窄。呼吸窘迫综合征（respiratory distress syndrome，RDS）导致的支气管肺发育不良（bronchopulmonary dysplasia，BPD），对患儿的影响可持续数年。麻醉医生应根据病史选择合适的气道管理方法和机械通气策略。

2. **评估患儿的活动能力**　若婴儿喂食时出汗或发绀可能提示心功能不全。年长儿心肺功能的评判指标可通过其与同龄儿童玩耍的情况进行比较，若一个孩子在玩耍时需要反复停下来休息，则说明他的活动能力下降。

3. **临床症状和体征**　小儿呼吸衰竭或呼吸窘迫不仅表现为气促，也会出现吸气性三凹征，鼻翼扇动，呻吟，呼吸辅助肌参与呼吸运动，反常呼吸，这些临床体征很容易识别。同时还应区别周围性发绀和灌注不足的临床表现。此外,呼吸系统评估也应关注心力衰竭、肺水肿和喘息的临床体征。哭闹或发怒不配合的小儿无法测量血压或测量结果不可靠。听诊心音识别正常心音和心脏杂音。

二、心肺功能评估

胸科手术的小儿至少要完善胸部X线检查,用以评估肺部病理改变、肺水肿、血管形态和脊柱侧弯。如果条件允许,还应完善CT或MRI检查,这些检查可以辅助评估肺隔离的可行性及病理改变的程度。需要特别注意病变是否与支气管有关(如先天性囊性腺瘤样畸形),因为这可能改变通气策略。

三、辅助检查

前纵隔肿块可能压迫大血管、气管或心脏,无论是病史还是体格检查是否已经提供了心血管系统衰竭的证据,进一步评估都应完善经胸超声心动图检查。如果想要了解与疾病相关的心脏电生理和异常改变,可以完善心电图检查协助评估。

小儿胸科手术前很难像成人那样获得可靠的肺功能测试结果或肺活量测定结果,但这不影响手术进行。

第三节　小儿肺隔离

一、小儿肺隔离技术

实施小儿肺隔离技术主要有四种方法,分别为支气管插管、支气管封堵器、Univent气管导管、双腔支气管导管。

二、支气管插管

单腔支气管导管(改良气管导管:加长型)通气是小儿肺隔离技术最早的通气方法,使用比传统小一号的单腔气管导管插入健侧主支气管实施单肺通气,导致患侧肺萎陷实施肺隔离。

(一)置入技术

1. 右侧主支气管插管,直接盲插向前推进气管导管。

2. 左侧主支气管插管,可用两种技术。

(1)纤维支气管镜起到管芯的作用,引导气管导管进入左主支气管。

(2)将患儿头完全偏向右侧,将气管导管插入气管后,盲插向下推进时,向左侧支气管方向旋转180°(斜面向左侧),常可进入左主支气管。

选择合适带囊气管导管很关键,可考虑选择小一型号气管导管,如果导管长度不够,需要延长导管或专用加长型支气管导管。

(二)患侧人工气胸

胸腔镜手术时可以应用患侧人工气胸的方法来实施被动单肺通气,气胸压力以患儿能耐受的最小气胸压力为佳(3~8mmHg)。

三、支气管封堵器

小儿支气管封堵器受型号限制,目前临床最常使用的有Arndt支气管封堵器(cook inc, bloomington, IN)、Fogarty动脉取栓导管。

1. Arndt 支气管封堵器

（1）Arndt 支气管封堵器准备

1）测试气囊，使用水溶性润滑液润滑 Arndt 支气管封堵器和多接口连接器。

2）通过多接口连接器预先置入封堵器和支气管镜。

3）将支气管封堵器引导环绑定在支气管镜上，通过近端尼龙线调节引导环大小固定。

（2）Arndt 支气管封堵器置入

1）将支气管镜置入目标支气管，然后沿支气管镜将封堵器推入该支气管。

2）或拉紧近端尼龙线将封堵器紧贴支气管镜，将支气管镜与封堵器一起推入目标支气管。

3）拧紧可变孔口以固定封堵器，避免漏气。

4）直视下气囊充入空气 0.5~2ml（肺隔离开始）。

5）左侧肺隔离时套囊应位于气管隆嵴下约 2mm，右侧肺隔离时套囊正好位于气管隆嵴下。

6）移除尼龙线，有助于肺萎陷。

7）患者任何体位改变均应在支气管镜下再次确认封堵器的位置。

（3）支气管封堵器置入常见问题

1）Arndt 支气管封堵器系统最主要的技术问题是在将其推入左主支气管时会“纠缠”在气管隆嵴上。一种解决方法是将患者的头偏向右侧，然后朝左主支气管方向弯曲支气管镜，将紧紧绑住的支气管镜 / 封堵器推入左主支气管。

2）对于小年龄段患儿，只能使用 ID≤4.5# 气管导管，5F Arndt 支气管封堵器还可采用气管导管外放置技术[3-4]。

2. Fogarty 动脉取栓导管

（1）Fogarty 动脉取栓导管的准备

1）测试气囊，使用水溶性润滑液润滑 Fogarty 导管。

2）使用 Arndt 封堵器套件中的多接口适配器（或其他替代接口）。

3）距离导管尖端 3cm 的远端弯曲成 45°。

（2）Fogarty 动脉取栓导管的置入

1）纤维支气管镜引导插入气管导管至预堵闭支气管，沿气管导管插入 Fogarty 导管至目标侧支气管，后退气管导管至主气管内（管内）。

2）纤维支气管镜或硬直镜引导插入 Fogarty 导管至目标侧支气管（管外），再插入气管导管[5]。

四、Univent 气管导管

一种气管导管内嵌有支气管封堵器的特殊导管，其中 3.5mm（不带囊）和 4.5mm（带囊）是儿童型号，可用于 6~8 岁以上的儿童。

（一）Univent 气管导管置入

1. 纤维支气管镜法 在喉镜直视下插入 Univent 气管导管，一旦确认导管在气管内，可在纤维支气管镜直视下通过旋转封堵器将封堵器推进导入目标支气管。

2. 非纤维支气管镜法 主要包括听诊法、光棒联合 X 线片法、二氧化碳波形法。

（二）Univent 气管导管常见问题

导管横断面积较大、管腔小，导管质地较硬，其有不相匹配的高气道阻力。而导管套囊采用高压、低容量设计，导管正常充气也有可能损伤黏膜[6]。

五、双腔支气管导管

最小的双腔管型号是 26F，只能用于 8 岁以上的儿童。因此限制了其在儿童中的广泛应用。其使用方法与放置技术与成人相同。

新型 Marraro 儿童双腔管包括两个独立的无套囊气管导管，有不同的纵向长度，并联合在一起，临床上有报道使用，常用型号有 2.0/2.5，2.5/3.0，3.0/3.5，可用于出生 1 天至 3 岁，体重 2.7~12kg 的单肺通气患儿，目前临床属于特殊产品，并未上市[7-8]。

知识拓展

一、不同支气管导管的优缺点和应用局限性

见表 18-3-1。

表 18-3-1　不同支气管导管的优缺点和应用局限性

导管类型	优点	缺点	应用局限性
用单腔导管进行支气管插管	• 即使紧急情况下也容易操作 • 能完全阻断一侧肺通气 • 不需要特殊设备 • 只要把导管撤回至气管就可以进行双肺通气 • 只要导管的长度足够，可以用于所有年龄段的患儿	• 患者变换体位或肺部进行手术操作时很容易发生导管异位 • 支气管阻塞后有可能会引起通气不足 • 如果导管不带囊，较难达到支气管完全密封，因此对侧病变仍可能扩散 • 术中肺萎陷和复张都比较难	• 插入右主支气管时可能导致右上支气管阻塞 • 无法进行双侧支气管吸引 • 可能需要纤维支气管镜的引导 • 不可能进行孤立肺通气 • 导管的放置需要经验和技术
Univent 导管	• 完全阻断一侧肺通气 • 封堵的导管可以撤回至气管，实现双侧通气 • 封堵侧的肺仍可以供氧和支气管吸引 • 可用于选择性肺叶通气	• 球囊压迫可导致严重的支气管黏膜缺血 • 术中较难使肺萎陷或复张 • 无法进行双侧支气管吸引 • 由于封堵器占了气管导管内的很大一部分空间，气流阻力明显增加	• 需要纤维支气管镜引导 • 需要特殊的、昂贵的设备来进行插管 • 儿科可用的最小导管内径为 3.5mm • 不能进行孤立肺通气 • 不容易操作 • 导管的放置需要经验和技术
支气管封堵器	• 可以完全封堵一侧肺 • 可以进行供氧、支气管吸引、CPAP 支持	• 球囊压迫可导致严重的支气管黏膜缺血 • 如果充气的球囊滑进气管内可引起气管阻塞 • 手术操作过程中容易发生异位，异位后不容易再次放置 • 术中较难使肺萎陷或复张 • 不容易操作	• 需要纤维支气管镜引导 • 在低龄患儿，由于气管导管内径较小，引起通气不足 • 需要特殊的、昂贵的设备来进行插管 • 需要适合年龄的导管 • 不能进行孤立肺通气 • 导管的放置需要经验和技术
儿科用双腔导管	• 可以完全封堵一侧肺，容易使肺萎陷或复张 • 左侧双腔导管容易放置 • 可以孤立肺通气（双侧肺分别用不同的潮气量和呼气末正压通气） • 可以给封堵侧肺进行供氧和CPAP • 双侧支气管吸引	• 如果没有充分湿化，管径较小的导管容易堵塞 • 术后护理需要再放置常规的单腔导管 • 进行持续通气右侧双腔导管比较难放置，容易导致右上肺阻塞	• 导管的放置需要经验和技术 • 受限于双腔导管的管径和长度，支气管吸引比较困难 • 需要纤维支气管镜引导下纠正导管位置 • 目前双腔导管只能用于 8 岁以上的患儿

二、小儿单肺通气技术推荐参考

小儿肺隔离技术，气管导管和/或堵闭器的型号选择尤为重要，可根据患儿病史，影像学数据，按年龄的正常值，既往的麻醉记录及所使用气管导管的型号，呼气峰流速等综合评估。表 18-3-2 为根据小儿气道特点列出的用于肺隔离技术的可用设备。

表 18-3-2 低年龄段小儿单肺通气技术推荐参考

年龄	喉部直径/mm	气管直径/mm	气管内插管 ID/(mm，无套囊)	气管内插管类型	BBs/Fr	Arndt 封堵器/Fr	Univent 导管 Fr	Marraro DLT/(ID，mm)	Bronchoport DLT/Fr	Broachocath Malliickrodr DLT/Fr
<28 周	2.2~3.1	2.5~5	2.5	常规导管	Na	Na	Na	2.0+2.0	Na	Na
28~34 周	2.9~3.5	2.7~5.5	2.5	常规导管	Na	Na	Na	2.0+2.5	Na	Na
34~38 周	2.7~5.5	3~6	2.5~3	常规导管	Na	Na	Na	2.5+2.5	Na	Na
38~41 周	3.7~6.4	3.7~6.5	3~3.5	常规导管	2~3	Na	Na	2.5+3.0	Na	Na
1 岁	4.5~10	5.2~7.8	3.5~4	微型喉管	3	Na	Na	3.0+3.0	Na	Na
3 岁	6~12	6.3~9	(年龄/4)+4	微型喉管	4	5	Na	3.0+3.5	Na	Na
5~6 岁	7~12	8~10	(年龄/4)+4	微型喉管	5	5	3.5 无套囊	3.0+3.5	Na	Na
8~10 岁	7~16	12	(年龄/4)+4	微型喉管	Na	Na	4.5 无套囊	3.0+3.5	26	26

注：ID. 内径；DLT. 双腔导管；BBs. 支气管封堵器；Na. 无。

六、小儿肺隔离技术管理

小儿与成人肺隔离技术的主要区别在于呼吸道内径较细，所用设备受到限制。肺隔离方案取决于对患儿气管内径（根据患儿年龄、气管粗细、气道病史、肺功能检查及影像学资料）的评估，以及手术入路和特定患者气道解剖学特点。

显然，肺隔离技术并不能保证患儿耐受单肺通气，了解其适应证和禁忌证，熟悉影响小儿肺隔离技术安全的因素非常重要。

七、小儿肺隔离技术适应证、禁忌证

肺隔离的适应证旨在有利于手术暴露，或通过提供选择性通气以及防止感染或分泌物进入健侧肺来防止进一步的肺损伤。

（一）适应证

1. **手术暴露** 电视胸腔镜手术，肺切除术，纵隔手术，胸腔血管手术，食管手术，脊柱外科。
2. **肺隔离** 大量肺出血（外伤），感染/脓性分泌物（单侧）。
3. **选择性通气** 气管支气管创伤，支气管胸膜/支气管皮肤瘘。

（二）禁忌证

1. 患儿无法耐受单肺通气/依赖于双侧通气。
2. 气道内肿块（难以放置导管或堵闭器）。

3. 血流动力学不稳定，严重缺氧，严重限制性通气障碍。

4. 重度肺动脉高压。

5. 困难插管或疑似困难气道。

八、肺隔离技术通气策略

1. **非通气侧肺复张** 当 SpO_2 突然严重下降，或患儿不能耐受低氧状况（心电图变化等）时，手术侧肺通气复张是最迅速和可靠恢复 SpO_2 的方法。技术问题（导管或堵闭器移位、分泌物堵塞等）是氧饱和度迅速下降的最可能原因，待病情稳定后通过支气管镜检查是最好的解决方法。肺复张手法：维持气道正压 25~35cmH_2O（3~5 秒），注意血流动力学改变。

2. **非通气侧肺** CPAP 手术时非通气侧肺可给予 CPAP，可有效地为非通气侧肺供氧，从而减少非通气侧肺的分流。但维持手术侧肺呈一定程度的膨胀，可能不适合婴幼儿的胸腔镜微创手术。

3. **通气侧肺** PEEP 通气侧肺给予 PEEP 可能减轻该肺的肺泡萎陷（分流），但过高 PEEP 可增加气道压力，增加非通气侧肺的分流。理想的 PEEP 取决于其呼吸系统的顺应性。

4. **联合应用** CPAP-PEEP CPAP 应用于对非通气侧肺氧合仍然不满意时，通气侧肺加用 PEEP 可能较单用 PEEP 更有效（因为 PEEP 使血液重新分布到非通气侧肺）。

5. **肺动脉钳夹** 术中钳夹非通气侧肺全部或部分肺动脉可有效地减少或消除非通气侧肺的分流，显著改善氧合。当手术关键步骤正在进行，不能暂停手术时，这种方法可使患儿短暂性耐受临界氧合状态，而不用中断手术来进行肺通气复张。

6. **非通气侧肺高频喷射通气** 类似于 CPAP，低潮气量和高频率可使手术野相对稳定。

7. **导管充气** 直接向非通气侧肺充入 100% 氧气。

第四节 常见小儿胸科手术的围手术期管理

一、先天性食管闭锁

先天性食管闭锁（esophageal atresia，EA）在新生儿的发病率为 1/4 000~1/2 500，原因是在胚胎发育第 3~6 周出现发育异常，造成食管隔断，形成盲端或与气管、支气管相通形成食管 - 支气管瘘，常因患儿吮吸奶汁立即呕吐或呛咳或无法留置胃管而发现，通过食管放置导管并注入碘油行 X 线检查可确诊。20%~40% 的食管闭锁患儿属于早产儿或低体重儿，超过 50% 的食管闭锁患儿合并其他先天畸形，部分患儿合并两种或两种以上畸形（VACTERL 综合征），其中最常见为心血管系统畸形，约占 23%，四肢及骨骼畸形 18%，肛门直肠及消化道畸形 16%，泌尿系统畸形 15%，头颈部畸形 10%，纵隔部位畸形 8%，染色体畸形 5.5%。

知识点 **食管闭锁分型**

临床上通常将先天性食管闭锁分为五型。Ⅰ型：食管上下端均闭锁，食管与气管间无瘘管，约占 2%；Ⅱ型：食管上端与气管之间形成瘘管，下端闭锁，约占 1%；Ⅲ型（临床最常见）：食管上端闭锁，下端与气管相通形成瘘管，占 75%~80%，对于食管两端盲端间距离大于 2cm 为Ⅲa 型，距离小于 2cm 为Ⅲb 型；Ⅳ型：食管上下端均与气管相通形成瘘管，约占 2%；Ⅴ型：食管无闭锁，仅有气管、食管瘘，形成 H 型瘘管，约占 4%。其中 H 型食管闭锁合并其他畸形的发生率最低（图 18-4-1）。

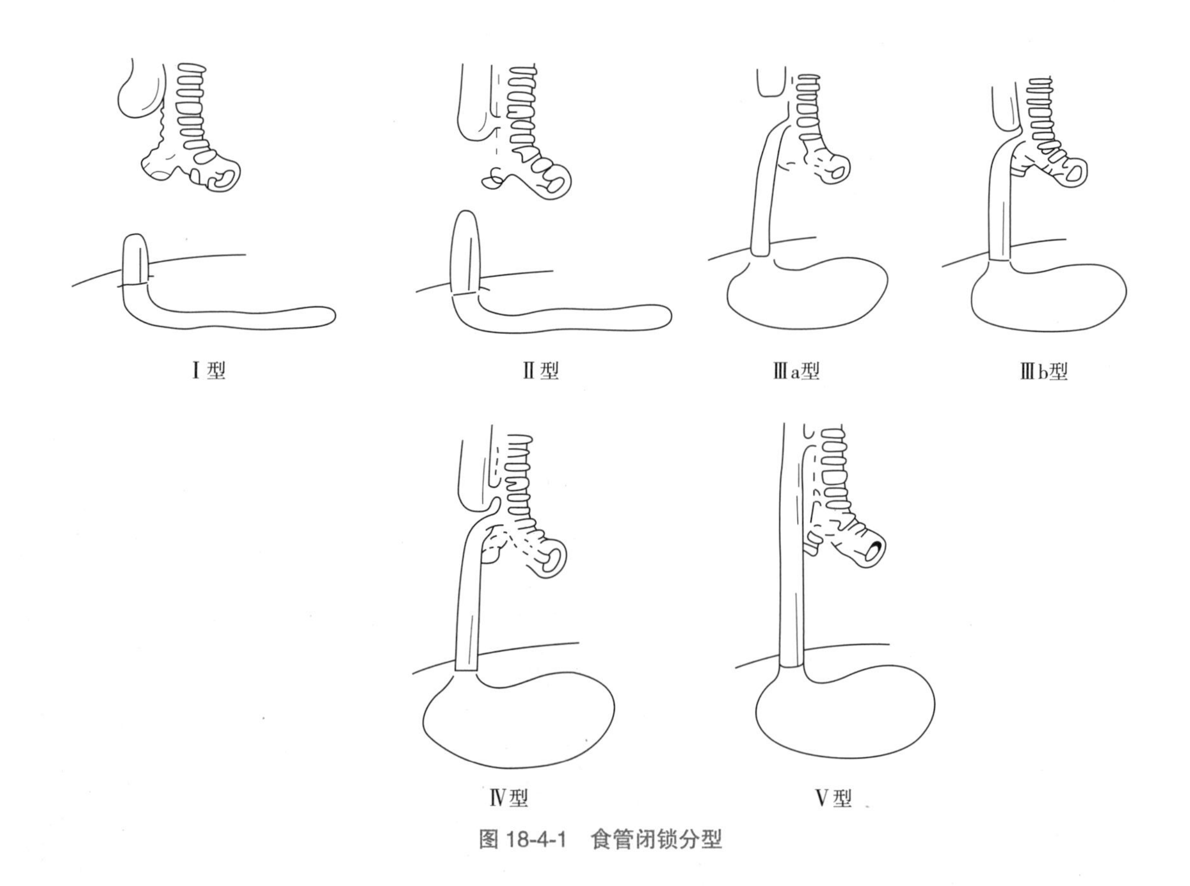

图 18-4-1　食管闭锁分型

大多数食管闭锁患儿会在生后 1 个月内接受手术治疗。手术方式包括开胸手术或胸腔镜手术。胸腔镜食管闭锁手术可以缩短术后恢复时间、减少术后疼痛并降低术后胸廓畸形的发生率，但需要手术医生有丰富的专科经验和良好的腔镜技术，以及麻醉医生的有效配合。严重先天性心脏病、低体重、长段型食管闭锁及全身一般状况差的患儿不应选择胸腔镜手术。胸腔镜手术需要注意术中发生高碳酸血症和酸中毒。低体重、合并复杂畸形及长段型食管闭锁（食管近、远端相距超过 2 个椎体，约 2cm）的新生儿可先行胃造瘘术进行胃肠营养，近端吸引或引流防止唾液误吸，远端如有食管 - 气管瘘，需进行经胸瘘管结扎，以免胃食管反流造成吸入性肺炎，2~3 个月后再考虑食管重建。

知识拓展　　先天性食管闭锁的诊治与专家共识[9]

知识点　　食管闭锁术前风险分级

术前对患儿进行危险度分级有利于临床制订合理的治疗方案及判断预后。Montreal 分级认为是否依靠机械通气和合并畸形是判断预后的重要因素。

Ⅰ级：合并孤立的中度畸形；或需要机械通气且伴或不伴轻度畸形。

Ⅱ级：合并严重的先天畸形，或依靠机械通气且合并中度畸形。

Spitz 分级侧重于是否合并先天性心脏病。

Ⅰ级：体重 >1 500g，不伴有显著心脏畸形，成活率达 96%。

Ⅱ级：体重 <1 500g，伴有显著心脏畸形，成活率仅 18%。

病例　食管闭锁合并气管食管瘘（esophageal atresia and tracheoesophageal fistula，CEA–TEF）

病案摘要

患儿，男，出生10分钟。其母孕1产1，孕35^{+5}周分娩。孕妇因“胎膜早破5天”入院。胎儿于产科经自然分娩，出生体重2.45kg，Apgar评分9-9-10分，无室息抢救史。其母体健康。患儿出生后气促，口吐泡沫，转新生儿科住院治疗。转入后予保暖、吸痰、留置胃管等处理，发现胃管留置受阻，于口腔内迂曲，遂行食管造影检查，提示先天性食管闭锁。CT检查示食管上段T_3水平呈盲端改变，食管下段与气道相连，食管两端相距1.5cm。胸部平片提示肺炎，右肺上叶病变可能。心脏超声示：房间隔膨胀瘤伴房间隔缺损（Ⅱ度，两处直径分别为4.1mm、3.2mm）。肝肾功能提示：总蛋白56.3g/L，白蛋白33.7g/L，其余指标正常。血常规提示白细胞计数12.34×10^9/L，红细胞计数3.91×10^{12}/L，Hb 143g/L，血小板计数262×10^9/L（图18-4-2~图18-4-4）。

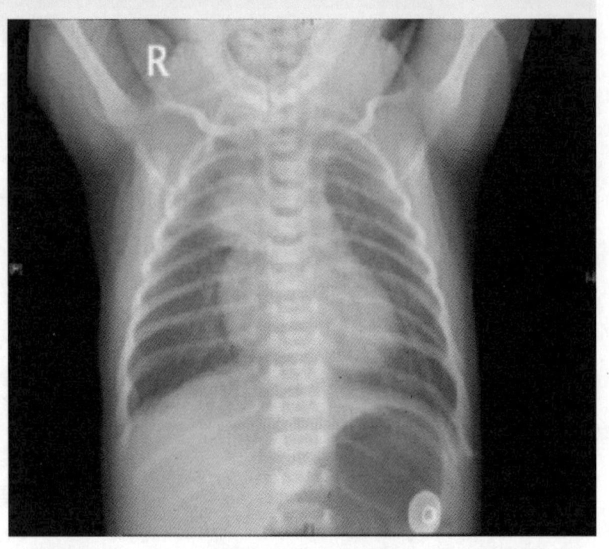

图18-4-2　胸部平片提示肺炎，右肺上叶病变可能

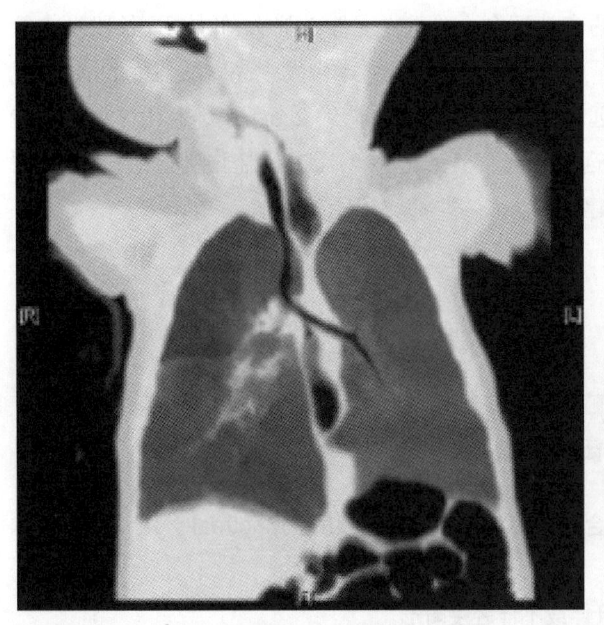

图18-4-3　CT检查提示食管上段T_3水平呈盲端改变，食管下段与气道相连，食管两端相距1.5cm

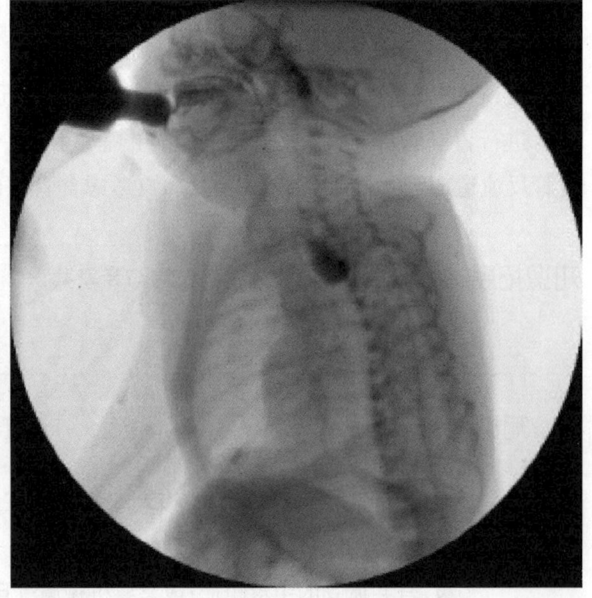

图18-4-4　X线食管造影

可见食管上段扩张呈盲端，盲端下缘约平胸3椎体上缘水平。

【问题1】该患儿该如何麻醉诱导？

临床思路　食管闭锁术前治疗原则除一般的新生儿手术术前管理（包括保温、补液、抗炎和全身状况维持等）外，关键是防止吸入性和反流性肺炎：①术前应持续吸痰，避免口腔分泌物不能下咽引起呛咳；②头高位从而减少胃食管反流。对于术前存在呼吸功能不全，需要呼吸机支持的患儿或早产儿，尽快结扎瘘管非常重要。

麻醉管理要点：麻醉诱导前，患者应彻底抽吸胃管，做好预给氧，并给予抗胆碱类药物。从诱导开始，尽量减少正压通气的压力和时间。如果术前 CT 提示瘘管较大，加压气流将通过瘘管进入胃，导致胃扩张，胃内容物反流到肺部，进一步加重缺氧，甚至发生心脏骤停。目前推荐的诱导方式，主要采用吸入诱导，保留自主呼吸气管插管，如果使用肌松药，则必须避免过大的正压通气。麻醉诱导时，外科医生应在场，以便在紧急情况下立即行胃穿刺减压。气管插管可先插入较深位置，然后慢慢回退，听诊双肺，定位导管的尖端位置，气管导管最好位于气管隆嵴以上，并能超过瘘口。如果患儿呼吸情况允许，可直接插至左侧主支气管行单肺通气（OLV），直至瘘管修复。手术过程中处理瘘管时，麻醉医生需高度警惕，以防手术牵拉引起气道阻塞或气管导管进入瘘口，导致瘘口通气。

术中使用纤维支气管镜可确定气管导管的位置，还可协助发现瘘管的数量和位置，以及评估气管软化和其他与外科手术相关的并发症。值得注意的是，因为颈部的屈曲和伸展、正压通气及术中牵拉均可导致气管导管移位。

病例进展

患儿全身麻醉气管插管后，建立有创动静脉通道，改体位为左侧卧位，外科医生立即开胸寻找瘘口，术中血氧饱和度下降至 80% 左右，在外科医生结扎瘘管之后，患儿通气情况改善。

【问题 2】该患儿术中管理有哪些注意事项？

临床思路 开胸食管闭锁手术一般选择胸膜外入路，对肺功能的影响较小。手术体位选择左侧卧位，如术前 B 型超声发现右侧主动脉弓畸形，则选择右侧卧位。术中应常规监测心电图、脉氧饱和度、呼气末二氧化碳浓度、体温、有创血压、中心静脉压等。建立深静脉穿刺，以便于术中输血、输液。通过血气分析，维持内环境稳定。同时术中注意保暖及液体加温治疗。手术过程中，若患儿体位为左侧卧位，手术拉钩及外科医生的手可能压迫右侧肺，出现通气困难，导致低氧血症和 / 或高碳酸血症，此时可以通过增加 FiO_2、调整通气设置、增加 PEEP、间断膨肺等操作改善通气。手术完成后，将气管导管退至主气道瘘口以上，膨肺，确保瘘口修复部位没有漏气。

【问题 3】该患儿术后如何管理？

临床思路 术后常规使用呼吸机 24~48 小时，自主呼吸平稳后方可撤呼吸机。气管软化或瘘管部位的气管壁容易形成气道塌陷。对长段型食管闭锁，若行 I 期吻合，可因吻合口张力大而导致吻合口瘘。术后 1 周需行上消化道造影了解吻合口愈合情况。术后 3~5 天可经鼻胃管管饲微量婴儿奶，有胃造瘘的患儿，术后 48 小时可经造瘘管喂养。术后早期并发症包括肺不张、电解质紊乱等。远期并发症包括食管吻合口瘘、胃食管反流、食管狭窄等。术后食管狭窄扩张治疗可进行 1~15 次，症状大多可在扩张治疗 6 个月内改善，成功率为 58%~96%。

二、小儿胸壁手术

漏斗胸为最常见的先天性胸壁畸形，其表现为胸骨、肋骨和肋软骨的先天性异常。这些畸形通常在出生时表现不明显，但随着年龄的增长而逐渐加重。其严重程度可通过“胸廓指数”（胸廓横径与胸骨后缘和脊柱前缘之间最短距离的比值）进行评估，在正常个体中，该比率约为 2.5，而在漏斗胸的患者中，该比率一般超过 3.5。其通常为散发性疾病,但可能与结缔组织病、神经肌肉病和某些遗传病有关,特别是马方综合征及成骨不全,脊髓性肌萎缩人群中漏斗胸发病率较高。多数散发漏斗胸患儿通常无明显的临床症状,但偶尔可能合并与畸形相关的心脏或肺部异常表现。

手术矫形的目的主要包括解除心肺压迫,改善心肺功能,美化外观,解除患儿消极自卑心理,同时防止"漏斗胸体征"继续发展,防止脊柱侧弯。有多种外科手术方式可用于漏斗胸矫形。大部分开放手术方式包括畸形部位切除肋软骨、胸骨截骨和内固定术(表 18-4-1)。在儿童及青少年中,通常选用微创手术,于胸骨凹陷处插入 NUSS 钢板以提升胸骨[10-11]。

知识点

表 18-4-1 漏斗胸常见手术方式

手术名称	注意事项
胸骨"翻转术"	仍适用于少部分严重畸形,切除胸骨柄倒置置换;由于破坏胸骨血供,可能导致高比例的胸骨坏死
Ravitch 术(胸骨上举术)	切除异常软骨,然后进行胸骨前截骨术,使胸骨前移位,继而行胸骨固定防止其后移
NUSS 术	"微创"手术,通过放置 1 根抬举棒使胸骨前移位,通常维持 2 年左右,有大样本病例证实该术式治疗效果良好

病例 漏斗胸手术(pectus excavatum)

病案摘要

患儿,男,5 岁,体重 16kg。因"胸前区凹陷性畸形 5 年"入院。出生后发现胸前区塌陷,生长发育过程中胸廓塌陷日益明显,发育较差,平时易患上呼吸道感染。入院体格检查:一般情况可,胸前区胸骨下端明显凹陷,范围 4cm × 5cm,深度 2.5cm;心电图提示不完全性右束支传导阻滞;胸片检查提示漏斗胸;实验室检查未见异常。拟行微创漏斗胸矫形术。

【问题 1】该患儿术前麻醉评估要点是什么?

临床思路 漏斗胸患儿凹陷的胸骨可能压迫心脏和肺,造成心肺功能不同程度障碍,因此其术前评估的重点在于患儿的运动耐受力、心肺受损的状况和是否合并肺部感染等。

呼吸系统:①漏斗胸患儿的用力肺活量和总肺活量通常正常或中度下降,病情严重的患儿,可能出现通气血流比例(V/Q)明显异常。肺功能检查可发现并评估潜在的限制性肺功能异常;②凹陷的胸壁对肺部造成挤压,导致气体交换受限,肺内易发生分泌物滞留,常发生上呼吸道感染;术前应完善胸片,积极控制肺部感染。

循环系统:①心脏不同程度地受压可能导致术前心电图异常,包括不完全性右束支传导阻滞、左心室高电压等。②胸骨的撞击可能导致右心室向内凹陷的特征性改变,限制右心室舒张期扩张,同时出现右心室阶段性或整体性收缩功能降低。③部分漏斗胸患者可能合并二尖瓣脱垂,脱垂可能由于二尖瓣环受压导致瓣环形态变化所致,也可能为马方综合征患者原发性瓣膜异常;对于合并二尖瓣脱垂的患儿,术前需要对亚急性细菌性心内膜炎进行积极预防[12]。④ 1/3 的漏斗胸患儿可见心包积液,其原因尚不明确,但可能由于胸骨凹陷骨性结构刺激心包所致;因此漏斗胸患儿术前应积极完善心电图及超声心动图检查[13]。

知识点　　漏斗胸严重程度分级

1. 漏斗胸指数(FI)　FI=(a×b×c)/(A×B×C);a 为漏斗胸凹陷外口纵径长度;b 为漏斗胸凹陷外口横径长度;c 为漏斗胸凹陷外口水平线至凹陷最深处长度;A 为 X 线胸片(后前位)胸骨长度(胸骨柄上缘至剑突间长度);B 为 X 线胸片(后前位)胸部横径(两侧腋前线间长度);C 为 X 线胸片(侧位片)胸骨角后缘至脊柱前缘间长度。

意义:重度漏斗胸,FI≥0.3;中度漏斗胸,0.3>FI≥0.2;轻度漏斗胸,FI<0.2。FI>0.2 具有手术指征(图 18-4-5)。

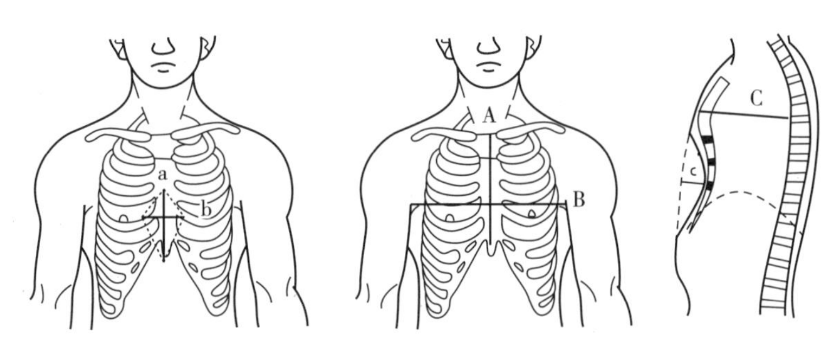

图 18-4-5　漏斗胸的测量

a. 漏斗胸凹陷部的纵径;b. 漏斗胸凹陷部的横径;c. 漏斗胸凹陷部的深度;
A. 胸骨的长度;B. 胸廓的横径;C. 胸骨角后缘至椎体的最短距离。

2. Haller 指数　测量方法:CT 片上,以漏斗最深点为测量平面,胸部冠状面内径值除以从漏斗最深点到脊柱前方的距离值。如为不对称的漏斗胸,凹陷最低点不在脊柱前方,则在脊柱前方和凹陷最低点画两条水平线,按两线间的距离计算修正的 CT 指数(图 18-4-6)。

正常人平均 CT 指数为 2.52,轻度漏斗胸为 <3.2,中度漏斗胸为 3.2~3.5,重度漏斗胸 >3.5。

3. 胸脊间距　根据 X 线胸部侧位片测算,胸骨凹陷深处后缘与脊柱间距表示漏斗胸畸形程度。胸脊间距 >7cm 为轻度,5~7cm 为中度,<5cm 为重度(图 18-4-7)。

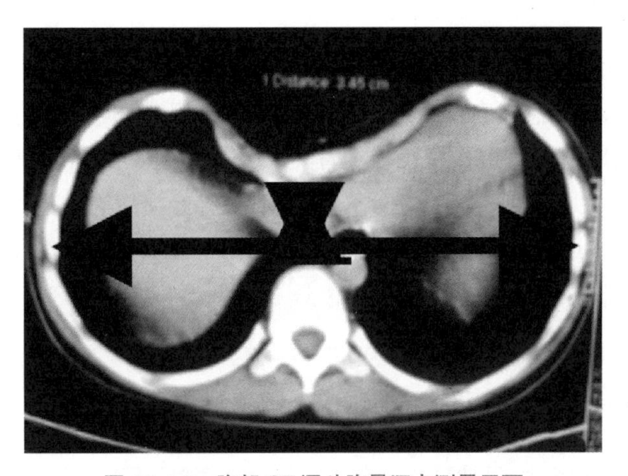

图 18-4-6　胸部 CT 漏斗胸最深点测量平面

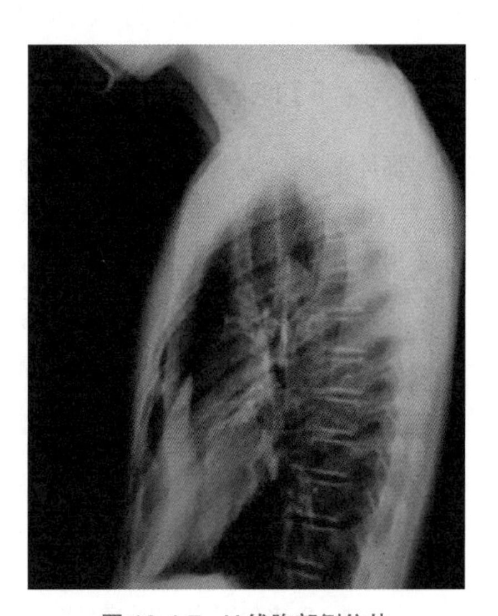

图 18-4-7　X 线胸部侧位片

病例进展

患儿术中突然发生血氧饱和度下降，气道阻力骤然升高，予以纯氧通气后无明显改善。动脉血气分析显示 pH 7.30，PO_2 62mmHg，PCO_2 26mmHg，乳酸 2.0mmol/L。

【问题 2】作为麻醉医生，此时应考虑可能出现哪些情况？

临床思路 需要考虑的情况如下。

1. **气胸** NUSS 最常见的并发症。多因术中气体未完全抽出、伤口漏气、未放置胸腔引流管和引流不畅导致。如果气体量较多，术后经过简单的胸腔穿刺抽气即可好转，少量气胸可自行吸收痊愈。结合患儿术中出现的情况，考虑发生气胸的可能性极大。但 NUSS 手术作为治疗漏斗胸的标准术式，其并发症发生率并不仅限于此。所有术中并发症均由手术损伤引起。除气胸外，术中常见并发症还包括以下方面。

2. **心包损伤** 心脏损伤是最严重的并发症。心包损伤与迟发性大血管出血有密切关系。心包穿孔是 NUSS 手术最危险的并发症之一，但只要及时发现也是对患者影响最小且最易处理的并发症。

3. **膈肌损伤** 小年龄漏斗胸患儿由于胸腔较狭小，胸骨凹陷最低点常常接近膈肌水平，而固定器较宽，因此放置 Trocar 时可能损伤膈肌。

知识点　漏斗胸 NUSS 术中血压下降原因

1. 在胸腔镜手术中二氧化碳气胸使纵隔移位，左心室流出道扭曲，心脏血液无法完全泵出。
2. 麻醉较浅时，手术操作刺激胸膜导致迷走神经反射。
3. 胸腔内大出血，这主要由于外科手术操作导致血管撕裂，同时心率增快，有失血性休克表现。
4. 偶然发生的心脏破裂或心脏压塞，情况会非常严峻，麻醉医生需要随时警惕，密切观察术中变化，做好抢救准备，防止出现低血容量、休克，甚至死亡。

病例进展

手术顺利结束后，患儿转运至麻醉复苏室，拔管后患儿出现脸色潮红，全身颤抖，烦躁不安。监护仪显示心率 128 次 /min，呼吸 33 次 /min，血压 121/75mmHg。

【问题 3】NUSS 术后镇痛方案可以如何选择？

临床思路 对 NUSS 手术患儿而言，虽然手术是“微创”的，但通常术后疼痛剧烈，可持续数天甚至数周。NUSS 手术的术后镇痛常需多模式联合镇痛，包括患者自控镇痛（PCA）、肋间神经阻滞、椎旁神经阻滞及胸段硬膜外镇痛（TEA）等方式。椎旁阻滞时，麻醉药直接作用于神经背支、交感链，产生肢体节段性麻醉的效果，对血流动力学和呼吸影响小，超声引导大大降低了其潜在的气胸、血管及神经损伤等风险；术后早期镇痛可防止术后躁动不安及疼痛导致的低通气或钢板移位等，同时促进患儿早期活动、促进排痰、锻炼呼吸功能，减少肺炎及肺不张的发生。

知识点　Nuss 手术后常见镇痛方法

1. 患者静脉自控镇痛（PCIA） 以阿片类药物为主，可按需自行追加药物，平衡镇痛与镇静，侵入性小；但可能有阿片类副作用，如呼吸抑制、恶心、呕吐、镇静过度等，降低了术后早期舒适度。

2. 胸段硬膜外镇痛（TEA） Nuss 手术后镇痛的金标准。可促进早期下床活动及改善肺功能，减少钢板移位及肺部并发症的发生。

3. 肋间神经阻滞 超声引导能减少气胸及血管内注射等并发症发生，定位准确、成功率高、并发症少、麻醉效果确切。

4. 椎旁神经阻滞 对血流动力学影响小，操作简单、麻醉效果好、副作用少；术后镇痛效果好，阿片类药物用量少。

三、小儿膈疝手术

先天性膈疝（congenital diaphragmatic hernia，CDH）是由于先天性膈肌缺损或发育不全导致腹腔内脏器异常疝入胸腔，由于胚胎发育中左侧膈肌关闭较右侧晚，因此膈疝以左侧多见。疝入胸腔的腹腔脏器导致肺组织受压发育不全、呼吸窘迫、肺动脉高压等；肺发育不全的程度和相关的肺动脉高压是决定预后的主要因素。10%~30% 的 CDH 患儿常合并其他先天畸形，包括先天性心脏病、染色体异常（如 18 三体和 21 三体）、中枢神经系统异常（如脊柱裂、脑积水）和胃肠道异常（如旋转不良、闭锁）。

由于腹腔脏器压迫和干扰正常肺组织的发育，受压迫肺脏体积减小、发育不全。肺表面活性物质缺乏导致肺顺应性差，影响患儿气体交换导致缺氧、高碳酸血症和酸中毒，加重肺动脉高压，可能使患儿卵圆孔和 PDA 持续开放，发生右向左分流，进一步加速缺氧，若术前没有适当的支持，该级联缺氧、酸中毒、肺动脉高压可能导致心功能不全，甚至死亡。

理想情况下手术时机通常建议术前稳定后尽早手术修复，即建议在患儿停用正性肌力药物（24 小时）、脱离 ECMO（通常出生后 2~6 天）尽快进行手术治疗。尽管早期研究表明，新生儿接受 ECMO 时，可以进行手术干预，但其死亡率因出血风险增大而增加[14]。

知识点　　先天性膈疝手术目的及方式

1. 手术目的 使疝入胸腔的腹腔脏器安全进入腹部和修复缺损。

2. 手术方式 经胸和经腹两种入路。①新生儿和左侧膈疝通常经腹手术，腹腔入路的优势在于如果患儿合并肠旋转不良，可同时进行 Ladd 术；②其他膈疝则可选择经胸入路。经胸手术麻醉涉及单肺通气（OLV）、体位改变等带来的呼吸循环改变。

病例 先天性膈疝（CDH）

病案摘要

患儿，男，14 天，3.5kg。因“呼吸急促 2 天，加重伴发绀半天”入院。体格检查：心率 160 次 /min，呼吸 57 次 /min，口唇发绀，三凹征明显，左肺呼吸音低，右上肺呼吸音正常，右下肺可闻及湿啰音，心律齐，左 2~3 肋可闻及Ⅱ级吹风样杂音，轻微腹胀、腹软。四肢肌张力减低，新生儿反射完全引出。胸部 CT 示：左侧膈疝，左肺膨胀不全，右肺下叶炎症；心脏超声示：卵圆孔未闭，心脏移位；静脉血气：pH 7.23，PO_2 29.1mmHg，PCO_2 55.4mmHg，HCO_3^- 18.7mmol/L，BE −4.0mmol/L。入院后予以呼吸机呼吸支持，胃肠减压及补液等治疗，限期手术。

【问题 1】CDH 由于肺发育不良和肺气体交换不足，导致大部分 CDH 新生儿表现出严重呼吸窘迫，因此需重视围手术期呼吸治疗。

临床思路 CDH 围手术期治疗的重点在于避免过度通气。

1. **术前应尽早置入胃肠减压** 胃内空气量的减少将有助于通气。同时尽量避免面罩持续加压给氧，其可能增加胃部充气进而引起腹胀，增加对胸腔的压迫，亦可能导致更多的肠管疝入胸腔，加重患儿缺氧。

2. **保护性通气** 大多数合并先天性心脏病的CDH患儿术前需要行机械通气，危重患儿常采用高频振荡通气，难治性患者可考虑体外膜肺氧合。过度通气可能导致肺损伤；应采用保护性通气方式，包括控制气道峰压和允许性高碳酸血症，当患儿PO_2保持在60mmHg，PCO_2接近65mmHg时，生存率反而有所改善；纠正低氧血症和酸中毒；改善患儿肺动脉高压，包括吸入一氧化氮、使用磷酸二酯酶抑制剂、前列腺素等。

【问题2】患儿若进入手术室后再行气管插管，插管前给氧方式应注意什么？术中如何维持通气、氧合及循环稳定？

临床思路 部分患儿需要从高频机械通气转换为常频通气，应限制气道峰压，使用较小的潮气量和较快的呼吸频率，以避免气压损伤和肺动脉高压恶化，因此，可接受一定程度的高碳酸血症。若患儿进入手术室后插管，则面罩通气时，需避免使用过高正压，以免加重胃胀气和反流误吸的风险。若术中出现气道压力的突然升高或肺顺应性下降，则可能提示对侧气胸，必须及时诊断及治疗，否则可能造成病情进行性恶化，甚至危及生命。

麻醉诱导时应尽量避免使用肌松药，在保留自主呼吸的情况下插管；而在手术过程中则应使用肌松药，可消除呼吸抵抗、减少氧耗、降低呼吸道压力，同时为术者提供良好的手术条件，减轻手术操作对胸腔压力的影响。

当术者将胃及其他脏器从胸腔游离之后，需缓慢柔和地膨肺，不可立即加压将受压肺组织迅速复张，因为发育不全且部分机化的肺组织无法加压复张，过度加压膨肺还可导致气压伤或气胸。

膈疝手术通常出血量不多，但患儿需要额外的补液量主要为疝入内脏的液体丢失量。术中常规检测有创动脉血压、中心静脉压及尿量，有利于更好地评估麻醉期间补液是否充分。由于下腔静脉可能受到一定程度的压迫，因此中心静脉应选择上身或颈部静脉。

病例进展

术毕带气管导管送NICU治疗，术后予以呼吸机通气支持、胃肠减压、抗炎、补液等对症治疗；术后7天拔除气管导管，予以CPAP呼吸支持，术后9天停用呼吸支持，逐渐喂糖水、加奶，术后15天顺利出院。

【问题3】该患者术后继续机械通气的理由是什么？

临床思路 由于CDH患儿的解剖、病理变化多发生于胎儿时期，因此大部分患儿出生时已合并严重的肺脏发育不良，甚至出生后就有青紫、呻吟等严重呼吸窘迫表现，需紧急气管插管维持生命，且缺损修补后，患儿的呼吸功能不能立即恢复，因此需送至重症监护病房进一步行机械通气治疗，术后通气时间取决于不同患儿肺发育不全及肺动脉高压的严重程度。

四、小儿肺部手术

小儿肺部疾病种类繁多，包括先天性大叶性肺气肿（congenital lobar emphysema，CLE）、先天性肺囊性病、肺隔离症和支气管扩张症等。手术方式包括开胸手术和胸腔镜手术等，小儿肺部手术在麻醉处理上有一定特殊性，除掌握肺部手术麻醉特点外，还要兼顾小儿病理、生理特点。小儿呼吸肌发育尚不成熟，肺泡数量少，呼吸代偿能力差，手术开始后肺极易萎陷，因V/Q失调而发生低氧血症。手术中要做好肺隔离，当体位变化、开胸探查、挤压肺脏等操作时要及时吸痰，保持气道通畅。对分泌物量多且黏稠不易吸净，难以维持通气的患儿，建议术者尽快夹闭病变支气管，阻止分泌物继续流出。对人工气胸、外科操作导致的大出血和气胸等要作出正确判断。畸形严重或复发患儿应做有创动脉测压或深静脉穿刺。术中严密监测血压、心率、中心静脉压、尿量变化，及时调整出入量。接近术毕充分膨肺，检查胸膜有无破裂，防止肺不张。术后做好充分镇痛[15-17]。

1. **先天性大叶性肺气肿（CLE）** CLE是婴儿突然发生呼吸窘迫的原因之一。通常在出生后不久表现为呼吸窘迫。这种病变可能是由于子宫内的“球阀”支气管阻塞，引起胎儿肺液进行性远端过度膨胀。由此产生的肺气肿可挤压双侧肺组织，造成不同程度的发育不全。过度膨胀和进行性空气滞留导致受影响的肺叶扩张，同时压迫其他肺组织、纵隔移位和静脉回流受损。最常见的是左肺上叶，其次是右中叶和上叶，受影响的肺叶可能不止一个。

知识点　　先天性大叶性肺气肿（CLE）的病因

CLE 50%的患者病因不明，25%的患者有支气管软骨缺失、发育不全或发育异常。由于软骨的缺失或发育缺陷，在呼气时出现支气管塌陷和空气潴留。先天性CLE的主要病因如下。

（1）50%的患者为特发性。

（2）25%的患者支气管软骨缺失、发育不全或发育异常。

（3）肺实质疾病；多肺泡叶、肺泡糖原增多症。

（4）支气管外部压迫导致的阻塞；肺动脉吊带、支气管囊肿、淋巴结肿大和纵隔肿瘤等。

（5）支气管内部阻塞：支气管狭窄、支气管软化、胎粪吸入、黏膜肥厚、霉菌黏膜斑块、异物吸入和支气管息肉等。

约15%的CLE患儿存在先天性心脏畸形。影像学征象可能被误诊为对侧张力性气胸或肺不张。由于过度的哭闹和挣扎会由于“球阀”效应而增加滞留气体的量，因此麻醉的诱导对CLE患儿至关重要。吸入诱导是CLE患者的首选技术，但禁忌使用氧化亚氮，可使用七氟醚诱导。正压通气可能导致气肿肺叶过度膨胀，导致纵隔移位和血流动力学异常，甚至心脏骤停，因此应尽量避免间歇正压通气，在需要时进行轻柔的人工辅助通气。手术期间应做好肺隔离，较大的儿童可使用双腔气管导管。对于小婴儿或新生儿，因没有适合的双腔气管导管，可使用单腔气管导管行主支气管插管，也可以选用支气管封堵器。

2. **先天性肺囊性病** 根据胚胎发育来源不同，分为支气管源性囊肿和肺实质性囊肿。

支气管源性囊肿是由支气管树的异常发育所致，近端与支气管不相通，形成关闭的囊肿畸形。它们可能引起呼吸窘迫、复发性肺炎、肺不张或邻近肺叶气肿，治疗方法为手术切除囊肿，无症状的囊肿可不予以治疗。

肺实质性囊肿又分为先天性肺囊肿和先天性肺囊性腺瘤样畸形。先天性肺囊肿90%单发，约10%合并其他畸形，最常见的是隔离肺。囊肿小不合并感染时大多无明显症状，并发感染可出现呼吸道感染表现。囊肿较大时可压迫支气管引起呼吸困难，如果囊肿开口有活瓣样作用，可形成张力性气囊肿而出现类似气胸样症状，出现呼吸窘迫。治疗方法是手术切除受影响的肺叶。稳定的患者可以进行胸腔镜切除术，而开放切除更为常见。与膈疝一样，预后取决于剩余肺组织的数量，这些组织可能由于子宫压迫而发育不良。先天性肺囊性腺瘤样畸形。局限性的肺发育不良或异常，囊肿与腺瘤样畸形以不同比例混合发生，也可全部为腺瘤样畸形。临床表现可有发热、胸痛、咳嗽和发作性肺部感染。严重者可出现进行性呼吸窘迫、发绀。确诊后行手术治疗，双侧广泛病变禁忌手术。麻醉方法可参考先天性大叶性肺气肿（CLE）。

3. **隔离肺** 隔离肺是由于胚胎发生产生了由异常的全身动脉供血的非功能性肿块肺组织。可分为叶内型隔离肺和叶外型隔离肺，症状包括咳嗽、肺炎和发育不良，发病年龄为新生儿期至2岁。如果隔离肺与食管、胃有瘘管相通可发生食物反流、呕吐和呕血等。辅助检查包括胸部和腹部动脉造影和CT扫描。磁共振成像可以提供高分辨率图像，包括血管供应。如果显示不清，可行血管造影术。诊断明确后需进行手术切除。在正压通气时，肺隔离通常不会过度膨胀。手术过程中注意做好健侧肺隔离。

病例 先天性大叶性肺气肿（congenital lobar emphysema，CLE）

病案摘要

患儿，女，28天。因"发现呕吐伴呼吸困难2天"入院。入院前2天不明原因出现呕吐，并有咳嗽、喘息，呕吐后出现呼吸乏力、呼吸困难，口唇及颜面部、四肢发绀。患儿足月自然分娩，出生时有窒息，曾在当地医院抢救治疗后好转。

体格检查：体重3.3kg，呼吸58次/min，心率152次/min，鼻导管吸氧下经皮氧饱和度92%。烦躁，口唇发绀，呼吸急促，节律不规则，双侧呼吸音不对称，左肺不能闻及呼吸音，右肺呼吸音降低。心音有力，律齐，心前区及心底部未闻及杂音。肝脏肋下1.5cm。四肢暖。CT检查提示左侧巨大肺大疱，心脏超声及实验室检查未见异常（图18-4-8）。

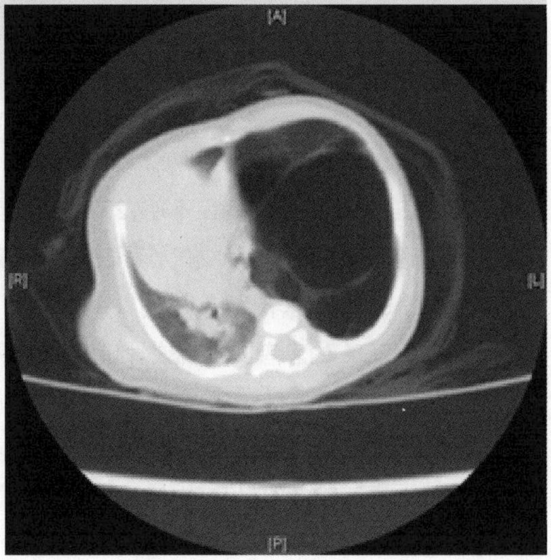

图18-4-8 患儿术前CT扫描

【问题1】该患儿术前麻醉评估要点是什么？

临床思路 CLE发病通常在新生儿期到出生后6个月，患儿伴有心动过速。受累的肺叶可能出现快速、进行性的气体积聚。体格检查发现胸廓膨隆，不对称、喘息、心脏搏动点移位、叩诊过清音，呼吸音和心音减弱。胸片显示受累肺叶过度扩张、纵隔移位和其他肺叶肺不张。胸片可以通过模糊的支气管血管影和肺叶突出超过中线来帮助鉴别大叶性肺气肿和气胸或先天性囊肿。病情可快速恶化，需紧急手术解除扩大的肺叶通气和心脏损害。然而，许多患儿没有明确的临床症状，仅有间歇性发绀或呼吸窘迫、发育不良或因进食或感冒引起的不寻常呼吸窘迫的模糊病史。

术前评估取决于患者的痛苦程度，如果病情迅速恶化，有可能因没有充分的评估时间导致评估不足。放置胸引管、穿刺针抽吸滞留空气和机械通气可作为姑息处理，但其死亡率远高于开胸和肺叶切除术。如果患者病情稳定，对诊断有疑问，可在手术前使用放射性同位素灌注扫描、血管造影或CT成像等检查。麻醉前评估时，患者的心、肺稳定性是首要考虑的问题。心脏评估尤为重要，因为这些患者可能合并先天性心脏病，特别是室间隔缺损。

【问题2】该患儿麻醉管理要点是什么？

临床思路 CLE患儿的麻醉诱导是麻醉管理的关键阶段。哭闹、挣扎的婴儿会增加气肿量，而正压通气也会增加肺气肿量。常使用是七氟醚吸入诱导，另一种诱导方法是静脉注射氯胺酮（1~2mg/kg）。病情稳定的年长儿通常在开胸手术前行支气管镜检查，以排除异物或其他病变。可采用气道表面麻醉，使插管过程更平稳。胸膜腔内压降低后，可根据患儿的基本情况采取任何适当的全身麻醉方案。

胸腔打开前尽量避免正压通气，需要正压通气时尽量采用低压力。而插管时是否使用肌松药，取决于患儿对正压通气的耐受性。高频振荡通气（high-frequency oscillatory ventilation，HFOV）已成功应用于婴儿CLE，如果麻醉医生熟悉该技术应予以考虑。避免使用氧化亚氮，因为它会扩大肺气肿区域。如果肺叶突然扩张，外科医生应该立即打开胸腔，减轻压力。术中出血可能进入健侧支气管，应采取预防措施。目前尚无新生儿使用的双腔气管导管，可采用单腔气管导管插入健侧支气管行单肺通气（OLV），还可以使用支气管堵闭器堵闭患侧支气管，OLV时间尽可能缩短。术毕充分吸引分泌物和血液后，可将气管导管退入主气管行双肺通气。

此患儿为新生儿，器官功能不完善，药物代谢慢，术后可送NICU监护。非新生儿术后可考虑在麻醉恢复室拔除气管导管。术后疼痛可能限制咳嗽和深呼吸，肺不张可能性增大，应进行术后镇痛，包括使用静脉泵镇痛和神经阻滞等。绝大多数患儿在手术后恢复良好，但在整个儿童时期可能出现肺活量降低。

知识点　　**高频振荡通气**

高频振荡通气（HFOV）是一种肺保护策略，可用于从新生儿到成人合并急性肺损伤的患者。HFOV使用低潮气量和恒定的平均气道压力，结合高呼吸频率，为氧合和通气提供帮助。同时消除由传统机械通气“充气-放气”循环造成的肺损伤。

适应证　呼吸机相关性肺损伤，肺泡出血，腹腔筋膜室综合征，常规机械通气失效，难治性低氧血症，颅内压增高，持续性肺动脉高压，急性呼吸窘迫综合征，间质性肺气肿，胎粪吸入，肺发育不良。

五、小儿纵隔肿瘤手术

小儿纵隔肿瘤并不常见，前纵隔肿瘤在全身麻醉下可加重气道和血管压迫，严重可导致患儿死亡。了解与重要结构相邻的纵隔肿块的性质和病理生理情况、全面仔细的术前评估、与外科医生进行术前讨论及做好处理气管和血管结构受压导致的心肺并发症的准备是麻醉管理成功的关键。

纵隔上界为胸廓入口，下界为横膈膜，外侧为纵隔胸膜，前方为胸骨，后方为脊柱，可分为上纵隔、前纵隔、中纵隔和后纵隔。上纵隔从胸廓入口至胸锁关节和T_4下侧面的平面；前纵隔前为胸骨后为心包；中纵隔边界为心包前后缘；后纵隔从后心包延伸到前纵韧带。大多数肿块位于前纵隔。在儿童人群中，淋巴瘤和神经母细胞瘤更常见。前纵隔肿块靠近主气道和心血管结构，因此更容易引起严重的心肺问题，全身麻醉下压迫作用可能会加重。

气管支气管梗阻、上腔静脉综合征（SVCS）、右心室和肺血管压迫、全身性综合征如重症肌无力和甲状腺疾病是纵隔肿瘤的一些常见表现。气管、支气管梗阻患儿可表现为呼吸困难、非特异性咳嗽和胸部不适。这些症状在某些体位尤其是仰卧位下可能会更严重。症状可能包括体位相关的呼吸急促、喘鸣、干啰音和呼吸音降低，气管横截面积显著降低的患儿可能出现严重呼吸道症状。然而，无症状患儿在麻醉过程中也可能会出现气道梗阻。右心和肺血管受压可表现为呼吸困难、Valsalva试验时晕厥、心律失常和心脏杂音，症状可能与气管、支气管梗阻相似。因此，在影像学检查明确肿块与气管、支气管、右心及肺血管的关系非常重要。

知识点

上腔静脉综合征（SVCS）是由于上腔静脉引流受阻导致，可表现为呼吸困难，中枢神经系统症状（如头痛、视力障碍、色素沉着改变），上半身侧支静脉扩张，面部、颈部和手臂水肿。

纵隔肿瘤综合征(mediastinal mass syndrome,MMS)指由纵隔占位引起的心肺大血管受压的一系列表现,如咳嗽、喘息、呼吸困难、晕厥、发绀、心律失常甚至心脏骤停等,症状轻重不一且变化迅速。

病例 前纵隔肿瘤(anterior mediastinal tumors)

病案摘要

患儿,男,9岁11个月,体重33kg。主诉"咳嗽2周,胸闷、气促2天,发现前纵隔占位1天"。主要临床表现:①阵发性咳嗽,对症处理后症状可稍缓解;②胸闷,端坐呼吸,伴有气促、呼吸困难;③间断发热,最高体温38.5℃。体格检查:口唇轻度发绀,呼吸26次/min,颈部扪及6cm×5cm×3cm大小实质性包块,活动度欠佳,颈静脉充盈,桶状胸,胸骨抬高;无吸气性三凹征。左肺呼吸音稍低,双肺呼吸音稍粗,双肺无干湿啰音。心脏体格检查无阳性体征。见图18-4-9。

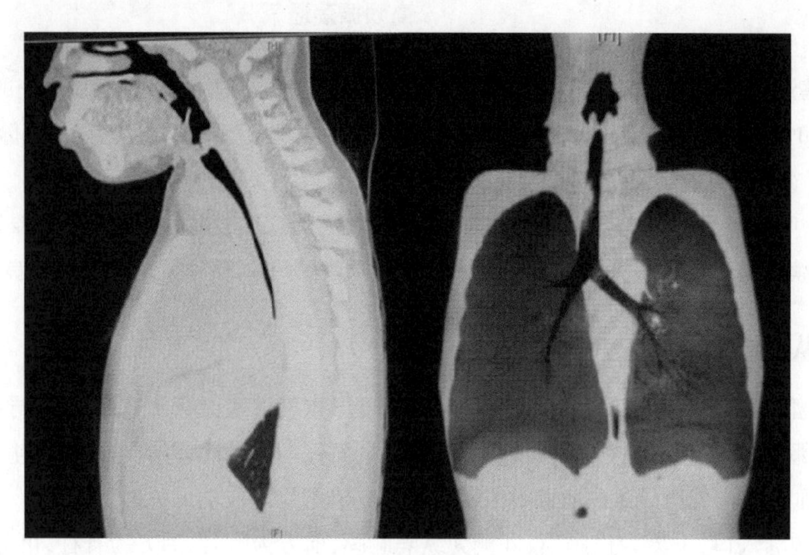

图18-4-9 患儿胸部CT检查

【问题1】术前麻醉评估要点是什么?

临床思路 术前评估最重要的是纵隔肿块的大小,与气管、支气管和重要血管的关系,以及肿块对周围组织压迫的位置和程度。影像学检查主要是胸部X片和CT扫描。胸部CT扫描可准确评估肿瘤的位置、大小,以及与气管、支气管和心血管结构的关系,这些信息对于制订麻醉计划非常重要。如果CT扫描发现有任何压迫或侵犯心血管结构的征象,或有心包积液,应行经胸超声心动图检查。

术前与外科医生充分地沟通,一起制订最适合患儿的手术方式,外科手术可以是诊断性的,也可以是治疗性的,这决定了不同的麻醉管理策略。诊断手术一般采用组织活检,以明确病理诊断和指导进一步的治疗。超声引导下穿刺活检术或表浅包块的切除活检可在局部麻醉下进行。霍奇金淋巴瘤可在活检术后,进一步行化疗或放疗。大多数纵隔肿块都可行肿块切除术。

【问题2】麻醉诱导管理要点是什么?

临床思路 对于体位依赖性的MMS,麻醉医生必须护送患儿到手术室,不使用任何术前镇静药物以免引起呼吸抑制或肌肉松弛;SVCS患儿需取坐位以减轻水肿。

1. 麻醉诱导前外科医生必须在场,并做好消毒、铺巾。以备发生恶性呼吸循环事件后能够在最短的时间内进行手术解除压迫。

2. 麻醉方式的选择包括局部麻醉或全身麻醉，这取决于不同的手术方式。对于大的前纵隔肿瘤行活检术，特别是当患儿有症状时，可以选择局部麻醉。如果选择全身麻醉，在开胸前禁用肌松药，因为肌肉药可使牵拉肿瘤的肌肉松弛，加重肿瘤心脏、血管及气管的压迫，可能对患儿产生致命性打击。

3. 对于气管支气管梗阻患儿，根据梗阻的部位和范围，可选择不同的诱导与插管的方法，包括清醒纤维支气管镜引导插管，吸入诱导或常规静脉诱导后气管插管。清醒纤维镜引导插管可能是最安全的气道管理技术，配合的患儿可选择这种方式，因为患儿保留自主呼吸，没有全身麻醉药物的影响，可以在任何时候中止操作。吸入诱导要慎用，吸入诱导后会加重气道阻塞。如果患儿的纵隔肿瘤较小，且没有临床或放射学证据显示气道或心血管受压，可谨慎地进行常规静脉诱导。

病例进展

患儿气管插管后出现呼吸循环不能维持，血氧饱和度和心率持续下降。

【问题3】术中处理要点是什么？

临床思路 术中处理要点包括以下几个方面。

1. 改变体位可能会减轻诱导后的气道及心血管压迫。必须根据术中情况调整体位，可采用侧卧位、半直立位或俯卧位，尽可能选用患儿清醒呼吸最舒适的体位。

2. 考虑到血流动力学可能不稳定，最好在诱导前建立有创动脉血压监测，这样有利于观察麻醉诱导期间循环的变化并有利于判断抢救时的最佳体位及效果。由于上腔静脉可能被压迫或术中损伤，中心静脉置管尽量选择股静脉。

3. 尽量维持自主呼吸，通过维持正常的跨肺压和维持气道开放可避免气道完全梗阻。如果行气管插管，导管远端送至气管支气管梗阻水平远端。准备好支气管导管或喉管，必要时可插入支气管通气。外科医生随时待命，紧急情况下可插入硬式支气管镜达到梗阻远端，予以喷射通气。可行的情况下在狭窄处安装气道支架，保证气道通畅。

4. 在肿瘤压迫气管远端1/3、压迫主支气管或气管隆嵴的情况下，诱导后可能通气不足或无法通气，可考虑体外循环（CPB）。CPB也可用于肿瘤广泛压迫右心或肺动脉，诱导后可能出现血流动力学严重衰竭的患儿。CPB准备工作应该在诱导前进行，需要事先与外科与CPB团队进行讨论。可以在轻度镇静局部麻醉下，经股动静脉建立CPB。

【问题4】纵隔肿瘤患儿术后如何进行气道管理？

前纵隔肿块的患儿仅接受活检手术而未完整切除时，术后可能发生气道梗阻或右心和肺动脉压迫。而长时间手术和上腔静脉梗阻的患儿还存在术后声门水肿和喘鸣的风险。涉及气道的并发症在恢复期更常见，因此只有在患儿循环稳定且完全清醒并服从指令，肌肉力量完全恢复的情况下才可以拔管。小儿病情恶化速度很快，即使成功拔管，仍需在麻醉复苏室仔细监护，一旦发生麻醉医生应当立即紧急气管插管。

知识点

1. 倡导团队精神，多学科交流合作，包括麻醉科、胸外科、放射科、超声科、耳鼻喉科和病理科等。术前进行良好的沟通、精心的计划，针对主要气道和心血管结构受压情况做好充分准备是成功治疗的关键。

2. 术前可在超声或CT引导下穿刺活检获得病理学资料，放疗、化疗对肿瘤进行减体积。

3. 前纵隔包块患儿在全身麻醉后可发生致命性的气道和心血管受压，因此麻醉诱导前再次确定肿瘤的位置、大小，与气道、肺血管、上腔静脉、心脏的关系及相关临床情况，如最适体位，心肺代偿情况尤为重要。

4. 根据病史、体格检查、辅助检查评估麻醉风险，包括安全、不安全和不确定。对于不安全或不确定风险的患者必须保证在足够人手，必要时备 CPB。活检手术尽量选择局部麻醉。MMS 患儿术前禁用镇静剂，在开胸前禁用肌松药。

5. 为确保术中呼吸、循环的稳定，宜行股动静脉置管以方便随时 CPB。SVCS 患儿易发生血栓、静脉炎，血流减缓，从上腔静脉系统给药，药物起效延迟及剂量不确切，应选择下腔静脉系统给药。

6. 为防止术中操作引起头臂干受损，血氧饱和度探头宜置于右手。

7. 在诱导前必备各种气道设备，包括各种型号的气管导管、引导钢丝、硬软支气管镜等，术前了解患者的最宜体位，术中根据需要调整体位[18-19]。

六、小儿感染性胸腔手术

正常人胸腔中存在少量液体，主要由壁层胸膜以 0.1ml/(kg·h)的速率分泌。胸腔积液是胸膜腔非正常的液体积聚，临床上十分常见，是胸膜疾病最常见的表现。临床上，根据渗出液能否排出胸膜腔可将其分为单纯性胸腔积液、复杂性胸腔积液和脓胸。单纯性胸腔积液是指仅用抗生素治疗便可治愈的胸腔积液；复杂性胸腔积液是指单独使用抗生素不能治愈，需要胸膜腔引流治疗的胸腔积液；脓胸是指疾病发展到后期，病原菌侵入胸膜腔，并产生化脓性渗出物积聚于胸膜腔的感染性疾病，必须持续胸膜腔引流。

手术是胸膜腔感染的关键干预手段。传统认为，经保守治疗失败或有证据表明脓胸正在形成时，就必须考虑行手术治疗，包括电视辅助胸腔镜引流、胸膜剥脱术或其他形式的开胸引流等。研究表明，约 80% 的胸膜感染和脓胸患者可以被治愈，其中外科手术是主要的治疗方式。近年来，越来越多的临床医生主张早期手术，以改善预后。

病例　胸腔镜下胸腔积液引流术（video-assisted drainage of pleural effusion，VADPE）

病案摘要

患儿，女，13 岁 8 月，体重 50kg。主诉“发热 3 周，活动后气促 1 周”。现病史：入院前 3 周患儿出现发热，最高体温 39.6℃，于当地医院就诊，对症治疗后上述症状反复发作，未见明显好转。1 周前，患儿开始活动后气促，仍发热，性质同前，遂于我院就诊。门诊彩超提示右侧大量胸腔积液，胸部 CT 提示右侧大量胸腔积液。

【问题 1】该患儿术中气道管理麻醉要点是什么?

临床思路　这类患儿的麻醉可根据手术及患者情况选择双肺通气或单肺通气（OLV）。OLV 即将气管导管引导至一侧主支气管内，经单侧肺进行通气的方法，其优点是术侧的肺部塌陷可以为术者提供更大的在胸膜腔内操作的空间，完成更复杂的手术操作。8 岁以上儿童可以使用双腔支气管导管行分侧肺通气，为双侧肺提供不同的通气条件。婴幼儿及低龄儿童由于无相应型号的双腔支气管导管，只能选择单腔气管导管支气管插管，或使用支气管封堵器实现 OLV。

病例进展

麻醉诱导后，在纤维支气管镜引导下确定左侧支气管插管，完善动静脉置管，吸入氧气浓度 40%，有创动脉血压 106/60mmHg，心率 79 次 /min，SpO_2 95%。术中患儿左侧卧位，手术开始后建立人工气胸。手术开始 30 分钟后，突然出现血氧饱和度下降，SpO_2 70%，$PetCO_2$ 57cmH_2O。

【问题 2】麻醉医生应该如何处理？

临床思路 理想的血氧饱和度应达到 95% 以上，如出现血氧饱和度 <90%，应立即暂停手术操作并寻找原因，OLV 时低氧血症的主要原因是肺隔离的机械因素即双腔支气管导管或支气管封堵器位置不当，其次为 OLV 所致的通气血流比例（V/Q）失调及通气肺的病变不能耐受单肺通气。针对 OLV 导致的低氧血症的原因，采用以下措施可减少低氧血症的发生：①准确的双腔支气管导管或支气管封堵器的定位，保持呼吸道通畅，有分泌物、血液、组织碎屑应及时清除；② OLV 时呼吸模式建议为压力控制模式，可采用小潮气量（6~7ml/kg）低气道压通气，加用呼吸终末正压（PEEP≤5mmH_2O，1mmH_2O=0.098kPa）防止肺萎陷，肺泡复张策略也可作为保护行肺通气措施；③允许可接受的低氧血症或高碳酸血症，但发生顽固性低氧血症、低血压、心律失常等应立即改为双肺通气，直到被纠正。

知识点 胸腔积液的分类

胸腔积液的病因差异较大，伴发胸腔积液的疾病多达 100 种以上，最主要的致病因素有 20 多种，按其性质分为良性胸腔积液、恶性胸腔积液。而良性胸腔积液，大多是因为感染细菌性肺炎、肺脓肿和支气管扩张等肺部炎症引起的渗出性胸腔积液，它的病程通常包括三个阶段：渗出期，指免疫系统激活及炎症反应导致毛细血管通透性增加，胸腔积液形成；纤维脓肿期，指多种细胞因子刺激中性粒细胞和成纤维细胞趋化；机化期，是病程的最后一个阶段，指脏层胸膜和壁层胸膜表面纤维板的形成。

七、小儿胸腔镜手术

近年来由于外科技术的进步和丰富的成人手术经验，电视胸腔镜手术应用于儿科患者变得更容易，甚至是低龄和低体重的患儿。由于胸腔镜手术具有减少术后疼痛和缩短住院时间的优点，加速了这一技术在儿科的运用，尽管儿科领域关于胸腔镜手术预后的相关研究很少，胸腔镜仍然用于越来越多的疾病，包括脓胸、肺活检、肺切除、纵隔肿瘤、创伤、肺隔离症和 CCAM，甚至小婴儿的 PDA 闭合术也可以通过胸腔镜完成。儿科使用的胸腔镜套管针直径是 3mm 和 5mm。

病例 胸腔镜下肺叶切除术（video-assisted surgery，VATSL）

病案摘要

患儿，女，9 岁 7 月，体重 30kg。主诉“咯血 1 次，确诊左肺囊肿 1 个月”。主要临床表现：①无诱因咯血，为鲜红色全血，约 20ml，咯血后感乏力；②反复呼吸道感染，治疗后效果欠佳。体格检查：面色及口唇无明显发绀，呼吸 24 次 /min，双侧胸廓饱满对称，无吸气性三凹征，双肺呼吸音增粗，未闻及干湿啰音，心脏体格检查无阳性体征。胸部增强 CT 示左肺下叶后基底部病变，考虑先天性肺囊肿伴感染可能，左肺上叶结节影。气道重建示大气道未见明显异常。CTA 示左下肺病变内见左下肺动静脉分支走行，部分远端分支推移绕行改变，未见明显胸主动脉供血，余心脏大血管未见明显异常。

【问题 1】该患儿术前麻醉评估要点是什么？

临床思路

1. 除常规术前评估外，胸腔镜手术患儿的一般情况评估需重点关注大龄儿童有无喘息、发绀、呼吸急促、呼吸困难或运动耐受性下降、体重下降。低龄及婴儿有无进食不良、易怒、烦躁不安、睡眠习惯改变或窒息史。

2. 体格检查　呼吸系统包括胸廓是否对称，有无扩张，听诊有无哮鸣音、啰音及呼吸音消失等。心血管系统包括有无心脏杂音、奔马律、周围血管音及心律失常。

3. 实验室及影像学检查　包括儿童肺功能评估，CT 及 MRI 检查可以辅助评估肺隔离的可行性及病理改变程度。

4. 制订详细的麻醉计划并与外科医生及患儿家属沟通内容，包括胸腔镜技术最长使用时间，若在规定时间内未达成手术目标，为保障患儿安全应考虑转为开胸手术。最重要的是讨论制订一个术中出血紧急转为开胸术的计划。儿科患者，尤其是小婴儿和新生儿，出血会很快涌入胸腔。在开胸和外科止血时，可能已经发生了严重的并发症，在这种情况下，即使快速 / 立即输血，复苏也极其困难。

知识点　　**胸腔镜手术对儿童通气 / 血流的影响**

儿童开胸手术并不是一定需要肺隔离技术，但是儿童胸腔镜手术如果没有恰当的肺隔离和手术侧肺萎陷则手术具有很大的挑战性。8 岁以上儿童可以使用双腔支气管导管，婴幼儿及低龄儿童只能选择单腔气管导管行支气管插管，或使用支气管封堵器实现 OLV。但是小婴儿除外，他们的肺可因人工气胸而萎陷。儿童 OLV 期间会发生许多与成人一样的生理紊乱。患侧肺的塌陷促使通气向健肺转移。患侧肺的缺氧性肺血管收缩（HPV）使健肺的灌注增加，以此试图纠正肺内分流。成人患侧肺朝上正好通气血流比例（V/Q）平衡，可以改善氧合。但是因婴儿和新生儿胸腔柔软易变形，同时患侧肺萎陷可使纵隔向健肺偏移，导致健肺通气减少。OLV 时气管导管移位导致的定位不佳和注气压力增加会进一步加剧上述情况。在 HPV 正常的情况下，降低两肺之间的静水压力梯度对改善 V/Q 失调效果微弱。因此婴儿及新生儿在 OLV 期间更容易发生 V/Q 失调。此外，当功能残气量（FRC）接近残气量时，婴儿的肺泡更易塌陷，与成人相比婴儿的氧耗 / FRC 比值更高，将进一步加剧缺氧[20]。

病例进展

麻醉诱导后，在纤维支气管镜引导下确定右侧支气管插管后，完善动静脉置管，吸入氧气浓度 40%，有创动脉血压 102/58mmHg，心率 81 次 /min，SpO_2 98%，术中患儿左侧卧位，手术开始后建立人工气胸，手术开始 30 分钟后，突然有创血压降至 67/33mmHg，SpO_2 70%，$PetCO_2$ 23cmH_2O。

【问题 2】麻醉医生应该如何处理？

临床思路　许多成人出现的并发症也会同样发生在儿童。套管针错位（误入脾脏或肝脏）可导致严重并发症。胸腔镜注气压力过高会导致前后负荷下降而降低血压。儿科患者的体位在术中更为重要，因为不合适的体位会压缩柔软的胸腔从而减少健肺的容积。侧卧位时用垫枕或软袋压迫腹部可以防止腹腔内容物挤入胸腔。如同所有涉及二氧化碳注气的手术，当发生突然的严重血流动力学紊乱时要考虑到气体栓塞。如果血流动力学出现明显不稳定时，最低要求是建议释放人工气胸内的二氧化碳，并尽可能立即转为开胸。同时关闭挥发性麻醉气体改为吸入 100% 纯氧。外科医生生理盐水纱布覆盖手术野。排除输液管路内气体。降低手术部位使之低于心脏水平。手动通气行 Valsalva 动作（正压通气增加胸膜腔内压）。加用血管加压药提高血压。胸外按压驱使气体通过阻塞部位（无心脏骤停仍可使用）。如果条件允许可以完善经食管超声心动图检查评估气栓位置。

成人单肺通气期间为维持氧合或治疗低氧血症所采取的措施也同样适用于儿童。肺隔离后，采用肺复张手法（持续 CPAP 数秒）可能对患者有益，初始选择 100% 纯氧可减弱健肺的 HPV。一旦手术开始，血流动力学稳定，FiO_2 调至最低允许浓度。如果通气容量是 5~10ml/kg，可以使用压力控制通气模式，允许轻度高碳酸血症以避免气压伤。健肺运用 PEEP 可以改善氧合，如果压力保持在 10mmHg 以内，通常对肺血管阻力（PVR）影响最小，也不会将健肺血流转移。此外与成人不同的是患肺 CPAP 不太适用于幼儿，这会干扰手术野暴露。

术毕结束肺隔离前吸引气管导管内分泌物，恢复双肺通气后应进行患侧肺复张。

（徐　颖　刘立飞）

推荐阅读

[1] MILIC-EMILI J.Pulmonary statics.In Widdicomb JG，ed.Respiratory physiology：MTP international review of science，series I，vol 2.Borough Green，Kent：Butterworth，1974.

[2] LUMB A B，SLINGER P.Hypoxic Pulmonary Vasoconstriction.Anesthesiology，2015，122（4）：932–946.

[3] HILARY P，GROCOTT.MD.Associate professor of Anesthesiology Duke University Medical Center.Arndt Endobronchial Blocker Procedural Video.[2024-05-20].https：//www.cookmedical.com/products/cc_aebs_webds/.

[4] 坦帕学术．小儿支气管封堵器置入视频 [2024-05-20].https：//v.qq.com/x/page/t05423e2y95.html.

[5] KAMRA SK，JAISWAL AA，GARG AK，et al.Rigid Bronchoscopic Placement of Fogarty Catheter as a Bronchial Blocker for One Lung Isolation and Ventilation in Infants and Children Undergoing Thoracic Surgery：A Single Institution Experience of 27 Cases.Indian Journal of Otolaryngology & Head & Neck Surgery，2017，69（2）：1-13.

[6] 马乐天，刘进．Univent 导管及其临床应用．四川医学，2016，（5）：555-559.

[7] MARRARO GA.Selective bronchial intubation for one-lung ventilation and independent-lung ventilation in pediatric age：state of the art.Zhongguo dang dai er ke za zhi = Chinese journal of contemporary pediatrics，2020，22（6）：543-554.

[8] PAWAR DK，MARRARO GA.One lung ventilation in infants and children：Experience with Marraro double lumen tube. Pediatric Anesthesia，2005，15（3）：204-208.

[9] 钟微，王俊，汪健，等．先天性食管闭锁诊断及治疗（专家共识）．中华小儿外科杂志，2014，35（8）：623-625.

[10] JOHNSON W，FEDOR D，SINGHAL S.Systematic review of surgical treatment techniques for adult and pediatric patients with pectus excavatum.Journal of Cardiothoracic Surgery，2014，9（1）：25.

[11] SEARL CP，AHMED ST.Core Topics in Thoracic Anesthesia.Cambridge：Cambridge University Press，2009.

[12] SHAMBERGER R C，WELCH K J，SANDERS S P.Mitral valve prolapse associated with pectus excavatum.Journal of Pediatrics，1987，111（3）：404-407.

[13] SILBIGER J J，PARIKH A.Pectus excavatum：echocardiographic，pathophysiologic，and surgical insights.Echocardiography，2016.

[14] SEMMELMANN A，KALTOFEN H，LOOP T.Anesthesia of thoracic surgery in children.Pediatric Anesthesia，2018.

[15] SLINGER P.Principles and Practice of Anesthesia for Thoracic Surgery.Berlin：Springer，2019.

[16] HILLIER SC，KRISHNA G，BRASOVEANU E.Neonatal Anesthesia.Semin Pediatr Surg，2004，13（3）：142-151.

[17] HAMMER GB.Anesthesia for Thoracic Surgery.A Practice of Anesthesia for Infants and Children，2019：340-354.

[18] STRICKER PA，GURNANEY HG，LITMAN RS.Anesthetic management of children with an anterior mediastinal mass.J Clin Anesth，2010，22（3）：159-163.

[19] HACK HA，WRIGHT NB，WYNN RF.The anaesthetic management of children with anterior mediastinal masses.Anaesthesia，2008，63（8）：837-846.

[20] SHONI M，RODRIGUEZ G.Intraoperative Anesthetic Management of the Thoracic Patient.Thorac Surg Clin，2020，30（3）：279-291.

第十九章

心包手术的麻醉及围手术期管理

心包疾病是指心包脏层或壁层结构和功能的异常。其临床表现可从无症状的亚临床疾病到危及生命的急症。尽管有多种病因，心包疾病主要表现为心包积液、炎症和缩窄，并导致心脏充盈受限和舒张功能障碍。其中慢性缩窄性心包炎和心脏压塞是临床最具有代表性症状的心包疾病，也是心包手术的主要适应证。麻醉医生只有彻底理解心包疾病对心脏和功能造成的生理紊乱，以及麻醉方式和麻醉药物对其造成的影响，才能更好地进行围手术期管理。

心包手术的麻醉及围手术期管理

第一节　心包的解剖和生理

一、心包的解剖

心包（pericardium）是由浆膜层和纤维层构成的像蚕茧一样包裹着心脏与大血管根部的纤维浆膜囊。心包内层为薄的浆膜层（脏层心包），由单层间皮细胞组成，表面光滑湿润，直接被覆在心脏表面（心外膜）和大血管根部。外层为较厚的纤维性囊（壁层心包），由胶原和弹力蛋白构成，紧贴于浆膜层附着在大血管根部、膈肌和胸骨上。脏层心包在大血管根部移行于其表面后折移成壁层，此移行区称为心包折返。心包深入主动脉、肺动脉与上腔静脉、左心房之间的部分称为心包横窦，在左心房后面与肺静脉根部之间的部分，称为心包斜窦。正常心包厚度为 1~3mm。两层心包之间的腔隙称为心包腔。正常情况下，心包腔内含有不超过 50ml 的清亮液体，为血浆的超滤液。心包腔内压力约为 3mmHg，且低于大气压、心房压和心室舒张压。

脏层心包的淋巴引流到气管和支气管纵隔淋巴结，壁层心包的淋巴则引流到前、后纵隔淋巴结。心包的血供由与膈神经伴行的心包膈动脉、乳内动脉和直接源于主动脉的滋养血管共同提供。迷走神经、左侧喉返神经、食管丛和来自星状神经节、第一脊神经节及其他神经节的交感神经一起支配着心包，心包的炎症或操作可能导致严重的疼痛或迷走神经反射。膈神经紧邻心包走行，当进行心包切除时容易受损。

二、心包的生理特性

将心包切除并不会起明显的心功能障碍，因此心包并非存活所必需。但是心包却具有数种有用的生理功能。

心包包裹心脏并随着心脏的充盈跳动而改变，这对心脏正常工作非常重要。通过心包韧带附着可以将心脏固定在中纵隔；由于心包比心肌坚韧，所以它可以均衡两个心室的顺应性，最大限度地维持左、右心室舒张期的压力；它能减少心脏和周围结构之间的摩擦力、限制心腔的急性扩张、提供防止感染的屏障；心包腔内有少量浆液，在心脏搏动时起润滑作用；心包腔的间隙可以适度扩张以承受有限的心包积液的容量负荷[1]。此外，心包还具有代谢活性，其分泌的前列腺素能够影响冠状动脉张力和心脏反射。

当炎症和瘢痕使得心包挛缩并紧密粘连于心脏表面时，会导致缩窄性心包炎。当心包腔短时间内充盈血液或液体时，会导致心脏受压甚至心脏压塞。

第二节　缩窄性心包炎

病例　缩窄性心包炎

病案摘要

患者，女，69岁。因“活动后胸闷、气促2年余”入院。既往有高血压病史半年，规律服药治疗；2型糖尿病10余年，未服药。否认冠心病病史。体格检查：体温36.5℃，心率107次/min，血压97/66mmHg，呼吸20次/min。双侧颈静脉怒张，双肺叩诊浊音，呼吸音低，右肺闻及少许湿啰音。心前区稍隆起，心尖搏动弱，无震颤，无心包摩擦感，双下肢中度水肿。叩诊相对浊音界扩大。心律绝对不齐，心尖区可闻及3/6级收缩期及舒张期杂音，无心包摩擦音。实验室检查：红细胞计数3.47×10^{12}/L，Hb 110g/L，白蛋白34.2g/L，总胆红素20.4μmol/L，直接胆红素10.7μmol/L，红细胞沉降率62mmol/L，NT-proBNP 1 405.77pg/ml。心电图示心房颤动。心脏超声示心包增厚，心室舒张功能受限，左心房、右心房大；左心功能减退（EF 40%）；下腔静脉增宽；二尖瓣、三尖瓣轻中度反流，肺动脉瓣轻度反流；微量心包积液；符合缩窄性心包炎超声改变。胸部CT检查示双侧胸腔积液，双肺散在炎症，间质性肺水肿；心包增厚（较厚处约21mm）。

【问题1】什么是缩窄性心包炎？有哪些常见的病因及病理生理？

临床思路　缩窄性心包炎几乎可伴生于任何心包疾病，但在临床中大多数患者仍病因不明。在发展中国家，缩窄性心包炎多为结核杆菌所致，随着结核病的控制，其比例逐渐降低；在发达地区则以特发性病因为主，医源性因素（包括纵隔放射治疗和心脏手术后）的比例逐渐增加[2]。其他的原因包括化脓性、结缔组织病、肿瘤、胸部创伤及肾衰竭等。

缩窄性心包炎的病理生理改变主要是由于心包脏层或壁层发生炎性反应，导致心包增厚、粘连形成坚厚的瘢痕，压迫心脏和大血管根部。心包常增厚至3~5mm甚至10mm以上。心包增厚可为广泛性也可为局限性，伴有钙化，有时心包腔内可见到少量液体。心包缩窄限制了双侧心室的正常活动。右心室舒张充盈受限，腔静脉回流受阻，静脉压因而升高。当左心室舒张充盈受限时，引起肺循环淤血和压力增高。心室舒张末期压力增高而舒张末期容积减少。在缩窄性心包炎中，舒张早期心室血流充盈基本正常，当心脏容量接近心包容量时才会出现压迫，始于舒张中期，因此几乎所有心室充盈均发生在舒张早期，随后几乎没有充盈，心室功能障碍在舒张中期及晚期最为显著。心室容量、每搏量、心输出量和血压均下降。心肌在早期呈失用性萎缩，较晚则纤维化，收缩力明显减退。由于每搏量受限且几乎恒定不变，因此只能依靠交感神经反射性兴奋出现的代偿性心率增快来提高心排血量，这是唯一的代偿机制。当心率增快不足以满足需要时出现心源性休克。患者的循环时间普遍延长。血浆容量、红细胞容量和总循环血量代偿性增加。

知识点　　　　　　　　　　　　　　　心室相互依赖

"心室相互依赖"或称"心室相互作用"，是指一个心室的大小、形态、构型和功能性（收缩性或/和顺应性）的变化，会通过直接机械作用而影响到另一个心室的形态、结构和功能。心包正常的患者吸气时胸膜腔内压降低，通过心包传递至右心和肺血管，从而使右心静脉回流增加，右心室会一过性增大。正常心包通过扩张来适应增加的静脉回流，因此这一增加的静脉回流并不损害左心室充盈。呼气时刚好相反。而在缩窄性心包炎患者中，心脏容量的上限会受到无弹性心包的限制。增厚、僵硬的心包会阻止吸气时胸膜腔内压降低向心腔传递。病变的心包也不能通过扩张来适应吸气时右心静脉回流的增多。由此，导致右心室扩张局限于室间隔，右心室扩张与左心室相对充盈不足共同导致了室间隔凸至左侧，从而降低了左心室顺应性，并促使吸气过程中左心室充盈进一步减少。因此，在缩窄性心包炎患者，"心室相互依赖"被放大。

【问题2】缩窄性心包炎的临床表现有哪些？如何诊断？

临床思路　缩窄性心包炎早期起病较为隐匿，可能在几个月或几年后逐渐出现体循环及肺循环淤血的临床表现。其症候群主要包括液体过剩的相关症状，轻则外周水肿，重则全身性水肿；以及劳力引发心输出量减少的相关症状如易疲劳乏力和活动后呼吸困难。此外，还包括食欲不振、腹胀、咳嗽、胸痛、黄疸、消瘦甚至恶病质等。肺部淤血或伴胸腔积液，严重者可出现口唇、末梢发绀，端坐呼吸。

体格检查发现颈静脉怒张，合并 Kussmaul 征（吸气时周围静脉回流增多而致静脉压增高、颈静脉明显扩张）。不到 20% 的患者会出现奇脉（吸气时动脉压降低超过 10mmHg，但奇脉更常见于心脏压塞患者）。心脏听诊可闻及"心包叩击音"（舒张早期由于心室充盈突然停止而出现高调音，是特异性高但敏感度低的诊断线索）。肺水肿不常见，腹部体格检查可见搏动性肝大。

实验室检查通常血常规改变不明显，可有贫血。肝淤血肿大可致肝功能轻度损害。由于胸腔积液和腹水丢失，白蛋白降低。可能是坚硬的心包限制了心房或室壁扩张的程度，利钠肽通常正常或仅轻度升高。

辅助检查心电图可见 P 波切迹、QRS 波低电压、T 波平坦或倒置等非特异性改变。1/4 患者出现房性心律失常。胸部 X 线检查可见心脏大小正常或轻度增大，心脏局部可变形，一侧或两侧心缘变直，主动脉弓缩小，心脏搏动减弱，主动脉搏动减弱，上腔静脉影增宽，还可显示肺淤血、胸腔积液。典型表现是心包钙化影，在 X 线片上呈高密度的蛋壳状、斑片状或不完整的环状（图 19-2-1）。缩窄性心包炎心包钙化虽然特异性很高，但敏感性却很低，没有心包钙化也不能排除缩窄性心包炎。

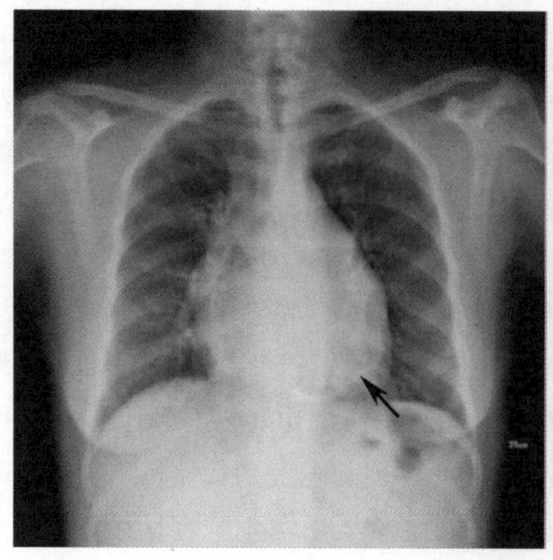

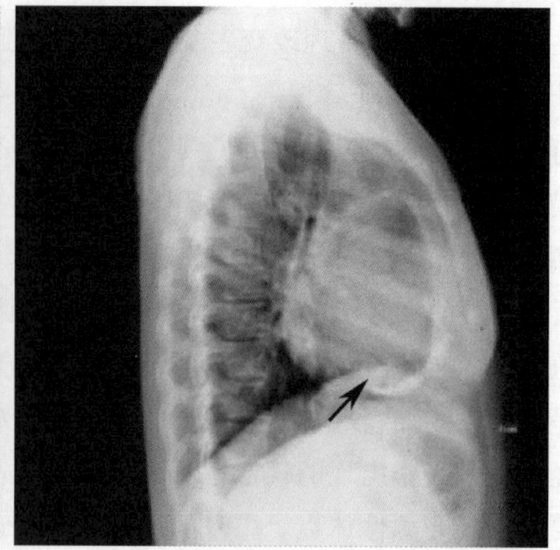

图 19-2-1　正位及左侧位胸片可见心包钙化

超声心动图检查常见心包增厚、粘连、钙化，心室腔缩小，上下腔静脉扩张，心脏搏动减弱（图 19-2-2）。

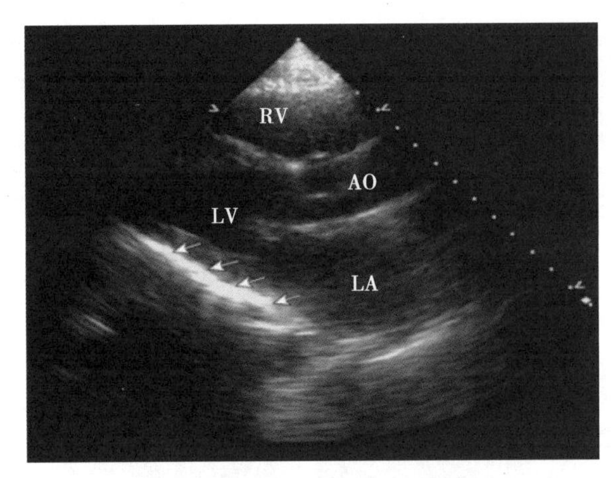

图 19-2-2　超声心动图检查见心包增厚钙化

RV. 右心室；AO. 主动脉；LV. 左心室；LA. 左心房。

知识点　　**缩窄性心包炎超声心动图的主要特征**

1. 二维超声心动图示心包膜增厚，钙化部位可见强回声。
2. 在四腔切面可见心室腔因受压而变小，心房腔正常或略大。
3. M 型超声心动图示室间隔运动异常，舒张早期切迹或"弹跳"征。
4. 频谱多普勒示二尖瓣舒张早期 E 峰吸气时较呼气时减低 >25%，三尖瓣 E 峰吸气时较呼气时增加 >40%。
5. 腔静脉增宽，肝大、肝淤血及心包积液等。

根据病史和体格检查怀疑缩窄性心包炎的患者在接受心电图、胸片和超声心动图的初步评估后，可采用下述一项或多项进行后续评估。

CT 检查是发现心包钙化的最佳方法。CT 发现心包不规则增厚（厚度 >3mm 提示异常）、钙化的直接征象（图 19-2-3），结合心房扩大、心脏局部的扭曲变形、腔静脉增宽等间接征象，常可明确诊断。

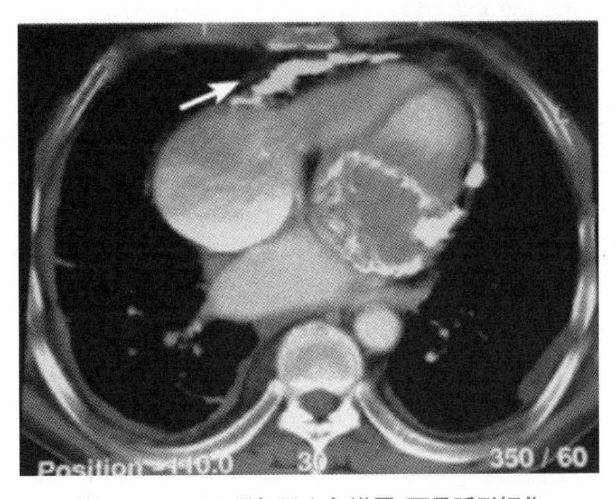

图 19-2-3　CT 平扫示心包增厚，可见弧形钙化

心脏MRI检查也可以了解心包增厚、钙化的程度和部位及心腔改变，有助于鉴别诊断（图19-2-4）。

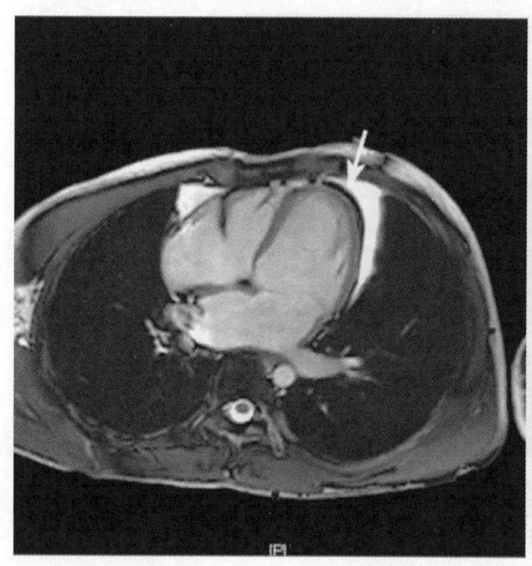
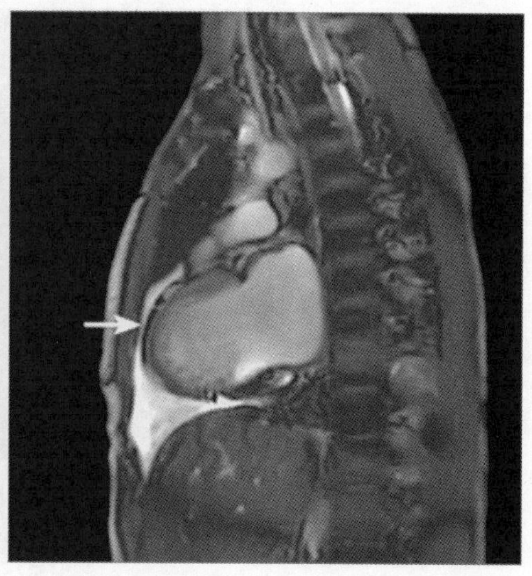

图19-2-4 缩窄性心包炎的MRI表现

当病情诊断不明时，需进行左右心导管检查以确定血流动力学异常的性质，并可同时进行冠状动脉造影以便在可能外科手术干预前明确冠状动脉解剖。心导管检查显示右心房压上升，右心室压在舒张早期可下降但在舒张中、晚期明显增高并接近极限，呈“深谷-高原”型曲线或“平方根号”征。舒张晚期时，左、右心房和心室充盈压都明显升高，肺动脉舒张压、肺毛细血管楔压及右心房压因受固定的心包限制而同等升高（相差≤5mmHg）。然而肺动脉高压并不常见。

知识点

缩窄性心包炎和限制性心肌病都可导致射血分数保留的心力衰竭，其心室充盈异常可导致出现类似的临床和血流动力学特点。但是两者的治疗截然不同，鉴别诊断至关重要[3]。需要结合病史、体格检查、影像学检查及血流动力学检查、心内膜心肌或心包活检综合判断（表19-2-1）。

表19-2-1 缩窄性心包炎与限制性心肌病的鉴别

鉴别点	缩窄性心包炎	限制性心肌病
病史	如结核	如糖尿病或淀粉样变性
奇脉	有或无	无
Kussmaul征	常见	无
心包叩击音	常见	无
BNP	正常或轻度升高	显著升高
心包顺应性	异常	正常
心电图	少见传导异常	常有传导异常
X片	1/3患者有心包钙化	心包钙化罕见

续表

鉴别点	缩窄性心包炎	限制性心肌病
超声心动图	室间隔“弹跳”	室间隔运动正常
	心包增厚和钙化	心腔缩小，心房增大，室壁可能增厚
	二尖瓣 E 峰流速呼吸变异率 >25%	E/A>2，减速时间缩短
	肺静脉血流频谱 D 峰变异率 >20%	二尖瓣血流呼吸变异不明显
	彩色 M 型血流 Vp>100cm/s	彩色 M 型血流 Vp<45cm/s
	组织多普勒：E'>8cm/s	组织多普勒：E'>8cm/s
CT/CMR	心包增厚 >3~4mm，心包钙化（CT），心室相互依赖（CMR）	心包厚度正常（<3mm），心肌形态和功能改变（CMR）
心导管检查	LVEDP–RVEDP≤5mmHg	LVEDP–RVEDP>5mmHg
	PASP<40~50mmHg	PASP>40~50mmHg
	RVEDP：RVSP>1：3	RVEDP：RVSP<1：3

注：BNP，B 型利钠钛；Vp，传播速度；CMR，心脏磁共振；LVEDP，左心室舒张末期压力；RVEDP，右心室舒张末期压力；PASP，肺动脉收缩压；RVSP，右心室收缩压；E′，早期峰值速度。

【问题 3】缩窄性心包炎如何治疗？

临床思路 缩窄性心包炎自然预后不良，最终因循环衰竭而死亡。一些急性缩窄的病例能自愈或通过药物治愈。而对于慢性缩窄性心包炎，手术剥离缩窄的心包是解除心脏机械性压迫唯一有效的治疗方法。确诊后应早期施行手术。病程过长导致心肌失用性萎缩，全身状况恶化，手术风险增大。根据需要切除的范围可采取胸骨正中切口、左前外侧切口或横断胸骨双侧开胸切口进行心包剥脱手术。手术转归取决于疾病的病因和疾病的严重程度，尽管手术技术不断改进，手术死亡率仍达 5%~15%。充分的术前准备、正确的手术时机、术后积极用药均可降低手术风险。术前伴心肌萎缩、心功能 3~4 级、右心室舒张末压明显增高者，均提示预后不良。与心脏压塞不同，外科手术往往不能即刻改善这些患者的症状。

慢性缩窄性心包炎手术

病例进展

经完善相关检查，该患者诊断为缩窄性心包炎，结核性多浆膜腔积液。予以抗结核、抗炎等对症支持治疗后，转入心血管外科，于全身麻醉下行“心包剥脱术”。中心静脉压（CVP）从术前 31mmHg 降至术后 17mmHg。患者术后转入心外科 ICU。后康复出院。

【问题 4】应该如何进行该类患者的围手术期管理呢？

临床思路 与急性心脏压塞患者相比，缩窄性心包炎患者的血流动力学不稳定较为少见。但是许多管理原则是相似的。

（一）术前准备

针对原发感染应积极采取抗感染措施。术前采用低盐饮食及利尿治疗的同时需纠正水、电解质平衡失调。加强全身支持，高蛋白饮食，必要时输注白蛋白或小量分次输血。心率过快者可给予小剂量洋地黄控制心率。大量胸腔积液和腹水者术前应适当抽排以减少对呼吸功能的影响。术中可能发生大出血或心室颤动，应准备大口径静脉通路、备血，备除颤器。手术通常不需要体外循环（CPB），但必要时需准备 CPB 装置以应对剥离非常困难的患者。

（二）围手术期监测

心包剥脱术是心脏手术中的高危手术之一，除标准的无创监测外，为便于术中、术后管理常需要有创血流动力学监测。动脉穿刺置管能实时监测动脉压力并方便进行动脉血气分析。中心静脉穿刺置管可用于应对突发大量失血时的快速输血、给药，还可以监测中心静脉压，了解心脏前负荷及通过对比手术前后的压力变化来评估腔静脉入口的松解效果。预计术后可能发生低心排血量综合征的患者，建议放置肺动脉导管进行监测。术中经食管超声心动图检查（TEE）也在评估患者血流动力学方面有非常重要的价值。

（三）麻醉管理

麻醉管理目标包括避免心率减慢、心肌抑制及前后负荷降低三个方面。

应根据患者的术前情况谨慎进行麻醉前用药，以不引起呼吸、循环抑制为前提，但并非必须使用。宜选用气管插管全身麻醉。由于患者循环代偿功能相当脆弱，麻醉诱导应在严密监测心电图、脉搏氧饱和度和有创动脉血压下缓慢诱导，诱导前充分面罩吸氧。对腹内压偏高的腹水患者，应警惕误吸风险。由于患者循环时间延长，药物起效延迟，应酌情减慢麻醉诱导注药速度，不能误以为患者耐受性良好而造成药物相对过量导致血压显著下降甚至循环衰竭。准备多巴胺、阿托品、去氧肾上腺素和肾上腺素等急救药物。维持心率，严重的心动过缓可降低心排血量，β 受体激动剂或起搏器可提高心排血量。但在避免心动过缓的同时，患者也难以耐受极度心动过速如快心室率心房颤动。监测患者生命体征变化，随时修正麻醉药使用方案。

麻醉诱导采用对循环功能抑制最小的药物如依托咪酯、舒芬太尼或咪达唑仑等。氯胺酮可能增加心肌氧耗，但可以防止诱导时出现血压下降和心动过缓。肌松药应选择不减慢心率的药物如泮库溴铵、罗库溴铵、维库溴铵等。常规剂量的丙泊酚对心血管系统有剂量依赖性的抑制作用，不推荐用于诱导。麻醉维持采用舒芬太尼或阿芬太尼为主的静脉 - 吸入复合麻醉，以麻醉性镇痛药为主，可吸入低浓度七氟烷，采用对肝肾功能影响小的顺阿曲库铵维持良好的肌松。在手术刺激较强的环节，如切皮、劈开胸骨或撑开肋骨时，适当加深麻醉。

麻醉管理时应注意维持血流动力学稳定。这类患者的血压依赖充足的前负荷，应调整好血管内容量，在心包完全剥离前等量输液或输血、心包剥离后限量输液，防止缩窄解除后心室过度充盈膨胀诱发急性心力衰竭。结合中心静脉压调整适当头高位，应用洋地黄或小剂量多巴胺、多巴酚丁胺、肾上腺素、米力农等正性肌力药泵入，并给予利尿剂减少循环血容量以减轻心脏负担。机械通气时避免潮气量过大，以防止进一步降低回心血量引起血压下降。术中全面监测内环境并维持稳定。

麻醉医生必须了解手术操作才能更好地进行循环管理。心包剥离原则上为先左后右，先流出道再流入道，双侧心包剥除达膈神经水平，心尖充分游离，上下腔静脉开口要充分松解。一般顺序为左心室→右心室流出道→房室沟缩窄环→下腔静脉环形束带。术中需密切观察术野情况。外科医生锯开胸骨后撑开器应逐渐撑开，过快、过度的牵拉可使心包更加绷紧，心室充盈骤减，血压下降。游离两侧胸膜附近的心包时可考虑手控呼吸配合外科医生操作。剥离心包时对心脏的直接刺激容易发生心律失常，可在心脏表面涂敷或洒利多卡因液，或静脉注射利多卡因。游离下腔静脉入口处及心尖部时常发生较明显的低血压，应密切监测血压并随时与外科医生沟通，防止长时间低血压诱发心室颤动。在解除下腔静脉处缩窄心包前可提前使用洋地黄类制剂。对病情不稳定或合并心脏压塞的患者应按心脏压塞处理（见本章第三节）。若术中出现心脏严重撕裂出血迅猛、止血困难时或心脏骤停复苏困难时，必须在CPB下止血。

对缩窄性心包炎行心包剥脱术的患者而言，术后保留气管导管送ICU机械通气，进行全面监测，继续强心、利尿，维护心功能，防治术后低心排血量综合征的发生，防止水、电解质和酸碱紊乱，并合理制订镇静镇痛方案，避免血流动力学波动。气管导管带管时间至少为6~12小时，有利于对术后出血及心排血量情况进行评估，以决定是否需要再次手术。

（四）并发症的防治

1. **低心排血量综合征** 简称低心排，是一组以心排血量下降、外周脏器灌注不足为特点的临床综合征，心脏外科手术后多见，且在各种疾病导致心功能障碍时均可出现。心脏指数<2.0L/（min·m^2）定义为低心排血量，常伴低血压、心动过速、少尿、代谢性酸中毒、混合静脉血氧饱和度<65%，以及皮肤苍白、潮湿、肢体末梢湿冷、肺淤血和低氧血症[4]。它是缩窄性心包炎或术后最常见的死亡原因。主要由于心肌长久受压、活动受限，心肌萎缩，心包剥离后心室急剧快速充盈膨胀，心室壁水肿，心肌收缩无力易于扩张所致。防治措施为术中限制液体输入，左心室缩窄解除后立即一边强心一边利尿，保持液体负平衡，以减轻心脏负荷。术后应严密监测中心静脉压，继续强心、利尿，严格控制液体输入量，适当延长保留气管插管和呼吸支持时间。若药物疗效差，也可使用主动脉内球囊反搏（IABP）。这类患者心功能可能需要几周时间才能显著改善。此外，硬化的脏层心包切除不够充分也是导致术后低心排血量的原因之一。缩窄性心包炎患者一旦确诊应尽早手术。术前病程长、合并大量腹水及外周水肿、心功能差，是发生低心排血量综合征的高危因素。

2. **心室颤动和心脏骤停** 缩窄性心包炎患者若发生严重低血压、低氧和低血钾时，容易发生室性心律失常甚至心室颤动。并且在心包剥离前由于难于放置除颤电极，使心脏复苏更加困难。术中应加强监测，及时和外科医生交流沟通，尤其是外科医生放置胸骨撑开器或分离心尖与膈面心包时。当出现频发室性期前收缩时，应暂停分离，予以利多卡因治疗。如发生心脏骤停，立即予以复苏。

3. **膈神经损伤** 手术游离膈神经时尽可能随同膈神经多保留脂肪及软组织。术中如损伤膈神经可造成膈肌的不协调运动，影响气体交换，并且不利于呼吸道分泌物的排出。为避免出现拔管后呼吸抑制，患者清醒后拔除气管导管前应评估有无不协调胸腹式呼吸。

4. **冠状动脉损伤** 外科医生在分离前室间沟部位时，注意勿损伤冠状动脉。其分支或末端出血可缝扎止血。遇到该部位有局限的钙化斑块时，可以留置不予处理，不可勉强切除。麻醉医生术中必须仔细监测心电图，及时发现心肌缺血的征兆。

5. **心脏破裂** 心包炎患者病程长、心肌薄、心包粘连紧密，分离心包时易造成心肌破裂。麻醉医生应严密监测生命体征，保证输血、输液通畅。一旦发生心肌破裂，术者应用左手示指平压在裂口上，利用游离的心包片缝盖在破裂口的周围，可挽救生命。如出血迅猛或止血困难，须在CPB下进行止血。

第三节 心脏压塞

病例 心脏压塞（cardiac tamponade）

病案摘要

患者，女，52岁。因“胸前区压榨样疼痛8小时”入院，诊断为“主动脉夹层（Standford A型）”。患者在心外科ICU，突发烦躁不安、呼吸困难、大量出汗，生命体征示心率122次/min，桡动脉血压78/52mmHg，呼吸33次/min，SpO_2 88%，中心静脉压23mmHg。血压逐渐降至50/38mmHg，予以加快输血、输液，并增大去甲肾上腺素、多巴胺剂量，血压回升不理想，心率下降至50次/min。床旁超声剑突下四腔心切面可见心包腔内液性暗区，似可见絮状物回声。立即在超声引导下行剑突下心包穿刺术，未抽出明显血性液体，但患者心率血压得以回升。考虑可能存在心脏压塞。

【问题1】什么是心脏压塞？有哪些常见病因？

临床思路 心脏压塞是由于积聚于心包腔内的血液或体液使得心包腔压力增高从而压迫心脏，导致心室舒张期充盈量减少而引发的血流动力学改变的病理生理过程。从某种角度说，压塞后有利于减少心脏出血，相比未发生压塞的心脏出血患者，可能生存机会很大。当然，如果不能及时解除压塞，则很快会导致循环衰竭。

心脏压塞可由渗出性液体、脓肿、血液、凝块及气体等物质在心包腔内缓慢或急性积累所致。感染性、肿瘤性、特发性或尿毒症性心包炎等可发展为慢性或亚急性心包积液。导致急性致命的心脏压塞最常见的原因是在心脏手术或其他有创心脏操作后心包腔内出血或胸部钝器创伤、升主动脉瘤破裂或主动脉夹层。当医源性操作时导管穿刺的伤口很小时，有自行闭合止血的可能。左心室壁伤口收缩可以自行封闭，心脏压塞的发生率比右心室低。而心房损伤由于壁薄，伤口难以自然止血，反而比心室损伤更为严重。心肌梗死后坏死部位组织松散易破，包括冠状动脉窦瘤破裂在内，血液在短时间内即可涌入心包引起死亡。临床麻醉中常见外科手术后急性心脏压塞，病程发展异常迅猛。

创伤性心包大量积血

知识点

心包积液的超声半定量评估见表19-3-1。

表19-3-1 心包积液的超声半定量[5]

积液量	舒张期心包腔无回声区（前心包+后心包）
微量积液（50~100ml）	<5mm
少量积液（100~250ml）	5~10mm
中量积液（250~500ml）	11~20mm
大量积液（>500ml）	>20mm

心包积液是否会发生心脏压塞，不仅取决于积液的量，更是取决于积液增长的速度。如液体是在几周甚至几个月内缓慢积聚，逐渐增长的液体撑开壁层心包，心包的顺应性逐渐增加使心包可以容纳多达1~2L的大量积液而心包内压力仅轻微增加；当到达临界点后，心包内压力几乎呈直线上升。而当心包腔中液体（最常见为血液）在短时间内骤增时，由于心包急性扩张程度有限，心包内压力在初始小幅度增加后几乎呈直线上升，即使只有150~200ml积液，也可以造成心脏压塞。所以一旦达到弹性极限，尤其是当心包存在病变使其顺应性和延展性受到影响时，此后容积即使小幅度增加也会导致心包内压力骤增（图19-3-1）。

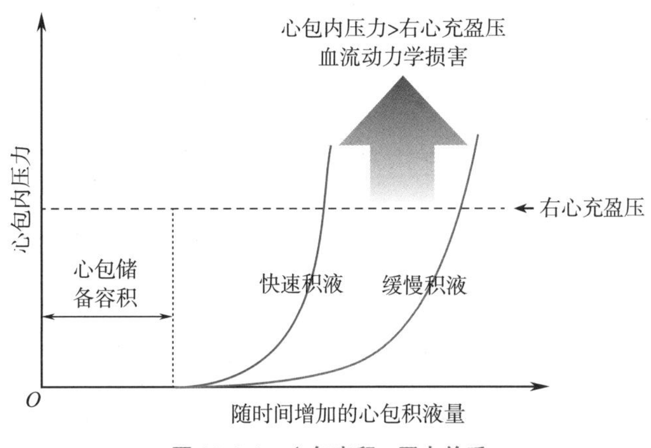

图 19-3-1　心包容积 - 压力关系

心内压最初缓慢上升，随后急剧上升。在曲线的陡峭部分，只需要极少量的容量即可造成压塞。

随着心包内液体的积聚，心室逐渐变得“僵硬”并难以松弛。心室充盈压增高，但仍高于心包内压。随着液体积聚量的增加，心腔越来越小，舒张期心室顺应性继续下降，心包内压力进一步增高并高于右心室充盈压，舒张期心室充盈障碍。循环静脉压力无法使右心充盈，腔静脉血不能顺利回流至右心。由于右心壁薄、房室压低，最易受到影响，患者的中心静脉压和右心房压明显升高，心排血量减少。心室前负荷降低，但心肌收缩性未受明显影响。由于每搏量减少，交感神经代偿性兴奋引起心率增快和血管收缩以期维持血压和有效心排血量。其他代偿机制包括慢性心包腔扩张及血容量的增加，但这对于急性心脏压塞而言意义不大。当心包内压力和左心室充盈压力一致升高并平衡时（相差 <5mmHg），心脏几乎停止充盈，前向血流停止，此时必须采取措施解除心脏急性压迫。否则加之儿茶酚胺的耗竭及心包压力的持续升高，会迅速出现循环衰竭。表现为明显低血压、休克和心肌缺血，心肌收缩力减弱，迷走神经张力增高，引起心率减慢，进一步减少心排血量。一旦血压开始下降，则表现为骤降方式，可使冠状动脉血流减少、心肌缺血，尤其是心内膜下心肌缺血。

与缩窄性心包炎类似，心脏压塞的一个重要病理生理学特征是“心室相互作用”或“心室相互依赖”的明显增强，其左、右心腔的血流动力学受彼此直接影响的程度远高于正常情况。这也是奇脉产生的病理生理基础。

【问题 2】如何判断患者发生心脏压塞？

临床思路　主要从以下几个方面判断心脏压塞。

1. 临床表现　心脏压塞患者的临床表现主要取决于心包液积聚的时长和患者血液循环的受影响程度，但没有哪种单独表现对诊断具有高敏感性或特异性。

慢性或亚急性心脏压塞发生于数天至数周内，起病相对缓慢。病程早期可能无症状，一旦心包内压力达到临界值，患者会诉呼吸困难、胸部不适或胀满感、外周性水肿、易疲劳或其他与充盈压增高和心排血量受限有关的症状。

急性心脏压塞在清醒的患者表现为烦躁不安、呼吸困难、胸闷、面色苍白、皮肤湿冷、少尿、发绀甚至意识丧失。在全身麻醉和镇静患者需要依赖血压和心率的监测来辅助诊断。体格检查可发现心音低弱遥远、静脉压升高导致的颈静脉怒张和低血压（脉压变小），称为 Beck 三联征。并可能伴有前额和头皮静脉充盈。患者出现 Kussmaul 征（吸气时颈静脉充盈更明显）。可发现脉搏细速，中重度心脏压塞常见奇脉现象。对于炎症性心包炎所致的心脏压塞患者，听诊时可闻及心包摩擦音。体格检查时肝脏可不增大。某些重度低血容量患者，中心静脉压可不上升，颈静脉怒张可不明显，心率增加和奇脉等相关临床表现更少见，称为低压力性(隐匿性)心脏压塞。

2. **辅助检查** 心电图常显示心动过速,也可能显示 QRS 波低电压或 T 波异常,部分患者出现电交替现象(心脏在心包腔内摆动导致每次心搏的电轴发生改变,即心电图波形的幅度、大小交替改变)。电交替是心脏压塞的相对特异性表现,但敏感性不足。

对于缓慢发展的心脏压塞,胸片可能显示心影扩大。胸片显示心包气液平面具有诊断意义。但对于急性心脏压塞,依靠床旁胸片上有无心影扩大、纵隔增宽、心腰平直及透视下搏动减弱等表现来确诊并不可靠,且不一定要作为必备检查。

超声心动图是检测心包积液和心脏压塞的主要诊断方法,有助于判定心包积液存在与否、位置和量的多少及对血流动力学的影响。推荐对所有疑似患者均行超声心动图评估。有时在患者出现血流动力学不稳定之前,超声可以发现心脏压塞的早期征兆。经胸超声通常足够达到目的,但在有些创伤或手术后气管插管的患者中,也可首选 TEE。

心脏压塞时心脏随着跳动在心腔内摆动

知识点 　　**心脏压塞的主要超声心动图特征**

1. 心脏受压　心包腔内压力急剧增加,使右心房、右心室受压变小,进而使左心房和左心室也受压缩小,甚至有时心内结构难以清晰地显示。每搏量减低,心率增快。

2. 心腔塌陷　常发生于循环衰竭之前,可发生于任何心腔。由于右心为低压顺应性系统,塌陷征更为明显。右心房塌陷尤其是持续时间超过心动周期的 1/3 时,是发现心脏压塞的敏感性和特异性都很高的早期征象。舒张早期的右心室游离壁塌陷对识别心脏压塞敏感性低于右心房舒张期塌陷,但特异性很高,属于晚期征象。左心房和左心室塌陷较为少见。若可见左心房塌陷,则是心脏压塞特异性极高的表现。

3. 容积和血流的呼吸变异　吸气时室间隔和房间隔向左移动,而呼气时则相反。这也是奇脉的超声表现。二尖瓣、三尖瓣血流速度的呼吸变异明显增加且不一致,反映了心室相互依赖性增加。在没有心腔塌陷或肝静脉血流异常的情况下,仅有血流的呼吸变异时不应诊断为心脏压塞。

4. 房室瓣活动异常　二尖瓣、三尖瓣 M 型曲线 D、E 幅度下降。二尖瓣舒张期血流 E 峰变化率增大,通常大于 22%。

5. 扩张的下腔静脉不伴随呼吸塌陷,反映了中心静脉压显著增高。具有高度敏感性,但不具备特异性。

如果可行超声心动图检查,诊断心包积液通常无需其他影像学技术,如 CT 和心血管磁共振,二者不属于常规检查,但可以用于排除可能存在的纵隔或肺部并发症。

心导管检查一般不作为心脏压塞的初始诊断性检查。常可见到中心静脉压、右心室舒张末压、肺毛细血管楔压、左心房压和左心室舒张末压均升高并接近相等(10~30mmHg)。如果血容量不足,可表现为心内舒张压为 6~12mmHg 的低压力性心脏压塞。

心包穿刺具有确诊价值,同时也是心包腔减压的急救措施,但可出现假阴性或假阳性。因为有时心脏压塞的原因是包裹性、偏心性积液或局部血肿压迫某个或部分心腔，引起局部心脏压塞，因此心脏压塞的典型体格检查表现、血流动力学和超声心动图征象可能不存在或减弱。

切记不要因做过多的检查而延误抢救时机，临床评估仍然是推动疾病诊疗的关键。心脏手术后有多种因素可导致术后低血压，这使得心脏压塞诊断具有挑战性。如出现低心排血量综合征表现，经积极补充容量和应用正性肌力药物没有明显疗效，合并纵隔引流管引流量的突然减少等情况应高度怀疑出现术后心脏压塞。若抽吸纵隔的血凝块或血液后血流动力学可得到明显改善，即可诊断。

知识点　　心脏压塞和缩窄性心包炎的鉴别

心脏压塞和缩窄性心包炎有一些共同特征，包括舒张功能障碍、心室相互依赖增加、心室流入血流速度的呼吸变异增加、中心静脉压、肺静脉压和心室舒张压升高等。但心脏压塞常起病急骤，有大量心包积液；心包可将胸膜腔内压力的呼吸变异传递至心脏；体循环静脉回流随吸气增加，使右心扩大并逐渐移向左侧；右心房压力、左右心室舒张压以及肺动脉舒张压互相平衡。而缩窄性心包炎患者少见起病急骤或大量心包积液；因心包增厚、僵硬，正常吸气时降低的胸膜腔内压传递至心脏受阻；静息时体循环静脉回流并不随吸气增加；右心房压力在吸气过程中恒定，肺毛细血管楔压下降。

病例进展

患者予以心包穿刺未抽出明显血性液体，但患者心率、血压暂得以回升。在血管活性药物支持下急诊转送入手术室于体外循环（CPB）麻醉下行手术治疗。术中见心包腔内积血约 300ml，大量血凝块约 300g（图 19-3-2）。升主动脉扩张外径约 7cm，夹层破口巨大长约 6cm，位于升主动脉中段，累及升主动脉、主动脉弓近端。予以清除血块并行右半主动脉弓置换术 + 升主动脉人工血管置管术 + 主动脉瓣成形术。术后诊断“主动脉夹层（Standford A 型）：主动脉夹层破裂并心脏压塞”。患者术后安返心外科 ICU 继续监测和治疗。

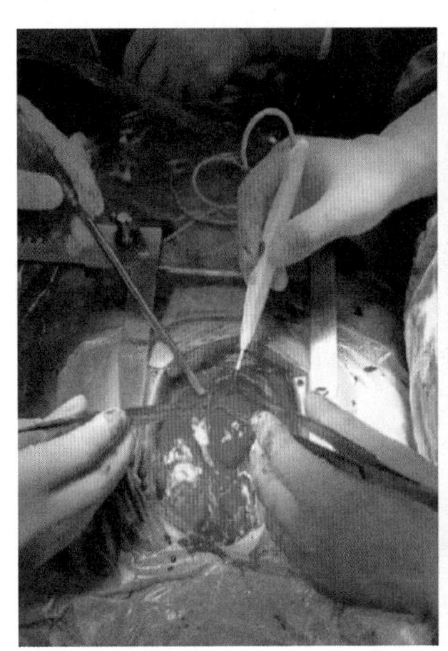
A

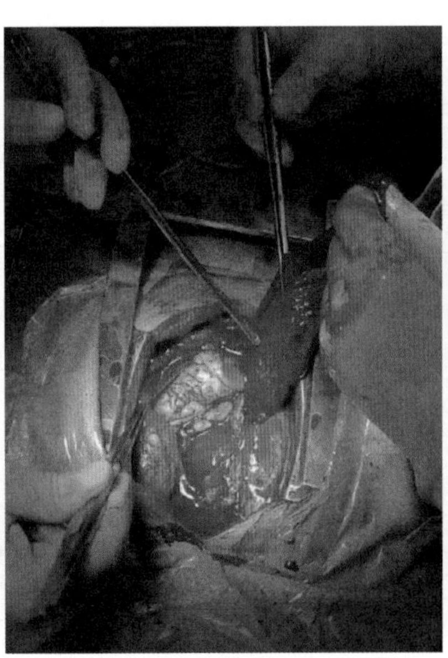
B

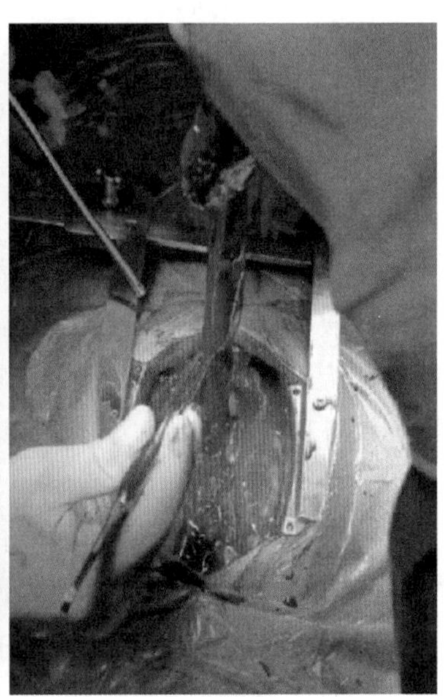
C

图 19-3-2　主动脉夹层并心脏压塞患者心包内大量血凝块

A. 心包内凝血块；B. 剥除血块；C. 取出血块。

【问题 3】心脏压塞应如何进行治疗？

心脏压塞的临床表现和处理与缩窄性心包炎有相似之处，但因发作急骤且呈进行性加重，常需紧急治疗方能转危为安。

对心脏压塞的治疗必须根据心脏压塞的病因、进展快慢、血流动力学改变的程度而定。其确定性治疗方式是去除心包积液以缓解心包内压，经皮引流（即心包穿刺术）和手术引流均非常有效。对于慢性心脏压塞的患者，配合积极内科治疗的同时可行心包穿刺术。对于包裹性或反复发作的心脏压塞须进行心包引流术。

对于非内科性的急性心脏压塞的患者往往需紧急行心包穿刺术，有时只要抽去15~20ml 心包液体即可明显改善血流动力学状况，提高患者生存机会。但需持续引流心包积液才能最终改善血流动力学。在影像引导（如超声、透视）下实施可以帮助针尖安全穿过心包并到达最佳引流位置，也可以评估引流是否充分。无影像学引导时心脏穿孔、冠状动脉或乳内动脉损伤及气胸等并发症的风险显著增高。然而在紧急情况下即使没有影像学指导也必须进行心包穿刺。如果患者血流动力学不稳定或发生心脏骤停，应在持续心肺复苏的同时尝试心包穿刺，甚至开胸直视下进行穿刺。可以留置引流导管在心包腔内以便持续引流。如果心脏压塞是由于之前的手术或创伤所致，即使心包穿刺治疗减轻心脏压塞有效，也必须进行手术治疗。

心包穿刺术

外科手术治疗的适应证包括心包穿刺失败、局限性或包裹性积液、清除血块、进行性心包内出血（如急性主动脉夹层、创伤、心脏手术或经皮心脏手术后）。一般经剑突下和前胸入路行心包开窗术或心包切除术。如为心脏手术后血性压塞，需要充分探查纵隔、寻找出血部位以及控制出血。

【问题 4】应该如何进行心脏压塞患者的围手术期管理？

对心脏压塞的治疗特别强调时间性，应及时采取有效的治疗措施。急性心脏压塞是心脏外科手术的严重并发症之一，其进展凶险，是麻醉医生面临最多的、最为棘手、最具有挑战性的急诊手术麻醉之一。

（一）术前准备

对于病情极其紧急的患者，来不及进行特殊检查，应根据临床表现立即进行心包穿刺放液，既可明确诊断，又可以对心包进行减压，为后续实施手术创造条件。

对于行急诊外科手术的患者，应尽可能了解患者的病史、关键脏器的功能情况并采取适当的措施加以改善。通知相关科室人员做好手术准备。在等待手术期间，首要的是维持心排血量和重要器官的灌注，可通过保持充足的前负荷联合血管活性药物实现。可使用较大剂量阿托品维持心率。由于动脉压下降造成代谢性酸中毒，应进行动脉血气分析并适度纠正。不建议麻醉前用药，即使小剂量抗焦虑药物可能会消除交感 - 肾上腺素系统激活的代偿作用，导致循环衰竭。建立大口径的静脉通路，自体血回收备用，同时所有复苏设备和药物应准备妥当。

（二）围手术期监测

除标准的无创监测外，诱导前需行动脉置管监测有创血压，时间允许应建立中心静脉压监测，还可以行TEE 监测，使用如 FloTrac/Vigileo 血流动力学监测系统进行每搏量变异度（stroke volume variation，SVV）、每搏量等动态指标的监测。但对于病情极不稳定的危重患者，不能因为置管或监测而延误外科手术。

（三）麻醉管理

轻症患者心包穿刺术首选局部麻醉。心包开窗术大多采用局部浸润麻醉，或静脉给予少量镇静镇痛药物辅助。当心包压力解除、血流动力学稳定后，再给予全身麻醉进一步外科治疗。或采取浅全身麻醉诱导，待血流动力学稳定后逐渐加深麻醉。全身麻醉的优点在于它能够为外科手术提供良好的条件，方便 TEE

和提高患者的舒适度，以及防止应激过度。

再次强调应与外科医生协商沟通，根据患者的血流动力学情况决定麻醉和手术的先后顺序。对于明显心脏压塞的患者，可采用半坐卧位，在局部麻醉和自主呼吸下手术针于剑突下行经皮心包穿刺减压以缓解症状，可能有利于后续更安全的全身麻醉诱导。全身麻醉时，对于血流动力学极其不稳定的患者，建议在手术团队完全准备好后再开始麻醉诱导，包括确保外科医生已穿好无菌手术衣和戴好手套、患者已完成消毒和铺巾。或外科准备和麻醉诱导同时进行，尽量缩短诱导至打开心包的时间。

麻醉处理原则是在心脏压塞解除前维持较高的交感张力，尽量维持心排血量，难点是麻醉诱导期[6]。在全身麻醉诱导过程中，交感神经张力的丧失和正压通气的启动可能会导致血流动力学衰竭，甚至心脏骤停。其原因是体循环血管扩张、前负荷下降和麻醉药物引起的直接心肌抑制。与缩窄性心包炎一样，许多原则都适用于心脏压塞患者的麻醉，而且需更为谨慎。应选用对心肌抑制和外周血管扩张影响最小的药物进行诱导。诱导时可考虑首选依托咪酯，其次氯胺酮和舒芬太尼等。诱导剂量的依托咪酯无明显心肌抑制作用，仅导致平均动脉压轻微下降，对心率几乎无影响，并可使冠状动脉轻度扩张，有利于保持心血管稳定性。如前所述，氯胺酮起效迅速、轻微增加心率、心肌收缩力、体循环血管阻力和心肌需氧量，但也被证实有心肌抑制作用，在儿茶酚胺耗竭或已经严重心功能不全时，氯胺酮也可导致循环抑制，应减少剂量。应以麻醉性镇痛药为主。咪达唑仑尤其在与阿片类药物合用时可导致轻中度全身血管扩张。常规剂量的丙泊酚和吸入麻醉药尽量不用于诱导。泮库溴铵有循环兴奋效应，组胺释放作用较弱，是适用于心脏压塞手术的肌松药。但在压塞解除之前，尽量保留自主呼吸，避免使用肌松药。诱导前充分给氧，诱导时需在严密监测生命体征下缓慢静脉滴注给药。诱导后低血压的处理仍主要是使用血管活性药物和加快输液，保持好重要器官的灌注，特别要注意防止脑缺氧。

该类患者的血流动力学管理目标可概括为“充盈、快速和有力”。“充盈”是指诱导前应静脉补液和补充血制品以优化前负荷。有学者研究表明，心包引流前超负荷的容量扩张（10 分钟静脉滴注 500ml 生理盐水）可以增加心包腔内压力、右心房压力和左心室舒张末期压力，改善半数心脏压塞患者的心脏指数，但前提是收缩压 <100mmHg 时[7]。应避免任何可能降低静脉回心血量的操作，包括避免大潮气量和高气道峰压的正压机械通气，因胸内正压可进一步损害心脏充盈、显著降低前负荷和心排血量。可以选择让患者自主呼吸，直到打开心包。也可以采用相对高呼吸频率的小潮气量或改为手控呼吸，以尽量降低平均气道压。“快速”是指心动过速，是维持心排血量最重要的代偿机制，应避免心动过缓。需注意阿片类药物可增强迷走神经功能导致心动过缓。“有力”指的是心肌功能。应避免使用可能抑制心肌的药物，如大剂量丙泊酚和高浓度吸入麻醉药。但正性肌力药如多巴酚丁胺对心脏压塞患者的价值尚不清楚，因该类患者的内源性正性肌力刺激通常已经是最大水平。当然，以上仅为对症处理，手术解除压塞才是解决问题的关键。

一旦解除心脏压塞，血流动力学通常会发生显著变化。全身血管阻力代偿性升高；心脏受压解除，回心血量急剧增加，心脏急性扩张，左心房压升高，肺毛细血管压力增高，血浆渗透到组织间隙或肺泡内引起急性肺水肿。急性和慢性大量积液在快速引流后均可能出现肺水肿。需对这些现象有所预估，外科医生应缓慢放液减压，麻醉医生应及时应用利尿剂和血管扩张剂等进行治疗。

心脏压塞患者，予以缓慢放液减压

术毕患者宜保留气管导管在ICU继续行机械通气，进一步加强监测和治疗。不论经皮还是手术引流心包积液，均应密切监测生命体征，超声证实心包积液去除充分并监测有无复发。

（罗　慧　郭曲练）

参考文献

[1] 邓小明，姚尚龙，于布为，等．现代麻醉学．5版．北京：人民卫生出版社，2020.

[2] WELCH TD.Constrictive pericarditis：diagnosis，management and clinical outcomes.Heart，2018，104（9）：725-731.

[3] IMAZIO M，BRUCATO A，MAYOSI BM，et al.Medical therapy of pericardial diseases：part Ⅱ：noninfectious pericarditis，pericardial effusion and constrictive pericarditis.J Cardiovasc Med（Hagerstown），2010，11（11）：785-794.

[4] 杜雨，张海涛．低心排血量综合征中国专家共识解读．中国循环杂志，2018，33（z1）：84-88.

[5] HENSLEY FA，MARTIN JDE，GRAVLEE GP．实用心血管麻醉学．5版．王锷，王晟，黄佳鹏，等译．北京：人民卫生出版社，2017.

[6] 郭曲练，姚尚龙．临床麻醉学．4版．北京：人民卫生出版社，2016.

[7] SAGRISTA-SAULEDA J，ANGEL J，SAMBOLA A，et al.Hemodynamic effects of volume expansion in patients with cardiac tamponade.Circulation，2008，117（12）：1545-1549.

第二十章

二尖瓣手术的麻醉及围手术期管理

第一节　二尖瓣狭窄

病例　二尖瓣狭窄

病案摘要

患者，男，69岁。以"活动后心悸、气短15年，症状加重1个月"入院。患者夜间不能平卧入睡，偶有憋醒现象。体格检查：血压111/77mmHg，脉搏98次/min，呼吸20次/min。心界向左扩大，心律不规则，心尖部可闻及舒张期隆隆样杂音。超声心动图提示：心房颤动，二尖瓣狭窄（重度），左心室舒张期末内径34mm，射血分数（EF）0.42，心功能Ⅳ级。拟在全身麻醉CPB下行二尖瓣置换术。

【问题1】二尖瓣狭窄的主要病因和病理生理学特点有哪些？

临床思路

一、二尖瓣狭窄的病因和病理解剖

（一）病因

1. **风湿性心脏病**　是二尖瓣狭窄（mitral stenosis）最常见的病因，在我国90%以上二尖瓣狭窄为风湿性，而欧洲仅占10%。风湿性心脏病二尖瓣狭窄多见于20~40岁的中青年，近年来中老年病例有所增多，女性易感率是男性的2倍。

2. **先天性病变**　单纯先天性发育异常导致的二尖瓣狭窄极为罕见，根据其病理类型大致分为交界融合型、吊床型、降落伞型和漏斗型。

3. **退行性（钙化）病变**　二尖瓣环及环下区钙化是老年人常见的退行性病变，偶见于年轻人。瓣环钙化影响二尖瓣正常的启闭，可引起二尖瓣狭窄和/或关闭不全。本病在老年人尸检发现率为6.7%~10%，女性比男性多2~3倍。

4. **其他罕见病因**　①自身免疫性疾病，如系统性红斑狼疮、硬皮症等；②恶性类癌瘤；③多发性骨髓瘤；④肠源性脂肪代谢障碍[1]。

（二）病理解剖

风湿性二尖瓣的病变是炎性改变，导致瓣叶交界边缘发生水肿和渗出，纤维蛋白沉积和纤维组织形成，使瓣叶边缘纤维化增厚、交界逐渐粘连、融合，使二尖瓣孔变小，形成二尖瓣狭窄，同时瓣叶本身也有不同程度的纤维化增厚。通常二尖瓣后瓣病变较前瓣严重。纤维性病变尚可累及瓣下的腱索和乳头肌，使之增粗、融合、缩短，以致影响瓣叶的活动能力。瓣叶的增厚、僵硬、瓣下腱索及乳头肌的粘连和缩短等也是造成二尖瓣口狭窄的重要因素。

二、二尖瓣狭窄的病理生理学特点

正常成人二尖瓣瓣口面积为(4~6)cm^2,二尖瓣狭窄患者表现为瓣口面积进行性减小,每年约减小0.1cm^2。当瓣口面积低至2.5cm^2以下时左心房压力和心排血量将受到影响,血流动力学则发生变化。根据二尖瓣狭窄程度和进展速度,出现相应的病理生理改变。

知识点

1. 左心房压力升高和左心房扩大　二尖瓣狭窄时,舒张期由左心房进入左心室的血流产生阻碍,首先是左心房压升高,随后是左心房发生扩张,长期左心房扩大易发生房性期前收缩和心房颤动。二尖瓣狭窄患者由于左心房收缩占左心室充盈的30%,因此心房颤动所致左心房收缩受损可诱发严重充血性心力衰竭。

2. 肺淤血和肺动脉高压　左心房压升高时,肺毛细血管压和肺静脉压力同时升高,导致其扩张和淤血,造成慢性肺梗阻性充血。心动过速缩短舒张期并减少血流跨二尖瓣所需的时间,可使左心房压力及左心房-左心室压力阶差增高。心率加快可使肺静脉和肺毛细血管内血容量增加,肺顺应性减低,呼吸道的通气阻力增加。

严重的肺静脉淤血可引起肺动脉高压,起初是肺动脉压力“被动性”增高;之后是主动性的肺小动脉痉挛,最后肺小动脉由功能性收缩发展为器质性狭窄和硬化。肺动脉压升高以保持正常的肺动、静脉压力阶差,有助于左心房对左心室的充盈。

3. 右心室衰竭　肺动脉压升高致右心室后负荷增大、排空严重阻碍,使右心室壁肥厚,右心室收缩压升高。长期右心室压力超过其代偿能力,就会导致右心衰竭。右心室舒张末期压和右心房压升高,引起肝淤血及外周水肿。

4. 继发性三尖瓣关闭不全　由于肺动脉高压或右心室扩张和功能不全、右心室重塑、乳头肌移位,三尖瓣的瓣环会扩大和变形,出现三尖瓣反流,即功能性三尖瓣关闭不全。

5. 左心室萎缩　大多数单纯二尖瓣狭窄患者的左心室功能是正常的,随着二尖瓣狭窄的进展,左心室舒张期充盈量不足,每搏量降低。长期左心室充盈减少,使左心室腔萎缩。

三、诊断与鉴别诊断

二尖瓣狭窄的自然病程是一个缓慢但进行性加重的过程。风湿性二尖瓣狭窄的患者可在急性风湿热后超过20年无症状,当狭窄进一步发展时,患者将在运动后或心排血量增大时出现症状。

【问题2】二尖瓣狭窄典型的症状和体征是什么?

临床思路

(1)呼吸困难:是二尖瓣狭窄患者早期出现的临床症状,具体表现为:①劳力性呼吸困难,静息时患者尚能维持左心室充盈,但在体力活动及运动时出现呼吸困难;②端坐呼吸,患者在静息时感到呼吸费力,平卧位尤为明显,故被迫采用端坐位或半坐卧位以减轻呼吸困难的程度;③阵发性呼吸困难,常于夜间发作,患者入睡后突然为严重的气闷所憋醒,需急速坐起喘气及咳嗽。

(2)咳嗽:多在活动时或夜间入眠时出现。由左心房高压引起的咳嗽常为干咳;当左心房扩张压迫支气管时,患者可在卧位时出现干咳。如伴有肺水肿,则可带有粉红色泡沫痰;继发支气管炎或肺炎,则可有黏痰或脓性痰。

(3)咯血:发生率为15%~30%,通常有以下几种情况:①突发咯血,常见于妊娠期或较剧烈体力活动时，是由于左心房压的急剧升高，原已扩张的支气管静脉破裂所致，咯血量较大，且多发生在二尖瓣狭窄的早期；②急性肺水肿时伴有粉红色泡沫痰；③夜间阵发性呼吸困难伴血痰；④重度右心室衰竭时可并发急性肺梗死引起咯血；⑤并发慢性支气管炎时的血痰，与慢性二尖瓣狭窄患者支气管黏膜淤血水肿易患慢性支气管炎有关。

（4）心悸：心房颤动或其他心律失常可引发心悸。快速心房颤动可诱发急性肺水肿，可使原先无症状的患者出现呼吸困难或使原有症状加重。

（5）胸痛：10%~20% 二尖瓣狭窄患者存在胸痛，可能与冠状动脉血栓栓塞或肺动脉高压有关。胸痛历时较心绞痛持久，应用硝酸甘油无效，二尖瓣狭窄手术后胸痛可消失。

（6）右心衰竭症状：可出现食欲缺乏、恶心、呕吐、夜尿增多、肝区疼痛等表现。

1. 体格检查

（1）视诊：重度二尖瓣狭窄患者可出现“二尖瓣面容”，即双颧常呈绀红色。儿童期发生二尖瓣狭窄，常可见心前区隆起，左侧乳头向左上方移位。

（2）触诊：病变早期常在心尖区触及舒张期震颤，左侧卧位时明显。胸骨左缘心前区处可有收缩期抬举性搏动，可于第二心音后扪到一个短促的拍击感，相当于二尖瓣拍击音。

（3）叩诊：轻度二尖瓣狭窄叩诊时心浊音界多无异常。中度以上狭窄会出现胸骨左缘第 3 肋间浊音界向左扩大。

（4）听诊：低调、隆样舒张期杂音是二尖瓣狭窄的特征性杂音，其持续时间常与二尖瓣狭窄的严重程度相关，持续时间越长，狭窄越重。还可听到第一心音（S1）亢进和开瓣音，肺动脉瓣区第二心音亢进（P2 亢进）、分裂。

2. 辅助检查

（1）X 线检查

1）心脏的表现：轻度二尖瓣狭窄患者的心脏外形可在正常范围内。中度以上狭窄 X 线可见左心房增大，后前位见左心缘变直，肺动脉段气管隆嵴，右心缘见双心房影；左前斜位见左主支气管上抬；右前斜位见食管下端向后移位。

2）肺脏的表现：可出现间质性肺水肿的表现，Kerley B 线为纤细、致密、不透光的水平线，常见于肺野中下部近肋膈角处。重症患者还可见 Kerley A 线（长约 4cm 朝向肺门的致密直线）及多次咯血所致的含铁血黄素沉积。另外还有肺淤血表现，上肺静脉扩张，而下肺静脉狭窄或正常（肺血再分配）；肺血管纹理增多、模糊，肺门阴影增大、边缘模糊，肺野透亮度降低，以中下肺野为著。

（2）心电图检查：轻度二尖瓣狭窄患者的心电图常无明显异常，中 - 重度狭窄时可出现以下特征性改变。

1）左心房增大的表现：90% 重度二尖瓣狭窄伴窦性心律的患者心电图显示Ⅱ导联 P 波时限 >0.12 秒并有切迹、V_1 导联 P 波终末负性向量增大及 P 波电轴位于 -45°~-30°。

2）心房颤动：典型的心房颤动心电图表现。

3）右心室肥大的表现：额面电轴右偏及 V_1 导联 R/S>1，多见于右心室收缩压超过 70mmHg 的患者。

4）额面 QRS 波电轴：额面 QRS 波电轴的偏移程度与瓣口的阻塞程度及 PVR 的大小有关。当瓣口面积在 1.3cm^2 以上时额面电轴在 0°~60° 时，瓣口面积在 1.3cm^2 以下则超过 60°。

（3）超声心动图检查：经胸心脏超声是观察二尖瓣形态及评估二尖瓣狭窄程度的最常用方法。近年来，三维超声已经开辟了一个新的成像领域，通过实时三维食管超声能更好地理解瓣叶的病变。

1）M 型超声心动图：是临床最早用于检查二尖瓣狭窄的方法，可敏感地评价瓣叶的活动及厚度，其最典型特点为正常 E、A 峰之间凹陷消失，瓣叶活动呈“城墙样”改变，可定性诊断二尖瓣狭窄，但无法测量二尖瓣瓣口面积。

2）二维超声心动图：不仅能显示二尖瓣瓣膜、瓣下结构的病理改变，而且能对二尖瓣钙化程度作出明确诊断。通过超声影像可对瓣膜的病理改变进行分期和分型，为临床选择治疗方法提供参考。可准确测量二尖瓣瓣口面积、各个瓣环内径及各房室的腔径，并能对二尖瓣形态和活动度进行动态观察，从而对病变程度作出定量评价。常采用多种评分系统进行定量分级，其中最常用的是 Wilkins 评分，该评分对每一个特征性改变进行分级，分为 1~4 级，总分最高为 16 分。

3）多普勒超声心动图：舒张期可见狭窄二尖瓣瓣口内的异常血流束，其特征是变窄变细以红色为主的五色镶嵌状的血流束。经二尖瓣口的血流速度增快是二尖瓣狭窄频谱多普勒超声图像的最基本特征，根据通过二尖瓣口的血流速度可以计算出舒张期左心房和左心室的跨瓣压力阶差、二尖瓣瓣口面积、肺动脉压等。

4）经食管超声心动图检查（TEE）：因经胸壁二维及多普勒超声心动图检查能提供绝大部分二尖瓣狭窄的解剖和血流动力学资料，所以 TEE 不作为常规的检查方法。少数患者经胸壁超声检查的图像欠佳，或需进一步了解二尖瓣关闭不全的程度等，拟行二尖瓣球囊扩张术患者，为排除左心房血栓也应行 TEE（Ⅰ类推荐，C 级证据）[2]。

（4）心导管检查：随着多普勒超声心动图技术的广泛应用，目前二尖瓣狭窄患者一般不需做心导管检查，只有在患者临床症状与客观体征不相符时，或老年患者与心绞痛患者，为明确有无冠状动脉病变时，才行心导管检查。另外对于重度二尖瓣狭窄合并肺动脉高压患者，心导管检查可测出肺动脉压，了解血流动力学改变状态。

（5）心血管造影：目前仅用于有冠心病临床症状或 50 岁以上患者需行冠状动脉造影检查，了解合并冠状动脉病变情况。

第二节　二尖瓣关闭不全

病例　二尖瓣关闭不全

病案摘要

患者，女，72 岁。以“活动后心悸 4 年，症状加重 2 个月”入院。体格检查：心界向左扩大，心律不规则，心尖部可闻及收缩期杂音。超声心动图提示：心房颤动，二尖瓣瓣环扩大并关闭不全（重度），左心室舒张末期内径 43mm，左心室舒张末期容积 82ml，EF 0.49，心功能Ⅲ级。拟在全身麻醉 CPB 下行二尖瓣置换术。

【问题 1】功能性和器质性二尖瓣关闭不全的病因有哪些？

临床思路

一、二尖瓣关闭不全的病因和病理解剖

（一）病因

二尖瓣关闭不全（mitral insufficiency）由多种疾病引起，在西方发达国家黏液样退行性二尖瓣病变为二尖瓣关闭不全的最主要原因，占 45%~65%；第二位原因是冠心病引起乳头肌缺血或坏死导致的二尖瓣关闭不全，占 10%~27%。在许多发展中国家，慢性风湿性心脏病是后天性二尖瓣关闭不全的最常见原因，约占 80%。

引起器质性二尖瓣关闭不全的病因，除风湿性病变外还包括感染性心内膜炎、二尖瓣瓣环钙化和结缔

组织异常如马方综合征或埃勒斯当洛综合征(ehler-danlos syndrome)。其他少见的病因包括先天性二尖瓣裂、食物、药物及麦角胺中毒和伴有肺类癌瘤的瓣膜疾病或心内右向左分流。功能性二尖瓣关闭不全常见于缺血性心脏病,因此功能性二尖瓣关闭不全有时亦被称为缺血性二尖瓣关闭不全。然而功能性二尖瓣关闭不全也可出现在不伴冠心病(coronary artery disease,CAD)的患者,如特发性扩张型心肌病和二尖瓣瓣环扩张等。

(二)病理解剖

1. **二尖瓣叶异常** 风湿性炎症可引起瓣叶瘢痕和卷缩,导致瓣叶不能贴近,产生关闭不全,风湿病发展也可侵犯腱索,使其缩短和融合,影响瓣叶的关闭。急性或亚急性心内膜炎可引起瓣叶穿孔、瓣膜破坏及赘生物妨碍瓣叶对合,引起急性二尖瓣关闭不全。心内膜炎痊愈后,二尖瓣瓣叶的瘢痕和变形则造成慢性二尖瓣关闭不全。

2. **二尖瓣环异常**

(1)瓣环扩大:缺血性心肌病等引起左心室增大或伴左心衰竭均可造成二尖瓣环扩大,导致二尖瓣关闭不全。

(2)瓣环退行性变和钙化:多见老年女性,也可见于马方综合征。约50%的二尖瓣环钙化患者传导系统受累,引起不同程度的房室或室内传导阻滞。

(3)腱索异常:最常见于退行性二尖瓣病变,包括腱索的延长和断裂。感染性心内膜炎因赘生物侵及瓣下腱索引起断裂也较常见。而风湿性病变累及腱索,发生腱索的短缩或融合,也是导致瓣膜关闭不全的一种类型。严重的胸部撞击伤也可导致腱索断裂。

(4)乳头肌异常:急性心肌梗死可引起乳头肌坏死导致二尖瓣关闭不全。其他少见的乳头肌疾病有先天性乳头肌畸形,如一侧乳头肌缺如,称降落伞二尖瓣综合征。罕见的有乳头肌脓肿、肉芽肿、肿物、淀粉样变和结节病等。

【问题2】急性和慢性二尖瓣关闭不全的病理生理有哪些不同?

临床思路

二、二尖瓣关闭不全的病理生理学特点

由于左心房和左心室的代偿机制在二尖瓣关闭不全发生过程中起重要作用,因此急性和慢性二尖瓣关闭不全的病理生理不相同。

1. **急性二尖瓣关闭不全** 左心房顺应性降低,左心房压和肺动脉压迅速升高,导致肺淤血、肺水肿和右心衰竭。机体为维持心排血量而加快心率,同时使左心室不能完全排空,左心室容量及舒张末期压力增加,进一步导致心肌缺血和左心室功能障碍。

2. **慢性二尖瓣关闭不全** 左心房扩张,左心室出现偏心性肥厚。发病初期,左心室扩张能够维持左心室舒张末期压稳定,尽管左心室舒张末期容积增加,但是因为左心室的总每搏量增加,故其前向搏出量也能维持基本正常。当左心室扩张和偏心性肥厚这种代偿不能维持心排血量时,则会出现左心室功能障碍和心力衰竭。持续的左心房扩大会牵拉二尖瓣环而导致反流量进一步加大。反流量的不断增加,导致肺动脉压升高、肺淤血,最终导致右心衰竭。左心房扩大也会引起心房颤动,增加血栓形成的风险。

三、诊断与鉴别诊断

1. 临床表现

(1)急性二尖瓣关闭不全:可出现左心房衰竭性急性肺水肿,表现为呼吸困难、不能平卧、咳粉红色泡

沫样痰和双肺底满布湿啰音等,后期还可发生右心衰竭,表现为颈静脉曲怒张、肝大和双下肢水肿等。严重者可出现低血压或心源性休克。部分患者经救治后,病情稳定,可演变为慢性关闭不全。

(2) 慢性二尖瓣关闭不全:由于病因不同,其临床表现和严重程度均不相同。患者可以很长时间无症状,随着左心房逐渐扩大,左心房压力升高致肺静脉淤血,而逐渐出现相应的症状,一旦出现症状则提示不可逆性左心室功能障碍。其主要症状如下:

1) 劳力性呼吸困难:其程度不同,从事重体力劳动、剧烈活动时才出现到端坐呼吸,呈逐渐加重趋势。

2) 疲劳、乏力:血液反流量增加时,前向性每搏输出量降低,出现全身供血不足的表现。

3) 心悸:是常见的症状,由于左心室舒张期容量负荷过重,左心室排血量增加,心脏搏动增强,此外由于左心房扩大,出现心房颤动等心律失常伴心悸。

4) 胸痛:二尖瓣脱垂的患者可能主诉不规则胸痛、心悸。胸痛的原因不清,可能与脱垂的二尖瓣牵拉乳头肌及其附着的心室壁有关。

2. 体格检查 二尖瓣关闭不全患者通常情况下无特征性的体征,在心尖区可见到并扪及一有力的局限性抬举性心尖搏动及全收缩期震颤,其搏动点因左心室扩大而向左下方移位。

二尖瓣区的收缩期吹风样杂音是临床诊断二尖瓣关闭不全的主要体征,向腋下传导,在整个收缩期杂音强度一致,即使在心律失常时也不随左心室容量而改变。二尖瓣腱索断裂时,心尖部收缩期杂音粗糙,可伴收缩期震颤,有时如海鸥音。二尖瓣后叶腱索突然断裂时,反流束常向前撞击在主动脉根部附近的左心房壁,使收缩期杂音在心底部最响。二尖瓣前瓣叶腱索断裂时,反流束常对着左心房后壁,杂音向脊柱传导。二尖瓣脱垂时,可闻及收缩中期喀喇音和收缩晚期杂音。

单纯二尖瓣关闭不全患者的第一心音(S1)正常或减弱,如合并有二尖瓣狭窄时 S1 可增强。肺动脉瓣区第二音(P2)增强往往提示肺动脉高压。主动脉第二音(A2)提早出现提示左心室射血时间缩短,并导致第二心音分裂。中、重度二尖瓣关闭不全患者,心尖部常有第三心音(S3),是左心室舒张早期血液快速充盈左心室和冲击瓣膜引起的高振幅中频率的振动,而并不表示有左心衰竭。

3. 辅助检查

(1) 心电图检查:轻度或急性二尖瓣关闭不全患者的心电图通常正常或仅有左心房增大,中晚期可有左心房大和左心室肥大、劳损表现。

(2) X线检查:X 线胸片上心影通常普遍增大,但以左心房和左心室增大为主,左心房增大在右心室心影内出现双重阴影。此外可见轻度肺淤血。急性二尖瓣关闭不全心脏房室增大不明显,而主要表现为重度肺淤血及肺水肿征象。

(3) 超声心动图检查:是诊断二尖瓣关闭不全重要的工具,可判断二尖瓣关闭不全的严重程度、确定导致二尖瓣关闭不全的结构病理情况,同时可测定心室腔和心功能指标来评估左心室功能状态。因此根据检查结果,能确定手术时机及手术治疗方案。

1) M 型超声心动图:能较准确测定左心室收缩末期、舒张末期内径及内径缩短率,心腔同一水平的左心室内径可作为二尖瓣关闭不全患者随访的主要参数,可判断疾病的进展并确定手术时机。

2) 二维超声心动图:用于检查二尖瓣结构、形态异常,确定二尖瓣关闭不全的病因,如瓣膜有无增厚、纤维化或钙化,瓣环有无扩张,瓣叶活动受限或过度活动,腱索是否延长或断裂的连枷,瓣叶有无脱垂和赘生物。

3) 彩色多普勒血流成像:是二尖瓣关闭不全的首选方法,能直接观测二尖瓣关闭不全的起源、走行和反流程度,可证实二尖瓣关闭不全的临床诊断并对其严重程度进行半定量,如果收缩期测出左心室血液经二尖瓣反流入左心房,即可诊断二尖瓣关闭不全。也被用来随访严重的慢性二尖瓣关闭不全患者以决定手术时机,帮助选择二尖瓣手术的方式(Ⅰ类推荐,B 级证据)。

4）TEE：术中 TEE 主要是要确定病变的机制，检查重点不仅是瓣叶的结构和功能，还要仔细评估瓣下结构和左心室功能及形状。术中 TEE 还可以帮助手术医生制订最终手术方案及手术效果（Ⅰ类推荐，B 级证据）[2]。

（4）心脏导管及心血管造影检查：对可疑为缺血性心脏病引起的关闭不全或有心绞痛史者选择心血管造影检查，50 岁以上的瓣膜患者手术前可行冠状动脉造影检查，以明确有无冠状动脉病变。

（5）MRI 检查：MRI 丰富的成像序列可从各方面对心脏瓣膜病进行准确的定性、定量评价，可全面和客观地显示受累心腔及大血管相应的继发性改变，在临床诊断和研究中具有潜在的应用价值。当临床症状与超声心动图表现存在差异时，建议行心脏 MRI 检查（Ⅰ类推荐，B 级证据）。

FR 20-2-1

《汪曾炜　刘维永　张宝仁心脏外科学（第 2 版）》阅读指导

第三节　二尖瓣手术的麻醉前评估和准备

病例　二尖瓣狭窄合并关闭不全

病案摘要

患者，女，64 岁。以“活动胸闷 10 年，症状加重伴胸痛 3 个月”入院。近 3 个月夜间不能平卧入睡，于当地医院对症治疗，未见好转。入院时血压 110/70mmHg，心率 66 次 /min，呼吸 20 次 /min。体格检查：心界向左扩大，心律不规则，心尖部可闻及舒张期隆隆样杂音及收缩期反流性杂音。超声心动图提示为二尖瓣重度狭窄合并重度关闭不全，二尖瓣增厚，瓣口面积 0.75cm^2，左室内径（LV）44mm，左房内径（LA）39mm，右房内径（RV）23mm，右室内径（RA）20mm，射血分数（EF）54%。

【问题】对于二尖瓣病变的患者如何进行术前评估？

临床思路

一、二尖瓣病变评估

1. 二尖瓣狭窄程度评估　可通过计算瓣口面积或通过超声心动图测量舒张期跨瓣压差或心导管来完成。通过压力梯度评估二尖瓣狭窄严重程度的准确性低于计算瓣口面积方法，因为压力梯度依赖于跨瓣血流。二尖瓣狭窄程度分级见表 20-3-1。

表 20-3-1　二尖瓣狭窄程度分级

参数	平均压力梯度（心导管：直接跨瓣测量；超声心动图：Bernoulli 公式）/mmHg	瓣口面积（心导管：Gorlin 公式；超声心动图：求积法）/cm
轻度	<5	>1.5
中度	5~10	1~1.5
严重	>10	<1

2020 年 ACC/AHA 瓣膜性心脏病患者管理指南，将重度二尖瓣狭窄的标准由此前的瓣口面积≤1.0cm^2 提高至 1.5cm^2，其实也相当于将干预的时机提前[3]。该指南还更新了二尖瓣狭窄的临床分期，见表 20-3-2。

表 20-3-2　二尖瓣狭窄临床分期

分期	定义	解剖损害	血流动力学特征	血流动力学结果	症状
A 期	有二尖瓣狭窄风险	舒张期瓣膜轻度圆隆	经二尖瓣血流速度正常	无	无
B 期	二尖瓣狭窄进展期	瓣膜呈现风湿性改变伴交界处黏着融合，舒张期二尖瓣叶圆隆 二尖瓣瓣口面积 >1.5cm²	经二尖瓣血流速度增加 二尖瓣瓣口面积 >1.5cm² 舒张期压力半降时间 <150ms	左心房轻到中度扩大 静息时肺动脉压正常	无
C 期	无症状的重度二尖瓣狭窄	瓣膜呈风湿性改变伴交界处黏着融合和舒张期二尖瓣叶隆出 二尖瓣瓣口面积≤1.5cm²	二尖瓣瓣口面积≤1.5cm² 舒张期压力半降时间≥150ms	重度左心房扩大 肺动脉收缩压 >50mmHg	无
D 期	有症状的重度二尖瓣狭窄	瓣膜呈风湿性改变伴交界处黏着融合和二尖瓣叶舒张期隆出 二尖瓣瓣口面积≤1.5cm²	二尖瓣瓣口面积≤1.5cm² 舒张期压力半降时间≥150ms	重度左心房扩大 肺动脉收缩压 >50mmHg	活动耐量下降 劳力性呼吸困难

2. **二尖瓣关闭不全的分期**　二尖瓣关闭不全患者的病情程度不仅取决于二尖瓣反流量，还应考虑瓣膜的病损程度、左心房和左心室的代偿程度及左心功能和临床症状等因素，而手术治疗指征和时机的选择也与此有关。因此，综合上述因素将原发性和继发性二尖瓣关闭不全的病程分为 4 期，2020 年 AHA/ACC 心脏瓣膜病治疗指南的最新推荐见表 20-3-3 和表 20-3-4[3]。

表 20-3-3　慢性原发性二尖瓣关闭不全临床分期

分期	定义	瓣膜解剖结构	血流动力学特征	心脏检查	症状
A 期	有二尖瓣关闭不全风险	轻度二尖瓣脱垂，对合正常 轻度瓣膜增厚和瓣叶运动受限	用多普勒观察无二尖瓣关闭不全的反流束或反流束范围小于左心房的 20% 缩流颈宽度 <0.3cm	无	无
B 期	进展期二尖瓣关闭不全	中 - 重度二尖瓣脱垂，对合正常 瓣膜风湿性改变伴瓣叶运动受限和瓣叶对合面减少 早期感染性心内膜炎	反流束为左心房的 20%~40% 或在收缩末期存在反流束 缩流颈宽度 <0.7cm 每搏反流量 <60ml 反流分数 <50% 有效的反流口 <0.4cm² 左心室造影分级为 1+~2+	轻度左心房扩大 左心室未见扩张 肺动脉压正常	无
C 期	无症状的重度二尖瓣关闭不全	重度二尖瓣脱垂伴对合面减少或连枷样瓣叶 瓣膜风湿性改变伴瓣叶运动受限和瓣叶对合面减少 早期感染性心内膜炎 瓣叶增厚伴放射性心脏病	反流束范围大于左心房的 40% 或全收缩期反流束 缩流颈宽度≥0.7cm 每搏反流量≥60ml 反流分数≥50% 有效的反流口≥0.4cm² 左心室造影分级为 3+~4+	中度或重度的左心房扩大 左心室扩大 肺动脉高压可能在静息或者运动时出现 C1：LVEF>60% 和 LVESD <40mm C2：LVEF≤60% 和 / 或 LVESD≥40mm	无

续表

分期	定义	瓣膜解剖结构	血流动力学特征	心脏检查	症状
D 期	有症状的二尖瓣关闭不全	重度二尖瓣脱垂伴对合面减少或连枷样圈叶 瓣膜风湿性改变伴瓣叶运动受限和对合面减少 早期感染性心内膜炎 瓣叶增厚伴放射性心脏病	反流束范围大于左心房的40% 或全收缩期反流束 缩流颈宽度≥0.7cm 每搏反流量≥60ml 反流分数≥50% 有效的反流口≥0.4cm² 左心室造影分级为 3+~4+	中度或重度的左心房扩大 左心室扩大 出现肺动脉高压	运动耐量下降 劳力性呼吸困难

注：LVEF，左心室射血分数；LVESD，左心室收缩末期内径。

表 20-3-4　继发性二尖瓣关闭不全分期

分期	定义	解剖结构	血流动力学特征	心脏检查	症状
A 期	有二尖瓣关闭不全风险	冠心病或心肌病患者瓣叶，腱索和瓣环正常	多普勒检查无二尖瓣关闭不全反流束或反流范围小于左心房的 20% 缩流颈宽度 <0.3cm	心室容积正常或轻度扩大伴缺血或梗死导致局部室壁运动异常 原发性心肌病伴左心室舒张和收缩功能障碍	冠状动脉缺血或心力衰竭症状，但对血管扩张药物和其他相应的治疗有效
B 期	进展期二尖瓣关闭不全	局部室壁反常运动伴轻度二尖瓣叶开放受限瓣环扩张伴二尖瓣瓣叶对合面积减少	每搏反流量 <60ml 反流分数 <50% 有效的反流口 <0.4cm²	局部室壁运动异常伴左心室收缩功能下降 原发性心肌病引起左心室舒张和收缩功能障碍	冠状动脉缺血或心力衰竭症状，对血管扩张药物和其他相应的治疗有效
C 期	无症状重度二尖瓣关闭不全	局部室壁反常运动和/或二尖瓣叶在左心室舒张期开放明显受限瓣环扩张伴二尖瓣瓣叶对合面积明显减少	每搏反流量≥60ml 反流分数≥50% 有效的反流口≥0.4cm²	局部室壁运动异常伴左心室收缩功能下降 原发性心肌病引起左心室舒张和收缩功能障碍	冠状动脉缺血或心力衰竭症状，但对血管扩张药物和其他相应的治疗有效
D 期	有症状的二尖瓣关闭不全	局部室壁反常运动和/或二尖瓣叶在左心室舒张期开放明显受限瓣环扩张伴二尖瓣瓣叶对合面积明显减少	每搏反流量≥60ml 反流分数≥50% 有效的反流口≥0.4cm²	局部室壁运动异常伴左心室收缩功能下降 原发性心肌病引起左心室舒张和收缩功能障碍	血管扩张药物和其他有效治疗后因二尖瓣关闭不全仍出现心力衰竭症状 运动耐量下降 劳力性呼吸困难

二、心功能评估

1. 二尖瓣狭窄

（1）收缩功能：二尖瓣狭窄可导致左心室前负荷储备下降，左心室舒张末期容积（LVEDV）和左心室舒张末期压力（LVEDP）下降，同时伴随着每搏量的降低，但对这类患者左心室收缩状态的判断还存在争论。研究报道，约 1/3 的患者 EF 低于 50%，前负荷的减少可能是患者 EF 下降的一个原因。然而，一些患者术后仍然存在左心室功能受损，提示可能还有其他导致左心室功能失常的原因。可能的原因与风湿性心肌炎相关，但其机制尚不清楚。另有研究发现，二尖瓣狭窄患者室壁后底部存在局部异常运动，推测可能与二尖瓣增厚和钙化有关。因心排血量减少而产生的血管收缩也可能影响心室射血。不适宜的室壁厚度可加大心脏的后负荷，根据 Laplace 定律，前者还可引起室壁张力的增加[4]。

（2）舒张功能：除收缩功能异常外，二尖瓣狭窄患者还存在舒张功能受损。二尖瓣狭窄可引起明显的舒张充盈障碍，风湿性疾病的进程也可能导致左心室内在的顺应性下降。

在风湿性二尖瓣狭窄患者中，静息超声心动图的表现与临床症状存在差异时，建议使用多普勒或有创血流动力学评估，进行运动测试，以评估症状反应、运动能力及平均二尖瓣梯度和肺动脉压力的反应（Ⅰ类推荐，C 级证据）。

2. 二尖瓣关闭不全

（1）急性二尖瓣关闭不全：短时间内血液反流至左心房，而左心房顺应性差，左心房压短期内上升 3~4 倍，以致迅速出现左心房衰竭性急性肺水肿，之后发生右心衰竭。严重者可导致左心室功能衰竭、肺水肿加重、心排血量减少，出现低血压或心源性休克。

（2）慢性二尖瓣关闭不全：患者 EF 正常或接近正常，已表示左心室功能受损，当 EF 中度降低时，则表示左心室收缩功能已严重损伤。左心室收缩功能减退使心排血量减少，左心室收缩末期容量增大，舒张末期容量和压力均升高，引起左心房压力升高，进而肺静脉压和肺毛细血管压升高，出现肺淤血，进而发生右心衰竭。

因此，麻醉医生通过术前访视和临床检查要明确了解患者的血流动力学状况。如果患者术前在安静状态或轻微活动后出现呼吸困难，表明可能已有明显的肺淤血和心功能不全，结合术前 TTE 肺动脉压检查结果，做好应对术中可能发生潜在心功能失常的准备。

三、合并症评估

1. 急性肺水肿 是二尖瓣狭窄最严重的并发症，处理不及时可导致患者死亡。表现为突发重度呼吸困难，呼吸频率达 30~40 次 /min，伴咳嗽，咳粉红色泡沫痰。发病初期血压常升高，但随着病情的恶化常迅速下降，甚至出现心源性休克。

2. 心房颤动 是二尖瓣狭窄最常并发的心律失常，发生率在 20% 以上，有时为首发症状。并发心房颤动时患者的运动耐量在短期内即有明显下降，显著增加血栓栓塞的危险。心房颤动是二尖瓣狭窄病程中的转折点，如不机械性解除或缓解二尖瓣梗阻，常为病情开始恶化的标志。患者心室率稍增快，导致左心房压显著升高，从而加重呼吸困难，甚至诱发急性肺水肿。

3. 左心房血栓与动脉栓塞 严重二尖瓣狭窄时，左心房和左心耳发生扩张和淤血，易产生血栓，特别是心房颤动患者。新近形成的心房内血栓易于脱落而发生动脉栓塞，动脉栓塞是二尖瓣狭窄患者一种严重的并发症，发生率为 10%~25%，其中以脑动脉栓塞最多见，四肢、肠系膜、肾脏、脾脏及冠状动脉等处亦可发生。

4. 肺部感染 二尖瓣狭窄引起肺淤血，肺顺应性降低、支气管黏膜肿胀和纤毛上皮功能减退，肺间质渗出物常成为细菌良好的培养基，加上二尖瓣狭窄患者抵抗力低下，极易反复发生呼吸道感染，而肺部感染又可诱发和加重心功能不全。

5. 恶病质 是严重二尖瓣狭窄伴右心衰竭的一个特征，患者的肝及胃肠道淤血可造成厌食，呈恶病质状态。

6. 感染性心内膜炎 常见于轻度二尖瓣狭窄或合并有二尖瓣关闭不全或主动脉瓣关闭不全时，可增加感染性心内膜炎的发生率。

7. 声音嘶哑 二尖瓣狭窄引起左心房扩大或扩张的左肺动脉压迫喉返神经从而引发声音嘶哑。

四、内科治疗

1. 二尖瓣狭窄 根据不同的临床分期，二尖瓣狭窄的内科治疗不同，包括对因治疗、对症治疗和并发症的预防和救治。

知识点

（1）预防风湿热和感染性心内膜炎：风湿热反复发作与风湿性心脏病恶化有关。对于既往有风湿热发作或有风湿性心脏病征象的患者，应进行预防链球菌感染的二级预防。可选择的抗生素包括青霉素、磺胺嘧啶和酯类。ACC/AHA《2020年瓣膜性心脏病患者管理指南》推荐的预防时间是：①风湿热伴心肌炎和残余瓣膜疾病，10年或直至患者≥40岁（以较长者为准）；②风湿热伴心肌炎，但无残余瓣膜疾病，10年或直至患者≥21岁（以较长者为准）；③风湿热不伴心肌炎，10年或直至患者≥21岁（以较长者为准）。

风湿性二尖瓣狭窄一经确诊即应开始使用抗生素预防风湿热复发，肌内注射给药可选用长效青霉素120万U，每个月1次。因瓣膜纤维化而变粗糙，有潜在发生心内膜炎的风险，在接受口腔、上呼吸道、胃肠道和泌尿生殖道的手术治疗时，应重视预防感染性心内膜炎。

（2）改善心功能：无症状者无不需治疗，但应避免剧烈体力活动，定期（6~12个月）复查。有症状者应减少体力活动，避免和消除可能诱发急性肺水肿的因素，并限制钠盐的摄入。

1）轻症患者（心功能Ⅱ级）：轻度限盐，以每日进盐量以低于5g为宜，有时单纯限盐即可有效缓解症状。如效果不明显或心功能Ⅲ级，可在限盐的基础上加用口服利尿药。

2）右心衰竭者：除严格限盐（每日进盐量应低于2g）及增加利尿药剂量外，有时尚须使用洋地黄类药物，最常用者为地高辛，常以小剂量（0.125~0.25mg/d）长期服用，须注意洋地黄类药物的毒性反应。慎用以扩张静脉为主的扩血管药物，如硝酸酯类药物，可引起动脉血压明显下降，反射性加速心率，加重患者症状。

（3）抗凝治疗：对永久性或阵发性心房颤动患者，以INR达到2~3为目标行抗凝治疗。窦性心律患者，当既往有栓塞或左心房血栓时，抗凝治疗是指征（Ⅰ类推荐，C级证据）。当TEE显示自发性致密回声对比度或左心房扩大（M型超声测量左心房直径>50mm或左心房容量>60ml/m^2）时，也应考虑抗凝（Ⅱa类推荐，C级证据）。阿司匹林和其他的抗血小板药不是有效的替代选择。

（4）控制心室率：风湿性二尖瓣狭窄和心房颤动患者伴快速心室率时，控制心室率是有益的。正常窦性心律伴静息性症状或劳力性窦性心动过速的风湿性二尖瓣狭窄患者，心率控制有利于治疗症状（Ⅱa推荐，C级证据）。B受体拮抗剂或钙通道阻滞剂可调节心率，改善运动耐力[3]。

2. **二尖瓣关闭不全**

（1）急性二尖瓣关闭不全：治疗的目的是改善心功能，控制急性肺水肿或休克，稳定病情为手术治疗做准备或创造条件。患者出现急性肺水肿时，应用洋地黄和利尿药、正性肌力药物（多巴胺、多巴酚丁胺、米力农等），使用硝普钠等血管扩张药，降低左心室后负荷，减少二尖瓣反流量。如果药物控制效果不明显，则需要应用主动脉内球囊反搏（IABP）机械辅助或左心辅助治疗，可以提高血压，降低后负荷。同时应注意加强病因治疗，如急性心肌梗、感染性心内膜炎等治疗。

（2）慢性二尖瓣关闭不全：对慢性二尖瓣关闭不全而无心力衰竭的患者，没有证据支持使用包括ACEI在内的血管扩张剂，因此不予推荐。有心力衰竭症状患者，应按照慢性心力衰竭的治疗方法，应用洋地黄类药物、利尿药和β受体拮抗剂、ACEI或ARBs。再同步化治疗的适应证应遵照相关的指南。

ER 20-3-1

《2020 ACC/AHA瓣膜性心脏病患者管理指南》阅读指导

五、外科治疗

2020年ACC/AHA瓣膜性心脏病患者管理指南给出外科干预的

推荐[3]。

知识点

1. 二尖瓣狭窄

（1）有症状的重度风湿性二尖瓣狭窄患者（二尖瓣面积≤1.5cm^2，D 期），且瓣膜形态良好、二尖瓣反流小于中度（2+）、无左心房血栓，建议在综合瓣膜病中心行经皮二尖瓣球囊扩张成形术（percutaneous mitral balloon commissurotomy，PMBC）（Ⅰ类推荐，A 级证据）。

（2）如果由于解剖学考虑、严重二尖瓣反流或先前 PMBC 失败而不能选择 PMBC，则建议进行手术干预（二尖瓣修复、分离或瓣膜置换），除非手术风险很高（Ⅰ类推荐，B 级证据）。

（3）有症状的重度风湿性二尖瓣狭窄患者［纽约心脏协会（NYHA）心功能分级Ⅱ级、Ⅲ级或Ⅳ级］，二尖瓣面积 >1.5cm^2，如果运动时肺动脉楔形压 >25mmHg 或平均二尖瓣梯度 >15mmHg，可考虑在综合瓣膜中心进行 PMBC（Ⅱb 类推荐，C 级证据）。

（4）有严重症状（NYHA 心功能分级Ⅲ疾病或Ⅳ级）的重度风湿性二尖瓣狭窄患者（二尖瓣面积≤1.5cm^2，D 期），瓣膜形态不好，不适合外科手术或手术风险高时，可考虑在综合瓣膜中心进行 PMBC（Ⅱb 类推荐，B 级证据）。

（5）有严重症状（NYHA 心功能分级Ⅲ级或Ⅳ级）的钙化性重度二尖瓣狭窄患者（二尖瓣面积≤1.5cm^2，D 期），只有在仔细考虑潜在风险和获益后才应进行手术干预（Ⅱb 类推荐，C 级证据）。

（6）无症状重度风湿性二尖瓣狭窄患者（二尖瓣面积≤1.5cm^2，C 期），且瓣膜形态良好、二尖瓣反流小于中度（2+）、无左心房血栓，如果在综合瓣膜病中心行 PMBC 是合理的（Ⅱa 类推荐，B 级证据）。

（7）新发心房颤动的无症状重度风湿性二尖瓣狭窄患者（二尖瓣面积≤1.5cm^2，C 期），且瓣膜形态良好、二尖瓣反流小于中度（2+）、无左心房血栓，如果在综合瓣膜病中心可以考虑 PMBC（Ⅱb 类推荐，C 级证据）。

2. 二尖瓣关闭不全

（1）原发性二尖瓣关闭不全

1）有症状的重度原发性二尖瓣关闭不全患者（D 期），无论左心室收缩功能如何，都推荐二尖瓣干预（Ⅰ类推荐，B 级证据）。

2）有严重症状的原发性重度二尖瓣关闭不全患者（NYHA 心功能分级Ⅲ级或Ⅳ级），如果外科手术高危、解剖合适、预期寿命超过 1 年，经导管边缘至边缘修复（transcatheter edge-to-edge repair，TEER）是合理的（Ⅱa 类推荐，B 级证据）。

3）有症状的风湿性严重二尖瓣关闭不全患者，如果有持久和成功修复的可能，可以考虑在经验丰富的团队、综合瓣膜中心行二尖瓣修复（Ⅱb 类推荐，B 级证据）。

4）重度原发性退行性二尖瓣关闭不全患者，如果有成功和持久修复的可能性，则建议二尖瓣修复优先于二尖瓣置换（Ⅰ类推荐，B 级证据）。

5）病变仅累及后叶且累及范围不超过后叶 1/2 的重度原发性二尖瓣关闭不全被视为二尖瓣置换的禁忌证，除非尝试修复失败［Ⅲ类推荐（有害），B 级证据］。

6）无症状的重度原发性二尖瓣关闭不全、左心室收缩功能正常的患者（LVEF>60% 和 LVESD<40mm，C_1 期），如果有成功和持久修复的可能性，当无残留二尖瓣关闭不全 >95% 且死亡率 <1% 时，在初级或综合瓣膜中心行二尖瓣修复是合理的（Ⅱa 类推荐，B 级证据）。

7）无症状的重度原发性二尖瓣关闭不全、左心室收缩功能正常的患者（LVEF>60% 和 LVESD<40mm，C_1 期），三维影像学检查发现左心室进行性增大或 EF 降低时，无论有无成功和持久修复的可能性，二尖瓣手术是可以考虑的（Ⅱb 类推荐，C 级证据）。

8）无症状的重度原发性二尖瓣关闭不全、左心室收缩功能障碍的患者（LVEF≤60%，LVESD≥40mm，C_2 期），建议二尖瓣手术（Ⅰ类推荐，B 级证据）。

（2）继发性二尖瓣关闭不全

1）因左心室收缩功能障碍（LVEF<50%）导致的慢性重度继发性二尖瓣关闭不全，GDMT 治疗心力衰竭后仍持续有症状的患者（NYHA 心功能分级Ⅱ级、Ⅲ级或Ⅳ级，D 期），如果 TEE 检查解剖合适且 LVEF 在 20%~50%，LVESD≤70mm，肺动脉收缩压≤70mmHg，TEER 是合理的（Ⅱa 类推荐，B 级证据）。

2）重度继发性二尖瓣关闭不全患者（C 期和 D 期），当 CABG 治疗心肌缺血时，二尖瓣手术是合理的（Ⅱa 类推荐，B 级证据）。

3）慢性重度继发性二尖瓣关闭不全、左心室收缩功能尚可（LVEF>50%）心房扩张的患者，尽管对心力衰竭、心房颤动或其他并发症进行治疗后，仍持续存在严重症状（NYHA 心功能分级Ⅲ级或Ⅳ级，D 期），可考虑二尖瓣手术（Ⅱb 类推荐，B 级证据）。

4）因左心室收缩功能障碍（LVEF<50%）导致的慢性重度继发性二尖瓣关闭不全，GDMT 治疗心力衰竭后仍持续有症状的患者（NYHA 心功能分级Ⅱ级、Ⅲ级或Ⅳ级，D 期），可以考虑二尖瓣手术（Ⅱb 类推荐，B 级证据）。

5）因左心室收缩功能障碍（LVEF<50%）导致的慢性重度继发性二尖瓣关闭不全合并 CAD，GDMT 治疗心力衰竭后仍持续有症状（NYHA 心功能分级Ⅱ级、Ⅲ级或Ⅳ级，D 期）而要行二尖瓣手术的患者，保留腱索的二尖瓣置换术是合理的，而不推荐瓣环缩小的成形术（Ⅱb 类推荐，B 级证据）[3]。

第四节　二尖瓣手术的麻醉管理

病例进展

该二尖瓣重度狭窄合并重度关闭不全患者完善相关检查，予以强心、利尿、扩血管和改善心肌代谢药物改善心功能等对症支持治疗后，于全身麻醉体外循环（CPB）下行二尖瓣置换术。患者入室后接监护仪心电图显示快速心房颤动，心室率 140 次 /min，血压 102/53mmHg，SpO_2 94%。面罩给氧，以依托咪酯 0.2mg/kg，舒芬太尼 0.6μg/kg，罗库溴铵 0.9mg/kg 行麻醉诱导时，心率为 70 次 /min，血压 80/43mmHg。经处理后血压恢复正常，顺利建立 CPB，行二尖瓣置换术。

【问题】二尖瓣病变手术麻醉的血流动力学控制目标是什么？通常采取哪些监测和评估手段？

临床思路

一、麻醉原则

1. **二尖瓣狭窄**　麻醉管理的目标是维持足够的左心室前负荷，并避免加重肺循环淤血；保持窦性心律，避免心动过速；避免增加肺血管阻力（PVR）、升高肺动脉压及损害右心室功能。

2. **二尖瓣关闭不全**　麻醉管理的目标是避免过度增加前负荷；保持窦性心律，避免心动过缓，维持正常或偏快的心率；通过降低左心室后负荷减少反流量，治疗肺动脉高压方面与二尖瓣狭窄相似[5]。

二、麻醉监测

常规监测生命体征如心电图、有创动脉压、中心静脉压、SpO_2、体温、尿量、血气分析和电解质等。心电图除监测心率与节律外,要同时监测心肌缺血表现即ST段改变。对于心功能Ⅲ~Ⅳ级患者利用Swan-Ganz漂浮导管监测心排血量、心脏指数、体循环阻力(SVR)及PVR和肺毛细血管楔压(PCWP)以指导用药。麻醉、手术及体位等均可影响监测值,观察动态变化更有意义。在麻醉诱导后可进行TEE,确认瓣膜疾病,判断瓣膜狭窄或关闭不全程度、心室心房腔大小、活动度等;在瓣膜置换后对瓣膜功能、心脏活动情况,特别是瓣膜成形术的效果有特别意义,也可用于监测换瓣患者瓣周漏。保护重要器官功能,监测脑功能。

三、麻醉诱导

此类患者术前存在明显的血流动力学改变和心功能受损,诱导药物以不过度抑制循环、不使原有病情加重为前提。诱导用药速度应适当减慢,可小量分次给药,但应避免浅麻醉。麻醉诱导期需合理应用心血管活性药物,调控血流动力学。

1. **静脉麻醉药** 通常用咪达唑仑2~5mg为基础,最常用依托咪酯0.2~0.3mg/kg诱导,因其对血流动力学影响较小,危重病患者宜减量。丙泊酚也可用于麻醉诱导,但用药剂量大或给药速度快时易致严重低血压,瓣膜置换术患者的麻醉诱导剂量常用1mg/kg,必要时追加,也采用靶控输注(target controlled infusion,TCI)方式用药,但药物靶控宜选择较低浓度。

2. **麻性镇痛药** 常用芬太尼或舒芬太尼,缓慢应用直至麻醉计划用量,如出现严重血流动力学紊乱,应暂停用药,并及时处理。常用诱导剂量芬太尼为5~10μg/kg,舒芬太尼为0.5~1μg/kg。芬太尼和舒芬太尼用量大或相对偏大时易引起明显的心动过缓和血压下降,可适当应用迷走神经药物和血管活性药物,给予及时处理。

3. **肌松药** 可选用罗库溴铵和哌库溴铵,泮库溴铵具有抗迷走神经作用,可抵消芬太尼所引起的心动过缓,曾作优选肌松药,但目前应用逐渐减少。

四、麻醉维持

瓣膜置换术麻醉维持常用以镇痛药为主的静脉-吸入复合全身麻醉,多数患者血流动力学保持稳定,管理方便。镇痛药可持续泵注,配合间断静脉注射。吸入麻醉药常用异氟烷、七氟烷或地氟烷,浓度为1MAC以下,以避免吸入麻醉药对循环功能的抑制作用。维持期间吸入浓度不宜经常调节,以避免麻醉深度波动对循环功能的影响。术中切皮、劈开胸骨和闭合胸骨时,可追加麻醉性镇痛药或静脉麻醉药加深麻醉。麻醉维持全程可吸入0.5~1.0MAC麻醉药,对避免术中知晓有重要意义。任何单一药物均不能完全适合心内直视手术的全身麻醉要求,尤其对行瓣膜置换术的患者,应根据血流动力学变化特点决定。

近年来,对体外循环(CPB)心内直视手术提出快通道概念,麻醉维持多侧重于应用吸入全身麻醉药及短效镇痛药和静脉全身麻醉药,原则上为根据病情积极处理好患者情况,创造条件,争取早期拔管,加速患者康复。

五、术中管理

1. **呼吸管理** 加强呼吸管理,避免低氧和高碳酸血症,以减轻对肺血管的影响。尤其要注意避免任何可能升高肺动脉压力的情况,如麻醉过浅、酸中毒、高碳酸血症或低氧血症。

2. 循环管理[6]

知识点

（1）二尖瓣狭窄

1）前负荷：维持足够的前负荷。一方面前向血流通过狭窄的二尖瓣有赖于足够的前负荷，另一方面二尖瓣狭窄患者的左心房压升高，肺血管处于充盈状态，如果此时使用过多液体，则极易使本身就处于临界充血性心力衰竭的患者发生肺水肿。围手术期 TEE 是监测容量状态的最佳手段，当然，其他的有创监测手段（如肺动脉导管）也是有用的。

2）心率和心律：避免心动过速，术前应维持较慢的心率以增加前向血流，使左心室充盈。但是由于其每搏量相对固定，心率过慢也是危险的。PR 间期缩短，将使舒张期心室充盈血流下降，从而降低心排血量。当患者需房室起搏时，将 PR 间期设置为较长的 0.15~0.2 毫秒更为理想，因为此时可使血流在心房收缩后有足够的时间通过狭窄的二尖瓣。尽可能维持窦性心律，对房性快速型心律失常引起血流动力学紊乱时应进行电复律，对新出现的心房颤动推荐电复律；对于慢性心房颤动伴心室率过快时，应选用β受体拮抗剂和钙受体通道阻滞剂或洋地黄类药物控制心室率。

3）心肌收缩力：足够的前向血流依赖于足够的右心室和左心室的收缩力。在二尖瓣狭窄的终末期，左心室长期收缩力降低可导致严重的充血性心力衰竭。而右心室收缩力的下降，限制了左心房充盈。这些因素均能导致心排血量下降，增加手术风险。建议在 CPB 开始之前和停机后使用正性肌力药物支持。

4）体血管阻力：二尖瓣狭窄的患者心排血量有限，往往需要增加体循环阻力以维持血压。这类患者的心排血量降低是由于二尖瓣狭窄所致，故降低后负荷并不会改善前向血流，因此应维持正常的后负荷。

5）肺血管阻力（PVR）：这类患者的 PVR 通常是升高的，并且在缺氧时极易诱发肺血管收缩。应尽量避免任何增加肺动脉压的因素，如麻醉过浅、酸中毒、高碳酸血症或低氧血症。

（2）二尖瓣关闭不全

1）前负荷：维持和增加前负荷有利于维持前向每搏量，但并不推荐常规增加前负荷，因为一些患者的左心房、左心室扩大引起了二尖瓣环的扩张，此时增加前负荷也增加了反流分数。因此必须根据患者的血流动力学及其对液体负荷的反应来个体化维持患者的前负荷水平。

2）心率和心律：心率应维持在正常偏快的水平。因为心动过缓会增加左心室容量，减少前向心排血量并增加反流分数，故不利于二尖瓣关闭不全患者。很多患者，尤其是慢性二尖瓣关闭不全患者，在入手术室时常伴有心房颤动，心率的控制时有困难。

3）心肌收缩力：避免抑制心肌收缩力。前向每搏量的维持取决于肥厚的左心室收缩功能，心肌收缩力的下降将导致左心室功能不全和临床症状恶化。而正性肌力药物能增加心肌收缩力并增加前向血流量，使二尖瓣环收缩而减少反流量。发生左心衰竭时，应使用正性肌力药及血管扩张药，必要时采用 IABP 支持。扩血管的磷酸二酯酶抑制剂（如米力农）对合并肺动脉高压和右心功能不全患者有益。

4）体血管阻力：适当降低后负荷，因为后负荷增加可使反流分数增加，降低体循环的心排血量。

5）肺血管阻力（PVR）：避免增加 PVR，如避免高碳酸血症、缺氧、氧化亚氮和浅麻醉等可能引起肺血管收缩的因素。

知识点

二尖瓣狭窄和关闭不全的血流动力学具体处理原则见表 20-4-1。

表 20-4-1　血流动力学处理原则

疾病	左心室前负荷	心率/(次·min^{-1})	节律	心肌收缩力	体血管阻力	肺血管阻力
二尖瓣狭窄	不变或略↑	65~80	稳定	维持	维持	↓
二尖瓣关闭不全	↓或↑	80~95	稳定	维持	↓	↓

3. **内环境维持**　通过动脉血 pH 和混合静脉血氧饱和度评估灌注是否充分。根据血气分析结果,查找原发病因,及时纠正高碳酸血症、缺氧及酸碱、离子紊乱。

上述仅仅是血流动力学调控目标与处理原则,由于常有联合瓣膜病,并可伴有其他合并症,狭窄与关闭不全可共存,产生不同的病理生理和血流动力学改变。为此,应结合上述基本原则,通过术前各项检查,尤其是多普勒超声心动图检查和心功能状态的评估,围手术期麻醉和血流动力学动态变化,掌握主次,合理调控,方能实现精准麻醉。

《卡普兰心脏麻醉学:超声时代(第 6 版)》阅读指导

第五节　二尖瓣手术的术后并发症管理

病例进展

该二尖瓣重度狭窄合并重度关闭不全患者全身麻醉 CPB 下行二尖瓣置换术后,安全转运至心外科 ICU。呼吸机辅助,严密监测各项指标;给予多巴酚丁胺强心,预防低心排血量;利多卡因持续泵入预防心律失常;加强肺部护理,应用抗生素预防感染。于术后第 1 天成功脱机,循环稳定后于术后第 2 天转回普通病房。

【问题 1】二尖瓣手术后常见的并发症有哪些?如何预防和处理?

临床思路

一、术后监测

术后继续监测体温、动脉压、心电图、脉搏氧饱和度、中心静脉压。如果术中放置右心漂浮导管,术后可监测肺动脉压、PCWP,测定心排血量指数。术后常规定时行血气分析、X 线和 TTE 检查。

二、术后循环管理及心律失常防治

1. **循环管理**　多数二尖瓣狭窄的患者左心室较小,但功能正常,术后应维持适当的容量,肺动脉楔压(pulmonary arteriole wedge pressure,PAWP)保持在 15~18mmHg,以补充白蛋白和血浆为主,对于二尖瓣严重狭窄或左心室萎缩的患者,术后补液速度不宜过快。

术后 3 天可给予小剂量多巴胺、多巴酚丁胺或肾上腺素支持心功能,外周血管阻力高的患者可以给予磷酸二酯酶抑制药(米力农)。对于合并有重度肺动脉高压患者,应注意预防右心功能不全,选择能降低肺血管阻力(PVR)的药物如米力农,同时应用选择性肺血管扩张药降低右心室后负荷,如吸入 NO、依前列醇或伊洛前列素(万他维)等。

2. **心律失常防治**　二尖瓣置换术后常见的心律失常有心动过缓、室上性心动过速、室性期前收缩及室性心动过速、心室颤动,后者为术后早期死亡的主要原因之一。对于心律失常,首先应明确原因,如血浆电解质、酸碱平衡、血容量等异常,及时纠正,心律失常仍得不到改善时,再应用相应的药物处理。

术中常规放置心外膜临时起搏，术后心动过缓或伴室性期前收缩者，可通过调整起搏心率在90~110次/min，控制室性期前收缩，并维持心排血量。如术前有Ⅲ度房室传导阻滞，术中可安置永久性起搏器。提高心率的药物一般用异丙肾上腺素。

术前心房颤动的患者，术后心室率过快，可用毛花苷C（西地兰）0.2mg静脉注射，同时持续使用胺碘酮；如新发心房颤动患者，给予静脉胺碘酮复律，先给予150mg的负荷量，然后1mg/min持续静脉维持，如果药物转复无效，则采用同步电复律。对频发室性期前收缩或有短阵室性心动过速者，可持续静脉滴注利多卡因或胺碘酮48~72小时，可有效地控制室性心律失常。

【问题2】二尖瓣手术后如何防治肺动脉高压和右心衰竭？

临床思路

三、术后肺动脉高压和右心衰竭的管理

二尖瓣重度狭窄患者，尽管其左心室舒张末压是降低的，但PAWP往往是升高的，在人工瓣膜置换术后，仍存在4~7mmHg的跨二尖瓣压差。如果手术成功，患者在术后第1天就可出现肺循环阻力下降、肺动脉压降低和左心房压下降，心排血量增高。绝大多数患者术后肺血管阻力（PVR）将持续下降。若术后肺动脉压仍未下降则提示患者存在不可逆的肺动脉高压和/或不可逆左心功能障碍，这类患者预后不佳。

对于二尖瓣关闭不全患者，即使术后左心房压和肺动脉压会下降，但仍需要高的左心房压来维持足够的心排血量。

四、术后脱机及呼吸管理

术后常规呼吸机支持呼吸，使患者保持安静，一般应用芬太尼、舒芬太尼或吗啡，必要时加用肌松药等。根据血气分析结果，调整呼吸机参数，维持酸碱平衡。定时吸痰，清除呼吸道分泌物，对于合并有严重肺动脉高压患者，应适当延长呼吸机辅助时间，同时加大通气量保持适当的过度通气状态。拔管后早期，可以给予面罩无创通气以保证足够的氧合。

五、术后内环境维持

CPB的预充液及CPB中非生理性循环灌注，使术后细胞外液量增加，因此术后必须严格控制晶体液输入量，以减轻肺、心等重要器官组织间质的水肿，改善心、肺功能。

二尖瓣狭窄患者，术前长期应用利尿药，体内总体钾离子水平偏低，加上CPB的影响和术后利尿作用，常导致术后低血钾，引起严重心律失常。在补充血清钾的同时，应适当地补充钙及镁，并根据实验室检查结果及时调整。营养不良、心功能差的患者常出现低钠，如不及时纠正可引起低钠综合征，可通过静脉输注3% NaCl溶液纠正低钠血症。

术后酸碱平衡的紊乱以代谢性酸中毒、代谢性碱中毒及呼吸性碱中毒多见，有时合并存在。代谢性酸中毒主要由低血压和/或缺氧引起，可用碳酸氢钠纠正，但要注意纠正原发病因，才能得到根本纠正。大量输注库存血或血浆后，因枸橼酸钠过多引起代谢性碱中毒，可静脉滴注盐酸精氨酸予以纠正。呼吸性碱中毒主要为呼吸机参数调整不当所致，调整后容易纠正。对于酸碱平衡紊乱，在消除原发病因的基础上，用药物等纠正时，应复查血气结果，直到纠正至基本正常为止。

六、术后抗凝管理

除置入无支架的同种瓣膜术后不需抗凝治疗外，应用目前任何一种人工瓣膜进行二尖瓣置换术后都需

抗凝。术后抗凝一般在48h开始，如果引流量多或长期气管切开、血液低凝状态的患者，可以适当延长。开始服用华法林片，首剂5.0~7.5mg，第2天5mg，第3天根据测定的凝血酶原时间或INR决定用药量。机械瓣置换的患者，如无危险因素，应口服华法林，使INR达2.0~2.5，若有危险因素的患者，包括术前血栓栓塞史、心房颤动、风湿性心脏瓣膜病、心功能差（EF<35%）、心脏扩大（左心舒张末期直径>70mm，左心房直径>26mm/m^2），INR应保持在2.0~3.0。二尖瓣生物瓣置换术后前3个月采用口服华法林抗凝，INR参照机械瓣，后改用口服阿司匹林抗凝，剂量100mg/d；二尖瓣生物瓣置换术后有高危因素（包括保留二尖瓣瓣下结构），术后应延长华法林时间，甚至终身服用，INR参照机械瓣[7]。

七、术后并发症处理

1. **低心排血量综合征** 是二尖瓣置换术后的主要并发症。常见的原因有心肌收缩无力、严重心律失常、代谢性酸中毒，严重肺动脉高压及三尖瓣关闭不全处理不当等。低心排血量综合征的处理主要是先查明原因，在解除病因的同时采取必要的治疗措施。主要治疗措施如下：

（1）心肌收缩无力者，除常规应用多巴胺、多巴酚丁胺5~15μg/（min·kg）外，可加用肾上腺素0.05~0.2μg/（min·kg）及米力农等药物，增强心肌收缩力。如心动过缓，可用异丙肾上腺素提高心率；或应用临时心外膜起搏增加心率。

（2）根据右心房压、肺毛细血管楔压，逐渐补足有效循环血容量。应用小剂量血管扩张药物如硝酸甘油等扩张血管，减轻心脏的后负荷。

（3）对于合并有重度肺动脉高压患者，应注意预防右心功能不全，对药物不能控制的心力衰竭，可应用主动脉内球囊反搏（IABP）或用离心泵左心转流，纠正心力衰竭。

（4）低心排血量综合征导致肾功能不全或肾衰竭时，应一边应用利尿药，一边行床旁持续血液透析，以清除体内代谢产物及潴留水分，促进心、肾功能的恢复。酸中毒时应尽早纠正，并定时复查血气[7]。

2. **血栓栓塞**

（1）血栓栓塞：是瓣膜置换术后的严重并发症，其诱发原因虽有多种，但主要与抗凝不当、心房颤动、巨大左心房及左心功能下降有关。人工瓣膜上小血栓形成，可不影响瓣口面积或瓣叶的活动，但血栓逐渐增大，可引起瓣膜口狭窄或瓣叶关闭不全，发生急性肺水肿，经超声诊断明确后，应急诊手术。

（2）血管栓塞：以脑栓塞最为常见，冠状动脉、四肢血管、肾动脉及肠系膜动脉等也可发生。脑栓塞须与脑出血相鉴别，CT检查可以明确诊断。如血栓栓塞系抗凝药用量不足引起，应调整双香豆素类药物的用量，或加用潘生丁、阿司匹林等，以减少血栓栓塞的发生率。

对反复出现血栓栓塞并表明与人工瓣膜有关者，应考虑重新换瓣。对心房颤动患者，要尽量用药物或体外电除颤复律；对左心功能低下的患者，用药物改善其左心功能。

3. **出血** 接受抗凝治疗的患者因口服抗凝药过量，可导致出血，如患者有消化道溃疡、慢性结肠炎、肝病、凝血功能障碍、重症高血压或外伤等原因，可使出血加重。一旦发生明显的出血，应立即停用抗凝药；严重出血者，应静脉或肌内注射维生素K_1 20mg，中止双香豆素类的抗凝作用，并针对出血病灶采取相应的治疗措施。

4. **人工瓣膜功能障碍** 可分为内源性与外源性两种。

（1）内源性功能障碍：为人工瓣膜本身的结构损坏，如机械瓣支架断裂或瓣叶破裂、变形；或生物瓣瓣叶撕裂、退行性变等引起的功能障碍，生物瓣的上述病变亦可称生物瓣衰败。生物瓣衰败的病变可呈慢性加重的过程。机械瓣的支架或瓣叶的断裂，均呈急性经过，发生心源性休克或急性肺水肿，必须急诊手术。生物瓣损坏出现明显症状者，也应早期手术，如出现慢性心力衰竭后再手术，则手术的危险性增大。

（2）外源性功能障碍：机械瓣的瓣叶活动障碍一般由外部因素引起，如残留的瓣叶、腱索、过长的线结等卡在瓣叶与瓣环之间，使瓣叶固定于关闭状态；或小左心室遗留乳头肌过长，或瓣环下钙化组织等，妨碍瓣叶完全开放或关闭；牛心包瓣支架被缝线圈套引起急性功能障碍。这些异常情况多在脱离 CPB 时，发现左心房膨胀，左心房压力明显升高，人工瓣膜启闭音减弱或消失，脉搏波异常或消失，术中 TEE 见瓣叶功能障碍，应果断重新换瓣。

5. **人工瓣膜心内膜炎** 是人工瓣膜置换术后最严重的并发症之一，其术后第 1 年的发生率约 3%，以后每年约 0.5%。其死亡率为 50% 左右，再手术死亡率 15%~38%。

人工瓣膜心内膜炎的病理改变因机械瓣或生物瓣不同而异，而且感染发生的时间不同而有不同的病理过程。感染发生于术后 2 个月内称早期心内膜炎，其主要原因为术中污染所致；感染发生于术后 2 个月以后称晚期心内膜炎，主要为血液性传播引起，多为链球菌或葡萄球菌感染所致。

人工瓣膜心内膜炎的主要表现为心功能不全或心力衰竭，持续性发热，脑或外周血管的栓塞，瓣周漏或瓣周脓肿形成等表现。人工瓣膜心内膜炎内科治疗的死亡率为 50%~61%，手术治疗的死亡率为 25%~38%。早期手术效果较好，故人工瓣膜心内膜炎一经确诊，应尽早手术。

6. **瓣周漏**

（1）原因：瓣周漏常因缝线撕裂瓣环，缝合位置不当，缝线断裂，清除钙化瓣环时造成组织缺损或组织脆弱而未加修补，或使用型号不匹配的人工瓣膜导致。

（2）诊断：二尖瓣置换术后瓣周漏可表现为心尖部全收缩期杂音，有时呈喷射性，偶尔可无明显杂音，彩色多普勒超声心动图有助于明确诊断，必要时可行左心室造影。

（3）处理：瓣周漏患者如有心力衰竭症状、溶血或瓣周感染，应予手术治疗。手术时可直接修补，但大多数患者需重新换瓣。瓣周漏裂口较小，未产生临床症状的患者，一般可暂不手术。

7. **患者 - 瓣膜不匹配** 先前人们一直关注主动脉瓣置换术后患者 - 瓣膜不匹配现象（MVPPM），最近大量临床研究发现二尖瓣置换同样存在 MVPPM。尤其是儿童和青少年患者，有 30% 患者随着生长发育出现 MVPPM 而需要再次手术。在成年患者中同样存在，是术后发生慢性心力衰竭和肺动脉高压的主要因素。

研究发现，瓣开面积指数（IEOA）<1.3~1.5cm^2/m^2 发生 MVPPM 可能性大。Lam 等发现，IEOA 在 1.0~1.25cm^2/m^2 患者发生慢性心力衰竭明显高于 IEOA>1.25cm^2/m^2 患者。

主动脉瓣环过小患者可以采用拓宽技术置换大号的主动脉瓣，然而二尖瓣瓣环无法拓宽，因此目前尚缺乏有效的预防手段。对于这类患者尽可能使用大开口的瓣膜，在置换 25 号以下的机械瓣时，可使用开口面积大的 SJM Regent 或 ATS AP360 主动脉双叶瓣[7]。

（刁玉刚　孙莹杰　邹　彬）

参考文献

[1] GRAVLEE G P，SHAW A D，BARTELS K.Hensley's practical ppproach to cardiothoracic cnesthesia，6th ed.Philadelphia：Lippincott Williams & Wilkins，2018.

[2] ALINA N C，FASE，SKUBAS N，et al.Guidelines for the use of transesophageal echocardiography to assist with surgical decision-making in the operating room：a surgery-based approach.J Am Soc Echocardiogr，2020，33（6）：692-734.

[3] Bavry A A，Arnaoutakis G J.Perspective to 2020 American College of Cardiology/American Heart Association（ACC/AHA）guideline for the management of patients with valvular heart disease.Circulation，2021，143（5）：407-409.

[4] Alain CD，Adams FF.Carpentiers Reconstructive Valve Surgery.23th ed.New York：Saunders，2010.

[5] JOEL A K，DAVID L R，JOSEPH S S.Kaplan's Cardiac Anesthesia，6th ed.Philadelphia：Elsevier Saunders，2011.

[6] GRAVLEE GP，SHAW AD，BARTELSK.Hensley 心胸麻醉学 . 王晟，王锷，译 .6 版 . 北京：中国科学技术出版社，2020.

[7] 易定华，徐志云，王辉山 . 心脏外科学 .2 版 . 北京：人民军医出版社，2016.

第二十一章

主动脉瓣手术的麻醉管理

第一节　主动脉瓣病变的病理生理

一、主动脉瓣结构与功能

正常的主动脉瓣面积（aortic valve area，AVA）为 2.6~3.5cm^2，由 3 个半月瓣组成，分别为左冠瓣、右冠瓣和无冠瓣，瓣叶外侧附着于主动脉与左心室交界处，关闭时向内沿结合缘向中心互相对合。主动脉壁与主动脉瓣连接处形成膨出称为主动脉窦部，根据对应的左冠瓣、右冠瓣和无冠瓣相应为左冠窦、右冠窦和无冠窦。左、右冠状动脉分别发至左冠窦和右冠窦。左心室收缩初时，左心室压力骤升超出主动脉内压力，主动脉瓣开放，血液流入主动脉，左心室压力随之迅速下降。当左心室压力低于升主动脉压力时，主动脉瓣向心室下沉并关闭，主动脉内的血流逆向充盈主动脉窦部有利于冠状动脉灌注，心室舒张开始。

左心室泵血过程

二、主动脉瓣狭窄的病理生理

主动脉瓣叶僵硬、开放受限可导致收缩期主动脉瓣口狭窄。主动脉瓣狭窄（aortic stenosis）的常见病因是先天性二叶畸形的主动脉瓣钙化，其次是老年性和风湿性的主动脉瓣钙化，男性更常见。通常在 AVA<0.7cm^2 或平均跨瓣压差 >50mmHg 时应行主动脉瓣成形或置换术。根据主动脉瓣口面积和跨瓣压差等指标可将主动脉瓣狭窄分成不同等级（表 21-1-1）[1]。主动脉瓣跨瓣压差是指心室收缩时左心室和主动脉之间压力差的最大值。主动脉瓣狭窄时血流速度会增快，通过多普勒测定流经瓣口的最大血流速度，并将其代入 Bernoulli 方程 1 计算获得。通过多普勒同步测量的平均收缩压差是评估主动脉瓣狭窄程度最好的压力指标（表 21-1-1）。跨瓣压差和瓣口面积的关系，可通过 Gorlin 方程 2 表示。通过方程 2 可知，当主动脉瓣口缩小时，如果维持心排血量不变，将产生巨大的跨瓣压差。例如，当跨瓣压差为 60mmHg 时，为维持正常 120mmHg 的收缩压，左心室的收缩压需达到 180mmHg。当主动脉瓣口出现狭窄时，左心收缩期射血需要克服的阻力相应加大，长时间的左心室压力负荷增加会导致左心室壁代偿性肥厚。根据 Laplace 定律（方程 3），为克服狭窄阻力而产生的腔内收缩压力，将直接升高心肌壁张力，心肌肥厚的程度和压力增加的程度相匹配，此时尽管射血阻力明显增加但射血分数（EF）可以维持在正常范围。当瓣口的狭窄到达某一个临界值后每搏量（SV）和 EF 开始下降。肥厚的心肌降低了心室顺应性，从而导致舒张功能不全，舒张期充盈受限。

主狭胃底肥厚舒张受限

方程 1：跨瓣压差（PG）=P（左心室压力）–P（主动脉压力）=4（V^2）（V 为通过主动脉瓣的最大流速）

方程 2：跨瓣压差（PG）=CO^2/AVA^2（CO 为每搏量；AVA 为主动脉瓣面积）

方程 3：室壁张力 =（P × R）/2h（P 为心室收缩压；R 为心腔内半径；h 为室壁厚度）

表 21-1-1　主动脉瓣狭窄程度的分级标准

狭窄程度	峰值流速 /（$m·s^{-1}$）	平均压差 /mmHg	主动脉口面积 /cm^2	主动脉瓣口面积指数 /（$cm^2·m^{-2}$）
轻度	2.6~2.9	<20	>1.5	>0.85
中度	3.0~4.0	20~40	1.0~1.5	0.6~0.85
重度	≥4.0	≥40	<1.0	<0.6

图 21-1-1 为主动脉瓣狭窄患者的典型压力 - 容量环，与正常容量环比较，有两处不同。其一，因为跨瓣压差升高从而导致收缩期峰压显著升高；其二，舒张曲线斜率增加，反映左心室舒张顺应性降低与心室壁厚增加有关，降低了前负荷的储备，舒张容量较小的变化会导致心室充盈压的明显变化。严重主动脉瓣狭窄时，心房的收缩贡献了 40% 左心室舒张末期容积，而对于正常左心房该比例为 15%~20%。当窦性节律消失时（心房颤动），维持较高水平的平均左心房压对左心室扩张是必要的。而快速升高的平均左心房压则可能会导致肺淤血。

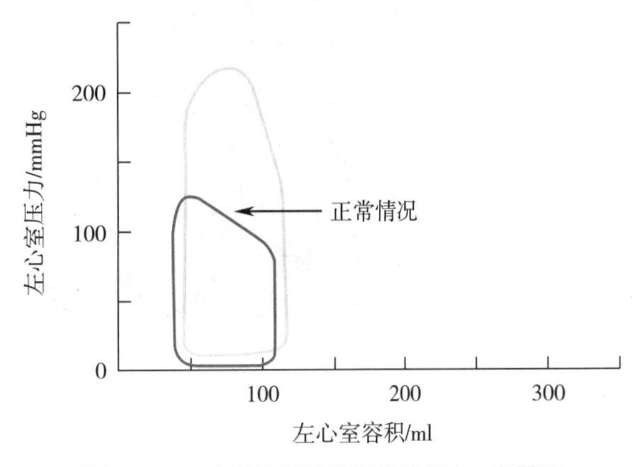

图 21-1-1　主动脉瓣狭窄患者的压力 - 容量环

主动脉瓣狭窄通常不会直接影响右心功能。严重的主动脉瓣狭窄引起左心房压的升高，当左心房压升高超过 18mmHg 时，肺静脉淤血，最终导致肺动脉纤维化引起肺动脉高压。当平均肺动脉压逐渐升高超过 50mmHg 时，右心后负荷增加最终出现右心功能不全，患者出现外周的水肿、肝充血等右心功能不全的表现。

增快的心率将明显缩短舒张期时长，而收缩期却变化不大。当心率从 50 次 /min 升至 110 次 /min 时，收缩期时长从 441 毫秒下降到 315 毫秒，而舒张期从 759 毫秒下降到 230 毫秒，心内膜下血管的灌注时间明显下降，因此，心动过速对主动脉瓣狭窄患者是灾难性的[2]。

心动过缓对于主动脉瓣狭窄患者同样也是灾难性的。在心率下降时若需维持心排血量需提高每搏量，从而导致跨瓣压差明显增加。为维持外周收缩压 >100mmHg，左心室峰压会高达 250~300mmHg。在这种情况下，心动过缓且跨瓣压差增高，会导致外周的低血压，从而进一步导致心内膜下心肌灌注不足及缺血[2]。

降低外周血管阻力并不能给主动脉瓣狭窄患者带来益处。由于通过狭窄的主动脉瓣口的每搏量相对固定，血管扩张剂尽管可降低外周血管阻力，但不能增加每搏量，反而导致严重低血压降低了心内膜下心肌的灌注，所以重度主动脉瓣狭窄患者应避免应用血管扩张剂。此外，对心功能良好的主动脉瓣狭窄患者，后负荷的增加会升高左心室舒张末期容积及左心室舒张末期压力（LVEDP），而对心功能较差的患者，外周血管阻力增加会导致每搏量及EF下降。

主动脉瓣狭窄导致的左心室肥厚有可能造成左心室流出道（LVOT）部分梗阻，甚至可能出现二尖瓣收缩期前向运动（systolic anterior motion，SAM）现象（图21-1-2）。肥厚的室间隔占据了由室间隔和二尖瓣前叶包围的收缩流出道，一种解释认为由于室间隔肥厚使二尖瓣移动方向异常，乳头肌收缩使二尖瓣前叶向室间隔移动。另一种解释认为，由于室壁明显肥厚，心室肌高动力性收缩，血流经狭窄的左心室流出道速度加快，使该处产生文丘里（Venturi）现象，拉动二尖瓣前叶靠近或接触室间隔。主动脉瓣狭窄解除后，LVEDP下降，LVOT梗阻可能会加重。

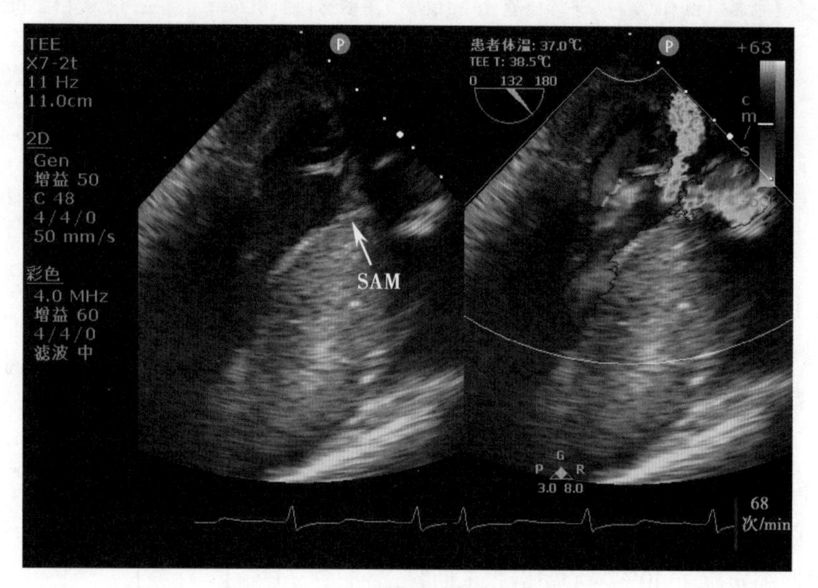

图 21-1-2　二尖瓣收缩期前向运动现象

SAM 现象

心绞痛、晕厥和充血性心力衰竭是主动脉瓣狭窄的典型症状。约2/3重度的主动脉瓣狭窄患者可出现心绞痛。由于诸多因素使主动脉瓣狭窄患者心肌氧耗增加，同时使心肌氧供降低，最终影响心肌的氧供需平衡（表21-1-2）。约30%的主动脉瓣狭窄患者即使冠状动脉正常，但仍存在心绞痛。主动脉瓣狭窄患者的收缩功能是有储备的，对肥大心室的主要威胁是其对缺血损害表现出的高度敏感性。心室肥大直接增加了基础的心肌氧耗量（myocardial oxygen consumption，MVO_2），影响MVO_2其他的主要因素还包括心率、心肌收缩性和最为重要的室壁张力。

根据Laplace定律，室壁张力的升高是心肌肥大相对不完全的直接结果。室壁张力直接关系到升高的收缩峰压和肥厚室壁之间的平衡，当室壁张力升高时，心室不完全肥大的患者发生缺血性心肌收缩性能异常的可能性加大。MVO_2升高是导致心肌缺血发生的重要原因。在氧供方面，顺应性降低，心室LVEDP的升高必然导致冠状动脉灌注压（coronary perfusion pressure，CPP）降低，严重的流出道梗阻、每搏量降低和随之产生的低血压会严重影响冠状动脉灌注，缺血导致的舒张期松弛不佳会恶化顺应性并使 CPP 减少加重，将加重循环状态的失常，并由此产生缺血性心肌收缩异常、每搏量进一步降低和严重的低血压。主动脉瓣狭窄和肥厚型心肌病患者一样，均存在冠状血管储备减少。心肌肥厚也与冠状动脉循环结构的异常有关。大量的证据表明，在压力超负荷引起的左心室肥厚，冠状血管储备减少可能是构成其心肌缺血发作的基础。心肌缺血可能导致心室舒张受损。研究表明，心肌肥厚、心肌缺血是引起心肌舒张功能异常的基础。心肌松弛延长和随之产生的舒张功能异常（顺应性损害），可能是各种临床心肌缺血的普遍特征。主动脉瓣狭窄患者，心肌缺血加剧瓣膜钙化，进一步影响心室舒张功能，产生恶性循环[3]。

表 21-1-2　主动脉瓣狭窄患者心肌氧供 / 氧耗的影响因素

项目	因素
心肌氧供下降	左心室舒张末期压力升高 主动脉收缩压偏低（相对于升高的左心室舒张末期压力，心肌有效灌注压降低） 冠状动脉灌注时间缩短（因射血时程延长，收缩期占比高） 心内膜下血管的受压（心肌肥厚导致） 收缩期冠状动脉无灌注（因左心室收缩压明显超过主动脉收缩压所致） 冠状动脉储备下降
心肌氧耗增加	心肌质量增加 左心室做功增加 等容收缩期延长 射血时限延长

低跨瓣压力差、低心排血量主动脉瓣狭窄被定义为平均压差小于 30mmHg 和钙化的 AVA 小于 $1.0cm^2$。存在严重主动脉瓣狭窄、左心室功能障碍和跨瓣压差降低的患者手术风险高，但严重主动脉瓣解剖学狭窄的患者还是可从瓣膜置换术中受益[2]，见表 21-1-3[4]。

表 21-1-3　超声评估主动脉瓣反流的分级标准

超声评估	反流严重程度		
	轻度	中度	重度
结构性参数			
主动脉瓣叶	正常或异常	正常或异常	正常 / 连枷，或较宽的对合缺陷
左心室大小	正常	正常或扩大	通常扩大
定量描述			
LVOT 反流宽度	小且中央型	中	大；变化的偏心反流
血流汇聚	无 / 少	中	大
反流密度（CW）	薄弱	密度高	密度高
压力半降时间（PHT/ms）	>500	200~500	<200
降主动脉逆向血流	早期、短暂	中度	全舒张期

续表

超声评估	反流严重程度		
	轻度	中度	重度
半定量参数			
缩流颈宽度 /cm	<0.3	0.3~0.6	>0.6
反流束与 LVOT 宽度比值 /%	<25	25~64	≥65
反流束与 LVOT 面积比值 /%	<5	5~59	≥60
定量参数			
反流容积 /(ml·次 $^{-1}$)	<30	30~59	≥60
反流分数 /%	<30	30~49	≥50
EROA/cm^2	<0.1	0.1~0.29	≥0.3

注：LVOT，左心室流出道；EROA：有效反流口面积。

三、主动脉瓣关闭不全的病理生理

主动脉瓣环扩张和瓣叶挛缩均可造成主动脉瓣关闭不全（aortic regurgitation）。主动脉瓣关闭不全的常见病因有风湿性瓣叶损害、升主动脉瘤样扩张、主动脉夹层等。主动脉瓣关闭不全时，舒张期升主动脉内部分血流会反流至左心室，使左心室容量超负荷。影响主动脉瓣反流的因素有反流口大小、主动脉与左心室压差和舒张期时间（表 21-1-3）。反流压差取决于主动脉舒张压，左室早期舒张压，以及左心室顺应性，当左心室舒张压和主动脉舒张压相等时反流中止。而心率决定着舒张期的长短。主动脉瓣反流使左心室容量超负荷进行性增加，加大了舒张末期室壁张力（即心室前负荷），刺激肌小节复制，最后导致离心性心室肥厚的形成。根据 Laplace 定律，左心室的扩张增加了收缩期室壁张力，同样在一定程度上刺激向心性心室肥厚的形成。

由于前负荷的增加可被心室肥厚所代偿，根据 Frank-Starling 定律，心排血量可维持正常。慢性主动脉瓣关闭不全患者的心功能在很长时间可维持正常水平，因为强大的前负荷储备使主动脉瓣反流患者即使在左心室收缩力进行性下降的情况下，也可通过增加左心室舒张末期容积（LVEDV）来维持每搏量在正常范围。随着病情进展，进行性增加的左心室容量超负荷，最终导致左心扩张的代偿作用不再有效，收缩功能随之下降。随后收缩末期容积进一步增加，左心室壁张力增大，左心室功能又因后负荷的加大而受到更大的损害，其功能呈现进行性的快速下降，最终发生左心衰竭，表现为 EF 和心排血量进行性下降，以及左心房压力和肺动脉压力的增加，慢性主动脉瓣关闭不全的患者舒张期压力 - 容量曲线明显右移（图 21-1-3）。主动脉瓣关闭不全的患者即使没有症状，但当出现心室扩张，EF 下降时应该行主动脉瓣膜置换术[5]。

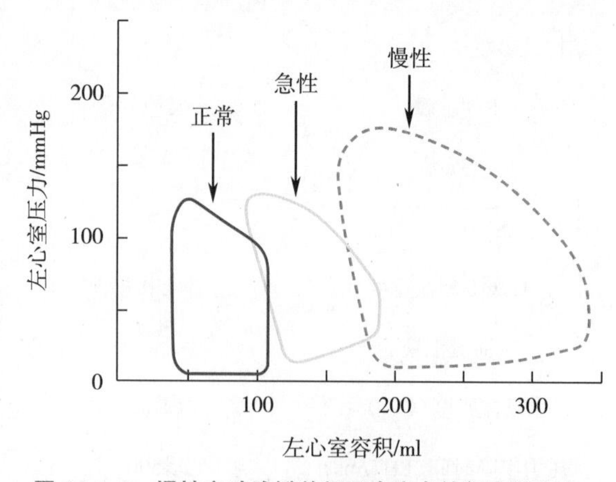

图 21-1-3　慢性主动脉瓣关闭不全患者的舒张期压力 - 容量曲线

慢性主动脉瓣关闭不全患者的心肌做功为正常的2倍，但决定MVO_2的两个重要因素心肌收缩力和室壁张力通常并无显著增加。尽管MVO_2相对正常，慢性主动脉瓣关闭不全患者肥厚的心肌仍有导致冠状动脉循环异常发生心肌缺血的风险，心肌质量的增加导致基础MVO_2增加，虽然冠状动脉血流总量也随之增加，但仍然无法满足氧耗的需要。同时，严重的主动脉瓣关闭不全导致舒张压低，脉压差大，左心室舒张末压（LVEDP）增加，舒张期CPP降低，此时，心肌灌注压力不足，临床上可迅速出现失代偿的表现，缺血的心室迅速扩张，导致收缩末期心室内径进行性增加，使缺血和心室衰竭成为恶性循环。严重主动脉瓣关闭不全的患者即使未合并冠心病仍有1/3发生心绞痛[2]。

与主动脉瓣狭窄一样，直至发生肺动脉高压时主动脉瓣关闭不全才影响患者的右心功能。慢性主动脉瓣反流患者左心室的扩张会导致二尖瓣功能性反流，从而导致左心房压及肺动脉压力的进一步升高。当肺动脉压严重升高时最终会出现右心衰竭。

主动脉瓣及二尖瓣功能性反流

急性主动脉瓣关闭不全可由主动脉夹层、主动脉外伤或感染性心内膜炎造成主动脉瓣穿孔引起，急性主动脉瓣关闭不全时左心室容量负荷会突然增加，从而引起心率加快、心肌收缩力增强的代偿性交感神经兴奋。而此时患者心室顺应性没有增加，舒张期压力 - 容量曲线也未发生右移。左心室急剧扩张可伴随功能性二尖瓣反流，从而导致左心房压的急剧升高，严重的二尖瓣急性反流可导致肺间质水肿。许多患者LVEDP与主动脉舒张压力相等且高于左心房压力，可导致在左心房收缩前二尖瓣关闭，此时，肺毛细管嵌压（PCWP）和左心房压可能会低估LVEDP。急性主动脉瓣关闭不全的患者发生心肌缺血的风险明显增加。患者主动脉舒张压降低和LVEDP急剧增高引起冠状动脉灌注压降低，如果不能维持足够前向心排血量时，很快会出现左心室功能衰竭，严重低血压和高LVEDP的联合作用可加重心肌缺血和心室扩张（表21-1-4）。对使用正性肌力药物和扩血管药物治疗无效的急性主动脉瓣关闭不全患者，紧急外科手术是抢救生命的唯一希望。此类患者临床风险较高，主动脉内球囊反搏（IABP）为禁忌，因为会导致主动脉瓣反流的进一步加重，从而左心室进一步扩大加重左心衰竭。

表 21-1-4　主动脉瓣关闭不全患者的心肌氧供氧耗的影响因素

项目	因素
心肌氧供下降	冠状动脉灌注血流减少（冠状动脉灌注压 = 主动脉舒张压 –LVEDP，在急性主动脉瓣关闭不全，还伴随着LVEDP的急剧升高，进一步减少了冠状动脉灌注血流） 冠状动脉开口受累（在主动脉夹层导致的主动脉瓣关闭不全中，冠状动脉开口被撕裂，进一步导致冠状动脉血流明显下降
心肌氧耗增加	心肌质量增加 容量增加（容量增加导致做功增加氧耗增加，等容收缩期耗能较多，室壁张力决定了心室收缩射血阶段的耗氧量）

注：LVEDP，左心室舒张末压。

第二节 主动脉瓣手术的麻醉前评估

一、主动脉瓣膜疾病相关评估

对于瓣膜病患者，患者术前病史及体格检查都会影响到麻醉管理策略的制定。麻醉医生首先应了解患者瓣膜疾病的病理生理改变，患者可能同时存在主动脉瓣狭窄和反流的情况，也可能合并其他的瓣膜疾病，如二尖瓣、三尖瓣的病变，可使问题更加复杂。其次需要了解具体手术方式，是行瓣膜修复还是置换术，是否需要行迷宫手术、室间隔切除术或冠状动脉搭桥术等。

再次，需要了解患者情况，是处于代偿期还是失代偿期，主动脉瓣狭窄患者的手术时机将影响其预后，如早 - 中期的患者心功能较好，心肌肥厚，处于高动力循环状态，体外循环（CPB）后通常脱机容易，不需要太多的血管活性药物支持。处于失代偿期的患者通常病史长，可能存在呼吸困难、夜间不能平卧、双下肢水肿，EF 下降等心功能不全的表现，应了解既往的治疗和手术史，心力衰竭患者在麻醉诱导过程中发生严重低血压的风险较大、在脱机时可能需要较多的血管活性药物支持。主动脉瓣重度狭窄和反流的患者通常还有心肌缺血引起的心绞痛表现，部分严重狭窄的患者可能有晕厥史。经胸超声心动图检查（TTE）及经食管超声心动图检查（TEE）有助于全面了解主动脉瓣和心脏结构和功能的受损情况，可以获得主动脉瓣的狭窄或反流的程度、左心室是否有肥厚或明显长大，是否有升主动脉的继发性扩张，以及 LV 的收缩和舒张功能等重要信息。

主动脉瓣狭窄的患者心电图示左心室肥厚、劳损，左心室高电压，出现心房颤动时提示心功能已失代偿，窦性节律对于重度主动脉瓣狭窄的患者左心室充盈非常重要，心房收缩对左心室舒张末期容积（LVEDV）贡献可达 40%。胸部 X 线片常提示左心室增大，升主动脉狭窄后扩张。术前超声心动图可发现主动脉瓣叶增厚、变形、钙化、活动受限。主动脉血流速度增快，跨瓣压差增大；室间隔和左心室后壁增厚。部分室间隔严重增厚者可导致左心室流出道狭窄，甚至出现 SAM 征，同时需要关注有无左心房血栓[6]。血清 BNP 和肌钙蛋白检测有助于帮助评估慢性心力衰竭和心肌缺血损伤程度，术前有心绞痛的患者应进行冠状动脉造影，以了解有无冠状动脉狭窄的问题。足量的术前用药能够预防精神紧张所致的心动过速和心室充盈降低。长效 β 受体拮抗剂和钙通道阻滞剂或二者联用时应用至手术当天，并于手术后立即恢复使用。

重度主动脉瓣反流患者术前心电图可显示左心室肥厚伴劳损，左束支阻滞。胸部 X 线平片可示心影向左扩大，呈“靴形心”。超声心动图可对瓣膜反流的程度进行定量和半定量评估（表 21-1-3）。患者可能同时存在主动脉瓣狭窄和反流的情况，也可能合并其他的瓣膜损伤，如二尖瓣、三尖瓣的病变。因此，可从左心室的前负荷、后负荷和收缩或舒张功能着手，仔细梳理主要的循环病理生理变化。麻醉前应该评估患者是否存在心力衰竭，询问患者舒适状态下的心率，有助于制订合理的麻醉诱导期循环管理目标。此类患者应术前进行内科治疗将患者的心功能调整至最优状态。

急性主动脉瓣反流患者常需行急诊手术，否则应用扩血管的药物和强心药来维持循环的稳定，如硝普钠和多巴酚丁胺。对于重度主动脉瓣反流患者应避免使用较大剂量的术前用药，如有必要，应在密切监护下使用小剂量的苯二氮䓬类药物，如咪达唑仑 1~2mg。

二、合并症与内科治疗情况

主动脉瓣手术患者可能合并其他的慢性内科疾病，常见如高血压、糖尿病，需要了解其血压、血糖控制情况及用药情况，注意有些药物可能与麻醉药物有相互作用。近年心脏手术患者的甲状腺功能受到重视，在很多医疗中心常规筛查中发现不少患者存在明显甲状腺功能亢进或甲状腺功能减退的情况，一旦发现需进行内科治疗后方可安排择期心脏手术。合并肝、肾功能不全的患者，术后可能出现肝、肾功能的进一步损害，严重时可导致器官功能衰竭，因此，对这类患者应使用对肝、肾功能影响较小的麻醉药物，控制药物用量，适当采取器官保护措施。此外，患者还可能服用利尿剂、抗凝药、洋地黄类、抗心律失常等药物治疗心脏疾病，应评估药物对次日麻醉的可能影响并进行相应的准备，如长期使用利尿剂治疗的患者通常合并低血钾，麻醉诱导前应监测血钾浓度，以避免诱导后低血钾引起的严重心律失常。

第三节 主动脉瓣手术的麻醉注意事项

入室后进行常规的无创血压、心电图和氧饱和度监测，面罩吸氧。术前紧张情绪可导致患者血压升高、心率增快，甚至诱发主动脉瓣狭窄的患者出现心绞痛，或使主动脉瓣反流加重。因此，开放外周静脉通道后可以给予咪达唑仑 1~2mg，舒芬太尼 5μg 适当镇静后再行桡动脉穿刺置管行有创动脉压监测。对于术前合并心律失常、心功能差，进行利尿治疗的患者，诱导前行血气检测有助于判断内环境稳定情况，防止低血钾等风险。

一、术前用药

瓣膜手术的患者使用术前用药应谨慎。对左心功能尚可的患者，可肌内注射吗啡 0.1mg/kg 或术前 1.5 小时口服劳拉西泮，给药后应让患者持续吸氧。对于高龄、衰弱、心功能差或肺功能差的患者则不应给予术前用药。对于术前是否应使用 ACEI 类降压药尚存争议，据报道此类患者在 CPB 后可能会存在明显的低血压[1][7]。术前应停用抗血小板聚集的药物，大多数心脏手术中心要求患者术前停用氯吡格雷 3~5 天。

二、特殊监测

1. **中心静脉压（CVP）** CVP 穿刺置管通常在麻醉诱导后进行，少数心功能较差的高危患者也可在局麻下完成，左心室顺应性降低时，CVP 监测不能判断左心室充盈的情况，正常的 CVP 可能明显低估 LVEDP 或 PCWP。

2. **经胸超声心动图检查（TEE）** 美国超声协会及美国心脏协会强力推荐在所有的心脏瓣膜手术中常规使用 TEE 进行监测。麻醉后通过 TEE 再次确认主动脉瓣的瓣环和功能，提供准确的主动脉瓣瓣环径，也方便对术后瓣膜成形效果或人工瓣功能进行评估。如果患者的心功能较差，二次手术，或涉及多个瓣膜的手术时，也常需要进行心功能监测。TEE 可对心功能进行及时评估，可帮助快速判断低血压是因为心功能差还是容量不足导致，有丰富 TEE 检查经验的麻醉医生可进一步明确左心功能不全是源于收缩功能不全还是舒张功能不全，亦或是否有严重的右心功能不全等，并通过 TEE 提供的信息选用合适的血管活性药物。TEE 还可直观地显示左心系统是否存在气泡，从而指导排气。

3. **Swan-Ganz 导管** 可提供准确可靠的心功能监测，但由于其操作难度较大，特别是合并重度三尖瓣反流时常难以到达肺动脉，现使用日益减少。目前基于动脉压力波形分析以及温度稀释法矫正的 PiCCO 已部分取代替传统的 Swan-Ganz 导管，并广泛用于术中和术后心功能监测。

此外，在心脏手术中采用 NIRS（Near-infrared spectroscopy）技术进行脑氧监测有助于及时发现脑缺氧，指导 CPB 管理，降低术后中枢神经系统并发症，脑氧监测方便无创，有成为心脏手术常规监测的趋势[8]。

三、麻醉管理

（一）麻醉诱导

为避免麻醉药物对循环的抑制，主动脉瓣手术患者的麻醉诱导通常选用咪达唑仑、依托咪酯，大剂量芬太尼类麻醉药物，以及非去极化肌松药等对循环影响较小的药物。诱导使用异丙酚可能引起低血压，应注意不要超过 1mg/kg，要警惕右美托咪啶与阿片类药物联合应用可能会导致严重的心动过缓。除诱导用麻醉药物以外，诱导前还需准备可以快速调节心率、心肌收缩力和外周血管阻力的血管活性药物，如阿托品、肾上腺素、间羟胺、麻黄素等。麻醉维持通常可采用吸入麻醉、间断给予芬太尼或舒芬太尼、非去极化肌松药，泵注丙泊酚进行镇静等。

（二）体外循环前管理

术中液体管理应以适当增加左心室充盈压力为目的。即使在麻醉深度看似足够的情况下，主动脉瓣狭窄的患者在手术刺激下偶尔也会出现血压升高，慎重的给予低浓度的吸入麻醉药能够有效的控制这些患者的血压。对于大部分患者而言，使用血管扩张药物控制术中高血压绝非适宜。但若有心肌缺血的危险，可首先考虑硝酸甘油，它能够有效地减轻主动脉瓣膜狭窄患者心内膜下的心肌缺血。但需注意可能存在短暂的“过度作用”的风险。肥厚心肌主要依赖足够的 CPP 维持血供。即使动脉血压短暂的降低也将对其产生严重的影响，对于主动脉瓣狭窄的患者无论何种原因引起的术中低血压，都应及时使用 α 受体激动剂如去氧肾上腺素、间羟胺等进行治疗，以尽快恢复 CPP，然后再寻找引起低血压的原因（低血容量、心律失常等）。在血压已经回升的情况下，如果严重主动脉瓣狭窄患者仍然持续存在心肌缺血的临床表现，应采取更为积极的治疗措施，如使用血管收缩药物，并尽快开始体外循环（CPB）。

1. **主动脉瓣狭窄患者的麻醉管理策略** 见表 21-3-1，将心率维持在正常或较慢水平（60~80 次 /min），且应参考患者术前基线水平进行调整，心率过快会导致左心室充盈不足或心肌缺血，而心动过缓可能会导致心排血量不足从而影响重要器官的灌注，因为重度瓣膜狭窄的患者不能通过增加每搏量来代偿，所以导致心排血量下降。为避免心动过速，应避免容量不足且维持足够的麻醉深度。窦性心动过速常由手术伤害性刺激引发，处理应加深麻醉，当排除了低血容量、贫血、麻醉深度不够等因素，仍存在心动过速者可给予 β 受体拮抗剂来控制心率（如艾司洛尔）。对于血流动力学不稳定的患者，可暂时给予肾上腺素受体激动剂（肾上腺素、多巴胺、多巴酚丁胺），或经皮起搏。

表 21-3-1 主动脉瓣狭窄患者的循环管理策略

血流动力学目标	需避免	监测	干预
窦性心律	避免心房颤动或室上性心动过速 避免房室顺行节律消失	五导联心电图	控制新发的心房颤动或其他的阵发性室上性心动过速 控制心率 循环不稳定时进行电复律 控制房室顺应性： 降低吸入麻醉药浓度维持收缩压（给予去氧肾上腺素、去甲肾上腺素）
正常心率（60~80 次 /min）	避免心动过速 避免严重的心动过缓 避免结性心率	五导联心电图	给予足够的麻醉深度，避免心动过速，使用缩血管药物来处理心动过速导致的低血压，必要时使用 β 受体拮抗剂来降低心率
维持后负荷	避免低血压 避免交感麻痹（椎管内麻醉） 避免严重和持续的高血压	大手术监测心房压	低血压： 给予缩血管药物 在麻醉诱导过程中可小剂量输注缩血管药物（去氧肾上腺素、去甲肾上腺素） 高血压： 血压高伴随心率增快，可给予 β 受体拮抗剂（美托洛尔）；亦可缓慢小剂量给予降压药

续表

血流动力学目标	需避免	监测	干预
维持前负荷	避免低血容量	评估补液试验的临床反应	维持足够的血容量，对于失血进行快速的容量补给
维持心脏收缩力	避免大剂量使用对心脏有抑制作用的药物	血流动力学监测	如果需要给予缩血管药物，优先考虑使用去甲肾上腺素

尽可能维持窦性心律，左心室肥厚时心房收缩可贡献高达40%的左心室充盈量，房室顺序消失可能会导致严重的低血压，如心房颤动或心房扑动，左心室充盈量的下降导致每搏量和心排血量下降，最终导致严重的低血压。对于突发的心房颤动或室上性心动过速应尽快恢复其窦性心律，并控制其心室率，可考虑给予艾司洛尔或胺碘酮，对于循环不稳定的患者应尽快电复律。在准备电复律的过程中，应用缩血管药物尽量维持血压，如去氧肾上腺素或去甲肾上腺素。在使用吸入麻醉或其他麻醉药物的过程中可能会出现交界性心律，应尽力恢复窦性心律，可尝试减少吸入麻醉药浓度，并给予去氧肾上腺素或去甲肾上腺素维持收缩压等方法。若严重低血压持续存在，应尽快建立CPB。

维持较高左心房压，保证左心室充盈，麻醉诱导后特别需要注意容量的补充，术中液体管理应维持适当地增加左心室充盈压力为目标，可通过CVP和TEE进行评估，但也要注意避免容量超负荷及肺水肿的发生，对于低血容量的患者将其体位变换至头低足高位也可作为暂时性的处理方法。主动脉瓣狭窄的患者应维持较高的血压，收缩压>100mmHg，平均动脉压（MAP）>70mmHg。尽管主动脉瓣狭窄的患者会出现后负荷的慢性增加，但是突然降低的外周血管阻力可能会导致舒张压下降，从而降低冠状动脉灌注，导致心肌缺血。应积极处理低血压，可给予去氧肾上腺素40~100μg的负荷剂量或持续泵注，如果去氧肾上腺素效果欠佳，可给予去甲肾上腺素或垂体后叶素。

病例　主动脉瓣狭窄

病案摘要

患者，女，65岁。2年前活动后出现胸痛、晕厥、胸闷，未予重视。最近半年，患者劳累后晕厥频次增加。超声心动图提示瓣膜病，主动脉瓣狭窄（重度），LV 50mm，LA 35mm，RV 29mm，RA 20mm，IVS 16mm，EF 70%，SV 68ml。此次诊断为心脏瓣膜病：主动脉瓣狭窄（重度），窦性心律，心功能Ⅱ级。拟行体外循环（CPB）下主动脉瓣置换术。既往史无特殊。患者麻醉诱导后出现血压下降，收缩压降至70mmHg，心电图出现频发室性期前收缩，给予加快输液，静脉推注间羟胺0.2mg后收缩压逐步上升至105mmHg，室性期前收缩消失。

【问题】该患者麻醉后出现低血压及心律失常的常见原因及处理措施？

临床思路

严重的主动脉瓣你狭窄患者不能耐受低血压，甚至短时间的低血压也能导致血流动力学的失代偿。决定心排血量的因素有前负荷、后负荷、心率和心肌收缩力。

对该患者首选的治疗措施为使用缩血管药物增加后负荷，从而维持血压，可尝试给予α受体激动剂（去氧肾上腺素、去甲肾上腺素）进行经验性治疗。其目的是保持CPP，以免心脏发生不可逆性缺血的恶性循环。其次，尽量维持窦性心律，通过静脉补液维持前负荷、同时维持心率在正常范围，保持心肌收缩力。若病因一时不明，可先用缩血管药物维持血压争取时间再找原因。

2. **主动脉瓣反流患者的麻醉管理策略** 主动脉瓣反流患者心肌收缩力相差很大，所以麻醉的处理需因人而异。无论是心脏还是非心脏手术，麻醉管理策略包括维持较快的心率，一般80~100次/min，窦性心律有利于升高LVEDP，使心排血量和血压升高，慢性主动脉瓣关闭不全的患者发生心动过缓可能诱发急性心肌缺血，缺血的心室迅速扩张，导致进行性收缩末期心室扩大，使缺血和心力衰竭成为恶性循环，当心动过缓合并低血压时，可静脉给予麻黄碱5~10mg，阿托品0.4mg，或持续泵注小剂量的肾上腺素、多巴胺、多巴酚丁胺。相较于主动脉瓣狭窄和二尖瓣狭窄，主动脉瓣反流的患者对室上性心动过速较为耐受。若发生血流动力学不稳定，则应使用同步电复律进行转律。维持较低的外周血管阻力，外周血管阻力增高可导致反流量增大，慎用血管收缩药物处理低血压，可导致严重的主动脉瓣反流和低心排，有诱发心律失常甚至心脏骤停的风险。

主动脉瓣反流的患者可耐受轻度的低血压，这类患者脉压差较大，舒张压较低，因此不仅要关注其收缩压也要同时关注平均动脉压。维持左心房压在较高水平，保证足够的LVEDV；维持心肌收缩力，避免使用抑制心肌收缩力的药物，如大剂量丙泊酚或吸入麻醉药。急性主动脉瓣关闭不全的患者也应以同样的原则进行血流动力学管理。但必须强调紧急情况的处理，可使用磷酸二酯酶抑制剂类强心药（米力农等）增加心肌收缩力同时降低外周血管阻力。对于重症患者，也可持续泵注小剂量的肾上腺素（表21-3-2）。

表21-3-2 主动脉瓣关闭不全患者的循环管理策略

血流动力学管理目标	需避免	监测	干预
正常偏快心率（80~100次/min）	避免心动过缓	5导联心电图	心动过缓的管理 麻黄碱 格隆溴铵、阿托品 小剂量肾上腺素
正常偏小的后负荷	避免立刻进行降压	有创血压（特别是平均压）	缓慢给予降压药，保证足够的麻醉深度 如果需要，给予扩血管药物，降低外周平均动脉压及外周血管阻力（钙离子阻滞剂，硝酸甘油） 如果需要，小剂量给予麻黄碱来治疗低血压 由于主动脉瓣反流的患者通常都有较大的脉压差，因此应该根据平均动脉压来进行血压管理而不是仅考虑收缩压
正常偏低的前负荷	避免容量超负荷	评估对输液试验的反应	严格的液体管理 对于容量超负荷的患者可以输注硝酸甘油
维持心脏收缩力	避免使用有明显心脏抑制作用的药物	血流动力学指标	如果需要使用血管活性药物支持，优先考虑使用米力农、多巴酚丁胺或小剂量的肾上腺素

病例 主动脉瓣反流

病案摘要

患者，男，72岁。术前诊断“重度主动脉瓣反流，心功能Ⅲ级”。患者于入院前1周发生了心力衰竭，入院后一直吸氧、利尿处理，心力衰竭症状得到了控制，拟在CPB下行“主动脉瓣生物瓣置换术”。入室时患者血压140/40mmHg，心房颤动心律，心室率为125~130次/min，麻醉诱导后血压进行性下降，最低降至68/30mmHg，间断给予麻黄素6mg后，血压逐步上升至102/62mmHg，心室率135次/min。

【问题】该患者出现麻醉后血压下降的可能原因，该如何进行处理？

临床思路

1. 主动脉瓣反流患者麻醉诱导应尽量避免使用抑制心肌收缩力及扩血管作用的药物。

2. 由于术前的禁饮、禁食及利尿剂等药物的使用，主动脉瓣反流患者有效血容量可能不足，对麻醉诱导后出现的低血压，应适当补液并给予强心药物进行处理，如麻黄碱、小剂量肾上腺素、多巴胺等，若发生血流动力学不稳定，可使用同步电复律进行转律。

3. 主动脉瓣反流患者血压下降时禁忌使用单纯的缩血管药物，因外周循环阻力增加，会致反流量增加，同时反射性引起心率下降，最终导致反流量进一步增加，心排血量严重下降，并致 LVEDV 和 LVEDP 增加，CPP 下降，有诱发急性心肌缺血和循环衰竭的风险。

4. 主动脉瓣狭窄合并主动脉瓣反流的麻醉管理策略　同一患者主动脉瓣狭窄和主动脉瓣反流会合并存在时，麻醉管理策略应取决于占主要问题的瓣膜损害。为了维持血流动力学稳定，应将维持术前心率和血压作为管理目标。一些主动脉瓣狭窄患者常合并轻 - 中度的主动脉瓣反流，对这类患者心率最好维持在 70~80 次 /min，前、后负荷及心脏收缩力最好能维持在正常范围。

（三）体外循环中的麻醉管理

CPB 开始前需加深麻醉，因为 CPB 开始后血液稀释麻醉血药物浓度会大幅下降。麻醉维持可泵入丙泊酚 4~6mg/（kg · min），瑞芬太尼 0.2~0.3mg/（kg · min），间断给予非去极化肌松药，中长效阿片类药物舒芬太尼。有条件者可在人工肺的供氧管路上连接吸入麻醉剂的挥发罐吸入 1%~2% 的七氟烷。CPB 泵流量通常为 2.2~2.4L/（min · m^2），MAP 50~70mmHg，应维持 SvO_2>60%。

若存在主动脉瓣关闭不全，在主动脉阻断并灌注高钾停搏液行心肌保护时，应注意可能有大量停搏液经主动脉瓣反流灌入左心室，导致左心室膨胀，冠状动脉灌注不足，心脏无法停跳。通常需要切开主动脉，直接灌注左、右冠状动脉。此时 TEE 也有助于早期发现停搏液反流入左心室的情况。对于左心室肥厚患者的心肌保护，还要考虑缩短冠状动脉灌注的间歇，部分患者最好联合经冠状静脉窦进行逆行灌注，以最大限度防止心肌缺血性损伤。

主动脉开放后，冠状动脉循环恢复，通常心脏会很快复跳。心脏复跳前，回心血量增加可引起左心室内压力骤升，左心室过度膨胀可引起心肌严重牵拉性损伤。因此必须保证左心房引流通畅，必要时可直接将左心房引流管经二尖瓣口放入左心室进行吸引减压。出现心室颤动时，首先应尽量使左心室处于空虚状态，可使用利多卡因、肾上腺素使心电图“细颤”变成“粗颤”，再行电复律；如出现持续的心室颤动，应考虑人工瓣是否影响了冠状动脉开口，可通过 TEE 帮助判断。

舒张功能受限二尖瓣 E<A

停 CPB 前，应满足以下条件：鼻咽温 36.5~37.5℃；血清钾、钙、血气、血糖基本正常；心功能良好，降低体外循环灌注流量仍能维持血压；血容量基本补足，左心房压或 CVP 满意；心率和血管张力已调整恰当；人工通气正常，监护仪工作正常；MAP 70mmHg、Hb≥70g/L 和 SvO_2≥70%（3 个 70）。

（四）体外循环后的麻醉管理

主动脉瓣狭窄的患者心脏收缩力有较好的储备，主动脉瓣置换后一般不需要强心药。在 CPB 后，主动脉瓣狭窄患者的跨瓣压差大幅下降，不再需要强大的左心室收缩功能和较快的心率来维持心排血量。但由于左心室肥厚和经历缺血再灌注的打击，舒张功能可能进一步下降，因此维持心排血量的重点是保持窦性节律，维持收缩压 >60mmHg 以满足冠状动脉灌注，仍需保持较高的左心房压以获得足够的 LVEDP，有时需要给予血管收缩药物来提高体循环阻力以维持舒张压。

主动脉瓣反流的患者心肌收缩力差异很大，所以麻醉处理应因人而异，在自主有效的心脏节律建立起来之前，均应保持心室排空或人工起搏。对于左心室明显扩大的患者及术前存在左心室收缩功能下降的患者在脱机过程中需要使用正性肌力药物的支持。主动脉瓣置换或修补术后，由于反流消失，LVEDV 和 LVEDP 下降，但左心室收缩末压力可能明显升高，需要注意维持左心房压和给予正性肌力支持，维持正常偏低的体循环阻力。通常可使用变时力作用的药物，如米力农和 / 或 β 受体激动剂，如多巴酚丁胺。

病例　主动脉瓣狭窄

病案摘要

患者，男，66 岁。术前诊断“重度主动脉瓣狭窄，心功能Ⅱ级”，CPB 下行“主动脉瓣生物瓣置换”。主动脉阻断 84 分钟后开放，同时左心室内引流防止 LV 膨胀，开放 2 分钟后发生室颤，心内除颤成功。循环辅助 20 分钟后，拟撤离 CPB，心室 VVI 起搏 90 次 /min，逐渐减流量过程中再次发生室颤，立刻停止偿还容量并放空心脏，恢复流量后室颤停止。改为 DDD 起搏，设定心房率 70 次 /min，去甲肾上腺素 0.05μg/（kg · min），成功停 CPB。

【问题】该患者停机过程中发生室颤的原因是什么？该怎样处理？

1. 左心室肥厚时可能存在主动脉阻断期间心肌保护不足，开放主动脉钳并恢复冠状动脉灌注后易发生心室颤动。

2. 对于心肌肥厚的患者，在主动脉开放后发生心室颤动进行电除颤时需要排空心脏。

3. 存在舒张功能障碍时，心房收缩可提供 40% 的左心室舒张末期容积，窦性节律对于维持心排血量水平十分重要，如果需要起搏心律，应尽可能使用房室顺序起搏模式。

四、经食管超声心动图检查在主动脉瓣膜手术中的应用[4][9][10]

（一）体外循环前经食管超声心动图检查重点

常使用食管中段主动脉瓣短轴和长轴切面，可全面检查主动脉瓣结构，包括瓣叶有无增厚、穿孔、赘生物、瓣膜开放是否受限，以及关闭情况。结合彩色多普勒可帮助判断主动脉瓣狭窄或反流的程度，需注意的是麻醉状态对主动脉瓣狭窄或反流严重程度的评估影响较大，特别是低血压时会低估主动脉瓣反流程度（图 21-3-1）。此外，应检查主动脉窦部有无异常，精确测量并告知术者主动脉瓣环、主动脉根部、窦管交界处的直径，必要时可在主动脉瓣短轴同时测量三个瓣环径供术者参考，需定量评估主动脉瓣狭窄或反流的严重程度。

连续多普勒测量跨瓣压差可通过经深胃底或胃底长轴切面获得。值得注意的是，由于超声束和血流束不能完全平行，常导致对跨瓣压差的低估。因此，如果主动脉瓣的外观提示严重的主动脉瓣狭窄，即使平均跨瓣压差 <40mmHg，也不能排除此诊断。在采用连续方程计算主动脉瓣面积时需要将超声束和左心室流出道及喷射血流平行。主动脉瓣重度狭窄时，左心室壁和室间隔明显增厚（图 21-3-2、图 21-3-3），需要评价左心室的舒张功能，如二尖瓣血流频谱表现为 E 峰 <A 峰时提示可能有左心室舒张功能不全，此外肺静

脉血流频谱（图 21-3-4）对于判断左心室舒张功能有很大帮助。还应检查是否有 SAM 现象（收缩期二尖瓣前向运动），左室流出道（LVOT）是否存在梗阻（图 21-1-2），明显的肥厚型心肌病（HOCM）通常需要手术疏通 LVOT，否则主动脉瓣置换后，可能仍然存在较大的跨瓣压差[11]。同时也需要 TEE 判断是否合并存在主动脉瓣反流，这将决定心脏停搏液的灌注方法。特别是先天性主动脉瓣二叶式畸形的患者在 40 岁左右即会出现严重的狭窄和 / 或反流，主动脉瓣狭窄的患者同时也可能伴随升主动脉的扩张。在 CPB 前应通过 TEE 对上述情况再次进行定量的评估。

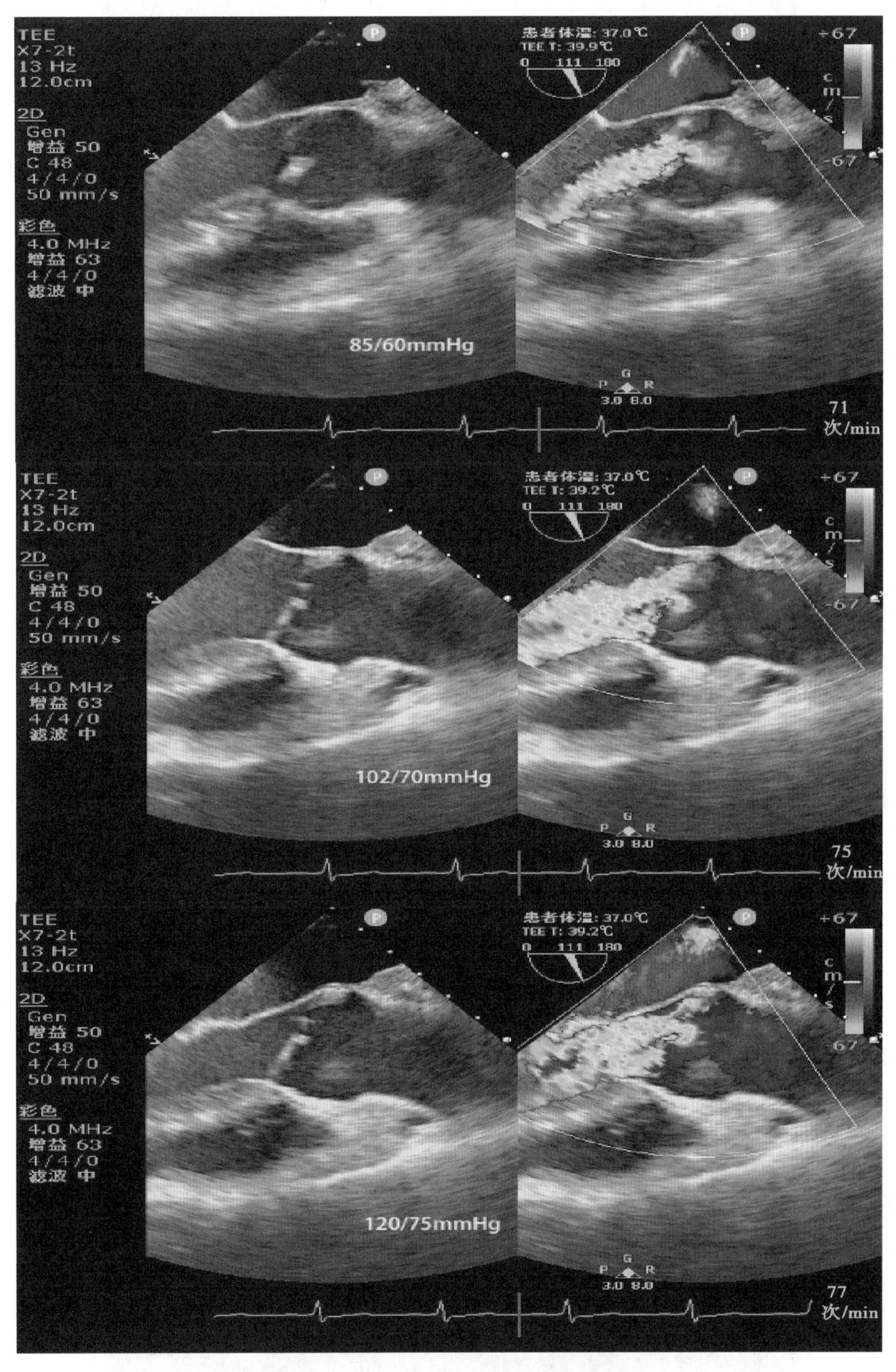

图 21-3-1　不同血压下的主动脉瓣反流

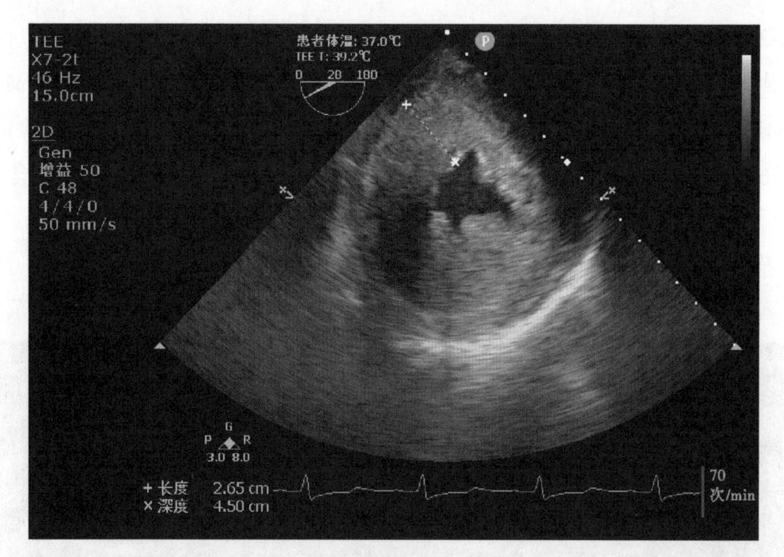

图 21-3-2 主动脉瓣狭窄合并左室肥厚经胃底乳头肌水平短轴切面

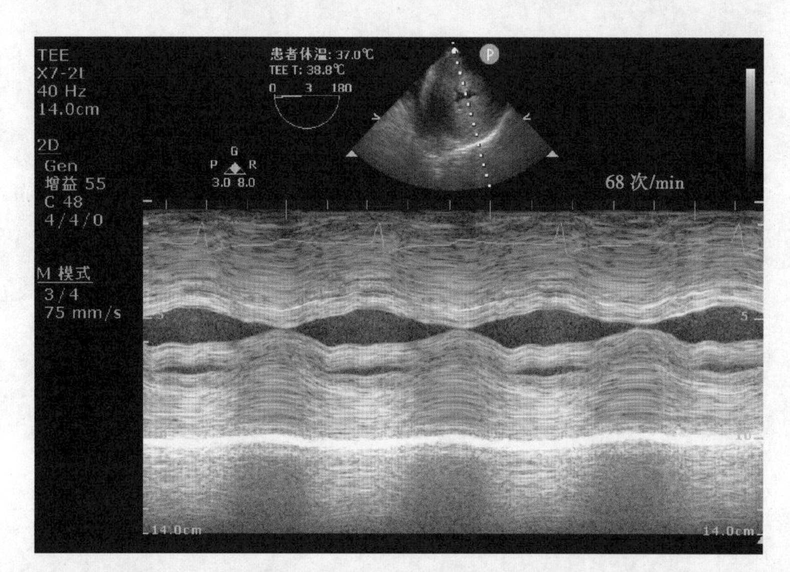

图 21-3-3 主动脉瓣狭窄合并左室肥厚的 M 型超声心动图

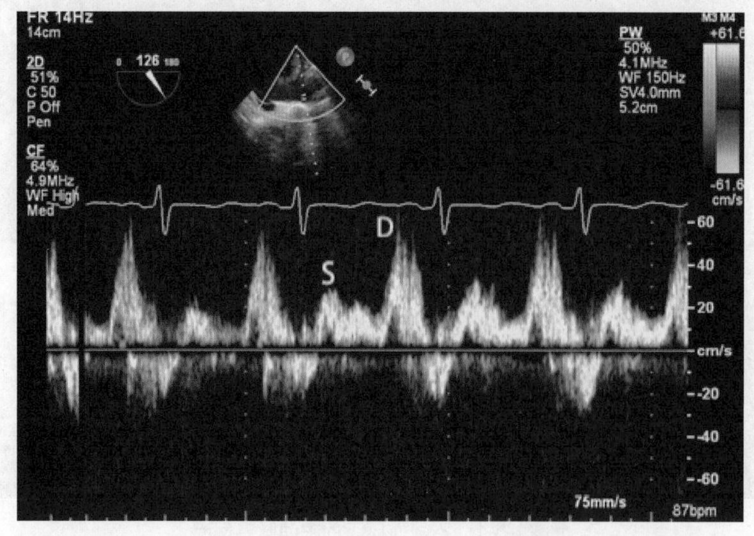

图 21-3-4 主动脉重度狭窄时的肺静脉频谱

生物瓣后冠脉

慢性主动脉瓣反流，在 CPB 开始之前，TEE 应着重确认是否存在反流及反流的部位、严重程度、瓣叶数量、瓣膜形态、对合情况、钙化情况，喷射方向（中心性、偏心性）、肺动脉瓣环大小（自体肺动脉瓣替换主动脉瓣术）。主动脉瓣反流的程度可通过彩色多普勒定量测定最大反流束占左心室流出道的宽度。轻度反流为反流束的宽度小于 30% 左心室流出道宽度；重度为反流束宽度占左心室流出道宽度 65% 以上。同时也可在食管中段主动脉瓣长轴切面测定喷流颈，通过测量喷流颈的宽度判断反流的严重程度。还可采用连续多普勒测量反流束的压力半降时间，亦可使用脉冲多普勒测量降主动脉全舒张期血液逆流（表 21-1-3）。通过 TEE 可对急性、慢性主动脉瓣反流进行病因学的判断（心内膜炎、主动脉夹层、创伤性瓣叶撕脱、瓣膜钙化、脱垂）。尽管大多数患者在左心室失代偿前就接受了手术，但仍需对左心室功能进行整体评估。TEE 检查可为手术方式的最终决策提供帮助：是行主动脉瓣修复术还是置换术；是否需要对主动脉根部形态进行重塑；当主动脉瓣重度反流合并左心室心腔明显扩张时，常合并二尖瓣关闭不全，可通过 TEE 评估二尖瓣反流的程度并判断是否因瓣环扩张导致。

（二）体外循环后经食管超声心动图检查重点

停 CPB 后，需立即对主动脉瓣人工瓣的稳定性和功能进行评价，一旦发现手术相关问题，应立即再次 CPB 并行针对性处理。对于人工瓣的 TEE 检查应首先了解置入人工瓣的类型和特征，包括瓣环、瓣叶和瓣架等，不同类型的人工瓣差别很大。此外，不同型号人工瓣提供的瓣口面积、允许的最大血流速度等也不同，应事前仔细阅读其说明书提供的相关参数。检查重点包括：瓣的稳定性，瓣膜的运动，有无瓣周漏；测量前向血流速度，跨瓣压差，包括平均压差和峰值压差；评估人工瓣反流情况。亦需常规对其他瓣膜进行检查，以防意外损伤。例如，在缝合主动脉瓣环后方时如果缝合过深可导致二尖瓣前叶缝合至瓣环处，导致二尖瓣大量反流。如果同时进行了二尖瓣的成形术应评估二尖瓣收缩期前向运动。此外，还应对左心及右心功能进行评估，节段性右心室壁运动异常可能是由于右冠状动脉进气所致。

在 TEE 评估主动脉瓣修复情况时，若存在以下三种情况则主动脉瓣修复术后反流复发的风险较高：持续的残余反流，瓣叶的对合长度 <4mm，或瓣尖对合点低于主动脉瓣环水平。因主动脉瓣反流行修复术的患者不仅要评估是否解决了反流也要评估是否造成新的狭窄，测量跨瓣压差及瓣口面积有助于帮助判断。

（邓晓倩　魏　蔚）

CPB 中的心肌保护与心肌损伤

推荐阅读

[1] OTTO CM, NISHIMURA RA, BONOW RO, et al.2020 ACC/AHA guideline for the management of patietns with valvular heart disease: A report of the American College of Cardiology/American Heart Association Joint Committee on clinical practice

guidelines.Circulation,2021,143:e72.

[2] KAPLAN JA.,REICH DL.,SAVIN JS.Kaplan's Cardiac anesthesia:The echo era.6th ed.Missouri:Natasha Andjelkovic,2011.

[3] DINARDO JA.,ZVARA D.Anesthesia for Cardiac Surgery.3rd ed.Massachusetts:Stuart Taylor,2008.

[4] ANNETTE V. 围术期二维经食管超声心动图实用手册 .2 版 . 鞠辉,冯艺,译 . 北京:北京大学医学出版社,2020.

[5] Cohn LH.Cardiac surgery in the adult.4 ed.New York:McGraw-Hill,2012.

[6] MARON BJ.Clinical course and management of hypertrophic cardiomyophic cardiomyopathy.N Engl J Med,2018,379:655.

[7] VAN DIEPEN S,NORRIS CM,ZHENG Y.Comparison of Angiotensin-Converting Enzyme Inhibitor and Angiotensin Receptor Blocker Management Strategies Before Cardiac Surgery:A Pilot Randomized Controlled Registry Trial.J Am Heart Assoc,2018,7(20):e009917.

[8] MOORE CC,YU S,ALJURE O.A comprehensive review of cerebral oximetry in cardiac surgery.J Card Surg,2022,37(12):5418-5433.

[9] MACKAY EJ,GROENEVELD PW,FLEISHER LA,et al.Practice pattern variation in the use of Transesophageal Echocardiography for open valve cardiac surgery.J Cardiothorac Vasc Anesth,2019,33:118.

[10] MACKAY EJ,ZHANG B,AUGOUSTIDES JG,et al.Association of intraoperative transesophageal echocardiography and clinical outcomes after open cardiac valve or proximal aortic surgery.JAMA Netw Open,2022,5:e2147820.

[11] SHAPETON A.Dynamic left ventricular outflow obstruction and systolic anterior motion of the mitral valve complicating surgical aortic valve replacement.J Cardiothorac Vasc Anesth,2019,33:858.

第二十二章

获得性三尖瓣病变外科手术矫治的麻醉和围手术期管理

第一节　流行病及病因特点

一、流行病学

三尖瓣是一组位于右心房和右心室之间的房室瓣，其由前叶（最大）、膈叶（最小）和后叶三个瓣叶构成，瓣叶的根部与房室瓣环连接。前叶、后叶的尖端通过腱索与右心室前乳头肌相连，后叶、膈叶通过腱索与右心室后乳头肌相连。有时膈叶直接通过腱索与右心室间膈相连。上述结构的异常或病损可导致三尖瓣功能障碍，表现为三尖瓣反流、三尖瓣狭窄或反流与狭窄并存。

三尖瓣反流是临床上最常见的三尖瓣瓣膜疾病，虽然对轻度以下三尖瓣反流的临床意义还不十分清楚。但中度以上的三尖瓣反流有较高的并发症和死亡率，因此越来越受到临床重视。在生理状态下 90% 的人存在三尖瓣轻度以下或轻度反流，且反流的严重程度与年龄增加、女性和低体重相关。在一项心脏彩色多普勒检查的调查研究中[1]，发现 15% 的男性和 18% 的女性有轻度或轻度以上的三尖瓣反流。在另一项 60 000 例的病例研究中发现，重度三尖瓣反流的发生率为 1.2%，其中 20% 为器质性三尖瓣反流，是由原发性三尖瓣结构异常导致；80% 为功能性三尖瓣反流，是继发于其他疾病导致的三尖瓣瓣环扩张引起的。

三尖瓣功能障碍的另一个表现是三尖瓣狭窄。三尖瓣狭窄在临床较少见，在美国三尖瓣狭窄的发病率不到 1%，在风湿性心脏病患者出现有意义的三尖瓣狭窄的比例仅为 5%。我国人群研究资料显示，风湿性三尖瓣狭窄在风湿性心脏瓣膜病中占 1.7%。三尖瓣狭窄多见于年青女性，且绝大部分伴有其他瓣膜疾病。在风湿性瓣膜手术患者中，三尖瓣狭窄的发生率为 10%~30%。

二、病因

导致原发性三尖瓣反流的常见病因包括缺血性心脏疾病、风湿性心脏病、感染性心内膜炎、先天性心脏病、结缔组织病、创伤、心肌活检、心脏肿瘤、黏液样或退行性变、心内膜纤维化、放射治疗、药物（二甲麦角新碱、培高力特、氟苯丙胺等）和经三尖瓣植入的起搏器和除颤器等。

导致功能性三尖瓣反流的常见病因包括：①左心疾病，如左心室收缩和 / 或舒张功能异常、左心室瓣膜功能异常；②右心室重塑，如心肌缺血、原发性右心室疾病、经右心室起搏导致的右心室同步化下降、肺动脉高压（毛细血管前、毛细血管后）；③原发性瓣环或右心房重构，如心房颤动和高龄。

有些三尖瓣反流同时包含原发性和功能性因素，如右心室缺血导致的腱索乳头肌坏死可引起原发性三尖瓣反流，而缺血导致的右心室扩张又可使三尖瓣瓣环扩大而引起功能性三尖瓣反流。在心脏超声检查中有 60% 以上的显著三尖瓣反流是继发于左心室心肌疾病、左心室瓣膜疾病和左心室瓣膜手术后。以往认为，左心瓣膜疾病导致的功能性三尖瓣反流会随左心瓣膜修复手术而缓解，但事实并非如此。有研究发现[2]，缺血性二尖瓣反流患者经外科手术修复后 3 年内显著三尖瓣反流的发生率可高达 74%，而原发性二尖瓣反流患者经外科手术后 8 年内出现严重三尖瓣反流的发生率约 20%，认为与右心室缺血重构有关。主动脉瓣狭窄患者有15%合并显著三尖瓣反流，如不积极处理术后会有高达50%患者出现三尖瓣反流加重[3]。高龄、女性、风湿病变、左心瓣膜病病程长短、持续心房颤动、术前肺动脉压和右心功能是影响术后三尖瓣反流进展的预测因素[4]。

临床90%的三尖瓣狭窄由风湿病导致，一般同时伴有三尖瓣关闭不全和其他瓣膜病变。单纯三尖瓣狭窄比较少见，常见的病因有先天性、系统性红斑狼疮、类癌综合征、费勃莱氏病、淀粉样变性、白塞病、抗磷脂抗体综合征和惠普尔病等。

第二节　三尖瓣病变的病理生理

一、三尖瓣反流

心脏超声检查是评估三尖瓣反流的常用手段，三尖瓣反流在临床分为轻度、中度和重度三级。中心反流面积小于5cm^{2}为轻度反流，5~10cm^{2}为中度反流，大于10cm^{2}为重度反流，流颈超过0.7cm属重度反流。由于右心系统较薄弱，其形态随其前、后负荷改变明显，因此不同的循环状态可改变反流的严重程度，在临床认定时要结合其他指标和状态进行评估。

各种原因导致的三尖瓣反流最终表现为右心房、右心室扩大重构和三尖瓣环扩大。在病情进展过程中有些要素互为因果，例如，临床常见的严重三尖瓣反流往往是继发于左心系统疾病或与其并存。左心瓣膜病或心功能低下可引起左心房压升高从而导致肺动脉压升高，早期表现为右心室肥厚，如病情持续进展可表现为右心室扩张、三尖瓣环扩大和三尖瓣反流。三尖瓣反流又可导致右心房扩大，进一步加重三尖瓣反流。非继发于左心病变的三尖瓣反流，如原发性三尖瓣病变、右心室病变和心房颤动引起的三尖瓣反流，仅表现为右心房、右心室和三尖瓣环的扩大而无肺动脉高压。合并肺动脉高压的患者，扩大的右心室可能使室间隔左移导致左心室容积减少，心室顺应性下降。严重的三尖瓣反流导致的右心房扩大和右心房压升高可使房间隔左移并可导致卵圆孔开放出现体循环低氧血症。

严重持续的三尖瓣反流最终导致的结局是重度右心衰竭。表现为活动耐量下降、静脉系统淤血，水、钠潴留和电解质紊乱，全身水肿，肝脾肿大，网状内皮系统功能亢进、血小板减少，肝功能、肾功能障碍，低蛋白血症和出凝血功能异常，部分患者可出现大量的胸腔积液、腹水和恶病质状态。

二、三尖瓣狭窄

成人三尖瓣口面积可达7~9cm^2，在心脏瓣膜中面积最大。正常三尖瓣跨瓣压差仅1mmHg。当瓣口面积缩小至1.5cm^{2}时跨瓣压差可达3mmHg。通过心导管和心脏超声可评估三尖瓣狭窄程度。跨瓣压差大于5mmHg和瓣口面积小于1cm^{2}提示三尖瓣重度狭窄。伴有肺动脉高压的三尖瓣狭窄患者，其右心功能随肺动脉压的增高程度发生相应改变。不合并肺动脉高压的三尖瓣狭窄患者，由于三尖瓣狭窄的限流作用常有右心室充盈不足，心室腔缩小，在低动力循环下右心室功能正常，但三尖瓣狭窄纠正后有可能诱发右心功能不全。随三尖瓣狭窄严重程度的增加，右心房压增高，右心房扩大可导致卵圆孔开放出现房水平右向左分流和低氧血症。右心房压的增高还可引起静脉系统淤血出现类似右心泵功能衰竭的一系列表现。

第三节　三尖瓣病变外科手术矫治的术前评估及准备

有关先天性三尖瓣病变手术和多瓣膜手术的麻醉和围手术期管理，本教材已有相关章节阐述。不伴肺动脉高压和右心室疾病的原发性三尖瓣反流（如细菌性心内膜炎导致的三尖瓣穿孔、腱索断裂）少有临床症状，有时仅在例行体格检查时偶然被发现，极少部分患者随病情进展右心室扩大导致肺动脉瓣环扩大和肺动脉瓣反流而出现右心功能不全和右心衰竭。临床绝大部分需要单纯行三尖瓣手术的获得性三尖瓣病变主要见于左心瓣膜疾病手术后，这部分患者往往伴有肺动脉高压，部分患者有左心功能不全。三尖瓣狭窄行单纯三尖瓣手术的患者在临床极为少见。本章主要介绍获得性三尖瓣病变单纯行三尖瓣外科手术矫治的麻醉和围手术期管理。

一、三尖瓣反流

病例1　三尖瓣反流

病案摘要

患者，女，67岁。因“进行性气短，乏力6年，呼吸困难伴不能平卧2个月”入院。患者10年前因风湿性心脏病二尖瓣狭窄伴关闭不全和主动脉瓣狭窄伴关闭不全行双瓣膜置换加三尖瓣成形术，术后恢复顺利，一般日常活动不受限。6年前开始出现活动后乏力、气短并有间断性下肢水肿，口服洋地黄类药物和利尿剂可缓解。近1年来活动后乏力、气短加重，活动耐量明显下降（慢走100m、慢上一层楼需休息），伴腹胀、食欲下降和持续性下肢水肿，时有胸闷、憋气和夜间不能平卧。口服洋地黄类药物和利尿剂效果不理想。2个月前病情进一步加重。患者既往有高血压、糖尿病病史20年。

体格检查：身高1.55m，体重42kg，恶病质，发绀，颈静脉怒张，血压110/70mmHg，心率80次/min，呼吸26次/min。双肺底可闻及干湿啰音。腹胀，肝肋下3cm触及，无触痛，腹水征（+）。双下肢高度凹陷性水肿。

超声心动图：主动脉瓣和二尖瓣为机械瓣，功能正常。左心房内径（left atrial diameter，LAD）80mm；左心室舒张末期内径（left ventricular end diastolic diameter，LVDD）60mm；右心房内径（right ventricular diameter，RAD）95mm；右心室舒张末期内径（right ventricular end diastolic diameter，RVDD）60mm；左心室射血分数（left ventricular ejection fraction，LVEF）45%；三尖瓣环左右径45mm，反流面积20cm^2；三尖瓣反流峰值速度（TRVmax）280cm/s，压力阶差（pressure gradient，PG）33mmHg。TI法估测肺动脉收缩压50mmHg，卵圆孔未闭，有少量右向左分流。冠状静脉窦15mm。下腔静脉内径30mm，呼吸塌陷率小于20%。

胸部X线片：两肺纹理增多，双肺底及肺门处有少许斑片影，心影呈球形扩大，肺动脉段突出，中量胸腔积液，以右侧较重。心胸比例0.9。

冠状动脉造影：右冠状动脉主干全程斑块，狭窄处小于50%。

心电图：持续性心房纤颤，心率120次/min，右束支传导阻滞。

肺功能：第1秒用力呼气容积（forced expiratory volume in one second，FEV_1）占预计值百分比为30%，用力肺活量（forced vital capacity，FVC）占预计值百分比为35%，肺一氧化碳弥散量（diffusing capacity of the lung for carbon monoxide，DLCO）占预计值百分比为40%。提示有严重的混合性通气障碍和肺弥散功能异常。

动脉血气：PO_2 57mmHg，SaO_2 92%，PCO_2 28mmHg。pH 7.50，K^+ 3.2mmol/L，血糖178mg/dl。

肝功能：总蛋白（total protein，TP）35g/L（参考范围：65~85g/L），白蛋白24g/L（参考范围：40~55g/L），丙氨酸氨基转移酶（alanine aminotransferase，ALT）100U/L（参考范围：9~50U/L），天冬氨酸氨基转移酶（aspartate aminotransferase，AST）80U/L（参考范围：15~40U/L），总胆红素（total bilirubin，TBil）80μmol/L

（参考范围：0~26μmol/L），直接胆红素（direct bilirubin，DBil）15μmol/L（参考范围：0~8μmol/L），胆碱酯酶 2.7kU/L（参考范围：5~12kU/L）。

肾功能：尿素 8.5mmol/L（参考范围：2.8~7.2mmol/L），肌酐 250mmol/L（参考范围：41~81mmol/L），估算肾小球滤过率（estimated glomerular filtration rate，eGFR）40ml/min。

血常规：红细胞计数 3.42×10^{12}/L（参考范围：3.8×10^{12}/L~5.1×10^{12}/L），血红蛋白（Hb）105.0g/L（参考范围：115~150g/L），血小板计数 90×10^{9}/L（参考范围：125×10^{9}/L~350×10^{9}/L）。

凝血功能：血浆凝血酶原时间（prothrombin time，PT）27 秒（参考范围：9.9~12.8 秒），凝血酶原活动度（prothrombin time activity，PTA）30%（参考范围：80%~120%），国际标准化比值（international normalized ratio，INR）2.32（参考范围：0.8~1.2），活化部分凝血活酶时间（activated partial thromboplastin time，APTT）43.4 秒（参考范围：25.1~36.5 秒），血浆纤维蛋白原测定 2.2g/L（参考范围：2~4g/L），血浆 D-二聚体 57ng/ml（参考范围：0~243ng/ml），纤维蛋白原降解产物 0.4μg/ml（参考范围：0~5μg/ml）。

临床诊断：①风湿性心脏瓣膜病，三尖瓣重度反流；②风湿性心脏病二尖瓣、主动脉瓣置换术后；③右心衰竭；心功能Ⅳ级（NYHA 心功能分级）；④糖尿病；⑤心律失常，心房颤动，右束支传导阻滞；⑥呼吸功能不全。

【问题】针对该患者如何进行术前评估和准备呢？

临床思路 主要包括如下内容。

1. 呼吸系统 术前呼吸功能异常是心脏手术围手术期呼吸功能衰竭的独立危险因素，因此仔细评估和纠正术前呼吸功能异常对降低围手术期并发症有重要意义。单纯三尖瓣反流（如三尖瓣细菌性感染）不合并严重左、右心衰竭时对肺功能影响较少。合并严重右心衰竭伴有水、钠潴留和低蛋白血症时可出现胸腔积液和肺间质水肿而影响肺功能，另外扩大的右心房和右心室对右肺的挤压作用可使右肺容量减少导致限制性通气障碍。部分患者的三尖瓣病变加重是在继发左心瓣膜手术后，这部分患者肺功能的改变与左侧瓣膜手术后心功能的改善情况、肺动脉高压的缓解程度和左心形态学恢复情况有关。严重的肺功能异常可导致低氧血症。

该患者有双侧中量胸腔积液，扩大的左、右心压迫肺组织使得肺容积明显减少（心胸比例 0.9），肺功能测定显示重度混合性通气异常和肺弥散功能异常。祛痰药和扩张支气管药的雾化吸入可改善阻塞性通气异常。减少胸腔积液（抽取或减容量）和呼吸锻炼（吹气球）可改善限制性通气异常。纠正低蛋白血症和减容量（限液、强心利尿）可改善肺弥散功能。

经 10 天的积极干预，患者的肺功能明显改善，FEV_1 占预计值百分比为 45%，FVC 占预计值百分比为 48%，DLCO 占预计值百分比为 55%。动脉血气显示：PO_2 70mmHg，$SaO_2$96%，$PCO_2$32mmHg，pH7.40，K^+ 4.2mmol/L，血糖 158mg/dl。

2. 循环系统 单纯三尖瓣关闭不全的患者早期可无明显症状，随着右心功能不全加重，逐渐出现一些临床表现。心排血量的减少使患者常有疲倦和活动耐量下降。还可使外周组织营养供应下降，患者表现为消瘦。右心房压的增高可导致静脉系统淤血和组织水肿。右心衰竭性水肿多先见于下肢，呈凹陷性水肿，重症者可波及全身，少数患者可有胸腔积液和腹水，胸腔积液可同时见于左、右两侧胸腔，以右侧较多。静脉系统严重淤血可表现为发绀，在右心房压升高情况下如合并卵圆孔开放可引起右向左分流从而使发绀加重。在有些合并左心功能不全的患者，由于右心衰竭加重导致的水、钠潴留加重了左心功能不全，甚至导致左心衰竭。患者表现为呼吸困难、肺部啰音和端坐呼吸。术前右心功能的评估非常重要，右心功能不全是影响患者转归的独立危险因素。在三尖瓣病变的患者，出现右心功能不全才是手术时机，但随着右心功能不全加重，手术预后逐渐转差，患者可能失去手术时机。由于右心室扩张使得其几何学发生复杂变化，此时通过超声心动图得到的右心室射血分数往往不准确。心脏磁共振（CMR）是估测右心室射血分数和容积的最精确手段，心脏CT（CCT）也可准确的评估右心功能，但不能在床旁及时获得，使其临床应用受限。

该患者有消瘦、发绀、颈静脉怒张、外周水肿和胸腔积液、腹水等右心衰竭的表现，也有胸闷、憋气、气短和夜间不能平卧等左心功能不全的临床表现。超声心动图提示双心房和右心室显著增大，LVEF减少，三尖瓣瓣环扩大，重度反流，中度肺动脉高压和卵圆孔未闭。结合临床表现、胸部X线检查和超声心动图检查，患者有右心衰竭合并左心功能不全。

经抽取胸腔积液和2周的强心、利尿、补充白蛋白、纠正水和电解质异常治疗，患者的循环指标明显好转。肺部啰音消失，下肢水肿明显消退，胸闷、憋气、气短和夜间不能平卧明显缓解。心脏超声检查显示LVDD 50mm，LVEF 55%，RVDD 50mm，三尖瓣反流面积16cm^2，肺动脉收缩压45mmHg，左、右心功能明显改善。

3. **肝功能、肾功能** 胃肠道症状是右心衰竭较早的症状，常伴有食欲不振、恶心、呕吐及上腹部胀痛，此多由于肝、脾及胃肠道充血所引起。长期肝淤血可发展为淤血性肝硬化，转氨酶（AST、ALT）在急性肝淤血时有明显增高并随肝淤血的缓解而快速恢复。慢性肝淤血转氨酶可无增高或仅轻度增高。与其他肝病不同，碱性磷酸酶（alkaline phosphatase，ALP）在肝淤血时大多正常或轻度增高。无论急性或慢性肝淤血都伴有血浆白蛋白降低和PT延长。该患者TP、白蛋白均明显降低。ALT、AST、TBil、DBil明显升高，血浆胆碱酯酶活性降低。经补充白蛋白，强心、利尿处理2周后测得TP 5g/L、白蛋白40g/L、ALT 60U/L、AST 50U/L、TBil 70μmol/L、DBil 16μmol/L、胆碱酯酶3.0kU/L。血浆蛋白和转氨酶有明显恢复，而其他肝功能指标变化不明显。

肾脏淤血可引起肾功能减退表现为白天尿少，夜尿增多，可有少量蛋白尿，少数透明或颗粒管型和红细胞，血尿素氮和肌酐可升高。长期严重淤血甚至可导致肾功能衰竭。该患者尿量偏少（500~1 500ml/d），且需要连续口服利尿药才勉强维持机体水的排出。血尿素和肌酐明显增高，eGFR明显下降。经强心治疗和泵入呋塞米利尿后2周后测血尿素9.5mmol/L，肌酐200mmol/L，eGFR 40ml/min。肾功能有所改善。

4. **血液和凝血系统** 由于长期静脉系统淤血导致肝功能、肾功能损害，胃肠道消化和吸收功能下降，患者可有营养不良性和/或肾性贫血。由于淤血引起的肝脾肿大可使其网状内皮系统功能亢进，血小板灭活增加导致血小板减少。肝脏合成功能的下降可导致凝血因子合成减少。所有这些最终可表现为患者出凝血功能障碍。该患者有轻度贫血和血小板减少，PT和APTT延长，PTA下降，INR增加。经强心、利尿2周后上述指标无明显改变。

二、三尖瓣狭窄

病例2 三尖瓣狭窄

病案摘要

患者，男，49岁。因“双下肢水肿2年，伴腹胀加重1个月”入院。患者2年前开始出现间断性下肢水肿，未就医。近1年来有活动后乏力、时有腹胀、食欲下降。近1个月出现持续性下肢水肿，时有胸闷、憋气。患者既往有高血压、糖尿病病史10年。

体格检查：身高1.72m，体重60kg，发绀，颈静脉怒张，血压100/70mmHg，心率100次/min，呼吸20次/min。双肺呼吸音清，腹胀，肝肋下4cm触及，无触痛，腹水征（+）。双下肢高度凹陷性水肿。

超声心动图：大量心包积液、主动脉瓣和二尖瓣功能正常，LAD 40mm；LVDD 38mm；RAD 95mm；右心室前后径18mm；LVEF 75%；三尖瓣环左右径35mm，瓣叶增厚，开放受限，瓣口面积0.7cm^2，峰值跨瓣流速 2m/s，平均跨瓣压差 11mmHg，三尖瓣有少量反流。卵圆孔未闭，有少量右向左分流。

胸部 X 线片：两肺纹理清晰，肺血偏少，心影扩大，中量胸腔积液，以右侧较重。心胸比例 0.6。

心电图：窦性心律，心率 90 次 /min。

动脉血气：PO_2 80mmHg，SaO_2 96%，PCO_2 35mmHg，pH 7.40，K^+ 3.8mmol/L，血糖 158mg/dl。

肝功能：TP 38g/L（参考范围：65~85g/L），白蛋白 29g/L（参考范围：40~55g/L），ALT 120U/L（参考范围：9~50U/L），AST 100U/L（参考范围：15~40U/L），ALP 125U/L（参考范围 35~100U/L），TBil 90μmol/L（参考范围：0~26μmol/L），DBil 20μmol/L（参考范围：0~8μmol/L），胆碱酯酶 3.7kU/L（参考范围：5~12kU/L）。

肾功能：尿素 12.5mmol/L（参考范围：2.8~7.2mmol/L），肌酐 270mmol/L（参考范围：41~81mmol/L），eGFR 35ml/min。

血常规：红细胞计数 3.72×10^{12}/L（参考范围：3.8×10^{12}/L~5.1×10^{12}/L），Hb 115.0g/L（参考范围：115~150g/L），PLT 100×10^9/L（参考范围：125×10^9/L~350×10^9/L）。

凝血功能：PT 32 秒（参考范围：9.9~12.8 秒），PTA 40%（参考范围：80%~120%），INR 1.42（参考范围：0.8~1.2），APTT 49.4 秒（参考范围：25.1~36.5 秒），血浆纤维蛋白原测定 2.0g/L（参考范围：2~4g/L），血浆 D- 二聚体 90ng/ml（参考范围：0~243ng/ml），纤维蛋白原降解产物 3.0μg/ml（参考范围：0~5μg/ml）。

【问题】针对该患者如何进行术前评估和准备呢？

临床思路 术前评估和准备如下。

1. **呼吸系统** 单纯三尖瓣狭窄如不合并左心系统异常、原发性肺部疾病和胸腔积液，肺功能可无异常，胸部 X 线往往显示肺血偏少。当出现严重的静脉系统淤血导致大量胸腔积液时会有相应的呼吸系统表现，积极抽取胸腔积液可明显改善呼吸系统症状。该患者有中等量的胸腔积液和大量心包积液，入院后经利尿和抽取胸腔积液（2 000ml）和心包积液（1 000ml）患者胸闷、憋气明显好转。

2. **循环系统** 与二尖瓣狭窄类似，心室舒张期的长短和舒张期跨瓣压差是决定右心室充盈状态和心排血量的关键因素，增加右心房压和维持窦性心律可改善右心室充盈。心动过速和快速心房颤动的发生对这类患者可能是致命的，必须快速终止。无肺动脉高压的患者，严重三尖瓣狭窄使得右心室前、后负荷同时减少，可导致右心室室腔减小。随着右心房压增高，部分患者卵圆孔可重新开放产生右向左分流，同时右心房压增高导致体循环淤血可出现类似右心衰竭的症状。随着心排血量的缓慢进行性下降和消化系统淤血可导致患者消瘦、营养不良甚至恶病质。

该患者有发绀、颈静脉怒张、外周水肿和胸腔积液、腹水和心包积液等类似右心衰竭的表现。心脏超声心动图提示右心房显著增大，左、右心室偏小，为代偿左心室充盈不足，机体试图通过增加心率和射血分数来维持心排血量。三尖瓣瓣口面积 $0.7cm^2$，峰值跨瓣流速 2m/s，平均跨瓣压差 11mmHg，为重度三尖瓣狭窄。三尖瓣有少量反流。卵圆孔未闭，有少量右向左分流。

3. **肝、肾及血液和凝血功能** 该患者有贫血和血小板减少，有肝功能、肾功能的损害，有凝血功能的下降。这些均与三尖瓣反流患者相似，不同的是单纯性三尖瓣狭窄的患者类似右心衰竭的表现是由于三尖瓣口的机械性固定狭窄导致的，并无实质性心功能不全和心力衰竭，临床上的强心、利尿措施对改善患者症状效果不明显，纠正严重的淤血状态对肝功能、肾功能有改善作用，解除三尖瓣的狭窄才能改善患者的预后。

目前尚无一个模型能预测单纯三尖瓣手术后并发症和预后，术前完善检查，仔细评估检查结果，尽可能纠正术前异常对降低围手术期并发症和死亡率有重要意义。

第四节　三尖瓣病变外科手术矫治的麻醉与监测

一、术中监测和检查

三尖瓣手术术中监测与其他开胸心脏手术无原则性不同，有创动脉血压（arterial blood pressure，ABP）、中心静脉压（CVP）、心电图、脉搏氧饱和度（SpO_2）、呼气末二氧化碳、体核温度和外周温度监测，血气分析、全血激活凝血时间（ACT）检测和术中经食管超声心动图检查（TEE）是标准的术中监测。虽然TEE在评估右心功能方面不如评估左心功能准确，尤其是存在三尖瓣反流的情况下，但是可通过动态观察右心室壁运动的幅度、右心室内压力升高的速度、右心腔的大小和肺动脉压力的高低来评估右心室功能。TEE还可以评估右心室容量、三尖瓣成型效果和是否有瓣膜置换后的瓣周漏。

在预计有右心衰竭和肺动脉高压的三尖瓣反流患者建议放置肺动脉导管进行高级血流动力学监测，精准调控患者的血流动力学和氧代谢。即使患者行三尖瓣置换术，在体外循环（CPB）前获得的血流动力学数据对指导围手术期血流动力学调控也很有意义。虽然有多个位置可以用于有创动脉压力监测，但在一些危重患者CPB后可出现外周动脉与中心动脉的压力差从而严重影响了血流动力学的精确调控，因此对于这类患者建议采用股动脉测压。对于少尿或无尿的患者不建议采用导尿管膀胱温度监测，因为这种温度监测电极是通过与尿液接触测得尿液温度，在少尿和无尿的情况下膀胱内尿液温度变化在CPB降温和复温阶段有明显延迟。在有凝血功能异常的患者可行血栓弹力图检测，了解凝血异常是否由血小板数量或功能下降、凝血因子减少或活性降低还是纤溶系统亢进引起的，并针对原因并及时纠正。

二、麻醉诱导及维持原则

（一）麻醉药物选择

心血管手术的麻醉目前还是主张以阿片类药物为主导的麻醉方案。吸入麻醉药存在剂量依赖性心肌抑制和血管扩张作用，七氟烷、异氟烷、地氟烷的血管扩张作用大于其对心肌的抑制作用。同时吸入麻醉药还可降低儿茶酚胺致心律失常的阈值（七氟烷 > 异氟烷 = 地氟烷）。因此在一些心功能良好的患者可以选择吸入麻醉药维持麻醉甚至麻醉诱导，但在心功能有明显异常甚至心力衰竭的患者使用吸入麻醉药需要谨慎，即使应用也需降低吸入浓度。

丙泊酚、咪达唑仑和依托咪酯是常用的心血管麻醉诱导和/或维持用药。研究表明，临床剂量对正常心肌的直接抑制作用轻微，对循环的影响主要是通过交感神经抑制和扩张外周血管来体现。有报道提示，阿片类药物与咪达唑仑联合诱导时严重低血压的发生率增加。临床研究和经验显示，与丙泊酚和咪达唑仑相比，依托咪酯静脉诱导具有更好的血流动力学稳定性，因此被推荐用于危重和心力衰竭患者的麻醉诱导。

阿片类药物是心血管手术麻醉的主导药物，目前临床常用的阿片类药物在临床剂量下对心肌的直接抑制作用极其轻微，其对循环的影响也是主要通过中枢交感抑制作用和外周血管扩张作用来体现。临床观察表明，与芬太尼相比舒芬太尼有更好的血流动力学稳定作用。合并肝功能和肾功能不全的患者应选择经肝、肾代谢少的肌松药，阿曲库铵在这类患者是一个好的选择。

（二）麻醉诱导原则

1. 三尖瓣反流

（1）前负荷：三尖瓣反流患者早期右心功能未受明显影响时静脉压可不升高，随着右心功能不全的进展，静脉压逐渐升高，右心室对容量的依赖性也增高，此时虽然有较高的静脉压，但这是维持右心前向血流所必需的。任何原因导致的前负荷下降都将导致心排血量减少和血压下降。过敏反应和类过敏反应一方面通过降低外周血管阻力使血压下降,另一方面通过血管床的扩张和体循环内液体的渗出使得血容量绝对和相对不足导致心排血量下降进而加重血压下降的过程。因此,在麻醉诱导过程中要积极补充容量,尽量避免应用过敏和类过敏反应发生率高的药物。

(2) 心率:参考术前患者的基础心率,维持术前基础或偏快的心率有利于右心的前向血流。如果术前是窦性心律,出现快速心房颤动或室上性心动过速应同步体外电复律终止。

(3) 心肌收缩力:无右心衰竭的患者一般不需应用正性肌力药物支持。术前存在严重右心衰竭的患者,其循环对交感神经系统的依赖性高,目前应用的麻醉诱导药虽然对心肌的直接抑制作用轻微,但均有交感抑制作用,从而表现出循环抑制和低血压。另外正压通气可增加肺血管阻力(PVR)和肺动脉压力、提高右心后负荷恶化右心功能,这些表现在合并肺动脉高压的患者尤其明显。因此在严重的右心衰竭,尤其是伴有肺动脉高压的患者应用正性肌力药来对抗麻醉药和机械通气对循环的影响是必要的。在此类患者建议诱导前建立中心静脉,用微量泵持续输入正性肌力药而不是间断推注药物。

(4) 体循环阻力:在有较严重右心衰竭的患者,机体通过提高交感张力和外周血管阻力来代偿心排血量的下降导致的低血压,而麻醉诱导药的交感抑制作用、血管扩张作用、可能的过敏和类过敏反应使得这一代偿机制减弱而出现低血压。在没有重要脏器血管阻塞性病变的患者(如头臂血管狭窄、冠状动脉狭窄)可以耐受短时间较低的血压,反之应避免低血压的发生,因此预防和积极处理外周血管阻力的下降,维持正常或偏高的外周血管阻力有益于维护循环的稳定。常用的维护外周血管阻力的药物有去甲肾上腺素、去氧肾上腺素、血管加压素、垂体后叶素、钙剂和苯海拉明等。有肺动脉高压的患者使用小剂量加压素对肺血管的收缩作用要小于去甲肾上腺素,而去氧肾上腺素对肺血管的收缩作用最强应避免使用。α_1 受体激动剂的应用最好采用滴注而不是推注方式以减少循环的波动。

【问题 1】对于病例 1 如何安全地进行麻醉诱导和维持?

临床思路

(1) 术前用药:在通过术前病情介绍和教育后患者仍然有紧张焦虑情况时可给予术前用药,目前一般应用咪达唑仑来替代吗啡。该患者入室安静,未术前用药。

(2) 麻醉诱导前准备:患者入室后连接心电图、SpO_2,建立一个大口径外周静脉通路(14~16G),股动脉置管测动脉压,颈内静脉置入四腔中心静脉导管用于测定中心静脉压(CVP)和静脉用药。

(3) 麻醉诱导前生命体征:心房颤动、心室率 120 次 /min,血压 110/80mmHg,CVP 22mmHg,面罩吸氧后 SpO_2 96%。

(4) 麻醉诱导和维持:依托咪酯 3mg+ 舒芬太尼 25μg 缓慢静脉注射,待患者入睡后(一般 30~40 秒)缓慢推注阿曲库铵 10mg+ 舒芬太尼 75μg,3 分钟后行气管插管。用丙泊酚 48ml+ 右美托咪定 0.2g 泵入,间断推注舒芬太尼和阿曲库铵维持麻醉。麻醉诱导过程中持续静脉滴注去甲肾上腺素 0.03~0.05μg/(kg·min)和泵注多巴胺 2~3μg/(kg·min)以对抗麻醉诱导药的血管扩张和交感抑制作用。

(5) 诱导后的生命体征:心房颤动、心室率 100 次 /min,血压 100/70mmHg,CVP 20mmHg,机械通气频率 12 次 /min,潮气量 350ml,吸:呼比 1:1,气道峰压 26cmH_2O,吸入氧浓度(fraction of inspiration O_2, FiO_2)50%,SpO_2 100%,呼气末二氧化碳浓度(end-tidal CO_2 gas tension, $PetCO_2$)30mmHg。动脉血气:PO_2 150mmHg,PCO_2 37mmHg,pH 7.40,血糖 150mg/dl,乳酸 1.5mmol/L。

(6) 诱导后放置肺动脉导管参数:心脏指数(CI)1.9~2.2L/(min·m^2)、肺动脉压(PAP)40~45/19~21mmHg、肺毛细血管楔压(PCWP)12~15mmHg,体循环阻力指数(systemic vascular resistance index, SVRI)2 300~2 600dyn·s/(cm^5·m^2),肺血管阻力指数(pulmonary vascular resistance index, PVRI)530~630dyn·s/(cm^5·m^2),

中心静脉氧饱和度 60%~68%。

（7）诱导后食管超声参数：LVDD 55mm，LVEF 50%，RVDD 52mm，三尖瓣反流面积 $18cm^2$，肺动脉收缩压 45mmHg。卵圆孔未闭，有右向左分流。

2. **三尖瓣狭窄**

（1）前负荷：与三尖瓣反流相比，三尖瓣狭窄患者对静脉压更为依赖，舒张期的三尖瓣跨瓣压差是决定右心室容量的关键因素。

（2）心率（律）：维持基础的窦性心律非常重要，这类患者在疾病的发展过程中机体已经通过调整使心率维持在一个合理范围。过快的心率缩短了右心室舒张期使其充盈不足导致每搏量下降，过慢的心率也可使心脏指数（CI）下降导致低血压。正常窦性心律时心房的收缩对维持心室的充盈有积极作用，尤其在有瓣膜狭窄时其作用更为明显。三尖瓣狭窄的患者出现室上性快速心律失常或快速心房颤动时应快速电复律给予纠正，对任何原因导致的心动过缓也必须立即纠正。

（3）心肌收缩力：单纯的三尖瓣狭窄时由于右心处于低动力状态，在狭窄解除前无右心功能不全的表现。由于右心前负荷的不足，任何降低心肌收缩力的因素均可导致每搏量的急剧下降，因此维持较好的心肌收缩力可代偿右心室低充盈导致的低心排出量综合征。

（4）体循环阻力：与三尖瓣反流患者相比，三尖瓣狭窄患者维持体循环阻力更为重要。三尖瓣反流患者还可以通过正性肌力药增加心排血量来代偿一过性低外周血管阻力导致的低血压，而三尖瓣狭窄的患者正性肌力药增加心排血量的作用有限，快速恢复外周血管阻力才能纠正低血压。

【问题 2】对于病例 2 如何安全地进行麻醉诱导和维持？

临床思路

（1）术前用药：为避免患者紧张而出现心动过速，术前 1 小时口服咪达唑仑 7.5mg，患者入室安静。

（2）麻醉诱导前准备：患者入室后监测心电图、SpO_2，建立一个大口径外周静脉通路（14~16G），股动脉置管测动脉压，颈内静脉置入四腔中心静脉导管用于测定中心静脉压（CVP）和静脉用药。

（3）麻醉诱导前生命体征：窦性心律，心率 100 次 /min，血压 110/80mmHg，CVP 20mmHg，面罩吸氧后 SpO_2 100%。

（4）麻醉诱导和维持：依托咪酯 4mg+ 舒芬太尼 25μg 缓慢静脉注射，待患者入睡后（一般 30~40 秒）缓慢推注阿曲库铵 15mg+ 舒芬太尼 100μg，3 分钟后行气管插管。用丙泊酚 48ml+ 右美托咪定 0.2g 泵入，间断推注舒芬太尼和阿曲库铵维持麻醉。麻醉诱导过程中出现心率增快和严重的血压下降，心率 140~150 次 /min、血压 50/30mmHg、CVP 18mmHg，考虑发生了过敏或类过敏反应。快速给予苯海拉明 20mg、地塞米松 10mg、氯化钙 1g 静脉推注，同时快速输液和静脉滴注去甲肾上腺素 0.03~0.3μg/（kg·min），血压恢复至 70/30mmHg。给予垂体后叶素 1U 静脉推注后血压一过性降至 50/30mmHg 后很快恢复至 100/60mmHg。考虑患者为过敏、类过敏反应导致的窦性心动过速，给予艾司洛尔 10mg，患者心率恢复至 110 次 /min。此后快速输液维持 CVP 20mmHg 左右，用去甲肾上腺素和垂体后叶素维持体循环阻力，用艾司洛尔维持心率。30 分钟后在小剂量 0.02μg/（kg·min）去甲肾上腺素和多巴胺 2μg/（kg·min）维持下患者循环稳定。

（5）循环稳定后的生命体征：窦性心律，心率 105 次 /min，血压 115/80mmHg，CVP 21mmHg，机械通气频率 12 次 /min，潮气量 560ml，吸：呼比 1：1.5，气道峰压 $18cmH_2O$，FiO_2 50%，SpO_2 100%，$PetCO_2$ 31mmHg。动脉血气示：PaO_2 250mmHg，$PaCO_2$ 35mmHg，pH 7.40，血糖 180mg/dl，乳酸 1.9mmol/L。

（6）诱导后 TEE 参数：主动脉瓣和二尖瓣功能正常，LAD 38mm；LVDD 36mm；RAD 90mm；右心室前后径 17mm；LVEF 65%；三尖瓣环左右径 34mm，瓣叶增厚，开放受限，瓣口面积 $0.7cm^2$，峰值跨瓣流速 2m/s，平均跨瓣压差 11mmHg，三尖瓣有少量反流。卵圆孔未闭，有少量右向左分流。

第五节　三尖瓣病变外科手术矫治的围手术期管理

一、心肌保护

三尖瓣手术心肌保护措施与其他心脏手术无明显不同，但由于此类患者术前多存在右心功能不全（三尖瓣反流）或右心室废用（三尖瓣狭窄），因此术后右心功能不全和衰竭发生率较高。加强右心保护有益于降低这一并发症。具体保护措施如下。

1. 尽可能采用心脏非停跳技术，防止心肌缺血 / 再灌注损伤。

2. 二次手术的患者尽可能地少分离右心室表面，因为粘连的心包和组织内有供应右心室心肌的血管，如果分离面积过大，心肌的血供会有一定程度的影响。

3. 如采取停跳技术，由于扩大的右心室壁变薄，灌注停搏液后心肌温度极易随环境温度而升高，因此需用冰盐水纱布覆盖右心表面保持其处于低温状态，同时尽可能地降低血温以减少热量向心肌传导。

4. 尽量避免过度牵拉和挤压右心室导致心肌损伤，尤其在合并冠状动脉粥样硬化病变的患者，反复机械性刺激可导致冠状动脉痉挛和心肌缺血。

5. 维持心肌在合理的做功状态。

二、呼吸管理和肺保护

术前呼吸功能异常是导致围手术期呼吸衰竭的独立危险因素，因此在术前就存在呼吸功能异常的患者围手术期精细合理的呼吸管理和肺保护有益于减少呼吸衰竭的发生。

1. 术前积极的呼吸锻炼、控制和治疗肺部并发症、术中使用广谱抗炎药降低全身炎症反应（乌司它丁等）。

2. 优化呼吸参数，在保证有效的氧合和二氧化碳排出的前提下通过调整潮气量、呼吸频率、吸：呼比和呼气末正压维持气道峰压在尽可能低的水平，此为保护性通气策略。

3. 体外循环（CPB）中尽可能缩短肺动脉无血流时间，且尽可能在肺的温度降低后才停止肺血流，且在肺恢复血流前不宜复温过高，一般以鼻温 34℃为限。人体研究表明[5]，37℃肺的氧耗占机体总氧耗的 5%，而支气管动脉的供血仅占心排血量的 1%。肺的氧供可能 80% 来源于肺动脉，因此 CPB 中肺存在明显的缺血和再灌注损伤，应像保护心脏一样来保护肺。

4. CPB 期间静态膨肺（5~10cmH_2O）和小潮气量低频通气（3~5ml/kg，5~8 次 /min）。

5. 术后积极的呼吸道护理，包括口腔护理、吸痰、拍背、体位引流和合理使用抗生素。

6. 一些严重恶病质的患者可能因咳嗽无力、不能很好地排痰而需要较长时间呼吸机支持，行气管切开术有利于患者肺部护理、休息和进食。

三、右心功能维护和循环管理

三尖瓣手术围手术期右心功能不全是较常见的并发症。术前已存在的右心功能异常、术中心肌损伤和不恰当的循环管理是导致术后右心衰竭的重要原因。心功能不全或心力衰竭的患者都需要休息以减少心脏做功，促进心功能的恢复已是共识。围手术期心功能不全和心力衰竭患者也不例外，优化心脏做功，尽可能减少心脏做功才能极大程度地维护心功能和促进其恢复。

【问题 1】如何优化右心做功?

临床思路

右心每分做功指数 =0.013 6 × { 平均肺动脉压(MPAP)– 右心房压 } × 心脏指数(CI)(公式 1)。从该公式可知,优化 CI、MPAP 和右心房压就可优化心脏做功。

围手术期肺动脉高压与右心衰竭

(一)优化 CI 使其在满足机体代谢需要的同时尽可能减少心脏做功

氧输送指数(DO_2I)(ml/min)=1.34 × SaO_2 × 血红蛋白(Hb)× CI × 10(公式 2)。从该公式可知,要使 CI 维持较低水平就需要:①防止患者出现体温过高、躁动、感染和氧化应激等导致的氧耗增加;②在有些危重患者甚至可以采取浅低温(34~35℃)来降低氧耗;③维持内环境稳定,避免组织低氧和酸中毒导致的微循环紊乱,保持良好的组织氧利用率;④维持好的动脉氧合和合理的 Hb 水平;⑤维持体循环阻力,避免体循环低阻。

机体不同脏器均有一个临界灌注压,低于此压力会出现组织灌注不足。如果出现体循环低阻不及时纠正势必要通过增加 CI 来纠正低血压。

如果患者 CI 过低不能满足机体代谢需要时可应用儿茶酚胺类、磷酸二酯酶抑制剂和钙增敏剂等正性肌力药物支持,在严重心力衰竭病例药物治疗不理想时也可应用机械辅助装置。

(二)优化平均肺动脉压

平均肺动脉压(MPAP)= 肺血管阻力指数(PVRI)× CI/80+ 左心房压(公式 3)。从该公式可知左心房压、CI 和 PVRI 是决定 MPAP 的因素。优化平均肺动脉压就需要:①改善左心功能,降低左心房压;②优化 CI;③降低肺循环阻力。

临床上常用的降低 PVR 的措施如下:

(1)合理的通气和呼吸管理,优化呼吸参数,避免气道压过高、肺不张、肺部感染、低氧和二氧化碳蓄积。认真观察气管拔管的窗口,达到拔管条件应积极拔除气管导管。

(2)降低应激反应,好的镇静和镇痛有益于降低吸痰和术后一些护理操作时的应激反应。预计需要较长时间带管的患者行气管切开术也有益于降低应激反应。

(3)维持内环境稳定,避免出现组织低灌注导致的酸中毒。

(4)适当扩张肺血管降低 PVR。

应用扩血管药降低肺动脉压是临床常用的措施,也是临床的惯性思维,但是扩血管药未必能降低肺动脉压让右心获益。临床常用的扩血管药对体、肺循环血管均有扩张作用。

平均动脉压(mean arterial pressure,MAP)(临床目标血压)= 体循环阻力指数(SVRI)× 心脏指数(CI)/80+ 中心静脉压(CVP)(公式 4)。由该公式可知,如果适当应用扩血管药使 SVRI 和 MAP 下降在临床可接受的范围,此时不需要通过增加 CI 来纠正低血压,那么扩血管药就可通过降低 PVR 来降低肺动脉压(公式 3),右心做功也会减少(公式 1)。如果应用扩血管药使 SVRI 和 MAP 下降过多,临床又通过补容量和给予正性肌力药来维持动脉压,此时扩血管药的降低 PVR 作用可被 CI 的增加所抵消,甚至还可导致 MPAP 增高(公式 3)。在中、晚期肺动脉高压的患者,由于肺小动脉纤维化和闭增加对扩血管药的敏感性下降,而体循环对扩血管药的敏感性未变，扩血管药并未使患者 SVRI 和 PVRI 同步下降，此时由于 MPAP 和 CI 同时增高右心室做功也显著升高（公式 1）。

（三）优化右心房压

Laplace 定律：σ=Pr/2h（公式 5），其中 P 为心室内压，r 为心室半径，h 为心室壁厚度，见图 22-5-1。

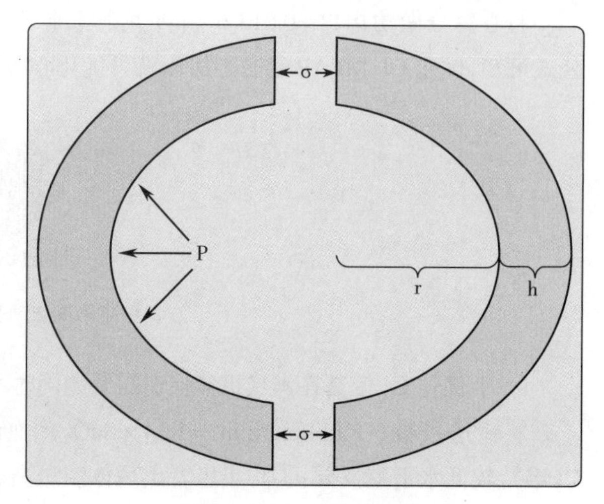

图 22-5-1　Laplace 定律

心室内压（P）将心腔向外扩展，而室壁张力（σ）则保持心室的完整性。h，心室壁厚度，r，心室半径。

从公式 1 可知，增加右心房压可减少右心做功。理论上如果右心房压等于 MPAP，右心室可以不做有效功。但实际情况是由于右心室壁薄，过多的前负荷更易导致右心室扩大，由公式 5 可知，室壁张力（真正的心室后负荷）与心室内压和心室半径成正比，与心室壁的厚度成反比。在相同的室内压或肺动脉压的情况下右心室越大、室壁越薄其室壁张力越大，氧耗增加、做功效率下降，出现泵功能衰竭和恶性心律失常。同时扩大的右心室使室间隔向左心室突出导致左心室心腔变小、充盈障碍和每搏量下降。在无肺动脉高压的患者，由于肺血管的顺应性较好，右心容量在一定范围内增加导致的心排血量增加并不明显增加肺动脉压力，因而右心对一定范围的容量增加还较为耐受。但在有肺动脉高压的患者，心排血量的增加可明显增加肺动脉压力，这样过多的容量一方面通过右心室扩张增加室壁张力，另一方面通过增加肺动脉压而增加室壁张力，进而使室壁张力显著增加导致心肌氧耗急增、机械效率急降和急性右心衰竭，出现肺动脉高压危象。快速减少容量（头高位）和正性肌力药可缓解此危象。因此右心功能不全患者的容量控制极为重要，临床优化右心容量的措施如下。

1. 开胸状态下，在心排血量满足代谢需求的情况下尽可能维持较低的个体化右心室舒张末压，即在直视下舒张期右心室前壁有少许回落最为理想，如无回落就不能用增加容量来维持血压而需要用正性肌力药（心排血量不够时）和缩血管药（外周血管阻力过低时），增快心率可缓解右心过度膨胀。

2. 关胸后，以直视下右心处于较好状态的 TEE 参数（如右心室舒张末期径、右心室室壁运动和室间隔运动情况等）为参考指导容量维护。

3. 在监护室，以术后中心静脉压为参考，如有疑问可行超声心动图确认。

四、血液保护和血液管理

三尖瓣手术的患者术前均有不同程度的消化道和肝、脾淤血肿大，严重的静脉系统淤血可导致贫血、血小板减少、凝血因子减少和出凝血功能异常。这类患者采用积极的血液保护和血液管理策略尤其重要，有助于减少血制品用量，进而降低相关并发症，尤其是降低术前已受损伤肺部的并发症。具体措施如下。

1. 术前停止长期服用的抗凝药，必要时用肝素桥接，具体停用时间参考相关指南。

2. 术前补充铁剂、叶酸、维生素 B_{12}、促红细胞生成素和加强营养可改善肾性和营养不良性贫血。

3. 采用血液回收技术可减少异体血用量。

4. 血小板计数低于 $100\times10^9/L$ 可考虑补充血小板，但临床发现血小板功能可能更为重要，有时需要结合血小板数量和功能来决定是否需要补充血小板。

5. 维持合理的血红蛋白（Hb）浓度。在一些心肺功能良好的患者可按指南建议的输血标准（Hb<70g/L）输血以降低输血并发症，但心血管手术患者均有不同程度的心、肺功能异常，因此 Hb 维持标准应根

据患者心肺功能异常的严重程度来决定，一般不宜低于100g/L。

6. 合理应用血浆和其他生物制品补充凝血因子，应在证据表明有凝血因子缺乏的情况下补充凝血因子。

7. 血栓弹力图检查能进行床旁快速检测，提供凝血因子、血小板和纤溶系统异常的信息而进行针对性处理。

8. 一些抗纤溶药物（氨甲环酸等）和广谱抗炎药（乌司他丁等）的应用可减少患者异体血的用量。

9. 避免患者出现低体温、严重内环境紊乱和酸中毒有助于维持正常凝血功能。

五、肾功能维护

三尖瓣病变的患者由于长期静脉系统淤血和心排量下降均可影响肾功能，三尖瓣手术患者术前存在不同程度的肾脏损伤从而导致术后肾功能不全和肾衰竭的发生率增高。但临床肾脏保护的措施有限，且效果并不确定。具体措施如下。

1. 围手术期积极调整和维护好的血流动力学状态是肾脏保护的关键。

2. 一些临床研究显示，N-乙酰半胱氨酸、非诺多泮对术前肾功能异常患者有一定的保护作用。

3. 甘露醇和呋塞米对早期少尿性肾衰竭也有一定的获益。

4. 有研究表明，CPB期间非搏动灌注、低温和低血压导致的缺血是加重肾损伤的重要因素，搏动灌注和维持平均动脉压（MAP）在80mmHg以上可能改善术后肾功能。

5. 采取积极的血液保护措施、减少血液破坏、应用广谱抗炎药（乌司他丁）可通过降低游离Hb浓度和机体炎症反应起到肾保护作用。

6. 避免应用对肾功能有损害的物质，如大剂量的人工胶体等。

即使围手术期采取较完善的肾脏保护措施，术后肾衰竭也难以避免甚至有些患者需要行血液滤过或血液透析。

【问题1】病例1的手术和术后过程及处理是什么？

临床思路

由于该患者是二次开胸手术，扩大的右心紧邻胸骨。为避免开胸时误伤右心室，故采用先行股动脉-静脉插管，CPB下行开胸术，术中在左、右胸腔共吸出胸腔积液800ml。术中尽可能少分离右心室，CPB降温至鼻温32℃，采用非停跳技术有益于心肌保护。CPB中补充红细胞维持Hb为70g/L，补充白蛋白维持胶体渗透压在20~25mmHg以上，应用超滤技术排除多余水分，CPB停机时维持Hb在100g/L，CPB历时80分钟。在复温过程中由于未及时恢复肺动脉循环，在相同呼吸参数下患者的气道峰压随鼻温的升高（32~36.5℃）而升高（20~45cmH_2O），肺在呼气时回缩不良。恢复肺动脉血流后气道峰压立即下降，10分钟后恢复到21cmH_2O。外科行三尖瓣成形术、卵圆孔未必缝合术和右心房壁部分切除术。

手术完成后逐渐调整CPB流量至停机。停机后机械通气频率12次/min，潮气量350ml，吸气：呼气比1：1.5，气道峰压21cmH_2O，吸入氧浓度（FiO_2）60%，脉搏氧饱和度100%，呼气末二氧化碳分压30mmHg。

停机后5分钟的血流动力学参数：心房颤动，心室率110次/min，动脉血压80/50mmHg，中心静脉压15mmHg，右心饱满。心脏指数3.5L/（min·m^2），肺动脉压52/26mmHg，肺动脉楔压15mmHg，体循环阻力指数1 028dyn·s/（cm^5·m^2），肺循环阻力指数457dyn·s/（cm^5·m^2），右心室每分功指数952（g·m）/m^2，左心室每分功指数2 140（g·m）/m^2，中心静脉氧饱和度87%。

给予正性肌力药：多巴胺8μg/（kg·min），多巴酚丁胺8μg/（kg·min），肾上腺素0.05μg/（kg·min），米力农0.5μg/（kg·min）。考虑患者有低阻，且心脏指数偏高，调整用药：多巴胺5μg/（kg·min），多巴酚丁胺

5μg/(kg·min),肾上腺素 0.05μg/(kg·min),去甲肾上腺素 0.08μg/(kg·min)。10 分钟后的血流动力学参数:心房颤动,心室率 100 次 /min,动脉血压 100/60mmHg,中心静脉压 7mmHg,右心收缩状态良好。心脏指数 2.2L/(min·m^2)、肺动脉压 45/15mmHg、肺毛细血管楔压 8mmHg,体循环阻力指数 2 400dyn·s/(cm^5·m^2),肺循环阻力指数 600dyn·s/(cm^5·m^2),右心室每分功指数 530(g·m)/m^2,左心室每分功指数 1 944(g·m)/m^2,中心静脉氧饱和度 75%。调整后右心室做功下降了 45%。同时由于静脉压的下降右心室腔减小,同等肺动脉压的情况下室壁张力下降,右心室做功效率也明显提高。

循环稳定后 TEE:左心室舒张末期内径 54mm,左心室射血分数 0.55,右心房内径 60mm,右心室舒张末期内径 40mm,三尖瓣少量流,反流面积 2.5cm^2。维持上述参数直至手术结束并向 ICU 医生详细交代。关胸期间回输 CPB 余血 400ml。补充了 2U 血小板、400ml 血浆以改善出凝血功能。CPB 前、中和后均给予氨甲环酸以抑制纤溶功能。出室前动脉血气;PO_2 100mmHg,PCO_2 37mmHg,pH 7.40,血红蛋白 110g/L,血糖 190mg/dl,乳酸 2.5mmol/L。术中尿量 1 000ml。

患者术后病情较稳定,未出现低心排、血乳酸水平在 1.5~4mmol/L,呼吸参数和动脉血气均在可接受范围,肝功能、肾功能无明显恶化。术后 12 小时拔除气管导管,48 小时转出 ICU,术后第 10 天出院,无并发症。

【问题 2】病例 2 的手术及术后过程和处理是什么?

临床思路

患者术中及术后过程无特殊。常规正中开胸、常温 CPB。非心脏阻断下行三尖瓣置换术,CPB 历时 30 分钟,手术过程顺利。术后中心静脉压降至 5mmHg,静脉淤血明显改善。给予少量多巴胺 2~5μg/(kg·min)支持心功能。TEE:左心房内径 40mm;LVED 45mm;右心房内径 70mm;右心室前后径 22mm;左心室射血分数 60%;三尖瓣机械瓣活动良好。患者术后 24 小时转回病房,第 5 天出院。

(程卫平)

推荐阅读

[1] SINGH JP, EVANS JC, LEVY D, et al. Prevalence and clinical determinants of mitral, tricuspid, and aortic regurgitation (the Framingham Heart Study)-echocardiographic and color Doppler study. Am J Cardiol, 1999, 83(6): 897-902.

[2] MATSUNAGA A, DURAN CMG. Progression of tricuspid regurgitation after repaired functional ischemic mitral regurgitation. Circulation, 2005, 112(9 Suppl): I453-I457.

[3] JEONG DS, SUNG K, KIM WS, et al. Fate of functional tricuspid regurgitation in aortic stenosis after aortic valve replacement. J Thorac Cardiovascul Surg, 2014, 148(4): 1328-1333.e1.

[4] MAURIZIO T, MARA G, ALBERTO P, et al. Tricuspid regurgitation predicting the need for intervention, procedural success, and recurrence of disease. J Am Coll Cardiol Img, 2019, 12: 605-621.

[5] LOER SA, SCHEEREN TWL, Tarnow J. How much oxygen does the human lung consume? Anesthesiology, 1997, 86(3): 532.

第二十三章

联合瓣膜手术的麻醉及围手术期管理

病变涉及两个或更多瓣膜的疾病，称为联合瓣膜疾病，又称为多瓣膜疾病。联合瓣膜疾病是临床上常见的情况，但对于联合瓣膜疾病的评估、病理生理学改变及治疗策略却较少出现在传统的教科书及一般性的文献与指南。由于血流动力学的相互作用，联合瓣膜疾病在诊断上可能存在陷阱，临床容易对病变严重程度产生低估，在血流动力学管理上可能存在矛盾。因此，需要认真对待，仔细评估，谨慎制订治疗策略，明确血流动力学管理目标。

联合瓣膜手术的麻醉及围手术期管理

第一节　联合瓣膜疾病的病因及流行病学

联合瓣膜疾病常见的病因可概括为四种。①同一病因累及多个瓣膜。常见的是风湿性心脏病或感染性心内膜炎，高龄患者退行性病变也是原因之一；风湿性心脏病常同时累及二尖瓣和主动脉瓣，也有少量累及三尖瓣，常导致二尖瓣狭窄（可合并二尖瓣关闭不全）和主动脉瓣狭窄（可合并主动脉瓣关闭不全）；感染性心内膜炎常会累及瓣膜，导致腱索断裂或瓣膜穿孔，引起瓣膜关闭不全，以二尖瓣反流合并主动脉瓣反流多见；退行性病变会导致主动脉瓣、二尖瓣瓣叶、瓣环及周围组织钙化，随着人口老龄化，退行性病变的发病率在逐年升高，风湿性瓣膜病的发病率有下降趋势；其他少见的原因包括胸部放疗、结缔组织病、药物不良反应等。②不同病因导致的多瓣膜疾病。如主动脉瓣狭窄伴有冠心病引起的二尖瓣反流；退行性或先天性主动脉瓣疾病患者可能并发二尖瓣腱索断裂、心内膜炎或二尖瓣黏液样变。③某个瓣膜疾病随着病程进展，影响到其他瓣膜。如风湿性二尖瓣狭窄或二尖瓣反流继发肺动脉高压，引起右心室扩大导致功能性三尖瓣反流；严重主动脉瓣反流时大量反流可影响二尖瓣瓣叶的开放而出现相对性二尖瓣狭窄，也可因大量反流导致左心室容量负荷增加，左心室扩张，二尖瓣环扩大而出现二尖瓣反流，这种三尖瓣反流和二尖瓣反流继发于右心室和左心室的重构，瓣膜本身没有病变，又称为功能性关闭不全。④单一瓣膜的混合性病变。如二尖瓣狭窄合并二尖瓣反流，主动脉狭窄合并主动脉瓣反流。

在瓣膜病患者中，联合瓣膜疾病的发生率 17%~20%。在 2002—2007 年间被纳入美国胸外科医生学会（Society of Thoracic Surgeon，STS）数据库的 29 万例心脏手术患者中，11% 行联合瓣膜手术，最常见的是主动脉瓣和二尖瓣联合置换 / 修复，其次是二尖瓣和三尖瓣手术，行三个瓣膜手术的患者占比 1%[1]。在瑞典全国范围内的一项研究显示，所有患者中联合瓣膜病变占 11%，其中最常见的组合是主动脉瓣狭窄合并主动脉瓣反流，主动脉瓣狭窄合并二尖瓣反流和主动脉瓣反流合并二尖瓣反流[2]。

在接受经导管主动脉瓣置换术（TAVR）或外科主动脉瓣置换术（SAVR）的主动脉瓣狭窄患者中，中度或重度二尖瓣反流的患病率达到主动脉瓣反流 TNER（经导管主动脉瓣膜置入临床试验）试验队列中的 20%，合并中至重度三尖瓣反流者占到试验队列的 27%；在接受 SAVR 的重症患者中，高达 16% 的患者被诊断合并有中度或重度三尖瓣反流；在接受 TAVR 的患者中，11.6% 的患者存在二尖瓣狭窄。在 2002—2010 年间被纳入 STS 数据库的接受过 SAVR 手术的 141 905 例患者中，19.3% 的患者存在混合性主动脉瓣疾病[1]。

以上数据充分说明，联合瓣膜疾病病因多样且有较高的发病率，值得深入学习和探讨。

第二节　联合瓣膜疾病的种类及病理生理学

联合瓣膜疾病种类多样，具有复杂的病理生理学改变，临床表现取决于所涉及瓣膜病变的严重程度、病变瓣膜的组合方式、原发病因、病程急缓、前后负荷的情况及心脏代偿能力。某一瓣膜病变的严重程度和临床效应会随着负荷状态的改变或在另一瓣膜修复后出现变化。例如，多数患者的主动脉瓣狭窄在经过手术矫正后，二尖瓣反流的严重程度迅速减轻。同样，某一并存的瓣膜病变可以改变另一瓣膜病变的临床表现。例如，同样是主动脉瓣重度反流的患者，如果一名患者合并二尖瓣狭窄，可以减轻主动脉瓣反流导致的容量负荷增加，而另一名患者合并二尖瓣反流，可能会使左心室的容量负荷加剧。

联合瓣膜疾病病理生理学的复杂性和易变性，使得评估、诊断和处理这些患者具有很大的挑战。

一、二尖瓣狭窄合并主动脉瓣狭窄

与主动脉瓣狭窄并存的二尖瓣狭窄在多数情况下是由于风湿性病变引起，还有一部分是退行性病变和钙化引起。

二尖瓣狭窄和主动脉瓣狭窄并存时，心排血量下降可能会比较严重，通常比单独的主动脉瓣狭窄或二尖瓣狭窄更显著。由于血流量降低，跨主动脉瓣和/或二尖瓣的压力梯度可能低于预期，故而常能观察到反常的低流量低压力梯度的主动脉瓣狭窄，也可能存在反常的低流量低压力梯度的二尖瓣狭窄（平均压差 <10mmHg 的严重二尖瓣狭窄）。因此，在解读超声心动图报告时，要避免低估主动脉瓣狭窄和/或二尖瓣狭窄的严重程度，可能需要通过 CT 扫描定量主动脉瓣钙化程度，以及用 TEE 描绘二尖瓣瓣口面积。主动脉瓣狭窄及伴随的左心室肥厚会改变左心室充盈，在此种情况下，由于代表舒张早期充盈的 E 峰受心室舒张功能减退的影响，不能准确反映二尖瓣的状况，因此，应避免使用压力半降时间法（PHT 法），而应选择瓣口平面测量法评估二尖瓣口面积，但后者通常仅限于评估风湿性二尖瓣狭窄。三维超声技术支持下的平面测量技术可以提供更好的定位与校准，能够更准确地测定二尖瓣瓣口面积[3]。

退行性二尖瓣狭窄的患者通常表现为瓣叶基底部和瓣环的钙化而无交界处的融合，如果未合并轻度以上的主动脉瓣反流或二尖瓣反流，推荐使用连续方程法评估二尖瓣口面积，或使用三维超声心动图测量。

二尖瓣狭窄常导致心房颤动，心房颤动会加重主动脉瓣狭窄患者的临床状况，因为这类患者很难耐受心房收缩的丧失，心房颤动是主动脉瓣狭窄患者发生心力衰竭、卒中和死亡的独立危险因素。

二、二尖瓣狭窄合并主动脉瓣反流

二尖瓣狭窄合并单纯主动脉瓣反流的情况相对少见，可见于风湿性心脏病合并先天性二叶式主动脉瓣畸形，偶尔见于二尖瓣退行性病变合并结缔组织病引起的主动脉瓣关闭不全。二尖瓣狭窄和主动脉瓣反流对左心室的容量状态产生相反的影响，主动脉瓣反流表现为舒张期部分血液反流回心室，增加了左心室的前负荷，而二尖瓣狭窄使左心室的舒张期充盈减少，降低了左心室的前负荷。因此，与单纯的主动脉瓣反流相比，合并二尖瓣狭窄会使左心室的舒张末期和收缩末期容积减小，搏出量也相应减少，脉压增加可能会变得不明显。

在有中度及以上主动脉瓣反流的情况下，PHT 法和连续方程法无法准确计算二尖瓣瓣口面积，三维经胸超声心动图可用于测量二尖瓣瓣口的解剖面积，确认二尖瓣狭窄的严重程度。

三、二尖瓣反流合并主动脉瓣狭窄

重度主动脉瓣狭窄引起慢性后负荷增加，导致左心室向心性肥厚和舒张功能障碍、左心房扩张和继发性二尖瓣反流，晚期也可出现左心室收缩功能障碍，收缩功能受损与后负荷增加、偏心性左心室重构和二尖瓣环扩张有关，左心室收缩功能下降会进一步继发和加重二尖瓣反流。主动脉瓣狭窄患者由于左心室收缩压明显增高，有时会导致二尖瓣腱索断裂，也是引起二尖瓣反流的原因之一。部分患者的二尖瓣反流并非继发于主动脉瓣狭窄，可能是其他病因导致的。如一些高龄患者可能会有二尖瓣环钙化引起的退行性二尖瓣反流，也可能是合并冠心病而导致的缺血性二尖瓣反流，后者的情况更为复杂，可能伴有左心室功能不全。

评价二尖瓣反流的严重程度应综合多种定量和定性的超声心动图参数。主动脉瓣狭窄造成左心室收缩压升高，收缩期二尖瓣的跨瓣压差增加，伴随的二尖瓣反流以二尖瓣反流峰值速度增高为特征。因此，二尖瓣反流的反流容积常比无主动脉瓣狭窄的患者更高。二尖瓣有效反流口面积和缩流颈宽度是与后负荷无关的参数，因此更能代表二尖瓣反流的真实严重程度。并发二尖瓣反流时，左心室射血期前向血流明显减少，因此可出现低流量低压力梯度的主动脉瓣狭窄，此时，左心室肥厚和主动脉瓣狭窄引起的搏出量(stroke volume，SV)减少和二尖瓣反流引起的前向血流减少(后向血流增多)累加，进一步减少了净前向血流。当射血分数降低(经典的低流量低压力梯度主动脉瓣狭窄)时，多巴酚丁胺负荷超声心动图检查可以用来增加前向血流，从而明确主动脉瓣狭窄的严重程度，或通过 CT 扫描对主动脉瓣钙化积分进行评估，以帮助区分真正严重和假性的低流量低压力梯度主动脉瓣狭窄(提示主动脉瓣狭窄真正严重的钙化积分：男性 >2 000 单位，女性 >1 200 单位)[4]。

主动脉瓣置换术的即刻效应是左心室收缩压降低，因此会使引起二尖瓣反流的驱动压降低，导致术后二尖瓣反流程度减轻；在长期预后方面，随着左心室肥厚 / 扩张的消退、左心室射血分数的改善，左心室重构会有所逆转。因此，多数患者会在单纯的 SAVR 或 TAVR 后表现出二尖瓣反流的改善。但在一些情况下，单纯治疗主动脉瓣，二尖瓣反流反而会在术后恶化。与原发性二尖瓣反流相比，继发性二尖瓣反流在主动脉瓣置换术后更有可能改善(表 23-2-1)[4]。原发性二尖瓣反流，如二尖瓣瓣叶脱垂连枷引起的重度二尖瓣反流在主动脉瓣置换术后不太可能有类似程度的改善。其他可以预测二尖瓣反流改善的因素包括左心室重构逆转的可能性，如射血分数是否改善、跨主动脉瓣压力梯度的大幅降低、术后是否存在人工瓣膜假体与患者不匹配。与自膨胀的 TAVR 瓣膜相比，球囊扩张的 TAVR 瓣膜可能更有利于二尖瓣反流减轻。

准确预测个体患者的二尖瓣反流是否能够在主动脉瓣置换术后改善是困难的。对于是否应该在 SAVR 或 TAVR 时处理二尖瓣反流，尚缺乏随机对照研究，因此也没有循证建议。

表 23-2-1　外科主动脉瓣置换术(SAVR)/ 经导管主动脉瓣置换术(TAVR)后二尖瓣反流严重程度变化的相关因素

改善	无改善，恶化
继发性二尖瓣反流	原发性二尖瓣反流
左心室扩张，LVEF 降低	左心室无扩张，LVEF 正常
跨主动脉瓣平均压差≥40mmHg	跨主动脉瓣平均压差 <40mmHg
跨主动脉瓣峰值压差≥60mmHg	跨主动脉瓣峰值压差 <60mmHg
不存在人工瓣膜与患者不匹配	人工瓣膜与患者不匹配

续表

改善	无改善,恶化
左心房及二尖瓣环无扩张	左心房或二尖瓣环扩张
无心房颤动	心房颤动
无肺动脉高压	肺动脉高压
术后无或仅有轻度残留主动脉瓣反流	术后残留主动脉瓣反流超过中度
球囊扩张瓣膜	自膨胀瓣膜(尤其置入位置较深时)
有冠状动脉疾病或既往心肌梗死	无冠状动脉疾病或既往心肌梗死

注：LVEF,左心室射血分数。

四、二尖瓣反流合并主动脉瓣反流

二尖瓣反流合并主动脉瓣反流可能是原发性的,也可能是继发性的。原发性病变是由于病变同时累及了二尖瓣和主动脉瓣,继发性的情况多见于重度主动脉瓣反流引起左心室扩张重塑,导致二尖瓣环扩张。在正常的情况下,功能健全的二尖瓣可以保护左心房和肺静脉,使左心房和肺循环不至于受左心室压力升高的影响,二尖瓣反流使这种保护作用消失。

二尖瓣反流合并主动脉瓣反流会产生严重的容量过负荷,同时又伴有主动脉瓣反流带来的心室内压力超负荷,极易发生左心室失代偿。在慢性二尖瓣反流和主动脉瓣反流发生时,左心室明显扩张,左心室压力容积环明显右移,此时,左心室收缩末期和舒张末期容积增加,射血分数降低。伴随着左心室的扩大,搏出量虽然未必下降,但部分血流穿梭于主动脉和左心室,部分血流反流至左心房,实际的前向血流明显减少。随着病程的进展,左心室的重塑扩张导致二尖瓣环进一步扩大,加之舒张期左心室压力升高,会使二尖瓣反流进一步加重,患者症状恶化。

急性二尖瓣反流合并主动脉瓣反流的情况常发生于感染性心内膜炎,感染同时累及二尖瓣和主动脉瓣,导致腱索断裂或瓣膜穿孔。急性二尖瓣反流和主动脉瓣反流发生时,由于左心室未充分代偿,左心室扩张常不明显,但心室舒张末期压力会明显升高,进一步导致左心房压升高、肺淤血和肺水肿,患者可在短期内出现左心衰竭和急性肺水肿。

相比于单一瓣膜的病变,主动脉瓣反流合并二尖瓣反流的患者往往症状更加严重,左心室功能更差,术后短期死亡率和左心功能不全发生率更高,随着时间的延长左心室功能最终可以改善。尽管如此,与单瓣膜病变患者相比,主动脉瓣反流合并二尖瓣反流的患者术后生存率显著降低且更常出现术后的持续症状。

五、左心瓣膜疾病合并三尖瓣反流

功能性三尖瓣反流最常见于二尖瓣狭窄和二尖瓣反流患者,也会发生于部分主动脉瓣狭窄或主动脉瓣反流患者。左心瓣膜疾病,不论是二尖瓣病变还是主动脉瓣病变,最终都会导致左心房压升高,继发肺淤血和肺动脉高压,引起右心室重塑和三尖瓣环扩张,从而导致继发性三尖瓣反流;肺动脉高压和三尖瓣反流又会导致右心房扩张和心房颤动的发生,这两种情况都可以进一步加重三尖瓣反流。除功能性三尖瓣反流外,左心瓣膜疾病也可能合并原发性三尖瓣反流,病因包括风湿热、类癌综合征、心内膜炎、Ebstein 畸形或创伤损害瓣膜结构等;此外,由经静脉起搏器或埋藏式心脏转复除颤器导线置入或去除引起的直接瓣膜损害也可导致三尖瓣反流。

继发性三尖瓣反流与患者预后不良相关,可能继发于多种影响预后的因素,包括左心室舒张功能不全、肺动脉高压、右心室功能不全和/或心房颤动。因此,目前尚不清楚三尖瓣反流本身是一个独立的预后标志,还是仅仅为一个替代标志[5]。如果在主动脉瓣/二尖瓣置换术时不对三尖瓣进行治疗,三尖瓣反流可能会随着时间的推移而恶化,并可能导致术后显著的发病率和死亡率。因为三尖瓣反流的严重程度受容量变化影响较大,有研究显示:相比于三尖瓣反流的严重程度,三尖瓣环的大小及瓣叶对合情况预示着预后不良,三尖瓣环直径≥40mm(≥21mm/m^2)已被证明可以预测术后中重度三尖瓣反流的发展[6]。

第三节　联合瓣膜疾病的术前评估及准备

除了患者的一般情况、病史、症状体征、脏器功能和辅助检查外,联合瓣膜疾病的术前评估应重点分析引起多瓣膜病变的原因,哪个瓣膜的病变为主要矛盾,多个瓣膜病变的关系,病变程度有没有被低估的情况,以及与多瓣膜手术相关的手术并发症和死亡率。据STS数据库的信息,双瓣膜置换术的平均手术死亡率是单瓣膜置换术的2倍(10.7% *vs.* 5.7%)[7]。因此,决策时需要权衡患者的预期寿命与未经手术纠治的瓣膜的预期自然病史及再次手术的风险。应该考虑主动脉瓣置换术后二尖瓣反流自发改变的可能性,对于主动脉瓣或二尖瓣疾病合并三尖瓣反流的患者,要对三尖瓣环大小、瓣叶对合状况和右心室的功能进行系统评估,预测术后三尖瓣反流是否会进展。同时,应评估手术可修复性以及经导管途径手术的可行性。

联合瓣膜疾病的术前准备与单瓣膜手术并无本质区别,与单一瓣膜手术相比,在联合瓣膜疾病患者中,感染性心内膜炎和充血性心力衰竭更加多见,患者的病情也往往更加复杂严重。

一、感染性心内膜炎

感染性心内膜炎是指由细菌、真菌和其他微生物(如病毒、衣原体等)直接感染而产生瓣膜或心室壁内膜的炎症。联合瓣膜疾病患者中感染性心内膜炎多见,好发于青壮年,常以反复发热起病,病原体通常为金黄色葡萄球菌或草绿色链球菌,有时为表皮葡萄球菌、肺炎球菌或淋球菌。临床表现除发热外,常伴有心脏杂音,以及皮肤、黏膜的瘀点、瘀斑及Osler结节等,赘生物脱落后易引起动脉栓塞,可见于20%~40%的患者;非特异症状包括贫血和脾大,尤以贫血多见。

病例　感染性心内膜炎

病案摘要

患者,男,63岁。反复咳嗽、咳白痰3月余,无畏寒、发热、胸闷、胸痛、心悸,无呼吸困难,无夜间端坐呼吸。曾行超声心动图检查诊断为"感染性心内膜炎",多次接受抗感染治疗,但咳嗽咳痰仍反复发作。4周前和2周前血培养均提示草绿色链球菌阳性(头孢曲松敏感;美罗培南敏感;万古霉素敏感)。选用敏感抗生素治疗后咳嗽、咳痰好转。目前NYHA心功能Ⅲ级。

体格检查:神清气平,体温正常;心率80次/min,律齐。听诊可及心尖区收缩期3/6级杂音、主动脉瓣区舒张期3/6级杂音。

入院后血培养:阴性。

血常规和生化检测:Hb 7.8g/dl,白蛋白28g/L,C反应蛋白26.7mg/L。

头颅MRI:脑内散在腔隙性梗死灶,部分急性或亚急性脑梗死。

CT:双侧胸腔积液。

超声心动图:主动脉瓣赘生物形成,左冠瓣穿孔伴重度主动脉瓣反流,升主动脉增宽;二尖瓣赘生物形成,前叶瓣瘤形成并破溃伴重度反流;重度肺动脉高压伴中度三尖瓣反流;极少量心包积液;射血分数 72%。见表 23-3-1。

表 23-3-1　超声心动图测量值

参数	测量值	正常值
主动脉根部内径 /mm	34	20~37
左心房内径 /mm	52	19~40
左心室舒张末期内径 /mm	62	35~56
左心室收缩末期内径 /mm	36	23~35
室间隔厚度 /mm	11	6~11
左心室后壁厚度 /mm	11	6~11
肺动脉收缩压 /mmHg	60	<40

【问题 1】此患者的术前诊断和病理生理是什么?

临床思路

知识点　　感染性心内膜炎的诊断标准

改良 Duke 标准见表 23-3-2。

表 23-3-2　感染性心内膜炎诊断的改良 Duke 标准

主要标准: 1. 2 次不同时间血培养检出同一典型感染性心内膜炎致病微生物 2. 多次血培养检出同一符合感染性心内膜炎的致病微生物 3. Q 热病原体 1 次血培养阳性或其 IgG 抗体滴度 >1∶800 4. 发现心内膜受累证据(PET/CT、SPECT) 5. 超声心动图提示感染性心内膜炎
次要标准: 1. 易患因素:有结构性心脏疾病或静脉吸毒史 2. 发热,低温大于 38℃ 3. 血管征象:大动脉栓塞、脓毒性肺梗死、细菌性动脉瘤、颅内出血、结膜出血和 Janeway 损害 4. 免疫征象:肾小球肾炎、Osler 结节、Roth 斑及类风湿因子阳性 5. 微生物证据:有不符合主要标准的血培养阳性,或有活动性感染的血清学证据
诊断:符合 2 个主要标准;或 1 个主要标准和 3 个次要标准;或 5 个次要标准

该患者符合改良 Duke 标准中的 2 个主要标准(超声心动图提示感染性心内膜炎及 2 次血培养阳性),诊断为"感染性心内膜炎;重度主动脉瓣反流,重度二尖瓣反流,中度三尖瓣反流;重度肺动脉高压;NYHA 心功能Ⅲ级"。病理生理改变为:感染侵犯主动脉瓣和二尖瓣引起瓣膜赘生物形成和穿孔毁损,导致重度主动脉瓣反流和重度二尖瓣反流并存。病程 3 月余,容量过负荷已引起左心室扩张,且由于左心室舒张末期压力(LVEDP)增高和二尖瓣反流导致左心房明显扩张和肺动脉压力明显升高,右心后负荷的增加又导致

继发性三尖瓣中度反流。

【问题 2】该患者的诊疗方案和围手术期管理要点是什么?

临床思路 在接受抗生素治疗的感染性心内膜炎患者中,可能需要在抗生素治疗完成前进行手术,早期手术的指征见表 23-3-2。心力衰竭通常由于瓣膜破坏造成的急性主动脉瓣或二尖瓣关闭不全引起。瓣周脓肿也可扩展到邻近的心脏传导组织,导致传导阻滞。脓毒症栓塞可堵塞或破坏体循环或肺循环中的任何部位,造成脑卒中、肢体缺血、肺栓塞等并发症。中枢神经系统发生栓塞事件而无出血和严重神经功能损害的患者,接受心脏手术的风险尚可接受,但对于出血性脑卒中患者,外科手术至少延迟 4 周为宜。

知识点

感染性心内膜炎手术干预的推荐见表 23-3-3[8]。

表 23-3-3 感染性心内膜炎早期手术推荐

患者情况	推荐级别	证据等级
感染性心内膜炎导致瓣膜功能不全引起心力衰竭的症状或体征	I	B
因金黄色葡萄球菌、真菌或其他耐药菌引起的左心系统的心内膜炎	I	B
合并心脏传导阻滞、瓣环或主动脉脓肿或破坏性穿透性病变	I	B
在适当抗生素治疗后依然存在持续性感染的证据(持续性菌血症或发热持续超过 5 天,并排除其他感染部位和发热因素)	I	B
植入起搏器或其他心内电子设备后确诊感染性心内膜炎	I	B
适当抗生素治疗后,反复出现栓子、栓子持续存在或赘生物扩大	Ⅱa	B
左心系统可活动的赘生物,长度 >10mm	Ⅱb	B
有手术指征的感染性心内膜炎患者发生卒中,但没有颅内出血的证据和明显的神经系统损害表现	Ⅱb	B
复发性的人工瓣膜的感染性心内膜炎	I	C

该患者诊断明确,瓣膜破溃穿孔,心功能Ⅲ级,头颅 MRI 提示反复栓塞事件。故存在早期手术指征。由于原发病为感染,患者存在贫血、低蛋白血症等消耗状态。故应重视围手术期支持治疗,包括继续控制感染、纠正贫血、吸氧和营养支持。

手术前对血流动力学的评估和管理原则为:适度镇静,维持适当的前负荷;维持冠状动脉和重要脏器灌注的前提下,适当降低后负荷;使用正性肌力药物维持心肌收缩力;维持窦性节律和稍快的心率。

【问题 3】如何在术前对该患者进行前负荷的监测和管理?

临床思路 主动脉瓣反流和二尖瓣反流并存的情况下,左心室容量负荷增加,同时心力衰竭引起交感神经兴奋,儿茶酚胺和醛固酮分泌增多,外周血管收缩,进一步增加循环血量。而拟行心脏手术的患者为优化术前心功能,往往在术前已接受利尿、限液治疗,故进入手术室时处于低血容量状态者居多。对于该患者而言,一方面,主动脉瓣反流和二尖瓣反流可能掩盖低血容量状态,而过分的低血容量可致有效前向血流进一步减少,心排血量显著降低,导致诱导期严重低血压和重要脏器灌注不足;另一方面,也要避免无监测下过快输液，警惕容量过负荷导致肺水肿。因此，可根据中心静脉压（CVP）、肺动脉导管监测、TEE 监测、基于动脉压力波形计算的每搏量变异度（SVV）来判断是否处于容量过低的状态。

CVP 作为右心室前负荷的指标，在有中度以上三尖瓣反流时，会高估容量状况，且不能准确反映右心室功能。较低的 CVP 往往提示存在严重的有效血容量不足。要注意连续测量的趋势比单纯的数值更有意义。CVP 与左心前负荷之间的联系很小。

肺动脉导管可以观察到 CVP 无法反应的肺动脉压（PAP）和肺动脉楔压（PAWP）的变化，并通过 PAWP 和肺动脉舒张压（DPAP）来估测左心房压和左心室舒张末期压力（LVEDP），用以评估左心室前负荷。但当存在肺血管疾病或二尖瓣病变时，DPAP 和 PAWP 则无法准确反映 LVEDP。二尖瓣反流时，PAWP 中增大的 V 波会导致对 LVEDP 的高估。在主动脉瓣关闭不全时，由于二尖瓣过早关闭，则导致 PAWP 对 LVEDP 的低估。因此当存在复杂的联合瓣膜病变时，肺动脉导管并不是准确的前负荷测量方法。此外，由于三尖瓣反流、肺动脉高压等因素，可能导致导管难以放置到位。

超声心动图可通过直接观察或测量左心室舒张末期容积（LVEDV）来评估前负荷，动态观察尤其能比较客观地反映前负荷的变化。诱导后 TEE 能更清晰地显示左心情况，实时观察二尖瓣和主动脉瓣的运动和血流形态，以及左心室充盈和左心房瘀滞程度。

SVV 等基于脉搏波形分析的技术，但打开胸腔后、动脉波形不良、心律失常及体循环阻力突然变化时不适用。故在需要接受体外循环（CPB）的瓣膜手术患者中实用性不高。

二、充血性心力衰竭

联合瓣膜疾病较单一瓣膜疾病更易发生充血性心力衰竭。充血性心力衰竭患者的术前风险评估主要包括三个方面：①心室功能不全的病因，这对设定围手术期血流动力学管理目标非常重要；②心室功能不全的程度，左心室收缩功能不全是心脏手术并发症和死亡的一个已知预测因素，右心室功能不全可能与心脏手术后的较差结局有关；③肺动脉高压，会使并发症和死亡风险增加，术前应仔细评估，必要时放置肺动脉导管。

长期使用 β 受体拮抗剂的患者应在围手术期继续使用。对于 ACEI 和 ARB，应根据药物的适应证、患者的血压及计划的手术和麻醉类型，个体化决定是否停药。如担心发生低血压，可在手术当日晨停药，但术后应尽快恢复用药。长期口服醛固酮拮抗剂会导致高钾血症，术前应检查血钾水平，围手术期是否继续使用可基于个体选择。对于接受利尿剂治疗的患者，围手术期的利尿剂使用和用量取决于对容量状态的评估。术前口服地高辛的患者推荐围手术期继续使用，但必须做好治疗地高辛诱发其他心律失常的准备。

术前液体管理原则：充血性心力衰竭患者术前应该限制液体入量，尤其对于术前有肺水肿（呼吸困难、呼吸急促、低氧血症）或明显外周水肿的患者；部分心力衰竭患者会伴有心肾综合征，术前即有肾功能减退，改善全球肾脏病预后组织（KIDGO）四期肾功能不全（eGFR<30ml/min）的患者应该进行肾脏替代治疗。对于长期使用利尿剂的患者，应监测电解质及酸碱状况，警惕低钾血症、高钠血症、代谢性碱中毒及利尿剂引起的肾功能损害。

病例　主动脉瓣反流合并二尖瓣反流

病案摘要

患者，男，53 岁。胸闷乏力 2 月余，活动耐量下降，可缓步登 1~2 层楼。否认发热、胸痛、呼吸困难。有慢性肾功能不全史。

超声心动图：左心房、左心室室增大伴左心室整体收缩活动减弱，LVEF 40%；中度二尖瓣反流；主动脉瓣三叶式，形态正常，开放不受限。升主动脉增宽，重度主动脉瓣反流。右心房内径正常，右心室基底段内径正常，右心室壁厚度正常，右心室收缩活动尚可。见表 23-3-4。

表 23-3-4　超声心动图测量值

参数	测量值	正常值
主动脉根部内径 /mm	34	20~37
左心房内径 /mm	45	19~40
左心室舒张末期内径 /mm	67	35~56
左心室收缩末期内径 /mm	61	23~35
室间隔厚度 /mm	11	6~-11
左心室后壁厚度 /mm	11	6~11
肺动脉收缩压 /mmHg	31	<40

心肌标志物：cTnT 0.032ng/ml；NT-proBNP 9 832pg/ml。

肾功能：肌酐 341μmol/L，eGFR 17ml/（min·1.73m^2）。

冠状动脉造影：左主干未见明显狭窄，左前降支中段狭窄 40%，第一、第二对角支及回旋支、第一钝缘支未见狭窄，第二钝缘支狭窄 30%，右冠状动脉中段狭窄 30%，左心室后支及后降支未见明显狭窄。

【问题 1】患者心功能不全的原因是什么？

临床思路　该患者的临床诊断为“非风湿性主动脉瓣关闭不全，非风湿性二尖瓣关闭不全，NYHA 心功能Ⅲ级；慢性肾功能不全（CKD 4 期）；高血压病 3 级（高危）”。心功能不全的可能原因：长期肾性高血压所致左心室后负荷过高导致重度主动脉瓣反流，左心室扩张，继发功能性二尖瓣反流，终致左心功能不全。需要与扩张型心肌病甄别。后者同样表现为左心室扩大、整体收缩活动减弱及射血分数降低；但扩张型心肌病不会引起重度主动脉瓣关闭不全，影像学上常可见心室变薄及纤维化，多巴酚丁胺负荷超声心动图显示为心肌收缩储备功能差。

该患者术前可通过多巴酚丁胺负荷超声心动图试验评估左心功能储备。

知识点

多巴酚丁胺负荷试验：通过正性肌力药物增强心肌收缩力、增加心肌氧耗诱发局部室壁运动异常，可联合超声心动图或单光子发射计算机断层成像（singlephoton emission computed tomography，SPECT），预测心肌收缩功能储备及心肌存活性。在瓣膜病患者中，多巴酚丁胺负荷超声心动图可辅助判断低流量低压力梯度的主动脉瓣狭窄的真实严重程度。

【问题 2】该患者若出现体外循环（CPB）停机困难，如何处理？

临床思路　CPB 停机困难的原因是多方面的，可能是术前即已存在的心肌受损和心功能减退，也可能是 CPB 后心肌顿抑或新发生的心肌受损（术中停搏液灌注不均匀，冠状动脉内气栓、冠状动脉粥样斑块脱落、人工主动脉瓣环阻塞冠状动脉开口、逆行灌注停搏液时误伤冠状静脉窦等）。其他少见的原因是机体内环境紊乱、CPB 后血管麻痹综合征和术后氧合不能维持。外科原因包括心脏手术修复欠佳或血管再通不充分。并且各种因素会相互影响导致恶性循环。存在高龄、左心室功能不全、既往心脏手术史、凝血功能障碍、心肺转流持续时间较长等因素更增加停机失败的可能性。

因此，心功能越差的患者，停机越要缓慢。若血流动力学不稳定，切不可仓促停机。务必通过 TEE 及其他有创监测，明确存在的问题。反复评估心率、节律、前后负荷、心肌收缩力和氧供需平衡因素；纠正低温、血液稀释、低钙、低镁和血钾异常及酸碱平衡紊乱；调整外周血管阻力；调整呼吸参数。低心排血量依然不能纠正的情况，建议使用机械辅助装置，包括心外膜临时起搏器、主动脉内气囊反搏术（IABP）或体外膜肺氧合（ECMO）。

知识点　　低心排血量综合征

低心排血量综合征（low cardiac output syndrome）是心脏手术 CPB 后常见的严重并发症之一，以心泵功能减退，氧输送不足，致终末器官灌注不足、缺血乏氧为特征。定义为排除低血容量后，仍然存在心脏指数 $<2.0L/(min \cdot m^2)$，收缩压 <90mmHg，以及组织缺氧体征（肢端、皮肤湿冷，少尿，乳酸增高）。危险因素包括术前心功能不全（尤其当 EF<35%）、心肌缺血、心肌保护差、再灌注损伤、心脏手术修复欠佳或血管再通不充分。及时识别低心排血量综合征后，通常需要增加正性肌力药物的用量，或使用机械辅助装置来稳定循环，并优化氧供以保障组织代谢和器官功能。

第四节　联合瓣膜疾病的手术方式及围手术期管理

对于联合瓣膜疾病，保守治疗、外科手术治疗还是介入手术治疗，现有的证据较少，围手术期的管理策略也普遍参考单一瓣膜病变的管理。目前尚无针对多瓣膜疾病的循证管理策略，心脏瓣膜团队应采取个体化治疗方案。首先明确占主导地位的瓣膜病变，判断是否存在低流量低压力梯度的主动脉瓣狭窄 / 二尖瓣狭窄，是否存在对病变严重程度的低估，其次，明确血流动力学管理目标。整个决策的制订应包括评估每个独立的瓣膜病变、对心功能的整体影响、手术风险、预期寿命、未治疗瓣膜病变的自然病史，以及瓣膜修复和 / 或经导管瓣膜手术的适宜性。

一、手术指征及手术方式选择

联合瓣膜疾病的手术指征及手术方式选择多参考美国心脏协会（American Heart Association，AHA）/ 美国心脏病学会（American College of Cardiology，ACC）指南[7]以及 2017 年欧洲心脏病协会（European Society of Cardiology，ESC）/ 欧洲心胸外科协会（European Association for Cardio-Thoracic Surgery，EACTS）指南[9]。可简单概括如下（图 23-4-1）。

1. 当两个或多个瓣膜病变程度都是重度时，如果一个瓣膜未经治疗术后发生功能不全的概率极高，因此，指南对同时行联合瓣膜手术都给予了Ⅰ级推荐。

2. 一个瓣膜病变程度为重度，另一个瓣膜病变程度达不到重度的情况，应首先考虑重度病变的瓣膜，对另一个瓣膜的手术推荐级别多为Ⅱ级推荐。

3. 当两个或多个瓣膜病变程度都是中度时，如经判断，患者的症状和心功能减退完全由于这些瓣膜病变所引起，可考虑行外科手术或经导管手术，因为经导管手术的证据有限，尚未被现有的指南所覆盖。此时，需要仔细评估心室的容量状况、肺动脉压力、BNP 水平、心功能状况、最大氧消耗量、运动时的肺动脉压力，以期作出最合理的判断与选择。

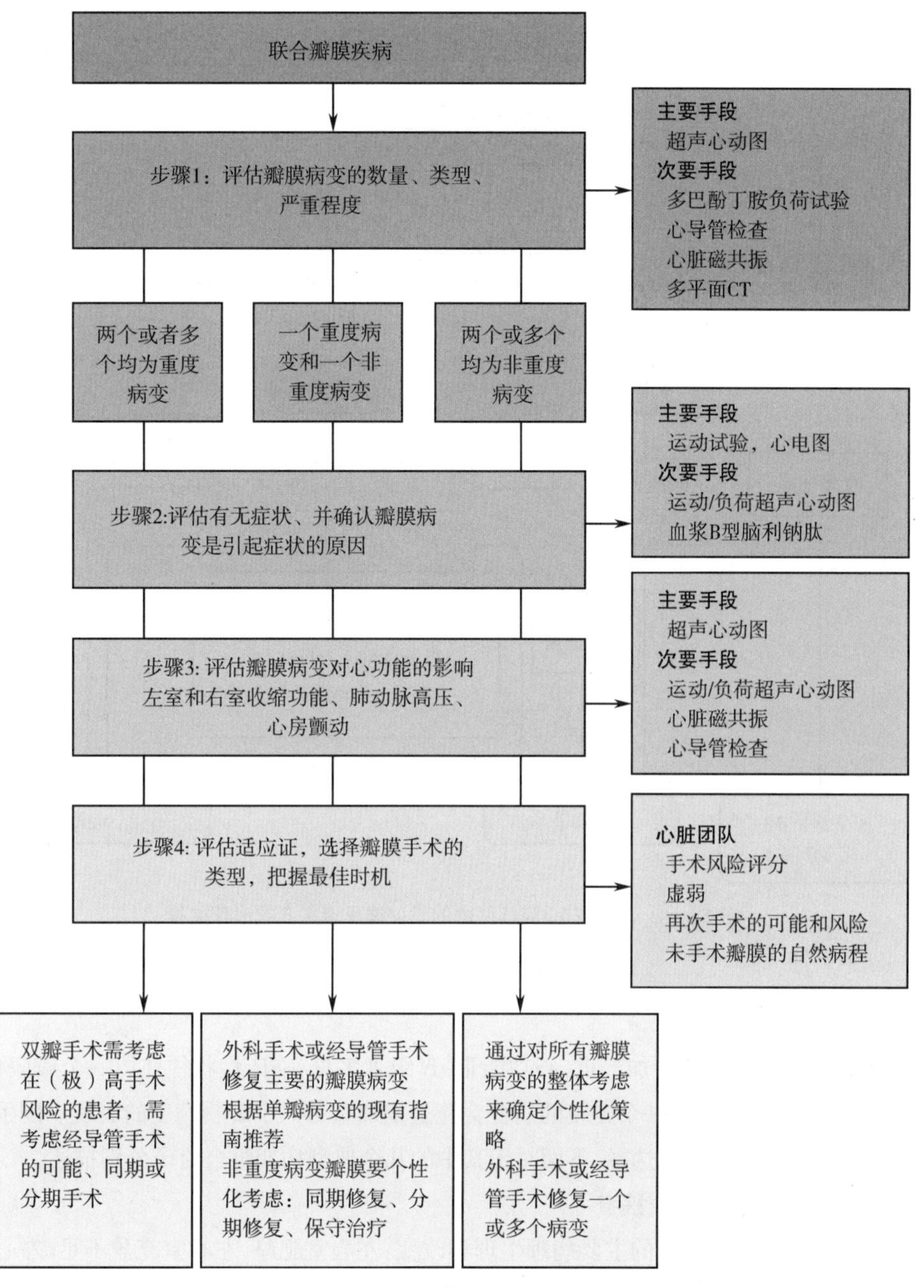

图 23-4-1　联合瓣膜疾病的手术选择原则

4. 单一瓣膜的混合性病变，同样包括：①重度狭窄合并重度反流；②重度狭窄（或反流）合并非重度反流（或狭窄）；③中度狭窄合并中度反流。前两者手术治疗并无争议，中度狭窄和中度反流并非传统的手术指征，此时，应综合考虑症状、运动耐力、左心室功能状况、肺动脉压力，谨慎作出是否手术的决断。

当患者需进行双瓣置换时，建议在两个部位使用相同类型的人工瓣膜（生物瓣或机械瓣），以免丧失选择每种瓣膜的优势。即避免将抗凝风险和生物瓣衰败风险叠加在一起。

继发性三尖瓣关闭不全是远期死亡的独立预测因素，在行主动脉瓣或二尖瓣手术时对于并存的三尖瓣关闭不全是否予以同期处理，AHA/ACC 和 ESC/EACTS 指南提出了治疗建议（图 23-4-2）[7,9]。对于因主动脉瓣或二尖瓣疾病进行手术的重度三尖瓣关闭不全患者，建议修复或置换三尖瓣（Ⅰ类推荐）。如果患者存在轻度或中度三尖瓣关闭不全以及三尖瓣瓣环扩张（Ⅱa 类推荐）或肺动脉高压伴三尖瓣瓣环扩张（Ⅱb 类推荐），则应考虑对行左心瓣膜手术的患者实施三尖瓣修复。

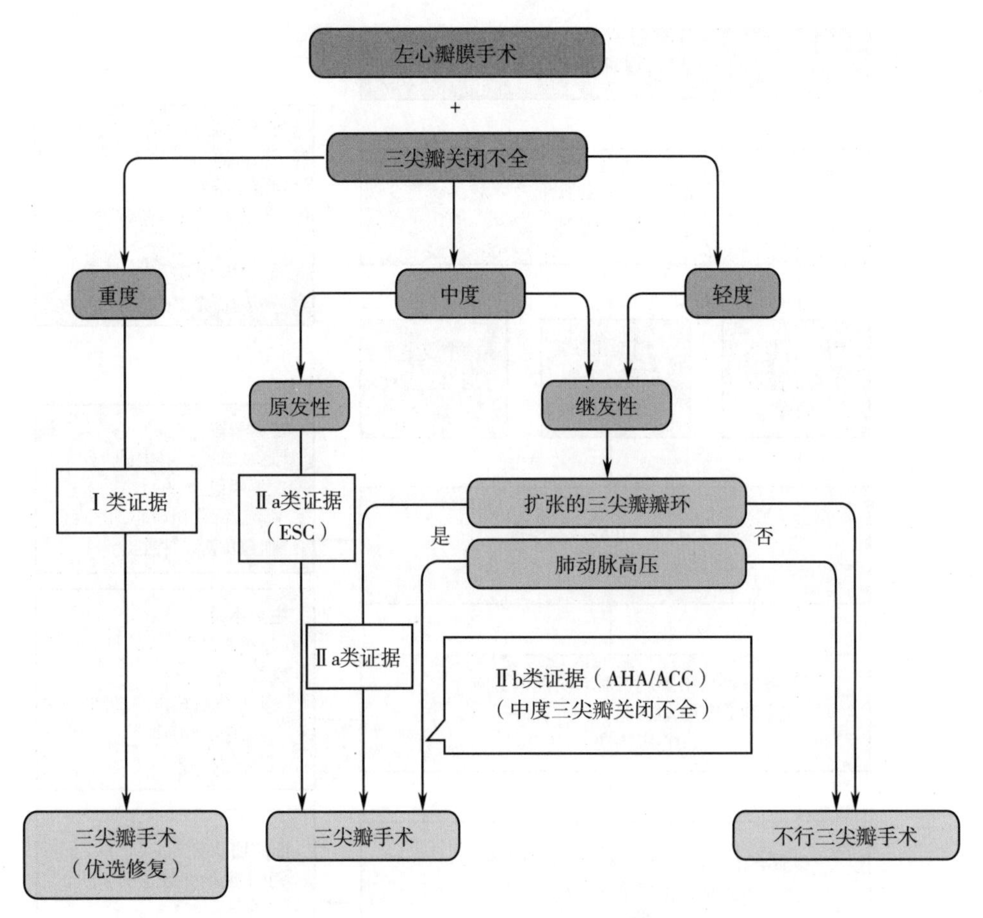

图 23-4-2　对行左心瓣膜手术的三尖瓣反流患者的治疗推荐

二、围手术期管理的原则

联合瓣膜手术患者往往病情更加严重，心功能Ⅲ~Ⅳ级者多见，临床症状往往以一个瓣膜病变为主，但另一个瓣膜病变不容忽视，也可能一个瓣膜的病变会掩盖或加重另一个瓣膜病变的表现。围手术期的管理应根据患者具体的病理生理学变化选择，下面对于其中的几个典型病变组合给予分别描述。

（一）二尖瓣狭窄合并主动脉瓣狭窄

二尖瓣狭窄合并主动脉瓣狭窄的主要病理生理学改变：左心室肥厚、左心室充盈不足、左心室后负荷增大，左心房扩张和肺动脉高压。如果患者合并心房颤动，可能会进一步影响左心室的充盈。

二尖瓣狭窄合并主动脉瓣狭窄的血流动力学管理目标：维持稍慢的心率，合并心房颤动者应控制心室率；维持相对充裕的前负荷，但也要注意补液速度不能太快，以防发生肺水肿；维持正常的心肌收缩力，避免心脏过度兴奋；维持后负荷，避免后负荷明显降低。

此类患者由于左心室充盈不足，如果发生快心房颤动、低血容量，会进一步损害左心室充盈，麻醉诱导时极易发生低血压，并可能进一步导致肥厚的左心室缺血，发生心律失常等恶性事件。因此，麻醉诱导前应重视容量状况，适当补充容量，术前口服地高辛的患者可口服至手术当日晨；心室率快的患者如果不伴有心室收缩功能减低，可以考虑使用艾司洛尔控制心室率；伴有心房颤动的患者可谨慎使用胺碘酮减慢心室率。麻醉诱导应小剂量叠加式给药，并酌情使用血管收缩药（如去甲肾上腺素）维持血压。

主动脉瓣狭窄合并二尖瓣狭窄会出现低流量低压力梯度的改变，导致对瓣膜狭窄程度产生低估，因此，在评估和处理病情时，需要小心谨慎，避免误判。

病例 联合瓣膜疾病

病案摘要

患者，女，84 岁。50 年前体格检查发现风湿性心脏病，因无不适，未处理。1 个月前无明显诱因下出现胸闷气促，程度剧烈，伴夜间阵发性呼吸困难。

超声心动图：风湿性心脏病（联合瓣膜病）：中度二尖瓣狭窄伴轻中度反流（二尖瓣增厚，瓣叶开放呈圆隆状，平均压差 4mmHg，三维描记瓣口面积约 1.4cm²，关闭形态未见异常）；重度主动脉瓣狭窄伴中重度反流（瓣膜增厚钙化，开放受限，估测峰值流速 3.7m/s，峰值压差 55mmHg，平均压差 24mmHg，三维超声估测有效瓣口面积约 0.6cm²），升主动脉增宽；左心室壁增厚，左心室整体收缩活动减弱，EF 54%；中度肺动脉高压。见表 23-4-1。

表 23-4-1 超声心动图测量值

参数	测量值	正常值
主动脉根部内径 /mm	29	20~37
左心房内径 /mm	50	19~40
左心室舒张末期内径 /mm	53	35~56
左心室收缩末期内径 /mm	38	23~35
室间隔厚度 /mm	12	6~11
左心室后壁厚度 /mm	12	6~11
肺动脉收缩压 /mmHg	53	<40

【问题 1】此患者的病理生理特点是什么？

临床思路 该患者为联合瓣膜病变，二尖瓣狭窄合并主动脉瓣狭窄及主动脉瓣反流。二尖瓣的血流速度和平均压差未达到中度二尖瓣狭窄（中度二尖瓣狭窄的平均跨瓣压差定义为 6~10mmHg），但三维描记瓣口面积只有 1.4cm²，为低流量低压力梯度的二尖瓣狭窄。主动脉瓣峰值流速 3.7m/s，平均压差 24mmHg，未达到重度主动脉瓣狭窄的标准（重度主动脉瓣狭窄定义为峰值流速大于 4m/s，峰值压差大于 40mmHg），但三维超声估测有效瓣口面积约 0.6cm²，达到重度主动脉瓣狭窄的标准，为低流量低压力梯度的主动脉瓣狭窄。

患者 EF 正常，但症状严重。一方面由于二尖瓣狭窄合并主动脉瓣狭窄，左心室充盈减少，同时射血阻力增加，导致心脏做功增加伴每搏量减少；另一方面，由于合并中重度主动脉瓣反流，二尖瓣狭窄和主动脉瓣反流互相抵消，左心室舒张末期容积（LVEDV）并未增大，部分血流在收缩期和舒张期穿梭于主动脉和左心室，前向血流进一步减少，致使患者出现外周组织灌注不足，及左心房淤血扩张，肺动脉压力升高。

【问题 2】该患者麻醉诱导的原则和实施方案是什么？

临床思路 该患者虽然 EF 值正常，但病理生理复杂，诱导应该加倍谨慎。两个瓣膜均以狭窄病变更显著，故诱导原则应该遵循二尖瓣狭窄合并主动脉瓣狭窄的管理原则。应小剂量滴定给药，尽量选择对心肌抑制轻微的麻醉药物（如依托咪酯和长效阿片类药物舒芬太尼），减慢诱导速度，必要时泵注血管活性药物

（如去甲肾上腺素），力求血流动力学稳定。

【问题3】该患者的手术方式选择什么？

临床思路 该患者高龄，同时合并有心房颤动和脑卒中病史，虚弱指数评分为重度虚弱。外科联合瓣膜手术高危。结合病史、症状体征及辅助检查，心脏团队决定行经导管主动脉瓣置换术（TAVR）纠治主动脉瓣病变，同时行经导管二尖瓣球囊扩张术，改善二尖瓣狭窄。

TAVR能迅速解除瓣膜的机械梗阻，降低主动脉瓣跨瓣压差，术后能迅速减轻左心室的后负荷，改善患者心功能。

术后超声心动图报告：轻度二尖瓣狭窄伴轻度反流（二尖瓣增厚，瓣叶开放呈圆隆状，平均压差3mmHg，瓣口面积约1.8cm^2）；TAVR后人工主动脉瓣未见异常（峰值压差11mmHg，平均压差7mmHg，轻微瓣周反流），左心室心尖部收缩活动减弱；EF 50%。术后左心房和左心室内径明显减小，肺动脉压力降低。EF虽然没有增加，但因为穿梭血流和无效搏出消失，有效前向血流明显增加。左心室的后负荷减小，左心室整体收缩功能改善。见表23-4-2。

表23-4-2 术后超声心动图测量值

参数	测量值	正常值
主动脉根部内径/mm	31	20~37
左心房内径/mm	41	19~40
左心室舒张末期内径/mm	47	35~56
左心室收缩末期内径/mm	34	23~35
室间隔厚度/mm	12	6~11
左心室后壁厚度/mm	12	6~11
肺动脉收缩压/mmHg	35	<40

（二）二尖瓣狭窄合并主动脉瓣反流

临床上，单纯的二尖瓣狭窄合并单纯的主动脉瓣反流相对少见，可见于先天性或结缔组织病引起的主动脉瓣反流合并风湿性的二尖瓣狭窄。更常见的情况是风湿性瓣膜病，风湿性主动脉瓣反流是由于瓣叶增厚挛缩引起，在关闭不全的同时多合并不同程度的主动脉瓣狭窄。

理论上，二尖瓣狭窄合并主动脉瓣反流的病理生理学改变为主动脉瓣反流引起左心室扩张和左心容量超负荷，二尖瓣狭窄会抵消主动脉瓣反流引起的左心室容量过负荷和脉压增大，因此会部分抵消和掩盖主动脉瓣反流的症状。

二尖瓣狭窄合并主动脉瓣反流的血流动力学管理目标：应判断病变更加严重瓣膜，引起患者的症状和体征的主要病变，以此来决定血流动力学管理目标。如患者表现为劳力性呼吸困难、左心房增大、心房颤动、“二尖瓣面容”，则应遵循二尖瓣狭窄的血流动力学管理目标；如患者表现为左心室增大和EF降低、脉压大、水冲脉，则应遵循主动脉瓣反流的血流动力学管理目标。

（三）二尖瓣反流合并主动脉瓣狭窄

二尖瓣反流合并主动脉瓣狭窄的病理生理学改变（详见第二十三章）。对于退行性主动脉瓣狭窄，如合并冠心病引起的二尖瓣反流，则情况更加复杂，患者常同时伴有左心室整体收缩功能减退，术前需要仔细评估。

二尖瓣反流合并主动脉瓣狭窄的血流动力学管理目标：主动脉瓣狭窄合并二尖瓣反流患者病情较单个瓣膜疾病的患者复杂。此二者的血流动力学管理目标并不一致、甚至相反。对主动脉瓣狭窄有益的治疗可能会加重二尖瓣反流的病情。因此，应该根据患者当前的症状特点确定治疗重点。若患者出现晕厥、心绞痛等症状，超声心动图主要表现为左心室肥厚、左心室心腔狭小和舒张功能不全，应主要按照主动脉瓣狭窄的血流动力学管理目标进行治疗；若患者出现明显呼吸困难、肺水肿等肺淤血症状，超声心动图表现为左心室扩张、EF降低和左心房增大，则主要针对二尖瓣反流及左心衰竭进行治疗。由于主动脉瓣狭窄较易导致致命事件发生，因此在血流动力学管理时应优先考虑。鉴于微小的血流动力学异常都可能迅速导致心力衰竭，治疗中必须小心谨慎，并注意维持患者自身的血流动力学常态，避免过多干扰。

病例　主动脉瓣膜疾病合并冠心病

病案摘要

患者，男，61岁。3年前始反复劳累后感胸闷气急，伴心悸，休息后可缓解，无咳嗽咳痰；近1个月两次发生夜间突发胸痛气急，10分钟后可自行缓解。

冠状动脉造影：左主干未见明显狭窄，左前降支开口次全闭塞，右冠状动脉近端狭窄30%，其余主要血管未见明显狭窄。

cTnT 0.01ng/ml，BNP 529pg/ml。

超声心动图：主动脉瓣增厚钙化伴中度狭窄及中度反流；左心房增大伴中度偏多二尖瓣反流，二尖瓣不增厚，瓣叶开放不受限，瓣口面积正常，关闭形态未见异常；左心室整体收缩活动减弱，EF 38%；轻度肺动脉高压；少量心包积液。见表23-4-3。

表23-4-3　超声心动图测量值

参数	测量值	正常值
主动脉根部内径 /mm	34	20~37
左心房内径 /mm	42	19~40
左心室舒张末期内径 /mm	54	35~56
左心室收缩末期内径 /mm	42	23~35
室间隔厚度 /mm	9	6~11
左心室后壁厚度 /mm	9	6~11
肺动脉收缩压 /mmHg	46	<40

【问题1】该患者的手术方案如何进行选择？

临床思路　该患者原发病为主动脉瓣钙化导致狭窄和关闭不全，病变程度均为中度。根据指南，中度狭窄和中度反流并非传统的手术指征。此时，应综合考虑症状、运动耐力、左心功能、肺动脉压力及合并的其他心脏疾病，谨慎作出决策。

该患者61岁，瓣膜钙化会随着年龄进一步加重；明显的活动后胸闷气急症状考虑与主动脉瓣病变相关；同时伴有心绞痛症状，冠状动脉造影证实前降支次全闭塞，有冠状动脉搭桥或冠状动脉内成形的明确指征。如不同时处理主动脉瓣，主动脉瓣狭窄引起的左心室后负荷加重及主动脉瓣反流引起的动脉舒张压降低，均不利于冠心病患者心肌氧供需平衡。患者目前cTnT正常，无新近心肌梗死史，无手术禁忌，计划同时行SAVR+乳内动脉-前降支冠状动脉旁路移植术（CABG）。

左心室长期容量过负荷、冠状动脉缺血、EF显著减退，均是引起继发性二尖瓣反流的因素。理论上，主动脉瓣狭窄和关闭不全解除后，左心室容量负荷和压力负荷降低，加之CABG术后左心室收缩功能改善，二尖瓣反流应会减少，结合表23-2-1的参数情况，决定对二尖瓣不予手术处理。

该患者术后LVEF改善至45%，肺动脉收缩压40mmHg，二尖瓣反流轻中度。

【问题2】合并冠心病的瓣膜病变患者的血流动力学管理原则是什么？

临床思路 冠心病患者的术中管理原则为维持心肌氧供需平衡。决定心肌氧供的因素包括动脉血液氧含量（取决于血红蛋白和动脉血氧饱和度）、冠状动脉血流量（取决于冠状动脉管径，动脉舒张压和心室舒张末压的差值）和心率（决定舒张期长短）。决定心肌氧耗的因素包括左心室舒张末期压力（LVEDP）（前负荷）、室壁运动（心肌收缩力）、体循环阻力（后负荷）和心率。

因此，针对冠心病患者的直接管理目标可概括为：①控制心率，避免心动过速；②合适的前负荷，避免低血容量及容量负荷过重；③维持正常的后负荷和血压；④保持目标血红蛋白水平；⑤避免缺氧，避免二氧化碳分压过低；⑥良好的术中和术后镇痛，避免应激。

冠心病与主动脉瓣狭窄的血流动力学管理原则基本不相矛盾，临床处理相对简单。在合并主动脉瓣反流并伴有EF降低的患者，应在谨慎诱导、静脉滴注给药的同时，备好正性肌力药物，必要时从小剂量开始泵注，以期维持血流动力学稳定。

（四）二尖瓣反流合并主动脉瓣反流

二尖瓣反流合并主动脉瓣反流的病理生理学改变：二尖瓣反流合并主动脉瓣反流会产生严重的容量过负荷，同时伴有主动脉瓣反流产生的压力超负荷，左心室舒张末期容积（LVEDV）左心室舒张末期压力（LVEDP）明显升高，极易发生左心室失代偿的情况，尤其是在反流急性发生时。

二尖瓣反流合并主动脉瓣反流的血流动力学管理目标：维持正常的前负荷，对于急性主动脉瓣反流合并二尖瓣反流，患者常有急性左心房压升高和肺淤血、肺水肿，需要控制容量状况，必要时利尿扩血管；维持稍快的窦性节律，有助于减少反流；改善和加强心肌收缩力，必要时使用正性肌力药；可适当降低后负荷，以减少反流量，使前向血流增加。

三、联合瓣膜手术的术后管理

联合瓣膜病变经过手术纠治后，患者的血流动力学状况和心功能多能得到改善，术后的管理原则与单瓣膜置换并无大的不同。

多瓣膜手术因为手术时间和体外循环（CPB）时间更久，手术失血的风险更大，术前病情更加严重，因此住院期间死亡率明显较高。来自欧洲的数据报道，联合瓣膜手术住院期间死亡率为6.5%，约为单瓣膜手术死亡率（0.9%~3.9%）的2倍，肺动脉高压是术后死亡的主要危险因素之一，其他危险因素包括急诊手术、高龄、术前肾功能损伤、再次手术、心内膜炎、糖尿病、严重的慢性肺病、外周血管疾病、冠心病和女性患者。STS数据库的分析结果显示，主动脉瓣联合二尖瓣手术的未调整死亡率为10.7%，主动脉瓣联合三尖瓣手术为13.2%，二尖瓣联合三尖瓣手术为9.7%，三个瓣膜手术为14.0%，而在单独的主动脉、二尖瓣和三尖瓣手术中，未经调整的手术死亡率分别为4.9%、6.9%和10.0%，NYHA心功能Ⅳ级和LVEF低是术后死亡的主要危险因素。因此，对于存在以上高危风险的患者，术后需要更加精细化和个体化的管理。

知识点　　肺动脉高压的围手术期处理原则

1. 一般性措施　①提高吸氧浓度；②保持适当过度通气，使 PCO_2 保持在 30~35mmHg，避免呼吸性酸中毒；③避免过度膨肺和过高的 PEEP；④纠正代谢性酸中毒，目标 pH>7.4；⑤维持体温在 37℃，CPB 复温彻底；⑥给予足够镇静镇痛，防止应激引起的儿茶酚胺释放；⑦避免浅麻醉下气管插管及吸痰刺激。

2. 支持右心室功能　①保证右心室灌注，维持冠状动脉灌注压（去甲肾上腺素、血管升压素）；②正性肌力药支持右心收缩功能（多巴酚丁胺、米力农、肾上腺素）；③积极降低 PVR；④保持合适的前负荷；⑤尽量保持窦性节律或使用心房起搏；⑥必要时使用右心辅助装置或 ECMO。

3. 肺动脉高压（PAH）靶向药物　①一氧化氮（NO）- 鸟苷酸环化酶通路（包括 NO、磷酸二酯酶抑制剂）；②内皮素通路（包括波生坦等）；③前列腺素通路（包括伊洛前列醇、前列腺素 E_1 等）。（注：对于左心疾病相关的肺动脉高压，目前并没有证据表明靶向药物能够改善患者预后）

多瓣膜手术的术后管理应该由心脏外科医生和心脏内科医生一起完成，尤其对存在冠心病高风险的患者，情况往往更加复杂。术后随访需要重点关注瓣膜修复 / 置换后心室重构的改变情况、未行手术瓣膜的病变进展情况、左心瓣膜手术后三尖瓣反流情况、主动脉瓣手术后二尖瓣反流改善情况、肺动脉压力的变化等。

联合瓣膜疾病非常多见，但临床管理的循证依据相对缺乏，还需要在临床工作中不断总结，提供更多证据支持。

（郭克芳）

推荐阅读

[1] UNGER P, PIBAROT P, TRIBOUILLOY C, et al. Multiple and mixed valvular heart diseases. Circ Cardiovasc Imaging, 2018, 11(8): e007862.

[2] ANDELL P, LI X, MARTINSSON A, et al. Epidemiology of valvular heart disease in a Swedish nationwide hospital-based register study. Heart, 2017, 103(21): 1696-1703.

[3] JOSEPH L, BASHIR M, XIANG Q, et al. Prevalence and outcomes of mitral stenosis in patients undergoing transcatheter aortic valve replacement: findings from the Society of Thoracic Surgeons/American College of Cardiology Transcatheter Valve Therapies Registry. JACC Cardiovasc Interv, 2018, 11(7): 693-702.

[4] UNGER P, TRIBOUILLOY C. Aortic Stenosis with Other Concomitant Valvular Disease: Aortic Regurgitation, Mitral Regurgitation, Mitral Stenosis, or Tricuspid Regurgitation. Cardiol Clin, 2020, 38(1): 33-46.

[5] WORKU B, VALOVSKA MT, ELMOUSLY A, et al. Predictors of persistent tricuspid regurgitation after transcatheter aortic valve replacement in patients with baseline tricuspid regurgitation. Innovations (Phila), 2018, 13(3): 190-199.

[6] DUMONT C, GALLI E, OGER E, et al. Pre and postoperative tricuspid regurgitation in patients with severe symptomatic aortic stenosis: importance of pre-operative tricuspid annulus diameter. Eur Heart J Cardiovasc Imaging, 2018, 19(3): 319-328.

[7] OTTO CM, NISHIMURA RA, BONOW RO, et al. 2020 ACC/AHA Guideline for the Management of Patients with Valvular Heart Disease: Executive Summary: A Report of the American College of Cardiology/American Heart Association Joint Committee on Clinical Practice Guidelines. J Am Coll Cardiol, 2021, 77(4): 450-500.

[8] KAPLAN JA, AUGOUSTIDES JGT, MANECKE GR, et al. Kaplan's Cardiac Anesthesia: For Cardiac and Noncardiac Surgery. 7th ed. Philadelphia, PA: Elsevier, 2017.

[9] BAUMGARTNER H, FALK V, BAX JJ, et al. 2017 ESC/EACTS Guidelines for the management of valvular heart disease. Eur Heart J, 2017, 38(36): 2739-2791.

第二十四章

肺高血压手术的麻醉及围手术期管理

肺高血压(pulmonary hypertension,PH)是一种严重危害人类健康的肺血管疾病,可引起肺循环障碍和右心后负荷升高,最终导致右心衰竭甚至死亡。PH 可使心脏疾病更加复杂化,致使心脏手术患者围手术期死亡率和并发症发生率明显升高。在非心脏手术中,尤其是伴有艾森门格综合征的剖宫产产妇,死亡率可高达 70%。但是近年来随着对 PH 病理生理学认识的加深及降低肺动脉压靶向药物的研发,大部分 PH 患者术前得到充分准备,围手术期死亡率得到极大改善。本章将对 PH 的病理生理和围手术期处理要点等内容进行阐述。

第一节　肺高血压的病理生理

一、肺高血压的定义与分类

肺高血压指各种原因导致的肺血管结构或功能改变,引起肺血管阻力和肺动脉压力升高的临床和病理生理综合征,可合并不同程度的右心衰竭。目前我国中华医学会心血管病学分会和呼吸病学分会分别设立有肺血管病学组和肺栓塞与肺血管病学组,两个学会将这一综合征分别命名为"肺高血压"[1]和"肺动脉高压"[2],至今仍无统一命名方案。关于肺高血压的命名,参考"pulmonary embolism"命名为肺栓塞而不是肺动脉栓塞,同时也有学者将肺高血压翻译为肺高血压症,因此该指南统一命名为肺高血压。此外,中国医师协会心脏重症专业委员会《心脏外科围手术期肺高血压诊疗专家共识》也已统一命名为肺高血压[3]。同时,肺高血压的第一型为动脉性肺高血压,英文为"pulmonary artery hypertension",为区别于这一型 PH,似乎翻译为"肺高血压"更为合理。因此,本章统一沿用"肺高血压"的命名。

我国 2018 年和 2021 年中华医学会心血管病学会和呼吸病学会的 PH 诊治指南关于 PH 的诊断标准均为:海平面状态下,静息时,右心导管测量肺动脉平均压(mean pulmonary artery pressure,mPAP)≥25mmHg。正常人 mPAP 为(14±3)mmHg,上限为 20mmHg[1,2]。mPAP 为 20~25mmHg 的肺动脉压有学者称之为临界性 PH,2018 年第六届世界肺高血压大会上曾有学者建议将 PH 血流动力学诊断标准修改为 mPAP>20mmHg。因此,2022 年欧洲心脏病学会和欧洲呼吸病学会肺高血压诊断和治疗指南正式将肺高血压的诊断标准修改为静息状态下,右心导管测量 mPAP>20mmHg[4]。为区分肺高血压的来源,指南对肺动脉楔压(pulmonary artery wedge pressure,PAWP)和肺血管阻力(pulmonary vascular resistance,PVR)的诊断界值也进行了更新。毛细血管前 PH 被定义为 mPAP>20mmHg,PAWP≤15mmHg,PVR>2Wood 单位;毛细血管后 PH 被定义为 mPAP>20mmHg,PAWP>15mmHg,PVR≤2Wood 单位;混合性 PH 被定义为 mPAP>20mmHg,PAWP>15mmHg,PVR>2Wood 单位。而此前的国内外指南将 PVR 的诊断界值定义为 3Wood 单位。有研究显示,肺高血压患者运动过程那种 mPAP 的上升幅度比心排血量(cardiac output,CO)更加明显,即运动后 mPAP/CO 斜率增加[mPAP/CO 斜率 $=(\text{mPAP}_{\text{最大值}}-\text{mPAP}_{\text{静息值}})/(\text{CO}_{\text{最大值}}-\text{CO}_{\text{静息值}})$],且这种斜率增加与患者预后不良相关,因此,该指南将运动性 PH 定义为运动后 mPAP/CO 斜率 >3mmHg/L/min(表 24-1-1)。

表 24-1-1　肺高血压(PH)的血流动力学定义

定义	血流动力学特点
PH	mPAP>20mmHg
毛细血管前 PH	mPAP>20mmHg PAWP≤15mmHg PVR>2Wood 单位
毛细血管后 PH	mPAP>20mmHg PAWP>15mmHg PVR≤2Wood 单位
混合性 PH	mPAP>20mmHg PAWP>15mmHg PVR>2Wood 单位
运动性 PH	运动后 mPAP/CO 斜率 >3mmHg/L/min

PH 可根据其病因分为五种临床类型,包括动脉性 PH(PAH)、左心疾病所致 PH、呼吸系统疾病和 / 或缺氧所致 PH、肺动脉阻塞性疾病所致 PH、机制不明或多种因素所致 PH,表 24-1-2 列举了 2022 年欧洲心脏病学会和欧洲呼吸病学会肺高血压诊断和治疗指南所推荐的具体分类。第一型 PAH 为毛细血管前性 PH,患病率为 48~55/100 万人,最常见的亚型为特发性 PAH(IPAH,约占 PAH 的 50%~60%),其后依次为结缔组

表 24-1-2　肺高血压(PH)临床分类

1. 动脉性 PH(PAH)	3. 呼吸系统疾病和 / 或缺氧所致 PH
1.1　特发性 PAH 1.1.1　急性血管反应性试验阴性 1.1.2　急性血管反应性试验阳性 1.2　遗传性 PAH 1.3　药物和毒物相关 PAH 1.4　其他相关因素所致 PAH 1.4.1　结缔组织病 1.4.2　人类免疫缺陷病毒(HIV)感染 1.4.3　门静脉高压 1.4.4　先天性心脏病 1.4.5　血吸虫病 1.5　肺静脉闭塞病(PVOD)/ 肺毛细血管瘤(PCH) 1.6　新生儿持续性 PAH(PPHN)	3.1　阻塞性肺疾病 3.2　限制性肺疾病 3.3　其他混合性限制 / 阻塞性肺疾病 3.4　低通气综合征 3.5　非肺部疾病所致低氧(如高海拔地区) 3.6　肺发育异常性疾病 4. 肺动脉阻塞性疾病所致 PH 4.1　慢性血栓栓塞性病变所致 PH 4.2　其他肺动脉阻塞性病变所致 PH:肉瘤(高或中级别血管肉瘤)、其他恶性肿瘤(如肾细胞癌、子宫癌、睾丸生殖细胞肿瘤)、非恶性肿瘤(如子宫平滑肌瘤)、无结缔组织疾病的动脉炎、先天性肺动脉狭窄和棘球蚴病等
2. 左心疾病所致 PH	5. 机制不明或多种因素所致 PH
2.1　心力衰竭 2.1.1　射血分数正常的心力衰竭(HFpEF) 2.1.2　射血分数降低的心力衰竭(HFrEF) 2.2　瓣膜性心脏病 2.3　其他引起毛细血管后 PH 的先天性 / 获得性心血管疾病	5.1　血液系统疾病:遗传性或获得性慢性溶血性贫血和慢性骨髓增生性疾病等 5.2　系统性疾病:结节病、肺朗格汉斯细胞组织细胞增生症和Ⅰ型神经纤维瘤病等 5.3　代谢性疾病:糖原贮积病、戈谢病等 5.4　慢性肾功能衰竭 5.5　肺肿瘤、血栓性微血管病 5.6　纤维化纵隔炎

织病相关PAH、先天性心脏病和门静脉高压。第二型左心疾病所致PH是毛细血管后性或混合性PH，是最常见的PH类型，在射血分数正常的心力衰竭患者中此型PH发生率可达50%。随着人口老龄化和老年退行性心脏瓣膜病发病率的升高，此型PH的发病率也呈现增高的趋势，在有症状的严重二尖瓣病变患者中发生率可高达60%~70%，有症状的主动脉瓣狭窄患者中发生率可达50%。第三型呼吸系统和/或缺氧所致PH发生率仅次于左心疾病所致PH，伴有慢性呼吸衰竭的慢性阻塞性肺疾病（chronic obstructive pulmonary disease，COPD）患者、肺切除患者及肺移植患者中mPAP>35~40mmHg的发生率为1%~5%。特发性肺纤维化患者mPAP>25mmHg发生率为8%~15%，而在进展期和终末期发生率分别可高达30%~50%和>60%。高海拔地区缺氧也是此型PH的常见原因，全世界约有1.2亿人生活在海拔超过2 500米的地区，但是这些人群中PH和右心衰竭带来的健康问题目前仍缺乏大规模的研究。随着筛查手段的普及，第四型肺动脉阻塞性疾病所致PH的发病率有所升高，据估计其患病率约为26~38/100万人。第五型PH是由未知或多因素引起的毛细血管前后或毛细血管床病变导致的PH，其发病率和患病率仍缺乏有效的数据支持，但是PH的发生往往与原发疾病的不良预后相关[5]。

二、肺高血压的病理生理学过程

不同类型的PH病理生理学过程可能有所不同，大多数围绕PH病理生理学过程的研究主要集中在PAH，而且此类研究较为深入地阐明了PAH的病理生理学机制，从而产生了临床上较为有效的靶向治疗药物。其中特发性PAH已被发现与多种基因突变有关，如*BMPR2*、*BMP9*、*ACVRL1*、*ENG*、*SMAD9*、*BMPR1B*、*TBX4*、*CAV1*、*KCNK3*、*EIF2AK4*等[6,7]。无论何种亚型的动脉性PAH，均有肺血管过度收缩和影响血管全层的血管壁异常重构过程，最终导致血管横截面严重缩小和进而发生的右心室后负荷升高。大的肺动脉分支顺应性也会下降，从而导致右心室应力升高。肺血管内膜改变包括内皮损伤，内皮细胞增殖，成纤维细胞浸润，基质物质沉积伴内膜纤维化，甚至会发生独特的丛状病变导致管腔闭塞。血管平滑肌细胞增生是PAH的一个主要特征，表现为该细胞从静息状态转向增殖和抗凋亡表型。肺血管重构还可伴有慢性炎症反应及祖细胞募集，包括促增殖的循环纤维细胞和间充质祖细胞，以及抗增殖性祖细胞如内皮祖细胞，这种内皮祖细胞也可能成为PAH的干预措施。

PAH发生发展的分子机制大体可分为血管收缩介质失衡、细胞增殖和血管重构、内皮细胞修复和血管再生、炎症刺激、血栓形成和能量代谢的瓦布格效应等环节。血管收缩介质失衡主要是指血管舒张介质水平降低，包括前列腺素I_2（PGI_2）、一氧化氮（NO）、环鸟苷酸（cGMP），也有研究显示内源性NO合成酶抑制剂表达上调，如不对称二甲基精氨酸。促进血管收缩的介质还包括血栓素、内皮素1的表达上调，5-羟色胺（5-HT）释放增加，以及钾、钙通道异常。目前指南推荐的PAH治疗药物包含钙通道阻滞剂和针对上述通路的靶向治疗药物，如内皮素受体拮抗剂波生坦、安立生坦、马昔腾坦，5型磷酸二酯酶抑制剂西地那非、他达那非、伐地那非（5型磷酸二酯酶可抑制cGMP降解），鸟苷酸环化酶抑制剂利奥西呱，人工合成前列环素类似物依前列醇、伊洛前列醇、曲前列尼尔、贝前列素，前列环素IP受体激动剂司来帕格[8]。

各类PH的最终共同影响是可导致PVR升高，右心室室壁张力升高，进而导致右心室扩张、功能障碍和衰竭。当肺动脉压缓慢升高时，右心室可发生代偿性室壁增厚和收缩力增强。但是右心室的代偿性增厚有一定的限度，在一定程度时为了满足右心排血量，右心室会发生扩张，最终发生容量-压力解偶联，从而发生右心室衰竭。某些类型的PH可直接诱发右心衰竭而不升高PVR，如心肌病、舒张性心力衰竭、右心充盈压升高、心肌纤维化和室间隔运动异常等。发生右心衰竭后患者生存率将明显下降。据报道，PAH患者1年生存期68%~93%，3年生存期39%~77%；左心疾病所致PH患者1年死亡率可高达32%；呼吸系统疾病所致PH患者1年、3年和5年生存率分别为79%、48%和31%；CTEPH患者若接受肺动脉取栓术3年生存率约为90%，如果不接受手术则为70%[9]。

三、围手术期肺高血压的危险因素

肺动脉压是左心房压（LAP）、心排血量（CO）和肺血管阻力（PVR）三项物理因素相互作用的结果，计算公式为：PAP=LAP×（CO×PVR）/80，肺动脉压升高的致病因素见表 24-1-3。而围手术期也有诸多因素可能会加重 PH 和右心功能障碍（表 24-1-4）。例如，正压通气可减少静脉回流，从而导致右心前负荷和心排血量降低，同时正压通气还可导致 PVR 升高并降低左心前负荷。术中输液引起的右心容量负荷超载可限制左心室容积，从而导致心排血量降低和低血压。PH 患者由于右心室室壁张力升高导致右冠状动脉灌注减弱，因此围手术期更易发生右心室缺血，进而影响心排血量和循环状态，甚至死亡。右心室往往能耐受后负荷的缓慢升高，但是对于急性升高则耐受较差，围手术期的高碳酸血症、缺氧、酸中毒和交感神经张力升高均可导致肺动脉压急剧升高，从而导致右心衰竭。肺动脉压正常的患者若 mPAP 突然升至 40mmHg，则会明显降低右心每搏量。其他围手术期肺动脉压影响因素还包括心律失常、心律失常引起的 CO 降低、低灌注产生的缺血及麻醉药物的不良影响。对于特殊的手术类型，如髋关节置换术、肝移植等，可能会产生不同类型的血栓栓塞，从而导致急性肺高血压。

知识点

表 24-1-3　肺动脉压升高的致病因素

物理因素	病因
左心房压升高	左心室衰竭（收缩性 / 舒张性）
	瓣膜性心脏病
心排血量升高	先天性心脏病
	妊娠
	甲状腺功能亢进症
	湿性脚气病
	脓毒症
	肝硬化
	贫血
肺血管阻力升高	
急性	缺氧
	高碳酸血症
	酸中毒
	内源性或外源性肺血管收缩剂
	肺栓塞
慢性	肺实质病变（如慢性阻塞性肺疾病、间质性肺疾病）
	无肺实质病变的缺氧（如通气不足、高原）
	肺动脉梗阻（如肺栓塞）
	动脉性肺动脉高压（PAH）

知识点

表 24-1-4　围手术期肺高血压的危险因素

条目	危险因素
1	术前肺高血压
2	交感神经张力升高（如疼痛、气道刺激、外科刺激）
3	缺氧
4	缺血再灌注损伤
5	液体超载
6	正压通气
7	心律失常
8	收缩性或舒张性左心室衰竭
9	栓塞：血栓栓塞、二氧化碳栓塞、空气栓塞、羊水栓塞
10	酸中毒
11	急性呼吸窘迫综合征（acute respiratory distress syndrome，ARDS）
12	血管床丢失：如肺切除术
13	药物因素：鱼精蛋白

第二节　肺高血压手术的评估

病例　先天性心脏瓣膜病

病案摘要

患者，男，18 岁。因“反复下肢结节性红斑 2 年，间歇性心悸半年”就诊。2 年前无明显诱因出现反复下肢结节性红斑，当地医院考虑白塞病给予泼尼松片治疗，病情反复。半年前无明显诱因出现心悸、胸闷、气急，劳累后加重。门诊心脏超声示“主动脉瓣二叶畸形，主动脉瓣重度关闭不全，二尖瓣后叶脱垂伴重度关闭不全，三尖瓣中度关闭不全，肺动脉压升高（估测肺动脉收缩压 67mmHg），左心房、右心房增大，左心室收缩功能正常，心包少量积液”，因此收住入院拟行手术治疗。

【问题 1】该患者肺高血压如何诊断？

临床思路　PH 的诊断目标主要包括两个方面，一是早期识别 PH，以便尽早寻求肺高血压诊治中心的帮助；二是识别引起 PH 的潜在疾病，尤其是心肺疾病引起的 PH，以便开展病情评估和相关治疗。

一、临床表现与体格检查

PH 的临床表现并不特异，早期往往因为无明显表现而延误诊断。出现症状后最常见的临床表现为活动后气促，可伴乏力、虚弱、胸闷、胸痛、黑矇、晕厥等。合并右心功能障碍时可出现液体潴留引起的腹胀、食欲缺乏和下肢水肿，肝淤血可出现肝区疼痛。肺动脉扩张时还可出现周围组织压迫症状，如左喉返神经压迫产生的声音嘶哑，气管压迫出现的干咳，以及冠状动脉压迫产生的心绞痛（表 24-2-1）。体格检查可发现第二心音增强、第三心音、三尖瓣收缩期杂音、颈静脉怒张、外周水肿、肝大、腹水、多浆膜腔积液等。根据 PH 的病因不同还可出现原发疾病的相关症状与体征，如结缔组织病患者出现的雷诺现象、关节疼痛、口干、眼干、龋齿等，先天性心脏病患者的发绀、杵状指等（表 24-2-2）。既往史、个人史和家族史的询问对 PH 的诊断也非常重要。

知识点

表 24-2-1　肺高血压的临床表现

阶段	症状
早期	• 劳力性呼吸困难 • 疲乏与快速疲惫 • 前倾（弯腰）时呼吸困难 • 心悸 • 咯血 • 运动后腹胀与恶心 • 液体潴留引起的体重增加 • 运动后晕厥
晚期	肺血管增宽引起的罕见症状： • 劳力性胸痛（压迫冠状动脉） • 声音嘶哑（发音困难）（压迫左侧喉返神经） • 呼吸困难、喘息、咳嗽、下呼吸道感染、肺不张（压迫支气管）

表 24-2-2　不同病因所致肺高血压的特征性体征

病因	症状
PH 相关体征	• 中心性、外周性或混合性发绀 • 第二心音肺动脉成分增强 • 右心室第三心音 • 三尖瓣反流的收缩期杂音 • 肺动脉反流的舒张期杂音
与 PH 病因相关的体征	• 杵状指：发绀型先天性心脏病、肺纤维化疾病、支气管扩张症、肺静脉阻塞性疾病或肝病 • 差异性杵状指 / 发绀：动脉导管未闭 / 艾森门格综合征 • 听诊闻及爆裂音或哮鸣音、杂音：肺部或心脏疾病 • 深静脉血栓、静脉功能不全的后遗症：慢性血栓栓塞性肺高血压 • 毛细血管扩张：遗传性毛细血管扩张症或系统性硬化症 • 硬皮病、雷诺现象、指端溃疡、胃食管反流病：系统性硬化症
右心室血液回流障碍的体征	• 颈静脉怒张且搏动 • 腹部膨隆 • 肝大 • 腹水 • 外周水肿

续表

病因	症状
右心室前向血流障碍的体征	• 外周发绀(嘴唇和指尖) • 头晕 • 面色苍白 • 四肢冰凉

二、辅助检查

(一) 心电图

PH 可伴有一些特征性的心电图改变,这些心电图表现与临床表现结合可为 PH 的诊断提供一定依据,包括肺性 P 波(Ⅱ 导联 P>0.25mV)、心电轴右偏(QRS 轴 >90° 或无法确定)、右心室肥厚(V1 导联中 R/S≥1,并且 R 波振幅≥0.5mV;V1 导联中的 R 波振幅加上 V5 导联中的 S 波振幅≥1mV)、完全性或不完全性右束支传导阻滞(V1 导联中出现 qR 或 rSR 波形)、右心室心肌劳损(右胸导联及下壁导联Ⅱ、Ⅲ、aVF 中出现 ST 段压低 /T 波倒置)、QTc 间期延长(非特异性)。但是需注意,正常心电图也并不能排除 PH 的存在。

(二) 胸片

PH 患者胸片可出现右心和肺动脉扩张的表现,如肺动脉凸出、中心肺动脉扩张,同时还伴有周围肺动脉纤细或截断,表现出"残根"征,以及伴有右心房和右心室扩大的表现。胸片还有助于判别 PH 的病因,如左心疾病和肺部疾病。与心电图类似的是,胸片的表现与 PH 的严重程度并不一致,正常胸片也无法排除 PH 的诊断[10]。

(三) 肺功能与动脉血气

肺功能和动脉血气分析有利于帮助判别 PH 的病因和严重程度,可根据第 1 秒用力肺活量(forced expiratory volume in one second,FEV1)、用力肺活量(forced vital capacity,FVC)、肺总量(total lung capacity,TLC)、一氧化碳弥散量(carbon monoxide diffusing capacity,DLco)鉴别导致阻塞性、限制性或混合性通气功能障碍的肺部疾病。PAH 患者肺功能通常表现正常或轻微异常,肺功能检查异常的 PH 患者多见于先天性心脏病或第三型 PH。DLco 显著降低常提示 PH 预后不良。

(四) 超声心动图

超声心动图是疑似 PH 患者的首选无创检查手段,但是确诊仍需要右心导管检查来明确。目前尚不存在单一的超声心动图参数能可靠地反映肺动脉压的情况及肺高血压潜在病因,因此需要结合多个切面的多个参数来估测肺动脉压并明确是否存在右心负荷过重或功能障碍[11],具体包括:①胸骨旁长轴切面:右心室扩张;②四腔心切面:右心室扩张,右心与左心基底部宽度比 >1.0;③胸骨旁短轴切面:室间隔变平,左室呈"D"型,左心室偏心指数降低;④膈下切面:下腔静脉扩张且吸气塌陷减弱;⑤右室流出道肺动脉射血加速时间 <105ms,以及收缩中期出现"切迹"现象,提示毛细血管前肺动脉高压;⑥四腔心切面:右心室面积变化分数降低(<35%);⑦ M 型超声测量显示三尖瓣环平面收缩期位移(TAPSE)降低(<18mm);⑧组织多普勒测量的三尖瓣环峰值收缩期(S′)速度降低(<9.5cm/s);⑨四腔心切面:右心房面积增大(>18cm^2);⑩连续多普勒测量的收缩期三尖瓣反流峰值速度增加(>2.8m/s);⑪收缩期肺动脉压力的估算;sPAP=TR 压力梯度 + 估测的右心房压;⑫四腔心切面、胸骨旁短轴切面或其他切面(如膈下切面):心包积液。

(五) 核素肺通气 / 灌注显像

核素肺通气 / 灌注(ventilation/perfusion,V/Q)显像是判断 PH 患者是否存在肺动脉狭窄或闭塞性病变（包括栓塞性疾病等）的重要检查手段，如果存在呈肺段分布的灌注缺损且与通气显像不匹配，则需要考虑肺动脉狭窄 / 闭塞性病变的可能性[12]。利用 V/Q 显像筛查 CTEPH 比肺动脉 CT 成像（computer tomography pulmonary angiography，CTPA）敏感性更高。但是该检查更多地被用于诊断肺栓塞，而在 CTEPH 中的应用并不广泛。在无肺实质疾病的情况下，肺通气 / 灌注扫描可排除 CTEPH，其阴性预测值为 98%。正常或低度可能 V/Q 显像可基本排除 CTEPH（敏感性 90%~100%、特异性 94%~100%）。但是 V/Q 显像易出现假阳性，尤其存在严重心肺部疾病时，需要结合其他检查进行鉴别。

（六）胸部 CT 与肺动脉造影

CT 检查可为不明原因呼吸困难和疑似或确诊的 PH 患者提供重要诊断信息，CT 诊断 PH 的要点包括肺动脉直径增宽、肺动脉主动脉直径比 >0.9，右心腔增大等。肺动脉直径 >30mm，右心室流出道壁厚 ≥6mm 和室间隔转位≥140°（或右室左室直径比≥1）高度提示 PH 的存在。胸部 CT 平扫还可为呼吸疾病所致 PH（第三型 PH）的诊断提供参考。小叶中心磨玻璃影（PAH 也可有此表现）、间隔线以及淋巴结病可提示肺静脉闭塞性疾病（PVOD）/ 肺毛细血管瘤病（PCH）的存在。

CTEPH 常需应用肺动脉 CT 成像（CTPA）来诊断，表现为肺动脉充盈缺损、肺动脉内网状结构、肺动脉收缩 / 扩张、马赛克样灌注以及支气管动脉扩张。CTPA 对 CTEPH 的诊断准确性有限（敏感性和特异性分别为 76% 和 96%），但随着 CT 技术的发展和诊断医师经验的积累，其准确性也呈现升高趋势[13]。CTPA 还可用于检测其他心血管异常，包括心内分流、异常肺静脉回流、动脉导管未闭以及肺动静脉畸形（PAVMs）。

肺动脉造影常被用来进一步确认 CTEPH 的诊断，同时也是用来判断患者能否从肺动脉血栓内膜剥脱术或球囊成形术获益的重要评估手段。

（七）心血管磁共振

心血管磁共振检查可以准确且可重复地测量右心房和右心室大小、形态与功能，并可计算右室 / 左室心肌应变等额外信息。磁共振成像还可以用于测量肺动脉、主动脉和腔静脉中的血流量，从而量化每搏输出量（SV）、心内分流和逆向血流。通过结合对比磁共振（MR）血管造影、肺灌注成像和心肌晚期钆增强成像，可以获得心脏和肺血管系统的完整图像。其局限性在于尚未建立可用于估算肺动脉压（PAP）的方法。尽管该技术的成本和可用性限制了其在肺动脉高压（PAH）早期诊断中的应用，但它在检测肺高血压（PH）的早期迹象和诊断先天性心脏病（CHD）等方面非常敏感[14]。

（八）血液学检查

针对 PH 患者还需检测相关的实验室指标，以评估合并症和 PH 病因，包括血常规、血清电解质、肝肾功能、铁状态和 B 型钠尿肽（BNP）或 N 末端 B 型钠尿肽原（NT-proBNP）。此外，血清学检查应包括肝炎病毒和艾滋病毒（HIV）。建议检测基本的免疫学指标，包括抗核抗体、抗着丝点抗体和抗 Ro 抗体的筛查试验。针对 CTEPH 患者，建议筛查抗磷脂综合征的生物标志物，如抗磷脂抗体、狼疮抗凝物、抗 β2 糖蛋白 1 抗体等。除非预期有治疗后果，否则通常不建议进行额外的血栓筛查。怀疑甲状腺功能相关 PH 时还应筛查至少包含促甲状腺激素的甲状腺功能筛查。

（九）腹部超声

PH 可能影响患者肝脏和肾脏的继发损害，因此需要接受腹部超声检查以评估腹部脏器的结构和功能，包括肝脾肿大、肝淤血、腹水及肝静脉和门静脉扩张等。

（十）心肺运动测试

心肺运动试验（cardiopulmonary exercise test，CPET）指在逐渐递增的运动负荷下，通过收集受试者呼出的气体并加以分析，监测机体在运动状态下的摄氧量、二氧化碳排出量、心率、血压、血氧、心电图等一系列数据指标，对外呼吸与细胞呼吸不同水平的功能状况进行分析评价，从而综合评价心肺整体功能和储备能力。PH 患者可表现为：呼气末二氧化碳分压（$P_{ET}CO_2$）降低、二氧化碳通气当量（VE/VCO_2）升高、氧脉搏（VO_2/HR）降低以及峰值摄氧量（VO_2）降低。出现这些结果时应快速考虑肺血管疾病的诊断。在左心疾病或 COPD 患者中，这些变化可能提示存在额外的肺血管限制。在系统性硬化症等 PH 高危人群中，如果峰值摄氧量正常则可排除 PH 的诊断。

（十一）右心导管检查和急性血管反应

右心导管检查是 PH 诊断的金标准，但是需注意右心系统血栓或肿瘤、新植入起搏器（≤1 个月）、右心机械性人工瓣膜、TriClip 三尖瓣成型术后和急性感染是右心导管检查的禁忌证。右心导管检查最严重的并发症为肺动脉穿孔，因此在检查前应评估风险获益比。

进行右心导管检查时需要测量 PAP、PAWP、心排血量、混合静脉血氧饱和度、动脉氧饱和度、体循环血压，并计算 PVR、肺血管阻力指数、全肺阻力、心脏指数、每搏量、每搏指数、肺动脉顺应性，这些指标的遗漏可能会导致误诊。对于 SvO_2<75% 的患者，或怀疑存在左向右分流时，应测量混合静脉血氧饱和度（SvO_2）和动脉血氧饱和度（SaO_2）。心排血量可通过直接 Fick 法或热稀释法（至少三次测量的平均值）进行评估，间接 Fick 法不如热稀释法可靠，但是存在分流时不应使用热稀释法。应为每位患者计算肺血管阻力[（mPAP–PAWP）/CO]，所有压力测量都应在呼气末进行（非屏气操作）。在呼吸周期中胸膜腔内压变化较大的患者（如 COPD、肥胖、运动期间），应至少在三到四个呼吸周期内测量以取平均值。如果无法获得可靠的 PAWP 曲线，或者 PAWP 值不可信，应考虑额外测量左心室舒张末压，以避免误诊。肺动脉导管球囊不完全堵塞肺动脉时可能造成测压不准，在导管处于嵌顿位置时检测经导管抽取血液的氧饱和度可以确认 PAWP 的准确性，此时导管尖端血液的氧饱和度与左房血氧饱和度接近，如果该饱和度较低，提示导管球囊可能堵塞不完全[15]。

血管反应性检测的目的是识别可能对大剂量钙通道阻滞剂治疗有反应的急性血管反应性试验阳性患者，其仅适用于特发性肺动脉高压（IPAH）、遗传性肺动脉高压（HPAH）或药物相关肺动脉高压（DPAH）患者。测试血管反应性的常用药物是吸入一氧化氮或吸入伊洛前列素。也有研究使用静脉依前列醇，但由于需要逐渐增加剂量和重复测量，测试耗时较长，因此应用并不广泛。由于副作用较多，静脉注射腺苷已不再推荐。急性血管反应性阳性为 mPAP 降低≥10mmHg，达到绝对值≤40mmHg，同时心排血量（CO）增加或不变。在左心疾病相关性 PH 的患者中，血管反应性测试仅限于评估心脏移植候选者，而在左向右分流先天性心脏病伴 PH 的患者中，可进行血管反应性测试以评估缺损闭合的可行性。

（十二）其他检查

对于不明原因呼吸困难而静息血流动力学指标正常的患者，可进行运动右心导管监测，该检查对 PAH 和 CTEPH 患者还具有一定的预后指导价值。对于疑似左心疾病而 PAWP 正常的患者，可进行液体负荷试验以评估是否存在舒张功能障碍。这两项检查阳性者可见运动或补液后 PAWP 异常升高。对于 PAH 患者还可进行基因检测，这在家族性 PAH 患者的家属筛查或风险评估中尤其有价值。

三、诊断流程

为了进一步指导 PH 的临床诊断，欧洲心脏病学会和呼吸病学会制定了 PH 诊断流程（图 24-2-1），在评估诊断过程中，需要先明确 PH 的诊断，然后再筛查病因。病因方面一般先考虑左心疾病与呼吸系统疾病，然后是 CTEPH，最后考虑动脉性 PAH 和未知因素所致 PH。

因此，从该患者的发病过程来看，起病较隐匿，半年前才开始出现心悸、胸闷症状，尚未出现右心功能障碍的表现。主动脉瓣二叶畸形伴重度关闭不全及二尖瓣脱垂伴重度关闭不全诊断明确，肺高血压分型符合表 24-1-2 中第二大类，即左心疾病所致 PH（2.3 瓣膜性心脏病），手术治疗是解除病因的唯一手段。

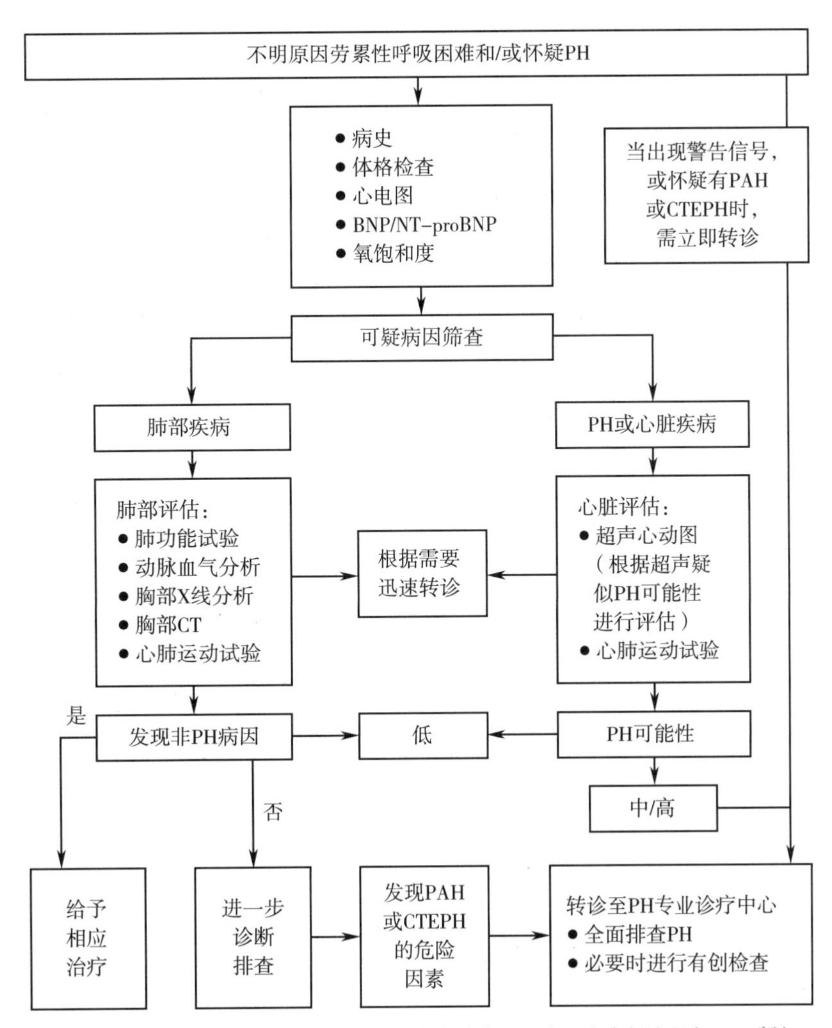

图 24-2-1 欧洲心脏病学会 / 呼吸病学会肺高血压（PH）诊断流程（2022 版）

PAH. 动脉性肺高血压；PH. 肺高血压；CTEPH. 慢性血栓栓塞性肺高血压。

【问题 2】肺高血压患者术前应如何评估?

临床思路 PH 患者无法耐受围手术期体液转移、用药或自主神经功能改变所引起的前后负荷改变，因此，此类患者围手术期并发症的发生风险明显升高，如低血压、呼吸衰竭、右心功能障碍等。对于心脏手术而言，PH 患者接受心脏手术的死亡率可高达 25%。接受心脏手术的 PH 患者围手术期并发症与术前肺高血压程度、SVR 及降肺动脉压措施密切相关，影响心脏手术围手术期并发症的相关因素见表 24-2-3。对于非心脏手术而言，与 PH 患者围手术期并发症相关的因素可分为患者因素和手术因素，患者因素包括既往病史、血流动力学状态等，手术因素包括手术风险、麻醉时间和血管活性药物的使用等（表 24-2-4）[5]。欧洲心脏病学会和呼吸病学会肺高血压诊治指南将 PAH 的严重程度分为了三个等级，分别对应了 <5%，5%~20% 和 >20% 的一年死亡率，但是其在其他类型 PH 的应用以及其与围手术期患者结局的相关性仍未建立。

针对上述风险及相关危险因素，术前应详细了解 PH 病史及合并症的情况，完善体格检查、心电图、胸片和超声心动图检查以了解左右心腔的结构和功能改变。对于疑似的 PH 患者可通过右心导管检查来准确测量肺动脉血流动力学状态。如果怀疑合并有冠状动脉病变或肺动脉楔压异常时，还应完善左心导管检查以明确左心病变。右心房压升高和心排血量下降可能比肺动脉压升高程度的评估更重要，这些改变提示右心衰竭。右心衰竭患者应避免接受中高危手术。麻醉医生术前评估的内容还应包括手术的风险获益比、麻醉方式、手术对液体平衡和 SVR 的影响，以及肺高血压和急性右心衰竭的监测、预防和治疗措施，评估与处置要点见表 24-2-5。从手术风险获益比来看，左心疾病所致 PH 若不行手术治疗，重度三尖瓣关闭不全无法缓解，因此该患者有必要尽快接受手术治疗。

知识点

表 24-2-3　术前肺高血压（PH）患者心脏手术围手术期并发症的危险因素

项目	因素
风险升高的因素	术前肺高血压
	麻醉诱导后平均动脉压 / 平均肺动脉压 <4
	平均动脉压 >50mmHg 和肺血管阻力（PVR）为 8.6Wood 单位
	心脏移植患者
	PVR>4 Wood 单位
	急性血管舒张试验时 PVR≥5Wood 单位
	最大剂量的血管舒张试验时仍有肺动脉收缩压 >60mmHg，PVR>6Wood 单位，平均跨肺压力梯度 >15mmHg
风险降低的因素	吸纯氧且吸入一氧化氮时 PVR/SVR<0.33
	吸纯氧且吸入一氧化氮时 PVR/SVR 较基线降低 20%
	心脏移植患者跨肺压力梯度 <12mmHg 或 PVR<3Wood 单位

注：PVR，肺血管阻力；SVR，体循环阻力。

知识点

表 24-2-4　术前肺高血压（PH）患者非心脏手术围手术期并发症的危险因素

项目	因素
患者因素	病史
	ASA 分级 >2 级
	冠心病患者
	NYHA 心功能分级 2 级
	合并症：肺动脉栓塞、睡眠呼吸暂停、慢性肾功能不全、未经治疗的 PH
心电图	心电轴右偏
	右心室肥厚
血流动力学状态	
心脏超声检查异常	RVSP>70mmHg，RVSP/SBP≥0.66，RVMPI≥0.75，右心室扩大，左心室射血分数下降
右心导管检查	血管性 PAH、混合型 PH

续表

项目	因素
手术因素	中危或高危手术
	急诊手术
	麻醉时间长(>3h)
	术中需要血管活性药物维持

注：PAH，肺动脉高压；ASA，美国麻醉医师协会；NYHA，纽约心脏协会；PVSP，右心室收缩压；SBP，收缩压；RVMPI，右心室心肌功能指数。

知识点　PH 患者的术前评估与处置要点

见表 24-2-5。

表 24-2-5　肺高血压(PH)患者的术前评估与处置要点

术前评估与处置	要点
多学科会诊	麻醉医生、PH 医生、外科医生
手术必要性的评估	条件允许时避免急诊手术
	手术的风险获益比
PH 的病因与严重程度	病史与体格检查
	心电图
	胸片
	肺功能检查
	BNP 检查
	6 分钟步行试验
	多普勒超声心动图
	右心导管检查(疑似右心衰竭患者)
	评估合并症
PH 与右心功能的术前治疗	使用 PH 特异性治疗药物和利尿剂
抗凝药物	适应证为 PH 时可在术前停用抗凝药
	适应证为深静脉血栓、心房颤动、人工瓣膜等原因时应根据围手术期出凝血风险采用低分子量肝素等药物进行桥接

【问题 3】肺高血压患者术前如何优化血流动力学状态?

临床思路　PH 患者术前应采取必要的手段以降低肺动脉压和 PVR，改善右心功能。具体手段包括：对于长期接受治疗的 PH 患者在围手术期应继续相关治疗；未经治疗或控制不佳的 PH 应增加或调整 PH 特异性治疗药物；纠正可能导致 PH 加重的状况，如左心衰竭、贫血、缺氧、酸中毒等。PH 特异性靶向治疗药物包括一氧化氮、伊洛前列素、西地那非、前列环素，以及双重内皮素受体拮抗剂波生坦等，见表 24-2-6。其他降低肺动脉压的措施包括吸氧、应用支气管扩张剂、抗生素防治感染、给予 COPD 患者激素治疗、纠正睡眠呼吸暂停、利尿剂、全身性血管扩张剂及其他心力衰竭治疗等。PH 围手术期血流动力学管理目标可供术前参考，见表 24-2-7[16]。对于手术无法推迟的急诊手术，可于术前开始给予西地那非 40mg 3 次 /d，因为该药物在不同病因的 PH 中具有广谱的治疗效果，可快速扩张肺动脉并能在一定程度上增强右心室收缩力，但是其在非动脉性 PH 的围手术期应用尚缺乏有效的循证依据。对于该患者，PH 主要因主动脉瓣和二尖瓣重度反流引起，射血分数尚在正常范围，因此仅给予利尿剂利尿治疗，未给予强心与肺动脉扩张治疗，排除手术禁忌后给予安排手术治疗。

知识点

表 24-2-6　肺动脉高压（PAH）的靶向药物及用法用量

药物种类	药物名称	用法用量
内皮素受体拮抗剂	波生坦	口服，从 62.5mg 每天 2 次开始，4 周后增至 125mg 每天 2 次
	安立生坦	口服，5~10mg 每天 1 次
磷酸二酯酶抑制剂	西地那非	口服，20mg 每天 3 次
	伐地那非	口服，5mg 每天 1 次，2~4 周后可改为 5mg 每天 2 次
	他达拉非	口服，40mg 每天 1 次
前列环素类	依前列醇	中心静脉持续输注给药，起始剂量 2~4ng/（kg·min），可逐渐加量，理想剂量为 20~40ng/（kg·min）
	伊洛前列素	雾化吸入，每天 6~9 次，2.5~5.0μg/ 次
	曲前列尼尔	皮下、静脉注射，起始剂量一般为 1.25ng/（kg·min），逐渐加量，目标剂量一般为 20~80ng/（kg·min）
	贝前列素	口服，40μg，每天 3 次
鸟苷酸环化酶激动剂	利奥西呱	口服，2mg，每天 3 次

知识点

表 24-2-7　肺高血压（PH）围手术期血流动力学管理目标

参数	目标值
平均动脉压（MAP）	≥55~60mmHg
收缩压（SBP）	≥80mmHg
体循环静脉血氧饱和度（SvO_2）	维持于 92%~100%
右心房压（RAP）	<10mmHg
平均肺动脉压（mPAP）	<35mmHg
肺血管阻力 / 体循环阻力（PVR/SVR）	<0.5

续表

参数	目标值
肺毛细血管楔压(PCWP)	8~12mmHg
心脏指数(CI)	≥2.2L/(min·m^2)

第三节　肺高血压手术的麻醉管理

病例　先天性心脏瓣膜病(续)

病例进展

患者因“先天性心脏瓣膜病、主动脉瓣二叶畸形伴重度关闭不全,二尖瓣后叶脱垂伴重度关闭不全,三尖瓣中度关闭不全,肺高血压,心功能Ⅲ级,心脏性白塞氏病”诊断明确,完善术前检查后行Bentall+二尖瓣成形术。

【问题1】肺高血压(PH)患者应采取哪些监测手段?

临床思路　PH麻醉过程中需严密监测血流动力学的变化,除常规的心电图、血氧饱和度监测外,还需要给予连续有创动脉监测以随时观察麻醉诱导对血压带来的实时变化。中心静脉压的监测有利于评估右心室充盈压和新发生或加重的三尖瓣反流。有条件时还应放置肺动脉导管以监测肺动脉压力的变化,从而指导降肺动脉压药物的使用、测量心排血量和混合血氧饱和度及计算肺血管阻力(PVR)。利用肺动脉导管同时监测中心静脉压和肺毛细血管楔压(PCWP)对指导扩血管药的应用和液体管理具有重要意义。全身麻醉的患者还可置入经食管心脏超声探头以便监测肺动脉压、右心大小和功能的变化,从而评估右心急性扩张和收缩功能下降,以指导液体管理和强心药的使用,该技术对重大手术、手术时间长或出血量大的手术指导意义更大[17]。术中还应注意通过动脉血气分析监测血氧和二氧化碳水平,因为呼气末二氧化碳仅能反应血二氧化碳的变化趋势,尤其是在无效腔量增大的患者中并不能准确反映血二氧化碳水平。

【问题2】PH患者应采取何种麻醉技术?

临床思路　麻醉技术包括麻醉诱导与维持、气道管理、血流动力学管理等。

一、麻醉诱导与维持

无论何种麻醉方式,由于麻醉药物对呼吸与循环系统的影响,如心肌收缩力的抑制、全身血管阻力下降、静脉回流减少、PVR升高、低氧或高碳酸血症等,都可能会导致PH患者出现血流动力学不稳定。目前尚无研究显示对于PH患者全身麻醉与区域麻醉哪种方式更好,但是全身麻醉仍然是PH患者最常用的麻醉方式。麻醉前应充分实施面罩通气去氮给氧,使呼气末氧浓度达到90%以上以降低麻醉诱导过程中缺氧的风险。依托咪酯与丙泊酚相比对心肌收缩力和全身血管阻力的影响较小,合并阿片类药物用于麻醉诱导是最常用的诱导方式。氯胺酮可降低PVR并升高SVR,在先天性心脏病患儿中具有一定优势。麻醉诱导时还可应用静脉或雾化吸入米力农和依前列醇、静脉使用硝酸甘油、吸入一氧化氮,或雾化吸入伊洛前列素以预防肺动脉高压反应,但是这些药物在麻醉诱导中从循证医学的角度来看仍未被充分研究,较大程度依赖于医生的经验或喜好。

有学者认为,全身麻醉中的机械通气可能增加右心室负荷,因此倾向于选择区域麻醉。一般认为,区域麻醉可用于剖宫产术或其他对麻醉平面要求不高的手术,与腰麻相比,硬膜外麻醉起效缓慢,可控性更好。但即使是单纯实施区域麻醉,也应注意严密监测血流动力学变化。对于预计出血量大或手术时间长的手术,应优先考虑实施全身麻醉。但是区域阻滞镇痛技术的实施有利于减轻围手术期伤害性刺激带来的不利影响[18]。

全身麻醉维持可采用吸入性麻醉剂或静脉麻醉剂复合阿片类药物。麻醉药物的剂量需根据血压、肺动脉压和心室功能进行滴定,因为大部分全身麻醉药物都会降低全身血管阻力,在心排血量不变的情况下也可产生低血压。氧化亚氮可升高肺动脉压并导致右心缺血,因此在PH患者中应用较少。在麻醉维持中还应注意严重慢性PH患者可能因为慢性静脉充血和靶器官损伤而产生不同的麻醉药物药代动力学特点。低体温、缺氧、高碳酸血症、酸中毒、高或低血容量均可能导致肺动脉压改变而加重右心室功能障碍,麻醉过程中应注意避免[19]。

二、通气管理

无论采用何种通气手段,PH的麻醉管理都应高度重视氧供问题。充足的氧供不仅可预防肺动脉压升高,氧气还是直接的肺血管扩张剂,因此需注意提高吸入氧浓度(FiO_2)。气管插管时应保证达到了足够的麻醉深度,以防插管带来的交感系统反应。气管插管动作应快速而轻柔。阻塞性睡眠呼吸暂停和肺部疾病患者可能对气管插管带来更大的挑战,对于这些患者术前的气道评估更应谨慎,需均衡考虑清醒气管插管产生剧烈交感反应的弊端和避免通气不足或缺氧产生肺血管收缩的优势。术中设置机械通气参数时应考虑的因素包括避免低氧血症、吸气压 >30mmHg、PEEP>15mmHg、高碳酸血症和酸中毒,可考虑的设置为高 FiO_2(如 100%)、允许性低碳酸血症(PCO_2 30~35mmHg)、碱中毒(pH>7.4)和优化潮气量(参考功能残气量)。对于未行气管插管的区域麻醉,应注意保持对气道的控制,在发生呼吸问题时可随时采取气管插管等必要措施。

三、血流动力学管理

容量管理是维持平稳血流动力学的前提,需平衡手术失血与经皮肤、呼吸和手术野挥发的阴性容量丢失,需根据CVP、肺动脉导管和经食管心脏超声等高级监测指标来准确评估血容量状态。PH患者的术中麻醉管理常需要用到血管活性药物,发生低血压时应首先使用缩血管药来提升血压,而不是首先考虑应用肺血管舒张剂。慢性PH可导致右心室重塑和右心灌注改变,低血压发生时更容易发生心肌缺血。

缩血管药如去氧肾上腺素和血管升压素可提高主动脉压而不引起肺动脉压的显著升高。血管升压素可通过外周 V_1 受体促进体循环血管收缩,而对于肺循环可促进一氧化氮释放而发挥扩张肺血管的作用,从而降低PVR与SVR比值(PVR/SVR)。

对于明显的右心室功能障碍通常需要应用强心药物,如肾上腺素或带有一定正性肌力作用的去甲肾上腺素。使用肺血管扩张剂降低右心室后负荷有利于改善右心室功能,但是非选择性血管扩张药物如硝酸甘油、硝普钠降低肺动脉压的同时也会明显降低体循环压力,因此对PH患者更建议应用特异性肺血管扩张剂,如静脉应用前列腺素类药物。

吸入一氧化氮也是一种好的选择,因为一氧化氮可被血红蛋白快速失活而不产生全身性影响。一氧化氮还可扩张通气区域肺部的血管,从而改善通气血流比例(V/Q),这一特点不仅对PH患者有利,还适用于间质性肺部疾病患者。部分文献还报道了特异性肺动脉扩张剂在左心衰竭患者中的成功应用经验,但是需注意对于左心衰竭患者,吸入特异性肺动脉扩张剂有可能增加肺水肿的风险。

四、肺高血压危象的管理

肺高血压危象的表现包括 PVR 和右心室充盈压增加，心排血量减少，低血压，以及心血管衰竭的恶性循环，可快速进展至休克乃至死亡。早期识别与快速处理肺高血压危象置管重要。肺高血压危象的诱因包括麻醉诱导（血管扩张）、喉镜检查、低氧血症、正压通气、拔管、围手术期炎症和微肺动脉栓塞、心律失常以及围手术期体液容量变化。其处理对策包括：①积极治疗低血压以防止右心室缺血，同时不停用肺血管扩张剂。升压药包括去甲肾上腺素［最高剂量 0.5mg/（kg·min）］和低剂量加压素（最高剂量 0.04 单位 /min）；②使用吸入和静脉注射的肺血管扩张剂来降低术后肺血管阻力。对于接受机械通气的患者，吸入一氧化氮是理想的快速且作用强效的药物。雾化吸入的药物包括前列环素（需配合适当的超声雾化）、伊洛前列素和米力农。静脉注射的药物包括前列环素和西地那非；③优化前负荷（目标中心静脉压为 8~12mmHg）、收缩力和后负荷来改善右心室功能。适当的前负荷可能需要进行严密监测下的液体负荷试验或利尿治疗。合适的强心药包括多巴酚丁胺、多巴胺和米力农（以及其他 3 型磷酸二酯酶抑制剂，吸入或静脉注射）。后负荷的降低依赖于前一步的肺血管阻力的降低；④必要时采用体外膜肺氧合（ECMO）来支持右心室，作为术后恢复或移植的桥接治疗[20]。

病案进展

常规连接五导联心电图、无创血压、氧饱和度监测后开放外周静脉，行桡动脉穿刺置管连续监测有创动脉压后，此时血压 143/47mmHg，心率 100 次 /min。充分去氮给氧后给予咪达唑仑 6mg、舒芬太尼 50μg、罗库溴铵 50mg、丙泊酚 120mg 分次注射开始麻醉诱导，诱导插管后血压 111/37mmHg，心率 79 次 /min。行中心静脉穿刺置入漂浮导管，测肺动脉压 57/32mmHg。手术过程顺利，体外循环（CPB）机撤离期间给予多巴胺 6μg/（kg·min）和肾上腺素 0.05μg/（kg·min）维持循环，停机后体循环压力 106/57mmHg，肺动脉压 32/16mmHg。术后第 2 天拔除气管导管，术后康复顺利，正常出院。

五、非心脏手术肺高血压患者的管理

1. **骨科手术** PH 患者接受骨科手术并不罕见，如关节炎所致关节置换术和创伤所致骨折内固定手术。对于上肢和足部手术，单纯外周神经阻滞可提供理想的麻醉状态，从而避免了全身麻醉对循环功能所产生的影响。此类手术还可以给予适度镇静来增强患者的舒适性，但是镇静过程中应严密观察呼吸功能，血氧和二氧化碳水平的轻度改变都有可能会导致 PVR 的明显改变。骨科手术中风险最高的手术为髋、膝置换术和髋部骨折手术。扩髓腔所产生的髓内压升高可导致骨碎片、骨髓、脂肪、空气和炎性介质入血。假体植入所使用的骨水泥可使骨髓腔压力升高至 5 000mmHg，进一步增加髓内物质入血的风险而导致肺栓塞。这种情况对 PH 患者可能会带来致命性打击，出现低血压时更应积极地使用血管活性药物。所以 PH 患者接受髋、膝置换术和髋部骨折的择期手术时应非常谨慎，但是需注意髋部骨折往往需要早期接受急诊手术，可供选择的机会不多。

2. **腹腔镜** 腹腔镜手术需要利用二氧化碳建立气腹，从而导致膈肌上抬、吸气压升高、肠系膜和主动脉受压，以及高碳酸血症，从而对双心室负荷和泵功能均产生不利影响。尤其对于右心而言，气腹和吸气压升高不仅导致肺动脉压升高，还会显著缩小肺动脉内径，增快血流速度及快速增加右心后负荷。即使是对于正常人群，尤其是头高位手术，腹腔镜手术都可以对心排血量产生严重影响，而在心脏病患者中这一影响会造成更明显的血流动力学波动。PH 患者在气腹期间的血流动力学变化研究较少，但是有研究显示即使气腹解除后肺动脉压的升高也无法快速恢复，可能与气腹后血二氧化碳无法快速恢复正常有关，部分患者可能存在一定程度的皮下气肿，从而导致血二氧化碳持续升高。这些问题可能会明显升高 pH 和右心功能障碍患者接受腹腔镜手术的风险。下腹部的腔镜手术可能与上腹部具有不同的特点，主要是由于体位带来的影响，尤其是机器人辅助的盆腔手术，可能需要摆极端的 trendelenburg 体位并持续较长时间。这种体位可导致左右心房压力升高 2~3 倍，右心室做功可增加 65%，PH 患者对这种改变的耐受力会很差。

3. **胸科手术** 目前大部分胸科手术在胸腔镜下完成，与腹腔镜类似也是一种微创手术，其优势在很多临床试验中得到验证。胸腔镜手术影响血流动力学的机制与腹腔镜有所不同，因为大多数胸腔镜手术并不需要建立与腹腔镜类似的气体压力，其对血流动力学的影响主要来自单肺通气与术侧肺的肺不张。单肺通气对 PH 患者带来的影响主要包括肺动脉压和右心房压力的升高与低氧血症两种。单肺通气可导致气道压力骤升及术侧肺的缺氧性肺血管收缩，这种反应对正常人来说可能对肺动脉压产生的改变较小，但是对于 PH 患者带来的影响会非常大。这种情况下往往需要吸入一氧化氮或伊索前列醇来舒张通气肺的血管，从而降低肺动脉压并改善通气血流比例（V/Q）。但是部分患者可能术前就会接受静脉特异性肺血管舒张剂治疗，这种情况可能会影响单肺通气带来的缺氧性肺血管收缩反应，此时术中应继续给予吸入性肺血管舒张剂治疗来替代静脉用药。手术结束恢复双肺通气时可能因为部分肺叶的切除而减少肺血管床面积，从而导致手术结束时升高的肺动脉压也无法快速恢复正常。部分胸科麻醉医生可能习惯性给予硬膜外镇痛，这种镇痛技术可能会产生交感神经阻滞从而降低体循环压力，对于 PH 患者可以适当降低局麻药浓度，并在围手术期严密监测血流动力学波动并及时干预系统性低血压。

4. **产科手术** 怀孕的 PH 患者风险较高，围手术期死亡率可高达 30%~70%。尽管随着近年来围手术期医学的进展，特发性 PAH 产妇死亡率已从 30% 降至 17%，先天性心脏病伴 PH 或其他病因所致 PH 围产期死亡率仍高达 28%~33%。因此，PH 女性应避免怀孕或应及时终止妊娠。对于部分新发现或已有 PH 的产妇，终止妊娠和分娩的风险可能已经较为接近，或还有部分 PH 产妇拒绝终止妊娠，也有部分文献报道通过围手术期管理和多学科合作获得分娩成功的案例。与剖宫产相比，经阴道分娩体液转移、出血和感染并发症风险更低，因此更受推荐。无论是经阴道分娩还是剖宫产都有可能采用硬膜外镇痛技术，应注意缓慢给药来避免硬膜外镇痛导致低血压的风险。麻醉或镇痛过程中通常需要连续监测有创动脉压，并利用中心静脉或肺动脉导管来获得更高级的血流动力学监测数据。

第四节 肺高血压手术的术后管理

PH 患者此类患者术后早期极易发生突发性意外状况甚至死亡，因此术后往往需要在 ICU 进行严密监测，通过一系列检查及早发现可能导致急性失代偿性右心室衰竭。有创监测手段如连续动脉监测、中心静脉压（CVP）、肺动脉压（PAP）、肺毛细血管楔压（PAWP），以及超声心动图检查可为病情变化的病因判别提供参考依据。导致术后突发情况的因素包括体液转移丢失、交感张力增加、酸中毒、缺氧、低体温等造成的肺血管收缩。部分患者甚至会出现肺栓塞，进而导致严重右心室衰竭。PH 引发右心室衰竭所致低血压是围手术期最危险的并发症。

房性快速性心律失常可给予地高辛、胺碘酮进行纠正。地尔硫䓬或 β 受体拮抗剂也可用于干预此类心律失常，但是此类药物具有负性肌力作用，尤其对严重右心室衰竭的患者使用时需非常谨慎。钙通道阻滞剂维拉帕米具有明显的负性肌力和血管扩张作用，可能加重 PH 患者的低血压，应避免使用。如果发生低血压伴心律失常，可考虑使用电复律治疗。

右心室储备功能差的 PH 患者对术后感染耐受性较差。贫血也会增加右心室做功，严重贫血应及时纠正。氧作为重要的肺血管扩张剂应保持关注，维持氧供充足也是术后应注意的管理要点。酸中毒会增加肺血管阻力（PVR），应积极纠正，有研究显示保持适度偏碱对此类患者是有利的。应避免呼吸性酸中毒，保持血二氧化碳分压为 30~35mmHg 和 pH≥7.4，出现代谢性酸中毒时应快速纠正。注意维持体温于 37℃左右以避免低体温和寒战。

右心室肥厚的PH患者往往为前负荷依赖性的，无法耐受失血等因素导致的低血容量。应在补充血容量的同时使用缩血管药和强心药来维持充足的体循环压力。另一方面，右心的液体反应性不如左心明显，过多的容量对右心也是极为不利的。对于利尿剂不敏感的患者可使用血液超滤进行脱水处理。过度的右心扩张还会导致室间隔左移影响左心充盈，进而降低左心功能。对大多数自主呼吸的患者而言，维持CVP于5~10mmHg是最合适的。但是对于机械通气患者还应考虑PEEP水平对中心静脉压的影响。为CVP≤10mmHg的PH患者输液治疗时可先进行抬腿试验，如果平均动脉压升高可给予小剂量的液体负荷治疗。如果CVP≥15mmHg或抬腿试验血压不升高时则应给予利尿剂治疗。

如前文所述，对于急性失代偿性右心室衰竭患者围手术期最合适的肺血管扩张治疗为吸入一氧化氮等特异性肺血管扩张剂。吸入一氧化氮的缺点在于可能产生毒性产物及撤药时PH的反弹，此时可用口服或静脉磷酸二酯酶5抑制剂西地那非来预防。伊索前列醇和曲前列环素可用来替代一氧化氮进行吸入性治疗。其他可供吸入的药物还有其他前列腺素类药物（如依前列醇和前列腺素E1）、磷酸二酯酶3抑制剂（如米力农）和钙离子增敏剂（如左西孟旦）。静脉前列腺素类药物可用于严重PH和急性失代偿性右心室衰竭，对于伴有失代偿性左心室衰竭的患者则可考虑使用非选择性血管扩张剂，如硝普钠、硝酸甘油、奈西立肽、米力农和左西孟旦。

使用肺血管扩张剂应注意以下几个原则：①前列腺素类药物仅适用于动脉性PH；②除磷酸二酯酶5抑制剂以外的选择性肺血管扩张剂可能加重左心衰竭和肺静脉高压；③全身性使用肺血管扩张剂可能会因为V/Q失调而加重低氧血症及导致低血压，在高危患者中应避免使用。

需要对伴有明显右心室功能障碍的低血压PH患者进行升压治疗时，去甲肾上腺素和血管升压素比单纯α受体激动剂如去氧肾上腺素更合适，发生严重休克时则可考虑使用肾上腺素。对于血压正常的右心衰竭患者，需要强心治疗时可使用多巴酚丁胺来改善右心室功能和增加心排血量，必要时还可加用血管加压素来维持充足的体循环压力。与多巴胺酚丁胺相比，多巴胺虽然不会引起低血压但是更易引发心动过速，不能作为PH和右心室衰竭的一线用药。强心扩血管药物米力农在收缩性左心室衰竭伴PH的治疗中非常重要，但是其体循环扩血管作用往往超过了降低PH的优势，在此类患者中应避免使用。

《2018年科隆会议肺高血压患者失代偿性右心衰、重症监护与围手术期管理专家共识》阅读指导

（王嘉锋）

推荐阅读

[1] 中华医学会心血管病学分会肺血管病学组，中华心血管病杂志编辑委员会.中国肺高血压诊断和治疗指南2018.中华心血管病杂志，2018，46（12）：933-964.

[2] 中华医学会呼吸病学分会肺栓塞与肺血管病学组，中国医师协会呼吸医师分会肺栓塞与肺血管病工作委员会，全国肺栓塞与肺血管病防治协作组，等.中国肺动脉高压诊断与治疗指南（2021版）.中华医学杂志，2021，101（1）：11-51.

[3] 中国医师协会心脏重症专业委员会.心脏外科围手术期肺高血压诊疗专家共识.中华危重病急救医学，2020，32（8）：905-914.

[4] HUMBERT M，KOVACS G，HOEPER MM，et al.2022 ESC/ERS Guidelines for the diagnosis and treatment of pulmonary

hypertension.Eur Heart J,2022,43(38):3618-3731.

[5] HOEPER MM,HUMBERT M,SOUZA R,et al.A global view of pulmonary hypertension.Lancet Respir Med,2016,4(4):306-322.

[6] MORRELL N W,ALDRED MA,CHUNG WK,et al.Genetics and genomics of pulmonary arterial hypertension.Eur Respir J,2019,53(1):1801899.

[7] GRÄF S,HAIMEL M,BLEDA M,et al.Identification of rare sequence variation underlying heritable pulmonary arterial hypertension.Nat Commun,2018,9(1):1416.

[8] SCHERMULY R T,GHOFRANI H A,WILKINS M R,et al.Mechanisms of disease:pulmonary arterial hypertension.Nat Rev Cardiol,2011,8(8):443-455.

[9] KAW R,PASUPULETI V,DESHPANDE A,et al.Pulmonary hypertension:an important predictor of outcomes in patients undergoing non-cardiac surgery.Respir Med,2011,105(4):619-624.

[10] REMY-JARDIN M,RYERSON CJ,SCHIEBLER ML,et al.Imaging of pulmonary hypertension in adults:a position paper from the Fleischner Society.Eur Respir J,2021,57(1):2004455.

[11] RUDSKI LG,LAI WW,AFILALO J,et al.Guidelines for the echocardiographic assessment of the right heart in adults:a report from the American Society of Echocardiography endorsed by the European Association of Echocardiography,a registered branch of the European Society of Cardiology,and the Canadian Society of Echocardiography.J Am Soc Echocardiogr,2010,23(7):685-713.

[12] KIM N H,DELCROIX M,JAIS X,et al.Chronic thromboembolic pulmonary hypertension.Eur Respir J,2019,53(1):1801915.

[13] SWIFT A J,DWIVEDI K,JOHNS C,et al.Diagnostic accuracy of CT pulmonary angiography in suspected pulmonary hypertension.Eur Radiol,2020,30(9):4918-4929.

[14] SWIFT AJ,LU H,UTHOFF J,et al.A machine learning cardiac magnetic resonance approach to extract disease features and automate pulmonary arterial hypertension diagnosis.Eur Heart J Cardiovasc Imaging,2021,22(2):236-245.

[15] VIRAY MC,BONNO EL,GABRIELLE ND,et al.Role of Pulmonary Artery Wedge Pressure Saturation During Right Heart Catheterization:A Prospective Study.Circ Heart Fail,2020,13(11):e007981.

[16] MINAI OA,YARED JP,KAW R,et al.Perioperative risk and management in patients with pulmonary hypertension.Chest,2013,144(1):329-340.

[17] ASHES C,ROSCOE A.Transesophageal echocardiography in thoracic anesthesia:pulmonary hypertension and right ventricular function.Curr Opin Anaesthesiol,2015,28(1):38-44.

[18] WINK J,DE WILDE RB,WOUTERS PF,et al.Thoracic Epidural Anesthesia Reduces Right Ventricular Systolic Function With Maintained Ventricular-Pulmonary Coupling.Circulation,2016,134(16):1163-1175.

[19] MCGLOTHLINA D,IVASCUB N,HEERDT PM.Anesthesia and pulmonary hypertension.Prog Cardiovasc Dis,2012,55(2):199-217.

[20] PRICE LC,MARTINEZ G,BRAME A,et al.Perioperative management of patients with pulmonary hypertension undergoing non-cardiothoracic,non-obstetric surgery:a systematic review and expert consensus statement.Br J Anaesth,2021,126(4):774-790.

第二十五章

冠状动脉手术的麻醉及围手术期管理

冠状动脉粥样硬化性心脏病（coronary atherosclerotic heart disease，CAD）是指由冠状动脉粥样硬化性病变引起的冠状动脉血流和心肌氧需之间不平衡而导致的心肌缺血性损害，简称“冠心病”，是临床常见的一种心脏疾病。根据《中国卫生健康统计年鉴 2021》和《中国心血管健康与疾病报告 2022》数据，我国冠心病的患病率为 10.2‰，并且还有不断升高的趋势，据此估计全国现患人数高达 1 139 万[1,2]。冠心病的外科治疗（冠状动脉手术）主要是冠状动脉旁路移植术（coronary artery bypass grafting，CABG），这是除冠心病药物治疗、冠状动脉介入治疗（percutaneous coronary intervention，PCI）以外的最常用治疗方法。世界上最早在 1960 年由美国纽约 Robert Goetz 医生首次成功实施乳内动脉 - 右冠状动脉移植术，而第一例用患者自体大隐静脉作为旁路的成功 CABG 于 1966 年由阿根廷著名心脏外科医生 René Favaloro 在美国克利夫兰诊所（Cleveland Clinic）完成，自此开辟了冠心病外科治疗的新纪元。国内首例 CABG 在中国医学科学院阜外医院由郭加强教授于 1974 年完成。据《2021 年中国心外科手术及体外循环数据白皮书》报告，全国 21 个省、直辖市、自治区（包括香港特别行政区）共 728 家医院，2021 年 CABG 数量达 59 862 例，占心脏手术总量的 21.5%[3]。冠状动脉手术围手术期管理的核心问题是围绕如何维持心肌的氧供 / 需平衡而展开，本章将通过相关病例及其知识点，结合最新指南介绍 CAD 的病理生理和围手术期管理原则，以期降低冠状动脉手术的围手术期并发症和死亡率。

第一节　冠状动脉粥样硬化性心脏病基础和治疗

一、冠心病的病理生理

（一）心肌的氧供、氧需

1. 心肌氧供　心肌氧供的主要决定因素为冠状动脉血流量（coronary blood flow，CBF）和动脉血氧含量（arterial oxygen content，CaO_2）。

（1）冠状动脉血流量：主要发生在舒张期。只有保证足够的冠状动脉血流量，才能满足静息、运动或应激等不同状态下的心肌氧供。当冠状动脉血流量不能满足心肌的氧需时，即可发生心肌缺血。冠状动脉血流量与冠状动脉灌注压（CPP）成正比，而与冠状血管阻力（coronary vascular resistance，CVR）成反比，即 CBF=CPP/CVR。各种血流动力学因素均可影响 CPP，而心肌代谢产物、自主神经张力、内分泌激素水平和冠状动脉解剖（如冠状动脉狭窄）等因素可以改变 CVR。左冠状动脉的血流 85% 来自舒张期，只有 15% 来自收缩期，因为心肌收缩时心内膜下所受的压力最大，近似于心室内压力，所以心脏收缩时期心肌自身的血供减少。冠状动脉血流在收缩期会因直接的挤压和血管本身扭曲造成的剪切力而受阻。左心室内膜下血流全部来自舒张期。当心肌收缩时，室内压增加和内膜下心肌收缩，内膜下小动脉基本被关闭，故内膜下最容易发生缺血。右心室对心肌冠状动脉压迫较轻，因为右心室的压力较低，所以即使在收缩期也能维持冠状动脉的灌注。

（2）动脉血氧含量：即每100ml动脉血中的含氧总量。主要反映的是与血红蛋白（Hb）结合的氧量，而血液中溶解的氧对于整个氧含量的贡献不大。要保证足够的动脉血氧含量，取决于足够的Hb浓度、较高的血氧饱和度（SaO_2）和维持正常的氧分压（PO_2）。计算公式：CaO_2=（Hb×1.34ml O_2×SaO_2）+0.003ml O_2×PO_2。

2. **心肌氧需** 正常情况增加活动量或身体处于应激状态，心肌的氧需（氧耗）明显增加，通过自身调节，冠状动脉血流量可以增加4~5倍，以满足心肌做功的需要。影响心肌氧需的三个主要因素是心肌收缩力、心率和心室壁张力。

（1）心肌收缩力：心肌收缩力增加，则心肌氧需增加。但在临床上很难准确地来量化评估或定性测量，通过左心室测压来计算左心室压力升高速率（dp/dt）来反映心肌收缩力临床也难以实现，并且受心脏前负荷、后负荷和心率的明显影响。通过TEE来测量左心室心腔、左心室壁和血流速度等变化，为量化评估心肌收缩力提供了重要参考手段，如平均左心室周径缩短速率、主动脉血流加速度和左心室缩短分数等。

（2）心率：心率增加则氧需明显增加。心率增加时氧需倍增，同时可导致心肌收缩力轻度增加，又增加了额外的氧需。心率加快时舒张期缩短，也限制了氧供，被称为心率的阶梯现象或Bowditch现象。

（3）心室壁张力：心室壁张力取决于收缩期心室内压力（或称心室跨壁压力）、室腔大小和室壁厚度。心室跨壁压力和心室半径增加可增加氧需。根据拉普拉斯（Laplace's law）定律：室壁张力＝心室跨壁压力×心室半径/（2×心室壁厚度）。①心室压力（后负荷）：室内压增加则需氧增加，压力增加1倍则氧需增加1倍。通常体循环收缩压反映心室压力，因此用体循环压力来反映左心室后负荷，平均动脉压与心肌的氧需成一定比例。降低后负荷，有利于减少氧需。②心室腔大小（前负荷）：由于前负荷决定心室的形状，心室的容量增加1倍，心室的半径只增加26%，增加前负荷则增加氧需。临床通过给予硝酸甘油来降低前负荷，即降低了心肌的氧需。③室壁厚度：心室肥厚增加心肌的氧需量。

（二）冠状动脉粥样硬化性心脏病的病理生理

1. 冠状动脉粥样硬化的发病机制

冠心病也被称为缺血性心脏病（ischemic heart disease，IHD），因冠状动脉的功能性或器质性病变而引起，主要的病理基础是冠状动脉粥样硬化性改变。发病机制比较复杂，至今尚未完全了解。根据大量流行病学的研究资料，形成动脉粥样硬化的主要相关致病因素有高血压、高血脂、糖尿病、肥胖、吸烟、长期情绪紧张、凝血功能异常和家族性遗传因素等。正常冠状动脉壁包括内膜、中层和外膜三层，内膜被认为是动脉血管壁最重要的一层。内膜被内皮细胞所覆盖，完整的血管内皮是阻止血管内形成血栓的唯一因素，从而抑制凝血酶的形成，同时内皮细胞也发挥其纤维蛋白溶解的活性，以此来保证冠状动脉血流的畅通。动脉粥样硬化的形成是缓慢的过程，病变主要累及血管内膜，由各种病因造成内皮细胞损伤，使内膜渗透性增高，表现为内膜的炎性特征，早期在内膜和中层细胞内出现脂蛋白和含脂质巨噬细胞的浸润，内膜增厚，逐渐出现黄色脂质斑点，经过数年发展，脂质浸润增多，斑点逐渐增多、沉积和扩大，形成血管内膜斑块。粥样斑块可以累及整个动脉系统，但以冠状动脉、颅内动脉和下肢动脉多见。

2. 冠状动脉粥样硬化斑块的进展和危害

冠状动脉粥样硬化斑块可造成冠状动脉血管腔的进行性狭窄，当管腔的横截面积下降到60%~70%时，可导致血流受阻。冠状动脉粥样硬化的基础损害是冠状动脉内壁脂质斑块形成导致慢性狭窄和血栓形成，最终导致心肌血供下降。冠状动脉粥样硬化病变的部位大多数发生在冠状动脉主要分支的近段，这为提高手术治疗效果提供了便利条件。如患者伴高血压或糖尿病，则病变范围广，可累及冠状动脉细小分支。粥样硬化病变使冠状动脉血流量减少，运动时甚至静息时可以引起局部心肌血供和（或）氧需的不平衡，从而引起心肌缺血，出现心绞痛，严重者可产生心肌梗死。左冠状动脉供应的冠状动脉循环血流量通常最多，因此，左冠状动脉及其分支阻塞，造成的心脏病变也更为严重。

冠状动脉粥样硬化斑块破裂并发出血可导致冠状动脉血栓形成，尤其是斑块破裂出血时脂质进入血管腔，易引起血管的栓塞和进一步诱发血栓形成。斑块破裂、血栓形成与管腔堵塞的程度没有关系，也可以发生在没有管腔堵塞的斑块。炎性介质在斑块破裂中也起重要作用，血液循环中C反应蛋白、α肿瘤坏死因子（TNF-α）和白介素6（IL-6）的水平可以作为预测心血管风险的指标[4]。内膜出血的急性期可促使冠状动脉和侧支循环分支痉挛，加重心肌缺血的程度。

冠心病患者发育完好的冠状动脉侧支，对预防死亡或心肌梗死具有重要意义。如果冠状动脉狭窄仅局限于冠状动脉一个分支，且发展过程缓慢，则病变血管与邻近冠状动脉之间的交通支显著扩张，可建立有效的侧支循环，受累区域的心肌可以得到足够的血液供应。若病变累及多根血管，或狭窄病变进展较快，侧支循环未及充分建立，在并发血栓形成、血管壁痉挛等情况下，则可发生严重心肌缺血，甚至心肌梗死（myocardial infarction）。病变区域心肌组织缺血萎缩、坏死并逐渐纤维化，形成纤维瘢痕，心肌收缩功能受到严重损害，则可发生心律失常或心力衰竭。冠状动脉粥样硬化斑块破裂和血栓形成是发生急性冠脉综合征（acute coronary syndromes，ACS）的病理基础。

3. 影响CAD患者心肌血流的因素

（1）狭窄的性质：冠状动脉粥样硬化斑块引起的狭窄比较固定，属阻塞型，而动力型冠状动脉狭窄可以发生在正常冠状动脉的部分，如冠状动脉痉挛引起的心绞痛。冠状动脉痉挛的动物模型表明，血管平滑肌反应性增强是引起血管痉挛的基础。阻塞型和动力型往往互相存在，尤其是发生在不稳定性心绞痛的患者。冠状动脉狭窄可以是局部性或节段性，而在同样横截面积，节段性狭窄的CVR要高，CBF也减少明显。

（2）狭窄的程度：冠状动脉口径的舒缩对CBF的影响最大。当冠状动脉直径减小50%，则横截面积相应下降75%，在运动时可引发心肌缺血，出现心绞痛症状；当直径减小70%，则横截面积下降90%，即使在休息时临床上也可以出现心绞痛症状；当在同一支冠状动脉出现上述两种情况时，则对CBF的影响可出现叠加作用。

（3）侧支循环的建立：如果冠状动脉的狭窄是缓慢而逐渐发展，则需要通过侧支血管扩张以提供血流来满足缺血心肌的需要。不同个体冠状动脉侧支循环的差异是发生心肌或冠状动脉阻塞性疾病易患性不同的原因。侧支循环直接建立在不同冠状动脉或同一冠状动脉的不同节段之间，而毛细血管床基本不介入其间。如果分级水平很低的冠状动脉阻塞，则侧支循环可以提供足够的血流而不发生缺血，反之则可引起缺血。

（4）狭窄的部位：不同部位的狭窄患者临床危险性不同。左主干狭窄可以使大片左心室心肌血供受到影响。左前降支和回旋支如果近端狭窄，则危险性与左主干狭窄一样大。同样，当左或右冠状动脉完全阻塞时，即使侧支循环建立，患者也会非常危险。

（5）远端冠状动脉病变：如果冠状动脉的小分支存在弥散病变，则会明显影响移植血管后心肌的血供，从而影响冠状动脉旁路移植术（CABG）的效果。例如，合并糖尿病的微血管病变。

4. 心肌缺血的其他病理生理改变

急性心肌缺血可以导致心脏舒张功能不全，因左心室顺应性下降，引起左心房压升高和肺瘀血，而此时心室收缩功能正常或相对正常。舒张功能不全可能是首先或唯一的缺血症状。另外，乳头肌缺血可以引起严重的二尖瓣关闭不全，也可导致肺瘀血。严重心肌缺血或广泛的心肌梗死，可以使心室收缩和舒张功能均得到损害，心排血量下降，进一步发展为慢性充血性心力衰竭。

冠心病患者可因心肌长期反复缺血缺氧，引起心肌变性和纤维化，导致心室扩张及心功能不全。心绞痛发作时伴有呼吸困难或有突发性夜间呼吸困难，则说明有一过性左心衰竭。有心肌梗死病史者，常有慢性心力衰竭。通过进行心功能评估和心绞痛分级，可以对心功能有基本的了解，但注意可因个体的耐受性及主观感觉的不同而有明显差异。

冠心病患者经常引起心绞痛，经抗心绞痛治疗症状可大有改善，但冠状动脉堵塞的程度并无改变。虽然心功能评估和心绞痛分级，有助于判断患者心脏储备功能，但与心脏结构性损害的程度无明显相关，故不能作为治疗或预后的主要依据。对心功能不全的患者需要改善心功能，经过治疗后，肺循环和体循环瘀血现象可以消失，使患者的心脏储备功能得到改善和提高。

二、冠心病的分型

1. 稳定性缺血性心脏病

（1）无症状性心肌缺血：临床无心绞痛等胸痛症状，但有心肌缺血的客观证据（ECG、心肌血流灌注及心肌代谢等异常），又称隐匿型冠心病（latent coronary heart disease）。ECG 心肌缺血的表现可在静息或运动负荷时出现，常在动态 ECG 记录中发现，有时被各种影像学检查所证实。此时冠状动脉病变较轻或侧支循环丰富。

（2）稳定性心绞痛：表现为胸骨后或心前区的压榨感、胸闷和疼痛，伴有焦虑，疼痛可放射至背部、下颌或肩部，常伴有恶心、呕吐或出汗等，持续时间不超过 10 分钟，常由体力活动或情绪激动而诱发，休息和舌下含化硝酸甘油可以缓解。疼痛发作的程度、频度、持续时间、性质及诱发因素等在数个月内无明显变化。

（3）缺血性心肌病：属冠心病的特殊类型或晚期阶段。因冠状动脉粥样硬化引起长期心肌缺血，导致心肌弥漫性纤维化，产生与原发性扩张型心肌病类似的临床表现。病理生理基础是冠状动脉粥样硬化病变，使心肌严重缺血、缺氧，造成心肌细胞减少、坏死、心肌纤维化和心肌瘢痕形成。表现为呼吸困难、浮肿、心悸、乏力等，有或无心绞痛发作[5]。

2. 急性冠脉综合征（ACS）

由于冠状动脉粥样硬化斑块破裂或侵蚀，继发完全或不完全闭塞性血栓形成，导致冠状动脉血流突然减少的一组急性心肌缺血临床综合征。主要表现为不稳定型心绞痛（UA）、急性 ST 段抬高性心肌梗死（STEMI）和急性非 ST 段抬高性心肌梗死（NSTEMI）三种类型。

（1）UA：新发心绞痛或原有稳定性心绞痛的发作频率和严重程度恶化，在休息、轻度活动时即出现心绞痛，持续时间超过 20 分钟。不稳定型心绞痛发作时，一个斑块间隙可导致一过性血管堵塞，血小板和白细胞释放缩血管活性物质，同时血管内皮功能失调也使血管收缩，从而降低冠状动脉血流量。发作时 ECG 表现为 ST 段下移、T 波倒置，但没有发生心肌坏死，血浆肌钙蛋白 T 或 I（cTnT/I）在正常水平。

（2）NSTEMI：持续性急性心肌缺血（心绞痛）事件，导致心肌坏死，cTnT/I 释放（升高）。ECG 表现为 ST 段下移、T 波倒置，或短暂出现 ST 段抬高、病理性 Q 波。

（3）STEMI：通常是冠状动脉粥样硬化斑块破裂扩大、持续出血、血栓形成或脱落导致冠状动脉持续、完全闭塞，表现为严重而持续的心绞痛，硝酸甘油治疗不能缓解。堵塞动脉的供血区域可发生透壁性心肌梗死，受累心肌立即失去收缩功能。左心室收缩、舒张功能损伤，出现室性心律失常、心力衰竭和低血压等，左心室顺应性下降，可出现左束支传导阻滞。范围大者，乳头肌、室间隔和左心室游离壁存在破裂的潜在风险。后期坏死组织的纤维化，可以形成室壁瘤。ECG 表现为 ST 段抬高、病理性 Q 波，T 波高尖、双向或倒置[6]。

三、冠心病的治疗

（一）内科药物治疗和 PCI

1. 药物治疗 冠心病的基础治疗。治疗目标为降低心肌氧耗量，增加心肌氧供，稳定血流动力学，通过抗血小板治疗以防止血栓形成，从而缓解心绞痛症状，改善心功能，防止冠心病的进一步发展。

（1）抗血小板药物：阿司匹林抗血小板聚集，预防血栓形成，降低心肌梗死的发生率，预防 ACS 发生。氯吡格雷（clopidogrel）不可逆地抑制二磷酸腺苷（ADP）介导的血小板聚集，抑制糖蛋白（GP）Ⅱb/Ⅲa 受体复合物的活性，对于 ACS 患者联合阿司匹林使用，可以更有效的预防心肌梗死和缺血事件，但增加出血风险。

（2）硝酸酯类：硝酸甘油可以扩张冠状动脉，缓解冠状动脉痉挛，减少静脉血回流，降低室壁张力，从而缓解心绞痛症状。对急性发作的患者，舌下含服快速起效。对不稳定性心绞痛、心肌梗死合并心力衰竭、心肌持续或反复缺血和高血压患者，可以静脉持续输注给药，也可以和 β 受体拮抗剂、肝素和阿司匹林联用。长效硝酸酯类不适用于急性心绞痛发作，适用于慢性长期治疗，在一定程度上降低心绞痛发作的频率和程度，增加患者的运动耐量。

（3）β 受体拮抗剂：缓解症状，降低病死率，减少急性心肌梗死患者室性心律失常的发生率。对稳定性劳力性心绞痛患者，药物治疗以 β 受体拮抗剂为主。初发劳力性心绞痛，由于病程短，临床表现差异大，常用硝酸酯类、钙通道阻滞剂、β 受体拮抗剂、抗血小板药等药物联合治疗。围手术期使用 β 受体拮抗剂的冠心病患者，尤其是 β_1 选择性强而无内在拟交感活性的药物如美托洛尔、阿替洛尔，可以明显降低不良心脏事件的发生率和病死率。

（4）钙通道阻滞剂：抑制冠状动脉痉挛，扩张冠状动脉，降低外周血管阻力，改善心肌氧供 / 氧需比值，从而缓解症状。变异性心绞痛以冠状动脉痉挛诱发，治疗药物以钙通道阻滞剂为主，常口服硝酸甘油或硝苯地平来迅速缓解疼痛，用钙通道阻滞剂如地尔硫䓬预防心绞痛发作。稳定性或不稳定性心绞痛患者的长期治疗，不能耐受硝酸甘油和 β 受体拮抗剂治疗的患者，也可以使用钙通道阻滞剂。预防冠状动脉痉挛常合用钙通道阻滞剂或硝酸酯类。若最大耐受剂量的 β 受体拮抗剂效果仍不理想，可联合使用钙通道阻滞剂类药物和长效硝酸酯类药物。

2. PCI　药物治疗无效、心室功能正常的冠状动脉单支或双支病变，可以从 PCI 获益。经皮冠状动脉腔内成形术（percutaneous transluminal coronary angioplasty，PTCA）通常指冠状动脉球囊扩张治疗，存在的两个主要问题是形成夹层和再狭窄。由于冠状动脉内置入支架较 PTCA 有很大改善，因此冠状动脉内支架置入率逐年上升，但仍然有 10%~20% 的患者再发支架内狭窄。欧洲心脏病学会（ESC）2022 年指南建议，无心源性休克的多支血管病变的非 ST 段抬高型 ACS 患者，在首次住院期间进行完全性血运重建，双联抗血小板药物（阿司匹林、氯吡格雷）辅助治疗，可以减少缺血事件的发生，明显降低支架后再狭窄的发生率，指南推荐该治疗方案应持续 12 个月[7]。

（二）外科治疗

1. 适应证

冠心病的外科治疗主要是 CABG，适用于冠心病内科药物治疗不能控制心绞痛症状或不能接受内科药物治疗的副作用（如存在双联抗血小板治疗的禁忌证），不适合内科 PCI 治疗或 PCI 不能达到完全血运重建，尤其是冠状动脉左主干病变或多支病变伴有弥散性血管病变等的患者。整合国内外冠心病患者 CABG 心肌血运重建的相关指南，提出下面若干建议供参考[8,9]。

（1）符合 CABG 血运重建的解剖条件：冠状动脉阻塞性病变，不稳定性心绞痛或长时间心肌缺血发作，内科治疗难以缓解；心肌梗死后反复发作的心肌缺血、变异性心绞痛；稳定性心绞痛已经影响到患者生活质量。主要是无保护性左主干病变、三支病变和合并前降支近段狭窄的两支病变。

（2）SYSTAX 和 STS 评分：根据 SYSTAX 评分判定病变的复杂程度、STS 评分估测 CABG 后死亡率和发病率风险，确定选择 PCI 或 CABG。冠状动脉三支病变 SYSTAX 评分中等或较高的患者（>22 分）；无论 SYSTAX 评分多少，需血运重建的冠状动脉左主干病变；冠状动脉多支病变或两支、三支病变合并前降支近端堵塞的患者需要进行 CABG。

(3) 根据解剖结构和临床特征：根据完全血运重建即进行 CABG 为首要考虑因素，冠状动脉多支病变且 SYSTAX 评分 >22 分，由于解剖结构 PCI 无法实现完全血运重建、狭窄处重度钙化病变易导致不能完全扩张；冠状动脉左主干病变合并糖尿病、即使 SYSTAX 评分较低（≤22 分）但合并糖尿病；冠状动脉三支血管病变无论心功能如何，或多支血管病变合并心力衰竭、左心室功能下降（左心室射血分数≤35%）；再发弥散性支架内狭窄。

(4) 急诊 CABG：PCI 不能操作、失败或出现并发症、冠状动脉解剖上适合 CABG、静息状态下持续性心肌缺血、致命性血管堵塞风险和（或）非外科处理血流动力学难以稳定；心肌梗死引起需要外科修复的机械并发症，如室间隔穿孔、乳头肌缺血断裂致二尖瓣关闭不全；适合 CABG 的心源性休克；冠状动脉左主干狭窄≥50% 和 / 或一、二支狭窄≥70% 和三支病变，出现因缺血致危及生命的室性心律失常。

(5) 同时同期联合进行其他心脏手术：冠状动脉左主干管腔狭窄≥50% 或其他主要冠状动脉分支≥70%；室壁瘤切除或折叠术。

2. 手术方式的选择

近年来国际临床指南对非 CPB CABG（off-pump CABG）的临床效果评价趋于审慎。CABG 是治疗冠状动脉多支病变的金标准，至于选择使用 CPB CABG（on-pump CABG）还是非 CPB CABG 一直存在争议。CPB CABG 可以提供良好的手术野，相对安静的手术条件，但涉及 CPB 期间对心肌损伤、凝血功能紊乱、神经认知功能改变、脑卒中和炎性介质反应等影响。相反，非 CPB CABG 避免了 CPB、主动脉阻断等改变，尽管有冠状动脉固定器、分流栓的使用，但手术野有限制，外科技术要求高，冠状动脉再血管化的完全性不如 CPB CABG。

近年的大部分 RCT 研究表明，除 CPB CABG 有完全再血管化的优势外，两者在短期（术后 30 天）的临床结局如死亡率及心肌梗死、脑卒中和肾功能不全发生率方面没有明显差别，但患者中、长期死亡率和并发症方面 CPB CABG 更具优势。比较有代表性的研究，如 ROOBY（Veterans Affairs Randomized On/Off Bypass）研究表明，非 CPB CABG 在 1 年期桥血管的通畅度、完全再血管化等方面都不如 CPB CABG，但非 CPB CABG 在 CORONARY 和 GOPCABE 两个多中心 RCT 研究表明，在高危患者两者 1 年、5 年期的预后无明显不同[10]。因此，近 10 年来在美国等其他国家非 CPB CABG 的总体比例在下降。因此，需从患者获益角度出发，适时调整技术策略，严格把控非 CPB CABG 手术指征，谨慎地选择 CABG 的手术方式。

第二节　冠状动脉粥样硬化性心脏病外科的麻醉

一、冠心病外科的麻醉管理目标

在详细了解和评估 CABG 患者术前风险因素的基础上，围绕麻醉手术过程中影响心肌氧供 / 氧需平衡的主要因素，保持心肌的氧供、减少心肌的氧需，保证重要脏器的灌注，确保患者安全、舒适地渡过整个围手术期，从而降低并发症和改善患者预后。

1. 预防围手术期心肌缺血　正确的术前评估和准备、合理的麻醉前用药，可以降低围手术期缺血事件的发生率。保持围手术期心肌氧供 / 氧需平衡，控制心率，避免心动过速，最大限度地延长舒张期，以免加重心肌缺血。对心功能差的患者，注意儿茶酚胺类药物的心脏毒性作用，避免过分交感神经兴奋，增加氧耗量，引起心律失常。避免过度通气，以免引起冠状动脉收缩，在维持稳定满意的血流动力学基础上，使用扩张冠状动脉药物，防治冠状动脉痉挛，避免心肌缺血。

2. 控制和稳定血流动力学　尽量使用对心血管抑制作用轻微的药物，避免血流动力学的剧烈波动。

维持前负荷，足够的充盈对扩大和损害的心室非常重要。维持窦性心律，心房收缩对舒张功能不全的患者很重要。维持灌注压，避免平均动脉压 <60mmHg，尤其是左主干病变。术中由有经验和受过 TEE 培训的心脏麻醉医生，使用 TEE 对高危患者进行麻醉处理指导，可以使患者获益。

3. **围手术期多模式、多学科镇痛、镇静方式，使舒适化治疗贯穿在整个围手术期** 确保术中镇痛、镇静水平维持在合适水平，以满足外科手术无痛、无意识、患者安静、肌松满意和快速恢复等要求。

4. **改善手术室环境内相关人员的沟通和交流，确保患者安全** 手术中需要心脏外科、麻醉科和体外循环科等相关人员密切协作，要形成多科室沟通协商的程序。

5. **ERACS(cardiac ERAS)和早期气管拔管** 使用短效静脉麻醉药物(如丙泊酚)，联合使用和优化中、短效阿片类药(如舒芬太尼、瑞芬太尼)的剂量，辅助使用吸入麻醉药，易于早期气管拔管和恢复。快通道或超快通道的麻醉技术适合绝大部分CABG患者，尤其在微创CABG或低危、中危不复杂的CABG患者，更宜实施 ERAS 麻醉技术，但不是所有患者都可以早期气管拔管，以免增加心血管和呼吸事件的发生率，对患者无益。

6. **避免非心脏并发症，改善预后** 维持内环境的稳定，积极纠正低钾血症和低镁血症，维持水、电解质平衡；纠正高血糖症，避免低血糖症；避免组织缺血、缺氧，保证脑、肾等重要脏器的灌注，降低神经系统并发症，预防肾功能不全。

二、术前危险因素及其风险评估

(一) 术前危险因素

1. **年龄和性别** 高龄(年龄 >70 岁)、女性患者和小体重。女性患者冠状动脉相对细小使吻合困难、通畅率也低，这是女性 CABG 风险大的主要原因。大样本 CABG 临床研究表明，在手术死亡率、术后低心排血量和心肌梗死发病率方面，女性是男性的 2 倍。

2. **肥胖** 肥胖本身就是冠心病发病的危险因素，病理性肥胖患者的循环血容量增加，心脏做功明显增加，导致心脏的形态和功能都发生改变，尤其是合并阻塞性睡眠呼吸暂停综合征(obstructive sleep apnea, OSA)的患者，由于缺氧和高二氧化碳血症，引起高血压、心室肥厚，容易发生心肌缺血和各种心律失常。此类患者 CABG 后呼吸和心血管事件的发生率明显增加。研究显示，肥胖患者术后出血减少，可能与肥胖患者体内组织因子增多有关，但另一方面可能增加围手术期血栓事件。

3. **不稳定性心绞痛** CCS 分级Ⅲ~Ⅳ级。此类患者缺血阈值较低，冠状动脉氧供能力明显下降，易发生冠状动脉痉挛，是急性心肌梗死的前兆。特别是术前未经 β 受体拮抗剂或钙通道阻滞剂有效治疗和伴随基础 ST 段下移者。

4. **心功能低下** 术前左心功能不全、有心力衰竭病史；PCI 失败的急症手术，或近期心肌梗死(1 周至 1 个月)，合并室间隔穿孔；EF<40%，左心室舒张末期压 >18mmHg，左心室舒张末期内径 >65mm；左主干严重狭窄(>90%)和(或)合并弥漫性多支病变；合并左心室壁的室壁瘤范围较大，室壁瘤切除后左心室腔过小等。此类患者因左心功能不良，易发生严重低心排血量、急性心肌梗死和心力衰竭。

5. **合并高血压和(或)糖尿病** 高血压患者常伴有左心室肥厚及充血性心力衰竭，心室顺应性差，左心室舒张功能不全，心率增快时心排血量下降明显，此类患者血容量减少，麻醉使交感张力降低时血压可明显下降，另对应激反应及血管加压药物敏感，血流动力学不易维持稳定，极易发生心肌缺血。糖尿病患者冠状动脉病变常呈弥漫性，心肌血运重建效果不佳，此类患者的自主神经张力与正常人不同，术中血压波动大且难以控制，对胰岛素耐药，血糖不易控制，血糖变化大，易发生低血糖，后者比高血糖危害更大，术后肾衰竭、感染的发生率也高。研究显示，在心脏手术中胰高血糖素的变化较胰岛素的变化要早[11]。

6. **合并肾功能不全** 依赖血液透析的肾衰竭患者 CABG 后住院死亡率可达 10%，并发症发生率高达

70%。术前BUN水平高于12mmol/L，手术死亡率明显增加，即使肌酐降低，血清BUN水平仍是影响死亡率的重要因素。

7. **合并肺部疾病** 肺部疾病主要引起术后呼吸并发症。长期吸烟者血中一氧化碳血红蛋白含量高，直接影响血红蛋白的氧合，故术前禁烟需要在2个月以上。术前第1秒用力呼气量（FEV_1）<1.25L者，则术后死亡率明显增加。慢性阻塞性肺疾病患者CABG，术后肺部感染和死亡率明显增加，远期预后不佳多因发生心律失常。

8. **合并瓣膜疾患** 合并二尖瓣病变者肺动脉收缩压>60mmHg，合并主动脉瓣病变者跨瓣压差>120mmHg，围手术期死亡率明显增加。

9. **合并其他血管疾病** 冠心病患者常伴周围动脉病变。据报道，约5.6%的冠心病患者有颈动脉狭窄，此类患者CPB后易发生神经系统损害。原则上有适应证的患者，在CABG前应先置入颈动脉支架或进行颈动脉内膜剥脱术，若同期手术则应先行颈动脉内膜剥脱术。对合并陈旧性脑梗死的患者，术中要特别注意脑保护。对病变严重、左心室功能差者，注意是否合并腹主动脉或股（髂）动脉病变，因为此类患者经常需要通过上述途径放置主动脉内球囊反搏（IABP）导管。合并肾血管严重病变者，则应先行肾血管扩张或肾血管重建术，术中注意肾保护。

10. **其他** 再次手术、急诊手术等都是CABG的高危因素。

（二）术前风险综合评估

1. EuroSCORE和SinoSCORE

EuroSCORE和SinoSCORE两项评估，均为对术前综合因素进行风险评估的量化模式。通过对CABG术前相关危险因素与患者结局的关系分析，对手术预后风险作出预测和评估。目前国际最常用的是EuroSCOREⅡ，国内由中国医学科学院阜外医院建立了适合中国人群的SinoSCORE，且已修订升级为SinoSCOREⅡ。

（1）EuroSCORE：来源于三个方面的17个危险因素（表25-2-1），将EuroSCORE评分1~2分、3~5分和≥6分，分别定义为低危、中危和高危风险，与之相对应的预计死亡风险分别为0.8%、3%和≥11.2%。

（2）SinoSCORE（表25-2-1）：来源于三个方面的16个危险因素，将患者分为低危（≤10分）、中危（11~19分）和高危（≥20分）风险，与之相对应的预计死亡风险分别为≤1%、2%~4%和≥5%，分数越大风险越高。例如，SinoSCORE评分≥26分则预计死亡风险≥10%。

2. **心脏STS和SYNTAX评分**

美国胸外科医师协会（Society of Thoracic Surgeons，STS）通过建立超过150万例CABG患者的数据库，在20世纪90年代中期建立了STS评估标准，主要对CABG患者的手术死亡风险进行预测和评估。2018年ESC指南STS评分预测CABG住院期间和术后30天内死亡率和发病率均优于EuroSCORE评分。冠状动脉病变SYNTAX评分系统，根据冠状动脉病变位置、严重程度等解剖特点，来定量评价病变的复杂程度，主要用于针对冠状动脉左主干病变和（或）三支血管病变患者，SYNTAX评分将积分分为低分（0~22分）、中分（23~32分）和高分（>32分），根据积分高低为选择治疗方式提供依据，如低分、中分者可根据患者个体特征选择PCI或CABG，而高分者则选择CABG。

近年来许多研究者将冠心病患者的临床特征与SYNTAX评分相结合，用于评估CABG的风险和预后，表现出良好的相关性。更新的SYNTAX Ⅱ评分系统包含了8个预测因子（SYNTAX评分、年龄、肌酐清除率、LVEF、ULMCA、外周血血管疾病、女性、COPD）。SYNTAX Ⅱ评分中解剖和临床因素的结合，可以很好地预测复杂冠状动脉疾病患者的长期（4年）死亡率。同原来的SYNTAX评分相比，SYNTAX Ⅱ评分对CABG和PCI之间的选择更具有指导性。

表 25-2-1 冠状动脉旁路移植术（CABG）风险评估

SinoSCORE		EuroSCORE	
危险因素	评分	危险因素	评分
年龄（岁）		患者相关因素	
60~69	3	年龄≥60 岁	增 1/（5 岁）
≥70	5	女性	1
女性	2	COPD	1
体重指数 <18.5kg/m²	3	心脏外动脉血管疾病	2
术前因素		神经系统功能障碍	2
NYHA 分级（Ⅲ/Ⅳ）	4/9	再次心脏手术	3
慢性肾功能不全（CC r）		血肌酐水平 >200μmol/L	2
50~79ml/min	1	活动性心内膜炎	3
<50ml/min 或依赖透析	6	术前情况危重	3
LVEF（%）		心脏相关因素	
<35	9	不稳定型心绞痛	3
35~44	5	左心室功能不全	3
45~54	4	LVEF 30%~50%	1
心绞痛	3	LVEF<30%	3
MI 21 日内	4	MI 90 日内	2
既往 PCI	2	SPAP≥60mmHg	2
COPD	4	手术相关因素	
既往脑卒中	2	急诊手术	2
外科特征		CABG 合并其他心脏手术	2
急诊手术	7	胸主动脉手术	3
合并瓣膜手术	7	MI 后室间隔穿孔	4
合并非瓣膜手术	5		
再次心脏手术	10		
术前危重状态	5		

注：NYHA，纽约心脏协会；COPD，慢性阻塞性肺疾病；CABG，冠状动脉旁路移植术；LVEF，左心室射血分数；MI：心肌梗死；CCr，肌酐清除率；SPAP，肺动脉收缩压。

三、术前治疗用药和麻醉前用药

1. **术前治疗用药** 拟行CABG的患者,大部分术前常规服用的治疗用药需继续服用至术日,包括硝酸酯类、β受体拮抗剂和抗心律失常等药物,术前服用此类药物导致围手术期低血压的风险很小,但可以降低围手术期缺血事件的发生率。由于术前治疗用药与麻醉药物之间可能存在相互作用,有时需要予以适当调整[12]。

(1) β受体拮抗剂:用于治疗劳力性心绞痛、室性和室上性心动过速、原发性高血压等。在CAD患者通常长期用药,体内β受体密度代偿性增加,因增多的受体对内源性或外源性激动剂的敏感性增加,突然停药易引起反跳现象,表现为心动过速、高血压,甚至可导致心肌梗死、室性心律失常或猝死等。围手术期使用可明显降低心肌缺血和恶性心律失常的发生率。因此,需要持续用至手术日晨,术前心率控制不达标者,必要时可以增加药物剂量。

(2) 钙通道阻滞剂:用于治疗缺血性心脏病、室上性心律失常和原发性高血压等。通过降低CABG患者的冠状血管阻力和解除冠状动脉痉挛而改善心肌血供;通过抑制心肌收缩力和扩张外周血管而降低心肌氧需,从而改善心肌氧供/需平衡。但注意其对心脏的负性肌力作用,尤以维拉帕米为著,同麻醉药物合用可增强心脏的抑制作用,突然停药也可出现类似的撤药综合征。治疗剂量对血流动力学无明显影响,可持续用至术日晨,必要时可适当调整剂量。

(3) 抗心律失常药:注意Ⅰ类抗心律失常药(如奎尼丁、普鲁卡因胺)的负性变力和变时性作用。尽管胺碘酮的消除半衰期很长(可长达30天),术前停药对血药浓度水平影响不大,但此类药物主要用于治疗快速型室上性或室性心律失常,不宜术前停药。

(4) 血管扩张药:高血压患者术前应将血压控制在适当水平,术前停用抗高血压药物可以引起高血压反跳,需用至术日晨。硝酸酯类药突然撤药可能引起心肌缺血,不宜停药。严重心功能不全患者,常使用扩张小动脉药物,以减低外周血管阻力,改善心功能,需用至术前,但麻醉诱导时注意与麻醉药的协同扩血管作用。ACEI易引起围手术期低血压,甚至顽固性低血压,建议手术前24小时停用。

(5) 抗凝血药:冠心病尤其是高危患者术前需要抗血小板治疗。

1) 阿司匹林作用于血小板环氧化酶(COX)、抑制血栓素A_2产生。从而抑制血小板活化功能,使心脏手术患者出血和输血增多,虽非必须但如果可能最好停用,但对高危CABG患者术前可以不必停药,以减少缺血事件(心肌缺血、心肌梗死、TIA和脑卒中)的发病率。需要术前停用阿司匹林者可停药1周,必要时改用小剂量肝素用至术前晚甚至术日。

2) 噻氯匹啶和氯吡格雷不可逆地抑制二磷酸腺苷(ADP)介导的血小板聚集,因而抑制糖蛋白(GP)Ⅱb/Ⅲa受体复合物的活性,建议如果可能尽量推迟手术至少4~6天。如果做心脏介入导管而接受紧急负荷剂量的氯吡格雷(300mg)时,需注意出血风险,必要时配备血小板制剂。

3) 阿昔单抗、替罗非班和依替巴肽等糖蛋白(GP)Ⅱb/Ⅲa拮抗剂,抑制血小板膜GPⅡb/Ⅲa受体,抑制血小板功能时间分别为24~48小时、4~8小时和2~4小时,故必要时阿昔单抗需推迟急诊手术12小时或择期CABG 1~2天,术中可能需要输注血小板,而使用替罗非班和依替巴肽的患者,急诊CABG不需要推迟,而择期手术推迟2~4小时即可,通常不需要输注血小板。

4) 机械瓣膜置换术后用华法林抗凝者,术前至少停药1周,必要时用小剂量肝素替代,肝素可用至术前晚甚至手术日。

5) 磺达肝癸钠(fondapirnux)是人工合成的凝血因子Ⅹa选择性抑制剂,是继肝素及低分子量肝素后的新型抗凝药物,通过抑制凝血因子Ⅹa,有效抑制凝血酶的生成,抗血栓活性由抗凝血酶Ⅲ(ATⅢ)介导,通过选择性结合于ATⅢ,从而抑制凝血酶的形成,常规剂量(皮下注射2.5mg)不影响aPTT、ACT,也不影响出血时间或纤溶活性，对血小板也没有作用，比肝素引起的出血概率要低，皮下注射后 2~3 小时血药浓度可达峰值，半衰期约为 17 小时，适合每日 1 次给药，通常可用到术前 1 日。

2. **麻醉前用药** 尽量避免肌内注射。术前晚睡前口服劳拉西泮、艾司唑仑或丙烯巴比妥钠均可。精神放松、心肺功能良好的患者术日不必常规给药；情绪不稳定者，术前 1 小时口服地西泮 5~10mg 或咪达唑仑 7.5~15mg；根据患者进入手术室的紧张程度，选择性地经静脉给予小剂量咪达唑仑或地佐辛，地佐辛在镇静、镇痛的同时也减轻罗库溴铵的注射痛、依托咪酯的肌颤和舒芬太尼的呛咳等不良反应；特别焦虑、紧张的患者，可以加用吗啡 0.1mg/kg 术前 0.5 小时肌内注射；重危或急症患者可以不用术前药，或入手术室后酌情静脉注射小剂量咪达唑仑 1~2mg。抗胆碱药（尤其是东莨菪碱）不常规使用，选择性抗胆碱药盐酸戊乙奎醚对心率无明显影响，需要时可以在麻醉诱导前静脉注射 0.5~1mg，以减少气道分泌物。

四、围手术期监测

1. **心肌缺血的监测** 术中发生心肌缺血是术后发生心肌梗死的独立危险因素。由于患者处于麻醉状态而不能主诉心绞痛症状，并且约有半数患者发生心肌缺血可以不伴血流动力学的改变。因此，术中使用必要的监测手段及时发现和处理心肌缺血非常重要。

（1）心电图监测：是必需的标准心肌缺血监测，术中须使用五导联电极系统和多导联监测，以提高监测心肌缺血的敏感性。通常可以监测心室下壁（Ⅱ、Ⅲ和 aVF 导联）和前壁（V_5 导联）大部分的心肌缺血，用 V_5 导联监测对心肌缺血检出的成功率可达 75%；用Ⅱ导联加 CS_5（将左上肢的电极移植于 V_5 导联的位置）导联，可监测到左心室缺血时 ST 段的变化；以Ⅱ+CS_5+V_4R（将胸前电极放置在右侧第 5 肋间与锁骨中线交界处）导联，可监测到绝大部分心肌缺血时的 ST 段改变。心肌缺血的诊断通常以 ST 段下降或抬高超过 0.1mV 为标准，ST 段的变化通常在发生心肌缺血后 1~2 分钟出现，ST 段压低提示心内膜下心肌缺血，而 ST 段抬高预示透壁性心肌缺血，新出现的 T 波改变（倒置或变平）也常提示心肌缺血。现有的监测设备基本都有 ST 段自动分析系统，用以追踪 ST 段的变化趋势，无论 ST 段抬高或降低均会呈现出 ST 段的位移变化图，位移越多表明缺血越重。

（2）TEE 监测：TEE 检查心肌缺血主要是通过检查节段性室壁运动异常（regional wall motion abnormality，RWMA），结合心室整体或局部的心肌收缩、舒张功能的变化来综合评估。TEE 通过监测冠状动脉及其分支各支配区域的 RWMA 来发现急性心肌缺血，尤其是 CABG 后新出现的 RWMA，对发展成急性心肌梗死和预后也有预测价值。为了便于对心肌缺血或梗死的部位进行定位，并根据室壁运动异常的部位推断病变的冠状动脉及其分支，根据冠状动脉及其分支血流供应的区域，对心肌节段进行了标准化划分。按照 ASE/SCA 建议，用十六个段面划分法将左心室基底和中部各分为六个段面，心尖分为四个段面，按 1~5 分的标准对 RWMA 进行评分。通常发生心肌缺血 1 分钟就可以出现 RWMA，当评分≥2 分，持续≥1 分钟，即提示发生心肌缺血，较心电图和 PCWP 的改变更早且更敏感。通过 TEE 观察 RWMA 诊断心肌缺血，可以同时检查冠状动脉三支主要分支的支配区域，包括心电图很难发现的后壁缺血，容易寻找病因和分析相对应的冠状动脉病变。右心室发生心肌缺血或心肌梗死，TEE 呈现右心室扩张和运动减弱，伴有三尖瓣反流。TEE 结合 ECG、血流动力学和 RWMA 的变化，也有助于辅助判断和区分休眠心肌、顿抑心肌、心肌缺血和心肌梗死[13]。

（3）Swan-Ganz 导管：Swan-Ganz 导管能否较早地监测心肌缺血存在争议。肺动脉压力和 PCWP 的变化并不能准确地反映心肌缺血，主要通过分析 PCWP 数值和波形的变化来辅助判断。当发现 PCWP 波形上 A、V 波高于平均值 5mmHg 以上，出现异常 AC 波（>15mmHg）或 V 波 >20mmHg，往往提示左心室舒张功能异常，可能存在心肌缺血，尤其是出现新的 V 波，说明有功能性二尖瓣反流，可能与心肌缺血导致乳头肌功能失调有关。由心肌缺血引起的PCWP升高或A、V波形的变化要早于ECG的变化。但多数研究者认为，通过PCWP波形变化来监测心肌缺血缺乏特异性和敏感性，但如果出现不明原因的PCWP升高，要警惕发生急性心肌缺血的可能性。

（4）其他：通过反映心肌氧供/需平衡状态来预测心肌缺血的风险。心内膜活力比（EVR）=（DP–PCWP）×TD/SP×TS，其中DP为平均动脉舒张压，SP为平均动脉收缩压，TD为舒张时间，TS为收缩时间。正常EVR≥1.0，如EVR<0.7，则可能出现心内膜下缺血。临床上通过比较动脉压和心率的绝对数值，粗略估计心肌氧供（动脉压）和氧需（心率）的状态，即保持收缩压在80~90mmHg以上而心率数值不超过75次/min为宜。

2. 血流动力学监测

（1）常规直接动脉压、中心静脉压监测。注意术前四肢血压（所有CABG患者都需要检查四肢血压）的差别，选择血压较高的一侧桡动脉测压，如患者左锁骨下动脉狭窄需使用右桡动脉测压。

（2）根据需要放置Swan-Ganz导管：Swan-Ganz导管仍然是CABG监测血流动力学的金标准。自20世纪90年代中期以来，有关使用Swan-Ganz的利弊争议不断。Swan-Ganz导管属有创操作，使用不当还可带来严重并发症，并且价格不菲。随后的大规模临床研究仍未证实使用Swan-Ganz导管对患者预后有绝对有益的影响，但也不能否定Swan-Ganz导管对血流动力学监测的价值。循证医学的证据证明，对CABG患者常规放置Swan-Ganz导管不能获益，但只要合理把握适应证，正确掌握操作技术，精确分析血流动力学数据，仍然可以改善危重患者的预后。同时还是病情评估和诊断的工具，甚至可以因此而改变治疗方案。通过Swan-Ganz导管得到的血流动力学数据包括连续心排血量和混合静脉血氧饱和度（CCO和SvO_2）等直接或间接指标，可以及时、全面地了解CABG患者的血流动力学、心脏做功和组织灌注等情况，并以此为目标导向，指导和优化容量治疗、血管活性药物的合理使用等，以加速CABG患者的快速恢复，从而改善预后。随着TEE在术中的广泛使用，似乎有代替Swan-Ganz导管的趋势，但现有的临床研究证明TEE可以作为Swan-Ganz导管的补充而不是代替，TEE结合Swan-Ganz导管比任何一项单独使用更有意义。

（3）尽管危重患者并不是Swan-Ganz导管的绝对适应证，但临床普遍接受以下情况可以考虑使用Swan-Ganz导管：左心室收缩功能不全（LVEF≤45%）；近期发生心肌梗死或不稳定性心绞痛；或有心肌梗死并发症：室间隔穿孔、室壁瘤、二尖瓣反流或充血性心力衰竭；术前IABP辅助；左心室壁运动异常；ACS急诊手术；同时进行其他复杂手术，如瓣膜置换等；再次CABG。

五、麻醉药物的选择

1. 静脉麻醉药 咪达唑仑对容量血管有扩张作用，小剂量咪达唑仑（1~2mg）即可降低动脉压，对心肌的抑制作用比地西泮明显，由于体循环阻力下降，心排血量可轻度增加，静脉注射咪达唑仑（0.2mg/kg）可同时使冠状动脉血流量和心肌氧耗量降低约20%，但对心肌的氧供/需平衡无明显影响，常用在麻醉诱导前镇静或CPB期间加深麻醉、降低血压。依托咪酯对心肌无抑制作用，常用诱导剂量（0.3mg/kg）不改变心率和心排血量，麻醉诱导气管插管前可使心肌氧耗量减少14%、冠状动脉血流量增加16%，但对气管插管引起的心率增快、血压升高也没有影响，复合阿片类药物用于麻醉诱导可以保持血压、心率相对稳定，麻醉诱导的理想选择，但对肾上腺皮质有抑制作用。丙泊酚可以引起外周血管扩张、轻度抑制心肌收缩力，进行麻醉诱导易引起低血压，静脉注射丙泊酚2mg/kg诱导，约30%的患者发生低血压，但因中枢性迷走神经兴奋作用，使心率减慢、心肌氧耗量下降，对心肌的氧供/需平衡维持良好，常用于术中和术后静脉持续输注镇静。右美托咪定是α_2肾上腺素受体激动剂，具有抗交感、镇静、镇痛作用，可以降低阿片类药物的用量，可以有效减轻气管插管、手术应激和麻醉恢复期的血流动力学反应，对保持术中血流动力学的稳定和降低心肌缺血的发生率可能有益，但右美托咪定有发生低血压和心动过缓的潜在危险，主要用于术中和术后镇静，由于对呼吸无明显影响，适合快通道麻醉和早期气管拔管患者，右美托咪定可以预防和治疗术后谵妄，对术后认知功能障碍也具有改善作用。

2. **阿片类药物** 临床常用的有芬太尼、舒芬太尼和瑞芬太尼。该类药物血流动力学稳定，增加中枢性迷走神经张力可以减慢心率，几乎无心肌抑制作用，尽管可以降低外周血管阻力，尤其是与咪达唑仑合用，但可以降低心肌兴奋性，明显减少心肌的氧耗量。

芬太尼有良好的镇痛作用，无明显组胺释放，对静脉容量血管床亦无明显的扩张作用，减慢心率，对心肌无抑制作用，不干扰心肌的氧供/需平衡，不明显影响血流动力学，大剂量芬太尼麻醉心血管系统稳定，但不利于术后早期恢复和气管拔管。

舒芬太尼的镇痛作用较芬太尼强5~10倍，血浆消除半衰期亦较芬太尼短，清醒时间和术后呼吸抑制时间均短于芬太尼，大剂量舒芬太尼麻醉使心血管系统及血流动力学变化稳定，减慢心率的作用较芬太尼轻，是较为理想的心血管麻醉药物。

瑞芬太尼的镇痛效价是芬太尼的1.2倍，时-量半衰期仅为3~5分钟，作用持续时间很短，需要持续输注给药，输注速率为0.05~0.8μg/(kg·min)，血流动力学稳定，但静脉快速注射可以引起血压下降、心率减慢，瑞芬太尼更适合快通道麻醉(手术室内拔管)，缺点为停药后的高动力学反应和术后痛觉敏感，需要及时追加小剂量芬太尼或舒芬太尼。

3. **吸入麻醉药** 吸入麻醉药对心肌收缩力的抑制作用取决于吸入浓度，抑制强度依次顺序：恩氟烷>氟烷>异氟烷≈七氟烷≈地氟烷，同时减少氧供和氧需，对心肌氧供需平衡的影响取决于给药时患者的血流动力学状态。氟烷可增加心肌对儿茶酚胺的敏感性，故易出现心律失常。异氟烷对外周血管的扩张作用最强，有利于控制性降压，异氟烷麻醉心率有增快的趋势。对冠状动脉循环的影响，异氟烷使冠状动脉扩张，恩氟烷对冠状动脉也有一定扩张作用，但心肌氧供需可以维持平衡，不增加冠状静脉窦血乳酸水平，没有发现心肌缺血的证据。异氟烷是否引起冠状动脉窃血存在争议，异氟烷麻醉时冠状动脉血流的分布异常起因于血流动力学的改变，首先患者需要存在冠状动脉窃血的解剖学基础，在此基础上吸入高浓度的异氟烷，引起血流动力学不稳定，则心肌缺血的风险增加。

七氟烷由于对气道刺激性小，对心血管系统影响轻微，血气分配系数低，可控性好，使用七氟烷进行缺血预处理和后处理具有明显心肌保护作用，阿片类药物联合七氟烷吸入维持麻醉，可以使心率减慢，利于减少心肌氧耗，成为CABG患者阿片类药物麻醉最常复合使用的吸入麻醉药。但临床研究表明，吸入麻醉药与静脉麻醉药相比，对CABG患者的1年期预后并没有改善[13]。

4. **肌松药** 临床常用的绝大多数肌松药均可用于CABG的麻醉。维库溴铵和哌库溴铵无组胺释放作用，对心血管系统无明显影响，前者属中、短效而后者为长效肌松药，在大剂量阿片类药复合吸入麻醉中，使用临床剂量的哌库溴铵(0.1~0.12mg/kg)肌松作用可维持2.5~4小时，不利于早期气管拔管。泮库溴铵有轻微组胺释放作用，如果不同时与阿片类药合用，可明显增快心率，无证据表明对心肌氧供需平衡有明显影响，但可以引起血压轻度升高，不适合CABG患者。

多库氯铵(长效)和米库氯铵(短效)对心血管影响不大，但大剂量或快速注射都有组胺释放作用，导致血压下降和心率增快，因此两者都不适合CABG患者。

罗库溴铵时效与维库溴铵相似，但起效很快，优先松弛咽喉部肌肉，适合气管插管，无组胺释放作用，无不良血流动力学反应，抑制迷走神经作用介于维库溴铵和哌库溴铵之间，剂量过大可出现心率增快，但比泮库溴铵轻，该药具有特异性的拮抗剂(suganmladex，舒更葡糖钠)，适合用于ERAS。

顺阿曲库铵是新型中效非去极化肌松药，无明显组胺释放作用，对心血管系统的影响轻微，优点在于不经过肝肾代谢，大部分经霍夫曼降解和少部分通过血浆非特异性酯酶水解，恢复快、无蓄积，对肝肾功能无影响，特别适合肝肾功能不全的患者，成人插管剂量推荐3~4倍ED_{95}（0.15~0.2mg/kg），最高可达8倍ED_{95}（0.4mg/kg），以加快起效速度，维持肌松推荐0.1~0.2mg/（kg·h）速度静脉持续输注，停药后恢复快，适合ERAS。

六、体外循环冠状动脉旁路移植术的麻醉管理

1. 麻醉诱导和维持 麻醉药物的选择基于药物对心肌氧供/需平衡和血流动力学的影响，遵循CABG的麻醉管理目标。近年来数项多中心RCT研究证明，使用全凭静脉麻醉（total intravenous anesthesia，TIVA）或吸入麻醉，对CABG患者的预后没有明显不同，目前国内普遍使用静脉和吸入复合的平衡麻醉技术。麻醉诱导用药多以依托咪酯、咪达唑仑、阿片类药（舒芬太尼或芬太尼）和肌松药（罗库溴铵或顺阿曲库铵）为主；麻醉维持用药则镇痛以间断静脉注射阿片类药（舒芬太尼、芬太尼）为主，辅助吸入麻醉药以七氟烷最为常用，镇静以持续输注丙泊酚和右美托咪定为主，肌松药物以持续输注顺阿曲库铵或罗库溴铵最为常用。到目前为止，尚无严格双盲、随机对照性临床研究，确定这些常用药物对患者的预后有明显改变。

2. 体外循环前期

（1）调节机械通气，保持正常的PCO_2（35~45mmHg），PO_2 80~120mmHg，氧饱和度95%以上；注意获取乳内动脉时扩胸器械对心脏的压迫，出现血压下降和静脉压升高，提醒外科医生及时调整；在切断乳内动脉前确认已给予肝素，肝素剂量400U/kg，使ACT≥480秒，肝素耐药的患者及时追加肝素，必要时补充抗凝血酶Ⅲ（新鲜冰冻血浆），注意与外科医生和灌注医生沟通；肝素引起组胺释放可以导致血压下降，纠正血容量不足，适当给予钙剂，维持平均动脉压在60~80mmHg。

（2）血压和心率：保持稳定，避免随手术刺激的强弱而剧烈波动。术前心功能较好的患者，收缩压在90mmHg以上，心率在45次/min以上，通常不需要处理，对无高血压病史患者保持心肌氧供/需平衡和储备更为有利；对于心功能较差，需要较高的交感张力来维持心排血量的患者，则须努力避免对心肌的任何抑制，必要时可以使用正性肌力药来支持循环。切皮和纵劈胸骨以前需加深麻醉，出现血压升高（平均动脉压>95mmHg）或心率过快（心率>80次/min）加深麻醉不能奏效，可以考虑给予β受体拮抗剂（如艾司洛尔）或钙通道阻滞剂（地尔硫䓬或尼卡地平）处理，或考虑给予10%硫酸镁1~2g静脉注射，尤其是存在低镁血症或心肌应激性较高者。

3. 体外循环期间

（1）抗凝：使ACT≥480秒，根据ACT追加肝素和确定测量ACT，通常间隔时间为0.5~1小时。

（2）通气和血气：CPB开始至足够的转流量停止通气，关闭麻醉机的吸入麻醉剂，血气检查由CPB医生负责。

（3）心肌保护和ECG：避免阻断升主动脉前心室颤动，心室过度膨胀可以引起心肌缺血和损伤，甚至心内膜下心肌梗死，因此要维持较高的灌注压（50~80mmHg），不过早降温，如转流开始血压明显下降靠增加灌注流量难以使血压回升，可通过膜肺端给予α受体激动剂（去氧肾上腺素或甲氧明）；保证阻断升主动脉后按时灌注足够量的心肌保护液，保持ECG无自主电活动。

（4）循环的调控：在CPB过程中，心排血量被灌注流量基本固定，CPB的灌注流量通常维持在2.2~2.5L/（min·m^2），高龄、合并高血压和脑动脉硬化者，灌注流量需维持在2.4~2.6L/（min·m^2）的较高水平。到目前为止，CPB期间血压维持的水平尚无绝对精准的数值指南，通常以维持MAP在50~80mmHg为准；CPB期间血压基本依赖于外周血管阻力，血压的调整也在于调整外周血管阻力，低流量引起组织灌注不足，高流量引起血液成分破坏，除非在血压特别低或特别高的情况下，可以短暂使用灌注流量来调整，否则不要轻易使用；CPB中发生高血压（MAP>90mmHg），首先加深麻醉（咪达唑仑、丙泊酚、阿片类药物如芬太尼

等)，在此基础上再选择使用扩张血管药物(硝酸甘油、尼卡地平)；CPB 中发生低血压(MAP<50mmHg)，主要是提高外周血管阻力，可以使用小剂量去氧肾上腺素、甲氧明或去甲肾上腺素单次注射。CPB 期间中心静脉压常为负值，如果出现升高，要及时寻找原因和处理，以免引起脑损伤。心脏复跳后注意防止心动过速，心率即使在 30~40 次 /min 也不要急于处理，通常随着并行时间而增快。主动脉侧壁口吻合完毕，冠状动脉血流开始恢复，血气、复温满意，可逐渐减少灌注流量，缓慢回输血液，ECG 和血流动力学指标稳定，缓慢脱机。

(5) 温度：通常鼻咽温度保持在 28~32℃，鼻咽温度反映脑组织的温度，也受主动脉血液温度影响，膀胱温度反映了内脏温度，但受尿量的影响。降温时尽量缓慢降温，温差保持小于 2℃，复温时保持鼻咽温和膀胱温度的差值在 6℃以下，以避免造成神经损伤的风险，可以静脉持续输注硝酸甘油，扩张血管使复温均匀，减少温度差。

(6) 尿量、血细胞比容(Hct)和电解质：尿量反映器官灌注。保持 Hct 在 21%~27%，停机时 Hct 要达到 24% 以上，可通过 CPB 期间超滤来浓缩。避免高钾血症、低钾血症和低镁血症。

4. CPB 后期

根据血流动力学指标和血气结果，逐渐调整血容量，维持满意的灌注压，及时纠正电解质紊乱，注意维持合适的血钾水平(4.0~5.0mmol/L)，调整内环境，维持酸碱平衡。

病例 1　体外循环下冠状动脉旁路移植术(on-pump CABG)

病案摘要

患者，女，69 岁，68kg。诊断为“冠心病，高脂血症，不稳定性心绞痛，高血压病(Ⅲ级，极高危)”拟在 CPB 下行 CABG。患者术前心脏超声：左心室 56mm，左心房 49mm，EF 48%，节段性室壁运动异常，左心扩大，左心室收缩功能减低。术前冠状动脉造影：左主干、前降及右冠病变。CPB 下行前降支和后降支 CABG，手术过程顺利。

复温开始，持续泵注硝酸甘油 0.5μg/(kg·min)、多巴胺 3μg/(kg·min)。开放升主动脉时心脏自动复跳，出现宽大畸形的 QRS 波，除颤 2 次，除颤前分别给予利多卡因 100mg，胺碘酮 75mg，普罗帕酮 35mg，先后除颤 3 次，效果欠佳，给予艾司洛尔 100mg，再除颤心脏复跳，心律规整，但血压维持不佳，增加多巴胺的输注剂量，持续泵入肾上腺素 0.02μg/(kg·min)、胺碘酮 60mg/h，心律、血流动力学逐渐稳定。

【问题】开放升主动脉后，除颤不成功如何处理？

临床思路　开放主动脉后心脏灌注恢复，多数心脏可以自动复跳，持续心室颤动者需要电击除颤，反复电击难以除颤者称为难复性心室颤动，应积极寻找原因，对症处理。此类患者往往合并左心室肥厚，以主动脉瓣狭窄，高血压性心脏病为常见。注意是否存在灌注压过低，温度过低，高钾血症、低镁血症，心肌保护不良和心肌缺血(冠状动脉痉挛、进气和栓塞)等。因心肌兴奋性不够，心肌处于抑制状态，心肌顿抑、心肌收缩软弱乏力，ECG 表现为细颤或宽大波，可给予小剂量麻黄碱 2~3mg 或肾上腺素 5~10μg 静脉注射，兴奋心肌或将细颤转为粗颤再电击除颤；因心肌兴奋性高，ECG 表现为粗颤或室性心动过速等各种快速型心律失常，可以给予利多卡因 1~2mg/kg 再电击除颤，经 3 次以上除颤不成功者，往往存在心肌缺血或再灌注损伤，可以使用胺碘酮、普罗帕酮，以降低心肌兴奋性再除颤。对于交感神经过度兴奋出现交感风暴，唯有 β 受体拮抗剂才能发挥作用，该患者最后使用艾司洛尔 100mg 除颤成功。

知识点　　交感风暴

交感风暴又称儿茶酚胺风暴、室性心动过速风暴、ICD 风暴(植入 ICD 后出现),发生的根本原因是交感神经的过度兴奋,体内儿茶酚胺水平急剧升高。据国外植入 ICD 患者的相关资料,其发生率可高达 10%~40%,平均每月发生率为 1%~2%。ACC/AHA/ESC《室性心律失常的诊疗和心源性猝死预防指南(2017)》将室性心动过速风暴定义为 24 小时内自发 2 次或 2 次以上的室性心动过速或心室颤动,并需要紧急治疗的临床症候群。

交感风暴发生时心脏电活动出现急剧严重的紊乱,表现为室性心动过速和心室颤动反复发作,需要反复多次电复律,反复发作的时间间隔有逐渐缩短的趋势,发作前窦性心率出现升高的趋势,原来治疗室性心动过速有效的药物此时无效或效果不佳,往往出现多形性、多源性或尖端扭转型室性心动过速。患者多存在病因基础和诱因,如 ACS、电解质紊乱、心力衰竭、脑损伤、躯体或精神应激,以及遗传性心律失常等。

交感风暴的治疗:首先纠正患者潜在的原因或触发因素。①补钾和补镁:尤其存在 QT 间期延长和低血钾时;②加强改善心功能:避免利尿剂导致的低钾血症,最大限度地改善心室功能是降低死亡率的有益干预措施,包括使用 ACEI 和醛固酮受体拮抗剂;③应积极改善心肌缺血,如进行再血管化;④药物治疗:β 受体拮抗剂作为一线治疗药物,目前证实可降低心源性猝死(sudden cardiac death,SCD)的发生。ACC/AHA/ESC《室性心律失常治疗与心脏性猝死预防指南(2017)》指出,静脉注射 β 受体拮抗剂是治疗交感风暴单独使用的最有效药物,尤其是 ACS 患者,应作为首选尽早使用或加大药物剂量,以尽快抑制交感神经活性,控制发作。静脉使用胺碘酮可使大部分 ICD 风暴患者在较短的时间内稳定心律,胺碘酮可与 β 受体拮抗剂联合用于交感风暴,若胺碘酮和 β 受体拮抗剂无效,可考虑加用利多卡因(Ib 类)、普罗帕酮(Ic 类)或其他Ⅲ类抗心律失常药;⑤导管射频消融:研究显示药物治疗无效,可以考虑导管射频消融。

《2017 年 AHA/ACC/HRS 室性心动过速指南》阅读指导[15]

七、非体外循环冠状动脉旁路移植术的麻醉管理

非 CPB CABG(off-pump CABG) 在跳动的心脏上完成外科操作,麻醉处理具有挑战性。即使有冠状动脉固定器的帮助,外科操作也不可避免地影响血流动力学,同时也影响所支配心肌的血供,在冠状动脉吻合期间尽量使用血管内分流栓,以减少心肌的缺血程度。维持血流动力学的稳定和保持必需的冠状动脉血流量,则为麻醉处理的关键。因此,麻醉管理同样遵循 CPB CABG 的麻醉管理原则。

1. **术前用药**　术前心功能良好者,适当增加术日晨口服 β 受体拮抗剂的剂量,可以有效地控制术中心率、稳定心律和增加对心肌缺血的耐受性。

2. **麻醉选择**　广义上讲非 CPB CABG 属于微创手术,大部分患者可以实施快通道麻醉技术,尤其对于中、低危患者,选用中、小剂量或(和)中、短效阿片类药物(舒芬太尼、瑞芬太尼)复合低浓度吸入麻醉药,可以保持血流动力学稳定,利于早期气管拔管和快速恢复。麻醉深度的监测利于调控麻醉药物的使用剂量,避免术中知晓和过深的麻醉[16]。

3. **肝素抗凝**　肝素剂量 200~300U/kg,在离断乳内动脉之前通过中心静脉给予。通过 ACT 监测,保持 ACT 在 300~400 秒,必要时 45~60 分钟再追加肝素 100~200U/kg。

4. **补充钾、镁**　由于术前禁食、使用利尿剂或抗高血压药物等因素,非 CPB CABG 患者容易发生低钾、低镁血症。低钾可以使心肌的兴奋性增高,心脏异位起搏点自律性升高,在心肌缺血的情况下更容易发生期前收缩、心室颤动等心律失常。镁对心肌组织及其生物电活动具有稳定作用,低镁时心肌兴奋性和自律性均升高，同样引起心律失常，低钾血症常伴有低镁血症，单纯补钾难以纠正，需要及时补镁。术中需要根据血清钾、镁离子水平，及时补充钾、镁制剂，维持血钾水平在4.0~5.0mmol/L，以降低心肌兴奋性和预防各种心律失常。

5. **搬动或固定心脏** 搬动心脏和使用固定器固定心脏，由于心脏的位置改变（舒张功能不全）、固定器的压迫和心脏的扭曲等必然干扰循环，引起血压下降，甚至心肌缺血、心律失常。对血流动力学的影响，以吻合固定前降支最轻，吻合回旋支最严重。探查或搬动心脏的过程中引起循环的短暂变化，可以密切观察、暂不处理，必要时暂停操作。吸盘式冠状动脉固定器通常对血流动力学的影响可以耐受，在固定下壁血管时宜采取头低位、向右侧倾斜，有利于暴露术野和吻合，也利于心脏射血、增加心排血量和保持血压，但注意保持中心静脉压<12mmHg为宜。

6. **低血压的处理** 冠状动脉吻合期间，血压一般有所下降。收缩压能维持在80mmHg、平均动脉压在60mmHg以上，可不进行处理，允许短时间的收缩压在70mmHg以上。如果血压低于上述水平，同时出现心律失常（如室性期前收缩）或ST段改变，提示发生心肌缺血，须即刻处理。以增加外周血管阻力来升高血压，可选用去甲肾上腺素（4~8μg）、去氧肾上腺素（50~100μg）或甲氧明（2~3mg）小剂量单次静脉注射；如果以增强心肌收缩力和外周血管阻力来升高血压，则可静脉注射麻黄碱（2~4mg）；如果患者高龄、心功能良好，可以持续输注去甲肾上腺素维持血压，如心功能不佳则使用肾上腺素或多巴胺持续静脉输注，注意多巴胺升高血压同时也增加心率，使心肌耗氧量增加。在吻合桥的近端时需要钳夹主动脉侧壁，根据钳夹前的血压情况，可以选择使用小剂量丙泊酚（30~50mg）、硝酸甘油（50~100μg）或尼卡地平（0.25~0.5mg）单次静脉注射来降低血压，控制收缩压在75~95mmHg之间。如果使用冠状动脉近端吻合器，允许血压在90~100mmHg之间。

7. **避免心肌缺血** 血管吻合口切开前需要暂时阻断冠状动脉，增加发生心肌缺血的概率，建议在吻合的过程中使用冠状动脉内分流栓，有助于降低心肌缺血的风险。冠状动脉管腔狭窄>95%者往往已经形成侧支循环，术中阻断时患者一般能较好耐受；管腔狭窄<95%者，阻断时可能发生血流动力学失代偿和心律失常；管腔狭窄<75%的患者，狭窄远端心肌灌注仍主要来自该冠状动脉，没有形成侧支循环，在阻断进行吻合时可发生该区域的心肌缺血和心律失常，影响血流动力学稳定性。围手术期持续输注硝酸甘油，有利于避免在冠状动脉吻合期间冠状动脉痉挛，同时降低外周血管阻力和前负荷，可以预防和治疗心肌缺血，剂量以不明显影响动脉血压为宜。使用β受体拮抗剂保持心率在55~75次/min，当使用全动脉或多支动脉桥时，使用钙通道阻滞剂（如地尔硫䓬5~10mg/h）有利于预防冠状动脉痉挛。二氧化碳吹气保持在<5L/min以下，减少对内皮的直接损伤和远端血管的气栓。

8. **限制液体入量，降低前负荷** 液体量输入过多可使前负荷增加，前负荷增加不仅使心脏膨胀，增加心肌氧耗量，而且也增加心室舒张末期压，降低心肌的灌注压，减少心肌血供，也不利于外科吻合期间的操作。吻合期间根据吻合血管的位置，适当调整体位（头低位），可以增加静脉回流，有利于预防低血压。但同时注意对血容量不足如失血过多者及时补充血容量，以免出现低血压。通常在主动脉侧壁钳近端吻合快要结束时，适当补充血容量，以促使血压尽快回升。

9. **血液回收** 常规使用自体血液回收技术，使用自体血液回收装置，将术中的失血回收处理成浓缩红细胞再回输给患者，此类患者基本可以达到不需要输注异体血。除非患者具有出血风险的高危因素（如氯吡格雷等抗血小板药物停药时间过短），不建议非CPB CABG中使用氨甲环酸等抗纤溶药物，以免增加术后下肢静脉血栓形成等血栓事件的发生率[17]。

10. **保温** 低温不仅因增加外周血管阻力而增加心肌氧耗量，而且可以降低心室颤动阈值，使心肌应激性增加，易发生心律失常，同时低温还增加手术期间的失血量。因此，需注意保温，可以使用变温毯和呼吸道气体保温、保湿设备，尽量保持合适的室温（预置室温23~25℃），使患者的核心和外周温度均维持在

36℃以上。

病例 2　体外循环下冠状动脉旁路移植术（on-pump CABG）

病案摘要

患者，男，48 岁，69kg。因“发作性胸痛 8 个月，加重 20 天”入院。诊断为“冠心病，陈旧性心肌梗死，高脂血症”。术前心电图：ST 段改变。心脏超声：左心室舒张功能减低，EF 57%。冠状动脉造影：左主干、前降支、回旋支三支病变。拟在常温非 CPB 下行 CABG。

手术日晨，患者心绞痛发作，给予吸氧，舌下含服硝酸甘油 0.5mg，未见好转，静脉注射咪达唑仑 2mg 镇静，静脉持续泵注单硝酸异山梨酯 2mg/h，在吸氧、心电监护下，带抢救药转运入手术室。

【问题 1】术前访视患者时应该注意什么？如何使用术前药物？

临床思路　患者为左主干病变，随时都有可能因冠状动脉粥样斑块发生破裂堵塞而导致急性冠脉综合征（ACS）。术前应积极做好镇静、心理疏通和思想工作，以降低患者的心脏应激性。目前建议对大部分精神放松、心肺功能良好的患者，术日可以不常规给术前用药，如果患者焦虑、紧张，需术前 1 小时口服地西泮 5~10mg 或咪达唑仑 7.5~15mg，以消除紧张情绪；但对合并左主干病变、冠状动脉痉挛等变异性心绞痛患者，术前需要加用 β 受体拮抗剂或钙通道阻滞剂，以避免心率过快和高血压。

病例进展

患者入室，面罩加压吸氧，监测心电图示频发室性期前收缩，部分形成二联律；SpO_2 86%，意识出现模糊，出汗，皮肤湿冷，脉细速；左侧桡动脉置管测压显示为 50/32mmHg，多次静脉注射小剂量肾上腺素支持心脏，分次注射小剂量去甲肾上腺素提升血压，硝酸甘油降前负荷，纠正患者危急状态的同时积极开始麻醉诱导。诱导用药：芬太尼 0.5mg，罗库溴铵 50mg，依托咪酯 4mg，气管插管，接麻醉机采用容量控制呼吸，VT 600ml，呼吸频率 12 次 /min，吸呼比 1：2，FiO_2 100%。右侧颈内静脉迅速置入 7F 三腔中心静脉导管（深度 11cm），右侧锁骨下静脉放置漂浮导管，此时发现气管导管内有大量泡沫样痰涌出，经吸引器吸痰吸之不尽，此时呼吸参数 VT 600ml，PAWP 38~40cmH_2O。

【问题 2】此时发生了什么？应如何处理？

临床思路　患者此时气管导管内吸出大量泡沫样痰，且气道压增高，结合之前的症状、体征，考虑患者为急性心肌梗死、急性左心衰竭、心源性休克、心源性肺水肿。

通过调整呼吸机参数：PEEP 8cmH_2O，VT 300ml，呼吸频率 18 次 /min，气道压力变为 22~24cmH_2O，继续中心静脉持续泵注肾上腺素 0.05μg/（kg · min）、和多巴胺 8μg/（kg · min）和硝酸甘油 1μg/（kg · min）。

知识点　　急性左心衰竭

急性左心衰竭一般表现为急性左心收缩功能障碍。常见的处理方式包括通气支持、药物支持及机械循环支持。通气支持包括无创或有创的机械通气治疗。药物支持治疗包括强心、利尿、扩血管、镇静等药物治疗。机械循环支持包括主动脉内球囊反搏、左心辅助和 ECMO 等[18]。

病例进展

迅速消毒、铺无菌敷料，开始手术。当肝素化后切开心包，发现左心室前壁暗红色心肌缺血区域，主动脉插管前发生心室颤动，静脉注射利多卡因 100mg，除颤，紧急主动脉插管、右心房插管，建立 CPB。停呼吸机期间气管导管持续涌出血性泡沫样痰，期间持续静态膨肺，间断吸痰，升主动脉开放后，心脏自动复跳，手术结束时安装 ECMO，停 CPB。继续静脉泵注肾上腺素 0.03μg/(kg·min)、多巴胺 3μg/(kg·min)和硝酸甘油 0.6μg/(kg·min)。关胸时泡沫样痰明显减少，带气管导管送患者入术后恢复室。

【问题 3】为何使用 ECMO?

临床思路

VA(veno-arterial)-ECMO 是各种急性双心室功能衰竭合并呼吸功能衰竭患者的首选治疗方法。VA-ECMO 的主要适应证：

(1) 各种原因(包括急性心肌梗死、心脏外科手术后、暴发性心肌炎、心脏介入治疗突发事件、等待心脏移植、长期慢性心力衰竭患者急性失代偿、药物中毒、溺水等)引起的心脏骤停或心源性休克。

(2) 急性右心衰竭：急性大面积肺栓塞、心脏移植术后合并右心功能不全、接受左心室辅助装置(LVAD)出现急性右心衰竭、严重呼吸衰竭引发的急性肺源性心脏病。

(3) 顽固性室性心律失常：该患者心功能差，不能脱离体外循环，需要 ECMO 支持。ECMO 治疗此类疾病的优势：①呼吸方面，运行过程中采取保护性肺通气策略[平台压 <30cmH$_2$O；呼气末正压 5~15cmH$_2$O；FiO$_2$<50%；呼吸频率 <10 次 /min 和总潮气量 <100ml]。② ECMO 通气 / 血流比为 1：(1.5~2.0)，维持二氧化碳分压 35~45mmHg，氧分压 200mmHg 左右，可有效地改善低氧血症，通过对 FiO$_2$ 和通气量的调节，可防止长期吸入高氧所致的氧中毒，避免机械通气所致的气压伤。ECMO 治疗期间肺脏可得到充分的休息，而单独机械通气不能达到这一目的。

VA-ECMO 直接影响动脉血压和全身各脏器的灌注，既可满足全身其他器官的有效灌注，又可尽可能地减轻心脏负荷。辅助过程中有必要维持较低剂量的正性肌力药物，维持必要的左心室射血功能，有利于心功能恢复。对于心功能较差的患者，给予心肌充分的时间休息及接受治疗，更有利于急性期患者的平稳过渡，防止其他脏器进一步损伤。

知识拓展　不同情况下成人体外膜肺氧合临床应用专家共识(2020 版)[19]

八、围手术期心律失常的原因和治疗

1. 围手术期心律失常的原因　心肌缺血和心肌梗死都可形成室性心动过速和心室颤动的解剖基础。室性异位节律是最常见的心律失常，包括室性期前收缩、心室颤动或室性心动过速，心房颤动、心动过缓和房室传导阻滞等也很常见。病因复杂，包括左心室功能不全、缺血、再灌注损伤、折返心律、低血压、酸中毒、电解质紊乱和低氧血症等因素。在麻醉过程中新出现或不能解释的室性异位节律或传导阻滞，常与心肌缺血和心肌梗死有关。

2. 围手术期心律失常的治疗　应根据具体的原因进行对症治疗。具体可以分为药物治疗和非药物治疗。对急性室性心动过速的处理首选胺碘酮静脉紧急处理，但是如果考虑心肌缺血则可以使用利多卡因。对于尖端扭转型室性心动过速，要停止使用导致 QT 间期延长的药物，静脉滴注镁和钾制剂对于尖端扭转型室性心动过速对缩短 QT 间期尤其有用，同时尽可能避免使用降低心率的药物，胺碘酮用于此类患者因延长 QT 间期可使病情恶化。急性心肌梗死后的心律失常也可以使用临时起搏治疗。

第三节 冠状动脉旁路移植术的术后管理

一、冠状动脉旁路移植术术后通气管理

大部分心脏外科手术需要胸骨切开或胸廓切开，同术前相比，术后 1 周肺活量、潮气量、功能残气量会明显降低，并可以持续到术后 6 周。术后患者根据是否气管拔管，其通气模式也不同。

如果在手术室内拔出气管导管，应给予患者持续氧疗，根据动脉血气氧分压水平，分别采取鼻导管吸氧、面罩吸氧、双通道吸氧或高流量吸氧等不同的方式。因为这类患者术后 $PaCO_2$ 会轻度升高。术后应积极地给予手法辅助通气或轻度膨肺，以预防肺不张和低氧血症。此外，术后无创正压通气可以预防术后出现呼吸衰竭，以防止再次气管插管，以降低通气相关的肺炎、再次插管和提升临床结局。两种通气模式可以选择：即持续正压通气（continuous positive airway pressure，CPAP）和双水平气道正压通气（bilevel positive airway pressure，BiPAP）。

对于带气管导管到重症监护室的患者，应该单独制订个体化的呼吸机通气模式。如果患者需要吸气支持，则更适用压力控制通气（pressure support ventilation，PSV）和同步间歇指令通气（synchronous intermittent mandatory ventilation，SIMV）。如果患者没有自主呼吸，则辅助通气（AC）和 SIMV。这两种通气模式中，都需要设定呼吸频率。如果患者有严重的低氧血症，呼吸衰竭，或（轻、中或重度）急性呼吸窘迫综合征（ARDS），则要预防呼吸相关的肺损伤。而且此类患者常需要深度镇静和呼气末正压通气（PEEP）。呼吸机的初始设置应该包括以下几种：①任何一种通气模式；②潮气量为标准体重乘以 6ml/kg；③呼吸频率设定为 18~22 次 /min，维持足够的分钟通气量；④通过血气监测，校正潮气量和呼吸频率，使 pH 维持在 7.3~7.4 之间。

停止机械通气是多因素的，主要由以下因素来决定：①体温正常；②血流动力学平稳包括使用恒定的血管活性药物剂量和血管活性药物不需要另外加量；③水、电解质、酸碱平衡；④没有明显的出血；⑤清醒、能按指令配合；⑥能够吞咽，有效地咳嗽和清除痰液。

二、冠状动脉旁路移植术术后血流动力学管理

1. 心肌缺血的监测

可以采用心电图的 ST 段分析来持续监测心肌缺血。使用心电图监测可能会出现延后。目前较为常用是床旁五导联心电监护仪持续监测，保证是诊断模式，其他模式可能会自动过滤掉一些电信号，至少需要监测Ⅱ、V_4、V_5 导联。当怀疑有心肌缺血时，必须使用十二导联心电图。另外，使用肺动脉导管观察肺动脉压、PCWP 和心排血量的变化，也具有一定参考价值。TEE 对评价左心室的心肌缺血非常敏感。监测心肌缺血的实验室指标，早期和最有用的指标是高敏肌钙蛋白的测定，如高敏肌钙蛋白 I（cTnI），当心电图和 TEE 监测不明确，特别是左束支传导阻滞和左心室心肌肥厚，cTnI 检测则显得很有必要。

2. 术后心室功能异常

术后心室功能异常的常见的原因包括术中心肌保护不好、心肌顿抑、心脏血管再通困难和再灌注损伤。术前危险因素为心室扩大、高龄、合并糖尿病、女性、左心室舒张末期压增高、EF<40% 等。术中因素包括 CPB 时间过长和主动脉阻断时间过长。

对于心室功能异常的治疗，包括儿茶酚胺药物（主要选择性的 β_1 和 β_2 受体激动剂）、磷酸二酯酶抑制剂（米力农）、左西孟旦和 B 型脑钠肽（奈西利肽）。儿茶酚胺类药物包括肾上腺素、多巴胺，使用这些药物可能

会出现短暂的心律失常、乳酸酸中毒和内脏缺血。当右心室衰竭时，磷酸二酯酶抑制剂和β受体激动剂联合使用可以作为一线疗法。当肺动脉高压、右心衰竭、主动脉瓣或二尖瓣反流或对β受体脱敏感（长时间充血性心力衰竭）时，是使用磷酸二酯酶抑制剂的较好指征。左西孟旦是钙离子增敏剂，在增强心肌收缩力的同时不明显增加氧耗。

病例 术后循环衰竭

病案摘要

患者，男，62岁，56kg。因“反复胸痛2年余”入院，冠状动脉造影：前降支、回旋支病变。诊断为“冠心病，冠状动脉支架置入术后。在非CPB下行前降支、回旋支CABG，手术过程顺利。术后送患者入ICU。

术后1小时患者突然心率减慢，血压下降。心电监护示：出现起搏心律，心率50次/min，血压73/37mmHg，中心静脉压12mmHg，迅速静脉推注麻黄碱、多巴胺、去甲肾上腺素、多巴酚丁胺等血管活性药物。患者心率逐渐恢复，血压回升。复查心电图示完全性左束支传导阻滞，结合患者病史及手术情况，考虑出现上述情况的原因为术后冠状动脉缺血再灌注损伤。

【问题1】术后循环衰竭的原因是什么？

临床思路 患者术后心率慢，血压低，首先考虑的因素为心肌缺血，低血压和心率减慢可以互为因果，其他应考虑的因素有血容量不足、外周阻力下降（过敏或药物因素）、心肌梗死或外科因素等，此时，应首先使用既增加心肌收缩力又有收缩外周血管作用的血管活性药物，迅速提高灌注压，同时检查ECG、中心静脉压、肺动脉压、PCWP等监测指标，使用TTE或TEE辅助判断，以确定低血压的原因。结合此例患者的血压、心率、中心静脉压等变化，主要考虑为心源性低血压，警惕发生急性心肌梗死的可能性。此时首先主要依靠各种心血管活性药物如麻黄碱、肾上腺素等儿茶酚胺类药物支持循环，迅速提高灌注压，必要时使用IABP机械辅助或再次开胸探查。

病例进展

2小时后患者再次出现心率慢，起搏心律，心率50次/min，血压73/37mmHg，中心静脉压14mmHg，并有间断室性心动过速发作，予以各种血管活性药物治疗后，效果欠佳，循环仍不稳定。外科考虑为冠状动脉缺血性改变，转入手术室进行开胸探查术。

麻醉开始后，患者出现室性心动过速，心室颤动，遂予以小剂量肾上腺素并且电击除颤。快速开胸后，主刀医生发现右冠状动脉呈弥漫性僵硬，所支配区域（下壁）心肌颜色改变，心肌收缩不良，遂行右冠状动脉旁路移植术。顺利脱离体外循环，带血管活性药物转入术后ICU。

【问题2】患者右冠状动脉心肌缺血时的表现是什么？

临床思路 急性心肌梗死患者心肌收缩力下降，每搏量、心排血量下降，左心室舒张末压升高，血压下降。心电图可以出现具有诊断价值的心肌缺血或心肌梗死等特征性改变。前壁心肌梗死时常出现快速心律失常包括室性期前收缩、加速性室性自主心律甚至心室颤动。下壁心肌梗死时常出现缓慢型心律失常，如窦性心动过缓、房室传导阻滞或窦性停搏等长间歇伴低血压。该患者开始表现即为心率减慢，开胸探查发现右冠状动脉供血区域的心肌发生缺血性改变。

知识点　　　　　　　　　　　　发生心肌梗死后的心电图变化

心电图检查最为简单、方便，是诊断急性心肌梗死的必备依据之一，又有其特征性改变及其动态演变，故临床上只要怀疑心肌梗死，就必须尽快记录十二导联心电图，以确定或除外心肌梗死的可能诊断。发生心肌缺血、损伤和梗死，在心电图相对应的导联上，分别特征性地表现为 ST 段压低并 T 波高尖或倒置、ST 段上抬和形成 Q 波。心肌梗死超急性期，即冠状动脉全闭塞伊始，心电图相应导联出现短暂的高尖 T 波，接下来很快进入急性期而出现 ST 段上抬，伴对侧导联 ST 段镜向性压低，这些都是冠状动脉急性闭塞致心肌梗死的特征性变化，1~2 小时后由于心肌坏死而逐渐出现病理性 Q 波和 R 波消失。因此，在心肌梗死早期数小时内，心电图的典型改变是相应导联异常 Q 波、ST 段上抬和 T 波直立和浅倒置。偶见 T 波高尖或深倒置，提示冠状动脉刚刚发生急性闭塞或闭塞后已有再通。

心电图对心肌梗死最具诊断价值的特征性改变是具有“动态演变”的过程，即发病后数小时、数周和数月，在心电图上有特征性动态演变过程：抬高的 ST 段迅速和逐渐回复到等电位线；同时伴有相应导联的 Q 波形成并加深、加宽，R 波的降低和消失，呈现典型的 QS 波形；T 波从短暂高尖到自 ST 段末端开始倒置并逐渐加深至深倒置，呈对称的“冠状 T”，然后又逐渐变浅和直立。心电图若呈现如此的“动态演变过程”，即可确诊为心肌梗死。另外，早期出现完全左束支阻滞（LBBB）也是心肌梗死的特征性改变，提示发生心肌梗死且预后差。

心电图对心肌梗死的定位诊断，依据在不同部位导联的特征性变化和动态演变，包括前壁导联（V_1~V_4）、侧壁导联（V_4~V_6）、高侧壁导联（Ⅰ、aVL）、下壁导联（Ⅱ、Ⅲ、aVF）、正后壁导联（V_7~V_9）加上 RV 导联（V_3R~V_5R）的变化。

心肌梗死由冠状动脉急性闭塞而导致，故冠状动脉闭塞与心电图梗死部位有明确的对应关系：冠状动脉前降支（LAD）闭塞，引起前壁、高侧壁心肌梗死；左旋支（LCX）闭塞，引起下壁伴前侧壁、高侧壁或正后壁心肌梗死，其开口部闭塞偶见前壁心肌梗死改变；右冠状动脉（RCA）闭塞引起下壁、正后壁、侧壁和右心室的心肌梗死。左主干（LM）闭塞产生 LAD 和 LCX 都闭塞的广泛心肌缺血和梗死。就右优势型不同冠状动脉闭塞而言，梗死范围从大到小依次为 LM>LAD>RCA>LCX；左优势型冠状动脉 RCA 闭塞时，理论上只产生单纯右心室梗死，左心室无梗死；而相同的冠状动脉而言，三大主支近端闭塞梗死范围大，主干远端和分支闭塞则范围小，左主干闭塞（3%~5%）的缺血和梗死范围更大，可随时因心血管病变而死亡。

【问题 3】术后桥血管狭窄的原因是什么？此患者术后右冠状动脉闭塞与麻醉的关系是什么？

临床思路　在 CABG 患者的研究显示，术后 1 年约有 8% 的乳内动脉桥血管狭窄，29% 的大隐静脉桥血管狭窄。患者术后桥血管狭窄是多因素、多机制共同作用的复杂生物学过程，其中静脉桥血管在不同的时期由不同的因素主导。

（1）早期（1 个月以内）主要由血栓形成引起。大隐静脉取材时血管内皮细胞（VEC）及平滑肌细胞（SMC）损伤，血栓素 A_2、二磷酸腺苷等促凝物质释放及抗血栓物质合成、释放减少，容易导致血栓形成。

（2）中期（术后 1 个月至 1 年）静脉桥血管狭窄与血管内膜增厚相关，尿激酶型纤溶酶原激活物（uPA）及其受体在静脉桥血管中期狭窄过程中起重要作用。纤溶酶原激活系统释放 uPA，uPA 通过激活与细胞增殖相关基因，刺激 SMC 生长或激活血小板源性生长因子（PDGF）等，引起 SMC 向内膜迁移、增殖，导致内膜增厚和管腔狭窄。uPA 的非蛋白水解酶作用刺激 SMC 的趋化反应，使单核中性粒细胞吸附、聚集，并释放肿瘤坏死因子和超氧阴离子，促进基质金属蛋白酶（MMPs）的表达。MMPs 对细胞外基质有特异降解和转化作用，对移植静脉病变发展有重要作用。

（3）术后1年静脉桥血管病变以弥漫性粥样硬化为主要表现。由于各种原因，CABG后不仅原有冠状动脉粥样硬化继续进展，静脉桥血管也可以形成粥样硬化斑块。不同于动脉粥样斑块，静脉斑块弥散、向心、少钙化和缺少纤维帽。静脉桥血管发生弥漫性粥样硬化，可能与以下危险因素有关：高脂血症、高血压、血糖异常、代谢综合征等；术中外科手术技巧如吻合技术，取血管时的内膜损伤合并无菌性炎症状态等；术中肝素抗凝及鱼精蛋白拮抗导致出凝血失衡，术后抗凝治疗不及时等。

该患者右冠状动脉闭塞发生在术后24小时内。体重56kg，体重指数在正常范围内，术前右冠状动脉无明显狭窄，术后右冠状动脉突然闭塞的原因复杂，可能与术中右冠状动脉损伤、出凝血平衡、炎症反应等与血栓形成有较密切的关系。该患者是常温非CPB CABG。术中肝素与鱼精蛋白的使用情况：搭桥前静脉肝素1.12万U，ACT值为380秒，术中追加肝素0.6万U，复查ACT值为441秒，手术结束给与鱼精蛋白150mg，术中出血约600ml，均在正常使用范围。既往研究表明，术前C反应蛋白水平与术后冠状动脉狭窄有密切关系，表明无菌性炎症反应可能参与了桥血管血栓形成并与桥血管狭窄有密切的关系。

知识点　　移植桥血管狭窄评估的新进展

冠状动脉造影检查是诊断冠状动脉狭窄的检查方法之一，1993年由Nico Pijls提出通过压力测定推算冠状动脉血流。冠状动脉血流储备分数（fractional flow reserve，FFR）是通过测量冠状动脉狭窄处两端的压力，从而测量冠状动脉血流量。FFR是指存在狭窄病变时，血管的最大血流量与假设不存在狭窄病变时所能获得的最大血流量的比值。2007年发布的DEFER研究显示，FFR指导PCI治疗的5年随访结果为：FFR≥0.75，可行PCI；FFR≥0.75，延缓PCI；FFR<0.75，可行PCI；结果显示：FFR≥0.75并且无PCI组预后结果最好，遵从FFR指导的PCI组预后较好。

定量血流分数（quantitative flow ratio，QFR）监测属我国原创技术，是基于冠状动脉造影获得数据，通过软件的计算，进行冠状动脉三维重建和血流动力学分析，很短的时间内（3~5分钟）就可以获得冠状动脉FFR和其压力回撤曲线。在2016年的中国介入心脏病学大会上，中国医学科学院阜外医院在介入手术过程中向全球首次展示了使用QFR技术指导介入治疗的病例。由中国医学科学院阜外医院牵头组织的前瞻性多中心临床研究FAVOR Ⅱ China，在5家医院共成功纳入308例患者，332条病变血管，以FFR为金标准，评价QFR在线评估冠状动脉狭窄功能学意义的可行性和诊断精度，并进一步与传统仅通过冠状动脉造影影像学观察结构进行判定的结果（QCA）进行对比。研究结果显示QFR的诊断准确率达92.7%[20]。

目前进行的FAVOR Ⅳ-QVAS注册研究：NCT03977129（QFR指导原发性瓣膜合并冠状动脉病变的血运重建策略的有效性的前瞻性随机对照的临床研究）。该研究旨在为QFR检查技术指导冠状动脉外科治疗提供循证学依据，为使无创冠状动脉生理学检查真正进入冠状动脉外科治疗指南提供有力证据，使QFR检查技术的临床适用范围从冠状动脉介入领域，扩展到心外科手术领域，从而使更多患者获益。

此外，血管内超声（intravenous ultrasound）技术，通过无创性的超声技术和有创性的导管技术相结合，使用末端连接有超声探针的特殊导管进行医学成像。该技术通过心导管将微型化的超声换能器置入心血管腔，显示心血管断面形态和（或）血流图形，主要包括超声显像技术和多普勒血流测定两个方面。该技术使得超声技术，如压电传导或超声传感器得以用于检查血管内壁的情况。基于血管内超声计算冠状动脉血流储备分数（UFR）。UFR是通过对侧支开口进行量化，并自动勾画管腔轮廓，以重建参考管腔，然后进行血流动力学计算所得，可以同时评估斑块形态和冠状动脉生理学的功能。临床验证结果显示，UFR与FFR有很强的相关性和一致性，UFR和FFR的一致性与病变部位、既往心肌梗死和显像管无关。用FFR的常规阈值0.80来确定冠状动脉狭窄的血流动力学具有意义，在评估具有功能学意义的冠状动脉狭窄方面，可大幅提高诊断此类病变的能力。

光学相干断层成像(optical coherence tomography,OCT)是近十年迅速发展起来的一种技术,利用弱相干光干涉仪的基本原理,检测生物组织不同深度层面对入射弱相干光的背向反射或几次散射信号,通过扫描,可获得生物组织二维或三维结构图像。基于 OCT 技术测得的冠状动脉储备分数(OFR),是基于 OCT 影像和 QFR 算法的快速 FFR 系统,不需压力导丝和腺苷,在获取 OCT 影像后可在 1 分钟内完成 OFR 的快速计算。一次回撤成像即可同时获得冠状动脉斑块形态学和冠状动脉功能学精准评价,对病变进行更为客观和全面的诊断与评价[21]。

3. **术后液体管理** 心脏手术后的液体管理具有挑战性,尤其术后早期的几小时内。中心静脉压和肺动脉压监测在心脏手术患者中通常适用。容量反应性是指心脏指数增加 >15%。对机械通气的患者,动脉有创压的脉搏变异率是评价低血压时患者对容量反应性的最有用的指标。在经历 CABG 手术的患者,特别是接受 CPB 者,可以导致液体进入组织间隙。对于高龄、心功能或肾功能异常的患者,可能需要利尿的方式(药物、血液透析或超滤)来排出体内过多的水分。

4. **术后低血压** 术后低血压需要系统性评估前负荷、后负荷、心肌收缩力和心率。如果前负荷和心率合适,低血压往往由心肌收缩力和外周血管扩张而引起。血管源性休克往往与长时间 CPB、术前应用 ACEI(或 ARB)或钙通道阻滞剂有关。

5. **术后高血压** 术后高血压往往由停用麻醉药物、低温、高二氧化碳血症、低氧血症、血管容量超负荷、疼痛和焦虑等引起。原合并高血压的患者术后停用抗高血压药物也可以引起术后高血压。其他原因包括脑卒中引起的颅内压增高、膀胱尿潴留、低血糖和戒断综合征等。另外,比较罕见的代谢性因素如甲状腺功能亢进症、嗜铬细胞瘤、肾素 - 血管紧张素功能异常和恶性高热等。

6. **术后肺动脉高压**

术后肺动脉高压可以为新发的肺动脉高压或长期的慢性肺动脉高压。使用 TTE 或 TEE 评估右心室功能和诊断右心衰竭具有非常重要的价值。因三尖瓣病变或右心室损伤引起的右心衰竭,肺动脉压力不高,而中心静脉压增高。慢性肺动脉高压可以导致肺血管阻力(PVR)的慢性增加,导致右心室功能障碍,需要继续使用降低肺动脉压的药物,而 CABG 术后新发的肺动脉高压,主要是避免发生右心室衰竭。

肺动脉高压有四个主要考虑因素。①心脏超声所示的右心室容量状态:一般右心室呈现压力与容量的状态,慢性压力负荷过大可导致右心室肥大;②右心室的功能状态:是否需要正性肌力药物(如多巴胺、磷酸二酯酶抑制剂和肾上腺素等);③降低 PVR:纠正呼吸性酸中毒、高二氧化碳血症和低氧血症,吸入一氧化氮或前列环素,静脉输注磷酸二酯酶抑制剂和硝酸甘油等;④保证右冠状动脉的灌注压:通过应用血管活性药物如去甲肾上腺素,血管升压素和去氧肾上腺素等,必要时主动脉内球囊反搏(IABP)等机械辅助。

三、冠状动脉旁路移植术术后镇静管理

对 CABG 患者术后适度镇静,可以抑制应激反应,控制心动过速和高血压,预防心肌缺血,避免突然清醒或激动所致的不良后果(如自拔气管导管和有创监测导管等),这对危重的患者尤其重要。适度镇静和积极镇痛能够缩短 ICU 的停留时间,降低谵妄和术后创伤应激综合征的发生率[22]。镇静需要目标导向进行,且并不是 ICU 的所有患者都需要进行镇静。持续输注丙泊酚 0.5~1.5mg/(kg·h)并根据病情随时调整输注速率,可提供理想的镇静、稳定的血流动力学,停用后 10~20 分钟可拔除气管导管。静脉输注右美托咪啶 0.2~0.7μg/(kg·h),可以提供与自然睡眠相似的镇静,对呼吸影响很小,并可减少心动过速、寒战、谵妄和高血压等,减少镇痛药的需要量,患者苏醒和自主呼吸恢复快。当患者血流动力学平稳且引流量不多,可平稳地拔除气管导管[20]。

四、冠状动脉旁路移植术术后镇痛管理

胸骨切开、刀口创伤和胸腔引流管刺激等，特别是咳嗽和运动，都会产生疼痛。约 50% 的开胸手术患者因肋间神经损伤导致慢性疼痛，其中 5% 的患者疼痛难忍而丧失工作能力。镇痛不仅可使患者耐受机械通气，而且在自主呼吸恢复后更有利于呼吸运动，从而减少肺部并发症。较好的术后镇痛能使患者较快恢复，利于 ERAS 理念的实施，目前提倡多模式镇痛方式，如口服、皮下或肌内注射、静脉镇痛、患者自控镇痛（PCA）、硬膜外镇痛、胸骨旁阻滞、胸膜腔给药和局部浸润麻醉辅助等。

1. **口服给药** 与其他手术相比，胸心外科手术患者很少出现肠梗阻的问题。一旦达到疼痛管理目标就应该考虑口服给药，且口服药物治疗是出院后继续进行有效镇痛最简单、最便宜和最可靠的方式。

2. **皮下或肌内注射** 与静脉镇痛相比，皮下注射和肌内注射依然是给予阿片类药物进行镇痛的比较有效、廉价的方式。常用药物有吗啡、氢吗啡酮和纳布啡等，皮下注射比静脉注射起效时间慢，更适合按计划给药。

3. **静脉镇痛** 药物包括阿片类药物、非甾体类抗炎药（NSAIDs）、对乙酰氨基酚和右美托咪定等。

（1）阿片类药物的镇痛效果确切，镇痛效应与阿片类受体的作用有关，可以用于围手术期的各个阶段。药物对脑内和脊髓内不同的阿片类受体的作用决定了不同的效应，如激动、拮抗或部分激动或拮抗。可以采用静脉单次、输注或 PCA 给药。因该类药物有恶心、呕吐的副作用，通常需要加用五羟色胺类止吐药物如托烷司琼等。

（2）NSAIDs：主要抑制中枢和外周的环氧化酶，导致花生四烯酸合成的前列腺素（包括前列环素和血栓素）减少。由于无呼吸抑制和其他阿片类药物的副作用，术后经常使用此类药物来辅助阿片类镇痛。可以通过口服和直肠给药。其中酮咯酸（少于 5 天）是一种可以短期使用的非选择性的 NSAIDs。环氧合酶（COX）由两种不同的同工酶介导，即 COX-1 和 COX-2。如氟比洛芬酯和高选择性 COX-2 抑制剂帕瑞昔布钠有强效的镇痛效果，但随机双盲临床试验数据显示，此类药物可以导致包括心肌梗死在内的心血管事件增多，其促凝作用可能与前列环素产生减少有关。因此，不推荐用于缺血性心脏病患者。

（3）对乙酰氨基酚是合成的非阿片类药物，与 NSAIDs 不同，仅是前列腺素、COX-1 和 COX-2 合成的弱抑制剂。主要作用于中枢神经，产生解热镇痛的作用。

（4）右美托咪定是肾上腺素能 α_2 受体的激动剂，通过脊髓胶质的中枢 α_2 受体产生镇痛作用，通过激动脑干蓝斑区的受体产生镇静作用。此类药物也可作用于交感末梢的外周 α_2 受体，减少交感性疼痛中交感神经介导的去甲肾上腺素的释放。此类药物的镇痛效果确切，可以作为阿片类药物的补充。

4. **硬膜外镇痛** 理想的胸心外科镇痛方式，一般在腰部以上部位（$T_{4\sim10}$）放置硬膜外导管。与其他镇痛方法相比，心脏手术的胸段硬膜外镇痛（TEA）可以降低室上性心律失常和术后肺部并发症的发生率，但有引起硬膜外出血的风险，硬膜外导管需要在手术前至少 12~24 小时置入。因此，该镇痛方式的使用临床趋于谨慎。如果放置硬膜外导管出现出血情况，手术要推迟 24h。

5. **胸骨旁或肋间神经阻滞** 可以为胸科手术患者提供单侧胸壁镇痛、连续胸壁阻滞（$T_{4\sim10}$，每个椎间隙 0.5% 罗哌卡因 4ml）。可以与浅全身麻醉共同用于术后镇痛，并可为术后提供数小时的镇痛。与硬膜外镇痛比较，胸骨旁阻滞镇痛避免了阿片类药物的副作用、椎管内血肿的风险及双侧交感神经阻滞引起的低血压。

（敖虎山　刘孝洁　于钦军）

推荐阅读

[1] 国家心血管病医疗质量控制中心.《2021年中国心血管病医疗质量报告》概要. 中国循环杂志，2021，36（11）：1041-1064.

[2] 中国心血管健康与疾病报告编写组.《中国心血管健康与疾病报告2022》概要. 中国循环杂志，2023，38（6）：583-612.

[3] 中国生物医学工程学会体外循环分会.2021年中国心外科手术及体外循环数据白皮书. 中国体外循环杂志，2022，20（4）：196-199.

[4] ARROYO-ESPLIGUERO R，AVANZAS P，COSÍN-SALES J，et al.C-reactive protein elevation and disease activity in patients with coronary artery disease.Eur Heart J，2004，25（5）：401-408.

[5] FIHN SD，GARDIN JM，ABRAMS J，et al.2012 ACCF/AHA/ACP/AATS/PCNA/SCAI/STS Guideline for the diagnosis and management of patients with stable ischemic heart disease：executive summary：a report of the American College of Cardiology Foundation（ACCF）/American Heart Association（AHA）task force on practice guidelines，and the American College of Physicians（ACP），American Association for Thoracic Surgery（AATS），Preventive Cardiovascular Nurses Association（PCNA），Society for Cardiovascular Angiography（SCA）and Interventions，and Society of Thoracic Surgeons（ISTS）. Circulation，2012，126（25）：3097-3137.

[6] THYGESEN K，ALPERT JS，JAFFE AS，et al.Fourth universal definition of myocardial infarction.JACC，2018，72：2231-2264.

[7] COLLET JP，THIELE H，BARBATO E，et al.2020 ESC Guidelines for the management of acute coronary syndromes in patients presenting without persistent ST-segment elevation.Eur Heart J，2021，42（14）：1289-1367.

[8] NEUMANN FJ，SOUSAUVA M，AHLSSON A，et al.2018 ESC/EACTS Guidelines on myocardial revascularization.Eur Heart J，2019，40（2）：87-165.

[9] WRITING COMMITTEE MEMBERS：LAWTON JS，TAMIS-HOLLAND JE，et al.2021 ACC/AHA/SCAI Guideline for coronary artery revascularization：executive summary：a report of the American College of Cardiology（ACC）/American Heart Association（AHA）Joint Committee on clinical practice guidelines.J Am Coll Cardiol，2022，79（2）：197-215.

[10] LAMY A，DEVEREAUX PJ，PRABHAKARAN D，et al.for the CORONARY Investigators.Five-year outcomes after off-pump or on-pump coronary-artery bypass grafting.N Engl J Med，2016，375：2359-2368.

[11] GALINDO RJ，FAYFMAN M，UMPIERREZ GE.Perioperative management of hyperglycemia and diabetes in cardiac surgery patients.Endocrinol Metab Clin N Am，2018，47：203-222.

[12] SOUSA-UVA M，HEAD SJ，MILOJEVIC M，et al.2017 EACTS Guidelines on perioperative medication in adult cardiac surgery.Eur J Cardiothorac Surg，2018，53（1）：5-33.

[13] HARVEY R，CHELLAPPA V，MOFIDI S，et al.Intraoperative diastolic function assessed by TEE does not agree with preoperative diastolic function grade in CABG patients.Echocardiography，2021，38（8）：1282-1289.

[14] LANDONI G，LOMIVOROTOV VV，NIGRO NETO C，et al.Volatile anesthetics versus total intravenous anesthesia for cardiac surgery.N Engl J Med，2019，380（13）：1214-1225.

[15] AL-KHATIB SM，STEVENSON WG，ACKERMAN MJ，et al.2017 AHA/ACC/HRS Guideline for management of patients with ventricular arrhythmias and the prevention of sudden cardiac death：executive summary：a report of the American College of Cardiology（ACC）/American Heart Association task force on clinical practice guidelines and the Heart Rhythm Society（HRS）.J Am Coll Cardiol，2018，72（14）：1677-1749.

[16] MURALIDHAR K，BANAKAL S，MURTHY K，et al.Bispectral index-guided anaesthesia for off-pump coronary artery bypass grafting.Ann Card Anaesth，2008，11（2）：105-110.

[17] ARORA RC，LÉGARÉ JF，BUTH KJ，et al.Identifying patients at risk of intraoperative and postoperative transfusion in isolated CABG：toward selective conservation strategies.Ann Thorac Surg，2004，78（5）：1547-1554.

[18] AUTHORS/TASK FORCE MEMBERS；MCDONAGH TA，METRA M，et al.2021 ESC Guidelines for the diagnosis and treatment of acute and chronic heart failure：developed by the task force for the diagnosis and treatment of acute and chronic heart failure of the European Society of Cardiology（ESC）.With the special contribution of the Heart Failure Association（HFA）of the ESC.Eur J Heart Fail，2022，24（1）：4-131.

[19] 中国心胸血管麻醉学会，中华医学会麻醉学分会，中国医师协会麻醉学医师分会，等．不同情况下成人体外膜肺氧合临床应用专家共识（2020 版）．中国循环杂志，2020，35（11）：1052-1063.

[20] SONG L，TU S，SUN Z，et al.Quantitative flow ratio-guided strategy versus angiography-guided strategy for percutaneous coronary intervention：Rationale and design of the FAVOR Ⅲ China trial.Am Heart J，2020，223：72-80.

[21] MIGUEL SU，MILAN M，STUART J.The 2017 EACTS Guidelines on perioperative medication in adult cardiac surgery and patient blood management.Eur J Cardiothorac Surg，2018，53（1）：1-2.

[22] TURAN A，DUNCAN A，LEUNG S，et al.Dexmedetomidine for reduction of atrial fibrillation and delirium after cardiac surgery（DECADE）：a randomised placebo-controlled trial.Lancet，2020，396（10245）：177-185.

第二十六章

主动脉疾病手术的麻醉及围手术期管理

第一节　主动脉疾病手术简介

主动脉疾病和冠状动脉及外周动脉疾病一样，是对机体影响广泛的动脉系统疾病。它既具有动脉疾病的特点，可以急性或慢性发病，又有高压力的特点，发病后若控制不好血压会迅速升高，导致主动脉破裂甚至死亡。所以急性主动脉疾病需要快速诊断、决策、治疗，减少不良预后。据2010年全球疾病负担调查，1990—2010年间，全球主动脉瘤和主动脉夹层的总死亡率从每2.49/10万增加到2.78/10万，其中男性高于女性，且随着年龄的增长而增加。主动脉外科也是近几年在心血管外科领域中发展最快的学科。[1]

麻醉医生是主动脉疾病外科治疗团队中参与围手术期管理的重要成员，应该充分了解主动脉疾病的病理生理、熟悉复杂的手术过程、掌握血流动力学剧烈变化的处理方法，同时要掌握单肺通气（OLV）的管理，了解体外循环（CPB）尤其是深低温停循环（DHCA）、重要脏器（脑、肾等）和血液保护等方面的临床知识，并用于主动脉疾病患者管理，降低死亡率，改善患者转归。

一、主动脉疾病分类

主动脉疾病可累及胸、腹主动脉，可因胸、腹主动脉中层损伤，主动脉壁在管腔内高压血流作用下形成局部或广泛性的永久扩张或撕裂，表现为主动脉瘤（aortic aneurysm，AA）和急性主动脉综合征（acute aortic syndromes，AAS）。AAS包括主动脉夹层（aortic dissection，AD）、壁内血肿（intramural haematoma，IMH）、透壁性动脉粥样硬化性溃疡（penetrating atherosclerotic ulcer，PAU）、创伤性主动脉损伤（traumatic aortic injury，TAI）、假性动脉瘤（pseudoaneurysm）、主动脉破裂（aortic rupture）[2]。

根据病理学结果，主动脉疾病可分为夹层动脉瘤、真性动脉瘤和假性动脉瘤。

1. **夹层动脉瘤**　各种原因导致血液通过动脉内膜破口进入主动脉壁中层，形成血肿或撕裂引起的主动脉壁层分离，形成真腔和假腔，血液可以在真腔和假腔之间流动或形成血栓。

2. **真性动脉瘤**　主动脉一段或几段管腔病理性瘤样扩大，比正常主动脉扩张1.5倍以上，血管壁三层结构完整。

3. **假性动脉瘤**　主动脉壁外形成的瘤样结构，瘤壁三层结构不完整，由结缔组织、血栓或其他周围组织构成。

二、主动脉解剖及主动脉疾病的病理生理

（一）主动脉解剖

主动脉起自主动脉瓣终止于髂动脉。主动脉从主动脉瓣发出形成主动脉窦，继之向前上形成主动脉根，继续在脊柱右侧上升，至右侧第2肋软骨处形成升主动脉，然后转向左后上方，在前纵隔移行，达T_4椎体下缘左侧形成主动脉弓，止于左锁骨下动脉分支处，接着转向下，沿脊柱前面下行至膈肌形成胸降主动脉，继续下行通过膈肌主动脉裂孔（T_{12}椎体水平）进入腹腔，形成腹主动脉，到L_4椎体前面分为左、右髂总

动脉和一条细小的骶中动脉(图 26-1-1)。

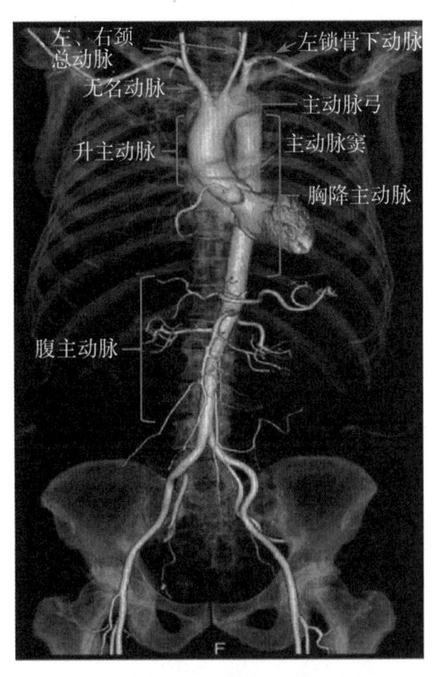

正常全主动脉三维图(前后位)

图 26-1-1　主动脉影像学解剖

中国人主动脉起始部外径平均为 2.8~3.0cm。左右冠状动脉是主动脉的第一分支,供应上肢、头颈部血液的无名动脉、左颈总动脉、左锁骨下动脉都起源于主动脉。约 4% 的人群左椎动脉单独起源于主动脉弓,是较常见的主动脉分支变异。

解剖学上,主动脉其他变异包括血管环、右侧型主动脉弓等。主动脉弓壁外膜有压力感受器,具有调节血压的作用。主动脉弓下方有主动脉体,是化学感受器,感受动脉血氧分压、二氧化碳分压及氢离子浓度变化。与颈动脉窦相比,主动脉压力感受器的阈值较高,对压力的变化没有颈动脉窦敏感。主动脉压力感受器来源于主动脉的迷走神经,将冲动传导至脑干延髓血管中枢调控自主神经活动。在胸腔和腹腔内分出中、小动脉,向胸、腹腔及全身各组织器官输送血液。

(二)主动脉疾病的病理生理

主动脉疾病的病理生理改变与病变的部位、性质和累及范围,以及所供应重要脏器的并发疾病有关;主要病理生理变化是组织器官缺血、灌注不良和主动脉破裂、大出血。

知识点　　**主动脉瘤主要病理生理学改变**

(1)动脉瘤压迫和破裂:动脉瘤逐渐增大压迫周围组织,若血压突然升高可破裂,导致大出血、死亡。

(2)主动脉瓣关闭不全、左心功能不全:根部动脉瘤多伴有主动脉瓣关闭不全,可累及冠状动脉导致心肌缺血、左心功能不全。

(3)周围组织脏器压迫:压迫喉返神经导致声音嘶哑,压迫气管、支气管产生呼吸困难。

(4)血压差:由于瘤体压迫、撕裂内膜堵塞造成受累血管远端压力下降形成压差,如左、右肢体或上、下肢体的血压差别增大。

(5)血栓形成和栓塞:动脉瘤导致血流异常,内膜损伤撕裂均可在血管内形成血栓,出现栓塞并发症。

(6)重要脏器供血障碍:主动脉病变累及到主动脉弓,重要器官供应血管引起大脑、肾脏、肝脏、胃肠道低灌注、功能障碍甚至缺血坏死。

三、主动脉开放式手术方式及体外循环技术

(一)主动脉开放式手术方式

主动脉手术与主动脉疾病种类、手术部位和累及范围有关[3]。

1. **升主动脉重建**　采用胸骨正中切口,根据主动脉病变的不同、是否累及瓣膜或瓣环,可行单纯升主动脉置换、升主动脉和主动脉瓣置换加冠状动脉移植、升主动脉置换加主动脉瓣成形等不同术式。建立 CPB,动脉插管经升主动脉或股动脉,静脉插管经右心房或股静脉。

2. **主动脉弓部重建**　用胸骨正中切口,根据病变情况的不同,行全弓或半弓置换术。主动脉弓部手术中要部分或完全阻断供应脑部的血管,以切除动脉瘤或主动脉弓夹层的节段。CPB 多数经股动脉或右腋动脉插管建立,实施 DHCA 和选择性脑灌注进行脑保护。

3. **胸降主动脉置换**　采用左侧第 4、5 肋间胸部切口,阻断病变近端及远端,切开主动脉,用人工血管

置换病变血管。部分病例需要在CPB下进行，目的在于保证远端灌注及近端控制血压。通过股静脉插管，进入右心房或直接左心房插管引流，通过股动脉或其他插管部位灌注阻断钳远端器官。

4. **腹主动脉瘤切除** 腹部正中切口，充分暴露动脉瘤后，解剖近端瘤颈和双侧髂动脉，分别阻断瘤体近端和双侧髂动脉，切开动脉瘤，选择适当的分叉血管植入。

（二）体外循环技术

1. **股动静脉转流、常温阻断技术** 用于阻断部位在左锁骨下动脉开口以远，且心功能良好的胸主动脉或腹主动脉手术。在常温、全量肝素化下行股动、静脉转流，转流时调整心内血容量、控制血压，回收术中出血并快速输入维持血流动力学稳定。

2. **常规CPB（股动脉-右心房插管）** 用于主动脉根部和升主动脉手术。

3. **部分CPB（股-股转流）** 用于主动脉弓降部以远的近端可阻断的胸、腹主动脉手术。

4. **DHCA** 用于弓部手术和弓降部以远的近端不可阻断的胸、腹主动脉手术。同时用正向或逆向灌注进行脑保护。

四、术前评估

（一）术前评估和用药

术前探访患者，询问病史，进行体格检查，查阅实验室检查和影像学检查资料，明确疾病状态，评估各系统功能，确定并存的疾病，前瞻性地的预测术中可能出现的问题和患者预后，根据手术计划选择合理的麻醉方案，建立围手术期管理方案。

1. **循环系统** 明确患者是否合并高血压、动脉粥样硬化、冠状动脉疾病、糖尿病及慢性心功能不全等疾病；急性A型AD患者了解夹层是否破裂造成心脏压塞、是否累及冠状动脉和/或主动脉瓣造成急性心肌缺血或心肌梗死、心功能不全。这些危险因素均是术后并发症和死亡的主要原因[4]。

2. **呼吸系统** 急性AD均有不同程度全身炎性反应，部分患者X线胸片可见炎性改变，临床上可伴有发热、氧饱和度下降。少数动脉瘤患者术前可能伴有呼吸功能不全、慢性支气管炎和肺气肿、肺不张和感染，这些是术后肺部并发症的主要危险因素。主动脉瘤体压迫气管或支气管者，可以引起呼吸困难、肺部感染和缺氧，导致气管插管困难。马方综合征患者多有合并肺大疱，机械通气时应避免高气道压导致肺大疱破裂，形成张力性气胸。

3. **神经系统** 高龄（>70岁）、高血压、糖尿病、脑卒中和一过性脑缺血病史、动脉粥样硬化是导致术后中枢神经系统并发症的危险因素。累及到主动脉弓及其分支的病变，增加脑部并发症的风险。马方综合征患者常伴脊柱侧弯，进行腰大池穿刺时有一定困难。

4. **内脏器官** 原有肾功能不全的患者术后发生肾衰竭、心脏并发症和死亡的危险性增加。术前因主动脉疾病引起的肠麻痹和肝功能不全也将增加术后并发症的发生率和死亡率。

5. **血液系统** AD内的血栓形成可消耗大量的血小板、凝血因子，患者可出现出血倾向、贫血。术前应积极调整，给予红细胞和血小板保护药物，维护肝功能促进凝血因子的生成，如需急诊手术应积极准备红细胞、血小板和新鲜血浆。有些患者首诊在胸痛中心，可因误诊而误用双抗处理，大大增加了此类患者术中、术后出血风险，所以应仔细询问病史、积极准备血小板、纤维蛋白原等促凝血药品。

6. **术前用药** 主动脉病变的患者多伴有其他心血管系统病变，术前紧张可能引起血压升高或心绞痛发作，甚至瘤体破裂，故应对症处理，充分镇静、镇痛。

（1）心血管系统用药：用于治疗心脏疾病的特殊用药，持续至手术日晨。

（2）控制血压：控制收缩压在100~120mmHg或更低的理想水平，可静脉应用短效、速效扩血管药，如硝普钠、尼卡地平等。

（3）镇静、镇痛：择期手术在手术前1天晚口服司可巴比妥，术前1小时口服地西泮10mg或咪达唑仑15mg；术前半小时肌注吗啡10mg和长托宁1mg；急诊手术术前酌情皮下使用吗啡，进行镇痛、镇静。

（二）麻醉方法及生命体征监测

1. **麻醉原则及方法**　主动脉手术种类多，麻醉医生要充分了解具体患者的病理生理，熟悉手术过程，准确判断和处理血流动力学的剧烈改变；积极与外科、灌注医生充分交流，协同处理；麻醉方法以全身麻醉为主，麻醉操作要点如下。

（1）开放静脉：静脉通路选大号外周静脉针（16G或14G）以应对大出血。准备快速输血，必要时在中心静脉放置漂浮导管鞘管用作快速输血通路；同时准备血管活性药物（快速升高或降低血压）、血液制品（红细胞、血浆，必要时血小板）和自体血回收设备等。

（2）OLV：胸降主动脉动脉瘤或胸、腹主动脉动脉瘤手术需要右肺OLV，术前准备双腔气管导管或支气管封堵器。插管后用纤维支气管镜确认导管位置，确保隔离效果。也可用可视双腔气管导管或支气管封堵器，插管后直接显示气管导管或封堵器位置，而不需使用纤维支气管镜定位（图26-1-3）。

（3）控制和预防出血：外科出血、CPB后凝血功能异常等在大血管手术围手术期常见问题，预防治疗出血、凝血功能异常是主动脉外科的主要挑战。围手术期科学的血液管理是减少出血和输血重点。

（4）器官保护：不同主动脉部位的手术对器官保护要求不同，如主动脉弓部手术的重点是脑保护；降主动脉手术的重点是稳定血流动力学，防止剧烈波动，保护脊髓、腹腔受累系统和器官；血液保护是主动脉手术中的重点[5]。

2. **生命体征监测**

（1）循环监测

1）有创动脉压：两侧上肢动脉压差较大时选择压力高的一侧测压或两侧同时监测。胸降主动脉、腹主动脉手术，有时需在左锁骨下动脉近端阻断，应选用右桡动脉监测上半身动脉压，但右腋动脉插管时例外。下半身动脉压测定应选择CPB股动脉插管对侧的股动脉或足背动脉。有时术中需同时监测上、下肢的压力，以指导循环调控。

2）中心静脉压：经右颈内静脉放置8.5F三腔静脉导管，胸降主动脉、胸腹主动脉手术等需要快速输血患者，在中心静脉可以同时放置肺动脉导管鞘。左心功能不良（EF<30%）、充血性心力衰竭病史、严重肾功能不全的患者可考虑放置Swan-Ganz导管。

3）常规监测心电图和SpO_2。

4）术中TEE有助于实时监测左心功能和心肌缺血，指导扩容、评价瓣膜功能、瘤体大小和范围，引导CPB股静脉插管放置的开口位置和最佳深度。

（2）中枢神经系统监测

1）脑监测

①脑电图（electroencephalogram，EEG），是通过头皮电极记录到的大脑皮质神经元自发电活动，与脑血流和代谢活动相关，是监测早期脑缺血的预警手段。脑缺血时随缺血程度的增加记录到的脑电活动会减少。手术期间如出现一侧缺血，可见同侧EEG衰减（即同侧频率减慢伴衰减），对侧频率减慢而无衰减。EEG不能监测深部脑组织的缺血，并且可能会出现假阴性。

②局部脑氧饱和度（rS_cO_2），利用近红外光谱技术实时监测脑氧供/氧需平衡状态，反映局部脑组织混合氧饱和度（其中75%的静脉血加25%动脉血及微循环血液），正常值为64%±3.4%，<55%提示异常，<35%时提示出现严重脑组织缺氧性损害。其局限性在于仅反映局部区域，不能代表整体脑缺血缺氧情况。

③连续颈静脉窦血氧饱和度（$SjvO_2$）和颈静脉窦血氧分压（$PjvO_2$），将光纤导管经颈静脉逆行放入颈

静脉窦连续监测 $SjvO_2$,也可间断抽取血液测定 $PjvO_2$。常温下 $SjvO_2$<50%,术后神经功能异常明显增加;$PjvO_2$ 不受温度影响,但受脑组织微循环的影响,间接反映脑细胞内氧分压,低温下其临床监测意义越来越受重视。穿刺置管方法与颈内静脉穿刺相似,不同的是穿刺方向朝头侧。有条件时可用颈部 X 线来确定管尖位置,管尖不应低于 C_1 椎体下缘。

④经颅多普勒(transcranial doppler,TCD)是利用超声多普勒技术经颅骨自然薄弱的部位作为检测声窗(如颞骨嶙部、枕骨大孔、眼眶)探测颅底动脉血流速度的一种无创性检查方法。术中 TCD 监测使用颞窗探测大脑中动脉血流速度和栓子数量,用血流速度和血流阻力变化评估脑血流变化。其主要缺点是操作者看不到颅内血管的走行及血管与超声束之间的角度,降低了探测血流速度重复测量的准确性。

2)脊髓功能监测:①诱发电位(evoked potential,EP)是监测脊髓缺血缺氧的重要方法。它是通过特定设备记录中枢神经系统在受到外源或内源刺激过程中产生的生物电活动变化。临床常用体感诱发电位(SSEP)和运动诱发电位(MEP)监测:SSEP 是通过电刺激外周神经,记录外周神经、脊髓、脑干、丘脑和大脑皮层的诱发电位水平;MEP 是通过对头皮的成对刺激,记录胫前肌诱发电位。术中诱发电位监测可以有助于了解脊髓缺血、缺氧事件的发生以及脊髓血供恢复情况的判断。②脑脊液(cerebrospinal fluid,CSF)压力是通过腰大池穿刺置管测压,正常压力 80~180mmH$_2$O,脊髓缺血后水肿,CSF 压升高,CSF 引流可以改善脊髓血供。

(3)体温监测:同时监测鼻咽温度和膀胱或直肠温度,指导 CPB 期间降温和复温,确定 DHCA 时的停循环温度。

(4)肾功能监测:术中通过监测尿量和物理性状反映肾功能变化。主动脉手术中尿量与肾血管吻合是否通畅,血流动力学是否稳定密切相关;尿量、尿比重,尿成分变化可以反映低血容量、心功能变化。

(5)出凝血功能监测

1)激活全血凝固时间(ACT):用于 CPB 时肝素化效果和鱼精蛋白拮抗效果监测。

2)血栓弹力图(TEG):是反映血液凝固动态变化(包括纤维蛋白的形成速度、溶解状态和凝状物的坚固性、弹力度)的指标,用于术中、术后顽固性出血原因的诊断。

(三)术后监护

术后患者需直接进入 ICU。进入 ICU 前通知术后监护医生护士做好准备,让患者得到平稳交接。

1. **交接病情** 首先交接患者基本情况、手术方式、麻醉及 CPB 情况,术中问题及解决情况,患者目前循环、内环境及出凝血状态。术后注意观察情况,如出血情况、意识变化、四肢肌力恢复、尿量变化等情况。

2. **适时拔管** 若患者情况稳定,无并发症发生,可尽早拔管,使患者早活动,早进食。若神经功能评估后不能早拔管,可继续镇静、镇痛,进行机械通气或循环支持直到患者神经、呼吸、循环系统完全恢复。

3. **纠正并发症** 早期并发症有低体温、出血、低血压、凝血功能异常等,应积极复温并纠正各种异常;对缺血、血栓形成、卒中、焦躁、谵妄、呼吸衰竭和肾衰竭等并发症,根据临床和实验室检查明确原因,积极进行对因治疗;对高血糖、贫血、电解质紊乱和酸碱平衡失调等异常进行积极调整治疗。

4. **稳定血流动力学** 通过血流动力学监测指导容量管理,适度应用血管活性药物,积极处理心律失常,维持好心功能,稳定血流动力学,保证患者平稳恢复。对术前有高血压的患者,术后维持在接近术前血压水平,保证心、脑、脊髓灌注。

5. **实验室检查** 通过定时监测血气、电解质浓度、血糖、出凝血功能,发现异常并及时纠正。

6. **胸部 X 线片** 患者到 ICU 后拍摄床旁 X 线平片,了解气管导管、中心静脉置管的位置,并可诊断有无气胸、肺不张、胸膜渗出及肺水肿,发现问题及时处理。拔管前拍床旁 X 线平片排除肺、胸腔异常。

7. **应用抗生素** 术前预防性应用的抗生素一直延续到术后 48 小时,降低伤口和血管内感染的风险。

病例　主动脉缩窄继发假性动脉瘤形成

病案摘要

患者，女，12 岁。因“高血压病 10 年，咯血 3 天”入院。2 岁时患者鼻腔出血在当地医院检查发现上肢血压 152/82mmHg，下肢血压 63/42mmHg，诊断为主动脉缩窄。因不影响生活，未治疗。1 个月前患者出现干咳，发热，经对症治疗发热缓解。3 天前咳嗽时痰中见血，到当地医院 X 线检查见纵隔左侧有肿物，考虑与主动脉缩窄有关，即转入我院。体格检查：气管居中；胸廓对称无畸形；呼吸动度正常；双肺呼吸音清，未闻及干湿啰音及胸膜摩擦音。心前区无隆起，心界向左下扩大，心尖搏动点位于左侧第 6 肋间锁骨中线外侧 1cm；触诊未及明显抬举样搏动，无细震颤及心包摩擦感；肺动脉瓣区第二心音无明显亢进；瓣膜区未闻及明显病理性杂音。血液生化检查无异常。患者无手术史。心脏超声：降主动脉缩窄，降主动脉破裂并形成假性动脉瘤，心内结构及血流未见异常。CT 血管造影（CT angiography，CTA）：先天性心脏病主动脉缩窄，继发主动脉假性动脉瘤。见图 26-1-2。

【问题 1】该患者为什么诊断假性动脉瘤形成？鉴别诊断有哪些？

临床思路　该患者的基础病变是先天性心脏病主动脉缩窄，缩窄近端压力增高，造成主动脉逐渐扩张形成动脉瘤（主动脉壁三层结构完整）；在压力或感染等因素作用下病变进展，瘤壁逐渐破裂，周围结缔组织包裹形成新的瘤壁即形成假性动脉瘤。鉴别诊断如下。

1. **动脉粥样硬化性动脉瘤**　多见于成年人，是主动脉瘤样扩张的最常见原因，占 50% 以上，常伴全身动脉硬化，主动脉壁多有粥样斑块及钙化斑，常合并冠心病和周围血管阻塞性疾病，该患者无这些异常表现。

2. **先天性动脉瘤**　瘤壁结构完整，包括先天性主动脉窦瘤和降主动脉瘤。前者常在主动脉窦瘤破入心腔后被发现，70% 累及右窦，25% 累及无窦，仅 5% 累及左窦。先天性主动脉瘤常位于动脉韧带的附近，常合并先天性心内畸形、主动脉弓缩窄和弓发育不良，该患者瘤壁不完整。

3. **感染性动脉瘤**　多因手术和创伤所致，多有相关手术外伤史。近年来梅毒感染患者有增加趋势，临床上应警惕梅毒性胸主动脉瘤，该患者梅毒检测阴性。

4. **遗传性疾病**　以马方综合征多见。常累及主动脉根部和主动脉瓣环，马方综合征引起的典型主动脉根部显著扩大呈“蒜头样”改变，扩大的主动脉瓣环常造成主动脉瓣关闭不全，导致左心室增大及心力衰竭症状，且此类患者因主动脉中层弹力纤维减少，故容易发生 AD，该患者不是马方综合征。

5. **外伤**　胸部钝性外伤导致的主动脉损伤常位于动脉导管韧带周围，形成假性动脉瘤和 AD，该患者无外伤史。

【问题 2】该患者手术采用什么方式？如何选择相应麻醉方式？

临床思路　先天性心脏病主动脉缩窄一般于右侧卧位左侧开胸行主动脉缩窄矫治术，选择全身麻醉，控制性降压，并行上、下肢动脉直接测压；胸降主动脉瘤位于左锁骨下动脉远端，可用与主动脉缩窄相同的手术入路和麻醉方法，若动脉瘤在左锁骨下动脉附近，或累及主动脉弓，需在 DHCA 下进行主动脉重建术。该患者假性动脉瘤位于左锁骨下动脉附近，瘤体大且已压迫左上肺、支气管，可以在 DHCA 下行假性动脉瘤切除、主动脉重建术，但因假性动脉瘤较大，近主动脉弓，有大量血栓，破瘤修复出血、栓塞风险大，故选择主动脉至腹主动脉搭桥，假性动脉瘤隔绝术。该患者采用全身麻醉、DHCA，右侧桡动脉、左侧股动脉穿刺测压。

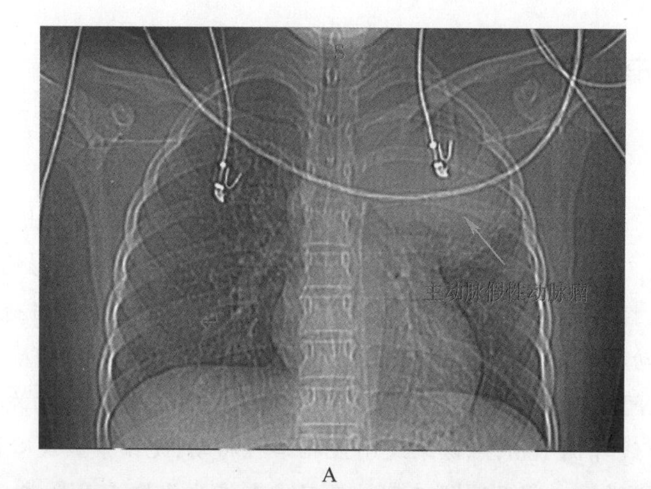

A

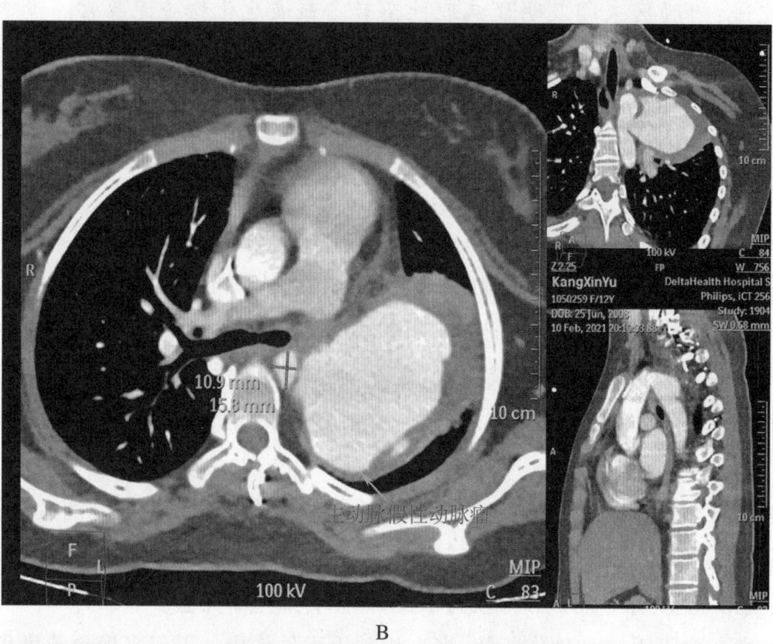

B

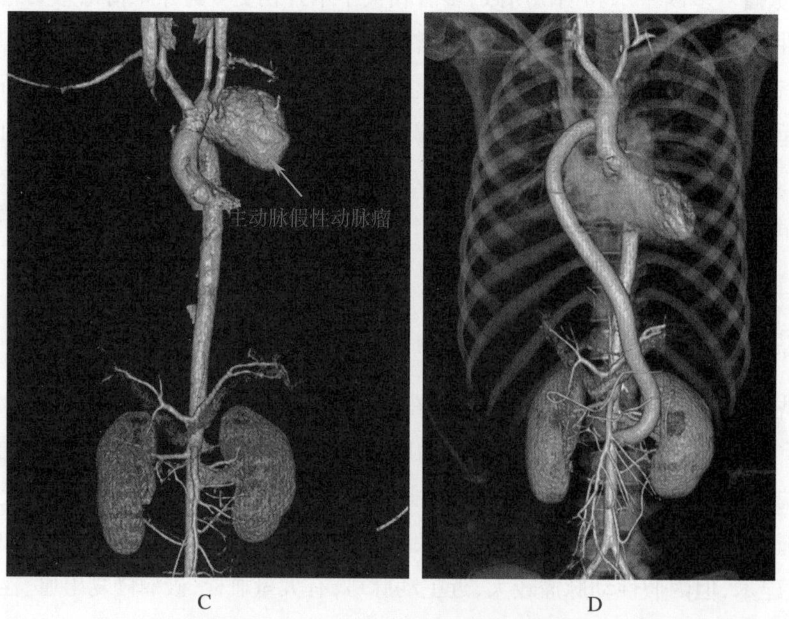

C　　D

图 26-1-2　主动脉缩窄继发假性动脉瘤

A. X 线平片；B. CTA；C. CTA 三维图像；D. 术后 CTA 三维图像。

【问题 3】如何评估患者术前状态，应做什么准备？

临床思路 该患者是儿童，先天性心脏病，主动脉缩窄，假性动脉瘤，是慢性病变急性发作。一般情况良好，ASA Ⅱ~Ⅲ级。假性动脉瘤对左上肺及支气管有压迫，并有咯血，考虑有潜在大出血、支气管胸膜瘘的风险，故术中气管插管应使用双腔管或支气管封堵器（图 26-1-3）进行肺隔离准备。假性动脉瘤有血栓形成，可消耗血小板和凝血物质，术后止血有一定困难，所以应做好血液保护，准备血小板、纤维蛋白原等纠正出凝血异常的药物。

病例进展

鉴于患者为主动脉缩窄，假性动脉瘤形成伴咯血，经临床讨论后决定急诊行主动脉 - 降主动脉搭桥，假性动脉瘤旷置术。患者入手术室后行右侧桡动脉穿刺、左侧足背动脉穿刺置管测量上、下肢动脉压，上肢血压 189/106mmHg，下肢血压 76/54mmHg。用依托咪酯、咪达唑仑、舒芬太尼、哌库溴铵诱导，插入 35F 可视双腔气管导管（图 26-1-3）进行肺隔离，便于手术，同时预防假性动脉瘤破入支气管，淹没肺脏。行右颈内静脉穿刺置管，测量中心静脉压，输液给药。患者正中开胸，在全身麻醉 DHCA 进行升主动脉 - 腹主动脉人工血管转流、左颈总动买 - 左锁骨下动脉转流、假性动脉瘤旷置术。手术顺利，CPB 停机顺利。上肢血压 109/76mmHg，下肢血液 106/64mmHg。更换双腔气管插管为单腔气管插管，带管回 ICU。

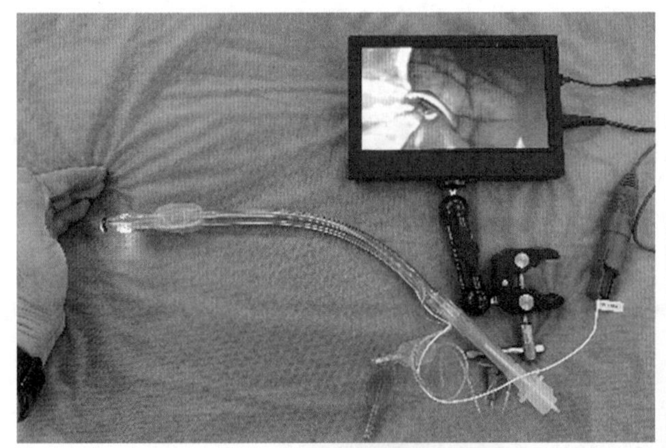
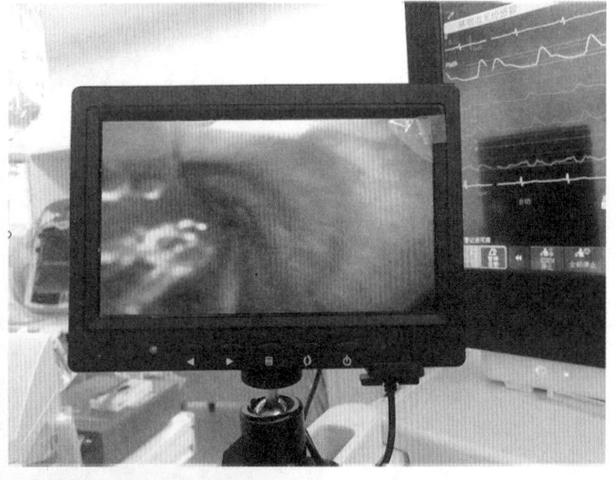
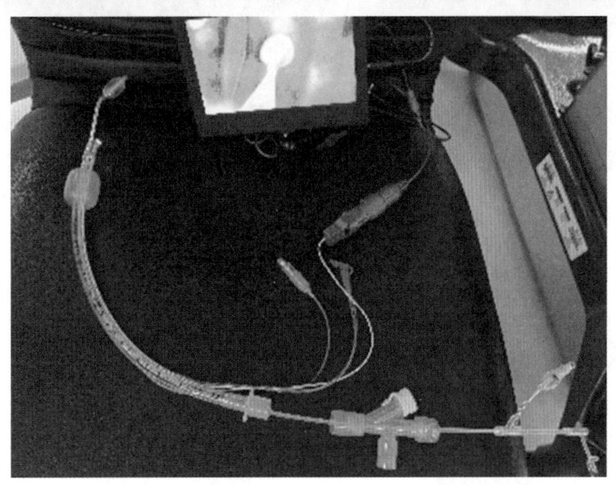

图 26-1-3 可视双腔气管导管和支气管封堵器

与 ICU 交接内容:①继续经口气管插管呼吸机辅助呼吸,注意呼吸道管理,及时吸痰,清除呼吸道分泌物,适时拔管;②适量应用多巴胺、肾上腺素等血管活性药物,维护心功能及血流动力学稳定;③心脏植入物术后,常规应用第二代头孢菌素抗感染 48 小时;④保持心包、纵隔、胸腔引流管通畅,注意引流液量及 Hb 浓度变化,Hb<80g/L 时,可输注红细胞悬液支持治疗;⑤苏醒后注意评估肢体活动及感觉变化,下肢活动、肌力异常时即行腰大池穿刺、置管、引流;⑥及时复查血常规、生化、肝功能、肾功能、复查床旁胸片,维持内环境稳定。

患者术后 4 小时清醒,四肢活动、肌力正常,尿量好,胸、腹腔引流不多,术后 6 小时拔除气管插管。第 2 天返回病房,第 8 天顺利出院。

第二节　急性主动脉综合征的麻醉及围手术期管理

AAS 指一类涉及主动脉且临床特征相似的急性主动脉病症[4,5]。急性 AD(acute aortic dissection)是 AAS 中最危重疾病。病理特点是主动脉内膜、中膜破裂,可导致 IMH,PAU 或主动脉壁分离导致 AD 甚至主动脉破裂。主动脉壁撕裂、层分离,形成真腔(true lumen,TL)和假腔(false lumen,FL),其间有或无交通。典型的 AD 可以见到位于 TL 与 FL 之间的分隔或内膜片。血液可以在 TL 与 FL 之间流动或形成血栓(图 26-2-1)。常伴严重并发症,如心脏压塞、主动脉瓣反流和近端或远端灌注不良综合征。

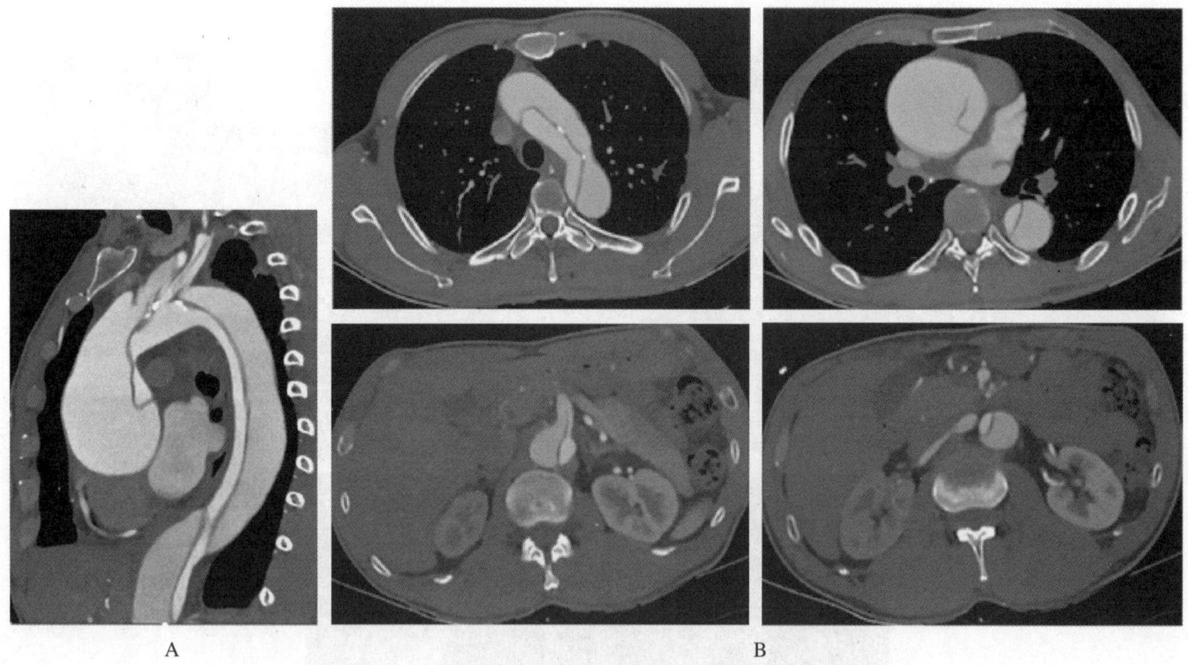

图 26-2-1　主动脉夹层 CTA 影像图(箭头所指为内膜片)
A. 主动脉夹层 CTA 矢状位;B. 主动脉夹层 CTA 冠状位。

一、主动脉夹层分型、分期

AD 分型的目的是指导临床治疗和评估预后。

(一) 分型

前常用 De Bakey 分型和 Stanford 分型。1965 年 De Bakey 首次根据 AD 原发破口的位置及夹层累及范围将 AD 分为三型。

Ⅰ型:原发破口位于升主动脉或主动脉弓,夹层累及大部或全部胸升主动脉、主动脉弓、胸降主动脉、腹主动脉。

Ⅱ型:原发破口位于升主动脉,夹层累及升主动脉,少数可累及主动脉弓。

Ⅲ型:原发破口位于左锁骨下动脉以远,夹层范围局限于胸降主动脉为Ⅲa型,或向下同时累及腹主动脉为Ⅲb型。

1970年Daily根据夹层的累及的范围将AD分为A、B两型。

Stanford A型:简称“A型AD”,夹层累及升主动脉,相当于De Bakey Ⅰ型和Ⅱ型。

Stanford B型:简称“B型AD”,夹层仅累及胸降主动脉及其远端,相当于De Bakey Ⅲ型。

AD的De Bakey和Stanford分型示意图见图26-2-2。

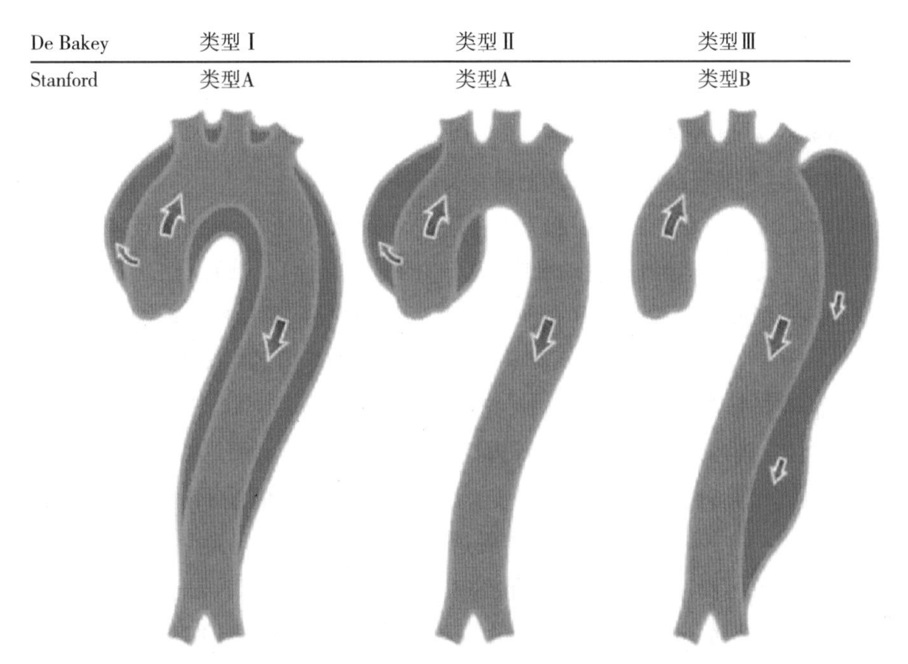

图26-2-2 主动脉夹层De Bakey和Stanford分型示意图

还有一些其他分型,如Lansman改良分型、Penn分型等,目前国际上De Bakey分型和Stanford分型应用最广泛。

(二)分期

传统上将AD分为急性期和慢性期。发病时间≤14天为急性期,发病时间>14天为慢性期。AD进入慢性期后病情趋于稳定,其并发症发生率特别是主动脉破裂概率远低于急性期。临床证据显示,发病14天以上的AD并发症发生率仍较高,传统分期对AD的病情评估不足。

2010年AHA指南推荐的AD分期为:发病时间≤2周为急性期;发病时间2~6周为亚急性期;发病时间>6周为慢性期。2014年ESC指南推荐的AD分期方法为:发病时间≤14天为急性期;发病时间15~90天为亚急性期;发病时间>90天为慢性期。所以公认的急性期AD为发病时间在2周以内[2]。

二、主动脉夹层临床诊断及治疗

(一)临床表现和并发症

1. **胸痛** 急性AD患者最常见的症状是胸和/或背痛。特点是突然发生,常为尖锐、撕裂、撕裂、刀割样疼痛;部位常是胸部(80%),也可见腰痛(40%)和腹痛(25%)。前胸痛更常见于A型AD,背部或腹部疼痛常见于 Stanford B 型患者。两种 AD 的临床表现可能重叠。疼痛可能从其起源点转移到其他部位，沿着主动脉的剥离路径延伸[3,6]。

2. **主动脉瓣反流** 当 AD 累及主动脉根部、主动脉瓣环或引起瓣膜撕裂、脱垂。20% 的急性 A 型 AD 患者可观察到心脏压塞，严重者可导致心脏骤停，使死亡率成倍增加。

3. **心肌缺血或梗死** 10%~15% 的 AD 患者有主动脉扩张，内膜片压迫或闭塞冠状动脉开口，或夹层撕裂累及冠状动脉分支。如果发生冠状动脉完全阻塞，心电图可显示 ST 段抬高型心肌梗死。同时，急性主动脉瓣反流、高血压或低血压也可能加重心肌缺血。

4. **充血性心力衰竭** 10% 的 AD 患者因主动脉瓣反流导致急性心力衰竭和心源性休克。

5. **胸腔积液** A 型和 B 型 AD 中 15%~20% 的患者因炎性反应可见少量胸腔积液；少数患者可因夹层破裂出现大量胸膜腔积血，此类患者的死亡率高。

6. **肺部并发症** 急性 AD 患者的肺部并发症不少见，有的可表现为肺部炎性改变；若夹层动脉瘤压迫肺动脉或形成主 - 肺动脉瘘，会导致呼吸困难或单侧肺水肿；急性主动脉破裂进入肺并大咯血。

7. **晕厥** 约 15% 的 A 型 AD 患者出现晕厥，可以是初始症状，5% 的 B 型 AD 患者出现晕厥。晕厥患者住院死亡风险增加，多与心脏压塞或颈动脉受累有关。

8. **神经系统症状** 约 10% 的 AD 可引起患者脑灌注不良、低血压、远端血栓栓塞或周围神经压迫出现不同程度的神经系统症状。AD 导致脊髓动脉阻塞引起的脊髓缺血可导致急性截瘫。部分患者因夹层累及锁骨下或股骨头区域，引起缺血性上肢或下肢神经病变。少数夹层累及左喉返神经可导致声音嘶哑。

9. **肠系膜缺血** 约 5% 的患者出现肠系膜缺血。夹层累及、压迫肠系膜动脉或血管内膜片堵塞动脉，导致灌注障碍，或因假腔扩张造成动脉血供中断，导致持续性灌注不足。临床表现往往较隐匿，可以间歇出现，40% 的患者可能无痛，腹痛常无非特异性，可因误诊导致肠坏死。因此，对急性 AD 和相关腹痛或乳酸水平升高的患者，必须高度怀疑肠系膜缺血的可能。患者出现肠系膜灌注不良，其院内死亡率是无此并发症患者的 3 倍（63% *vs.* 24%）。少数患者可发生胃肠道出血，一旦发生常是致命性的。

10. **肾衰竭** 约 20% 的急性 A 型 AD 患者和约 10% 的 B 型 AD 患者可出现肾功能不全，由肾动脉受累引起的肾低灌注或梗死所致，也可能由长期低血压所致。连续检测肌酐和监测尿量是重要的早期诊断措施。

（二）临床检查

1. **实验室检查** 术前一般应常规检查血型、血常规、血气电解质、肝肾功能、心肌损伤标志物、凝血五项（D- 二聚体）、超敏 C 反应蛋白、血淀粉酶、血肌红蛋白、血气分析，检查推荐级别见表 26-2-1。

表 26-2-1 主动脉夹层患者实验室检查推荐项目

推荐项目	推荐类别	证据级别
血型、血常规、血气电解质、乙型肝炎等传染病筛查、肝肾功能、心肌酶及损伤标志物、超敏 C 反应蛋白、血淀粉酶、血肌红蛋白、血气分析、凝血五项	Ⅰ	C
D- 二聚体作为常规实验室检查对夹层诊断及鉴别诊断至关重要	Ⅰ	B
超敏 C 反应蛋白可考虑作为检查项目	Ⅱb	C

2. **影像学诊断**

（1）CTA：主要目的是全面评估主动脉，包括主动脉直径、夹层撕裂范围及内膜片形状，是否累及主动脉瓣、主动脉分支、与邻近组织的关系及是否有附壁血栓（图 26-2-3）。

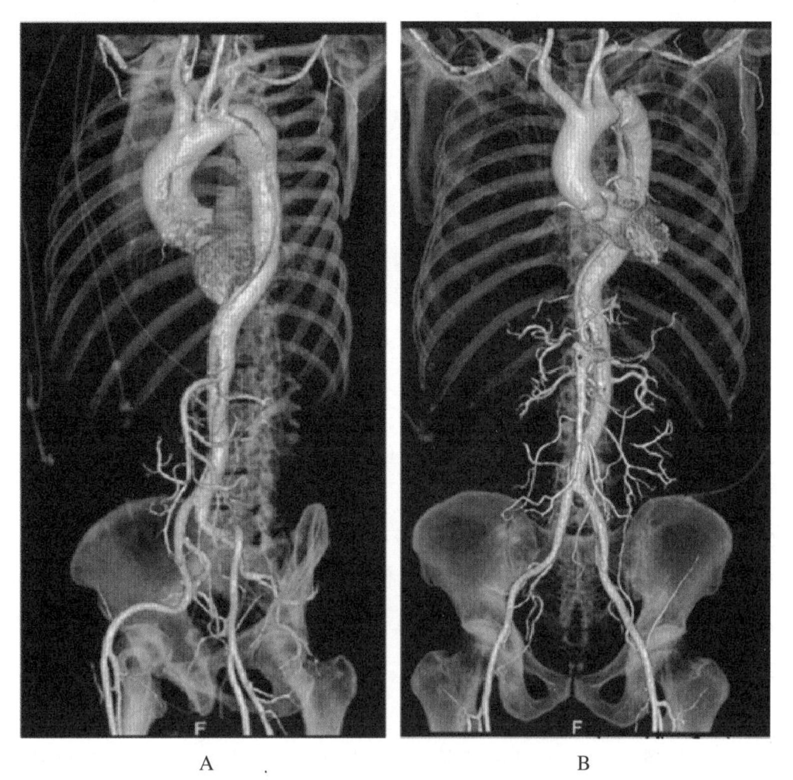

A B

图 26-2-3 主动脉夹层 CTA 三维图

A. Stanford A 型；B. Stanford B 型。

（2）超声心动图：经胸超声心动图检查（TTE）对升主动脉受累的敏感性和特异性较高。TTE 仅在 70% 的患者中成功检测到胸主动脉远端夹层。AD 的特征性 TTE 表现是探测到主动脉内撕裂的内膜片，主动脉 TL 和 FL，TL 内高速血流，FL 内低速血流或血栓形成。TTE 常受到胸壁形态异常、肋间间隙狭窄、肥胖、肺气肿等因素影响。TEE 经食管探测，可以避免上述因素的影响，准确对升、降主动脉和心脏结构进行评估（图 26-2-4）。TEE 的敏感性达 99%，特异性为 89%。TEE 的"盲点"是升主动脉远端。

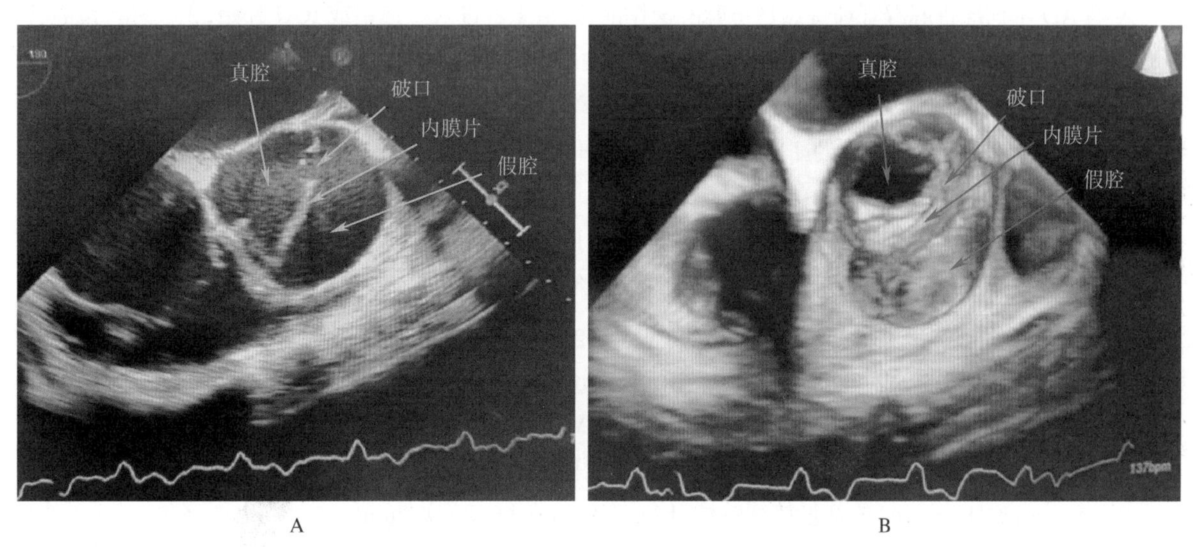

A B

图 26-2-4 主动脉夹层经食管超声心动图表现

A. 主动脉长轴；B. 三维 TEE 图显示内膜片（箭头所示）。

（3）计算机体层摄影（CT）：在诊断和确定主动脉分支血管受累程度中有重要的辅助作用。

（三）Stanford A 型主动脉夹层麻醉管理

AD 中 60%~70% 为 A 型[3]。未行手术治疗的 A 型 AD 患者，在出现症状后，死亡率为每小时增加 1%~2%，6 天为 60%，2 周为 74%，6 个月为 91%，最新调查显示上述死亡率还在增加[7]，因此急性 A 型 AD 是外科急诊疾病。凡疑似急性 AD 的患者，需立即给予镇静、镇痛，控制动脉压，防止主动脉破裂或 AD 进一步扩大，同时快速进行诊断评估[4]。CTA 和 TTE 是最常用的诊断性检查，当确诊为 A 型 AD 时，应立即实施手术。

病例　急性 A 型 AD（简称“A 型夹层”）

病案摘要

患者，男，63 岁。因“突发意识丧失伴左侧肢体活动障碍 2 天”急诊入院。患者 2 天前无明显诱因出现突发意识丧失伴左侧肢体活动障碍，伴恶心、呕吐，为胃内容物，无双眼上翻，无大小便失禁。于当地医院就诊，头颅 CTA 显示：右侧颈内动脉闭塞。急诊行全脑血管造影 + 右侧颈内动脉闭塞单纯抽吸取栓术，术后患者逐步转醒，诉胸闷、胸痛不适，行胸主动脉 CTA 提示 AD（Stanford A 型），即转入我院。

体格检查：神志清楚，检查合作，双侧瞳孔等大等圆，对光反射存在；颈静脉无充盈；气管居中；双肺呼吸音清，未闻及干湿啰音及胸膜摩擦音。心前区无隆起，心界向左下扩大，心尖搏动点位于左侧第 6 肋间锁骨中线外侧 1cm；心率 104 次 /min，律齐，腹软，无压痛及反跳痛，左侧肢体肌力 1 级，右侧肢体肌力 5 级；双侧病理反射未引出。双侧足背动脉搏动可触及，查 TTE 提示：Stanford A 型 AD，主动脉瓣反流，心包积液。即行急诊手术治疗。

【问题 1】A 型 AD 怎样做术前准备？

临床思路　A 型 AD 多数是急性发病，病情进展较快。入院后行 CTA 或超声心动图检查确定、核实诊断（图 26-2-5）。一旦确诊，需要急诊手术治疗[5]。

A 型 AD 术前准备麻醉管理特点是将麻醉操作前移，从患者进入急诊室或 ICU 开始，积极进行镇静、镇痛，迅速建立血流动力学监测，同时送生化检验，有条件的做血栓弹力图（TEG），检查血小板抑制率，因为首诊医院胸痛中心常给胸痛患者双抗治疗，所以在非冠状动脉综合征患者后续治疗时易出现出血问题，必要时应准备血小板、新鲜血浆、纤维蛋白原。若患者有严重的心脏压塞，血压、心率不稳定，可在急诊室或 ICU 行麻醉诱导、气管插管[6]。

1. **迅速开放静脉**　使用粗静脉留置针建立通道，用于快速输液和静脉给药。

2. **镇静、控制血压 / 心率**　对急诊来院就诊的患者如伴有高血压，需充分镇静以降低夹层破裂的发生率。术前入手术室前或麻醉准备过程中给予吗啡 10mg 肌内注射。在急诊室或 ICU 开放静脉后给予咪达唑仑 3~5mg 或丙泊酚 20~50mg 静脉注射，或输注右美托咪定 1~2μg/（kg · min）进行镇静。

控制血压，将收缩压降至 120mmHg 以下，减少 AD 继续撕裂、破裂风险。扩血管药可选尼卡地平 1~15mg/h，或硝普钠 0.5~2.0μg/（kg · min）。可配伍 β 受体阻滞剂控制心率，如艾司洛尔，可先给予 5~25mg，然后以 25~300μg/（kg · min）的剂量持续输注，使心率维持在 60~80 次 /min。也可用美托洛尔，对 β 受体阻滞剂敏感的气道高反应性的患者效果较好。

3. **动、静脉穿刺测压**　主动脉弓近端的手术，如升主动脉置换、Bentall 术、David 手术等，选择左桡动脉穿刺置管，如果外科医生不用右侧腋动脉插管，也可选右桡动脉。如果术中涉及主动脉弓部手术，如部分或

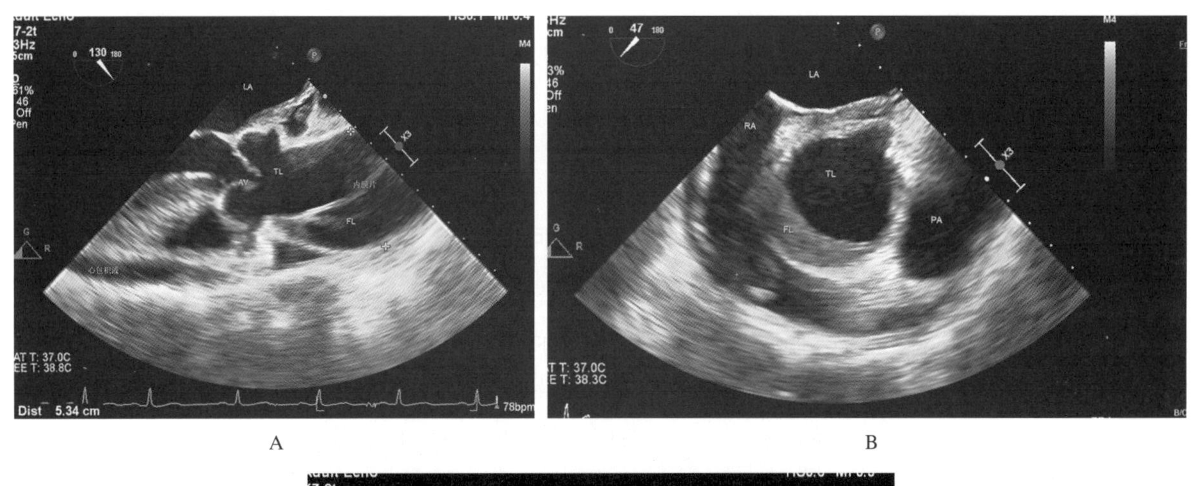

A　　　　　　　　　　　　　　　B

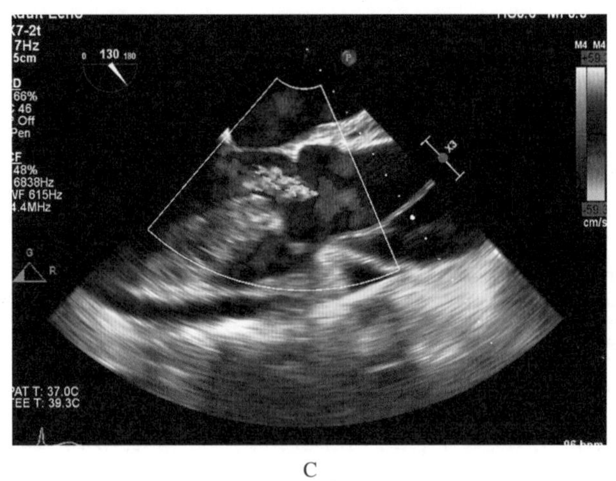

C

图 26-2-5　经食管超声心动图检查（TEE）

可见主动脉夹层（AD）内膜片、心包积液（A）、假腔血栓形成（B），夹层累及主动脉瓣导致主动脉瓣反流（C）。LA. 左心房；RA. 右心房；AV. 主动脉瓣；PA. 脉动脉。

全主动脉弓重建加支架象鼻（Sun's 手术）手术，应同时做下肢动脉（足背或股动脉）穿刺置管测压，用于置入人工支架血管后测量上肢和下肢动脉压力差。如果压差过大（收缩压 >30mmHg），提示人工血管可能受 FL 压迫不能完全张开，影响人工血管远端器官及下肢血液灌注，应做腋动脉至股动脉分流，改善腹腔器官和下肢灌注。若外周动脉搏动消失，则应选择最能代表中央主动脉进行动脉测压。

全身麻醉诱导前后，进行右侧颈内静脉穿刺置入中心静脉导管或肺动脉导管监测中心静脉压、肺动脉压和心排血量。全身麻醉诱导后，插入 TEE 探头，进行术中 TEE 监测（图 25-2-5）。

【问题 2】急性 A 型 AD 患者麻醉诱导时应注意什么？

临床思路　急性 A 型 AD 患者除了心脏压塞、夹层累及瓣膜和冠状动脉外，一般心功能良好，对应激反应良好，麻醉诱导应降低或消除应激反应，同时要避免不自主体动和呛咳（依托咪酯和芬太尼诱发），避免气管插管时的血压、心率增高，诱发夹层破裂或进展。选用麻醉诱导药物宜加大麻醉性镇痛药量，根据各种诱导用药的起效快慢、合理安排用药顺序，使睡眠、肌松和麻醉性镇痛药的药物达峰时间重叠在气管插管时，最大限度地降低插管反应。可以使用依托咪酯 20mg，咪达唑仑 3~5mg，舒芬太尼 0.8~1.5μg/kg 或芬太尼 10~20μg/kg 加肌松药进行慢诱导。诱导前可准备好艾司洛尔 10mg/ml 或美托洛尔 1mg/ml、硝普钠（5μg/ml）或硝酸甘油（50μg/ml）、去氧肾上腺素（50μg/ml）以备急用。

对于有心脏压塞、心功能不良的患者要选择对心功能抑制小的药物，适当减少麻醉性镇痛药用量，慢诱导，避免诱导时低血压，影响心脏和机体血供。对严重心脏压塞患者，心脏舒张严重受限，以致对血管活性药物无反应，循环衰竭的患者要尽快气管插管，快速正中开胸，切开心包，解除心脏压塞；对心脏骤停的患者立即肝素化，股动静脉插管建立 CPB，降温，同时开胸，进行心脏按压，心肺复苏。经皮心包穿刺曾作为血性心脏压塞的抢救手段，现在不作为首选抢救方法。

【问题 3】急性 A 型 AD 患者麻醉维持和术中管理有何特点？

临床思路 麻醉诱导后，尽快做 TEE，以核实术前 TTE 和 CTA 诊断。因为 TEE 探头在心脏后，离心脏较近，没有肺的干扰，可以清晰显示心脏结构、瓣膜形态和功能、升主动脉形态、血流和 AD 内膜片（图 26-2-5），为制订手术方式提供依据。麻醉维持可以用静脉 - 吸入复合麻醉或全凭静脉麻醉维持。以麻醉性镇痛药和丙泊酚或 / 和吸入麻醉药为主。一般用舒芬太尼 2~3μg/kg 或芬太尼为 20~25μg/kg 维持，但近年来有减少的趋势。涉及主动脉弓部手术的患者，需要 DHCA，术中加用脑保护用药和脑保护措施。

A 型 AD 患者有主动脉瓣重度反流 / 或心脏压塞时，应慎用 β 受体阻滞剂，因为心率过慢和 β 受体阻滞剂所致的心肌抑制，会导致心源性休克。单独应用扩血管药物，可以降低左心室后负荷，维持和改善急性主动脉反流患者的心排血量。AD 患者的疼痛应该使用镇痛药物加以处理。

病例进展

患者在 ICU 局部麻醉下行左桡动脉、左足背动脉穿刺测量动脉压，由颈内静脉穿刺置入 8.5F 三腔中心静脉导管。签署手术、麻醉知情同意书，接入手术室。建立监测，以咪达唑仑 3mg，依托咪酯 20mg，哌库溴铵 8mg，舒芬太尼 50μg 静脉注射诱导，气管插管。放置 TEE 探头、脑氧饱和度探头头部戴上冰帽。患者仰卧位，常规消毒、铺巾，右侧腹股沟切口，游离股动脉，正中切口，劈胸骨，切心包悬吊，游离头臂血管，肝素化，经股动脉插管，右心房插管建立 CPB，行升主动脉部分切除伴人工血管置换术、全主动脉弓人工血管置换并支架象鼻手术（Sun's 手术）、主动脉瓣成形术，手术顺利，排气，开放升主动脉，心脏自动复跳，TEE 监测见主动脉瓣微量反流，人工血管吻合口无漏血信号，心脏收缩、舒张功能正常，射血分数 45%，静脉输注去甲肾上腺素 0.03μg/（kg·min），血压 128/78mmHg，心率 83 次 /min，循环稳定，停机，撤除 CPB。彻底止血，鱼精蛋白中和肝素，撤除体外管道，置心包、纵隔、主动脉根部引流管，逐层关胸，返 ICU。患者术后 5.5 小时清醒、四肢肌力好，拔出气管插管。第 2 天返回病房，恢复顺利，第 9 天出院。

（四）Stanford B 型主动脉夹层术中管理

1. **治疗原则** B 型 AD 需要根据患者情况来决定治疗策略。国外报道显示，急性 B 型 AD 患者急性期手术治疗死亡率比药物治疗的病死率高，所以药物治疗是 B 型 AD 的首选治疗方式，部分患者可获得长期良好的预后[8]。国内临床研究显示，急性 B 型 AD 患者若是因动脉瘤撕裂发生的夹层，或马方综合征发生的夹层均应积极手术治疗，积极治疗的近期、远期效果比保守治疗效果好[3]。主要方法有胸主动脉腔内修复术（thoracic endovascular aortic repair，TEVAR）、开放性手术和 Hybrid 手术等。临床证据显示，B 型 AD 经皮血管内覆膜支架治疗效果优于手术治疗（不包括马方综合征），且更安全[9,10]。

患者出现灌注不良时，可通过血管内介入行主动脉开窗，使血流重新进入 TL，恢复分支血管灌注，也可使用无覆膜的支架进行主动脉开窗，有效恢复肾脏、内脏或肢体的血流。

2. **药物治疗原则** 控制高血压，防止形成主动脉瘤，防止主动脉破裂和主动脉瘤扩展。一般联合应用利尿剂、β 受体阻滞剂、血管紧张素转化酶抑制剂（ACEI）或其他抗高血压药物，目的是将血压降低控制在 130/80mmHg 以下，心率控制在 60 次 /min 左右。

3. **外科手术适应证** 患者存在危及生命的并发症，如难治性疼痛，主动脉直径迅速增宽、主动脉即将破裂、肠缺血或肢体缺血等，应及时进行手术治疗。

患者采用侧开胸或胸腹联合切开，手术体位与胸腹主动脉瘤手术相同，术中通过人工血管重建降主动脉或胸腹主动脉。

4. **麻醉管理** 麻醉诱导、维持同急性A型AD。凡夹层累及胸主动脉的手术应做双腔气管插管，进行肺隔离，左侧肺塌陷，有助于胸降主动脉手术。夹层累及 $T_{8\sim12}$ 节段，应做腰大池穿刺测压、引流，进行脊髓保护[11]。

三、透壁性动脉粥样硬化性溃疡

透壁性动脉粥样硬化性溃疡（PAU）是位于主动脉壁内膜的粥样硬化病变破溃所致，可发生于主动脉的任何部位，多见于胸降主动脉。诊断需要做CTA或MRI检查。

PAU一般局限于较小范围内，若不累及血管全层，可以进行镇静、控制血压，继续观察。透壁性溃疡导致内膜破溃、进展，血液进入主动脉中层，形成主动脉局部破损或主动脉壁间血肿。病情继续进展，PAU也可破坏主动脉壁，形成假性动脉瘤，一般很少形成典型的AD。PAU常伴有冠状动脉粥样硬化性心血管病和高血压病史。急性PAU的早期症状类似AD的胸背部疼痛，诱因是高血压，大多数患者初诊时有血压升高。若患者出现胸痛、溃疡迅速扩大成主动脉瘤、假性动脉瘤、破裂或严重的栓塞，且溃疡位于升主动脉和主动脉弓部，破裂可能性大，应尽早行手术治疗，可行血管内覆膜支架治疗[12]，若破裂出现心包积液应行急诊外科手术，麻醉和围手术期管理按急性AD执行。

四、妊娠合并主动脉夹层

妊娠合并AD临床上较为少见。欧美国家报道，妊娠期AD的发生率为0.000 4%，占AD中的0.1%~0.4%。妊娠期AD主要与妊娠期生理改变、妊娠高血压、合并主动脉二瓣畸形或遗传性结缔组织病等因素有关，合并遗传性结缔组织病是发病的主要危险因素[12]。

围产期发病的高危时期是妊娠中期末、分娩期和产褥期。国外报道，妊娠合并急性A型AD的母体病死率为23%，胎儿病死率为10.3%；国内报道母体手术病死率为15%，胎儿病死率达35%。

围手术期处理原则：以挽救母亲生命为先，尽可能保证胎儿成活，妊娠合并急性A型AD手术按照急性A型AD的诊疗原则处理。

患者确诊后应迅速启动心外科、麻醉科、体外循环科、妇产科、新生儿科、胎儿超声科等多学科会诊，制订合适的治疗方案。麻醉管理结合患者病情和治疗原则选择麻醉方式：妊娠期A型AD患者，需要实施主动脉手术治疗，全主动脉弓置换＋降主动脉硬支架置入术（Bentall+Sun's手术）是目前常用术式，手术需要在全身麻醉深低温低流量CPB下进行[13]。妊娠期B型AD一般首选经股动脉主动脉腔内支架置入，或进行降主动脉术中支架置入[14]。前者一般在局部麻醉复合MAC、腰硬联合麻醉或全身麻醉下完成，后者需要在全身麻醉及CPB下完成。围手术期做好循环、内环境和出凝血管理。

病例 妊娠合并急性A型AD

病案摘要

孕妇，31岁，身高170cm，体重82kg，孕32周。以胸背部突发撕裂样疼痛21小时入院。既往否认高血压、糖尿病病史。超声心动图示左心室舒张末期内径58mm，射血分数62%，主动脉瓣舒张期见大量反流信号，主动脉根部及升主动脉内可见内膜片。主动脉CTA示A型AD，夹层自主动脉根部撕裂至髂动脉分叉水平，右冠动脉开口受累；升主动脉最大直径51mm，胸主动脉最大直径43mm，腹主动脉最大直径 45mm；腹腔干、左肾动脉起自真腔，右肾动脉起自假腔。患者血常规、肝肾功能无异常。超声检查示胎儿发育正常。

【问题 1】应如何为该患者应制订治疗方案？

临床思路 孕 28~32 周者应综合考虑母体和胎儿的状况，如果胎儿发育良好，AD 有慢性转归可能（如升主动脉及主动脉弓部无破口并血栓形成、升主动脉及主动脉弓扩张不明显、重要器官无缺血表现、血流动力学稳定、症状平稳等），应尽可能延长孕周后再行手术治疗，并密切监测病情变化，做好手术准备；无新生儿监护条件的医疗机构，若患者病情平稳，可转诊至综合性医疗机构就诊。另外，诊疗过程中应尽可能减少孕妇及胎儿的辐射暴露。

该患者诊断是 32 周妊娠合并 A 型 AD，夹层累及右冠状动脉和主动脉瓣，胎儿发育正常，是急诊手术的适应证。

孕周 <28 周者建议保留胎儿在子宫内，先行主动脉手术；术中尽可能缩短心肺转流及停循环时间，股动脉及腋动脉同时插管保证胎盘的灌注，术中吸出晶体停搏液等有可能改善胎儿预后；手术后根据胎儿的存活情况决定继续妊娠或引产。国内有孕期行 DHCA 主动脉手术，术后胎儿仍然存活的报道。保胎孕妇需要全程持续监测胎心和脐动脉血流变化，尽量维持胎盘血供，发现胎儿宫内窘迫应及时处理。要注意围手术期避免应用可能对胎儿发育不利的药物，尤其是孕早期应注意慎用吸入麻醉药、胺碘酮、咪达唑仑、β 受体阻滞剂等。大剂量阿片类药物可以透过胎盘屏障，导致胎儿心率减慢，甚至胎儿心动过缓。

【问题 2】患者需先进行 AD 手术，还是先进行剖宫产？

临床思路 孕周≥32 周者，若胎儿发育良好可先进行剖宫产，胎儿娩出后再行 AD 手术。

【问题 3】患者剖宫产和 AD 手术如何选择麻醉方式？如何进行手术前准备？

临床思路 麻醉方式可以先用硬膜外麻醉行剖宫产，然后在全身麻醉 DHCA 下行 Bentall+Sun's 手术。其优点是可以避免全身麻醉对胎儿的影响；缺点是行硬膜外穿刺时体位变化和患者紧张可能导致血压升高，使 AD 进展，如夹层破裂等影响子宫动脉血供。综合考虑选择全身麻醉下行剖宫产和夹层手术比较安全。麻醉诱导宜用短效、速效麻醉药，如瑞芬太尼、依托咪酯、阿曲库铵等，减少麻醉药对胎儿的影响，同时请产科、新生儿科医生就位做胎儿抢救、插管准备。

妊娠期 AD 患者入院时因紧张均有血压升高，术前可以使用吗啡或 / 和异丙嗪等进行镇痛、镇静。建立静脉通路后可以泵注右美托咪啶 0.005~0.01μg/（kg · min）镇静，用硝普钠 0.5~1.0μg/（kg · min）、尼卡地平 0.05~0.5μg/（kg · min）控制收缩压在 100~120mmHg，以避免夹层破裂。

【问题 4】剖宫产后即行夹层手术，如何应对 CPB 肝素化后宫腔出血问题？

临床思路 常规剖宫产手术，胎儿分娩后使用催产素收缩宫腔血管进行止血。但常规使用催产素可导致夹层患者血压升高，诱发夹层进展、主动脉破裂。应胎儿娩出后在血压监测下使用催产素。剖宫产后进行腹腔内严密止血，同时可以采用物理加压方法，如经阴道放置水囊压迫子宫内膜，夹层手术中，密切监测宫腔内出血情况。

【问题 5】患者夹层撕裂至主动脉根部导致主动脉瓣大量反流、右冠状动脉受累，麻醉诱导需要注意什么？

临床思路 急性 AD 累及主动脉根部，可累及冠状动脉开口，以右冠状动脉开口更易受累，冠状动脉开口也可能被冠状动脉夹层或血栓部分或全部堵塞，发生急性心肌梗死。后者需要同期实施冠状动脉支架植入术或冠状动脉搭桥术。夹层合并冠状动脉受累的孕妇，麻醉诱导时应防止低血压、心动过速。收缩压宜维持在 120mmHg 左右，根据主动脉瓣反流程度决定维持心率的措施。如果主动脉瓣正常或轻度反流，心率可以维持 60~70 次 /min。如果主动脉瓣为中至大量反流，心率可以维持在 70~90 次 /min。

【问题 6】孕妇血容量、出凝血功能有一定变化，加上夹层影响，可能因出凝血功能异常增加围手术期出血，在此情况下如何做血液管理？

临床思路 术前检查患者 Hb 水平，若孕产妇 Hb>120g/L，体重 >60kg，大血管手术开始后可以行急性等容血液稀释，若时间允许，可经中心静脉放血 10ml/kg，用枸橼酸抗凝；如果时间不允许可在肝素化后 CPB 前经静脉管放血，可常温静置保存，待停机后肝素中和结束再回输。CPB 的机器余血尽可能回输体内，做好肝素拮抗；手术野出血用血液回收机回收、洗涤后回输。应注意保胎孕妇术中最低 Hb 需要维持在 80~100g/L。

病例进展

患者在全身麻醉下行剖宫产术，同期 AD 外科治疗。入室后面罩吸氧，局麻下行左桡动脉及左足背动脉穿刺置管测压。局部麻醉后，超声引导下右颈内静脉穿刺并置入中心静脉导管。消毒、铺巾后开始麻醉诱导。采用丙泊酚 30mg，依托咪酯 16mg，顺阿曲库铵 15mg，瑞芬太尼 100μg 静脉注射，泵注瑞芬太尼 0.1μg/(kg·min)，呼吸机设置为容量控制通气模式。给药后约 5 分钟，经子宫下段横切口取出一活女婴，Apgar 评分分别为 6-8-9 分。胎儿娩出后缓慢静脉滴注缩宫素 10U，经阴道置入水囊，充入 250ml 生理盐水压迫子宫内壁止血。腹腔充分止血，腹壁缝合完毕后，重新按大血管手术消毒、铺巾，采用舒芬太尼 50μg/h 与顺阿曲库铵 10mg/h 维持镇痛和肌松，适量丙泊酚、咪达唑仑维持镇静。全身肝素化后在 DHCA 及右腋动脉选择性脑灌注下行 Bentall+Sun's 手术。

手术历时 475 分钟，CPB 转机时间 167 分钟，低流量时间 14 分钟。患者在多巴胺 5μg/(kg·min)支持下顺利停机。术中出血 1 300ml，尿量 2 000ml，输注红细胞悬液 4U、凝血酶原复合物 600IU、纤维蛋白原 1.5g。术毕安返 ICU。患者术后 2h 小时清醒，10 小时拔除气管导管，第 2 天转出 ICU，子宫内水囊于术后 24 小时拔除。患者恢复顺利，术后第 10 天母婴出院。

第三节 主动脉瘤的麻醉及围手术期管理

主动脉瘤是最常见的主动脉手术疾病。主动脉扩张，直径超过相同部位正常动脉直径的 1.5 倍以上，可诊断为主动脉瘤。

一、主动脉瘤的分类及病因

(一) 分类

根据主动脉瘤壁完整性分类如下。

1. **真性动脉瘤** 主动脉瘤壁具有完整三层结构。

2. **假性动脉瘤** 动脉瘤壁三层结构不完整，外壁由结缔组织、血栓或其他周围组织构成。

根据主动脉瘤发病部位分类下。

1. **胸降主动脉瘤** 位于左锁骨下动脉至膈肌水平，胸主动脉最易发部位是胸降主动脉。

2. **主动脉根部及升主动脉瘤** 位于主动脉根部和升主动脉瘤。往往与主动脉瓣二瓣化畸形、主动脉瓣狭窄有关。

3. **主动脉弓部瘤** 位于主动脉弓的动脉瘤，弓部发出供应大脑的动脉分支，手术需短暂的地阻断脑血流，在深低温停循环或选择性脑灌注下手术。

4. **腹主动脉瘤** 在膈肌至髂动脉之间，可单发或与胸主动脉瘤伴发。根据瘤体不同部位，手术时可能影响腹腔器官灌注，导致肾脏、肝脏、胃肠道缺血。

（二）病因

主动脉瘤的常见危险因素是高血压、高胆固醇血症、吸烟、胶原性血管病及家族遗传性疾病[15]。

1. **动脉硬化** 是动脉瘤的最常见病因。动脉壁中膜的弹性蛋白和胶原组织囊性退行性变，动脉壁薄弱，甚至形成夹层，在动脉内高压作用下血管直径增大，形成动脉瘤。主动脉根部瘤常合并主动脉窦和主动脉瓣环扩张，使主动脉根部呈洋葱样形状，主动脉根部瘤推动主动脉瓣叶导致主动脉瓣反流。

2. **主动脉瓣二瓣化畸形** 常见于中青年男性，表现为升主动脉瘤，常合并中膜囊性退行性变的病理基础。在升主动脉长期受二瓣化瓣膜产生的异常血流切变力影响下，逐渐扩张，形成升主动脉瘤，同时极易导致内膜撕裂形成动脉夹层[16]。升主动脉瘤合并主动脉窦和主动脉瓣环扩张可导致主动脉反流。

3. **感染** Ⅲ期梅毒可导致主动脉瘤形成；其他感染，如巨细胞病毒感染性动脉炎、心内膜炎或Takayasu大动脉炎也可引起感染性动脉瘤[17]。

4. **遗传或基因异常** 如马方综合征或埃勒斯-当洛综合征（Ehlers-Danlos综合征），患者因先天性胶原合成障碍，导致主动脉中层发育薄弱，主动脉在高压下扩张并逐渐发展为动脉瘤。

二、主动脉瘤的影像学诊断

（一）胸部X线平片

X线平片显示纵隔影增宽，主动脉结增大膨出，主动脉投影内出现钙化，气管左偏，左主支气管上移或左侧胸腔积液，这些征象提示可能有胸主动脉疾病，应行进一步影像检查。

（二）计算机体层血管造影

在CT下经静脉注射放射性对比剂，快速显示主动脉系统影像，显示主动脉瘤的大小、形态和累及范围。CTA的优点是成像速度快，可立体成像，并可显示钙化灶和金属性植入血管支架。血管造影使用碘对比剂，有肾毒性，可给予乙酰半胱氨酸或碳酸氢钠可降低肾毒性。

（三）血管造影和数字减影血管造影

该方法是基于导管技术的传统诊断方法，已逐渐被CT、CTA、MRI、TEE取代。血管造影技术对主动脉分支血管的评估和成像仍有一定的作用，也可以清晰显示血管周围软组织和邻近的非血管结构，血管腔对比剂外渗提示动脉瘤破裂或渗血；它还可测量患者血压，同时进行介入治疗，如血管内支架置入术。同样需注意对比剂对肾脏的影响。

（四）磁共振增强血管造影

磁共振增强血管造影（MR angiography，MRA）可清晰显示主动脉血管影像。MRA的分辨率仅次于CTA，因为对比剂到达各级血管的时间不同，可特异性地显示某级血管或组织成像。MRA的缺点是：需要扫描设备和专业技术人员；有金属植入物或安装有起搏器的患者不适用；无法对持续静脉用药和有血流动力学监测的患者使用；成像时间较长。MRI和MRA的优点是无辐射和肾毒性。

（五）经胸超声心动图检查

可显示主动脉起始部到升主动脉远端，主动脉弓远端至腹主动脉，适用于动脉瘤的诊断。由于主气管和左主支气管阻挡，难以显示主动脉弓段。

术中可用TEE监测主动脉内血流特性、心内结构、心室容积及心功能。术前应用需要对进行局部麻醉浸润或深度镇静下进行，对体积较大的胸主动脉瘤有导致破裂风险。

病例　升主动脉瘤合并冠心病

病案摘要

患者，男，68 岁。以“间断活动后胸闷、憋气伴夜间不能平卧、双下肢水肿 1 年余”入院。1 年前，患者无诱因出现活动后胸闷、憋气，伴有夜间不能平卧，偶有双下肢水肿。超声心动图检查：主动脉瓣病变，主动脉瓣狭窄（中度）；主动脉瓣反流（中～重度）；左心室扩大，主动脉窦扩张，升主动脉扩张；室间隔心肌肥厚（基底段）；左心室舒张功能减低。给予控制入量，间断利尿治疗，症状好转，为诊治主动脉病变转入我院。

患者 40 年前行阑尾切除术，吸烟 50 余年，饮酒。高血压病史 30 余年、否认糖尿病病史。主动脉瓣第一听诊区可闻及Ⅲ/6 级收缩期杂音及舒张期杂音，向心尖部放射；血压 135/74mmHg。实验室检查无异常。CTA（图 26-3-1）：主动脉二叶畸形，升主动脉瘤（52mm）；冠状动脉前降支中段多发钙化，管腔中度或中度以上狭窄；符合慢性支气管炎、肺气肿表现，请结合临床病史。

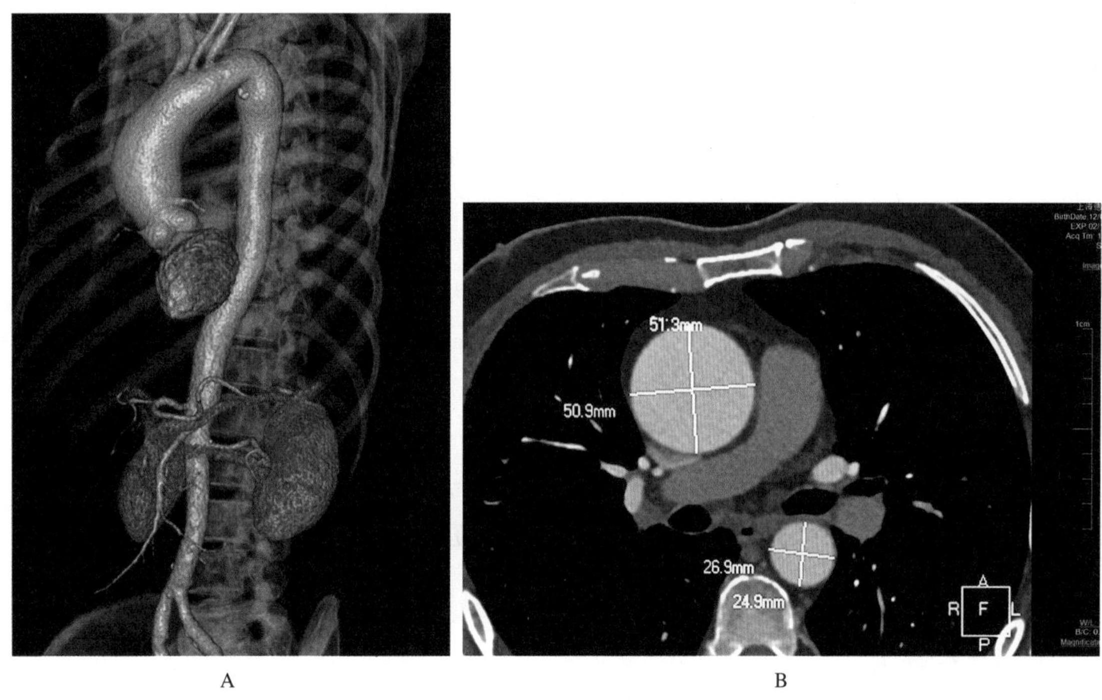

图 26-3-1　主动脉 CTA 升主动脉瘤

A. 主动脉三维重建；B. 升主动脉图像。

TTE：先天性主动脉瓣二叶畸形；主动脉瓣狭窄（中度）并关闭不全（轻度）；主动脉窦部、升主动脉瘤样扩张；室间隔增厚左心室舒张功能减低。冠状动脉造影（图 26-3-2）：左冠状动脉造影见左主干管壁不规则，远段斑块不稳定迹象；左前降支开口至近段偏心性狭窄 70%，中段狭窄 50%，远段管壁不规则，第一对角支管壁不规则；左回旋支近段弥漫性病变伴狭窄 30%，中段管壁不规则，远段狭窄 40%，第一钝缘支管壁不规则；右冠状动脉造影见中段狭窄 80%，左心室后支及后降支未见明显狭窄。

临床诊断：①心脏瓣膜病，主动脉瓣狭窄伴关闭不全；②主动脉窦扩张，升主动脉扩张；③冠心病（左前降支、右冠状动脉双支病变）；④心功能Ⅲ级；⑤阑尾切除术后。

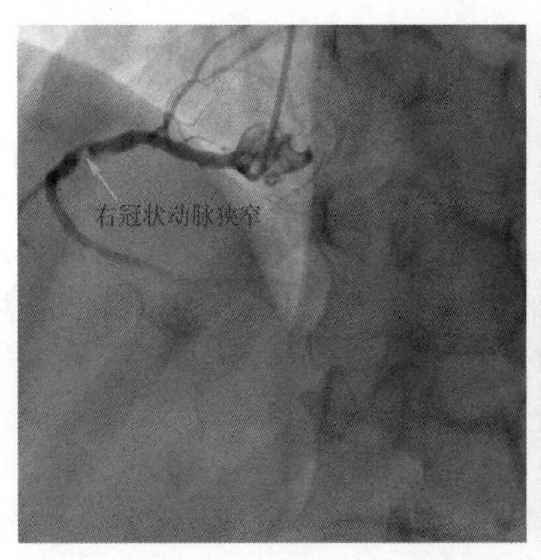

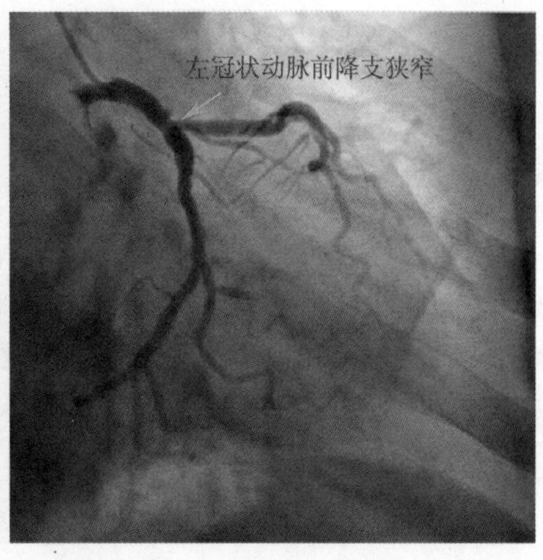

图 26-3-2　冠状动脉造影

右冠状动脉 80% 狭窄，左冠状动脉前降支 70% 狭窄。

【问题 1】如何评估该患者，怎样做好术前准备？

临床思路　该患者为老年男性，患有先天性心脏病主动脉瓣二叶畸形，主动脉瓣狭窄伴关闭不全，升主动脉瘤形成（CTA 显示升主动脉 51mm）；冠心病；有高血压病病史，未规律治疗，有长期吸烟史，有慢性支气管炎、肺气肿，是高危患者。主动脉瓣病变、升主动脉瘤、冠状动脉疾病均为手术适应证，需要手术治疗。术前评估为高危患者。术前嘱患者做呼吸功能锻炼，术前 8 小时禁食、禁水，术前 1 小时口服地西泮 10mg，西咪替丁 0.4g。准备好术中麻醉药，包括舒芬太尼（或芬太尼）、咪达唑仑、依托咪酯、哌库溴铵，血管活性药（肾上腺素、去甲肾上腺素、多巴胺），抗心律失常药（利多卡因，胺碘酮），抗心肌缺血用药（硝酸甘油、β 受体阻滞剂）。患者主动脉瓣以狭窄为主，宜调整心率在 60 次 /min 左右，避免心动过速，维持血压稳定，保持术前水平，保证冠状动脉灌注，避免低血压（不小于术前 20%），机械通气宜小潮气量，吸呼比为 1：（2~2.5）。维持内环境稳定。

知识点　　主动脉瘤的手术适应证及手术方式

主动脉瘤手术的目的是以人工血管置换主动脉的瘤体节段，防止主动脉破裂和死亡。

（一）手术适应证

难以保守治愈；存在破裂的风险；升主动脉瘤体直径大于 5.0cm；降主动脉瘤体直径大于 6.0cm；或瘤体直径增加速度超过 10mm/ 年。马方综合征、有主动脉疾病家族史、动脉夹层家族史的患者，宜尽早期手术治疗。

（二）手术方式

胸主动脉瘤的位置和累及范围决定手术方式。手术方式有瘤体部分切除主动脉重建，人工血管置换、主动脉分支血管吻合或搭桥，血管内覆膜支架置入术。

主动脉根部瘤和升主动脉瘤手术根据病变对主动脉瓣、窦部和主动脉弓的影响选择不同手术方式。

1. 升主动脉替换　主动脉瘤未累及主动脉瓣和主动脉根部正常，只需进行简单的升主动脉人工血管置换。

2. Wheat 术　主动脉瘤累及主动脉瓣，主动脉窦正常，则实施升主动脉人工血管和主动脉瓣置换，不必处理冠状动脉。

3. Bentall 术　病变累及主动脉瓣、主动脉根部和升主动脉，需行带瓣管道主动脉根部置换术加冠状动脉移植。

4. Ross 术　患者年龄较小，病变累及主动脉瓣和窦部，行自体肺动脉瓣移植替换主动脉瓣及根部加肺动脉同种瓣置换术。

5. Cabrol 术　主动脉根部置换需要再移植冠状动脉或行主动脉冠状动脉搭桥。

6. David 术　主动脉瘤引起的主动脉瓣尖因牵拉导致的主动脉瓣反流，可用保留主动脉瓣（valve-sparing）技术，将主动脉瓣悬吊于塑形后的主动脉根部，纠正主动脉瓣反流。

7. Sun's 手术　升主动脉瘤或 AD 累及整个主动脉弓并延伸至降主动脉时，需要采用支架象鼻技术，即使用分支或三叉人工血管分别吻合无名动脉、左颈总动脉和左锁骨下动脉，将 Sun's 支架置于降主动脉，在 DHCA 或选择性脑灌注下吻合重建远端血管。

【问题 2】该患者如何手术，麻醉维持原则是什么？

临床思路　患者病变累及主动脉瓣、主动脉窦、升主动脉和冠状动脉左前降支和右冠状动脉，应进行 Bentall 术加冠状动脉旁路移植术。升主动脉和主动脉根部动脉瘤手术麻醉管理与主动脉瓣手术麻醉管理相同。

病例进展

患者麻醉诱导后气管插管。行正中开胸，全量肝素化后，CPB 下行 Bentall+ 冠状动脉旁路移植术。心肌保护好，开放升主动脉后心脏自动复跳，心电图正常，TEE 监测提示心脏收缩舒张功能正常，机械瓣开放闭合正常，无瓣周漏。复温鼻咽温度 36.5℃，膀胱温度 36.1℃，停 CPB，CPB 121 分钟，鱼精蛋白中和肝素满意，回收红细胞 230ml，回输 CPB 余血 600ml，未输库存血，未用血管活性药物，止血关胸，手术结束返回 ICU，术后 4 小时清醒，拔除气管插管，次日晨返回病房。

三、主动脉弓部瘤手术麻醉管理

（一）术前评估及术中监测

对主动脉弓部瘤患者麻醉有其特殊性，术前评估除一般情况外要注意瘤体对周围组织的影响，术中应做脑功能监测。

1. **升主动脉及弓部瘤对周围组织的影响**　主动脉瘤，特别是巨大的动脉瘤可压迫纵隔及其周围器官，应进行 CT 或 MRI 检查，以明确瘤体对右肺动脉、右心室流出道、气管或左主支气管的影响。

2. **动脉穿刺测压**　常规行左侧烧动脉穿刺置管。若手术涉及主动脉弓部，需要进行主动脉弓重建加支架象鼻手术（Sun's 手术），应同时进行左侧下肢的足背动脉或股动脉穿刺置管测压。若手术或病变累及右无名动脉也可行双侧桡动脉置管以对比并监测脑和全身灌注压。

3. **术中 TEE**　了解主动脉瓣和主动脉根部情况，决定是否需要置换主动脉瓣成形或置换。对于主动脉反流患者，CPB 期间左心室引流可防止左心室膨胀。这类患者还需要防止血栓栓塞。基于以上原因，胸主动脉手术的神经系统保护也很重要。

4. **温度监测**　常规监测鼻咽和膀胱温度，可以了解脑和体核温度，指导控制性降压、复温和 DHCA。

5. **脑血氧饱和度或颈静脉窦氧饱和度监测**　对于评价 DHCA 时脑氧供氧耗平衡，特别是评价脑顺行灌注 / 逆行灌注效果提供有益支持。

（二）主动脉弓部瘤手术脑保护

1. DHCA　低温是唯一有效的脑缺血、缺氧保护措施[18]。

（1）低温与脑缺血耐受时间：脑组织代谢率高，氧及代谢底物需求量大、储备少，因此脑组织在循环停止数分钟后就可发生缺血性损伤。低温对可降低脑的高代谢率和对能量底物的需求，增加脑对停循环期间的缺血耐受时间，低温是目前公认的脑保护有效措施。

正常温度条件下，脑的缺血耐受时间为 3~5 分钟，17℃时为 20~30 分钟。成年患者体温每下降 1℃，脑代谢率下降 6%~7%。DHCA 下的成人脑代谢的研究显示，在 15℃时脑耐受缺血时间为 30 分钟，10℃时为 40 分钟。成年患者进行 DHCA 温度降至 14℃时，直接测量脑代谢和脑干电活动显示，18~20 分钟后开始发生脑缺血性损伤，从而提示低温的脑保护作用不仅仅是通过降低脑代谢率的机制而产生作用的。

（2）DHCA 的副作用：CPB 降、复温需要逐渐进行，过程较缓慢，欲达到目标深低温，必须延长 CPB 降温和复温的时间，引发 CPB 延长带来一系列问题，如血液成分破坏、脑栓塞等风险。复温增加脑代谢率，可能导致对缺血损伤更敏感，尤其是在恢复循环再灌注时，所以，复温前需要先低温灌注一段时间，以减少复温期间脑损伤。复温时观察混合静脉血氧饱和度和脑氧饱和度，待反映氧供需平衡指标改善后再开始复温，控制热交换器与血温温差不大于 10℃。全身低温会影响机体出凝血功能，增加出血倾向。长时间手术、输血治疗和扩容治疗都可能导致全身低温，因此术中积极保温也非常重要。

2. **脑保护药物** 目前尚无公认保护脑缺血性损伤的药物。理论上，与低温脑保护的原理相同，凡可以抑制脑代谢率，减少脑氧耗的药物都应该有脑保护作用。

（1）麻醉药物：传统的巴比妥类药物，目前所用的静脉和吸入麻醉药（除氯胺酮）都对中枢神经系统有抑制作用，所以理论上可以起到一定程度的脑保护作用。一些试验研究显示，静脉、吸入麻醉药在缺血预处理后有脑缺血保护作用，但仍需在临床试验验证。

（2）糖皮质激素：一些研究和临床试验表明，大剂量糖皮质激素在 DHCA 中可保护脑和一些重要器官，一些医院在胸主动脉手术中常规使用甲泼尼龙或地塞米松 100mg 进行脑保护。但是使用糖皮质激素会升高血糖，糖尿病患者应避免使用。

（3）其他药物：临床上一些研究报道，DHCA 时应用一些辅助用药，如硫酸镁 1~2g，利多卡因 200mg，甘露醇 25g 或 5% 碳酸氢钠 100ml 可以有一定的脑保护作用，但尚缺乏确切的脑保护证据，因此不能代替低温的脑缺血保护作用。

四、胸腹主动脉瘤

胸主动脉瘤（thoracic aortic aneurysm，TAA）或胸腹主动脉瘤（thoraco-abdominal aortic aneurysm，TAAA）的外科治疗是用人工血管替换主动脉瘤，消除压迫和瘤体破裂危险。手术方式和治疗转归与 TAAA 的类型有关。

胸腹主动脉瘤分型

Crawford 最先根据动脉瘤的累及范围分为五型，这是目前最常用的分型方法（图 26-3-3）。

Ⅰ型：累及整个胸部降主动脉，从左锁骨下动脉起始，下行至肾动脉上的膈肌水平为止。

Ⅱ型：累及范围包括整个胸部降主动脉，并穿过膈肌累及腹主动脉直至主动脉分叉处。

Ⅲ型：始于胸部降主动脉远端，第 6 肋以下经膈肌累及腹主动脉。

Ⅳ型：仅累及腹主动脉上段。

Ⅴ型：起自第 6 肋至肾动脉上。

Ⅰ型和Ⅱ型 TAAA 还可因是否累及主动脉弓降部而进一步分型。手术修补累及主动脉弓降部的Ⅰ型和Ⅱ型 TAAA 时，需要采用二期“冷冻象鼻”手术或 DHCA 才能完成近端的血管吻合。

过去单纯阻断法手术脊髓损伤的概率很高，Ⅰ~Ⅳ型依次为 15%、31%、7% 和 4%。

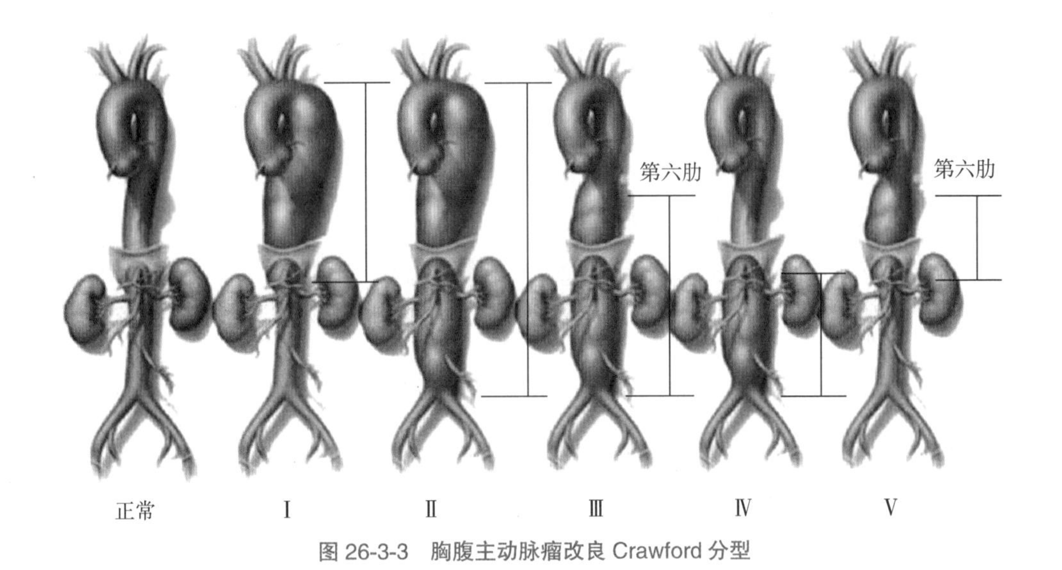

图 26-3-3　胸腹主动脉瘤改良 Crawford 分型

病例　TAAA 并发 AD

病案摘要

患者，女，24 岁，63kg。马方综合征。二尖瓣替换术后 2 年。3 天前无明显诱因突发前胸剧烈疼痛，休息可逐渐缓解，但反复发作，于当地医院就诊行 CT 检查发现 TAAA 并发 AD，随即住院，予以降压、止痛等对症支持治疗，患者疼痛症状逐渐好转，转入我院，CTA 检查显示 Crawford Ⅱ型主动脉瘤并夹层（图 26-3-4）。

体格检查：体温 36.6℃，脉搏 88 次 /min，呼吸 20 次 /min，血压 133/72mmHg。马方综合征体型，胸骨正中有手术切口瘢痕。头、颈、胸、腹检查无阳性体征。实验室检查无异常。

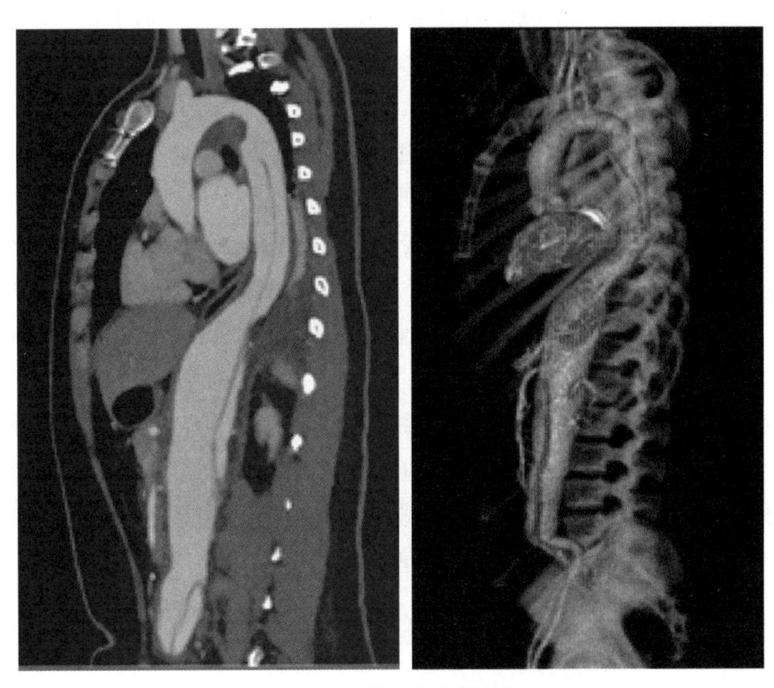
图 26-3-4　Crawford Ⅱ型主动脉瘤并主动脉夹层

【问题 1】TAAA 术前探视要注意什么问题?

临床思路 马方综合征患者是 TAAA 易患人群,患者常合并晶状体脱垂、瓣膜病变、肺大疱、脊柱侧弯,甚至颅内血管病变,这些问题对术中心功能维护、呼吸机设置、腰大池穿刺和术后脑并发症有一定影响。TAAA 的其他病因是动脉粥样硬化,典型患者通常是合并多种血管疾病的老年人,如外周血管疾病、脑血管疾病、肾血管疾病、冠状动脉疾病,有些患者长期吸烟导致反复发作型 COPD。患者伴发夹层可因血栓栓塞极易发生肾脏、肠系膜和下肢缺血,这类患者围手术期对组织器官缺血、再灌注损伤耐受差,术后易发生灌注不良综合征,导致不良转归。

该患者已做过二尖瓣替换术,在探视时应注意患者有无心内结构异常,有无瓣膜疾病(关闭不全或狭窄),心功能是否异常,结构性和功能性心脏异常对评估术中能否耐受阻断主动脉有一定意义。

目前国内各医院手术治疗 TAAA 效果和死亡率不同,所用的手术方式、报告的手术病例分类和围手术期器官保护方法也无统一标准,目前尚无统一手术风险评分标准。

手术采用胸腹联合切口,分离膈肌,以及在膈神经、喉返神经和食管附近的操作可能导致周围组织器官损伤,使术后伤口裂开、呼吸衰竭和吞咽困难的风险加大。在手术中,若不能吻合肋间动脉,脊髓血供则会减少或中断,患者可能出现术后截瘫。麻醉医生可根据 TAAA 分型对手术方式、麻醉管理、围手术期死亡率和术后截瘫率进行初步估计并做应对准备,有助于防治围手术期并发症。

【问题 2】胸腹主动脉手术术中管理重点是什么?

临床思路 胸腹主动脉手术如果近端有可以钳夹阻断的位置即可在主动脉阻断下行胸腹主动脉重建术。Crawford 最早将主动脉阻断术改良用于 TAAA 手术,并提出单纯阻断主动脉行胸腹主动脉重建术的死亡率为 8.9%;患者死亡、截瘫、肾衰竭与主动脉的切除位置和长度,患者的基础状况及主动脉阻断时间等相关。

单纯主动脉阻断术主要问题是主动脉阻断所致的远端组织和脏器缺血,因此要求外科医生应尽快操作,缩短脊髓、肾脏等腹腔脏器及远端动脉支配区域的缺血时间。若阻断时间大于 30 分钟,上述并发症的发生率显著增高。另一方面,阻断主动脉后近心端血压升高,侧支循环开放出血增加;开放主动脉后远端器官发生缺血再灌注损伤,导致血流动力学和内环境紊乱。

麻醉管理要点是诱导后插入双腔气管导管,右侧 OLV、半量或全量肝素化、调控血压、维持血流动力学和内环境稳定。手术时需要与外科医生沟通,要求外科医生在主动脉阻断和开放前告知麻醉医生,以便阻断主动脉前应用扩血管药,如尼卡地平、硝普钠等,控制近端血压,防止近端血压过度升高;开放前提前补充血容量,适当应用缩血管药物,如肾上腺素或去甲肾上腺素等,并请外科医生逐渐缓慢松开阻断钳,防止血压急剧降低。对有左心室功能异常、心脏瓣膜反流性疾病或冠状动脉疾病的患者进行强心、扩张冠状动脉处理,维持血流动力学稳定。

术中用红细胞回收和快速输血装置回收、回输丢失的血液,维持循环血容量,稳定循环;开放主动脉,恢复器官灌注后还会出现不同程度的代谢性酸中毒、电解质异常,应及时纠正。外科操作时尽量用分段、间断阻断法,缩短主动脉阻断时间和器官缺血时间;实施器官保护措施,如采用适度的控制性低温和选择性脊髓降温等方法。血管吻合重建结束,适当提高血压,改善组织器官灌注。

【问题 3】胸腹主动脉手术的脊髓保护重点是什么?

临床思路 脊髓缺血、脊髓梗死和截瘫是胸腹主动脉开放手术或血管内修复的重要并发症。外科技术的改进,如部分左心转流,节段动脉阻断再植入,以及与麻醉技术相结合的分期修复,包括提高动脉压,控制性低温，腰脑脊液引流，术中神经生理监测降低了术中脊髓缺血的风险。尽管总体转归有所改善，但患者仍存在迟发性脊髓缺血的风险。系列的神经系统评估和精确的循环管理是预防和检测迟发性脊髓缺血的必要手段。对于可逆性缺血性脊髓综合征患者，及时治疗迟发性脊髓缺血，增加动脉压和腰段脑脊液引流通常是预防截瘫或降低永久性神经损伤严重程度的有效方法。

【问题 4】术中如何进行神经生理功能监测，有何意义？

临床思路 TAAA 术中可用体感诱发电位（SSEP）和运动诱发电位（MEP）监测判断脊髓缺血。SSEP 监测是通过电刺激外周神经，记录外周神经、脊髓、脑干、丘脑和大脑皮层的诱发电位水平。MEP 监测通过对头皮的成对刺激，记录胫前肌诱发电位。与上肢诱发电位相比，脊髓缺血引起的截瘫导致下肢诱发电位减弱甚至消失（图 26-3-5），术中通过上肢诱发电位的对比，可以将脊髓缺血引起的下肢诱发电位降低与麻醉药物、低温影响或电磁干扰进行鉴别。术中监测到下肢 SSEP 或 MEP 异常时，提示脊髓血供出现异常，临床应提高血压，增加脊髓灌注压；调节近端或远端主动脉的阻断位置；尽早尽量多吻合肋间动脉、腰部和骶部动脉。

SSEP 监测时最好用恒定持续给药方式，维持稳定的麻醉性镇痛药、肌松药物、苯二氮䓬类或丙泊酚血药浓度，术中降低吸入麻醉药浓度（不大于 0.5MAC）。监测 MEP 应排除肌松药的影响。

术中神经生理监测可以对全身麻醉患者的术中脊髓缺血状况做出早期判断，及时处理，以改善脊髓灌注和预防术后急性截瘫。但对术后截瘫敏感性和预后的影响尚有争议。因为 SSEP 只能测量脊髓后角功能是否完整，但对于脊临前动脉导致的脊髓缺血而引发的运动功能缺失却无法判断；另外，主动脉阻断期间的 SSEP 消失术后不一定发生截瘫。有研究表明，在左心部分转流和远端主动脉灌注的 TAAA 术中，SSEP 仍然存在，但 90% 的术后截瘫患者丧失感觉功能。

【问题 5】胸腹主动脉瘤手术在什么情况下用 CPB，什么情况下需要 DHCA？

临床思路 胸腹主动脉瘤手术需要在主动脉近端及远端阻断主动脉进行主动脉替换或重建。阻断近端血管时，因为血液主要分布在上半身，会出现上半身高血压，下半身血流中断。为解决这种变化，TAAA 手术可在 CPB 辅助下进行，采用部分心肺转流（不用氧合器），经股动、静脉插管建立 CPB，插管时用 TEE 评估和确定股静脉插管位置，引导静脉插管经下腔静脉进入右心房，将静脉管尖端定位于上腔静脉入口处。无法用股静脉插管时，可开胸后经肺动脉插管建立 CPB，通过 CPB 引流、输血调整阻断、开放主动脉时的血流动力学波动。对于无法耐受左侧开胸 OLV 的患者，CPB 加用氧合器可同时提供氧和支持。

当患者的主动脉瘤体累及主动脉弓降部或降主动脉近端钙化无法阻断，或阻断会危及左颈总动脉时，则应在 DHCA 下行 TAAA 手术。此时应全量肝素化，采用完全 CPB 和 DHCA 技术，在 18~22℃停循环，做胸腹主动脉重建。DHCA 优点是可提供无血的手术野，其潜在风险是允许的停循环时间有限，股动脉插管灌注时逆行血流经病变的胸部降主动脉、主动脉弓，可能导致脑栓塞；控制性降温和复温使 CPB 时间延长；以及低温导致的出凝血功能异常。随着 CPB 设备和 DHCA 技术进步，DHCA 患者并发症、死亡率大大降低。

麻醉管理要点是 OLV，全量肝素化，TEE 评估心脏瓣膜及心室形态功能，判断是否使用左心室引流，以免控制性降温使心搏停止时发生左心室过胀。

TAAA 累及主动脉弓降部时，可采用二期象鼻手术来替代联用 DHCA 的心肺转流。二期象鼻手术要求一期手术时经胸骨正中开胸完成主动脉弓人工血管置换，并将人工血管远端一段悬浮于降主动脉内；二期手术时，采用左侧开胸，将主动脉弓人工血管的远端和胸部降主动脉人工血管的近端相吻合。该修补术不必通过病变的降主动脉逆行 CPB 灌注，可防止损伤喉返神经、食管和主动脉弓降部附近的肺动脉。

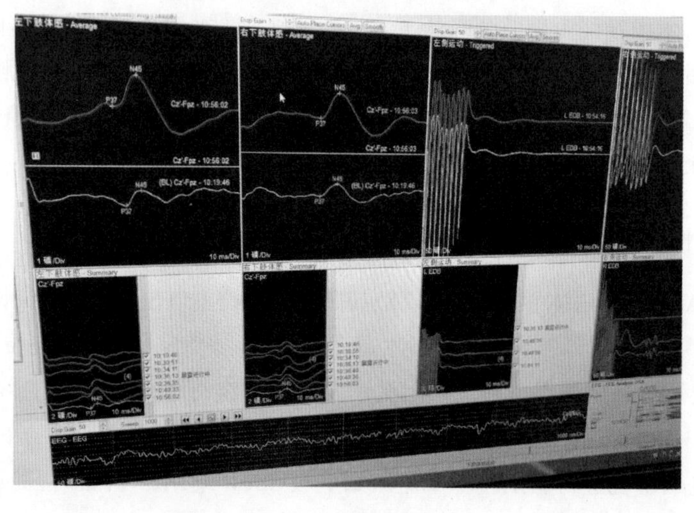

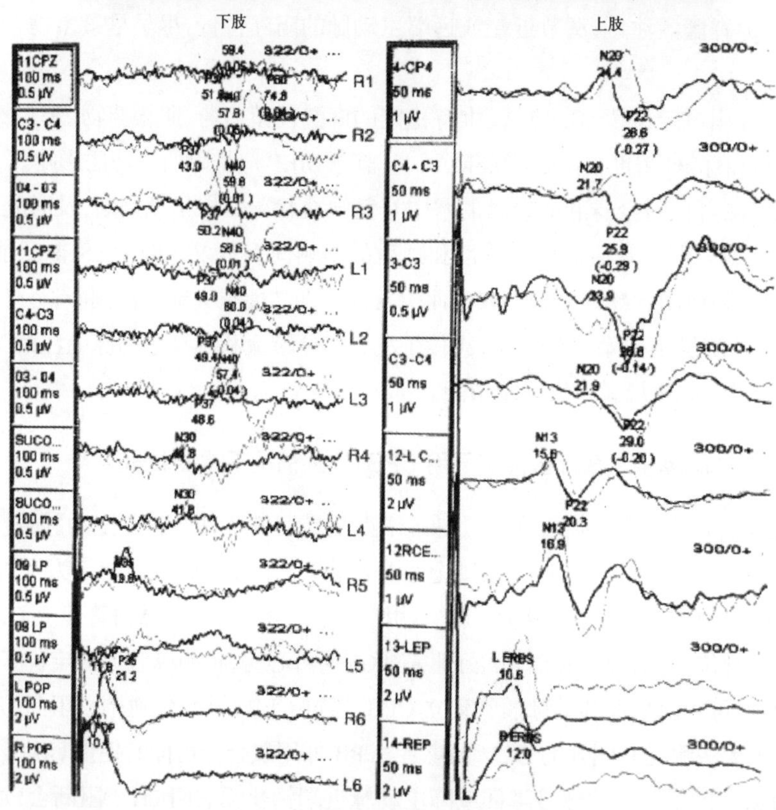

图 26-3-5 运动诱发电位图

脊髓缺血导致下肢诱发电位减弱或消失。

【问题 6】胸腹主动脉瘤手术创面大,出血多,怎样做好血液管理?

临床思路 腹主动脉人工血管移植术时由于瘤体侧支循环较为丰富,分离粘连或瘤体破裂,均可造成出血较多,甚至大出血。因此,进行这类手术要重视容量治疗、成分输血、节约和科学用血。

(1) 控制血压:维持麻醉深度,避免麻醉过浅导致的血压上升而使手术野出血增多,尤其是术前有高压病患者。在加深麻醉的基础上还可采用控制性降压,如可静脉给予尼卡地平、硝普钠、硝酸甘油等血管扩张药,将血压控制在适宜的水平,减少血液丢失。

(2) 调整凝血 - 纤溶系统功能:有条件时,术中做血栓弹力图(TEG),根据检查结果针对性地补充血小板、止血药或纤维蛋白原。常规应用抗纤溶药,如应用氨甲环酸,通过保护血小板抑制纤溶反应减少术中和术后出血。此外，还可酌情补充凝血因子（如凝血酶原复合物、纤维蛋白原、冷沉淀等）。

（3）自体血液预留和血液回收：针对术中大出血，血液回收和快速输血装置对血液管理非常重要。

1）自体血液预留是在麻醉诱导后，在颈内静脉放置肺动脉导管鞘管，用于自体血液预留和快速血液回输。在主动脉阻断前，可放出自体血液（用枸橼酸抗凝），经血液回收机（Cell Saver）分离，制备出富血小板血浆，在鱼精蛋白中和肝素后回输，达到恢复凝血功能目的（图 26-3-6）。也可在手术前几天放出部分自体血液储存于血库，或在手术当日麻醉后放出自体血储存于手术室，待手术结束回输给患者。此方法对患者生理干扰小，采用自体血液回输可减少血液丢失，保存凝血因子，有利于血液保护。

2）术中用血液回收机做自体血回收，可将手术野的血和腹腔内积血回收，经离心、清洗、过滤后再输回患者体内；大量出血时可以不洗涤，回收血液通过快速输注装置（最大输血速度可达 800ml/min）回输给患者，既可维持循环血容量，又可保留血浆等凝血成分，对大出血患者起到挽救生命的作用（图 26-3-7）。

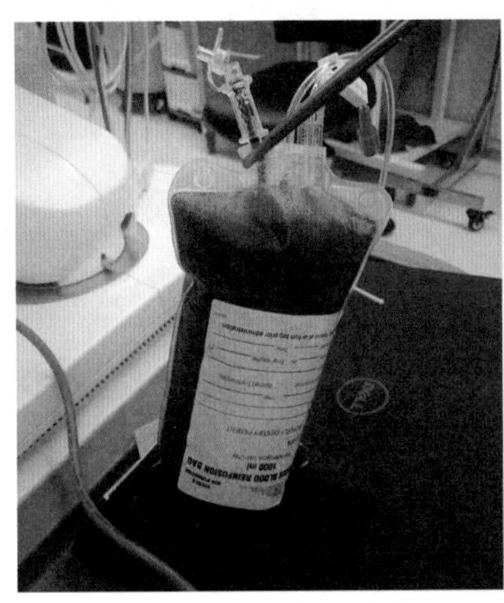

A

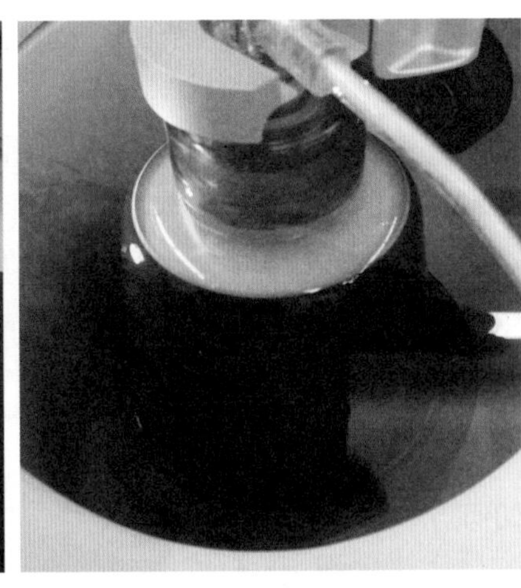

B

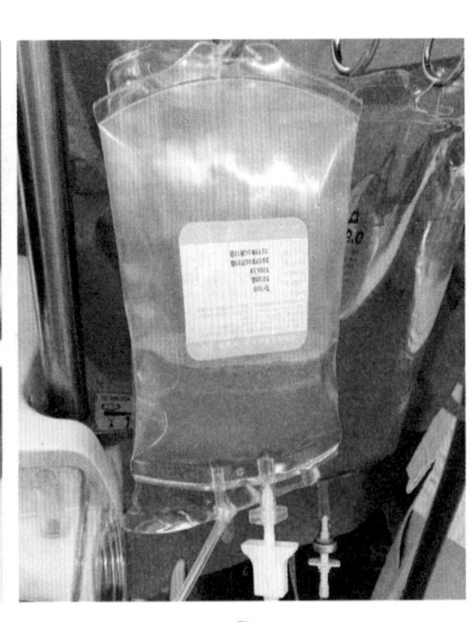

C

图 26-3-6　诱导后放血、分离富血小板血浆

A. 经颈静脉放出自体血；B. 血液分离；C. 分离出富血小板血浆。

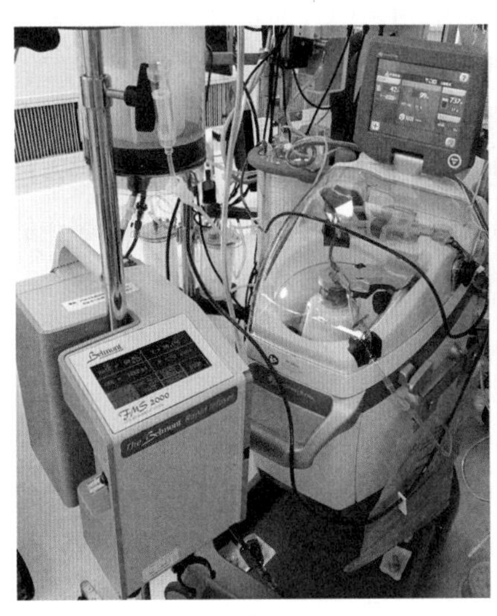

A

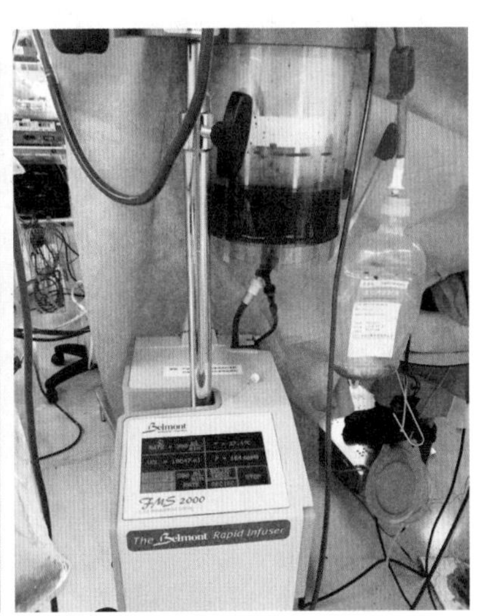

B

图 26-3-7　血液回收和快速输注系统

A. 血液回收机和快速输注系统：血液回收机将回收血液泵入快速输注系统，经加热后回输给患者；B. 快速输注系统工作状态，最大速度可达 800ml/min。

3）常规情况下用血液回收机加 CPB 机回收输注可以满足维持循环作用。当手术时间较长，CPB 回收量过大时，可以损伤红细胞导致血尿，损伤肾功能。

知识点 **脊髓血液供应**

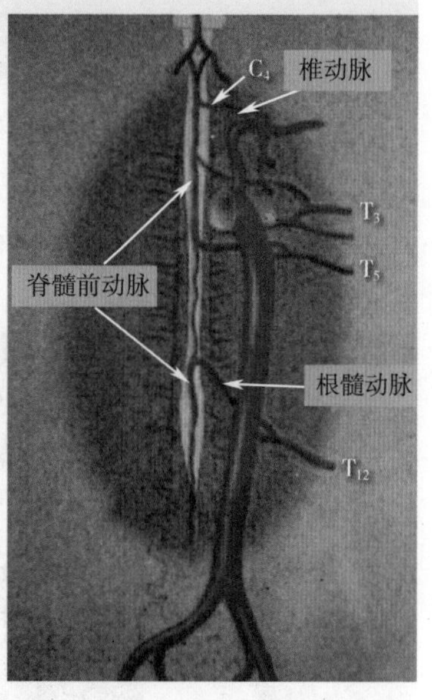

图 26-3-8 脊髓前部血供示意图

脊髓供应血管的解剖分布为 TAAA 术后截瘫的发生风险和临床特点提供了可能的解释（图 26-3-8）。脊髓前动脉供应脊髓前部 2/3 的区域，而成对的脊髓后动脉则供应脊髓后部 1/3 的区域。脊髓前动脉由椎动脉的分支联合组成，沿脊髓前表面的中线下行。在下行过程中，脊髓前动脉可能出现中断，血管的变异很大，主要是来自颈升、颈深、肋间、腰骶部节段性动脉的根支。成对的脊髓后动脉有变异，接受来自后根支动脉的血供。脊髓末端、尾部的脊髓前动脉和后动脉的血供来自髂内、骶横、髂腰和骶中动脉的根支。

胸段和腰低段脊髓的动脉血供有多个来源，当其中一支血流中断时，易导致脊髓缺血。在脊髓交界区由一支或数支根动脉血供。临床研究显示，75% 患者 $T_{9\sim12}$、15% 患者 $T_8\sim L_3$、10% 患者 $L_{1\sim2}$ 节段的脊髓主要由肋间动脉发出的根支供血，即根髓动脉或 Adamkiewicz 动脉。基于脊髓的动脉解剖，起源于降主动脉的节段性动脉血流一过性或永久性中断，极易造成脊髓缺血，继发梗死。

【问题 7】胸腹主动脉瘤手术如何防治截瘫？

临床思路 TAAA 手术最严重的并发症是因脊髓缺血梗死导致的术后截瘫。目前报道的瘫或轻瘫的发生率差异较大（2.9%~32%）。发生术后截瘫与动脉瘤累及的范围、手术时肋间动脉重建效果、低血压时间、血红蛋白水平有关。术后截瘫分为急性截瘫和迟发性截瘫。

（1）急性截瘫：患者在全身麻醉苏醒后即发生的截瘫，由术中脊髓缺血、缺氧继发梗死所致。预防截瘫管理要点是：维持适当动脉压，腰段 CSF 引流，术中进行左心部分转流保持主动脉远端的灌注，缩短缺血时间，控制性降温，主动脉分段重建，肋间动脉重建，以及神经系统的药物保护等。

（2）循环管理：在预防和治疗 TAAA 术后脊髓缺血中，维持动脉压稳定非常重要。稳定动脉压是预防和治疗术后截瘫的基础，脊髓灌注压为平均动脉压与 CSF 压的差值，所以保证脊髓灌注的基础是维持足够的动脉血压和较低的 CSF 压力，因此应同时维持好血压和进行腰段 CSF 引流，保证脊髓良好灌注。总之，术后脊髓灌注压应该维持在 70mmHg 以上。

神经源性休克或交感神经系统紊乱所致的低血压可能是引起术后截瘫的重要因素。早期通过血管活性药物治疗低血压，能改善脊髓缺血导致的自主神经功能紊乱，稳定脊髓灌注压。通常使用大剂量的血管收缩药物，如去甲肾上腺素、去氧肾上腺素、肾上腺素或血管升压素等，以维持平均动脉压在 80~100mmHg。

（3）腰段 CSF 引流：术前放置腰大池引流管，术中、术后进行腰段 CSF 引流是预防和治疗脊髓缺血所致截瘫的重要手段。

1）穿刺点可选择在 $L_{3\sim4}$ 或 $L_{4\sim5}$ 椎间隙，置入弹性硅胶导管进行测压、引流。

2）置管深度为 6~10cm，妥善固定于皮肤，防止导管打折和抗凝期间移动。

3）零点设在大脑中线水平，引流压力设为 10mmHg，腰段 CSF 压力超过 10mmHg 时，导管的末端开口就引流 CSF 至无菌储存器中。

4）常规术后进行 CSF 持续引流 24 小时。24 小时后，可关闭引流管，若患者神经功能正常且凝血功能无异常，则拔除引流管。一般引流 CSF 不超过术后 72 小时，有截瘫可延长至 5~7 天（图 26-3-9）。

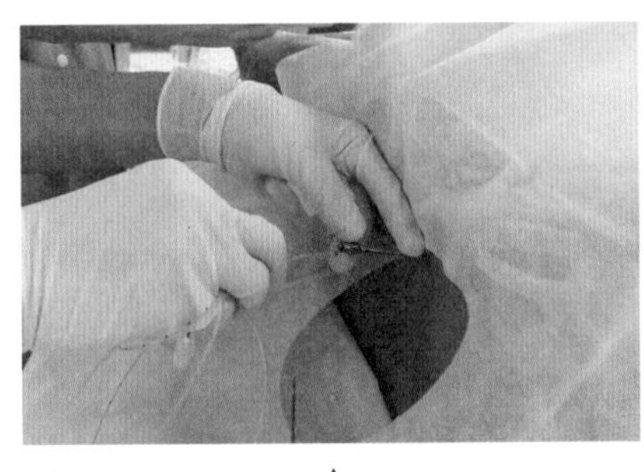

A

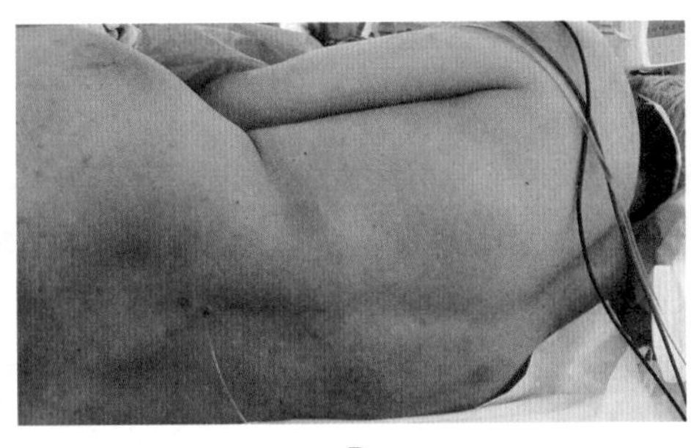

B

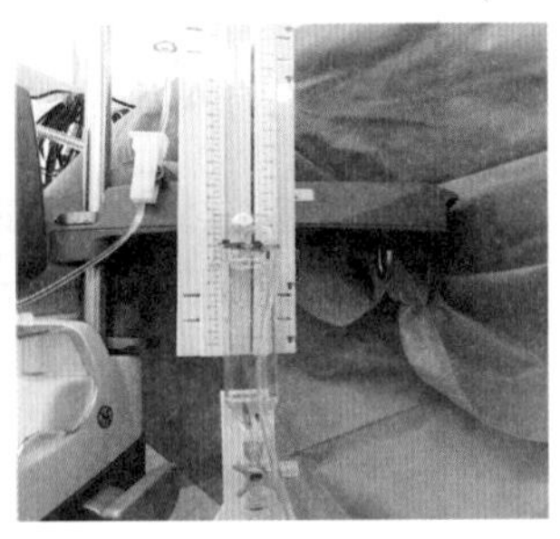

C

图 26-3-9　腰大池穿刺引流

A. $L_{4\sim5}$ 椎间隙穿刺；B. 腰大池置入引流管；C. 脑脊液测压、引流装置。

腰段 CSF 引流的脊髓保护机制是降低腰段 CSF 压力以改善脊髓灌注压。CSF 引流也可缓解因主动脉阻断、再灌注、CVP 增高和脊髓水肿所致的腰段 CSF 压力异常升高，改善脊髓血液供应。临床报道显示，发现截瘫时立即进行腰段 CSF 引流，同时提高动脉压，增加脊髓灌注压，可以有效地治疗迟发性截瘫。

腰段 CSF 引流的并发症是硬膜外血肿、硬膜下血肿、导管断裂、脑膜炎、颅内低压及术后头痛等。避免出血，穿刺置管应在全身抗凝前 30 分钟进行，拔除 CSF 引流管时需确定凝血功能正常。若 CSF 引流过度，颅内压过低可能导致脑病，硬脑膜静脉拉伸破裂形成硬膜下血肿。所以不可将引流零点放置过低，CSF 压最好不低于 10mmHg。长时间留置导管有发生脑膜炎的风险，以不超过 7 天为宜。在拔除导管时，注意患者的体位，避免导管卡在脊髓后部，防止导管断裂。

（4）选择性脊髓降温：除深低温和全身中度低温外，有报道通过硬膜外腔冷盐水灌注进行选择性脊髓降温，发挥脊髓保护作用[19]。选择性脊髓降温技术的实施方法为：在 $T_{11\sim12}$ 椎间隙穿刺置入 4F 硬膜外导管，用 4℃的生理盐水，以速度 <33ml/min 进行灌注。同时在 $L_{3\sim4}$ 椎间隙行蛛网膜下腔穿刺置入尖端带热敏探头的 4F 导管，深度 4cm，用于测量 CSF 温度、压力并进行 CSF 引流。在硬膜外腔灌注冰盐水 50 分钟后，CSF 温度可降至 26℃左右。主动脉阻断期间，硬膜外腔再灌注（约 300ml）冰盐水以维持 CSF 低温。灌注时通过蛛网膜下腔间断引流 CSF，维持平均动脉压与 CSF 压差在 30~50mmHg，保证脊髓的灌注。脊髓降温技术与单纯阻断 - 缝合技术联合应用效果更好，也有与 CPB 联合应用的报道。选择性脊髓降温的技术要求高，只在少数医院开展。一项临床报道表明，使用该技术的 TAAA 手术患者，术后脊髓损伤的发生率为 3.9%[19]。该技术的潜在问题是因硬膜外灌注导致的 CSF 压力过高，发生近端脊髓压迫综合征。

（5）迟发性截瘫或轻瘫：通常发生在 TAAA 术后数小时或数天，患者在术毕清醒时并无神经功能异常。迟发性截瘫或轻瘫可表现为进行性下肢运动或感觉功能丧失，可以是非对称性的，双侧轻重程度不同。导致迟发性截瘫或轻瘫的原因尚不清楚，有报道显示与低血压，脊髓低灌注有关。所以术后预防和治疗迟发性截瘫的重点是早苏醒，防止低血压，监测下肢的运动和感觉功能变化，加强神经功能的监测评估；积极进行腰段 CSF 引流（术后早期 24~72 小时），提高脊髓灌注压；必要时适当输血，提高血液携氧，改善脊髓氧供，可以有效逆转脊髓缺血、缺氧，防止或减少患者继发脊髓梗死。也可尝试静脉给予纳洛酮。总之早发现、早处理可以有效改善 TAAA 术后截瘫的发病率和死亡率。

（6）脑、脊髓的药物保护：临床上有一些关于脊髓缺血药物保护的报道，通过应用激素，脱水，扩血管等多模式干预进行脊髓保护，效果各异。如应用糖皮质激素，甲泼尼龙 1 000mg 至 30mg/kg 静脉注射，甘露醇 12.5~25g 静脉注射，镁 1.0~2.0g 静脉注射及钙通道阻滞剂，单独或联合应用。一项随机试验显示，TAAA 修补术患者在应用腰段 CSF 引流和鞘内注射罂粟碱 30mg 后，术后截瘫发生率降低，但罂粟碱是否能改善预后未获证实[20]。另有报道建议，给予纳洛酮 1mg/（kg·h）可以改善神经系统预后，在某些患者甚至可以逆转神经系统的损伤。

【问题 8】TAAA 手术怎样防治腹腔脏器灌注不良？

临床思路　Crawford Ⅱ~Ⅳ型动脉瘤、急性 AD 均可累及腹腔干、肾动脉、肠系膜上动脉和下动脉。术中行胸/腹主动脉重建时应确保上述脏器血管的充分重建，否则会导致肝脏、肾脏、胃肠道灌注不良、组织/器官坏死和继发性衰竭，增加患者死亡率。如发生肠系膜动脉灌注不良综合征，据报道，院内死亡率为 60%~75%。目前肠系膜动脉灌注不良综合征的治疗是仍然未解决的问题。

腹主动脉开放性腹主动脉重建术通常包括标准的正中开腹手术，也可以通过左侧腹膜后入路。肝素化后，根据动脉瘤的累及范围，在肾动脉的上方、下方阻断主动脉，用人工血管在主动脉近远端瘤颈吻合，需要时用分支血管进行受累的肾动脉、腹腔干动脉，肠系膜上、下动脉吻合，重建腹腔器官血供。腹腔脏器血管阻断时间不应超过 30 分钟。

腹腔器官或肢体灌注不良需要结合临床（黄疸、少尿、无尿、腹痛、血性腹泻、触诊压痛、无外周脉搏、肢体运动或感觉障碍、神经功能缺损）和实验室特征（肝酶或胰酶升高、胆红素或肌酐升高、乳酸升高、代谢性酸中毒）及相关血管的低血流量或无血流量（伴或不伴血管内血栓形成）的影像学表现作出诊断。临床表现无特异性，超声检查及 CTA 对腹腔器官或肢体灌注不良有诊断价值。

麻醉管理的重点除要注意观察手术阻断动脉的时间和下肢血供和功能恢复的情况外，还应加强对肾功能、内环境监测，保证稳定循环，调节出凝血功能，做好血液保护、肾保护措施。

【问题 9】胸腹主动脉手术如何进行镇痛管理？

临床思路　疼痛管理是主动脉外科手术后护理的一个重要方面。TAAA 手术切口大，常需开胸和胸腹联合切口，损伤范围广，患者常因术后疼痛，引起呼吸受限和气道分泌物滞留，导致术后呼吸衰竭。临床常经静脉用阿片类药物、患者自控镇痛（PCA）和外周区域阻滞进行疼痛管理。临床证据显示，术后应用多模式镇痛效果更好。

（1）硬膜外镇痛：适用于涉及脊髓神经支配区域的开胸手术、开腹手术和其他外科切口[21]。硬膜外镇痛的效果确切，可用至术后康复期，可减少阿片类药物用量，恢复期患者感觉舒适，加快术后苏醒，有利于神经功能的监测和评估。可用 0.05% 布比卡因 + 芬太尼 2μg/ml，通过患者硬膜外自控镇痛泵给药，术后检查患者神经功能正常后，即可开始背景输注 4~8ml/h。因为硬膜外镇痛并发症和脊髓缺血所致的截瘫有时难以区分，所以硬膜外镇痛操作制度应规范化，以减少对下肢运动神经功能的干扰，避免引起交感阻滞而诱发术后低血压。不推荐在硬膜外导管内单次给予高浓度局部麻醉药，以避免交感阻滞和低血压。硬膜外导管可以在术前、术中或术后镇痛时置入。硬膜外穿刺置管拔管导致的出血性并发症很少见，但应在患者确定没有使用抗血小板药物或抗凝药物，凝血功能检测符合硬膜外穿刺和拔管的条件后，才开始相关操作。

（2）PCA：静脉 PCA 是最常用的术后镇痛方法，效果确切，安全。需要单独静脉通路用药。

（3）神经阻滞：术中进行肋间神经阻滞，或术后进行椎旁神经阻滞是术后镇痛的补充方法[22]。

有关于应用不同术后镇痛方式研究显示，不同疼痛管理方法对 30 天死亡率无影响，但硬膜外镇痛患者的初始疼痛评分、机械通气时间、术后呼吸衰竭、胃肠道出血、ICU 留住时间和心肌梗死发生率均降低。建议胸腹主动脉手术患者采用多模式疼痛管理方式。

病例进展

患者经控制血压、制动、镇痛处理，病情稳定，择期行胸腹主动脉重建术。术前1小时口服地西泮10mg，雷尼替丁0.3g；在右桡动脉、右足背动脉处涂抹利多卡因局麻膏。入手术室后建立监测，心率76次/min，SpO_2 100%，行右桡动脉、右足背动脉穿刺，测压，上肢血压118/82mmHg，下肢血压121/86mmHg。

患者右侧卧位，$L_{4\sim5}$椎间隙行蛛网膜下腔穿刺，测压为18cmH_2O，向头侧置管5cm，固定。以咪达唑仑3mg，依托咪酯20mg，舒芬太尼50μg，哌库溴铵8mg静脉注射诱导，插入35F双腔气管导管，固定；行右侧颈内静脉穿刺，置入8.5F三腔导管和肺动脉导管鞘管。以舒芬太尼250μg，哌库溴铵8mg，丙泊酚5μg/(kg·h)，吸入2%~5%七氟烷维持麻醉。

在患者半右侧卧位下游离左侧股动、静脉准备插管，建立CPB；行胸腹联合切口，进胸腔后行右侧OLV，左侧肺塌陷，解剖胸降主动脉。术前INR为1.42，给予肝素3mg/kg，ACT>480秒，行CPB，于左锁骨下动脉远端阻断主动脉，CPB加大静脉引流，维持上肢血压为90~110/50~70mmHg。切开主动脉用四分支人工血管行胸腹主动脉重建，并依次吻合肋间动脉、腹腔血管和肾动脉。期间腰大池压力在10~18mmHg，间断引流出CSF 22ml。尿量600ml，停止CPB转流后鱼精蛋白中和肝素，给予纤维蛋白原1.0g，凝血酶原复合物600U，Cell Saver回收出血并洗涤出红细胞860ml，输入红细胞悬液6U，血浆800ml，术终血红蛋白浓度98g/L，ACT 145秒，血气分析无异常，泵入去甲肾上腺素0.03μg/(kg·min)，上肢血压112/77mmHg，下肢血压116/82mmHg，关闭切口，更换双腔气管导管为单腔气管导管，带PCA镇痛泵送回ICU。

术后3小时患者清醒，四肢活动、感觉正常，CSF压力18cmH_2O，引流CSF 15ml。尿量119ml/h，胸、腹腔引流78ml/h，上肢血压103/62mmHg。术后6小时拔出气管插管；第2天查腹软，腹围未增加，肠鸣音恢复；第3天拔出腰大池引流管，回病房。

五、胸腹主动脉瘤的胸主动脉腔内修复术

胸主动脉腔内修复术（TEVAR）治疗胸、腹主动脉疾病的频率越来越高[23]。目前主要适用于B型AD、有锚定区的主动脉瘤、不稳定的B型壁间血肿、PAU的治疗、创伤性主动脉损伤、二期象鼻手术及主动脉缩窄。其最大优点是微创，术后恢复快。禁忌证为感染性主动脉病变、结缔组织性主动脉疾病（如马方综合征）。尽管覆膜支架技术在不断进步，TEVAR的主要并发症仍是早期脊髓损伤和卒中，以及晚期内漏、动脉瘤破裂、支架移位及移植物感染。

血管内覆膜支架是编织或合成的金属管状支架，支架折叠于导管内，可置入主动脉腔内展开，支架在主动脉内跨越病变区，隔绝夹层破口、瘤体，阻止血流进入，达到治疗目的。

胸部降主动脉瘤累及当左锁骨下动脉时，可行杂交手术。部分主动脉弓部瘤和假性动脉瘤，也可通过去分支（debranch）技术加TEVAR治疗，可以不用DHCA，避免其并发症。术中血管造影仍是主动脉血管内操作的主要成像技术，术中TEE可用于辅助判断治疗效果。

各种麻醉技术，包括全身麻醉、区域麻醉和局部麻醉均可用于TEVAR治疗[24]。TAAA的TEVAR多数可在局部麻醉下完成，对紧张、需要控制性降压的患者可以在镇静或全身麻醉下进行。

第四节　特殊主动脉疾病外科治疗的麻醉管理

一、先天性主动脉缩窄

主动脉缩窄是一种常见先天畸形，占先天性心脏病的5%~8%。它的主要病理改变是主动脉局限性短

段管腔狭窄或闭塞引致主动脉血流障碍。主动脉缩窄段病变的部位多数(95% 以上)在主动脉弓远端与胸降主动脉连接处,亦即主动脉峡部,邻近动脉导管或动脉韧带区。少数病例缩窄段可位于主动脉弓,胸降主动脉甚至于腹主动脉。有时主动脉可有两处呈现缩窄。部分患者有家族史。该病多见于男性,男女之比为(3~5)：1。

(一)分型

按主动脉缩窄段与动脉韧带或动脉导管的解剖学关系,可分为导管前型和导管后型二类。

1. **导管前型** 缩窄段位于动脉韧带或动脉导管的近端,此型比较少见。主动脉缩窄段可能较长。多数病例动脉导管未闭合。缩窄程度严重者,右心室排出的血液经肺动脉和未闭动脉导管进入降主动脉,供应躯体下半部,侧支循环较不发达。导管前型主动脉缩窄病例近半数并有其他心脏血管先天畸形,在婴幼儿期即可因心力衰竭致死,因此 Bonnet 在早年曾称此型为婴儿型主动脉缩窄[25]。

2. **导管后型** 主动脉缩窄段位于左锁骨下动脉起点处远端的峡部主动脉,多数病例动脉导管已闭合,较常见。缩窄近、远端主动脉常呈不同程度扩张。缩窄段近、远端主动脉之间形成丰富的侧支循环。少数患者锁骨下动脉极度扩大形似动脉瘤。极少数病例主动脉缩窄段位于胸降主动脉中下段或腹主动脉,则缩窄病变涉及的范围较长,病变部位上方的主动脉逐步细小,侧支循环不发达,也不典型。

(二)临床表现

主动脉缩窄的特征性表现是上肢高血压,下肢低血压,上下肢血压差增大。成年患者可能出现头痛、鼻出血、心力衰竭或下肢跛行。心导管、MRI、CT 或超声心动图可确诊主动脉缩窄。心电图提示左心室肥厚。胸部 X 线片显示心影增大,以左心为著。在主动脉结处可见扩大的左锁下动脉和缩窄段下端胸降主动脉狭窄后扩大所形成的"3"字征。扩大迂曲的肋间动脉侵蚀肋骨后段下缘而形成的切迹是主动脉缩窄的特殊 X 线征象。食管钡餐检查常显示在主动脉缩窄区,狭窄后扩大的胸降主动脉或扩大的右侧肋间动脉,在食管左壁形成的压迹,称为"E"字征。

(三)治疗及麻醉管理

1. **球囊扩张** 治疗首选球囊扩张加支架置入术,用于局限性主动脉缩窄。在局部麻醉镇静下即可完成。若患者不配合或扩张缩窄部位时剧烈疼痛也采用全身麻醉。已报道的球囊扩张并发症有:主动脉残余狭窄、再次狭窄、AD、主动脉瘤和股动脉损伤,与主动脉壁机械性损伤或主动脉壁先天性缺陷有关。

2. **手术治疗** 右侧卧位,左侧第 4 肋间切口,开胸,直视切除缩窄血管行端端吻合、补片修补、近端主动脉或左锁骨下动脉至降主动脉的人工血管旁路移植术。主动脉缩窄修复术的死亡率较低。

手术治疗采用气管插管全身麻醉。建立上下肢动脉压监测,阻断时患者主动脉狭窄段近端可有血压升高,需要控制高血压,防止出血和阻断钳崩开;若阻断时间过长,狭窄远端可能发生低灌注,有导致脊髓和肠系膜血管缺血风险;术中通过下肢动脉压监测狭窄远端灌注压,如果有条件可监测下肢 SSEP 或 MEP。如果需要,可通过部分 CPB,股动静脉转流或左心部分转流灌注主动脉远端,可以有效减少术后截瘫的发生。同时监测尿量、纠正开放后缺氧组织引起的酸中毒、电解质异常;术后注意下肢肌力和感觉变化,充分止血、调整血压,需要密切监测和治疗[26]。

二、多发性大动脉炎

多发性大动脉炎是主动脉及其主要分支和肺动脉的慢性非特异性炎性疾病,总发病率为 2.6/100 万,亚裔族多于其他族裔,多见于年轻女性,男性与女性的发病比例为 1：10。多发生于胸主动脉及其主要分支,如头臂血管,其次是腹主动脉及其分支,如肾动脉、腹腔干动脉及肠系膜上动脉,常呈多发性。疾病的初始阶段常有全身炎症的体征和症状,慢性阶段出现血管受累。

（一）病因及临床表现

病因和临床表现因部位不同各异，发病年龄常 <40 岁。早期因表现不典型易被忽视，病变的主动脉节段可能出现扩张和动脉瘤形成。发病隐匿，因血管增厚和主动脉分支血管狭窄导致血管供血不足出现症状，如下肢跛行，上肢动脉减弱或无脉；双侧上肢收缩压相差 10mmHg 以上；向锁骨下动脉或腹主动脉扩展。

动脉造影、CTA、MRA 和超声都可用于诊断病变的位置和范围。

（二）治疗

早期应用皮质类固醇是标准的初始治疗。一般每天给予泼尼松 0.5~1mg/kg 做初始剂量，2~3 个月逐渐减少，通常治疗需要持续 1~2 年，以避免复发，近一半的患者在减量期间会复发，需要额外加用免疫抑制，如甲氨蝶呤、硫唑嘌呤和抗肿瘤坏死因子 α。定期随访，进行全面的血管检查及炎症生物标志物检测。

主动脉或主要分支血管瘤样扩张的重症患者需要在炎症控制期进行外科治疗，行瘤体切除。多发性大动脉炎患者的手术采用全身麻醉，由于病变常累及锁骨下动脉、股动脉等动脉压监测部位，造成直接血压监测不准，所以穿刺部位应选未受累动脉。该病常伴脑血管、肾血管和冠状动脉病变，麻醉前应进行充分评估，以减少围手术期缺血的发生。中小动脉病变可用经皮穿刺腔内血管成形术治疗[27]。

三、创伤性主动脉损伤

胸部钝性创伤及车祸或坠落引起，多合并其他部位的损伤，如肺部、脑、肝脏、脾脏、骨盆、长骨和脊髓等。4%~17% 的胸部损伤患者合并有主动脉损伤。创伤性主动脉破裂可致命，75%~90% 的患者立即死亡，15%~20% 的患者可有机会送医院治疗。约 90% 创伤性主动脉损伤位于主动脉峡部，其他依次为升主动脉、无名动脉开口、胸部降主动脉和主动脉弓部血管。见图 26-4-1。

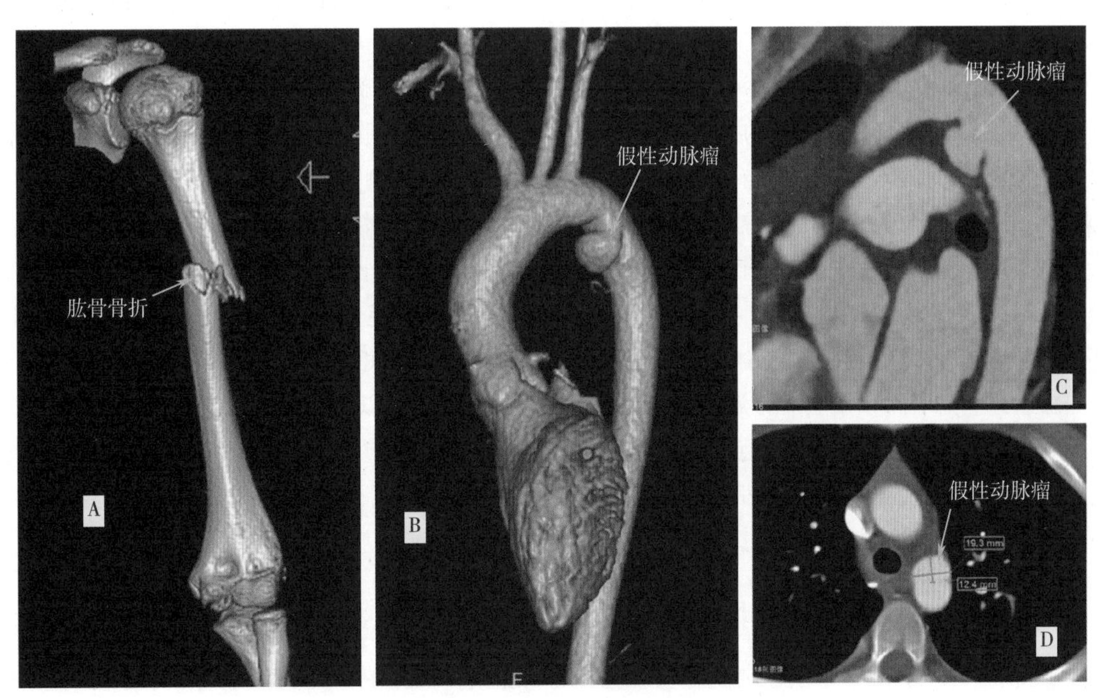

图 26-4-1　外伤性主动脉损伤

患者车祸导致肺挫伤，左侧肱骨骨折（A），主动脉峡部假性动脉瘤（B~D）。

早期存活的患者，第 1 个 24 小时的死亡率约为 30%，第 1 周为 50%。严重胸部创伤的患者中，10%~75% 的患者合并心脏非透壁性损伤，这些损伤通常是非致命的，一段时间后才有临床表现。

CTA、TEE与其他诊断技术一样，都可用于诊断创伤性主动脉损伤。TEE检查时应先确认无食管损伤，然后放入TEE探头，进行快速诊断，同时探查有无心脏压塞、左胸腔积液、低血容量、心肌挫伤导致的心室功能不良或胸部穿通伤所致的血管损伤。TEE的潜在问题是对于面部损伤或颈髓受损的患者，无法安全进行TEE检查。而且，TEE对降主动脉远端和主动脉弓横部无法可靠成像。在一项创伤性主动脉损伤的系列研究中，TEE的敏感度和特异度分别为57%和91%，而血管造影为89%和100%。

创伤性主动脉损伤的TEE特征表现为：内膜破损部的腔壁摆动和主动脉壁局部缺损。腔壁摆动通常位于左锁骨下动脉和主动脉峡部之间的1cm或2cm处，不同于AD的内膜摆动，创伤性主动脉损伤腔壁摆动较模糊，因为包含数层血管壁，其活动性也较小。有时并不出现腔壁摆动而表现为主动脉壁小缺损或壁内血肿。创伤性纵隔积血是主动脉损伤的另一临床征象，即TEE探头和主动脉峡部前内侧壁的距离大于3mm，或主动脉后外侧壁和左脏层胸膜间有血液存在。

增强CT、MRI和主动脉造影也用于创伤性主动脉损伤的诊断，特别是在TEE无法评估主动脉远端和主动脉弓血管或不能安全进行时。

可通过评估创伤部位出血所导致的风险判断创伤性主动脉损伤患者手术时机。头部和颈髓CT扫描对于判断患者头部和颈髓损伤情况也很重要[28]。

创伤性主动脉损伤需要外科手术时，麻醉管理按照急性A型AD急诊手术流程进行。

四、白塞病

白塞病（Behcet disease，BD）也称为白塞综合征、贝赫切特综合征等，是一种以血管炎为特征免疫系统疾病。病变可累及全身血管，损害口腔、关节、眼睛、肠胃和神经等多个器官[29]。

BD的血管病变发病率为3.4%~26%，包括动脉炎、静脉炎、浅表血栓性静脉炎，其中动脉瘤发病率约占7%。动脉瘤发病率虽低，但其致死性很高，尤其累及胸腹主动脉，病变可以是局部，也可以是节段、多发的。BD开始呈囊性瘤体，偶尔形成假性动脉瘤，最终导致破裂。BD诊断尚无特异性血清学指标，少数有免疫球蛋白增高，红细胞沉降率稍快。约40%抗PPD抗体增高，抗口腔黏膜抗体、抗动脉壁抗体等自身抗体，血清中免疫复合物阳性率达60%，并与病情活动有关；患者淋巴细胞比例失调，血管周围、脑脊液、血管壁等病损处可见到淋巴细胞、免疫球蛋白、补体等与免疫反应有关的物质，故本病与免疫失调有密切关系。

针刺反应是BD唯一的特异性较高的试验，即用20号针头，在无菌条件下倾斜刺入皮肤，或患者在接受静脉注射、皮下注射、肌内注射24~48小时于针刺局部出现脓疮或毛囊炎，周边红晕，称为针刺反应阳性，若怀疑胃肠道损害，或大血管损害等，可进行消化道造影、血管造影及相应的检查。

心血管外科患者常以瓣膜病行瓣膜置换术，反复发生瓣周漏，或以多部位动脉瘤就诊。这类患者可根据病史、临床表现及免疫学指标进行诊断。外科治疗必须在免疫治疗（用固醇激素控制活动性炎症）稳定期进行，术后继续进行免疫治疗，并根据C反应蛋白和红细胞沉降率等调整治疗，类固醇激素无效或疗效欠佳者可加用其他免疫抑制剂。BD患者围手术期各系统并发症显著高于其他患者。

五、透壁性动脉粥样硬化性溃疡

PAU常见于患有粥样硬化性心血管病和高血压病史的老年人。PAU一般是孤立的，发生于主动脉的任何部位，但多见于胸部降主动脉，可引起内膜破损，血液破入主动脉中层，形成主动脉局部破损或主动脉壁内血肿（intramural hematoma，IMH）。随着时间推移，可破溃，形成假性动脉瘤、囊状或纺锤形动脉瘤，但很少形成典型的AD。急性起病的PAU早期症状是类似AD的胸背部疼痛，绝大多数患者初诊时血压升高。

增强CT或MRI检查可以诊断。PAU一般较小，除非患者出现胸痛、溃疡迅速扩张，形成主动脉瘤、假性动脉瘤、破裂或严重的栓塞，大多数患者只需内科药物治疗。临床报道提示，如果溃疡位于升主动脉和主动脉弓部，破裂可能性大，应行手术治疗，麻醉管理按照急性 AD 手术麻醉进行。其他部位可行血管内覆膜支架置入治疗[30]。

六、主动脉肿瘤

（一）主动脉原发性恶性肿瘤

主动脉原发性恶性肿瘤极为罕见，多为内膜肉瘤，来源于内皮细胞（血管肉瘤）或肌成纤维细胞。平滑肌肉瘤和纤维肉瘤起源于主动脉壁的中膜或外膜。

（二）临床表现及检查

与主动脉肿瘤相关的症状多为非特异性的，类似于主动脉粥样硬化疾病、外周动脉疾病、胃肠道或肾疼痛综合征或椎间盘突出症。主动脉内膜血管肉瘤最典型和最常报道的临床表现是肠系膜动脉或外周动脉栓塞、闭塞。

（三）诊断

最常用的确诊检查是对动脉内膜切除术或主动脉切除术标本进行免疫组织病理学分析。偶尔在进行主动脉 MRI 时发现主动脉原发性恶性肿瘤[31]。由于其临床表现和症状不典型，晚期患者常诊断为周围或内脏栓塞；对轻度或无潜在动脉粥样硬化疾病的患者，在排除栓塞的心脏来源后，应将主动脉肉瘤纳入鉴别诊断，进行胸腹主动脉 MRA 检查，因为该检查是检测主动脉肿瘤最敏感的手段。超声检查可能显示病变的不均匀性，难以与壁血栓相鉴别。如果检查提示主动脉肉瘤，由于骨转移的高发病率，应进行骨核素显像检查。

（四）治疗

推荐的治疗方法是切除肿瘤累及的主动脉，直至正常主动脉，用人工血管替换。与其他治疗策略相比，手术治疗对中位生存率的影响最大，手术治疗平均生存 12 个月，内科治疗平均生存 8 个月。对于晚期患者，往往已经转移，难以确认有无正常主动脉，不能用主动脉置换治疗。其他的方法可以是动脉内膜切除术或主动脉受累段的血管内支架置入术。姑息性化疗和放疗可用作辅助治疗，可延长患者生存期。

1. 麻醉管理 这类患者多伴有瘤栓或血栓栓塞，影响重要器官功能，同时有出凝血功能异常，患者一般情况较差。麻醉诱导、维持选择对心功能和循环抑制较轻的药物。术中出血较多，不能用血液回收装置，应准备红细胞悬液、血浆、血小板；维护好循环和内环境稳定。

2. 主动脉肉瘤预后 总体预后较差，肿瘤转移会导致多数患者在短时间内死亡[32]。确诊后平均生存期为（16 ± 2.4）个月。1 年总生存率为 11.2%。术后生存率为 12.5%~16.5%。术后有条件应定期随访，包括临床评估、主动脉影像学检查，评估患者的疾病进展和药物治疗效果。

致谢：感谢安贞医院卢家凯主任提供孕妇合并 AD 病例，感谢黄连军教授《影像工作室》提供影像素材。

（王伟鹏）

推荐阅读

[1] ISSELBACHER EM，PREVENTZA O，HAMILTON BLACK J，et al.2022 ACC/AHA Guideline for the Diagnosis and Management of Aortic Disease：A Report of the American Heart Association/American College of Cardiology Joint Committee on Clinical Practice Guidelines.Circulation，2022，13：146（24）：e334-e482.

[2] ERBEL R，ABOYANS V，BOILEAU C，et al.2014 ESC Guidelines on the diagnosis and treatment of aortic diseases：Document covering acute and chronic aortic diseases of the thoracic and abdominal aorta of the adult.The Task Force for the Diagnosis and Treatment of Aortic Diseases of the European Society of Cardiology（ESC）Eur Heart J，2014，35（41）：2873-2926.

[3] 孙立忠.AD诊断与治疗规范中国专家共识.中华胸心血管外科杂志,2017,33(11):641-654.

[4] HAMEED I,CIFU AS,VALLABHAJOSYULA P.Management of Thoracic Aortic Dissection.JAMA,2023,329(9):756-757.

[5] BIANCARI F,JUVONEN T,FIORE A,et al.Current Outcome after Surgery for Type A Aortic Dissection. Ann Surg,2023,278(4):e885-e892.

[6] 于钦军,王伟鹏.临床心血管麻醉实践.北京:清华大学出版社,2022:308-325.

[7] TEURNEAU-HERMANSSON K,EDE J,LARSSON M,et al.Mortality after non-surgically treated acute type A aortic dissection is higher than previously reported.Eur J Cardiothorac Surg,2024,65(2):ezae039.

[8] SAYED A,MUNIR M,BAHBAH EI.Aortic Dissection:A Review of the Pathophysiology,Management and Prospective Advances.Curr Cardiol Rev,2021,17(4):e230421186875.doi:10.2174/1573403X16666201014142930.

[9] MAKHIJA RR,MUKHERJEE D.Endovascular Therapies for Type B Aortic Dissection.Cardiovasc Hematol Disord Drug Targets,2021,21(3):167-178.

[10] UPCHURCH GR,ESCOBAR GA,AZIZZADEH A,et al.Society for Vascular Surgery clinical practice guidelines of thoracic endovascular aortic repair for descending thoracic aortic aneurysms.Vasc Surg,2021,73(1S):55S-83S.

[11] WANG WP.Spinal Cord Protection in Descending Aortic Procedures.Oral presentation.Seoul Korea,ICCVA-ASCA,2019.

[12] SORBER R,HICKS CW.Diagnosis and Management of Acute Aortic Syndromes:Dissection,Penetrating Aortic Ulcer,and Intramural Hematoma.Curr Cardiol Rep,2022,24(3):209-216.

[13] MENG XL,HAN JJ,WANG L,et al.Aortic dissection during pregnancy and postpartum.J Card Surg,2021,36(7):2510-2517.

[14] ZHOU YJ,BAO SK,WANG WP,et al.Anesthesia for the thoracoabdominal aortic aneurysm replacement with deep hypothermic circulatory arrest in a primigravide with 14 weeks gestation.Seoul Korea,ICCVA-ASCA,2019.

[15] IDHREES M,JUBOURI M,BASHIR M,et al.Type A aortic dissection during in pregnancy:Confront without aversion or delay.J Card Surg,2022,37(6):1712-1713.

[16] DOMAGAŁA D,DATA K,SZYLLER H,et al.Cellular,Molecular and Clinical Aspects of Aortic Aneurysm-Vascular Physiology and Pathophysiology.Cells,2024,13(3):274.doi:10.3390/cells13030274.

[17] KANAGALA SG,SAWHNEY A,PARIKH K,et al.Navigating the challenges of bicuspid aortic valve-aortopathy. Glob Cardiol Sci Pract,2023,2023(4):e202327.

[18] KESER G,AKSU K,DIRESKENELI H.Takayasu arteritis:an update.Turk J Med Sci,2018,48(4):681-697.

[19] QU JZ,KAO LW,SMITH JE,et al Brain Protection in Aortic Arch Surgery:An Evolving Field. J Cardiothorac Vasc Anesth,2021,35(4):1176-1188.

[20] TABAYASHI K,SAIKI Y,KOKUBO H,er al.Protection from postischemic spinal cord injury by perfusion cooling of the epidural space during most or all of a descending thoracic or thoracoabdominal aneurysm repair.Gen Thorac Cardiovasc Surg,2010,58(5):228-234.

[21] LIMA B,NOWICKI ER,BLACKSTONE EH,et al.Spinal cord protective strategies during descending and thoracoabdominal aortic aneurysm repair in the modern era:the role of intrathecal papaverin.J Thorac Cardiovasc Surg.,2012,143(4):945-952.e1.

[22] MONACO F,PIERI M,BARUCCO G,et al.Epidural Analgesia in Open Thoraco-abdominal Aortic Aneurysm Repair.Eur J Vasc Endovasc Surg,2019,57(3):360-367.

[23] TANAKA A,AL-RSTUM Z,LEONARD SD,et al.Intraoperative Intercostal Nerve Cryoanalgesia Improves Pain Control After Descending and Thoracoabdominal Aortic Aneurysm Repairs.Ann Thorac Surg,2020,109(1):249-254.

[24] ROSENBLUM JM,CHEN EP.Thoracoabdominal aortic aneurysm repair:open,endovascular,or hybrid? Gen Thorac Cardiovasc Surg,2019,67(1):175-179.

[25] ABISI S,MUSTO L,LYONS O,et al."Awake" Spinal Cord Monitoring Under Local Anesthesia and Conscious Sedation in Fenestrated and Branched Endovascular Aortic Repair.J Endovasc Ther,2021,28(6):837-843.

[26] BUTLER V,BELHADJER Z,GAUDIN R,et al.Outcomes after aortic coarctation repair in neonates weighing less than 2000 g.Arch Pediatr,2023,30(8):567-572.

[27] FOX EB,LATHAM GJ,ROSS FJ,et al.Perioperative and Anesthetic Management of Coarctation of the Aorta.Semin

Cardiothorac Vasc Anesth, 2019, 23 (2): 212-224.
[28] BHANDARI S, BUTT SRR, ISHFAQ A, et al.Pathophysiology, Diagnosis, and Management of Takayasu Arteritis: A Review of Current Advances.Cureus.2023, 15 (7): e42667.
[29] AL-THANI H, HAKIM S, ASIM M, et al.Patterns, management options and outcome of blunt thoracic aortic injuries: a 20-year experience from a Tertiary Care Hospital.Eur J Trauma Emerg Surg, 2022, 48 (5): 4079-4091.
[30] ESATOGLU SN, OZGULER Y, HATEMI G.Disease and Treatment-Specific Complications of Behcet Syndrome.Curr Rheumatol Rep, 2024, 26 (1): 1-11.
[31] SHAO T, BORNAK A, KANG N.Penetrating aortic ulcer and aortic intramural hematoma: Treatment strategy.Vascular, 2023, 31 (6): 1086-1093.
[32] RESTREPO CS, BETANCOURT SL, MARTINEZ-JIMENEZ S, et al.Aortic tumors.Semin Ultrasound CT MR, 2012, 33 (3): 265-272.
[33] VACIRCA A, FAGGIOLI G, PINI R, et al.Predictors of survival in malignant aortic tumors.J Vasc Surg, 2020, 71 (5): 1771-1780.

第二十七章

左向右分流型先天性心脏病手术的麻醉及围手术期管理

先天性心脏病（congenital heart disease，CHD）是胚胎发育时期各种原因导致的心脏结构、血管形态和功能的异常，其发病率为8‰[1]。近50年来，随着人们生产生活方式的改变，医疗卫生技术、检测检查手段的不断提高，新生儿合并CHD的检出比例大幅度增长。2016年调查发现广东省CHD的发病率约为11.1‰[1]，若全国各地发病率均与广东省相同，则在我国每年将有18万例CHD新生儿出生。其中85%的患儿可望存活至成年，因此成人CHD每年也以5%的速度在增长。CHD的主要治疗方式是手术治疗，对于麻醉医生而言，系统了解心脏畸形的解剖变化，疾病的病理生理改变、临床表现，做好术前评估及了解相关麻醉要点是成功处理CHD的先决条件。

第一节　概述

CHD有多种分类方法，其中根据血流的分流方向可分为无分流型、左向右分流型以及右向左分流型。其中左向右分流是最常见的病变类型，约占所有CHD的50%。

左向右分流型CHD是一类因体循环与肺循环间的交通导致富含氧气的肺静脉血再循环的一类病变。其病理生理的共同特点在于肺循环血流量的增加。这类病变可单独存在，也可和其他心脏畸形并存。而独立存在的左向右分流型CHD，也可以分为两大亚类：第一亚类是单纯左向右分流型CHD，也是最常见的CHD，包括房间隔缺损（atrial septal defect，ASD）、室间隔缺损（ventricular septal defect，VSD）、动脉导管未闭（patent ductus arteriosus，PDA）、主肺动脉窗（aortopulmonary window）、房室通道（atrioventricular canal）及部分性肺静脉异位引流（partial anomalous pulmonary venous return，PAPVR）；第二亚类则是以左向右分流为主，同时合并不同程度的右向左分流的病变，如完全性肺静脉异位引流（total anomalous pulmonary venous return，TAPVR）、永存动脉干（truncus arteriosus）。分流位置可位于大血管、心房水平或心室水平。大血管水平的分流病理生理改变基本类似，本章以PDA为例进行阐述。房、室水平的分流则以ASD、VSD为重点进行阐述。房室通道及PAPVR的病理生理及麻醉特点分别与VSD和ASD类似，本章将不予赘述。

一、病理生理

左向右分流的产生通常是由于左、右心腔间隔的缺损或主、肺动脉之间的交通，导致血液从体循环的高压腔流向肺循环的低压腔[2]。分流量的大小取决于两个腔室或动脉间的压差。而压差通常与缺损所在的位置、大小及两侧腔室的阻力相关。小的限制性缺损两端存在较大压差，分流量受缺损影响相对固定；而大的非限制性缺损两端的压差常较小，分流量很大程度上取决于腔室的顺应性。而腔室的顺应性通常与下游是否存在梗阻及体、肺循环阻力有关。例如，非限制性ASD的分流主要发生于心房收缩期，其分流量直接取决于左右心房的压差，而心房的压力与心室舒张期的顺应性相关，因此ASD的分流量实质上决定于左右心室的压差。该压差除与体、肺循环阻力相关外，还与左、右心室流出道及主、肺动脉瓣是否梗阻有关[3]。

部分体循环的氧合血通过交通处进入肺循环后增加了循环系统的容量负荷。左向右分流患者的病理生理改变基本相似(图 27-1-1)。

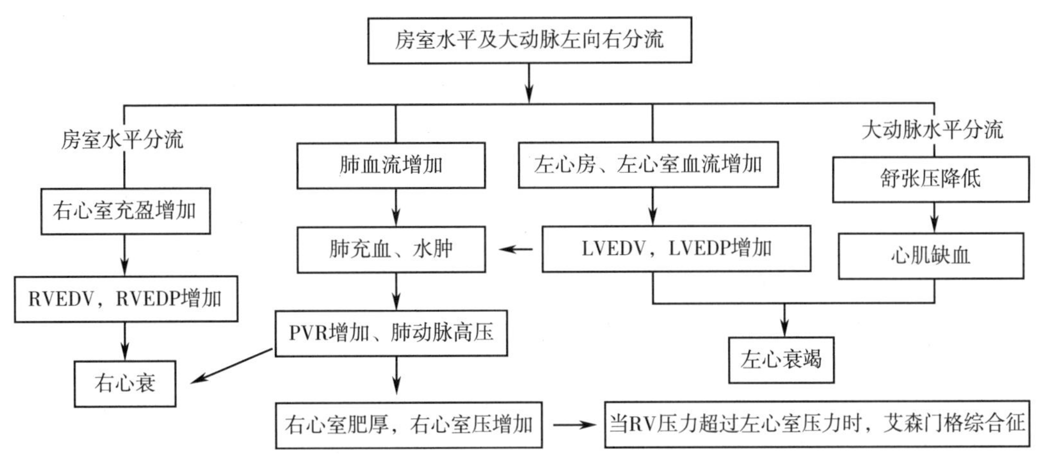

图 27-1-1　左向右分流病理生理改变

(一) 肺血管阻力增加,肺动脉高压

左向右分流导致肺循环血流量增加、肺动脉压力升高,刺激肺小动脉和肺毛细血管平滑肌细胞增生、动脉壁坏死、动脉瘤样扩张及肺泡间动脉减少[4]。早期治疗后上述改变可逆转。若病情继续进展,肺血管壁逐渐增厚、血栓形成导致管腔狭窄、肺血管阻力(PVR)增加,到后期发展为不可逆的阻塞性肺血管疾病。PVR 增加到一定程度后,左右心室压差缩小,左向右分流量相应减少,肺循环和体循环血流总量比值(Qp/Qs)降低。当肺动脉压力升高导致右心压力超过左心时,分流方向逐渐演变为双向分流直至右向左分流,患者出现发绀,称之为艾森门格综合征(Eisenmenger syndrome),见 ER 27-1-1[4]。

(二) 心腔增大、心室肥厚

左向右分流导致右心容量负荷增加,依据分流部位不同,右心房或右心室相应扩大。肺动脉高压,右心室容量、压力超负荷导致右心室肥厚,右心室舒张末期容积及压力增加,终末期出现右心衰竭。另一方面,右心容量负荷的增加使肺循环血量增加,左心室舒张末期容积(LVEDV)及左心房压增加,左心增大、肥厚,最终导致左心衰竭。房室瓣水平以上的分流(如 ASD)通常以右心增大为主;而房室瓣水平以下的分流(如 VSD、PDA)最初常导致左侧心腔扩大。

(三) 心肌缺血

大血管水平的左向右分流应充分考虑患者心肌缺血的风险。主动脉的部分血流在舒张期分流至肺动脉,舒张压降低。肥厚的心肌及降低的舒张压共同诱发心肌缺血。

艾森门格综合征的诊断、进展及治疗介绍

二、临床症状

左向右分流型 CHD 患者的临床表现因其年龄、分流部位、分流量不同而不同。轻者无症状,重者可能出现反复肺部感染、重度肺动脉高压及心力衰竭。一般而言,第一亚类的患儿主要表现为肺血增多的症状如心动过速、心力衰竭等，成人患者表现为呼吸困难、活动耐量下降，在早期无发绀现象；第二亚类的患者虽然存在部分右向左分流，但分流的主要方向仍为左向右，除梗阻性TAPVR外，此类患者通常只有轻-中度缺氧（85%左右），其主要症状仍为呼吸急促及发育不良。

若在婴儿时期就出现呼吸急促症状，则是由于大量左向右分流导致肺血流增多，淋巴系统液体相应增加，间质水肿使气管内径变小，气道阻力增加，呼吸做功增加所致。这类患儿还可能出现左心衰竭的症状，这种心力衰竭是由于体循环容量负荷增加所致。患儿的心排血量较正常人高，但由于呼吸急促、氧耗及代谢增高等因素，增加的心排血量仍不能满足患儿的需求，称为高输出量性心力衰竭（high output heart failure）。此类患儿心肌收缩力增加，但静脉充盈压正常。由于肝静脉的高顺应性，通常表现为肝大。神经或内分泌系统调节使肾上腺素能代偿性亢进则导致心动过速及多汗。

同时，由于呼吸做功的增加导致患儿进食困难、胃内压增高，进一步诱发进食后呕吐。随着病情的进展，患儿长期处于高代谢及低摄入状态，则会出现明显的发育不良。

三、术前评估

左向右分流CHD患者的术前评估与其他心脏病患者的评估内容相似，包括病史、体格检查及实验室检查等。同时，由于大多数CHD可能在婴幼儿时期就有或轻或重的症状，因此，患儿的发育情况也必须考虑在内。

（一）病史及体格检查

虽然心外科和心内科医生在术前已对患者进行了全面的评估，病历记录中详细记录了患者此次病史的特点及治疗过程，但麻醉医生还需要复习患者既往的治疗情况、并发症，可能存在的其他系统合并症，这些都会影响围手术期的处理方案，因此与患者及家属的沟通至关重要。

病史评估包括患者的现病史（诊断、治疗过程、拟行手术方式）、既往史（用药史、手术史）、过敏史等，目的是了解患者疾病的严重程度、病理生理改变及手术操作对麻醉的影响。对于婴幼儿，喂养困难、呼吸急促困难、易出汗等症状常提示心功能储备较差；而成人CHD患者常表现为乏力、呼吸困难及端坐呼吸，可能还合并活动后胸痛、心悸、发绀、晕厥等症状。另外，近期运动耐量的下降也同样提示心脏储备功能的降低。

通过体格检查进一步评估患者的心肺功能状态。患儿淡漠懒动、发育迟缓；成年患者消瘦，杵状指、下肢水肿，均提示患者心肺储备功能低。呼吸困难通常是婴幼儿充血性心力衰竭的首发症状，心动过速、肝脾肿大、肺部啰音、颈静脉怒张通常提示左、右心室衰竭。当患者SpO_2低于85%时会出现发绀，提示肺血减少、左向右分流的终末期或存在右向左分流。新生儿可能动脉导管前、后肢体的SpO_2不一致，若右上肢SpO_2高于下肢，提示肺循环的乏氧血通过动脉导管进入降主动脉，这种差异常见于持续性肺动脉高压的新生儿或合并左心异常（重度主动脉狭窄、主动脉弓离断等）的患儿。

CHD患者，尤其是合并先天性染色体异常（13三体、18三体、21三体综合征）时，气道评估至关重要。据报道，CHD患者喉镜暴露Ⅲ~Ⅳ级的发生比例约为3.5%，是普通患者的2倍左右[5]。存在动脉圆锥异常如永存动脉干、肺动脉闭锁的患者，合并DiGeorge综合征的风险明显增加。在术前访视中，若发现患者呼吸时有喉鸣音，应高度警惕声门上、下狭窄的可能。

（二）辅助检查

常规的辅助检查包括血液检查（凝血功能、肝肾功能及电解质）、影像学检查及心导管检查等，均可提示相关的心血管信息。如血红蛋白（Hb）的升高常提示患者长期慢性缺氧，对于左向右分流的患者，则可能存在艾森门格综合征。合并DiGeorge综合征的患者因甲状旁腺功能异常可能出现顽固性低钙。胸部X线片、超声心动图及心导管检查都可以提示肺动脉高压的程度。而心脏MRI检查可以全面了解心脏解剖畸形、心室功能、瓣膜功能及血流速度。因此术前详细解读相应检查可以全面了解患者病情。

四、左向右分流患者麻醉总体原则

左向右分流 CHD 患者的麻醉计划应根据病情进行个体化制订，但仍具有共同的原则（表 27-1-1）。在体外循环（cardiopulmonary bypass，CPB）前，麻醉目标在于维持 PVR 和 SVR 的平衡，具体而言即维持正常或轻度升高的 PVR 和轻度降低的 SVR。正常或轻度升高的二氧化碳分压及吸入 30%~40% 浓度的氧气可有效维持正常或轻度升高的 PVR。由于术前基础体循环容量的增加，患者常不能耐受低血容量，因此可适当补液保证足够的前负荷。当存在双向分流时，应注意避免过高的气道峰压及 PEEP 增加胸膜腔内压，导致右向左分流量增多。所有存在分流的患者都有发生右向左分流的风险，因此一定要注意排出输液管道的气泡，避免发生反常性栓塞。

术前合并肺动脉高压的患者在 CPB 后肺动脉压力可能不会出现明显下降，因此应注意监测。可吸入 NO 或采取其他降低肺动脉压力的措施。术前合并心力衰竭或大量左向右分流的患者在脱离 CPB 时常需要正性肌力药物维持心功能，保证足够的心排血量。

知识点

表 27-1-1 左向右分流先天性心脏病麻醉要点

体外循环	要点
体外循环前	1. 维持肺血管阻力（PVR）：体循环阻力（SVR）的平衡 2. 避免过度通气或 FiO_2 过高导致肺循环阻力降低加重肺充血及左心室容量负荷 3. 避免肺循环阻力过高或体循环阻力过低导致右向左分流而缺氧 4. 避免气泡通过输液管道进入体循环引起反常性栓塞
体外循环后	1. 监测及处理肺动脉高压 2. 维持足够的心排血量

第二节 房间隔缺损

房间隔缺损（ASD）是左、右心房的间隔发育不全遗留缺损造成血流相通的先天性畸形。其发病率为 0.07%~0.2%，是 CHD 的第二大类，占所有 CHD 的 5%~10%[1]。女性更为多见，是男性的 2 倍。由于小的缺损临床症状轻微，因此，近 1/3 的孤立性 ASD 是在成年后发现的。某些特殊类型的 CHD，如室间隔完整的完全性大动脉转位、三尖瓣闭锁等，ASD 的存在是患者存活的必备条件，因为体、肺循环血流才能得以交汇。

病案摘要

患儿，女，4 个月，5kg，因"出生后发现心脏杂音"入院。心脏彩超提示：房间隔膜部中断 6mm，右房增大，余各心腔内径基本正常。诊断 CHD，ASD（继发孔型），拟行 ASD 修补术。

【问题】如何判断房间隔缺损的分型？

分隔左右心房的房间隔由薄弱的中央膜部及较为厚实的上下脂肪缘组成。而中央膜部是由原发隔组织形成，卵圆窝即位于中央膜部的后上方。根据缺损的解剖部位将房间隔缺损分为四大类：原发孔型、继发孔型、静脉窦型及冠状窦型（图 27-2-1，图 27-2-2），其各自所处解剖部位及特点如表 27-2-1 所示。

知识点

表 27-2-1　房间隔缺损类型、部位及特点

类型	部位及特点
原发孔型	房间隔下部、房室瓣上方；属于房室通道的一种
继发孔型（卵圆孔未闭）	局限于卵圆窝处；占 ASD 的 80%
静脉窦型	位于上、下腔静脉与右心房的交界处；常合并肺静脉异位引流
冠状窦型（无顶冠状静脉窦）	冠状静脉窦与左心房之间的缺损；常合并残存左上腔静脉

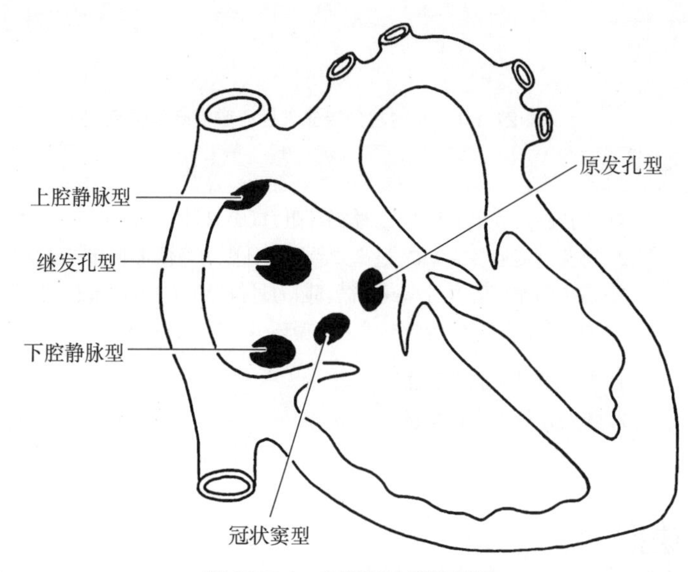

图 27-2-1　房间隔缺损的类型

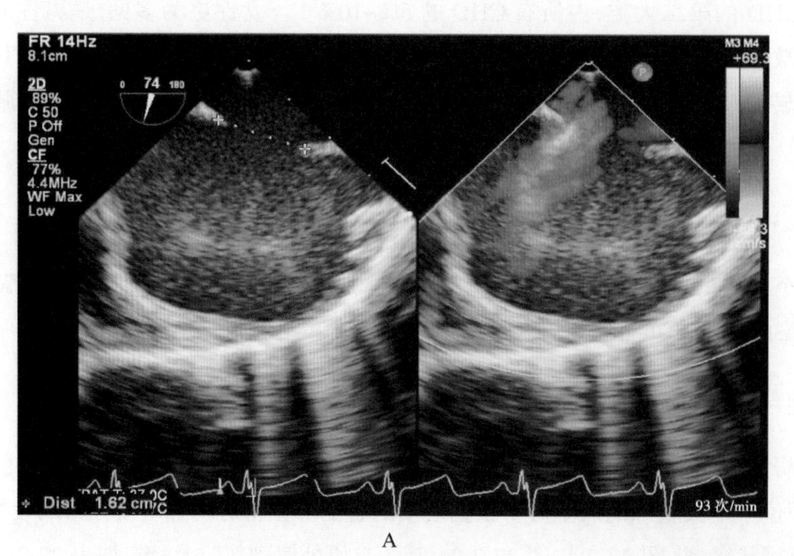

A

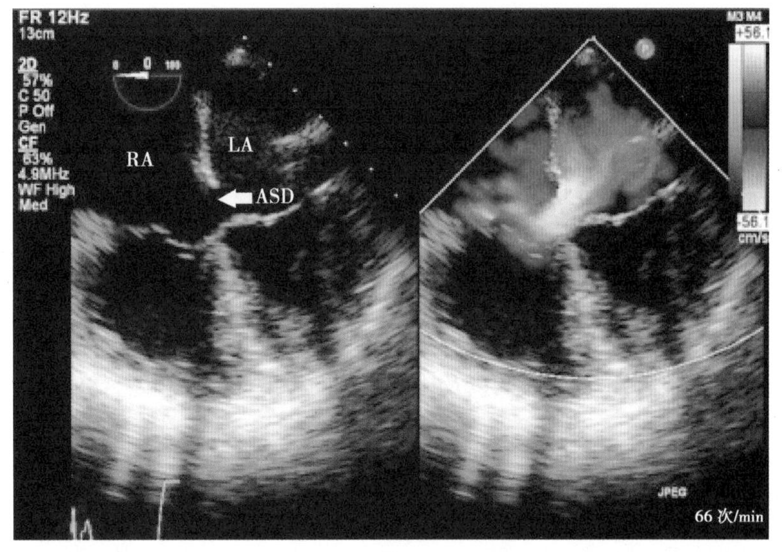

B

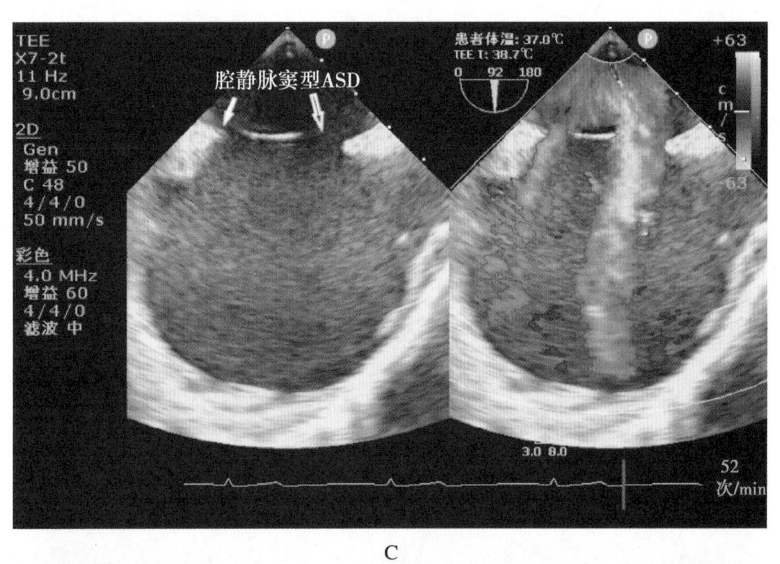

C

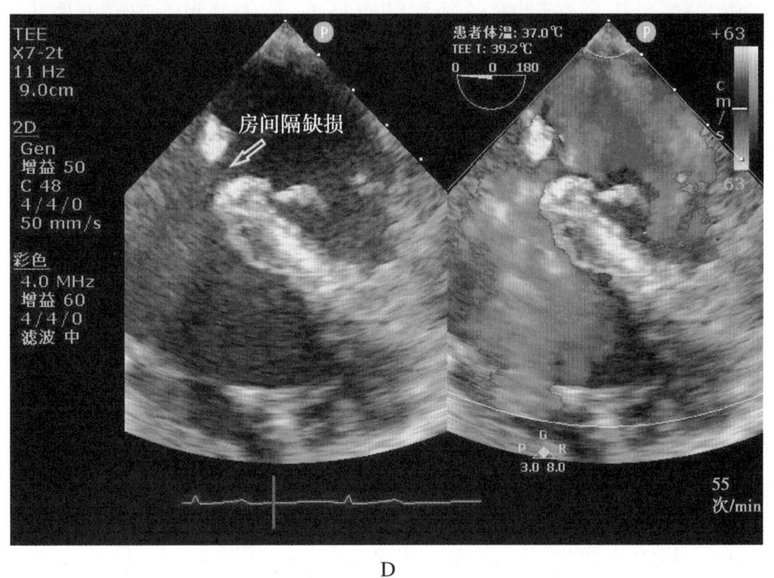

D

图 27-2-2　房间隔缺损的 TEE 表现

A. 继发孔型 ASD；B. 原发孔型 ASD；C. 腔静脉窦型 ASD；D. 无顶冠状静脉窦。

87% 的小缺损在出生后第 1 年会自行闭合。未闭合的、较大的 ASD 推荐手术治疗，儿童的最佳手术时间一般为 3 ~ 5 岁。手术方式包括直视下 ASD 修补术以及介入或超声引导下的 ASD 封堵术。而对于成人，可进行传统的体外循环下开胸 ASD 修补或非开胸机器人辅助下全腔镜 ASD 修补术。

介入或超声引导下的 ASD 封堵术是比较安全且成功率较高的手术方式，相较于开胸手术，术后并发症的发生率低，住院时间短且没有手术瘢痕。但其适应证也比较严格，如一般限于继发孔型 ASD，四周残端够长且足够坚韧可支撑封堵伞。封堵手术的并发症包括封堵伞脱落、术中心律失常及空气栓塞、心脏压塞等。ASD 修补术一般经右房进行，通常选择正中劈开胸骨。但目前可以从正中开胸胸骨部分劈开的小切口和侧胸切口进行手术，从而达到"美容切口"的目的。更为微创的手术方式为胸腔镜或机器人辅助的心脏手术。较小的 ASD 可直接缝合，而较大的以及比较特殊的类型如原发孔型 ASD 常需用自体心包片进行修补。

病例　房间隔缺损

病案摘要

患者，女，58 岁，体重 65kg。因"反复咳嗽 10 年，加重伴气紧 2 月余"入院。诊断"房间隔缺损"，拟于 CPB 下行"房间隔缺损修补术"。胸部 CT：双肺散在渗出灶；肺动脉干、左右肺动脉干及分支增粗。心脏超声：左心室（LV）内径 35mm，左心房（LA）内径 26mm，右心房（RA）内径 50mm，右心室（RV）内径 32mm。房间隔中上份回声失落约 24mm × 25mm，房水平左向右分流，心包少量积液。心电图：窦性心律，完全性右束支传导阻滞。

【问题 1】ASD 患者的自然病程及相应的病理生理特点如何？

临床思路　ASD 早期为左向右分流。小型限制性 ASD 分流量少，临床症状轻微。如卵圆孔未闭的患者多因"反常性栓塞"被发现。较大的非限制性缺损（直径 >1cm）分流量大，但由于心房的顺应性较好，分流增加的压力被心房扩张所代偿，直接传递到肺循环的压力较小，因此患者发生重度肺动脉高压的时间较晚。

ASD 导致的左向右分流发生于舒张期，除缺损的直径外，分流量很大程度上取决于左、右心室的顺应性。在新生儿时期，由于 PVR 较高，右心室的顺应性较差，右心房压高，即使缺损较大，分流量也较小。因此在婴儿时期很少发生高心排血量心力衰竭。随着 PVR 下降，右心室顺应性的改善，左心房分流至右心房的血量增加，从而导致右心容量负荷及肺循环血量增加。当 Qp/Qs>1.5 时可能出现肺动脉高压的症状，在儿童时期表现为乏力、发育迟缓、反复呼吸道感染。若患者未经治疗，随着肺血管床内膜的增生，可能发生不可逆的重度肺动脉高压，分流方向变为右向左分流，患者出现发绀、红细胞增多症等艾森门格综合征表现。

一般而言，30 岁时，30% 的患者可能因肺淤血及左心房压升高表现为呼吸困难，10% 的患者会在 40 岁左右因左心房增大出现心房颤动，60 岁之后几乎所有 ASD 患者都会出现症状。

病例进展

患者入室后心率 92 次 /min，SpO_2 95%（吸空气），血压 169/97mmHg。麻醉诱导及气管插管顺利。CPB 时间 50 分钟，主动脉阻断 36 分钟。术中用涤纶片修补缺损后顺利脱离 CPB。此时血压 100/55mmHg，心率 82 次 /min，CVP 5cmH_2O。持续静脉泵注硝酸甘油 0.5μg/（kg · min），多巴胺

3μg/(kg·min),快速输注 CPB 剩余血液约 10 分钟后,血压逐渐下降,最低 63/40mmHg,CVP 12cmH_2O,心率 78 次 /min。直视下见右心较饱满,停止输血,给予麻黄素 6mg 静脉推注,并将多巴胺升至 5μg/(kg·min)。血压升至 95/56mmHg,CVP 6mmHg,心率 90 次 /min。

【问题 2】ASD 患者 CPB 前后管理的要点是什么?该患者为什么在 CPB 后出现血压下降?

临床思路 绝大多数的 ASD 患者心功能储备良好,能较好地耐受麻醉诱导。症状明显、心肺功能受损的成人,术前一般给予强心、利尿治疗,麻醉诱导时应注意维持心率、心肌收缩力,谨慎的补充血容量,维持血流动力学稳定,保证至少 0.5~1.0ml/(kg·h)的尿量,同时注意避免缺氧及二氧化碳蓄积导致肺动脉压进一步升高。CPB 前应维持 SVR 与 PVR 的平衡,避免右向左分流诱发缺氧及过度的左向右分流导致体循环灌注不足。

对于缺损大、病程长的成人 ASD,如该例患者,由于左心房的血流大量分流至右心房,右心及肺循环容量负荷重,而左心室长期处于低充盈状态,左心室发育不良,CPB 后的液体管理应谨慎。由于修补后分流消失,左心房的血液全部回到左心室,左心室容量负荷较术前明显增加,因此 CPB 后应保持正常偏低的容量负荷。如本例患者,术前左心室仅 35mm(正常 50mm 左右),明显偏小,CPB 后快速大量输注液体,导致左心房压快速升高,出现肺水肿。

简单的、分流量小且 PVR 不高的患者,可进行手术间或 ICU 早期拔管。而术前右心功能受损明显、重度肺动脉高压的患者,术后可能发生房性心律失常甚至传导阻滞,可适当延长镇静及机械通气时间。

第三节 室间隔缺损

室间隔缺损(VSD)是指心室间隔上存在的缺损,导致左、右心室间血液交通。其发病率为(1.56~53.2)/1 000 例新生儿,是最常见的 CHD,约占全部 CHD 的 20%。VSD 可独立存在,也可合并其他心脏或非心脏畸形,如 21 三体、18 三体综合征和 VACTERL 综合征(脊柱异常、肛门闭锁、心脏畸形、气管食管瘘、肾脏异常、四肢畸形)。

病例 室间隔缺损

病案摘要

患儿,女,出生 4 个月,体重 5kg。因“出生后发现心脏杂音”入院。心脏超声:左、右心均增大,室间隔膜部连续性中断 10mm,左向右为主双向分流,收缩期见三尖瓣少量反流。诊断:CHD,VSD。拟于体外循环(CPB)下行 VSD 修补术。胸部 X 线检查:双肺血多,心影增大,肺动脉段平直。患儿平素易感冒,生长发育及活动耐量较同龄儿差。

【问题 1】该患儿 VSD 分型为哪一种?

临床思路 室间隔由上份薄弱的膜部、漏斗部及下份的肌部组成。依据解剖学和胚胎学,VSD 有多种分类方法,见图 27-3-1。目前较为经典的分类方法是根据缺损所处解剖位置分为干下型、膜周型、流入道型及肌部 VSD。肌部 VSD 发生于室间隔肌部,其他三种分布于周边靠近三尖瓣及肺动脉瓣处。每种 VSD 的发病率及相应特点见表 27-3-1。该患儿 VSD 正好位于室间隔膜部,是最常见的膜周型 VSD。

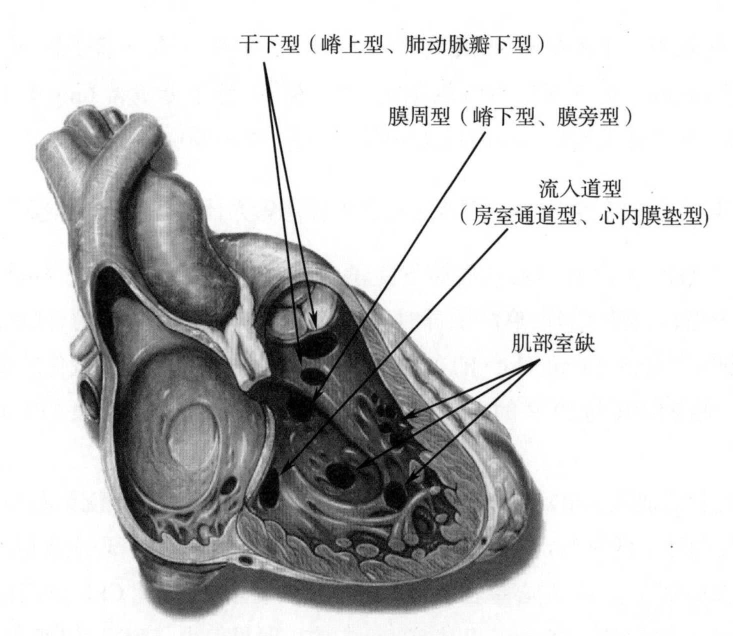

图 27-3-1　室间隔缺损的分型

知识点

表 27-3-1　室间隔缺损分型及其特点

分型	别名	比例 /%	位置	特点
干下型	嵴上、肺动脉瓣下、漏斗部、圆锥部型	5	右心室流出道间隔部肺动脉瓣下，室上嵴上方，即漏斗部或肺动脉圆锥处	常合并主动脉瓣脱垂、主动脉瓣反流
膜周型	嵴下、圆锥部、膜旁型	80	膜部室间隔，即三尖瓣、主动脉瓣及二尖瓣的纤维连接处	可形成假性膜部瘤
流入道型	房室通道型、心内膜垫型	10	位于间隔后方，三尖瓣隔瓣及右心室流入道下方	可合并房室通道
肌部室间隔缺损	—	2~7	可位于肌部间隔任何部位	常多发

【问题 2】VSD 患者的自然病程、病理生理特点及治疗方案？

临床思路　小的肌部、膜周型 VSD 有 50% 的概率在出生后 1 年内自行闭合，非限制性 VSD 也有一定的概率缩小为限制性 VSD。但流入道型极少会出现闭合或缩小。

根据缺损的大小及分流量的多少，患者可能无症状或早期即表现为充血性心力衰竭。较小的 VSD 不会影响生长发育，但特殊部位的缺损可能导致其他心脏结构的改变。例如，主动脉瓣附近的 VSD，因高速通过缺损的血流产生文丘里效应，使主动脉瓣右冠瓣脱垂伴发主动脉瓣关闭不全。合并大缺损的患儿出生后几天 PVR 下降，血流通过 VSD 同时增加了左、右心室的容量负荷，早期即可发生左心衰竭甚至双心室衰竭。需要注意的是，婴幼儿即使发生双心室衰竭，也极少会像成人一样出现水肿或颈静脉怒张，可能仅表现为肝大。

由于 VSD 的分流发生于心室收缩期，血流直接进入肺动脉，因此肺血管的压力升高及血管扩张更明显，更易发生肺动脉高压。非限制性 VSD 的患儿在 3 个月左右即表现出肺血增多、肺动脉高压的一系列症状，如反复肺部感染、生长发育延迟、充血性心力衰竭。若不治疗，这些患儿会在 2 岁左右发展为阻塞性肺血管疾病，甚至演变为艾森门格综合征。

一般而言，VSD 大于 5mm 时需要进行手术干预。但对于干下型 VSD，即使缺损小于 5mm，但合并主动脉瓣脱垂、反流时，为避免瓣膜的进一步损伤，通常也需进行手术。

VSD 的手术方式与 ASD 一样，可以行介入或超声引导下的封堵术或于 CPB 下开胸修补。一般而言，肌部和小部分膜周部 VSD 可进行封堵治疗。但应注意封堵术后可能发生残余分流（16%）、心律失常（10%）、瓣膜功能障碍（4%）等并发症。传统的开胸手术一般是胸骨正中切口，但也可行正中小切口、侧切口或胸腔镜、机器人辅助的微创手术。膜周部和流入道型 VSD 一般需切开右心房进行心包补片，有的还需要进行三尖瓣隔瓣的分离。干下型 VSD 通常需切开肺动脉以暴露缺损。随着医学的进步，目前 VSD 缺损术后死亡率已降至 1% 以下。但对于术前合并心力衰竭的非限制性 VSD 患者，术后仍可能发生心律失常、左、右心功能不全及活动耐量降低等并发症。

手术时机的选择主要依据患者的年龄及相应的临床表现。小于 6 个月的患儿如果出现难以控制的充血性心力衰竭或发育不良时，应早期进行手术修复。6~24 个月的患儿合并肺动脉高压或充血性心力衰竭时应及时手术治疗。1 岁以上的患者如果 Qp/Qs 超过 2∶1，也需及时进行修复。如果 VSD 很小，且无症状时，为避免发生感染性心内膜炎可考虑手术治疗。

病例进展

患者入室后常规麻醉诱导，顺利插入 3.5# 气管导管，双肺呼吸音清晰对称。通气参数：FiO_2 50%，潮气量 55ml，呼吸频率 26 次 /min，$PetCO_2$ 36mmHg。30 分钟后放置 TEE 探头时，患儿发生轻微呛咳，SpO_2 从 100% 逐渐下降至 90%，并有进一步下降趋势。此时患儿心率 140 次 /min，血压 120/85mmHg。TEE 检查发现通过 VSD 的血流方向为右向左为主双向分流。

【问题 3】VSD 患者的 CPB 前麻醉要点是什么？此时患儿氧饱和度降低最可能的原因是什么？

临床思路 与 ASD 相似，VSD 患者 CPB 前的麻醉目标包括：①维持心率、心肌收缩力和前负荷；② CPB 前避免 Qp/Qs 过度升高导致左向右分流量过多，加重肺淤血及增加左心室容量负荷，诱发体循环灌注不足、左心衰竭；③避免 Qp/Qs 过低，发生右向左分流。

不合并心力衰竭的 VSD 患者，可以很好地耐受麻醉诱导。非限制性 VSD 患者，尤其合并 21 三体综合征时，婴儿时期就可能并发肺动脉高压，肺部感染时常会导致双心室衰竭，术前可能使用多巴胺、米力农等正性肌力药物，在麻醉诱导时对于吸入麻醉药物的心肌抑制作用较为敏感，因此更推荐使用阿片类及咪达唑仑等静脉麻醉药物。术中进行 TEE 监测不但可以观察容量及心肌收缩力，评估是否存在残余分流，而且可以监测分流方向，帮助判断肺动脉压力。

该患儿为非限制性 VSD，肺动脉压力高，术前已经存在双向分流。在 CPB 前维持 PVR 及 SVR 的平衡尤为重要。在该病例中麻醉医生注意避免过度通气、吸入过高浓度的氧气等可能降低 PVR 的因素。此外，切勿忽视因麻醉偏浅导致交感神经兴奋，肺动脉压力升高的问题，在放置 TEE 探头时肺血管收缩，分流方向逆转为以右向左为主的双向分流，从而出现缺氧。

病例进展

加深麻醉，吸入 100% 纯氧并过度通气后，患儿 SpO_2 恢复 100%，TEE 显示 VSD 分流方向恢复至左向右为主双向分流。其后手术过程无特殊，主动脉开放后准备停 CPB，持续泵注米力农 0.5μg/（kg·min），此时心率 100 次 /min，血压 80/50mmHg，$SpO_2$100%，但存在二度Ⅱ型房室传导阻滞，安置临时起搏导线，房室顺序起搏后顺利停 CPB。

【问题 4】VSD 患者 CPB 后需要注意哪些问题?

临床思路 小的限制性 VSD 在缺损闭合后肺动脉压力可快速降低,这类患者在 CPB 后通常不需要正性肌力药物。反而由于左心室容量负荷的降低,常表现为高血压,可能需要硝普钠等扩血管药物。术前合并明显肺动脉高压的患者,由于肺血管平滑肌肥厚,CPB 后肺动脉压力仍会较高,因此需要采取降低肺动脉压力的措施,如吸入高浓度氧气、过度通气、避免酸中毒、选择性肺血管扩张剂等,同时可能需要米力农、肾上腺素等正性肌力药物维持心肌收缩力。

需要注意的是,VSD 补片后除了残余分流外,应关注是否存在肌部 VSD、左右流出道是否梗阻、修补时是否损伤三尖瓣、主动脉瓣等外科并发症。同时,VSD 术后房性心律失常及一过性房室传导阻滞也较为常见。交界性异位心动过速(junctional ectopic tachycardia,Jet)常在 1 岁以内的婴幼儿中发生,其原因在于希氏束或房室结的兴奋性增加[6,7]。大多数患儿可耐受此类心律失常,但当心室率超过 160 次 /min 时可导致血流动力学不稳并增加死亡率。同步电复律及腺苷均不能终止此类心律失常。最有效的方法是提高心房率使其略高于交界性心率,以恢复房室顺序。但当心室率超过 160 次 /min 时,过快的心房率并不能改善血流动力学,因此常需联合减慢心率的药物(如普鲁卡因胺、胺碘酮)。

第四节 动脉导管未闭

动脉导管是主动脉弓左侧第 6 分支的残存结构,通常起自降主动脉近锁骨下动脉处,与左肺动脉相连(图 27-4-1)。单纯性动脉导管未闭(PDA)的发病率约为 1/2 500 例新生儿,占全部 CHD 的 10%。其中女性患病率约为男性的 2 倍。早产儿呼吸窘迫综合征的发病率与 PDA 的发生率成正相关。

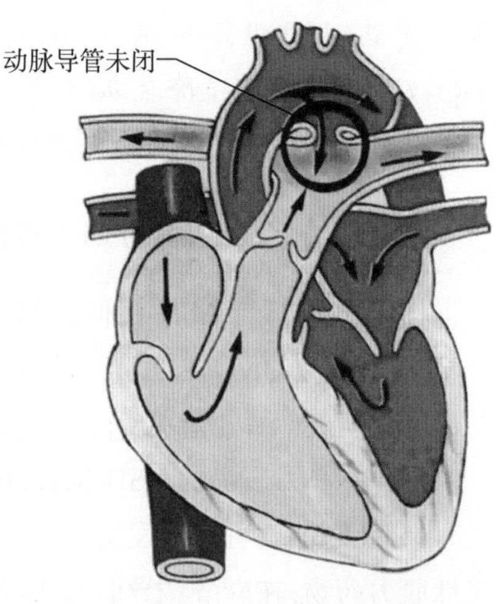

图 27-4-1 动脉导管未闭

动脉导管是胎儿循环中重要的组成结构,在胎儿期,90% 来自右心室的血流通过动脉导管流向降主动脉,使胎儿能维持足够的体循环灌注。而在出生后,由于肺开始通气,血氧张力增加、胎盘产生的前列腺素消失及缓激肽等血管活性物质的释放使动脉中层平滑肌收缩,动脉导管在 12~24 小时内因出现功能性关闭,2~3 周内由于内膜增生、血栓形成,结缔组织增生替代肌纤维,动脉导管永久性关闭。

病例 动脉导管未闭

病案摘要

患儿,男,出生 8 天,体重 2.5kg。诊断“动脉导管未闭”,拟行“动脉导管结扎术”。患儿为早产儿,孕龄 35 周,出生 2 天后出现呼吸窘迫,行气管插管。心脏超声:降主动脉与左肺动脉间见内径为 6mm 的管型连接。患儿带气管导管入室,血压 60/30mmHg,心率 150 次 /min,SpO_2 97%(FiO_2 80%)。经内科治疗后好转不明显。

【问题 1】早产儿合并 PDA 时的病理生理特点是什么?

临床思路 早产儿 PDA 的发病率与胎儿成熟程度相关。50% 出生体重低于 1 200g 和 20% 低于

1 750g 的早产儿均合并 PDA。动脉导管在结构上与主动脉之类的血管组织不同，其内膜为纵形和环形的平滑肌，而非弹性纤维。足月儿在出生后，由于 PO_2 的增加、前列腺素因代谢后消失，平滑肌收缩导致动脉导管逐渐关闭。早产儿动脉导管的肌层薄弱，收缩性差，未成熟的肺对前列腺素的代谢少；同时，由于呼吸窘迫导致低氧血症，对动脉导管生理性关闭的刺激减弱，因此动脉导管不会出现功能性闭合。

刚出生时，由于婴儿的肺阻力仍然较高，通过动脉导管的血流通常为双向分流，在收缩期时为右向左分流。出生后 2~3 天，随着肺阻力的下降，无心脏畸形的早产儿呼吸窘迫会有一定程度的改善。但对于合并 PDA 的早产儿，双向分流则变为了完全左向右分流，即使是中度分流[Qp/Qs 为（1.5~2.2）/1]，也会出现明显的肺部症状甚至呼吸衰竭、左心衰竭。其机制在于早产儿的肺血管肌层发育不良，PVR 较低导致流经导管的分流量明显增多；肺毛细血管通透性更大，即使中度肺血流增多也可能产生较多的肺水，而未成熟的肺泡对肺水增加也更敏感。因此这个时期患儿肺功能明显下降，同时由于左心容量负荷的增加，而早产儿的低左心室顺应性导致舒张末期压力、左心房压明显升高加重肺水肿、呼吸衰竭。与此同时，主动脉左向右分流使舒张压降低，冠状动脉灌注压下降导致心内膜下缺血，加重左心衰竭。

【问题 2】对该患儿应该如何治疗？

临床思路 对于早产儿，一旦发现合并 PDA 应尽早应用环氧合酶抑制剂如吲哚美辛、布诺芬达到药物性关闭动脉导管的效果，同时限制液体入量减轻心脏负担。吲哚美辛的剂量通常为 0.2mg/kg 静脉滴注，1 次 /12h，共 3 次。若药物治疗无效，则应进行手术治疗。

手术方式包括左后外侧开胸、胸腔镜或机器人辅助下全内镜 PDA 结扎术。目前上述手术方式的死亡率及并发症发生率极低，但对于早产儿则较高。手术并发症包括出血、乳糜胸、喉返神经损伤导致声带麻痹、气胸、肺不张及误扎左肺动脉或降主动脉。非开胸手术通常是指经导管 PDA 封堵术，这是相对比较安全的手术方式，其有效率可达 100%，且术后恢复快，疼痛少，术后肺部并发症少。其并发症包括心律失常、封堵器导致的栓塞及喉返神经损伤。但对于新生儿或早产儿，由于血管直径过小，常不能采用该手术方式。

病例进展

患儿右侧卧位，手术医生经左胸入路探查游离动脉导管。此时心率 160 次 /min，血压 50/35mmHg，SpO_2 85%。

【问题 3】PDA 结扎术中麻醉需要关注哪些方面的问题？该患儿出现氧合降低的原因是什么？

临床思路 PDA 结扎术通常不需要 CPB，但行该手术的患儿年龄都偏小，甚至有的如该患儿一样为低体重早产儿。月龄越小的患儿往往病情越重，多合并严重肺动脉高压、肺部感染甚至心力衰竭，因此对于麻醉医生而言挑战更大。

PDA 患者的麻醉目标与 VSD 和 ASD 一致，即维持 SVR 与 PVR 平衡。应特别注意的是，对于婴幼儿，特别是早产儿，术中要注意保温；在分离血管时，可能出现大出血，因此需要两个大的静脉通道；粗大的 PDA 可能与左肺动脉、降主动脉的直径一致，为防止误扎，应同时监测上、下肢血压及氧饱和度。若为低体重早产儿，不一定必须进行有创动脉监测。动脉导管结扎后，舒张压会明显上升，但对于术前心力衰竭的患儿，应注意左心室后负荷增加导致的心功能进一步下降，因此需要准备血管活性药物。若结扎后下肢血压消失，提示误扎降主动脉，若结扎后 SpO_2 和 $PetCO_2$ 下降，通常提示误扎左肺动脉，TEE 也可帮助判断。

在游离及结扎动脉导管时，通常需要单肺通气（OLV）。对于小婴儿而言则无法实施，可以轻柔地压迫术侧肺组织或用纱布包裹达到视野暴露的目的。但术前合并肺部感染及肺动脉高压的早产儿，如该患儿，在游离过程中出现低氧血症是较为常见的并发症，其原因包括分钟通气量不足、肺内分流增加及肺阻力增加导致分流方向改变等因素。因此在开胸进行单肺通气后，可将吸氧浓度提高到100%，增加呼吸频率，尽量避免二氧化碳蓄积及低氧。若以上处理不理想，可暂停手术，待情况好转后再进行手术。此外，避免气体栓塞也是所有分流患者需要注意的事项。

开胸手术的患者术后需要充分镇痛，肋间神经阻滞、硬膜外镇痛及注射局麻药等措施都可以使用，对于小婴儿可采用骶管阻滞。在镇痛良好的前提下，症状较轻、分流量小的患者可以考虑“快通道麻醉”。但术前合并严重肺动脉高压、心力衰竭的患儿及早产儿，术后需要一定时间的机械通气。

第五节　部分性及完全性肺静脉异位引流

部分性肺静脉异位引流（PAPVR）和完全性肺静脉异位引流（TAPVR）是相对少见的心脏畸形。由于PAPVR通常没有症状，或与ASD合并存在，因此单纯PAPVR的发病率尚不清楚。据报道，尸检中发现PAPVR的比例为6‰。TAPVR占全部CHD的5%[8]。

约1/3的PAPVR/TAPVR合并其他心内及非心脏畸形，如肺隔离症、肺动脉闭锁、左心发育不良、单心室、PDA及大动脉转位等。其中比较有特点的是弯刀综合征（scimitar syndrome）。该综合征包括右位心、右肺发育不良及部分或完全性肺静脉异位引流至下腔静脉。异常的肺静脉在胸片上常表现为从右肺中部通向基底部的弯曲状异常结构，类似于古代土耳其武士佩戴的弯刀。

PAPVR是指1~3支肺静脉未与左心房相连。最常见的是右肺静脉引流至上腔静脉或右心房（74%），其次是右肺静脉引流至下腔静脉，最少见的类型是左肺静脉引流至左侧无名静脉或直接汇入冠状静脉窦。

PAPVR的病理生理变化类似于ASD、VSD等左向右分流疾病，其分流量取决于异常回到右心房的肺静脉数量及其占比，异常回流的肺静脉起源的肺叶或肺段数量，正常和异常肺静脉的血管床阻力，以及血流接收腔室的顺应性。大多数单纯PAPVR患者即使不治疗也不会有临床症状，若异位引流的肺静脉血超过50%或合并ASD时，早期可能不会有任何症状，但当患者到30~40岁时，则表现为呼吸困难、咯血、肺炎及心悸等症状，甚至出现右心衰竭、肺动脉高压、艾森门格综合征。此类患者的麻醉要点与ASD、VSD相似，在此不再赘述，将重点讲述TAPVR的特点。

病例　完全性肺静脉异位引流

病案摘要

患儿，男，出生4个月，体重5kg。诊断为“完全性肺静脉异位引流（心上型）”，拟行完全性肺静脉异位引流纠治术。入室时心率115次/min，血压90/60mmHg，SpO_2 80%。心脏超声：右心房室明显增大，左心偏小，于左心房后方探及4支肺静脉汇成内径约9mm共干经垂直静脉流入无名静脉，再汇入上腔静脉。肺静脉引流全程未见明显梗阻。房间隔中份回声中断约4mm。患者拟行完全性异位肺静脉连接矫治+房间隔缺损修补术。

【问题1】TAPVR的分型是什么？

临床思路　TAPVR是指4支肺静脉不汇入左心房，而是通过体循环的静脉或直接汇入冠状静脉窦、右心房。根据肺静脉引流的解剖学部位，TAPVR分为四大类，分别为心上型、心下型、心内型及混合型[9]。其回流路径和相应的特点见图27-5-1、表27-5-1。

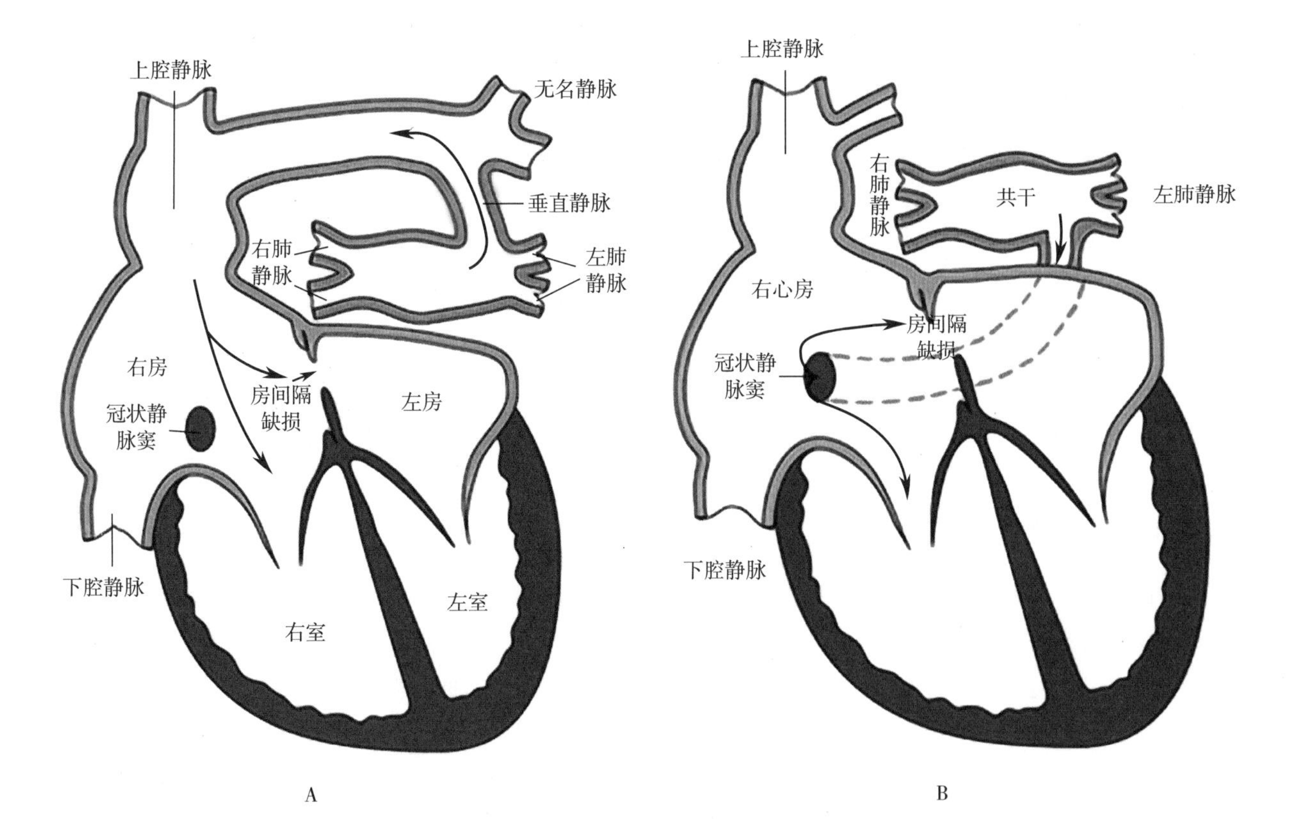

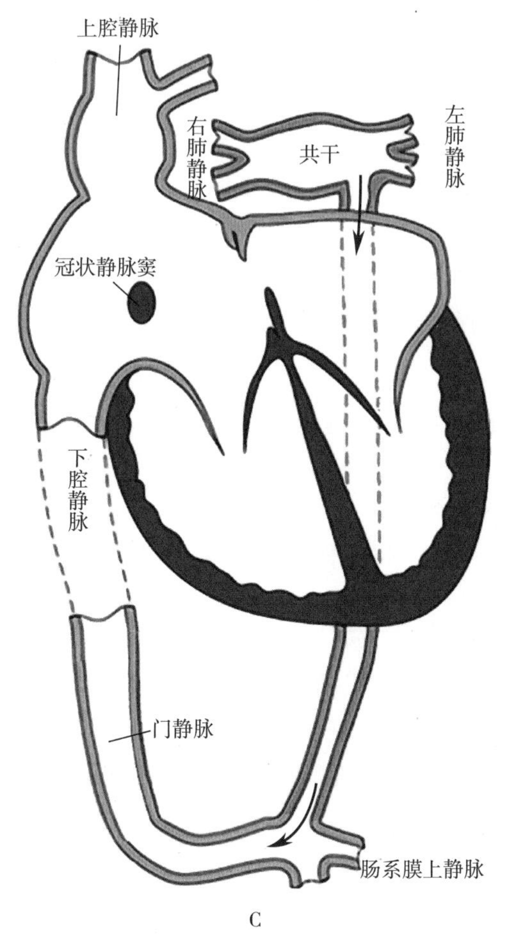

图 27-5-1　完全性肺静脉异位引流图示

A. 心上型；B. 心内型；C. 心下型。

表 27-5-1 完全性肺静脉异位引流的分型及特点

分型	比例 /%	肺静脉异位引流的方式	特点
心上型（Ⅰ型）	55	左、右肺静脉在左心房后方交汇，然后通过垂直静脉与左无名静脉相连，进入上腔静脉	梗阻不常见。但当垂直静脉被压力升高的左肺动脉外压时可出现梗阻
心内型（Ⅱ型）	30	肺静脉回到冠状静脉窦或汇入右心房	梗阻的发生率为 22%
心下型（Ⅲ型）	13	左、右肺静脉在左心房后交汇为共同静脉干，向下在食管前方穿过膈肌，与门静脉、下腔静脉或静脉导管汇合，回到右心房	血管行走的路径最长，发生梗阻的概率接近 100%
混合型（Ⅳ型）	2	同时具有上述两种以上的异位引流	—

【问题 2】该患儿为什么会低氧？

临床思路 TAPVR 虽然是左向右分流，但常表现为发绀现象。其发绀的程度取决于肺静脉的梗阻程度及代偿性的右向左分流程度。

TAPVR 患者左右心之间必须有交通才能存活，通常为 ASD。非梗阻性 TAPVR 患者（常见于心内型和心上型）的肺静脉异常回流至右心房，肺循环血流增多导致肺动脉高压；同时右心房压的升高使心房水平呈现右向左分流。ASD 缺损较大的患者 SpO_2 随着 PVR 和 SVR 的变化波动于 85%~90%，早期可能无明显症状，当病情进展出现肺血管梗阻性病变后最终表现为右心衰竭。若 ASD 小或右向左分流受限，则会导致右心扩大，大量的肺血流再循环，与此同时左心循环血流减少，心排血量降低，患者早期表现为心力衰竭症状[9]。

梗阻性 TAPVR 患者肺静脉回流受阻，患者早期就出现肺静脉压力升高、肺水肿，但常易与肺部疾病相混淆。机体代偿性出现肺血管收缩，PVR 的增加使右心室收缩压与舒张末压升高，当右心室压超过左心室，室间隔左移，导致本身发育不良的左心受压，心排血量进一步减少；与此同时右心室前向血流减少，肺血流减少。严重的肺水肿、肺血流减少及心排血量减少，患者表现为重度发绀和循环崩溃。

该患儿为心上型 TAPVR，全程无梗阻，但 ASD 偏小，氧合血与乏氧血混合欠佳，因此右心扩大明显，而左心小，且 SpO_2 偏低。

病例进展

患儿入室后诱导插管顺利，放置 TEE 探头时 SpO_2 下降至 50%，血压 50/35mmHg，心率 90 次 /min。立刻撤出 TEE 探头，给予麻黄素 1mg 静脉注射推注，患者生命体征恢复平稳，SpO_2 85%。

【问题 3】该患儿此刻循环崩溃的原因是什么？TAPVR 患者 CPB 前需要注意哪些要点？

临床思路 无梗阻 TAPVR 患者的麻醉诱导及维持难度不大，其主要目标在于维持 PVR、SVR 的平衡和心排血量的稳定。而梗阻性 TAPVR 患儿在出生后不久就表现为严重发绀、酸中毒及心力衰竭，通常术前就已经气管插管、机械通气以改善 PO_2，且通常使用正性肌力药物维持心排血量。对于此类患儿，尽快急诊手术是首要的抢救措施。此类患儿可能对吸入药物不耐受，可多次静脉注射小剂量阿片类药物及非去极化肌松药维持麻醉。CPB 前的目标在于尽力维持心排血量及控制肺水肿。此时使用 NO 不但不能改善反而加重病情，肺血管扩张将加重肺水肿。

麻醉诱导后放置 TEE 探头应谨慎，探头经过食管中段时，可能压迫前方的肺静脉交汇处引发肺静脉梗阻，导致氧合急剧下降及循环崩溃。因此，若非必须，CPB 前可不行超声监测或选择更细小的新生儿探头以避免梗阻的发生。

病例进展

手术顺利，主动脉开放后，持续泵注米力农 0.5μg/(kg·min) 并顺利脱离 CPB，此时心率 125 次 /min，血压 60/40mmHg，SpO_2 100%，左心房压 5mmHg。

【问题 4】TAPVR 患者 CPB 后的麻醉需要关注哪些要点？

临床思路 TAPVR 患者 CPB 后存在以下几个问题。

（1）由于术前患者已存在肺动脉高压，肺动脉中层增厚使矫治后肺动脉压力不会降至正常，并可能出现矫治后的“矛盾性肺动脉高压（paradoxical pulmonary hypertension）”，即因肺血流急剧增加、左心室容量负荷骤升导致肺动脉压力升高。术后肺动脉高压的程度与术前是否存在梗阻及 CPB 时长相关。因此应于 CPB 中、后进行超滤、吸入纯氧、充分镇静镇痛、过度通气、维持适度的碱血症以降低肺动脉压力，可使用选择性肺血管扩张剂如 NO、西地那非。

（2）由于患者术前左心发育不良，左心室小且顺应性差，畸形纠正后左心室容量负荷急剧增加，可能导致左心室过度扩张甚至左心衰竭。重症患者应放置左心房测压管，可以维持较低的左心房压脱离 CPB，此时可以维持较快的心率及“可耐受的低血压”。

（3）由于术前右心扩张、右心衰竭及 CPB 后肺动脉高压，术后常需要使用正性肌力药物，米力农是较好的选择，在增强心肌收缩力的同时有扩张肺动脉、降低左心室后负荷的作用。

（4）术前肺水肿的患儿，由于 CPB 的炎症反应、术后左心房压高及肺血管的水肿状态导致肺功能明显受损，术后常需要较长时间的机械通气支持。

（曾　俊）

推荐阅读

[1] QU Y, LIU X, ZHUANG J, et al. Incidence of Congenital Heart Disease: The 9-Year Experience of the Guangdong Registry of Congenital Heart Disease, China. PLoS One, 2016, 11: e0159257.

[2] Burkett DA. Common Left-to-Right Shunts. Pediatr Clin N Am, 2020, 67: 821-842.

[3] Walker SG. Anesthesia for Left-to-Right Shunt Lesions. Anesthesia for Congenital Heart Disease. 3th. Nork: John Wiley & Sons, Inc, 2015.

[4] ARVANITAKI A, GEORGE G, BAUMGARTNER H, et al. Eisenmenger syndrome: diagnosis, prognosis and clinical management. Heart, 2020, 106(21): 1638-1645.

[5] HEINRICH S, BIRKHOLZ T, IHMSEN H, et al. Incidence and predictors of poor laryngoscopic view in children undergoing pediatric cardiac surgery. J Cardiothorac Vasc Anesth, 2013, 27: 516-521.

[6] YEN P. ASD and VSD Flow Dynamics and Anesthetic Management. Anesth Prog, 2015, 62: 125-130.

[7] GRUBER EM, LAUSSEN PC, CASTA A, et al. Stress response in infants undergoing cardiac surgery: a randomized study of fentanyl bolus, fentanyl infusion, and fentanyl-midazolam infusion. Anesth Analg, 2001, 92: 882-890.

[8] WANG YC, HUANG CH. Intraoperative Transesophageal Echocardio-graphy for Congenital Heart Disease. InTech, 2012, 115-136.

[9] ROSS FJ., JOFFE D. Perioperative and Anesthetic Considerations in Total Anomalous Pulmonary Venous Connection. Seminars in Cardiothoracic and Vascular Anesthesia, 2017, 21(2): 138-144.

第二十八章

右向左分流型先天性心脏病手术的麻醉及围手术期管理

大部分先天性心脏病(congenital heart disease,CHD)的标志是存在分流,仅有一小部分病变是单纯梗阻性病变(如肺动脉瓣狭窄)或反流性瓣膜病变(如先天性三尖瓣关闭不全)。分流最基本的定义是指某一循环系统的静脉血经过同一循环系统的动脉流出。各种病变造成非氧合血向氧合血分流即为右向左分流(注意并不是解剖位置定义左右),此时体静脉血流入主动脉形成体静脉血的再循环,主动脉血氧含量下降,患儿出现发绀,此为右向左分流型先天性心脏病。

第一节 概述

右向左分流导致的主要临床症状是发绀,其病理生理学基础包括:①体循环静脉血回流入肺动脉路径存在梗阻,肺血流减少,同时合并解剖分流,如法洛四联症(tetralogy of Fallot,TOF)、肺动脉瓣闭锁、三尖瓣闭锁等;②肺静脉血与周围静脉血在心内完全混合,如完全性心内膜垫缺损、共同心房、共同心室等;③体循环静脉血回心后不通过肺氧合直接流入主动脉,体循环和肺循环处于平行状态,可合并或无解剖分流存在,如大动脉转位。

对于心腔内氧合血与未氧合血完全混合和肺血流减少所引起动脉血氧含量下降,麻醉管理原则不尽相同。当两侧心腔和大血管之间存在较大的交通而成为共同心腔时,可认为有完全性混合分流发生,此时肺血流往往是增多的,同时合并发绀。肺循环和体循环的血流量主要取决于肺血管阻力(pulmonary vascular resistance,PVR)和体循环阻力(system vascult resistance,SVR)比值,正常情况下 PVR 低于 SVR,年长儿和成人 PVR 仅为 SVR 的 1/20,根据氧解离曲线的特征,动脉氧饱和度的增高需须增加肺血流量,但肺血流量过高可能导致充血性心力衰竭,肺循环容量的超负荷也会影响体循环,造成心排血量减少。因此对于此类患者麻醉诱导和维持期应注意维持适当的 PVR/SVR,维持适当的肺血流,避免肺血减少造成缺氧或肺血过多导致急性心功能不全。

因梗阻造成肺血流减少,同时合并心内分流,为复合分流病变,此类患者的梗阻可以是部分性或完全性,可发生于房室瓣水平、流出道水平或肺动脉瓣、肺动脉水平。其中流出道梗阻往往是动态变化的,如 TOF 患者右心室流出道肥厚导致的流出道梗阻可随心率、心肌收缩力不同而产生动态变化,可导致患儿在临床上表现出动态变化的缺氧症状。静息状态下缺氧不明显的患儿,因缺乏机体代偿机制的保护,在出现严重缺氧发作时常难以耐受,因此这类患儿在麻醉诱导和维持期尤其要注意避免诱发缺氧发作的因素。

肺动脉瓣及肺动脉水平的梗阻对血流造成的阻力一般是固定的,梗阻使得分流趋向非梗阻的一侧,当梗阻相对轻微时,分流量受 PVR/SVR 影响较大,但随着梗阻程度的增加,固定梗阻造成的压差往往远大于远端血管阻力,此时调整 PVR/SVR 对分流方向及分流量大小无明显影响。当存在完全梗阻时(如肺动脉闭锁、三尖瓣闭锁),体循环静脉血依赖于狭窄近端的缺损(房间隔缺损或室间隔缺损)回流,肺血流往往依赖动脉水平分流获得,分流缺损常为限制性,肺血流也可能随着动脉导管的闭合出现明显下降,患儿在出生后迅速出现严重发绀和机体缺氧症状,往往需要在新生儿期手术。

肺血流梗阻可导致右心室高压，右心室肥厚，此时远端肺血管血流减少，肺动脉压一般不高，但如同时存在肺血管阻塞性疾病，则有可能肺血少和肺动脉高压并存，术前应明确肺血管发育情况、PVR 高低以选择适宜的手术方式。梗阻造成右心室后负荷增加，当右心室腔内压力接近或超过体循环压力，可导致右心室心肌灌注不足，心肌缺血致右心衰竭，此时可采用 α 肾上腺素受体激动剂（如去氧肾上腺素、去甲肾上腺素）予以紧急处理，其目的在于提高全身动脉压，以改善右室心肌灌注。

机体可通过一系列代偿机制缓解组织缺氧症状，如红细胞比容升高可提高血液携氧能力，体肺侧支形成可增加肺血流等，但代偿机制也可能产生相应的临床问题，红细胞增多造成血液黏滞度增加、血栓形成、血容量增加和血管扩张；大量体肺侧支形成可能造成肺循环阻力增加，肺泡过度通气伴慢性呼吸性碱中毒。长期慢性低氧血症及代偿期的患儿，麻醉诱导和手术应激时的心脏储备及氧释放功能有限。在麻醉诱导后，机体氧耗降低及高浓度氧的吸入，全身静脉血氧饱和度增高，含氧量较高的静脉血通过分流至全身循环，低氧血症的程度可能会有所改善。

发绀型 CHD 患儿围手术期出现严重低氧血症，除心脏本身因素外，还应考虑其他可能加重发绀的原因，包括气管插管位置不佳，过深导致一侧肺不张；气管导管阻塞（扭曲、分泌物）；血胸、气胸（中心静脉穿刺置管引起）；肺栓塞（空气或其他物质）；气道痉挛；一些不当处理如误停前列腺素造成 PDA 依赖的肺血流明显减少等。

第二节　术前评估及术前准备

对于复杂分流术前评估最关键的是要明确患儿病变的病理生理变化特点，正确预判患儿可能发生的问题。提示患儿病变严重的指标包括：动脉血氧饱和度 <75%；左心室或流出道压力阶差 >50mmHg；PVR>6Wood 单位；红细胞增多，Hct>60% 等。如患儿有其中任何一条，围手术期即可能存在血流动力学的高危问题；如存在两条以上，在设计麻醉计划时应特别注意。发绀型 CHD 患儿在麻醉中的其他危险因素有：孤立病变的严重程度；复杂病变；再次手术；合并感染性疾病、代谢紊乱；急性血流动力学恶化等。

一、病史

术前详细了解发绀型 CHD 患儿的病史，是评估心功能及储备能力的重要环节。询问病史应包括有无喂养困难、出汗、呼吸急促或吸吮无力等情况，可向父母提以下问题：患儿在休息时是否有发绀；当患儿哭闹或活动时发绀是否有变化（肺血流存在动力性梗阻的患儿静息状态下可能无明显发绀，但在哭闹或活动时，流出道痉挛，PVR 增高，肺血流进一步减少可致发绀加剧明显）；患儿在喂奶时是否出汗吗（此症状往往是充血性心力衰竭的重要体征）；患儿在晨起时眼睑是否水肿（婴幼儿睡眠或躺在床上的时间较多，且眼部周围组织较为松弛，当有水肿存在时，往往表现为眼睑水肿，而很少出现类似成人的脚踝水肿）；患儿是否有活动量减少且有蹲踞（蹲踞是缓解肺血流减少的常见代偿方法，此时因四肢蜷缩，外周血管阻力增高，回心血流较多地进入肺部，可改善缺氧状况）。询问有无缺氧发作病史及缺氧发作持续的时间是否可自行缓解等情况，如果有缺氧发作史，在术前及麻醉诱导时必须密切关注，避免引起缺氧发作的因素。

另外，还应询问围产期用药史和母系病史，因为很多这方面的致畸因素与 CHD 有关。父母双方的家族遗传病史及获得性心脏病史也应询问。在就医史中应了解就诊病因、既往手术史和麻醉并发症史等。接受过姑息手术的患儿如体 - 肺动脉分流，格林手术应询问术后症状有无改善（发绀减轻、活动耐量增加），此次就诊是为行二期手术还是因为病情出现反复（发绀再次加重提示管道的梗阻），逐渐加重的心力衰竭症状常提示患儿出现继发的房室瓣反流等病变，术中需进行修复。

二、体格检查

术前应对复杂 CHD 患儿进行详细的全身体格检查，体格发育显著滞后于年龄往往提示其循环和呼吸功能储备较差，对麻醉药物及手术操作的耐受力较差，也有一部分患儿由于肺血流受动力性梗阻影响，会自动限制活动，呈“虚胖”体态。详细的心血管系统检查包括心音、杂音、肝脏大小、脉搏、外周灌注状况、杵状指/趾、口唇颜面青紫程度。还应特别关注呼吸道通畅情况（包括舌颚大小、颈椎活动度、张口试验及鼻腔通畅度等），尤其要注意是否存在小颌畸形、腭裂等可能造成气管插管困难的畸形。

麻醉医生在对患儿进行术前评估时，还必须认识到可能伴有非心脏畸形，约 8% 的 CHD 患儿可同时合并其他系统的先天性异常，CHD 常是复杂先天性畸形的一部分，有时这些畸形与染色体异常有关，如 21 三染色体（唐氏综合征）、18 三染色体和 13 三染色体及 VATER 综合征等。

三、辅助检查

麻醉前的心电图、胸部 X 线片、超声心动图和心导管资料，有助于对患儿整体状况的了解，并可作为手术治疗结果的对照资料。可依据这些资料制订麻醉计划。

1. **心电图** 一部分 CHD 患儿的心电图可以是正常的，但对心电图异常者更应引起怀疑，需进一步检查确定。心电图显示右心室高电压，常提示右心室流出道梗阻病变，右心室肥厚；如新生儿电轴左移，同时伴有发绀者提示三尖瓣闭锁可能；如无发绀则提示心内膜垫缺损可能。心电图还可以显示心脏节律的异常，包括房室传导阻滞，可见于矫正性大动脉转位，以及在三尖瓣下移畸形时可见到 Wolff-Parkinson-White 综合征等。术前心电图检查结果还可与术后进行比较，以发现可能存在的传导束损伤、心肌缺血、心肌损伤。

2. **胸片** 胸片可提供心脏大小、外形、主动脉位置和肺血管外形等信息。侧位 X 线片有助于观察气管形态，特别是婴幼儿有喘鸣时，应高度怀疑是否有心血管原因造成的气管受压，可进一步行 CT 检查。怀疑合并肺部疾患如肺炎或透明膜病者，均应仔细检查肺实质，肺实质病变可能明显加重发绀症状。气胸可能严重抑制心排血量，通常在胸片上很容易发现。梗阻性病变患儿胸片一般提示肺血减少。如显示肺血增多，要考虑是否合并 PDA 或粗大体肺侧支。完全混合分流患儿胸片常提示肺血增多，如肺血有减少，应考虑是否合并重度肺动脉高压，PVR 高，肺血流减少。支气管的形态可提供内脏异位综合征的线索，在无脾综合征常有两侧右支气管的形态（动脉上的支气管），而在多脾综合征则常有两侧左支气管的形态（动脉下的支气管）。

3. **超声心动图** 在体格检查、心电图和胸片基础上，二维超声心动图能详细评估大多数 CHD 的异常情况，是目前最常用的无创术前诊断方法。超声评估主要观察心房位置（决定心脏序列是正位还是反位或不明确）、根据心尖方向判断心脏位置（左/中/右位心）；房室连接是否一致，房室间有无交通，血流方向，压差大小，各房室腔大小、房室间隔是否有移位，有无心室双入口或双出口（1 个心室连接 1 个动脉干和 1/2 以上另 1 个主动脉干）；心室与大动脉连接是否一致（不一致则为大动脉转位），心室与大动脉连接是否有梗阻及梗阻的水平（瓣水平、瓣下、瓣上），梗阻部位流速估测压差；各房室瓣的形态，有无骑跨重叠，有无狭窄，狭窄流速，有无反流，反流量大小，有无瓣叶发育不良或闭锁。大动脉水平主要观察主肺动脉、左右肺动脉发育情况；主动脉走行有无异常，有无缩窄，有无异常血管环，迷走动脉，大动脉之间有无异常交通其血流方向及流速。体循环静脉及肺静脉回流位置是否正常，是否存在梗阻。

近年来，超声技术的不断进步已使图像质量明显改善，超声心动图可以使更多的 CHD 患儿仅凭该诊断结果而直接接受手术。除心内解剖结构的二维图像外，脉冲波、连续波和彩色多普勒超声也用于检测和详细说明心内血流模式。M 型和二维超声心动图也用于评价心功能。

4. **心导管造影检查** 目前心导管检查仍是诊断 CHD 的金标准，即使无创检查（TTE、CT、MRI）基本能明确解剖诊断，对于复杂畸形，仍需造影检查。造影检查可直接测量各心腔及大血管压力（超声为计算值）以此来决定术式，如大动脉转位患者需根据解剖左心室和解剖右心室压力比值决定是实施根治手术还是训练手术。根据造影的各项结果可以计算 Qp/Qs，了解体肺循环血量多少。需注意，Qp 是指肺循环血流总量，是有效肺循环血流量（qpeff）和再循环的肺血流量的总和；Qs 是指体循环血流总量，是有效体循环流量（qseff）和再循环体循环血流量的总和。不管病变如何复杂，Qpeff 和 Qseff 总是相等的，为体肺循环间混合血量，是真正进行氧合为机体供能的血流量，有效循环血量在总血流量中所占的比例决定动脉血氧饱和度。

合并梗阻的发绀患者往往需要造影明确肺血管发育情况才能决定是行根治手术还是姑息手术。

知识点

评估肺血管发育常用指标：

McGoon 比 = 左、右肺动脉近分叉处直径之和 / 膈水平降主动脉直径

Nakata 指数 = 左、右肺动脉近分叉处面积之和 / 体表面积

McGoon 比 >1.2，Nakata 指数 >150，可考虑行根治术，反之应行姑息手术，待肺血管发育再行下一步治疗。

总新肺动脉指数（TNPAI）= 右肺动脉横截面积（R-PA area）+ 左肺动脉横截面积（L-PAarea）+ 各侧支动脉横截面积 / 体表面积（BSA）

TNPAI≥150mm^2/m^2 可行一期右心室流出道重建和肺血管单元化手术，否则应分期进行。

造影检查还可明确各冠状动脉的起源及走行，如 TOF 患者有 5%~10% 存在冠状动脉走行异常，如前降支走行于右心室流出道表面，则行流出道疏通跨环补片时有可能造成损伤，可能需要改变补片方法或选择外管道连接右心室和主肺动脉，有一部分患儿存在右心室压依赖冠状动脉供血，行单心室矫治时，右心室减压则可能影响冠状动脉供血，从而影响心功能。

第三节 术中麻醉管理原则

发绀型 CHD 根治手术和姑息手术的麻醉可能有所不同，但麻醉处理原则是一致的，即应尽量减少麻醉对循环的影响，应用对心血管系统扰乱最小的技术；预防心脏分流的不利影响，维持 PVR/SVR 的平衡；维持最佳心功能及心排血量；维持良好的心肌灌注；减少心脏做功及负荷等，应根据发绀型 CHD 的病理生理特点，合理选择麻醉用药和麻醉诱导及维持技术。

一、发绀型先天性心脏病用药特点

（一）吸入麻醉药

发绀型 CHD 患儿使用吸入麻醉药应谨慎，因为所有的吸入麻醉药均有心肌和循环抑制，因而强调在麻醉诱导前应保证完善的无创血流动力学监测。在婴幼儿选用吸入麻醉时尤其应注意，未成熟的心肌对挥发性麻醉药的负性肌力作用特别敏感，因挥发性药物引起的血压和心排血量的剂量依赖性下降更为明显。2 岁以上的小儿，挥发性麻醉药的心肌抑制作用与成人相似。强效麻醉药吸入诱导的安全浓度取决于对患儿心脏病变的评估，如心血管储备已处于边缘，任何年龄的患儿，吸入强效麻醉药均可因心肌抑制而发生低血压；相反，如心脏储备适当，即使是新生儿，也可使用吸入麻醉诱导。

在选择应用挥发性药物时，除通气、心排血量和药物血气溶解系数等因素可影响吸入麻醉药的摄取和分布外，右向左分流量可能影响其摄取特性。由于肺血减少而使药物进入循环的时间延长，诱导时间可能延长，同时苏醒时间也延迟。此类患儿常因肺血流减少而伴有无效腔通气增加和呼气末二氧化碳分压降低，PCO_2 与 $PetCO_2$ 有较大的差异。在维持足够通气的情况下，无效腔通气增加并不影响吸入麻醉药的摄取和诱导时间，但通气不足时，右向左分流量增加，肺血流可进一步减少，吸入诱导时间可能明显延长。强效吸入麻醉药可能对某些类型的动态流出道梗阻病变（如 TOF、原发性主动脉瓣下肥厚性狭窄）患儿是有益的，因为挥发性药物对心肌的抑制作用可防止或减轻因肥厚心肌收缩引起的流出道梗阻，维持肺血流量，保证循环稳定。

（二）静脉麻醉药及阿片类药物

新生儿心肌不成熟，严重心脏疾患的婴儿及心血管储备很少的年长儿，静脉麻醉药能提供较安全的麻醉诱导。但在右向左分流的患儿，由于臂 - 脑循环时间较快，单次注射正常剂量的静脉麻醉药可引起血液、心脏和脑内药物浓度的显著增高。因而在右向左分流的 CHD 患儿实施静脉麻醉时，应防止静脉注射后潜在的一过性药物浓度升高过快。

以大剂量阿片类药物为主的麻醉技术，目前仍是婴幼儿各种类型 CHD 尤其是复杂畸形矫治手术的主要麻醉方法，能提供良好的血流动力学稳定状态并抑制应激反应。芬太尼、舒芬太尼和其他新型合成阿片类药物不会引起组胺释放，即使大剂量使用，心肌功能、全身血管阻力和肺血管阻力的变化很小。循环稳定，还能降低围手术期恶性心律失常的发生率。随着外科技术及各项围手术期管理技术的提高，一部分复杂 CHD 患儿也可采用快通道麻醉技术，患儿在手术完成即刻或回到恢复室 4~6 小时内拔除气管插管，此时需要减少阿片类药物的用量，同时保证术后良好的镇痛措施。

异丙酚可能导致较明显的 SVR 下降，血压下降，右心室梗阻病变的患儿右心室心肌肥厚，使用时应谨慎，右美托咪定可以增加外周血管阻力，维持血压，对 PVR 无明显影响，且可以抑制应激反应，是很好的围手术期麻醉辅助用药，该药无呼吸抑制作用，尤其适合小婴儿的术后镇静。应注意较大儿童在联合使用异丙酚、右美托咪定麻醉时，患儿心率常明显减慢。氯胺酮在早年的文献中曾报道有正性肌力作用，在大多数心脏病患儿中应用，可增加心率、外周血管阻力和全身血压。在保证通气无呼吸性酸中毒的情况下氯胺酮 PVR 指数的影响较小，可用于心导管检查和麻醉诱导。但在冠状动脉异常、严重的主动脉瓣狭窄、伴主动脉瓣闭锁的左心发育不良综合征和升主动脉发育不良而致的冠状动脉灌注欠佳患者，氯胺酮是相对禁忌的。因氯胺酮可致心动过速和儿茶酚胺释放，可能诱发患者心室颤动。

知识点

麻醉药物对循环的影响见表 28-3-1。

表 28-3-1　麻醉药物对循环的影响

药物	收缩力	平均动脉压	体循环阻力	肺动脉压	肺循环阻力	心率
异氟烷	→	↓	↓↓	↓	↓	↓↓
七氟烷	↓	↓	↓	↓	↓	↑
地氟烷	→	↓	↓	↓	↓	↑
异丙酚	↓	↓↓	↓↓	↓	↓	↓
氯胺酮	→*	→	↑	→	↑→	↑

续表

药物	收缩力	平均动脉压	体循环阻力	肺动脉压	肺循环阻力	心率
依托咪酯	→	→	→	↑	↑	→
右美托咪定	→	↑**	↑	→	→	↓↓
阿片类	→	→	→	→	→	↓
苯二氮䓬类	→	→	→	→	→	→

（三）肌肉松弛药

心脏手术患者（尤其是在 CPB 期间）的肌松药剂量须适当增加，应选用对心血管影响较小的肌松药。目前顺苯磺阿曲库铵、罗库溴铵、维库溴铵较为常用。大剂量芬太尼麻醉时，有建议选用泮库溴铵以减少阿片类药物对心率的影响，但在婴幼儿芬太尼麻醉时并无明显的心率减慢，如与泮库溴铵合用，临床往往表现有明显的心动过速，应谨慎选用或缓慢给药以减轻对心率的影响。

二、麻醉诱导

（一）诱导方法

所有的开胸心脏手术，均在全身麻醉下进行，手术前用药的反应、父母与小儿及麻醉医生的合作关系都可能影响麻醉计划。麻醉诱导时应尽量减少患儿哭闹，如术前已留置静脉通路，可施行无痛的静脉诱导，选用咪达唑仑 0.1mg/kg、芬太尼 10~20μg/kg 或舒芬太尼 1~2μg/kg 顺苯磺阿曲库铵 0.15mg/kg 静脉注射，能在 2 分钟内提供良好的插管条件。对于循环功能不稳定的患者，静脉注射应小剂量缓慢用药。如果静脉开放困难或患儿恐惧打针，可采用七氟烷吸入麻醉诱导，然后开放静脉，用药后行气管插管，但应避免吸入麻醉过深的危险，特别是循环系统储备不足和心功能不成熟的婴儿。

（二）气管插管

可根据患儿年龄及病情选择经口或经鼻插管。经鼻插管，可减少气管导管对咽喉后部和披裂软骨处的刺激与压力，患儿感觉较为舒适，且固定牢靠，便于术后气管导管较长时间的留置。但应注意发绀型 CHD 患儿，由于侧支循环丰富，鼻插管时一旦损伤鼻黏膜，在全身肝素化后，鼻腔出血可能会加重，尤其对于使用不带套囊的插管患儿可能存在出血进入气道的风险，在插管时应注意手法轻柔，或选用经口插管，对于此类患者应保证经口插管固定牢靠。

（三）动脉穿刺

在麻醉诱导后，心脏手术患儿均应行动脉穿刺置管，便于连续监测血压及进行血气分析。在婴幼儿，桡动脉穿刺是最方便的操作，常作为首选部位，但在已行 Blalock-Taussing 分流术（B-T 分流术）或主动脉缩窄的患儿，桡动脉测压的准确性可能会受到影响，应选择分流对侧，缩窄的近端和远端同时测压。

（四）静脉径路

心脏手术期间应至少开放两条大内径的静脉通路：①可选择手背浅静脉、踝静脉等，在穿刺置管后，连接延长管和三通，便于输液和静脉给药；②放置中心静脉导管，该导管可用于中心静脉压的测定、药物输注（血管活性药物等）和输血补液。中心静脉通路以右侧颈内静脉为首选，也可经颈外静脉、锁骨下静脉或股静脉穿刺置入中心静脉导管。

拟施 Fontan 及 Gleen 等体静脉 - 肺动脉吻合手术的患儿，经颈内静脉置入中心静脉导管不可过长，如超过吻合口需要剪断，如留下较尖的断端可能损伤血管。尽量不要从中心静脉导管处输入促凝药物，避免局部血栓形成。有条件者可在颈内静脉和股静脉同时放置中心静脉导管，便于同时监测上、下腔静脉压力，判断管路的通畅情况。

三、麻醉维持

发绀型 CHD 手术期间，必须维持最佳心肌功能和心排血量，麻醉维持应避免使用过度抑制心肌的药物，可依据各类 CHD 患儿的用药特点进行选择。目前常用的方法是采取静脉 - 吸入复合麻醉，以中等剂量阿片类药物（如芬太尼、舒芬太尼、瑞芬太尼等）并联合应用吸入麻醉药（异氟烷、七氟烷等）。为维持麻醉并保证血红蛋白（Hb）的氧合，在发绀型 CHD 麻醉期间应充分供氧，但应注意但在右向左分流的发绀型患儿，即使增加 FiO_2 对改善 PaO_2 的影响也很小。

手术期间应保持足够的麻醉深度，同时须预防对心内分流的进一步增加。特别在依赖体循环压力以减少分流的病例（如 TOF），全身动脉压的降低将影响动脉血氧饱和度，因此对患者应选用对全身血管阻力影响较小的药物。麻醉处理时还应考虑维持最佳的心肌灌注状态，以避免心脏的缺血损伤和术后心功能的继发性损害。舒张期的持续时间和舒张压是维持心肌灌注的重要因素，有心肌肥厚的患者，应尽量避免心动过速（因可缩短舒张期，进而影响心肌灌注），术中应充分输血补液，以维持舒张压，同时应维持正常心率直至主动脉阻断。必要时可给予 β 受体拮抗剂，以预防心动过速。

知识点

围手术期血流动力学的影响因素见表 28-3-2。

表 28-3-2 围手术期血流动力学的影响因素

参数		因素
前负荷		
	增加	容量超负荷 容量血管收缩 呼气末正压通气（PEEP）
	减少	静脉切开放血 容量补充不足（隐性失水、第三间隙、出血） 容量血管扩张
外周血管阻力		
	增加	小动脉收缩 麻醉药（氯胺酮、氧化亚氮）
	降低	小动脉扩张 麻醉药（异氟烷） 组织胺释放的药物
肺血管阻力		
	增加	$PaCO_2$ 增高或酸血症中毒 PO_2 降低 PEEP 高血细胞比容

续表

参数	因素
降低	$PaCO_2$ 降低或碱血症中毒 PO_2 增高 肺血管扩张（PGE_1、氨立农） 低血细胞比容
心率	
增快	抗胆碱能药物 肌松药（泮库溴铵本可松、三碘季胺酚） 麻醉剂（异氟烷）
减慢	β受体拮抗剂（艾司洛尔、心得安） 钙通道阻滞剂（异搏定） 护心通 麻醉剂（芬太尼、苏芬尼舒芬太尼）
心肌收缩力	
增加	多巴胺（β受体拮抗剂） 钙剂 护心通
减弱	β受体拮抗剂 麻醉剂（所有的吸入麻醉药） 钙通道阻滞剂

四、术中监测

小儿发绀型CHD手术期间的监测项目，应包含对患儿所有生理状况、心脏缺损类型和手术类型等因素的综合考虑。对接受心脏或非心脏手术的CHD患儿均应进行心电图、有创血压（可联合无创血压）、体温、SpO_2 和 $PetCO_2$ 等基本监测、连续气道压力监测、描绘实时吸入和呼出 CO_2 曲线图、监测麻醉气体及氧浓度和监测尿量等。有条件者可监测麻醉深度（BIS）、肌松、呼吸功能、近红外组织氧饱和度等。

（一）脉搏氧饱和度（SpO_2）

脉搏氧饱和度（SpO_2）是现代麻醉对氧饱和度监测的标准手段，在发绀型CHD患儿麻醉管理中的作用尤其重要。值得注意的是，SpO_2 监测探头的位置可能会受到右向左分流、原已施行过累及主动脉或锁骨下动脉手术等因素的影响。例如，PDA、主动脉缩窄或主动脉弓中断患者左上肢和双下肢的 SpO_2 测得值可能与右上肢不同，故PDA、左B-T分流术后及主动脉缩窄术后患者的氧饱和度探头应放置在右上肢。而右B-T分流术后患儿右上肢可能无法测得 SpO_2，实施双侧B-T分流术后的患儿，则两侧上肢均可能无法测得 SpO_2，因此，在发绀型CHD围手术期最好能在不同的肢体部位放置2个以上探头。如有动脉导管水平分流的患儿，其氧饱和度监测探头应放置在右手指，以测量导管前的氧合状况，另一探头可放置在足趾或足背，以测得其导管后的氧合状况。在主动脉缩窄的患儿测量 SpO_2 时，探头应放置在右上肢，因为在手术过程中，可能仅在此处能测得 SpO_2。

发绀型CHD患儿，SpO_2 的读数可能不精确，特别是Hb<80g/L时。在发绀型CHD患儿常规监测时，其 SpO_2 往往会高估动脉血氧饱和度，即实际饱和度可能较低，这种现象在严重低氧血症时更为明显。氧饱

和度精确读数还取决于脉搏氧饱和度仪的模式和患者 Hb 的类型，如 HbF 含量过多可能影响读数。通常，右向左分流量，再循环肺血流量占总肺血流量比 >30% 的患儿，增加 FiO_2 对动脉血氧分压及氧饱和度的影响很小，应通过增加心排血量（分流分数未变）以增高静脉氧分压及氧饱和度，继而增加混合的动脉系统氧分压和氧饱和度，降低代谢率（镇静镇痛）同样可增加氧饱和度。

（二）呼气末二氧化碳浓度监测

在非发绀型 CHD 患儿，呼气末二氧化碳分压（$PetCO_2$）可精确地评估动脉血二氧化碳分压，然而对于发绀型 CHD 患儿，则不能以 $PetCO_2$ 来评估动脉血二氧化碳分压，肺血流减少和无效腔通气量增加，通气灌注明显失调是发绀型 CHD 患儿低估 PCO_2 的原因，此类患儿监测 PCO_2 的作用是进行趋势监测，此时动脉血气分析能更准确地反映通气和氧合状况。

（三）血压监测

对 CHD 患儿的严密监测是必要的，在某些患儿如 PDA、伴或不伴主动脉缩窄的患儿，测量血压或采血气标本时应注意与测量脉搏氧饱和度，血压计袖带应常规放置在右侧，并行右桡动脉穿刺置管较为合适，但对于已施右 B-T 分流术后的患儿，不能在右上肢测量血压。无创血压测量的袖带则应分别放置在缩窄前（上肢）和缩窄后（下肢）的部位，这两处的血压在术前和术后可能会有明显的差异。

（四）体温监测

在 CHD 低温 CPB 心内直视手术中，为了了解脑部降温是否充分及在脱离 CPB 前的复温是否足够，应进行体温监测。由于临床上不能直接测量脑温，常通过监测多部位的温度而判断，通常同时测量鼓膜、食管及直肠温度。在这些部位，食管温度常提示心脏平面的温度，鼓膜温度较接近脑部温度（直肠温度常高于此值），但在复温阶段，常规监测直肠温度较有价值。

（五）经食管超声心动图监测

TEE 在婴幼儿心脏手术中能提供非常有用的资料。TEE 探头最好在气管插管后、铺巾前放置，置入时应妥善保护气管导管避免将导管带入过深或拔出。TEE 探头在操作中如果过度前屈可能会压迫左心房，引起血流动力学的不稳定，尤其是在新生儿。因此，在 TEE 操作过程中如果发生不能解释的血流动力学恶化情况，应及时将 TEE 探头撤离。

（六）血气分析

动脉血气分析对于评估通气是否适当、氧合是否充分及治疗代谢性酸血症是否有效等方面有很大的帮助，应列为心内直视术 CHD 患儿麻醉管理的基本监测项目。

五、呼吸管理

发绀型 CHD 患儿，围手术期可选用容量控制或压力控制模式实施控制呼吸，但应避免过度通气而致的呼吸性碱血症，因为可导致心排血量降低；全身血管收缩和血管阻力增加；氧离曲线左移；心肌血流减少；血钾降低；脑血流减少等诸多不利影响。可通过监测 $PetCO_2$ 和血气分析，维持正常的 PCO_2（35~40mmHg）。注意：在发绀型 CHD 患儿由于肺血流减少，$PetCO_2$ 可能低于 PCO_2，因此不能以 $PetCO_2$ 估计 PCO_2。另外还应注意 IPPV 对有心内分流患者的影响，应避免胸膜腔内压过高，可使用适当的 PEEP 维持肺容量。一项临床研究发现，在 CPB 期间给予 4~6cmH_2O 的 PEEP，并不影响心排血量，且可调整通气血流比例（V/Q），提高血氧张力，有利于萎陷肺泡的复张和肺顺应性的改善，并能防止肺表面活性物质的稀释或流失，因而对术后肺功能的恢复具普遍意义。依赖动脉导管提供肺循环的患儿，术中不能吸入高浓度氧，因为高浓度的氧可使动脉导管收缩，肺血流量减少，加重缺氧症状。在新生儿期更应避免高浓度氧而致的视网膜病变等氧中毒并发症，术中可给予空气 - 氧混合气体，FiO_2 可调整为 21%~60% 并持续至转流毕，以维持 PO_2 为 50~90mmHg 及 PCO_2 为 35~40mmHg，适宜的 FiO_2 将有利于保持体循环和肺循环的稳定。

通气管理是成功撤离 CPB 的关键之一。在对肺循环存在较高反应的新生儿或由于 CPB 使 PVR 增高的患者，撤机时的通气管理对测定心功能也非常重要。通气模式与左右心室功能之间的相互作用尚不明了，但确实存在，它们影响 PVR 并因此影响肺血流，进而明显影响双侧心室功能和心排血量。例如，在开胸时，通气模式将明显影响肺容量，在肺容量减少和增加时均可影响 PVR。在 PVR 增高和右心衰竭的患者，无论是否有低氧血症，在正常肺容量范围内，给予 100% 氧过度通气，达到动脉血 pH 7.5，PCO_2<30mmHg 的碱血症时显示 PVR 明显降低。因此，在这类患者可选择纯氧通气，以进一步降低 PVR。通过在最佳肺容量的过度通气以达到碱血症的通气模式还取决于肺顺应性、气道阻力、肺血流和是否存在肺部疾患。

六、输血补液

对于发绀型 CHD 患儿，围手术期的液体平衡应调整至能提供最佳的心脏灌注压，并在体外转流前就应考虑给予充分补充液体。维持液体应根据体重计算，还应补充禁食时的液体丢失，液体输注的速度取决于预计手术丢失、术前脱水状况、是否存在充血性心力衰竭和其他因素。CHD 患儿很容易发生容量负荷过量，而任何过多的负担对早已受损的心脏将是有害的，因此以维持正常尿量 1ml/（kg·h）为宜。输液可选择乳酸钠林格液，因手术和 CPB 的应激反应，患儿多有血糖增高趋势，所以术中不必常规补充葡萄糖。在早产儿、糖尿病母亲的患儿，如因血糖降低而须补充时，可在补液中加入 2.5% 的葡萄糖，尽量避免静脉输注高渗葡萄糖。术中应连续监测相关指标，包括血气分析和血糖监测，以正确指导输液。

围手术期应尽量精确估计患儿的失血量，自纱布、吸引、手术单和标本中的失血均应仔细计算并及时补充。一般在 CPB 前很少需要输血，除非在游离心脏时发生大出血（如二次手术），或是非体外手术时意外导致出血（如 PDA 或侧支血管损伤）。心脏手术患儿血制品管理的总目标是维持血细胞比容接近术前水平，以及有一定的血管内容量、胶体渗透压。术前因缺氧红细胞代偿性增多的 CHD 患儿，常需要补充一定量的血浆，术毕血细胞比容通常期望达 35%~40%，应注意部分一期手术后患儿的氧合无改善甚至有可能下降（如 Banding 手术），则血细胞比容必须保证接近术前，如术前有贫血还应予以纠正。

七、体外循环期间须考虑的问题

右向左分流型 CHD 在撤离体外循环（CPB）过程中应注意的原则如下。

1. **改善心排血量** 几乎所有的心脏手术后心功能均可能受损。术后最初数小时的病理变化可能伴有心肌水肿和其他变化，其结果为心室顺应性降低和心肌收缩力减弱，此时的治疗必须针对保证最佳充盈压、最佳心率和心律及降低后负荷。

保证最佳充盈压是通过输血补液来实现，因为在婴儿期心室的顺应性较低，心脏手术后将进一步降低，如果有条件，可采用左心房压（LAP）指导容量补充，大多数患者 LAP 的目标为 12mmHg。反映容量状况的其他指标有肺动脉舒张压、中心静脉压、动脉血压和尿量等。保持最佳心率和心律最有效的是采用正性肌力药物或必要时通过连续起搏而达到。小儿与成人一样，窦性心律（心房收缩）能明显增加心排血量。后负荷的降低是通过使用扩血管药物。在心室功能不全的患者，扩血管药物可增加心排血量，但心脏做功和动脉血压仅有轻度变化。当使用扩血管药物时，必须保证输液充足以维持前负荷。硝普钠开始输注的速率为 1~2μg/（kg·min），可根据需要增加至 5μg/（kg·min）。

2. **正性肌力药物** 如果存在持续低心排血量，必须输注正性肌力药物。为改善心肌收缩力，可经微泵输注多巴胺 5~10μg/（kg·min）。在婴幼儿，多巴胺能有效地增加心排血量，所需剂量较成人大，但扩血管作用较成人差，因此有必要同时输注扩血管药物。多巴胺与硝普钠联合应用能有效地降低肺动脉高压患者的肺血管阻力（PVR），大多数患者如联合应用上述药物仍不能脱离体外循环支持，存在低心排血量，则可停止转流。如果仍持续存在低心排血量，可能需要输注肾上腺素 0.02~0.1μg/（kg·min）。有时还应给予钙剂以维持血钙的正常水平(1~1.2mmol/dl)。

3. **撤离体外循环后的凝血管理** 当患者情况稳定,经外科医生同意,可给予鱼精蛋白恢复凝血。最初剂量可按肝素总量1:(1~1.2)的比例给予,也可按体重给予4mg/kg。鱼精蛋白应在10~15分钟以上缓慢输注,拮抗肝素后,应采血测定血气、电解质并复查ACT,如有指征,可再追加鱼精蛋白0.5~1mg/kg。主动脉插管通常在鱼精蛋白剂量给予50%时拔除,但在婴幼儿,有时输注鱼精蛋白会引起较严重的低血压,须紧急自主动脉插管由体外机器泵补充容量,故应在鱼精蛋白输注后,患儿的血流动力学较为稳定时,再拔除主动脉插管。

围心脏手术期引起凝血功能异常的因素很多,CPB中血液稀释和外源性凝血系统的激活可引起凝血因子的耗竭,导致凝血因子浓度降低;体外管道、氧合器等非生理表面的接触,引起血小板激活导致血小板数量减少,功能降低。发绀型CHD患者和小婴儿,其预充液较血容量相对较大,在长时间体外转流后,血小板和其他凝血因子的消耗与缺乏更为显著。虽然,在关胸前所有的出血均应很好地控制,然而在婴幼儿及复杂CHD心脏手术后,仍可能有较多的出血。有些与CPB相关的出血与肝素使用有关,包括抗凝血酶Ⅲ(ATⅢ)缺乏,肝素引起的血小板减少和肝素中和不当。假设手术止血适当且肝素已充分中和,<2岁的婴儿,可输注48小时内采集的新鲜血,因新鲜血内含有接近正常的凝血因子,且功能性血小板的数量较多。如果没有新鲜血且患儿有持续出血,可考虑输注血小板或冷冻新鲜血浆,并根据实验室结果予以调整。

在新生儿,凝血因子和纤维蛋白原的稀释可能较为严重,输注冷沉淀物可有助于避免容量负荷加重。>2岁的小儿,对严重稀释性凝血功能障碍的敏感性较小,尚无资料显示在这些患者使用新鲜血是有用的,因此,对此类患儿出血过多的治疗应用血小板,如出血仍未纠正,再给予冷冻新鲜血浆。如果术后3小时以上,出血量大于基础血容量的5%或每小时出血量大于基础血容量的10%,应考虑再次手术进行探查。

近年来,临床有使用Sonoclot分析仪检测以获取完整的止血过程信息资料,包括凝结(coagulation)、纤维蛋白凝胶形成(fibrin formation)、凝血收缩[即血小板功能(platelet function)]和超纤维蛋白溶解(fibrinolysis)。该仪器可提供定性检测信息,可确定凝血因子缺乏、纤维蛋白稀释、血小板功能低下、超纤维蛋白溶解等凝血问题,有助于对患者止血的针对性治疗和血制品的合理使用。

知识点

撤离CPB前应确认事项为:①复温已完成(中心温度≥35℃);②窦性心律及适当心率;③检查血气、电解质及血细胞比容;④恢复机械通气(必要时应进行吸痰及肺部复张动作);⑤确定各监测仪器处正常工作状态;⑥已开始应用血管活性药物或已做好准备;⑦已备好停机后须要输注的血制品(浓缩红血球、新鲜冰冻血浆、血小板或冷沉淀物等)。

八、术毕转送及处理

在转送患儿至儿童重症监护病房(PICU)的途中,应采用便携式监护仪,连续监测心电图、SpO_2和有创动脉压等。使用带有蓄电池的微量注射泵以确保持续泵入血管活性药物。除少数在手术室内拔除气管插管患儿使用面罩吸氧以外,应使用简易呼吸机保证通气,呼吸参数调整与术中一致,同时准备面罩,简易呼吸器以防转运过程中突然出现呼吸抑制或呼吸机失灵情况。转送过程中注意保暖。到达PICU后,麻醉医生应向监护室医生详细交代,包括手术方式、围手术期血流动力学变化、有无特殊事件、心跳恢复状况(心脏节律、是否使用起搏器,起搏导线位置、起搏模式)、血管活性药应用情况、输血补液量及尿量、凝血状态等。到达PICU后,应拍胸片观察气管导管位置及是否有气胸、血胸、肺不张和心脏压塞,确保气管导管的位置准确,另外应确认已放置的测压管、引流管和导尿管等是否通畅。

术后疼痛管理应是每个麻醉计划的一部分，许多方法可用于心脏手术患儿的术后镇痛。当患儿进入ICU后给予有效的镇静镇痛，不仅可消除患儿的焦虑、恐惧及部分或全部消除记忆，使患儿更舒适，且易于耐受机械通气。在恢复自主呼吸后，因疼痛缓解更有利于患者的呼吸运动与咳嗽，从而减少肺部并发症；此外适度镇静有利于抑制应激反应、控制心动过速和血压波动、避免患者突然清醒或躁动所致的不良后果（如自我拔管、意外拔除有创监测导管等）。6个月以内患儿可持续泵入右美托咪定镇静，6个月以上患儿可联合右美托咪定和阿片类药物镇痛泵恒速泵入。

第四节　常见病种的围手术期麻醉管理特点

一、法洛四联症

法洛四联症（TOF）是一种常见的右向左分流发绀型CHD，其发病率和患病率各报道不一，综合各项研究其在新生儿的CHD中约占10%，在发绀型CHD中占30%。

TOF的主要病变包括非限制性室间隔缺损、右心室流出道梗阻、主动脉骑跨和右心室肥厚。大多数患儿是由于肺动脉瓣下心室嵴肌肉肥厚造成漏斗部狭窄导致右心室流出道梗阻，也可伴有肺动脉瓣、肺动脉瓣环及肺动脉水平的狭窄。TOF室间隔缺损一般为非限制性的，因此其右向左分流量由右心室流出道梗阻严重程度及远端PVR/SVR决定。流出道肌性梗阻可随应激、心率、心肌收缩力不同而变化，因此左右心室之间的不稳定分流，是TOF较特异的临床表现，同一患儿可表现出从静息状态下基本无缺氧症状到急性严重缺氧发作的动态变化，在麻醉诱导期应格外注意。TOF伴严重的肺动脉瓣狭窄患儿，其右向左分流往往是由固定的瓣水平狭窄所致。此时各项改善PVR/SVR的处理可能难以改善缺氧症状。

可能合并的其他病变包括右位主动脉弓，头臂干呈镜像，迷走锁骨下动脉、异常起源的锁骨下动脉等，5%~12%的患儿可能合并冠状动脉异常，最常见的是左前降支起源于右冠状动脉窦，且横跨于右心室流出道之上，此时行流出道切口就很可能损伤冠状动脉，造成术后心肌缺血，心功能不全。

TOF患儿大多在1岁前就出现发绀，体循环低氧血症发生越早，提示肺血管流出道梗阻程度越重。当SpO_2降至75%~80%时必须手术干预。决定能否实施根治手术的关键是取决于右心室流出道解剖情况和肺动脉发育状况，而非婴幼儿的年龄和体重。目前多主张在婴儿期作选择性根治手术，成功的早期纠治可防止右心衰竭、生长发育延迟、缺氧并发症、红细胞增多血栓形成伴出血倾向等。完全根治手术包括闭合VSD、去除漏斗部的肥厚肌肉，必要时作肺动脉瓣切开或肺动脉瓣成形和/或右心室流出道扩大补片。当存在明显的肺动脉发育不全时，常先施行姑息性手术以增加肺血流量，包括体循环-肺循环动脉吻合术（改良B-T分流术）、右心室流出道扩大补片，右心室肺动脉外管道连接术或肺动脉瓣膜切开成形术等。姑息性手术可增加肺血流量，缓解缺氧症状，促进肺动脉发育同时由于肺静脉回流增加，可增加左心房、左心室容量以适应进行根治手术。

TOF麻醉管理原则是维持血管内容量和SVR，避免PVR增高，避免缺氧发作及一旦出现缺氧，及时处理。缺氧发作的机制并未完全明确，一般认为流出道痉挛或收缩造成动力性梗阻加重，肺血流明显减少是其主要原因，因此避免流出道痉挛是预防缺氧发作最主要措施。患儿术前禁食时间不宜过长，否则可能导致代谢性酸中毒，血液黏滞度增加，且右心室容积减小流出道管腔减小，诱发流出道痉挛导致缺氧发作，若晚台手术时间不确定患儿应建立静脉通路进行静脉输液。如患儿分离焦虑严重，缺氧发作频繁，可于术前0.5小时口服咪达唑仑0.3~0.6mg/kg，由家长陪同患儿至手术室外。诱导原则为尽量减少恐惧哭闹，现多采用吸入高浓度（8%）七氟烷诱导，通过减慢心率，可能有利于循环维持，而异氟醚降低外周血管阻力，同时增快心率，不宜作为发绀患儿的诱导或维持用药。应注意发绀患儿采用吸入诱导起效较慢，一旦起效后要减浅麻醉也相对较慢，而静脉麻醉药的起效相对较快，给药过快可能导致一过性血药浓度过高。

患儿入睡后，应尽快建立有创压力监测和中心静脉通路，避免不能及时发现血流动力学变化并给予处理。此外SVR降低也可能相应增加PVR/SVR，增加右向左分流，心率增快、心肌收缩力增强则可能导致右心室流出道痉挛，心肌耗氧量增加，加重缺氧症状，因此麻醉维持中应尽量避免血流动力学波动，对于缺氧发作风险较高的患儿应用较大剂量阿片类药物维持血流动力学稳定，持续静脉输注氯胺酮也可以维持较稳定的血流动力学。

缺氧发作最主要的变化是肺血流减少，此时呼气末二氧化碳会减少，这一变化往往会早于血氧饱和度下降出现，因此密切关注呼气末二氧化碳的变化有助于及早发现缺氧发作。一旦患儿出现缺氧发作征象，首先要停止一切可能的诱发因素，如哭闹患儿应尽快镇静，开胸游离操作可能需暂停，避免刺激流出道。给予纯氧吸入，静脉补充容量，或挤压肝脏置头低足高位增加静脉回流，扩大心腔，增加流出道容积。提高SVR，可静脉使用α受体激动剂（去甲肾上腺素、甲氧明5~10μg/kg），压迫股动脉或置患者于膝胸位，如已切开心包可压迫升主动脉暂时提高SVR，减少右向左分流。β受体拮抗剂（首选艾司洛尔0.5mg/kg，可分次少量给药，观察反应）可降低心肌收缩力减轻流出道痉挛，同时也可降低心肌氧耗，但应注意单次推注因心排血量下降可能造成血压降低，常需与α受体激动剂联合使用。此时慎用正性肌力药物（麻黄素、多巴胺、钙剂、肾上腺素），仅在氧饱和度明显下降，体循环压力明显下降，影响到心肌供血供氧，出现心率减慢，收缩力减弱、心室胀满的情况下考虑使用。如果采取各种措施都无法缓解缺氧发作，应迅速建立CPB，避免长时间缺氧造成机体各脏器功能受损。

病例1　法洛四联症

病案摘要

患儿，女，12岁，体重12kg。出生时体格检查发现心脏杂音，外院诊断为法洛四联症。超声检查：右心房、右心室明显增大，漏斗间隔显著前移致右心室流出道局部梗阻接近闭塞，主动脉增宽，骑跨率约55%，室间隔膜周至嵴下约15mm×9mm缺损，左心室偏小。

【问题1】该患儿术前访视应注意哪些问题?

临床思路　患儿流出道梗阻严重接近闭塞，术前应关注患儿发育状态，发绀程度，如患儿发育差，发绀明显，往往提示体循环供血供氧不足，应进一步明确患儿内环境状态，有无酸中毒，有无乳酸蓄积。如患儿发绀不明显应确认是否同时合并贫血，血红蛋白降低导致发绀不明显，结合超声检查和造影检查确认有无大的体肺侧支存在，术中是否需要处理体肺侧支。需关注患儿左心室大小、收缩功能，主肺动脉、左右肺动脉发育情况，侧支形成情况，如患儿McGoon比或Nakata指数处于根治手术的临界状态，提示术后可能出现循环不稳定，应给予足够重视。

【问题2】该患儿麻醉诱导、维持应注意哪些问题?

临床思路　患儿流出道固定梗阻严重，肺血流明显减少，提高FiO_2或降低PVR可能也无法明显改善缺氧，尽量减少机体氧耗，增加混合静脉血氧含量可能更为有效。患儿入室后即连接心电图、监测血氧饱和度，在安抚下吸入8%七氟烷（新鲜气流量5L），入睡的同时建立有创动脉压监测和外周静脉通路，如外周静脉建立困难，可建立股静脉通路，给予咪达唑仑1mg、顺苯磺酸阿曲库铵2mg、舒芬太尼10μg后行气管插管，血压波动小，氧饱和度维持在75%。此后行颈内静脉穿刺留置5.5F三腔深静脉管和20G左心房测压管。

麻醉维持原则和诱导相似，尽量避免应激引起心肌氧耗增加，持续吸入七氟烷，根据手术刺激调整吸入浓度（1%~2%），持续泵入顺苯磺酸阿曲库铵 2mg/h，切皮前再次给予舒芬太尼 10μg。根据血气检查结果（有无代谢性酸中毒、有无低血糖）进行相应调整，当出现血氧饱和度下降时，应提示外科医生停止可能引起缺氧发作的操作，提高 FiO_2，给予容量补充，分次给予甲氧明、去甲肾上腺素 1μg，如不能很好缓解缺氧，应要求尽快建立 CPB。

【问题 3】该患儿停机应注意哪些问题？

临床思路 患儿转机过程中注意观察左心引流量及室间隔缺损修补、流出道疏通情况，复温开始即可泵入多巴胺或联合多巴酚丁胺，复跳后行 TEE 检查确认外科畸形矫正是否满意，主要观察流出道疏通情况，右心室流出道是否还存在压差，肺动脉瓣有无反流，室间隔修补有无残余分流，左、右心室收缩功能，有无节段性运动障碍。根据左、右心房压监测调整容量负荷，可在维持血压的前提下控制容量输入，如血压维持不满意，可泵入肾上腺素、去甲肾上腺素。

二、大动脉转位

大动脉转位（transposition of great arteries，TGA）是一组复杂的先天畸形，指大血管和心室连接不一致，即主动脉血来自右心室，而肺动脉血。则来自左心室，体循环 - 肺循环完全分隔呈“并联”状态，患儿的生存完全依赖于体循环 - 肺循环间的交通（VSD、ASD 或 PDA）。从正常心脏到完全性 TGA 之间存在多种解剖异常，包括：①主动脉骑跨于室间隔上，主动脉 - 二尖瓣的纤维连接中断；②右心室双出口，肺动脉和主动脉均自右心室发出，室间隔缺损是左心室唯一的出口；③ Taussing-Bing 畸形，主动脉自右心室发出，肺动脉骑跨于室间隔。患儿出生后能否存活及存活多长时间，主要取决于合并畸形的存在，以沟通体循环 - 肺循环并维持适当的肺血流量，这些畸形中，以大的房间隔缺损的作用最大，动脉导管未闭的作用最差，如同时合并肺动脉狭窄，可使肺血流量减少并加重左心室负荷。如合并大的室间隔缺损，出生后早期即可能发展为肺血管阻塞性病变。在临床上根据解剖特征或合并畸形，TGA 又可分为四个亚型（表 28-4-1），各组的治疗及处理有所不同。

知识点

TGA 解剖与生理分类见表 28-4-1。

表 28-4-1 大动脉转位解剖与生理分类

解剖	肺血流	心内分流
TGA/IVS	减少	小
TGA/VSD	增加	大
TGA/VSD/LVOTO	减少	小
TGA/PVOD	减少	小

注：TGA，大动脉转位；IVS，室间隔完整；VSD，室间隔缺损；LVOTO，左心室流出道梗阻；PVOD，肺血管阻塞性病变。

室间隔完整的大动脉转位（TGA/IVS）患儿，其生存依赖于 ASD（小）、卵圆孔或未闭的动脉导管，但因分流量有限，难以维持生命，患儿大多在出生早期就有严重的缺氧症状，合并严重的代谢性酸血症，脏器功能受损并可能导致早期死亡。一旦诊断明确，应即刻行房间隔球囊造口术，静脉持续输注 PGE_1

(0.05~0.1μg/kg),避免吸入高浓度氧,维持动脉导管持续开放。如果患儿在未用 PGE_1 的情况下能保持病情稳定,可以暂缓实施根治性手术,否则将直接进入手术室进行急诊 Switch 术。若有严重的代谢性酸中毒,应给予碳酸氢钠纠正,还应避免体温过低和血液丢失。新生儿期后,PVR 下降,与肺动脉相连的左心室功能可能出现退化,往往不能行一期根治手术,需行肺动脉 Banding 术对左心室进行训练后才能行二期手术。

存在 VSD 的大动脉转位(TGA/VSD)患儿,由于体循环 - 肺循环间的分流量大且有效,所以临床缺氧症状不严重,发绀为中等程度,但可能逐渐出现心力衰竭症状。由于肺动脉和左心室相连且肺循环再循环血流量大,患儿可能迅速出现肺血管阻塞性病变,因此此类患儿虽然一般不需急诊手术,仍应在 1 岁前完成根治手术。

TGA/VSD/LVOTO 的发绀主要与左心室流出道梗阻的程度有关,LVOTO 较轻者,往往肺血流和循环血量降低的程度较轻,因而可延缓肺血管发生阻塞性病变,患儿可以等待适宜的手术时机。LVOTO 严重时,患儿可能出现明显的发绀,此时不能通过普通动脉调转手术进行根治,需行 Rastelli 手术或 DRT 手术。

TGA/PVOD 患儿的及时治疗是为了在发生 PVOD 前进行外科干预,当 PVOD 进展时,患儿可以有青紫加重,血细胞比容增加。降低 PVR 可增加肺血流量和心内分流量。当 PVR>10WOOD 单位时,患儿只能选择姑息性手术。尤其在严重肺动脉高压时,关闭 VSD 可使左心室后负荷增加,左心室功能失调,死亡率大大增加。

TGA 手术治疗主要有:①心房内板障术(Mustard 术和 Senning 术),在心房内将血液改道,使体循环、肺静脉回流入心室的位置重新连接,以适应正确的大动脉生理连接。Mustard 术中的心包板障及 Senning 术中右心房翻转结果,使体静脉血回流入左心室至肺动脉,并在肺部氧合。氧合血回流入右心房、右心室至主动脉,并供应全身循环。此类手术因体循环血仍由右心室搏出,因此是生理性纠治而非解剖矫治;② Rastelli 手术(右心室 - 肺动脉管道解剖修补),通过切开右心室关闭 VSD,使左心室通向主动脉,右心室与肺动脉以带瓣管道连接,重建流出道;③大动脉调转术(Switch 手术),将主动脉和肺动脉近根部断离,交叉对接,并将冠状动脉自肺动脉根部转移、再植至主动脉根部。随着冠状动脉转移、心肌保护及新的大血管重建技术的改进,动脉调转术已发展为用于 TGA 和并发的大血管异位畸形的矫治手术,与心房板障术相比,动脉调转术的生存率明显提高。

TGA 围手术期处理原则是保证有足够的循环血混合并维持适当的肺血流,包括:①维持心率、收缩力和前负荷以保证心排血量,心排血量减少将使静脉氧饱和度降低而致动脉氧饱和度降低;②在导管依赖的患儿,应以 PGE_1 0.05~0.1μg/(kg·min)维持动脉导管开放;③应避免 PVR 增高并防止 SVR 降低,因为 PVR 增高可使肺血流减少并降低静脉血混合。在肺血管阻塞性病变的患儿,可采用过度通气以降低 PVR。在左心室流出道梗阻并不严重的患儿,可提高 FiO_2 并过度通气,维持 PCO_2 在 20~30mmHg,pH 7.50~7.55,以有效降低 PVR,增加肺血流和静脉血的混合。但也有作者认为,TGA 患儿和有充血性心力衰竭症状的 VSD 患儿过度通气不能保证降低 PVR,因为其在改变全身灌注,改善动脉氧饱和度方面的作用很小。

室间隔完整 TGA 患儿行动脉调转术的最佳时期是新生儿期。在麻醉诱导前即应建立全面监测,包括无创血压、心电图、SpO_2、$PetCO_2$ 和心前区听诊,在麻醉诱导时或诱导后,应尽快建立有创动脉压监测,同时须留置中心静脉导管(用来输液和测定静脉压),推荐使用双腔静脉导管,还应放置鼻咽和直肠测温探头等。麻醉诱导和维持,可使用芬太尼或舒芬太尼。大剂量阿片类麻醉时血流动力学较稳定,药物并不影响心肌收缩力,并能缓解反应性肺动脉高压。要尽量避免使用降低心肌收缩力的麻醉药物(因为婴幼儿心肌储备力低下)。术中常采用深低温(15~20℃)停循环或深低温低流量灌注技术,体表降温(复温)与血流降温(复温)相结合,可缩短 CPB 的时间。停转流后常需用正性肌力药和降低后负荷以支持左心室功能,并严密监测有无心肌缺血的心电图改变。为了顺利撤离 CPB,常联合应用多巴胺和多巴酚丁胺 5~10μg/(kg·min),目的是加强左心室收缩功能,米力农可降低肺血管阻力(PVR),同时对外周血管也有一定扩张作用,可降低左心室后负荷。若心力衰竭严重，可联合应用 0.02~0.1μg/(kg·min)的肾上腺素。

病例 2

病案摘要

患儿，男，出生 5 天，体重 3kg。出生后即发现发绀，超声提示完全型大动脉转位(TGA)，室间隔缺损(VSD)，心室水平右向左分流，房间隔缺损(ASD)，房水平双向分流，动脉导管未闭(PDA)。

【问题 1】该患儿术前访视应注意哪些问题？

临床思路 该患儿为合并 VSD 的 TGA，理论上如 VSD 足够大，可不急于在新生儿期手术，尤其应避开出生后2周内手术，术前应观察患儿一般情况，有无明显缺氧，关注超声检查提示的VSD大小，PDA粗细，患儿有无缺氧症状的波动现象(提示 PDA 分流变化)，胸片提示肺血较多还是偏少。该患儿超声提示室间隔缺损 4mm，患儿一般状况尚可，因此选择暂不行手术，合理喂养，密切观察循环呼吸状态，维持内环境稳定，在患儿出生 12 天时行择期手术。

【问题 2】该患儿麻醉诱导、维持应注意哪些问题？

临床思路 该患儿一般状况可，循环稳定，入室后选择吸入 8% 七氟烷(新鲜气流量 5L)诱导，入睡同时建立有创动脉压监测，外周静脉通路，给予顺苯磺酸阿曲库铵 1mg、舒芬太尼 2μg 后行气管插管，血压波动小，氧饱和度维持在 80%~85%。此后行颈内静脉穿刺留置 4F 双腔深静脉管，因患儿仍处于新生儿期，肺动脉压力未下降，左心室功能未退化，为避免上腔静脉置入管道过多，术后出现上腔静脉综合征(SVCS)，未放置左心房测压管，如术后需要可由外科医生经胸放置。

开胸过程中应注意维持体循环阻力，保证体循环和肺循环之间的交通，尤其是游离 PDA 时，如果出现 PDA 痉挛，会导致肺血流量的明显下降，应密切观察呼气末二氧化碳的变化，及时提示外科医生暂停操作，患儿体重小，对容量丢失耐受差，应准备 5% 白蛋白或取血备用，在出现血压下降时，及时补充容量，给予去甲肾上腺素维持体循环压力。

【问题 3】该患儿停机应注意哪些问题？

临床思路 畸形矫治满意是手术成功的基础，复跳后行 TEE 检查观察室间隔有无残余分流，补片有无对左右心室流出产生影响，患儿如果出现反复发作难以纠正的恶性心律失常要考虑是否存在冠状动脉的扭曲，心肌缺血，同时 TEE 观察有无心室的节段性运动异常，由于患儿尚处于新生儿期，左心室功能未退化，肺动脉高压为生理性变化，冠状动脉移植是否满意是决定此类患儿术后心功能、循环状态的最重要因素。可泵入多巴胺、肾上腺素辅助心功能，注意无需将血压维持过高，过高血压明显增加左心室后负荷，结合尿量满意、无代谢性酸中毒，无乳酸蓄积，血压维持在低限即可。

三、功能性单心室

功能性单心室包括一系列病变，从胚胎学基础而言，单心室的形成是由于房室管未能与发育中的心室正确对线，从而使两个房室瓣都对向一个心室，或一侧房室通道的重度狭窄或闭锁(如三尖瓣闭锁)，大部分单心室患儿仍有双侧心室结构存在，但一侧常发育较小、输出量也很少。对于单心室患儿应评估肺血流量的多少、肺血流是否依赖于 PDA，如果存在 PDA 依赖肺血流，则需要早期行 B-T 分流术，如果肺血流完全不受限，则新生儿期过后，随着肺阻力下降，肺血流量明显增多，患儿会迅速出现充血性心力衰竭和肺动脉高压症状，可能失去单心室矫治机会，此类患儿应及时行肺动脉 Banding 手术，减少肺血流，保护肺循环。对于合并体循环系统血流受阻患儿（如左心发育不良综合征），需要在新生儿期行 Norwood 操作，改善体循环供血，否则患儿会迅速出现体循环缺血缺氧症状，难以存活。

先天性心脏病矫治手术麻醉要点

知识点

单心室病变一期手术选择见表 28-4-2。

表 28-4-2　单心室病变一期手术选择

解剖	手术方式
双房室瓣大小正常、主动脉弓正常	肺动脉 Banding 手术
单房室瓣、主动脉弓正常	B-T 分流术
单房室瓣、主动脉弓发育不良	主动脉弓重建、B-T 分流术、Norwood
单房室瓣、主动脉缩窄	Damus，Kaye，Stanzel 操作和 B-T 分流术，也可能主动脉弓重建
双房室瓣、肺动脉狭窄	不需早期手术

单心室病变的病理生理基础见图 28-4-1。

本部分以三尖瓣闭锁（tricuspid atresia，TA）介绍单心室矫治的麻醉管理。TA 在先天性心血管畸形相对构成比为 1.2%~3%，在 1 岁以后的发绀型 CHD 中，该病发病率仅次于法洛四联症（TOF），属于右心发育不良综合征的一部分，其病理生理学符合单心室变化，也是第一种能接受功能性单心室矫治手术（Fontan 术）的病变。本病异常特征为三尖瓣瓣口缺如、右心室发育不全，可伴有其他心血管畸形，如完全性大血管错位、持续存在的左侧上腔静脉、PDA、主动脉缩窄和心耳并存等。

患儿的存活依赖于 ASD 或未闭的卵圆孔，腔静脉回流的血液经右心房 - 左心房 - 左心室 - 主动脉，如无有效的心房间交通，则需要在出生后即实施房间隔造口术。右心室和肺动脉的血供，有赖于 VSD 或 PDA。如果患儿肺动脉血供依赖于动脉导管，出生后需要静脉输注前列腺素维持动脉导管开放。患儿通常出生时就有中央型发绀，其严重程度主要取决于 Qp/Qs。严重发绀患儿常需要在新生儿期实施姑息手术（减状手术），其目的在于适当增加肺血流，缓解缺氧症状，使患儿继续生长直至可能完成二期矫治手术，如改良 B-T 分流术、中心分流术。

B-T 分流术是使用 GORTEX 血管在右侧锁骨下动脉和右肺动脉间建立分流通路，中心分流是在升主动脉和主肺动脉间建立分流通路。分流手术管理的重点在于获得合适的 Qp/Qs，肺血过少，缺氧症状不能改善，肺血过多，回心血流量明显增多，术后患儿可能出现心力衰竭。因此在麻醉诱导后，应记录基础脉压和基础血气，手术结束后进行对比，动脉血氧饱和度较术前上升 15% 左右即可，如上升不明显，应考虑保留 PDA，维持较高的体循环压力，调整各项呼吸参数降低 PVR；如上升过多应考虑维持偏低的体循环压力，调

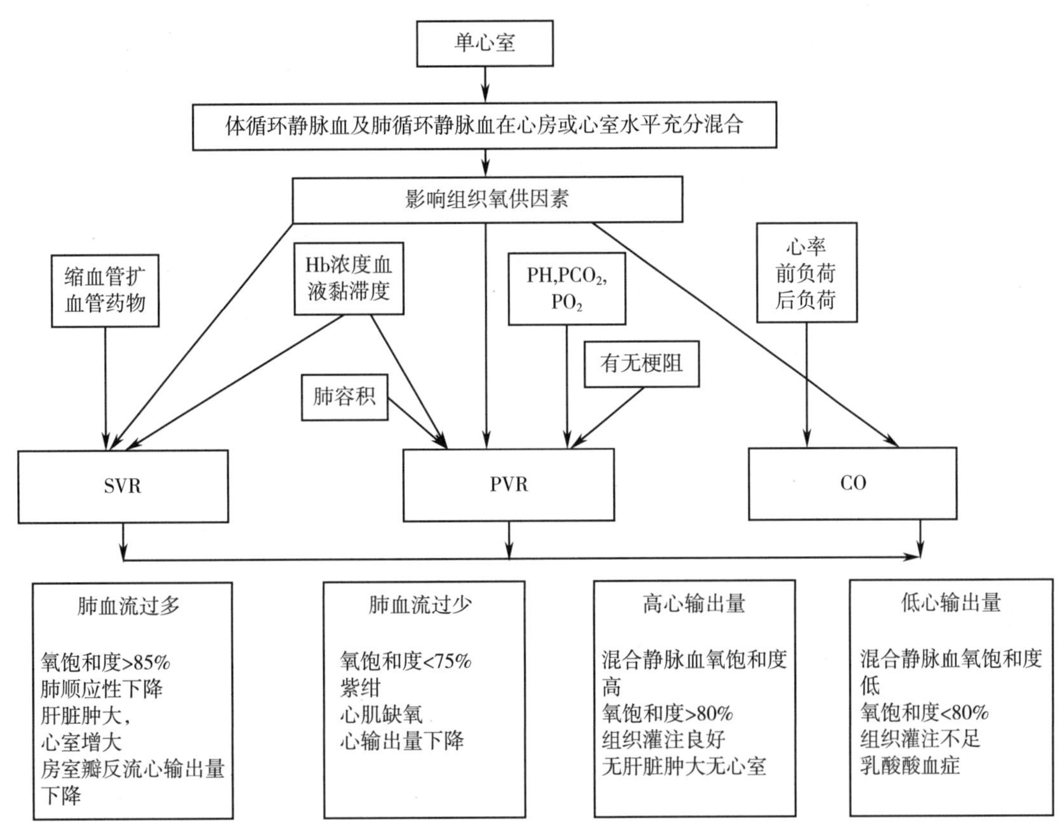

图 28-4-1　单心室病变的病理生理基础

整呼吸参数增加 PVR,如肺血仍多外科应考虑减小分流管径或更换分流通道。关胸闭合胸骨后要密切观察呼气末二氧化碳和氧饱和度变化,以便能及时发现分流管道被挤压出现血流不畅的情况。

单心室矫治手术包括双向 Gleen 术(上腔 - 肺分流术)及改良 Fontan 术(右心房与肺动脉吻合),可以分期进行,在较大患儿也可以一次性完成。术前应仔细评估患儿的肺血管发育情况,肺动脉压力,如肺动脉平均压力大于 15mmHg 则可能需要先处理 PDA,体肺侧支血管或行肺动脉 Banding 手术,否则行单心室矫治术后静脉压明显增高会导致静脉回流入肺受阻,循环难以维持。应注意 Gleen 术后上腔静脉压力等同于肺动脉压力,受肺循环阻力影响较大,并不仅仅反应体循环容量变化,要结合下腔静脉压力、尿量等判断患儿容量状态,且由于血液进入肺动脉缺乏右心室收缩动力,可能需要较高的容量才能维持静水压的推动力。

二期行 Fontan 术患儿目前常用的方法是应用 GORTEX 血管经心房侧或心房内将下腔静脉和肺动脉相连,常需在 GORTEX 血管上开窗,静脉压过高时,可通过开窗分流一部分血液入右心房,这样能保证体循环血流量,但会造成氧饱和度下降,如果 PVR 过高,开窗分流量会明显增大,患儿可能出现明显的低氧症状。患儿术后应避免使用 PEEP,采用特殊体位(头高足高位)促进静脉血液回流,保证较高水平的静脉压(14~20mmHg)以维持足够的肺容量,并应用小剂量正性肌力药物以维持正常心率、增强心肌收缩力,降低体循环阻力,维持心排血量,确保组织灌流和血氧饱和度。如有可能尽早拔除气管插管,自主呼吸负压可以有助于静脉回流,但要保证完全苏醒,潮气量足够,否则二氧化碳潴留反而会增加肺阻力。

知识点

单心室病变行 Fontan 术的危险因素见表 28-4-3。

表 28-4-3 单心室病变行 Fontan 术的危险因素

项目	因素
解剖因素	体循环心室形态、内脏异位综合征、肺动脉发育不良、肺动脉扭曲、合并肺静脉异位引流、合并腔静脉异位引流、体循环梗阻、唯一房室瓣为三尖瓣、共同房室瓣
病理生理因素	手术年龄、房室瓣反流、平均肺动脉压力 >20mmHg、肺血管阻力 >3Wood 单位、循环射血分数降低、心律失常、体外循环时间和阻断时间过长、曾有多次减状手术

知识点　　Fontan 术后并发症

1. 低心排血量综合征　原因可能是全腔静脉与肺动脉连接处有阻塞或肺循环阻力过高静脉回流受阻，或合并严重的房室瓣反流，造成前向血流减少。

2. 灌注肺　严重发绀患者在术后肺血流增多和肺毛细血管渗透度增加容易产生灌注肺。灌注肺发生后可出现动脉血氧饱和度迅速下降，PCO_2 上升，气管内吸出血痰，甚至喷血等。此时应控制肺血流，应用呼气末期正压（PEEP）辅助呼吸。

3. 胸腔积液和乳糜胸　是全腔静脉与肺动脉连接术后常见的并发症，前者与心房钠利尿肽减少和补体及抗利尿激素增多，特别是与腔静脉压力增高有关；后者多由于胸腺创面渗出乳糜所致。应用开窗术后此并发症明显减少且持续时间缩短。

4. 心律失常　术后最常见的为室上性心动过速，可应用洋地黄治疗，并适当补充氯化钾。出现频繁室性期前收缩，可用利多卡因持续静脉滴注。有心脏传导阻滞者，应用暂时性心脏起搏。

5. 术后低氧血症　可能与残存肝静脉或左上腔静脉引流入左心房有关，或因肺不张和肺间质水肿等引起肺内动静脉分流。

6. 急性肝功能障碍　在术后 1 个月内时有发生，其发生原因可能与低心排血量和腔静脉压力升高而致的肝淤血和肝脏血流灌注不足有关。一般随着心功能好转肝功能可改善。

7. 蛋白丢失肠病（protein losing enteropathy）　此并发症在传统 Fontan 术后发生较多，而在全腔静脉与肺动脉连接发生较少。

8. 血栓栓塞　患者血浆内蛋白 C 和蛋白 G 减少而Ⅷ因子增加，所以有学者主张术后终身抗凝。

四、完全性肺静脉异位连接

完全性肺静脉异位连接（total anomalous pulmonary venous connection，TAPVC）即全部肺静脉异位连接到体静脉循环系统，大多为心上型连接，导致氧合血经上腔静脉回流至右心房而不是左心房。也可直接与右心房连接（心内型）；少数为心下型连接，经肝静脉或下腔静脉回流至右心房。这种畸形在 CHD 中占 1%~3%。

TAPVC 患儿必须有 ASD 或未闭的卵圆孔方能生存，其病理生理和临床症状主要取决于肺静脉回流是否存在梗阻、房内交通大小和肺血管阻力（PVR）。当肺静脉回流至上腔静脉或下腔静脉受阻时，肺静脉压明显升高，患儿迅速出现严重体循环缺血缺氧和肺动脉高压症状，此时右心房压可能不高。当房内交通较小时，右心房和体循环静脉压升高，可导致肝大和周围水肿，存在梗阻的患儿左心房通常较小，左心室容量可降低或正常。肺血流量和回流至右心房的氧合血与非氧合血比例决定了 PVR。动脉血氧饱和度常显著降低，与 PVR 成反比。肺静脉回流无明显梗阻患儿，早期症状可能不明显，但随着患儿生长，出生时可满足体循环供血量的分流变为限制性分流，患儿会逐渐出现发绀加重，代谢性酸中毒等症状。仅有少部分非限制性肺静脉回流和非限制性房间隔交通患儿可存活到成年期手术。

TAPVC患儿术前心电图提示电轴右偏、右心房扩大、右心室扩大。心上型TAPVC患儿X线胸片检查可表现为较典型的“8”字征或“雪人”征（“8”字顶端或“雪人”的头由垂直静脉、无名静脉及上腔静脉组成，剩下的心脏形成“8”字或“雪人”的底部），心下型TAPVC在X线胸片检查可表现为右心房边缘呈垂直、轻微弯曲的弯刀形，为“弯刀综合征”。超声检查基本可明确诊断，可确认四根肺静脉引流部位，有无梗阻，冠状静脉窦有无扩大、心房交通的大小，分流情况，左、右心室容量及收缩功能，对于拟行急诊的新生儿，一般不需再做造影检查。

肺静脉回流无梗阻且房间隔交通非限制的患儿，术前状况稳定，年龄也较大，一般无须特殊准备；肺静脉回流梗阻患儿可有进行性缺氧、体循环低灌注和血流动力学的急剧恶化，常需新生儿期急诊手术，有一部分在术前就需要气管插管行机械通气，同时有严重的代谢性酸中毒，患儿对麻醉诱导耐受力极差，因为体循环血量较少，建立有创动脉监测可能较困难，建议使用超声引导穿刺，缩短穿刺时间，以便及时发现循环波动。选择以麻醉性镇痛药物为主的诱导方法，七氟烷吸入诱导或静脉镇静药物都可能造成血压明显下降，气管插管后给予纯氧，以降低PVR，并最大限度地提高氧的运输。有条件者可同时放置中心静脉导管和单腔左心房测压管，注意位于心脏后方的畸形肺静脉一旦受压可能会造成血流明显受阻，在深静脉穿刺、手术摆体位或术前放置食管超声探头突然出现严重低血压时要考虑到这种可能性。如患儿在诱导后血压有明显降低可以持续泵入正性肌力药物（多巴胺、多巴酚丁胺、肾上腺素）维持循环。

手术主要是将异位引流的肺静脉连接至左心房。心内型TAPVC可采用扩大ASD，用补片将肺静脉隔至左心房的方法，手术操作相对简单，CPB及阻断时间较短。心上型或心下型TAPVC需要采用心包补片将肺静脉血经ASD引至左心房。心下型或混合型的矫治尤为困难，需要体外时间更长。复跳后TEE检查主要关注肺静脉回流至左心房有无流速，有无梗阻，左、右心室收缩功能，由于患儿术前左心室血流量少，左心室收缩功能差，常需要较大剂量正性肌力药物支持才能停机，应根据左心房压调整容量输入，在维持内环境稳定、有尿的情况下尽量减少容量输注，减少左心室前负荷。由于左心室容积较小，较快速的窦性心律对维持心排血量非常重要，心率偏慢时，如房室传导正常，可应用心房起搏将心率维持在160次/min以上，如存在房室传导阻滞，应安装房室顺序起搏导线，维持较快心率。

患儿术前可能存在重度肺动脉高压，停机早期常需要吸入纯氧，调整呼吸参数，保持轻度的过度通气，应用可降低PVR的药物（米力农、吸入一氧化氮）降低PVR，并最大限度地提高氧的运输。当肺动脉压下降不满意，右心功能不全时，可能需要在房间隔补片上开窗，右心房血可分流一部分使左心房减压，但此时氧饱和度可能下降，如不能维持机体氧合，可能需要ECOM支持。

（王　嵘　晏馥霞）

推荐阅读

[1] BASAVANA GG, MICHAEL D, VIDYA C, et al. Anesthesia for specific cardiac lesions: right-to left shunts, anesthesiology. New York: Springer, 2018.

[2] MAXIMILIAN BL, JAGDISH B. Cardiovascular pathology. 4th ed. Pittsburgh: Academic Press, 2022.

[3] FRASER CD, MCKENZIE DE, COOLEY DA. Tetralogy of Fallot: surgical management individualized to the patient. Ann Thorac Surg, 2001, 71(5): 1556-1563.

[4] RIVENES SM, LEWIN MB, STAYER SA, et al. Cardio-vascular effects of sevoflurane, isoflurane, halothane, and fentanyl-midazolam in children with congenital heart disease: an echocardiographic study of myocardial contractility and hemodynamics. Anesthesiology, 2001, 94(2): 223-229.

[5] TUGRUL M, CAMCI E, PEMBECI K, et al. Ketamine infusion versus isoflurane for the maintenance of anesthesia in the

prebypass period in children with tetralogy of Fallot.J Cardiothorac Vasc Anesth，2000，14（5）：557-561.
[6] Lake CL.Pediatric cardiac anesthesia.4th ed.London：LWW，2005.
[7] PIERRE ES，FRANCOISE R，BERNARD K，et al.Transposition of the great arteries：rationale for tailored preoperative management.Arch Cardiovasc Dis，2017，110（2）：124-134.
[8] GREANEY D，HONJO O，O'LEARY J D，et al.The single ventricle pathway in paediatrics for anaesthetists.BJA Edu，2019，19（5）：144-150.

第二十九章

无分流型先天性心脏病手术的麻醉及围手术期管理

第一节　无分流型先天性心脏病的解剖及病理生理

一、主动脉缩窄的解剖及病理生理

主动脉缩窄是指先天性主动脉局限性狭窄，狭窄处管腔变小，血流受阻。典型的狭窄位置在主动脉左锁骨下动脉开口的远端或动脉导管发出位置的远端。通常是在常规体格检查听诊到心脏杂音，上、下肢存在压差及远端脉搏减弱被发现[1]。一般认为主动脉缩窄是动脉导管纤维化闭锁过程中累及主动脉峡部或主动脉峡部过度缩窄的结果；亦有人认为胚胎时期血流分布不均，由于接受来自导管的血流，使通过峡部血流减少，受此血流动力学的影响所致。主动脉缩窄常见解剖分型为导管前型、导管后型、导管附近型。根据是否合并其他心内畸形，分为孤立性、主动脉缩窄合并室间隔缺损、主动脉缩窄合并其他心内畸形三类。根据缩窄的范围和程度，可分为单纯性与主动脉弓发育不良两类，后者多指主动脉横弓存在一定程度的狭窄。在婴儿期就有临床表现的病例常为动脉导管近端病变（导管前），其特点是侧支循环较少。给予前列腺素以保持导管的开放，可以显著降低主动脉缩窄患者的发病率和死亡率。导管附近和导管后缩窄的特点是建立起了明显的侧支循环，脊髓的血液供应主要来自锁骨下动脉。

主动脉缩窄时，由于狭窄段造成血流阻力增大，缩窄近端血压升高，缩窄远端血供减少，血压降低。此外，也常发现主动脉缩窄临床患者血浆肾素含量升高，提示此类患者出现高血压的原因，除机械因素外，还与肾脏缺血、肾素的作用有关。一部分主动脉缩窄患者经外科手术治疗切除缩窄段后，虽然近、远端主动脉压已消失，但高血压仍然持续存在，可能与升主动脉壁压力感受器或肾上腺功能失常有关[2]。主动脉缩窄常见的致死原因有充血性心力衰竭、细菌性心内膜炎或动脉内膜炎、主动脉破裂和脑血管意外、大脑动脉环动脉瘤破裂等。

二、先天性二尖瓣病变的解剖及病理生理

先天性二尖瓣病变是指二尖瓣复合体的瓣环及紧邻瓣环上区、瓣叶及联合部、腱索和乳头肌等结构存在的先天性病变，导致二尖瓣狭窄或反流[3]。先天性二尖瓣病变中主要为二尖瓣狭窄，常为各种复杂 CHD 畸形中的一部分，如 Shone 综合征。单纯孤立的二尖瓣狭窄罕见，仅占发生 CHD 的婴幼儿的 1%。二尖瓣狭窄解剖分型为：A 型，乳头肌正常，交界融合，瓣膜或瓣上隔膜或环，和 / 或左上腔静脉梗阻；B 型，乳头肌异常，导致降落伞型或吊床型二尖瓣结构[4]。

二尖瓣畸形多会造成不同程度的左心负荷增加。二尖瓣狭窄继发左心房压的进行性升高，可以导致肺静脉及肺动脉压增高，最后导致间质性肺水肿。重度肺动脉高压可以造成右心室后负荷增高，右心室肥厚、功能障碍。由于进入左心室的血流受限左心排血量显著降低。心动过速则进一步缩短充盈时间，进而导致体循环心排血量的严重下降[5]。二尖瓣狭窄的患者如果出现低血容量，将导致左心室舒张末期容积（LVEDV）和左心室舒张末期压力（LVEDP）进一步下降。对于肺动脉压力和阻力都明显升高的患者，在梗

阻未解除的情况下，如果采取降低肺动脉压的策略增加肺循环血流，将明显加重肺部的相关症状。左心房扩大可能导致各种房性心律失常，如心房扑动、心房颤动等。

三、先天性主动脉瓣病变的解剖及病理生理

涉及主动脉瓣狭窄的病变广义上应该包括主动脉瓣狭窄、主动脉瓣下狭窄、主动脉瓣上狭窄及肥厚性心肌病[6]。左心室肥厚是这类疾病共性的表现。

正常的主动脉瓣分为三个瓣叶，通常开口面积为 $2cm^2/m^2$ 体表面积。单纯的先天性主动脉瓣狭窄在活产婴儿中的发生率为 1/10 000。在胎儿期，由于前向血流减少，主动脉瓣狭窄可以合并主动脉狭窄或升主动脉发育不良。主动脉瓣的先天畸形可能是单叶瓣、双叶瓣、三叶瓣甚至四叶瓣，病变的瓣叶为凝胶状或黏液状，交界处部分融合，导致主动脉瓣开口狭窄，通常表现为偏心性，也可表现为瓣膜下隔膜导致主动脉瓣口狭窄。部分成年患者可能合并严重的主动脉瓣反流。三叶瓣畸形通常表现为瓣叶脱垂，常见于 VSD，或马方综合征患者所表现的瓣叶关闭不全。四叶瓣常见于主动脉共干患者。

主动脉瓣下隔膜合并室缺右室流出道狭窄

诊断时的年龄、临床表现、死亡率及外科手术时机不但与瓣膜狭窄程度有关，还与合并的心脏畸形、左心室的大小和功能有关[7]。通过经胸超声心动图通常可以对瓣膜的解剖形态、瓣环大小、主动脉根部直径及心室功能作出诊断。连续多普勒与心导管都可以测定跨瓣的峰值压差。收缩期多普勒瞬时峰值压差小于 50mmHg 通常为轻度狭窄，这类患者在儿童及青春期可以不出现症状，而瞬时峰值压差大于 65~75mmHg 的患者通常在出生后 1 周即可表现出症状。对于非常严重的主动脉狭窄，体循环血流和冠状动脉的灌注往往依赖于未闭合动脉导管的逆向血流。在动脉导管闭合后，患儿常表现为严重的充血性心力衰竭、代谢性酸中毒、二尖瓣关闭不全，并迅速进展至心源性休克[8]。这类患儿常表现为向心性心室肥厚，症状较轻的患儿室壁张力不高，左心室每搏量在较长一段时间内维持正常。但随着左心室收缩期和舒张期压力的增高，将出现心内膜下灌注不足，进而导致心肌缺血。在严重的病例，低灌注还将导致心肌纤维化，进一步损伤心室功能，降低生存率[9]。

主动脉瓣下狭窄也是一类左心室流出道的梗阻性病变，占 CHD 患者的 1%。表现为左心室流出道位置纤薄的非连续性心内膜或纤维结缔组织或在室间隔顶部产生的纤维肌性突起。通过 TTE 可以确诊。随着年龄的增长和左心室流出道梗阻的进展，通常会导致左心室舒张功能障碍和肺静脉高压。同时异常的跨瓣血流还会导致主动脉瓣叶增厚，进而造成主动脉瓣膜狭窄或继发主动脉瓣关闭不全、左心室肥厚等。

主动脉瓣上狭窄在左心室流出道梗阻性病变中最为少见，约占 CHD 的 0.05%。受弹力蛋白基因的影响，约 2/3 的主动脉瓣上狭窄和 William 综合征相关。William 综合征因 7 号染色体长臂近着丝粒端片段 7q11.23 微缺失引起，以认知缺陷、轻度精神发育不良和动脉狭窄为特点的综合征，在活产婴儿中的发生率通常为 1/20 000，表现为“小精灵样面容”，同时合并有高钙血症、斜视、声音嘶哑、关节活动障碍等，主动脉瓣上狭窄为本病的特征性异常。通常表现为在升主动脉 Valsalva 窦上缘的同心圆式狭窄，其他类型可以表现为沿整个升主动脉的弥漫性狭窄或窦管交界处半圆形纤维膜。约一半的患者合并二叶主动脉瓣和主动脉瓣狭窄。这类狭窄可以通过超声心动图进行诊断并评估压力阶差。如果同时合并肺动脉狭窄，则导致双心室肥厚。继发的向心性左心室肥厚将导致心肌缺血，如果合并冠状动脉狭窄，将进一步加重心肌缺血的

程度，并增加猝死的风险[10]。

四、肺动脉狭窄的解剖及病理生理

室间隔完整的肺动脉狭窄是一类比较常见的CHD，占CHD的8%~10%。肺动脉狭窄可以是瓣膜性、瓣下或瓣上狭窄[11]。肺动脉瓣狭窄中，肺动脉瓣通常表现为圆顶样，有一中心性的开口。右心室通常为正常结构或合并漏斗部的狭窄。肺动脉瓣狭窄经常合并努南综合征。孤立的肺动脉瓣下狭窄较罕见，但横跨于室间隔和心室前壁的异常增厚肌束可以将右心室隔为高压腔和低压腔（双腔右心室）[12]。累及主肺动脉的瓣上肺动脉狭窄多见于先天性风疹综合征和William综合征。

肺动脉狭窄的病情进展依赖于狭窄的程度和是否并存卵圆孔或ASD。严重的室间隔完整型肺动脉狭窄在新生儿时期就可以表现为发绀和右心衰竭。心电图可以表现为电轴右偏，显著的P波和右心室肥厚。超声心动图可以明确诊断并评估狭窄的严重程度[13]。

五、先天性三尖瓣病变的解剖及病理生理

由于无分流的三尖瓣闭锁患者不能存活，单纯解剖上的三尖瓣关闭不全较少见，本部分以讨论埃布斯坦综合征（Ebstein畸形）为主[14]。Ebstein畸形是指三尖瓣隔瓣和/或后瓣偶尔连同前瓣下移附着于近心尖的右心室壁上，约占CHD的0.5%~1.0%。本病是一种少见疾病，1866年Ebstein首次报道。这种疾病又名三尖瓣下移畸形。Ebstein畸形的主要病理解剖特点为三尖瓣下移畸形，房化右心室和功能性右心室腔缩小。右侧房室环位置正常（常扩大），三尖瓣的前侧瓣一般正常附着于纤维环上，而膈侧瓣和后侧瓣的附着点明显下移，位于右心室壁心内膜上。下移的程度及其附着方式因人而异，即使受累瓣膜的附着点邻近纤维环，但由于瓣叶过长，常可在纤维环的远端不同部位与右心室壁粘连。此外，这些瓣叶还可借助于畸形的腱索而附着于室间隔和右心室心尖部，三尖瓣后侧瓣往往发育不全或完全缺如。上述情况可引起三尖瓣关闭不全。少数患者三尖瓣在心室腔内融合成一片隔膜，中间或侧缘有一孔隙，右心房血流必须经过这种孔隙注入心室，因此造成右心房排空障碍[15]。

由于三尖瓣解剖结构的下移，致使部分右心室心房化，右心房腔明显扩大。房化的右心室在电活动方面却保留右心室肌的特点。房化的右心室部分越大，功能性右心室腔越小。房化的右心室不能参与右心室排空，如同心室壁瘤，当心室收缩时呈矛盾性地扩张，干扰右心室正常射血。在功能性右心室内，收缩压可正常，而舒张压常增高。心房腔收缩压和舒张压均升高。肺动脉瓣两侧可有收缩压差，三尖瓣两侧可有舒张压差。前者可能因某一三尖瓣叶过长，部分阻塞右心室流出道；后者则由于三尖瓣畸形和三尖瓣口狭窄。

这种畸形的病理生理改变取决于功能性右心室容量的大小、三尖瓣反流的程度、是否合并肺动脉狭窄[16]。如果合并存在肺动脉瓣狭窄、功能性右心室腔明显缩小，三尖瓣反流严重，则右心室收缩时排血量明显减少。Ebstein畸形可合并其他先天性畸形，如主动脉缩窄、VSD、肺动脉瓣狭窄或闭锁、TGA或矫正型大血管转位等。

如果三尖瓣病变很轻，且同时存在卵圆孔或房间隔缺损，则可在心房水平发生左向右分流；如果卵圆孔已闭，此时将无分流。这两种情况，临床上常无发绀现象。如果三尖瓣畸形严重，右心房压升高，导致房水平右向左分流，则出现发绀症状。少数患者即使无明显右向左分流，但由于心排血量低，动静脉氧差增大，临床也可有轻度发绀。严重畸形者，出生后即可有明显发绀和充血性心力衰竭，可以生后不久即死亡。一般来说，充血性心力衰竭出现越早，心脏越大，尤其在短期内呈进行性增大者，预后差。本病的主要死因为充血性心力衰竭，少数患者可因心律失常而猝死。此外，还可因栓塞、感染等并发症死亡。Ebstein畸形的平均死亡年龄为23~26岁[17]。

Ebstein畸形的主要体征包括：膨隆而又安静的心前区（望诊无明显心前区搏动，触诊无肺动脉关闭感）；

第一心音和第二心音明显分裂，可有增强的第三心音，还可以出现第四心音；分裂的第一心音的第二成分常呈喀喇音性质，即“扬帆征（sail sign）”；三尖瓣区可出现柔和的收缩期杂音及短促的舒张中期杂音。此外还有发绀，杵状指/趾，颈静脉收缩期正性搏动。

Siber 认为，对该畸形来说，最具有特征性的体征有两组：①发绀伴安静的心前区；②第一心音、分裂的第二心音、增强的第三心音或第四心音所构成的四重奏。该畸形患者有 5%~25% 合并预激综合征（B 型）。CHD 合并预激综合征者，其中 30% 为 Ebstein 畸形。阵发性室上性心动过速常见，其他心律失常如房性期前收缩、心房扑动或心房颤动等均可见。因此，在临床上，当 CHD 合并预激综合征时，应怀疑 Ebstein 畸形的可能。

六、小儿扩张性心肌病左心室减容手术

扩张型心肌病（dilated cardiomyopathy，DCM）又称充血性心肌病，其特征是一侧或两侧心室扩张和收缩力受损。估计 DCM 的年发病率为 0.58/10 万儿童，诊断后 2 年内死亡率可达 14%。DCM 可能是先天性的，也可能是感染、炎症、代谢或内分泌疾病及营养不良的结果，也可能是长期室上性心动过速或单纯特发性的结果。最常见的已知原因是心肌炎（46%）和与代谢性神经肌肉疾病相关（26%）。DCM 常见的病理生理特征包括双心室扩张、收缩期和舒张期心肌功能障碍、射血分数降低、心排血量减少[18]。心房充盈压和左心室舒张末期压力（LVEDP）通常升高。通常伴有二尖瓣或三尖瓣反流，或两者同时发生。扩张心肌有可能引起心律失常，但与 DCM 相关的心律失常可能是原发性的，也可能是继发性的。对晚期的 DCM，心脏移植是唯一能长期有效治疗方法。但由于供体心脏数量有限，左心室部分切除术也被称为心脏缩小手术或 Batista 手术，用于缩小和重塑心脏，以改善心脏机械功能。基于 Laplace 定律，Batista 提出通过手术缩小左心室半径来减小室壁应力，并使左心室容积 - 质量关系正常化。经典的 Batista 手术包括三个部分，分别为二尖瓣修复、左心室减容、三尖瓣成形术。该手术不受供体来源的限制，简单易行，因此在国际上受到了关注，希望可以替代心脏移植。尽管短期结果令人鼓舞，但长期结果仍不确定。目前在欧美国家，Batista 手术逐渐被左心室机械辅助代替，而在日本和一些发展中国家，其被视为心脏移植的桥梁。

第二节　主动脉缩窄手术的麻醉及围手术期管理

病例 1　主动脉缩窄

病案摘要

患儿，男，6 岁。因“发现心脏杂音 5 年余，剧烈活动后胸痛 2 周”入院。入院后心脏超声提示主动脉缩窄（重度）。四肢袖带血压：左上肢 143/73mmHg；左下肢 102/57mmHg；右上肢 152/90mmHg；右下肢 62/38mmHg。拟完善相关检查后在全身麻醉下行主动脉部分切除伴吻合术。

【问题 1】该患者左右下肢为何有显著压差，如何进行麻醉前评估与准备？

临床思路　麻醉前评估必须熟悉患儿的病史、体格检查和实验室检查中的重要因素，了解主动脉缩窄的特定解剖及生理情况，制订个体化的术中管理。尽管主动脉缩窄的病理解剖学特征非常一致，但其病理生理学改变却多种多样，主要取决于以下几个因素：①缩窄的严重程度；②开放或部分开放的动脉导管所能提供的主动脉前向血流量；③主动脉远端侧支循环建立的程度；④合并其他心脏病变的类型及严重程度。此外，该患儿有明显胸痛，应注意心肌血供和明确心室功能。

术前访视的另一个目的是对患儿和家属进行教育，缓解他们的恐惧心理及焦虑行为。体格检查应尽力

发现是否有充血性心力衰竭的体征，如出汗、发绀、颈静脉怒张及肝大。肢体检查包括评估脉搏、四肢血压、杵状指/趾等。心脏听诊主要关注各瓣膜区是否有心脏杂音。肺部听诊十分重要，它可以帮助评估肺内炎症情况及肺顺应性，早期发现充血性心力衰竭。实验室检查主要观察血常规、肝肾功能、血糖、血气及凝血功能是否有异常。心电图对于麻醉医生的价值主要是评估心律失常，并作为术中和术后比较的参考标准。而超声心动图可以帮助评估心内解剖、血流和一些生理数据。

【问题 2】对该患者如何进行围手术期监测？

临床思路 常规连接心电图、监测血氧饱和度，建立中心静脉通路并监测中心静脉压。监测缩窄部位上方和下方的血压，以防止高血压和低血压引起的器官损害。因为缩窄的病变可能累及左锁骨下动脉，术中因主动脉近端钳夹可能阻断或影响锁骨下动脉血流，因此监测血压时需避免使用左臂，应该在右上肢监测。脑近红外光谱法对于评估脑血流可能有帮助。很多中心采取容许性低体温，即允许直肠和鼻咽温度下降到 34~35℃，在主动脉阻断过程中为脊髓提供一定的保护。因此要特别注意体温监测，避免过度低体温。松开阻断钳后需要充分复温。

【问题 3】对该患者如何进行术中管理？

临床思路 术中麻醉管理的主要目标在于维持心率、心肌收缩力和前负荷，以维持心排血量。左心室承受的后负荷比较高，所以左心室输出量对心肌收缩力的下降非常敏感。对于左心功能不全的患者，需要正性肌力药物来维持心排血量。术中应避免过度通气，因为该状态会导致中枢神经系统的血流量减少。截瘫是主动脉缩窄矫治手术最严重的远期并发症之一，它继发于阻断时脊髓血供中断，具有扩张血管作用的麻醉剂剂量应在阻断后逐渐减少。一旦主动脉被阻断，上半身血压会升高，由于脊髓的灌注严重依赖于头侧的血压，因此麻醉医生要特别注意避免将上半身血压降至“正常”，导致脊髓、肾区、肠道等灌注压力明显下降，产生缺血症状[19]。

其他优化脊髓供血的方法包括维持正常的血二氧化碳浓度、轻度降低体温、使用固醇类激素等。移除阻断钳将导致远端组织反应性充血及乳酸释放，随后出现血管扩张及一过性低血压，在移除阻断钳之前给予扩充容量和纠正酸中毒可减轻这些反应。

【问题 4】对该患者如何进行术后监测与管理？

临床思路 术后充分地控制疼痛有助于控制术后高血压。50% 的患者在手术后第 1 天出现显著舒张期高血压，这种高血压多是激素介导的，且与动脉炎有关，而 β 受体拮抗剂或血管紧张素转化酶抑制剂（ACEI）对此类高血压非常有效。术后可能出现胃肠道反应，如肠梗阻和腹痛，需要鼻导管喂养。肠系膜性动脉炎常特征性地出现在术后第 3 天，其临床表现与其他原因引起的急腹症相似，不建议过早地喂养，在喂养之前一定要听到活跃的肠鸣音。在矫正缩窄和处理主动脉弓之后可能出现多种形式的神经系统或胸导管损伤，包括左侧喉返神经（导致声带麻痹）、膈神经（导致膈肌麻痹）、交感神经干（霍纳综合征）和胸导管（乳糜胸）。截瘫是最严重的并发症。

病例 2 主动脉缩窄合并室间隔缺损（VSD）

病案摘要

患者，女，出生 1 个月 19 天，体重 3.3kg。因“气促半月余”入院。入院后诊断为主动脉缩窄、主动脉发育不良 VSD、肺动脉高压。出生时合并缺血缺氧性脑损伤，水痘病毒感染。入院后心脏超声提示主动脉缩窄、VSD、左右心室肥厚、重度肺动脉高压。拟完善相关检查后在全身麻醉下行室间隔缺损修补 + 主动脉缩窄矫治术。

【问题 1】对该患者如何进行麻醉前评估与准备?

临床思路 由于室间隔缺损导致大量的左向右分流及缩窄水平远端的组织器官缺血，早期就可以引起严重的肺动脉高压，代谢性酸中毒和充血性心力衰竭。此类新生儿在出生后数天心室功能比较差的情况下，由于动脉导管持续开放时，上下肢的血压差异可能不是特别明显。如有动脉导管未闭（PDA），维持导管的开放对于改善体循环的灌注是有帮助的。此类患儿通常存在严重的血流动力学不稳定，需要术前正性肌力药物的支持，所有镇静剂和阿片类药物都应谨慎使用，并对患者实施全面监护。体格检查可以发现充血性心力衰竭的体征，即发育迟缓、呼吸急促、肺部听诊哮鸣音。

病例 2 进展

患儿入室后常规诱导、气管插管、右上肢和下肢动脉穿刺并置管（上、下肢压差 50mmHg）、右颈内静脉穿刺并置管；在深低温 CPB 下行主动脉弓部分切除伴重建 + 主动脉缩窄矫治 +VSD 修补术。术后 TEE 评估心内矫治正常后予尝试停机。在给予鱼精蛋白中和 5 分钟后出现血压、心率明显下降，左、右心室收缩乏力，心脏明显饱胀，SpO_2 下降至 50%。

【问题 2】该患者鱼精蛋白中和后出现什么问题?

临床思路 该患者出现鱼精蛋白中和导致的肺动脉高压危象。肺动脉高压危象是指在肺动脉高压的基础上因缺氧等多种因素诱发肺血管阻力（PVR）和肺动脉压力在短时间内急剧升高、接近或超过 CPB 压力和主动脉压而导致出现严重低心排血量、低氧血症、低血压和酸中毒的临床危象状态。

知识点 肺动脉高压危象发生的主要危险因素

肺动脉高压危象发病的中心环节是多种诱因引起的肺动脉压升高，导致患者出现右心衰竭和体循环低血压。主要危险因素包括术前肺动脉高压、低氧血症、使用鱼精蛋白、内环境改变、血管活性用药突然变化、吸痰刺激等[20]。多见于大量左向右分流合并肺动脉纠治术后的婴幼儿，典型病例包括巨大 VSD、VSD 合并主动脉缩窄、完全型心内膜垫缺损、粗大 PDA、TGA、永存动脉干等。肺动脉高压危象最常见术后 72 小时内，死亡率大于 50%，故其处理多在于预防。

病例 2 进展

紧急重新建立 CPB 并呼叫上级医生，监测肺动脉收缩压（100mmHg）大于主动脉收缩压（80mmHg）；予加强镇静、镇痛、调整呼吸参数并过度通气、使用特异性降肺压药物直至肺动脉收缩压小于主动脉收缩压至 60mmHg 时予停机，并尝试通过股动脉缓慢泵注鱼精蛋白中和肝素；延迟关胸并返回 ICU。

【问题 3】对该患者如何进行 CPB 后管理?

临床思路 CPB 结束后 6 小时肺动脉压达到术后最高点，同时全肺阻力达到围手术期最高点，48 小时后肺动脉压力下降，72 小时后全肺阻力开始下降。由于肺泡缺氧是引起肺血管床收缩、肺循环阻力增加的重要因素，故术后早期 24~72 小时内要在镇静、镇痛的基础上延长呼吸机辅助通气时间，保证充分供氧，防止躁动、疼痛及氧耗增加。一般的治疗措施包括：去除诱因；监测肺动脉压力；保持气道通畅、充分供氧（氧气是最有效的肺血管扩张剂)，或给予呼吸机支持、ECOM治疗等；保持充分的液体平衡；保持窦性节律和房室协调性；有效镇静、镇痛，减少应激反应；纠正右心衰竭、低血压、酸中毒；使用特异性降肺压药物(一氧化氮、前列环素、内皮素受体拮抗剂、5-磷酸二酯酶抑制剂等)。

第三节 先天性二尖瓣病变手术的麻醉及围手术期管理

病例1 二尖瓣狭窄

病案摘要

患者，女，出生10个月。因"活动后气促1月余"入院。体格检查：一般状况良好，发育尚可，无颈静脉怒张；双肺未见异常，心尖区可闻及3级舒张期隆隆样杂音，其余各瓣膜听诊区未闻及病理性杂音；腹平软，双下肢无水肿。胸部X线：心影增大，肺动脉段稍抬高。心电图：窦性心律，左心房增大。超声心动图：二尖瓣瓣叶稍厚，交界处粘连，心尖四腔切面示舒张期二尖瓣呈"降落伞样"，二尖瓣最大开口面积0.5cm^2；脉冲多普勒示二尖瓣口血流速度增快，收缩期峰值血流速度3.5m/s。超声诊断：先天性二尖瓣狭窄。拟完善相关检查后在全身麻醉下行二尖瓣成形术(备置换)。

【问题1】对该患者如何进行麻醉前评估与准备?

临床思路 麻醉前需要熟悉该患者的病史及实验室检查，了解先天性二尖瓣狭窄的特定解剖及生理情况，制订个体化麻醉方案。术前应小剂量使用术前药物以避免前负荷的急剧下降或镇静过度导致的低氧血症和高碳酸血症。该患者存在重度二尖瓣狭窄，左心房血液排出受阻使左心房压增高，进而肺静脉压和动脉压也升高。患者需要保证充足的舒张期时间才能完成左心室的充盈，心肌收缩力一般正常，但也可因为长期左心室功能失调而出现下降。

该患者临床症状的出现通常与瓣膜狭窄的程度、伴发畸形及严重程度等有关。若患者出现呼吸急促、多汗和反复的肺部感染，常提示有充血性心力衰竭。心电图显示左心房增大，在合并肺动脉高压的严重患者可表现为右心室肥厚。胸片显示左心房扩大和肺静脉突出。心脏超声可以显示解剖和功能畸形、狭窄部位及梗阻程度。高压扩张的肺静脉可能压迫细支气管，使气道阻力增高，所以有必要进行全面的上呼吸道检查。

【问题2】对该患者如何进行围手术期监测?

临床思路 术前应该行常规监测手段，左心房管必要时可以由外科医生放置用于术后监护。TEE可以帮助决定是行瓣膜修补术还是瓣膜置换术，并评价外科修复效果。二尖瓣交界区瓣膜分离术可能导致二尖瓣术后出现严重的反流，可在CPB转机结束前通过TEE发现这种并发症，并指导外科进行及时的手术治疗。而二尖瓣置换术的并发症如瓣周漏、瓣内反流等也能通过TEE及时发现，并在手术室及时处理。TEE也能有效地评估左右心室的负荷情况及心肌收缩力。

知识点 利用经食管超声心动图评估小儿二尖瓣狭窄的严重程度

由于儿童有其特殊性，使用舒张期瓣口面积判断狭窄程度准确性较差。临床上推荐使用舒张期二尖瓣瓣口平均跨瓣压差来评估小儿先天性二尖瓣狭窄的严重程度。轻度、中度、重度狭窄平均跨瓣压差分别为

5~10mmHg、10~15mmHg、>15mmHg。

病例 1 进展

TEE 测得二尖瓣瓣口平均跨瓣压差 16mmHg，为重度二尖瓣狭窄。随后行二尖瓣成形术。心脏停搏 60 分钟后开放主动脉，予继续复温并行主动脉根部排气，随后复查 TEE 测得二尖瓣瓣口平均跨瓣压差 5mmHg，提示轻度二尖瓣狭窄。鼻咽温度复温 36.5℃后，准备停止 CPB。

【问题 3】对该患者如何进行术中管理?

临床思路 在制订此类患者的麻醉诱导和维持方案时，最重要的是考虑达到血流动力学目标，而不是应用特定的药物。围手术期开始应给予充分的心理安慰和药物镇静来保证患者与父母安静地分离和麻醉诱导。理想状态是维持心率在正常水平或相对缓慢以保证充足的心室充盈时间，但心率太慢也会引起心排血量降低。该患者麻醉诱导后出现低血压，可能为二尖瓣狭窄左心室舒张期充盈时间短，导致每搏量低，可以谨慎给予液体输注及应用去氧肾上腺素以维持足够的体循环压力。患儿对手术刺激引起的房性快速性心律失常耐受较差。对于肺动脉高压的患儿，应采取措施(避免交感刺激、体温过低、高碳酸血症和低氧血症)将 PVR 降至最低。对于存在重度右心室功能衰竭、肺淤血或体循环低血压的患者，必须加用正性肌力药物支持治疗。

知识点 **先天性二尖瓣狭窄患者术中麻醉管理目标**

左心室前负荷：前向血流要通过狭窄的二尖瓣有赖于足够的前负荷，而另一方面，左心室前负荷过高，则极易使本身就处于临界充血性心力衰竭的患者产生肺水肿，TEE 对于监测左心室前负荷效果明显。

心率：在心室舒张时血流通过二尖瓣，因此心率偏慢有利于维持血流动力学稳定，然而由于其每搏量相对固定，心率过慢也是危险的。

收缩力：足够的前向血流依赖于足够的右心室和左心室收缩力，由于二尖瓣狭窄导致左心室长期充盈不足，导致左心室收缩力下降，即使此时左心室恢复充盈，其收缩力仍受损。

体循环阻力：二尖瓣狭窄患者的心排血量有限，往往需要增加体循环阻力以维持血压。

肺血管阻力(PVR)：二尖瓣狭窄患者的 PVR 通常是升高的，并且在缺氧时极易诱发肺血管收缩，应尽量避免任何增加肺动脉压的因素，如麻醉过浅、酸中毒、高碳酸血症或低氧血症。

【问题 4】对该患者如何进行 CPB 后监测与管理?

临床思路 修补后的二尖瓣可能存在一些残留的狭窄，TEE 测得的二尖瓣瓣口平均跨瓣压差可以作为评价二尖瓣狭窄手术矫治效果的指标之一。该患者二尖瓣修补术后，经左心房至左心室的充盈功能得到极大改善，其左心房平均压和肺动脉淤血程度均有一定程度降低，前负荷储备明显增加。但此类患儿仍然可能因为一些可逆(反应性肺血管收缩)和不可逆(肺血管床的形态学改变)的原因存在高 PVR，因而需要严密管理。若患者出现右心室功能衰竭，转移到左心的血量不足，心排血量下降，其特征性的表现为高右心房压和高 PVR，同时伴有低左心房压和低心排血量。临床医生应采取积极措施，尽可能保持低 PVR，避免高碳酸血症、低氧血症和酸中毒，避免使用肺血管收缩药物。通过上述处理，如果肺动脉高压依然存在，则需要使用肺血管扩张药物。在 CPB 结束时，患者心肌收缩力也可能因心脏骤停缺血而明显降低，正性肌力药物(肾上腺素、多巴胺、多巴酚丁胺)均可增加心肌收缩力而不增加 PVR。此外，由于冠状动脉回旋支紧邻二尖瓣后瓣环，二尖瓣修补术后出现左心室局部室壁运动异常时，应警惕冠状动脉回旋支血流受损的可能。

同时二尖瓣狭窄患儿要注意左心室容积大小,综合评估术后左心室收缩舒张功能的变化,术后注意控制容量,维持足够的心率,避免出现急性左心衰竭。

病例 2　二尖瓣反流

病案摘要

患者,男,出生 9 个月,体重 6kg。因"发现心脏杂音 2 周"入院。体格检查:一般状况尚可,发育较差,无颈静脉怒张,双肺可及哮鸣音,心尖区可闻及 3 级收缩期杂音。心电图:窦性心律。超声心动图:大室间隔缺损(膜周部),中重度二尖瓣反流,肺动脉高压。拟完善相关检查后在全身麻醉下行 VSD 修补 + 二尖瓣成形术。

【问题 1】对该患者如何进行麻醉前评估与准备?

临床思路　二尖瓣反流引起的病理改变主要与容量负荷增加有关,引起心室腔扩大和偏心性肥大。临床上,左心室首先通过心肌重构对容量负荷过重进行代偿,但这种代偿持续发展则引起左心室收缩功能下降,将最终导致不可逆的左心室衰竭。要对二尖瓣反流进行良好的围手术期管理,首先要理解前负荷、后负荷、心率分别对心室前向每搏量、反流量和总每搏量的影响,对这类患者的血流动力学管理目标是最大程度地增加前向每搏量同时减少反流量。

大 VSD 合并二尖瓣反流患者通常存在严重的血流动力学不稳定。所有镇静剂和阿片类药物都应该谨慎使用,并对患者实施全面监护。体格检查可以发现充血性心力衰竭的体征,即发育迟缓、多汗、呼吸急促、肺部听诊哮鸣音。左主支气管可能受扩大的左心房压迫而出现部分阻塞。此类患者心动过缓会导致不良影响,其心率应该维持到正常并偏快的水平。

【问题 2】对该患者如何进行围手术期监测?

临床思路　术中常规监测可参考本节病例 1 的内容。术中 TEE 能够确定 VSD 的类型、缺损大小及血液分流方向、瓣膜关闭不全的程度、提示肺动脉压增高的程度、显示瓣膜的解剖畸形、瓣环扩大及是否适合成形修复等。因为部分左心室血射入低压的左心房和右心室,左心室实际射血分数可能会被严重高估。但由于患儿在全身麻醉下心脏前后负荷都会降低,二尖瓣反流量可能会被严重低估。因此,二尖瓣反流的严重程度分级评估应依赖术前超声而不是过多依赖麻醉后的 TEE 诊断结果。

病例 2 进展

TEE 提示室间隔膜周部较大缺损合并二尖瓣中重度反流。随后行 VSD 修补 + 二尖瓣成形术。心脏停搏 75 分钟后开放主动脉,随后复查 TEE 提示室间隔修复完整无残余分流,二尖瓣轻度反流。鼻咽温度复温至 36.5℃后,准备停止 CPB。

【问题 3】对该患者如何进行术中管理?

临床思路　该患者术中麻醉管理的目标如下:尽可能维持窦性心律;维持较快的心率而不是较慢的心率;降低左心室后负荷,因患者对后负荷增加耐受性差;维持心肌收缩力,因为二尖瓣反流患者可能存在明显的左心室功能不全;当存在 PVR 升高或右心收缩功能不全时,降低右心后负荷可以改善右心室功能,继而改善左心室功能及心排血量,扩张体循环血管也可以直接减少反流;避免高碳酸血症、低氧血症和酸中毒等。术中 TEE 可以为手术方式的选择提供参考并评估手术修复的情况。

【问题 4】对该患者如何进行 CPB 后监测与管理？

临床思路 该患者进行 VSD 修补 + 二尖瓣成形术，CPB 后首先要考虑的是维持左心室功能。CPB 停机后是否需要正性肌力药物支持还应考虑二尖瓣修复的程度、左心室射血分数、室间隔是否有残余分流、是否存在肺动脉高压及主动脉阻断时间。血管扩张药治疗的目的不是降低血压，而是降低左心室射血阻力，增加每搏输出量。在 CPB 后，右心室功能和肺血管床的管理也可能存在问题。这些问题的管理详见本节病例 1 的内容。CPB 后 TEE 对评估瓣膜及室间隔修复的效果至关重要。如果此时 TEE 发现二尖瓣存在中度或以上的反流，要及时与手术团队沟通，并讨论是否需要重新转机来解决这些问题。

第四节 先天性主动脉瓣病变手术的麻醉及围手术期管理

病例 主动脉瓣狭窄

病案摘要

患者，女，13 岁。因"活动后气促 1 月余，晕厥 2 次"入院。体格检查：一般状况良好，无颈静脉怒张；双肺未见异常，主动脉瓣听诊区可闻及收缩期喷射性杂音，其余各瓣膜听诊区未闻及病理性杂音；腹平软，双下肢无水肿。胸部 X 线：心影增大。心电图：窦性心律，左心室高电压。超声心动图：主动脉瓣叶反射增粗，开放受限，跨瓣峰值压差 92mmHg，瓣上球管连接处见狭窄环。超声诊断：主动脉瓣狭窄（重度），未排除主动脉瓣上狭窄。拟完善相关检查后在全身麻醉下行主动脉瓣成形术。

【问题 1】对该患者如何进行麻醉前评估与准备？

临床思路 除常规手术的术前访视项目之外，心脏手术患者还应注意是否存在以下心血管危险因素：①心肌缺血，患者是否有心绞痛或心肌梗死证据，血流动力学是否稳定，这类患者围手术期出现并发症和死亡风险非常高；②心室功能障碍合并心力衰竭，确定心室功能障碍的病因，有利于维持围手术期血流动力学稳定；③颈动脉或主动脉近端严重的动脉粥样硬化。术前应注意使用阿司匹林、他汀类药物及 β 受体拮抗剂服用至手术日晨。部分心脏手术患者可使用小剂量短效苯二氮䓬类药物和 / 或阿片类药物以减少麻醉前动脉穿刺带来的刺激。对病情严重的患者应特别注意剂量，如严重的主动脉瓣狭窄、严重心室功能障碍等。对于病例中的患者，应特别关注主动脉瓣狭窄的严重程度，是否合并主动脉瓣关闭不全，是否并存其他心脏瓣膜病变、左右心室功能障碍及冠状动脉病变。肺动脉压力比例高（平均肺动脉压 / 平均动脉压）的主动脉瓣狭窄患者围手术期出现并发症和死亡的风险更高。

病例进展

患儿入室后建立常规无创血压监测，静脉注射 0.5mg 咪达唑仑后，局部麻醉下行桡动脉穿刺测得有创血压为 94/68mmHg。

【问题 2】对该患者如何进行围手术期监测及管理？

临床思路 重度主动脉瓣狭窄患者的麻醉诱导，预防和处理导致心肌氧失衡和心肌缺血的血流动力学变化。静脉注射丙泊酚会导致低血压及心肌收缩力降低，因此可能需要使用升压药（如去氧肾上腺素）。依托咪酯对血流动力学影响较小，可用于血流动力学不稳定、严重主动脉瓣狭窄或严重心肌病患者。阿片类药物的应用应尽量减少气管插管和手术刺激导致的血流动力学剧烈波动。麻醉维持可采用单纯吸入麻醉、全凭静脉麻醉及静脉 - 吸入复合麻醉。术中应及时调整麻醉深度，减少高血压、低血压的发生。不同心脏疾病患者围手术期管理不同，对于主动脉瓣狭窄患者，其围手术期管理的关键点见表 29-4-1。

表 29-4-1　主动脉瓣狭窄患者综合干预措施

血流动力学目标	监测手段	干预措施
窦性心律；维持正常窦房结传导（避免心室起搏或节性心律）	五导联心电图	对于心房颤动、阵发性室上性心动过速患者：维持心室率，当出现循环不稳定时使用同步电复律 对于异常窦房结传导患者：减少吸入药物的使用，同时维持血压（使用去氧肾上腺素、麻黄碱或去甲肾上腺素）
心率维持在 60~80 次 /min	五导联心电图	保麻醉深度，避免心率过快。必要时使用 β 受体拮抗剂控制心率
维持后负荷 避免低血压 避免严重、持续的高血压	有创动脉监测	血压处理：使用血管收缩药物；高血压处理：对于高血压合并心率过快患者，使用 β 受体拮抗剂
维持前负荷，避免低血容量	临床评估补液效果	维持血管内容量，大出血时快速补液
维持心肌收缩力，避免使用强烈抑制心肌收缩力的药物	血流动力学评估	如需持续使用正性肌力药物，优先使用去甲肾上腺素

对于主动脉瓣狭窄患者，TEE 检查重点包括确定主动脉瓣狭窄并判断其严重程度，准确测量主动脉瓣环、窦管交界、升主动脉直径。主动脉瓣跨瓣压差可经深胃底切面，使用连续波多普勒测量。值得注意的是，由于取样线可能与血流束存在角度，跨瓣压差可能会被低估。另外，由于主动脉瓣狭窄会导致左心室肌束代偿性增厚，应寻找室间隔肥厚的节段，判断是否存在二尖瓣 SAM 征。

对于主动脉瓣上狭窄的患者，应考虑是否有 Williams 综合征。Williams 综合征最常见的心血管表现为主动脉瓣环上狭窄合并肺动脉狭窄。

术前 TEE 应判断主动脉瓣环上狭窄位置，具体如下。

1. **狭窄部位位于窦管交界处**　由于窦管交界直接与主动脉瓣相连，手术切开该区域很难保证主动脉瓣功能不受损。另外，该类型狭窄主动脉瓣可能会较早地发生退行性病变，少数患者主动脉瓣甚至会附着在窦管交界，导致流向 Valsalva 窦的血流受限，进而影响冠状动脉供血。因此应使用 TEE 评估主动脉瓣及冠状动脉血流。

2. **升主动脉呈弥漫性狭窄**　对该类型狭窄患者应注意主动脉弓部血管的情况。

此类患者麻醉管理与普通主动脉瓣狭窄患者相同，但应注意避免肺动脉血管阻力升高，因此需避免高碳酸血症和低氧血症。

病例进展

患者全身麻醉下 TEE 测得主动脉瓣峰值压差约 120mmHg（图 29-4-1），提示重度主动脉瓣狭窄，瓣膜明显增厚，窦管交界处可见狭窄（图 29-4-2）。随后肝素化后建立 CPB，降温阻断升主动脉，灌注停搏液后心脏停搏，进行主动脉瓣交界切开成形术。

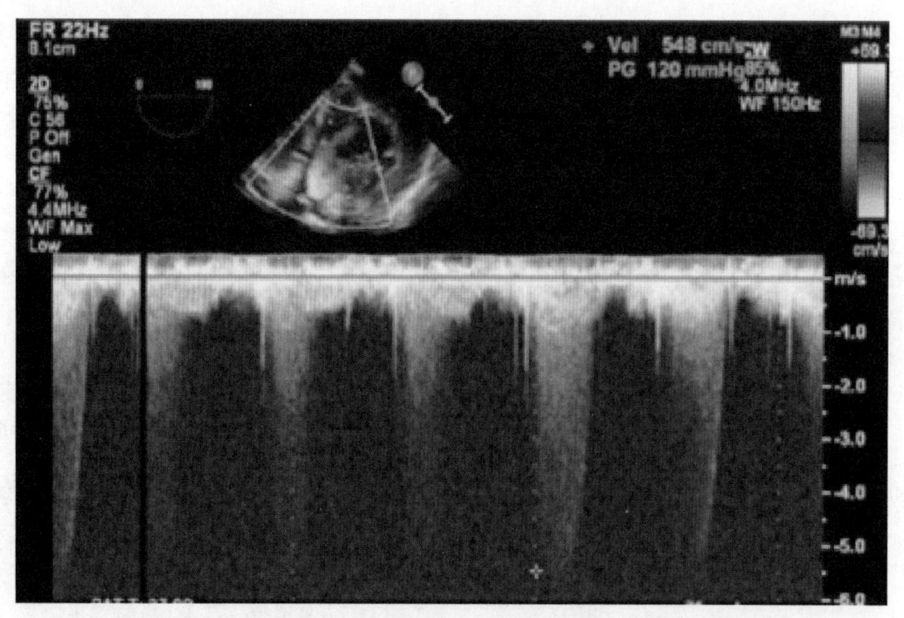

图 29-4-1 经食管超声心动图胃底切面连续多普勒（CW）测跨瓣压差

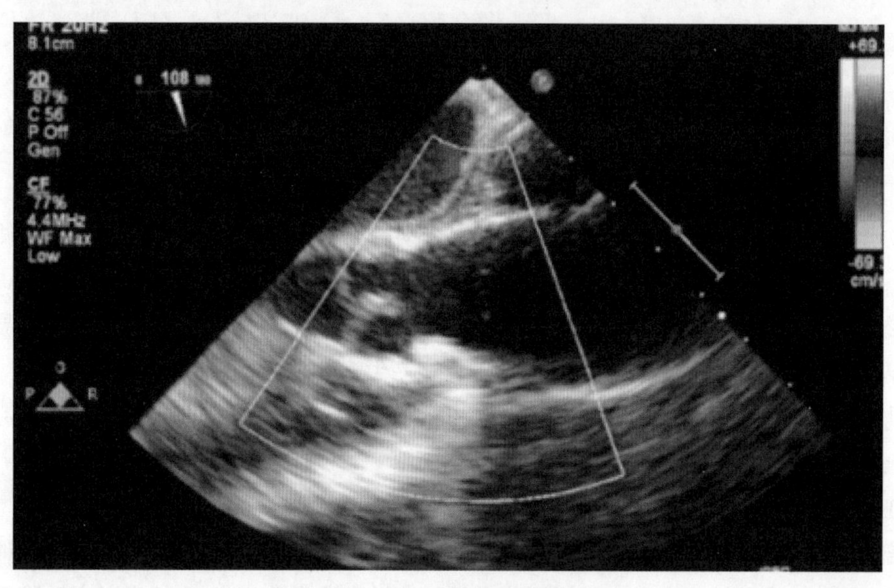

图 29-4-2 食管中段主动脉长轴切面

【问题 3】对该患者如何进行 CPB 后评估？

临床思路 对于主动脉瓣成形患者，首先判断主动脉瓣狭窄解除情况。对于行交界切开的患者，需判断是否导致主动脉瓣反流，反流量是否在可接受范围内。

病例进展

TEE 测得主动脉瓣前向流速为 4.7m/s，跨瓣压差峰值为 88mmHg（图 29-4-3、图 29-4-4），与外科医生沟通后，重新降温阻断，行主动脉根部加宽及主动脉瓣置换术。

【问题 4】对该患者如何进行 CPB 后评估？

临床思路 对于主动脉瓣置换术后的患者，应使用 TEE 确认人工瓣膜的正常功能，同时判断是否

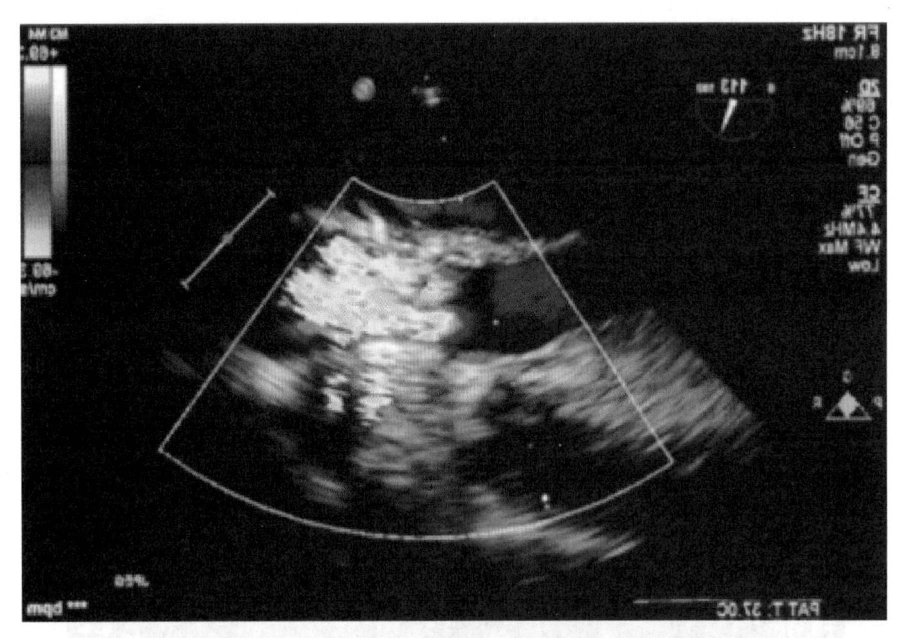

图 29-4-3　食管中段长轴切面可见明显高速血流

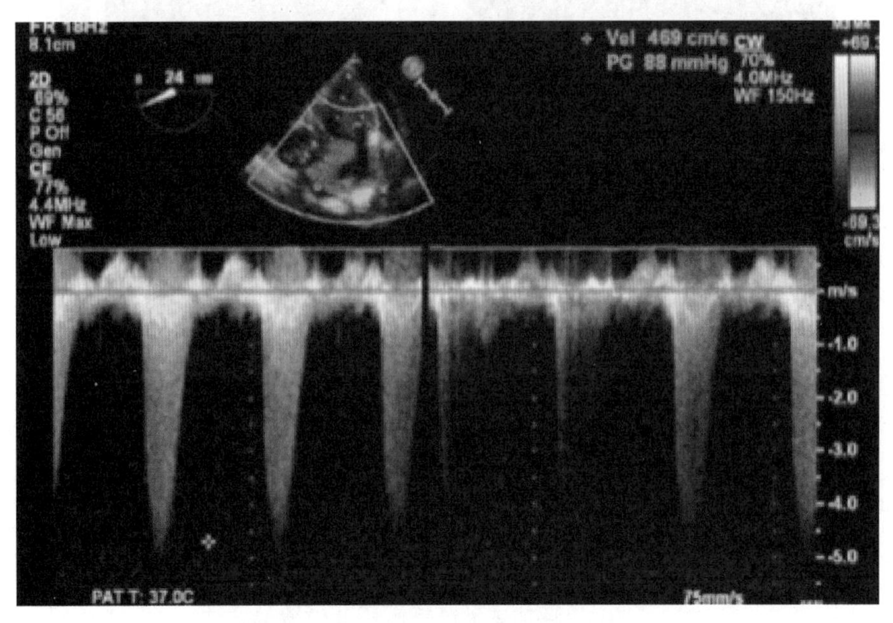

图 29-4-4　深胃底切面测主动脉瓣跨瓣压差

存在需要重新手术干预的问题（如明显的瓣周漏、卡瓣）。检查与人工瓣膜相邻的结构是否被意外损伤，如主动脉瓣环的后壁缝合过深所造成的二尖瓣前瓣根部损伤，可导致二尖瓣反流。此外，还应仔细评估左右心室功能，检查左右冠状动脉开口血流是否被存在阻塞。对于瓣周漏患者，应判断瓣周漏的量以及位置。

病例进展

主动脉根部扩大及主动脉瓣置换术后，TEE 检查可见左冠瓣处存在大量瓣周漏（图 29-4-5、图 29-4-6），与外科医生沟通后，重新降温阻断，重新缝合人工瓣膜。

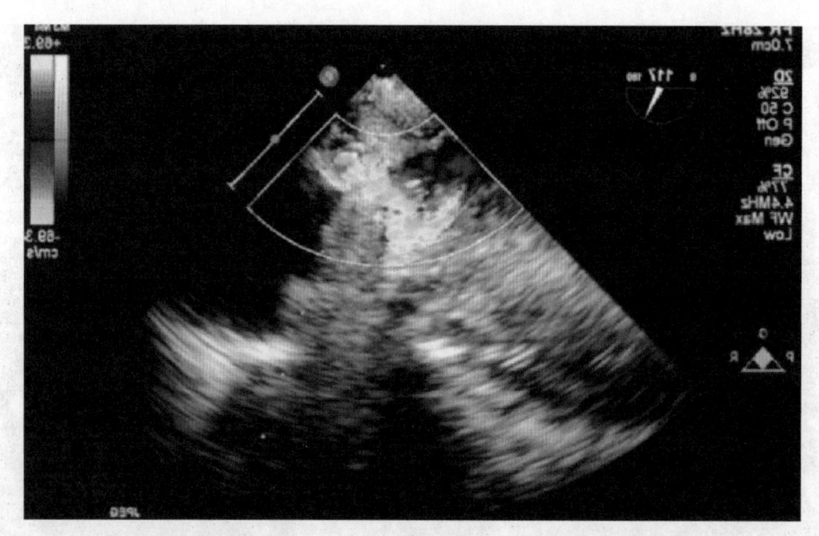

图 29-4-5　食管中段主动脉长轴切面可见大量瓣周漏

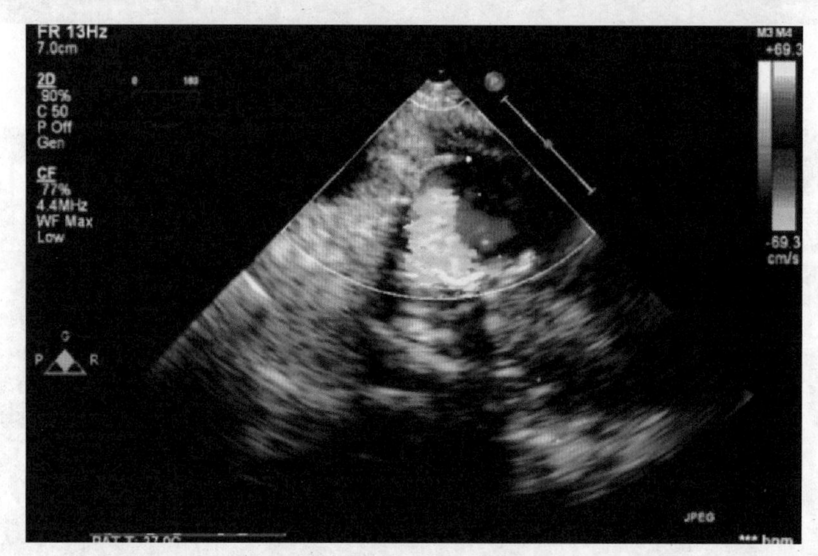

图 29-4-6　食管上段主动脉瓣短轴切面左冠瓣处有大量瓣周漏

知识点　　评估主动脉瓣瓣周漏位置的方法

临床上常采用外科手术野定位。在食管上端主动脉瓣短轴切面上呈现瓣膜的影像，左右冠瓣交界处为12点方向，无冠瓣在6点钟方向。

病例进展

重新缝合人工瓣膜后，TEE检查未见主动脉瓣存在残余瓣周漏，主动脉瓣前向血流为2.5m/s，心功能未见异常。

【问题5】对该患者如何进行CPB后监测与管理？

临床思路　停止CPB后，应判断容量是否足够，并缓慢静脉注射鱼精蛋白中和肝素，同时应注意调整出凝血功能，继续使用TEE监测心功能及容量状态。在没有使用漂浮导管的情况下，出现低血压时，应根据不同血流动力学指标进行干预，以维持有效灌注压为主要目的。适当控制心室率，预防心律失常尤其是室性心律失常的发生。

由于大多数重度主动脉瓣狭窄患者左心室收缩力较好，因此停止 CPB 后通常不需要正性肌力药。相反，由于左心室肥厚，但瓣膜狭窄得以解除，部分患者可能需要处理高血压。主动脉瓣置换术后最常见的并发症是出血，高血压增加了出血的风险，也增加了主动脉插管部位发生主动脉夹层的可能，应使用吸入麻醉药增加麻醉深度，适当使用血管扩张药，必要时可使用短效 β 受体拮抗剂（如艾司洛尔），通常在术后常规留置心外膜起搏备用。

第五节　肺动脉狭窄手术的麻醉及围手术期管理

一、麻醉前评估和准备

除常规心脏手术的术前访视项目外，对肺动脉狭窄患者应注意评估心室功能不全（特别是右心室）及是否合并心律不齐。术前 TEE 应评估肺动脉狭窄程度，并判断狭窄位置和类型，判断右心室流出道是否存在肥厚肌束。同时还可以评估右心室是否扩大，并测量三尖瓣瓣环收缩期位移（TAPSE）评估右心室收缩功能。

二、围手术期监测及管理

对于肺动脉狭窄患者，其围手术期管理的关键点见表 29-5-1。

表 29-5-1　肺动脉狭窄手术围手术期管理关键点

血流动力学目标	干预措施	生理学意义
心率维持在 60~80 次 /min	维持足够麻醉深度，必要时使用短效 β 受体拮抗剂	过快心率会导致右心室流出道动力性梗阻
维持正常或偏低的肺血管阻力	提高吸入氧浓度，过度通气，避免低氧血症、高碳酸血症和酸中毒	肺血管阻力升高会加剧右心室功能障碍，减少肺血

三、体外循环后监测与管理

如在 CPB 下实施矫治手术，则应在停止 CPB 前评估肺动脉狭窄解除情况，判断是否需要手术再干预。另外，对于肺动脉瓣成形患者（如交界切开），应评估肺动脉瓣反流情况。CPB 后，应注意监测不同血流动力学参数，判断是否存在肺动脉高压（若存在三尖瓣反流或肺动脉瓣反流，可使用 TEE 估测肺压）或右心功能障碍。

第六节　先天性三尖瓣病变手术的麻醉及围手术期管理

病例　Ebstein 畸形

病案摘要

患儿，男，12 岁，体重 30kg。2 年前活动后出现胸闷、疲劳伴心悸，心脏超声诊断为 Ebstain 畸形，予强心、利尿、抗心力衰竭治疗。3 个月前症状逐渐加重。体格检查：颈静脉轻度扩张，肝肋下 3 横指触及，胸骨左缘可闻及 3 级收缩期杂音，SpO_2 92%。超声心动图：提示为 Ebstain 畸形，三尖瓣隔瓣根部下移 25mm，后瓣根部下移 24mm，RV 43mm，RA 58mm，LV 33mm，LA 25mm，LVEF 65%；继发型 ASD（4mm）；三尖瓣反流重度；肺动脉高压轻度。心电图：不完全性右束支传导阻滞。拟行 CPB 下三尖瓣成形 + 房化右心室折叠 +ASD 修补术。

【问题 1】该患者如何做麻醉前评估与准备？

临床思路 Ebstein 畸形的发病年龄与畸形程度相关，畸形越严重发病越早。婴儿常不表现出明显的症状，应详细地评估心力衰竭证据，如营养不良、呼吸困难、发绀和停止生长。在年龄较大的儿童和成人中，有关运动耐受性、疲劳、心悸和晕厥发作的问题可提供疾病严重程度相关的宝贵信息。

体格检查可发现肝大、发绀和心音异常。由于右心房和房化右心室体积大且弯曲，颈静脉明显扩张并不常见。心脏听诊最常见的发现是第一心音广泛分裂，这是由于巨大三尖瓣前叶的关闭。

虽然患者心脏轮廓可能看起来相对正常，但右心房增大在胸片上呈典型的球形外观。TTE 是 Ebstein 畸形的影像学标准，可评估三尖瓣瓣叶和瓣下特征、确定右心大小和功能（心房和心室）、动态评价心内分流和相关心脏缺陷提供了平台。心脏 MRI 对于量化右心室的大小和功能也是非常有用的。

20% 的 Ebstein 畸形患者心电图可出现预激综合征。在无预激的患者中，PR 间隔延长（34%）、右心房增大（71%）和完全或不完全右束支传导阻滞（51%）常见。除 Wolf-Parkinson-White（WPW）相关的室上性心动过速外，还可能存在心房颤动或扑动等室上性心律失常。严重的右心室扩张可能与恶性室性心律失常有关。Ebstein 畸形患者旁路电生理消融的成功率低于普通人群，但如有心律失常病史，术前应进行电生理评估和潜在的干预。

房内分流在以下情况会导致血氧不足，包括加重的三尖瓣反流、右心室功能差、肺动脉压力升高或左心室压力降低。

【问题 2】对该患者如何进行围手术期监测？

临床思路 围手术期监测应包括常规监测和 TEE。应随时监测电解质、酸碱平衡，如出现异常应予以纠正，以避免诱发或加重心律失常。TEE 可用于确定三尖瓣的解剖结构、三尖瓣反流的作用机制、评估双心室功能和心内气体。

知识点 **利用经食管超声心动图评估 Ebstein 畸形的严重程度**

1. 术前评估获取更详细的三尖瓣形态信息，对三尖瓣修复有利的特征包括前瓣瓣缘游离状、瓣叶可活动和存在隔瓣组织。相反，瓣叶与心内膜贴合并肌肉化则提示修复困难。成人的另一个使修复困难的特征是严重瓣环扩张，可以达到 8cm 或更多。

2. 撤离 CPB 前，评价手术效果。评价瓣叶功能，如是否存在残余的三尖瓣反流或狭窄。

3. 评估左右心室前负荷、收缩功能、ASD/PFO 分流方向、三尖瓣跨瓣压差等实时信息，指导输液及血管活性药物的使用。

4. 脱离 CPB 前，观察是否有残余的心内气体，应尽量排出。

病例进展

患者全身麻醉后经食管放入超声探头，此时出现室上性心动过速，心率达 160 次 /min，血压 65/40mmHg。退出探头后心律、血压恢复正常，加深麻醉后再次置入探头，未出现心律失常。TEE 显示三尖瓣反流 $6cm^2$，跨瓣压差 30mmHg，ASD 4mm，双向分流。随后建立 CPB，阻断升主动脉，心脏停搏，进行 Ebstein 畸形矫治术。心脏停搏 65 分钟后开放主动脉，继续复温并行主动脉根部排气，随后复查 TEE，显示三尖瓣反流面积 $0.5cm^2$，房间隔未见残余分流。膀胱温度复温至 36℃后，准备停止 CPB。

【问题 3】如何处理术中出现的心律失常？

临床思路 Ebstein 畸形患者的右心房非常敏感，导管或导丝通过右心房及手术操作都极容易诱发心房扑动、心房颤动、室上性心动过速或室性心动过速。这些心律失常可降低心排血量，增加心肌耗氧量，引起心室颤动等血流动力学不稳定的风险和增加术后死亡的风险。出现快速型心律失常时，可采用迷走神经刺激法治疗，如颈动脉窦按摩、瓦尔萨尔瓦动作（Valsalva 动作）或在机械通气情况下的瓦尔萨尔瓦动作。如果这些措施无效，应给予静脉推注腺苷，首剂为 6mg，然后是 12mg，如果持续为心动过速，则进一步给予 12mg，腺苷抑制窦房结自律性和房室传导，通常可将室上性心动过速转化为正常的窦性心律，因为其半衰期很短，所以必须快速给药。β 受体拮抗剂或钙通道阻滞剂已被用于治疗 WPW 综合征相关的阵发性室上性心动过速。但钙通道阻滞剂禁用于婴儿。地高辛在 WPW 综合征的患者禁用。麻黄素和去甲肾上腺素都可用于治疗低血压，有助于解决对各种其他措施和药物耐受的阵发性室上性心动过速。胺碘酮或普鲁卡因胺可用于血流动力学稳定患者的心律恢复。同步电复律适用于出现低血压的快速型心律失常。

【问题 4】对该患者如何进行术中管理？

临床思路 该患者三尖瓣反流严重，右心房巨大，术前 SpO_2 92%，提示右心功能较差。术中管理应重点考虑右心功能的维持，降低右心室后负荷。为降低 PVR，机械通气可轻度过度通气。为防止心率慢导致右心室过度膨胀，需维持稍快心率。出现低血压时，可先补充容量，或用去氧肾上腺素升高血压，但出现心率下降时，应停止补液，改用多巴胺或小剂量肾上腺素。术后可联合使用肾上腺素、米力农和一氧化氮，尽可能降低右心室后负荷。

病例进展

撤离 CPB 10 分钟后，患者血压难以维持，中心静脉压逐渐升高至 16mmHg。TEE 显示右心室右心房充盈过度，右心室收缩乏力，三尖瓣反流 $3cm^2$，跨瓣压差峰值 37mmHg，左心房左心室充盈不足。外科决定重新 CPB，阻断主动脉后，于房间隔开孔 4mm。再次开放主动脉后，运行 30 分钟后再次试停 CPB。患者血压维持在 90~100/45~55mmHg，中心静脉压 12mmHg，SpO_2 93%。TEE 显示三尖瓣反流 $1.5cm^2$，跨瓣压差 32mmHg，房间隔水平双向分流，右向左为主。顺利停止 CPB。

【问题 5】该患者为何需要房间隔开孔？

临床思路 Ebstein 畸形患者由于长期的三尖瓣反流，导致右心室扩大并纤维化，使其对血流动力学变化难以有效代偿，容易出现右心衰竭。尤其是 CPB 后早期，由于炎症反应和缺血再灌注损伤，右心功能可出现严重下降。右心系统的前向血流减少，同时膨胀的右心对左心可产生挤压。此时，如采用强心、降低右心室后负荷等内科手段仍不能维持足够的右心功能，可采取房间隔开孔术。由于此类患者左心室功能通常正常，左心房压常较低，房间隔开孔可增加右向左分流水平，虽然可轻微影响 SpO_2，但可降低右心室前负荷，保护右心功能；同时增加左心室前负荷，改善心排血量。

知识点　　Ebstein 畸形术中麻醉管理目标

Ebstein 畸形麻醉管理的重点是维持右心室功能、降低右心室后负荷和防止心律失常发生。

1. 维持右心室功能　①正性肌力药物，首选磷酸二酯酶抑制剂。β 受体激动药如多巴酚丁胺、肾上腺素等易导致快速性心律失常，应谨慎使用；② ASD 补片上留小孔，可以在术后初期进行右心减压和改善心排血量；③术后为了减少右心室扩张，可能需要通过临时起搏器增加心率（100~120 次 /min）；④术前或停止 CPB 后，如果右心室功能不足以支持全心排血量，可以选择实行双向 Glenn 术；⑤右心衰竭患者可能由于术前使用降低后负荷药、肝充血或心房扩张后心房利钠肽等体液因素的影响，常出现外周血管松弛，术后可使用小剂量升压药。

2. 降低右心室后负荷　①低潮气量通气和提高吸氧浓度可以避免肺阻力增加，呼气末正压通气（PEEP）应设置在可避免肺不张的最低值，以免增加右心室后负荷和三尖瓣反流；②对于有残余三尖瓣反流和右心室功能下降的患者，可使用一氧化氮降低 PVR；③避免缺氧、酸中毒、麻醉偏浅等增加 PVR 的因素。

3. 防止心律失常发生　①围手术期应该采取措施避免交感神经刺激，必须减轻焦虑，充分地术中麻醉 / 镇痛，抑制插管反应；②术中应注意保温、维持适当容量、维持心功能、酸碱平衡、电解质正常；③麻醉后的平稳恢复，术后充分镇痛，防止可能引起应激的恶心 / 呕吐和心动过速也很重要。

【问题 6】对该患者如何进行术后监测管理？

临床思路　术后早期应集中于降低右心室后负荷。必须注意使右心室输出量最大化。适当的镇静和镇痛有助于降低交感神经张力，避免肺阻力升高。应该维持一段时间的右心室支持，然后才逐渐停止正性肌力药和肺血管扩张药的输注。

应仔细监测心律失常，如果修复过程中房室传导组织受到损伤，则可能需要临时或永久性起搏。在术后立即出现交界性心律或间歇性房室传导阻滞的患者，通常在术后一周内可恢复窦性心律，房室传导正常。术后可预防应用抗心律失常药物，包括术后立即静脉注射利多卡因，术后持续口服普鲁卡因胺。但在预防性使用这些药物之前，应仔细考虑其潜在的促心律失常作用。

拔管时机　严重感染的新生儿可能需要呼吸和肌力支持。较大的儿童和具有足够右心室功能的成人可考虑术后早期拔管。

第七节　小儿扩张型心肌病左心室减容手术的麻醉及围手术期管理

一、麻醉前评估与准备

对婴幼儿心功能的评价应从生活习惯开始，如喂养困难，喂养时哭闹或呼吸困难。长期右心衰竭可引起消化系统充血，导致食欲下降、恶心或呕吐。静息时有心动过速和呼吸急促，表明出现重度活动受限，意味着严重的心力衰竭。此外，低心排血量时，交感神经反射性兴奋，可引起心动过速，而外周血管收缩可致面色苍白。超声心动图是确诊 DCM 最常用的手段，可以评估减弱的左心室功能，以及明显扩大的左右心室和心房。左心室常呈球形，可能伴有局部室壁运动异常。因此使用 Simpson 法测量左心室射血分数（LVEF）比室壁缩短率（FS）更可靠。LVEF 低于 20% 提示患者已经出现失代偿心力衰竭，应采取挽救生命的措施，可使用机械循环辅助。以上如果伴有严重二尖瓣反流，则实际心功能比超声所测更低。

此外，心脏 MRI 可以提供心肌的存活率、存活心肌的位置和范围等重要信息。增大的心脏可能对左主支气管的起始处产生外部压迫。心电图可用于检测心律失常和评估心源性猝死（SCD）的风险。左束支传导阻滞、QRS 波时限持续延长（>120 毫秒）是心力衰竭患者死亡率和 SCD 增加的独立预测因子。如心电图出现心肌梗死表现，应排除冠状动脉异常起源于肺动脉。

患儿术前用药回顾是很重要的。多数患儿有一定程度的心肌功能障碍，需要持续抗心力衰竭治疗，包括使用血管紧张素转化酶抑制剂（ACEI）和β肾上腺素受体拮抗剂。β肾上腺素受体拮抗剂应在手术当天继续使用，以防止反弹现象。尽管存在争议，ACEI也应继续使用至手术当天，即使术中有可能出现低血压。当这些患儿在术前服用利尿剂或地高辛，或矫正低钾血症时，应评估血钾水平。双心室起搏可改善左心室收缩功能，减小左心室大小和二尖瓣反流，因此，可能需要对起搏器进行术前功能评估。有些患儿由于严重的充血性心力衰竭，可能需要加强治疗，如机械通气、正性肌力药物支持和机械循环辅助。因有血栓栓塞的风险，有可能使用了抗凝治疗。术前应将口服抗凝药如华法林改为静脉用药，如肝素或低分子量肝素。对择期手术，应适当禁食，但必须避免过度脱水，可适当经口或静脉给予液体。DCM患儿对因脱水导致消耗血管内容量减少难以耐受。

二、围手术期监测

围手术期监测应包括标准的五导联心电图、有创动脉压、中心静脉压TEE、肺动脉导管。TEE在术前可以量化左心室舒张末期容积、舒张末期直径和每搏量。此外TEE需对二尖瓣和三尖瓣反流进行量化，以决定是否进行二尖瓣和/或三尖瓣成形术。一般情况下，左心室舒张末内径（LVID）可从术前的7~9cm减少到5.5~6.5cm，舒张末期容积从术前的250~300ml减少到125~175ml。术后TEE用于评估双心室功能、心内气体、二尖瓣和三尖瓣的成形效果，还应在撤离CPB后评估最佳的前负荷条件。如果患儿体重超过30kg，则可以使用成人肺动脉导管，获得右心室射血分数和每搏量，为围手术期管理提供更多有用的信息。此外，应考虑如果手术失败，患者需要放置心室辅助装置，需准备足够的大口径静脉通路以确保快速输注液体或血液。

三、术中管理

严重DCM的患者心肌收缩力下降，其代偿能力也减弱。后负荷升高可引起每搏量和心排血量下降。与正常患者相比，DCM患者的最佳前负荷-收缩力关系变窄，左心室舒张末期压力（LVEDP）需要更高才能产生足够的收缩力。因此，这类患者的心排量对前负荷下降更加敏感，前负荷不足可引起心排血量的明显下降。而过高的前负荷使心肌纤维过度拉长，减弱了心肌收缩力，使二尖瓣瓣环扩大导致二尖瓣反流。DCM患者心肌顺应性下降、心室缩短率降低后，每搏量减少，此时需心率代偿性增加，才能维持心排血量，因此心动过缓是无法耐受的。所以，DCM患者要维持适当的前负荷，避免增加后负荷，维持一定的心率。

DCM患者心功能代偿能力差，交感神经处于持续兴奋状态。大部分麻醉药物都有抑制心功能、扩张外周血管的作用，即使是氯胺酮，对正常人虽然能刺激交感神经活性，但对持续交感神经兴奋的患者可能会使其心功能减弱，所以麻醉药物的给予应小心谨慎。诱导时需对患者血流动力学和意识进行监测，同时缓慢增加诱导药物。DCM患者由于心排血量下降，循环时间延长，因此药物浓度达到峰值的时间也会延长。麻醉医生要做好充分的准备以避免循环衰竭，必要时应用正性肌力药以对抗麻醉药物的负性肌力作用。这些患者一旦出现心脏骤停，复苏往往很难成功。麻醉维持要避免急性的交感神经刺激，如手术刺激或麻醉深度偏浅，交感神经兴奋使后负荷突然增加，可导致DCM患者急性循环衰竭，或诱发心律失常。

在完成心内操作关闭心脏切口后，在TEE引导下小心排气。心脏复跳后，应先进行一段时间的空跳，必须注意不要使心脏过度充盈，因为此时心脏顺应性差，很容易膨胀。心律恢复正常后通常伴有整体ST段抬高，可能是由于空气进入冠状动脉和心肌水肿。尽管心功能逐渐改善，但这些心电图变化往往持续存在，通常在撤离CPB后2小时才恢复到基线水平。在CPB撤离前，外科医生可以放置左心房管进行测压，以获取更准确的左心房压参数。撤离CPB后，平均动脉压应维持在60~70mmHg，避免高血压导致缝合部位出现灾难性出血。

术前由于肝素和抗凝药物的使用，这些DCM患者往往存在凝血障碍凝血功能障碍。新鲜冷冻血浆、维生素 K、氨基己酸、凝血生物制剂可考虑用于减少出血。由于 DCM 患者仍被认为是心脏移植的潜在候选者，应尽量减少血液制品的暴露，以减少抗体暴露。只能使用巨细胞病毒（CMV）阴性和去白细胞的血液或血液制品。血管扩张剂和磷酸二酯酶抑制剂如米力农有助于减少后负荷和维持心排血量。Batista 报了撤离 CPB 后频繁使用血管扩张剂（如硝酸甘油、硝普钠）。然而，Aronson 等认为，大多数患者易出现血管扩张，需要去甲肾上腺素的加压支持。这可能是因为患者长期使用大剂量的 ACEI 治疗，以及 CPB 对缓激肽释放的影响。如果需要正性肌力药物支持，应谨慎考虑过强的收缩对心室缝合的潜在影响。大多数患者术后 TEE 和肺动脉导管监测显示心功能改善，不一定需要使用正性肌力药物。一般在撤离 CPB 后 20~30 分钟，心脏收缩力可逐渐恢复。如心功能不能恢复，则需要使用机械循环辅助。

四、术后监测与管理

术后肺动脉导管监测仍然可为循环管理提供重要的信息，通过 TTE 可以获得更直观的信息，但机械通气可能会影响成像效果。由于心脏储备功能仍然较差，出现液体过量或不足都可发生血流动力学衰竭，且易出现严重心律失常，因此术后严格输液管理极其重要。由于长期心力衰竭影响肾功能，CPB 也加重了肾损伤，术后常出现肾衰竭，可早期使用血液透析，以调整容量状态和内环境。由于大多数患者都存在一定程度的肺水肿，因此在重症监护室可以选择压力控制通气。

（王　晟）

推荐阅读

[1] KIM YY，ANDRADE L，COOK SC.Aortic Coarctation.Cardiol Clin，2020，38（3）：337-351.

[2] LEE M，ALLEN S，KOKEFF J，et al.Impact of arch reobstruction and early hypertension on late hypertension after coarctation repair.Eur J Cardiothorac Surg，2018，53（3）：531-537.

[3] EL SA，REDDY Y，NISHIMURA RA.Mitral Valve Regurgitation in the Contemporary Era：Insights Into Diagnosis，Management，and Future Directions.JACC Cardiovasc Imaging，2018，11（4）：628-643.

[4] LEE LJ，TUCKER DL，GUPTA S，et al.Members of the Shone's Syndrome Working Group.Characterizing the anatomic spectrum，surgical treatment，and long-term clinical outcomes for patients with Shone's syndrome.J Thorac Cardiovasc Surg，2023，165（3）：1224-1234.e9.

[5] LANDSEM L，BROWN N，COX R，et al Perioperative and Anesthetic Considerations in Shone's Complex.Semin Cardiothorac Vasc Anesth，2024，28（1）：28-37.

[6] Singh GK.Congenital Aortic Valve Stenosis.Children（Basel），2019，6（5）：69.

[7] PESCE M，LAPAR D，KALFA D，et al.Peri-operative changes in diastolic function and outcomes in congenital aortic valve surgery.Echocardiography，2022，39（2）：178-184.

[8] ROSS F，EVERHART K，LATHAM G，et al.Perioperative and Anesthetic Considerations in Pediatric Valvar and Subvalvar Aortic Stenosis.Semin Cardiothorac Vasc Anesth，2023，27（4）：292-304.

[9] ZAIDI M，PREMKUMAR G，NAQVI R，et al.Aortic valve surgery：management and outcomes in the paediatric population.Eur J Pediatr，2021，180（10）：3129-3139.

[10] BAUMGARTNER H，HUNG J，BERMEJO J，et al.Recommendations on the Echocardiographic Assessment of Aortic Valve Stenosis：A Focused Update from the European Association of Cardiovascular Imaging and the American Society of Echocardiography.J Am Soc Echocardiogr，2017，30（4）：372-392.

[11] VILLALAÍN C，MOON-GRADY AJ，HERBERG U，et al.Prediction of postnatal circulation in pulmonary atresia/critical stenosis with intact ventricular septum：systematic review and external validation of models.Ultrasound Obstet Gynecol，2023，62（1）：14-22.

[12] POUPART S, NAVARRO-CASTELLANOS I, RABOISSON MJ, et al. Supravalvular and Valvular Pulmonary Stenosis: Predictive Features and Responsiveness to Percutaneous Dilation. Pediatr Cardiol, 2021, 42(4): 814-820.

[13] MARCHINI F, MEOSSI S, PASSARINI G, et al. Pulmonary Valve Stenosis: From Diagnosis to Current Management Techniques and Future Prospects. Vasc Health Risk Manag, 2023, 19: 379-390.

[14] SABATINO J, BASSAREO PP, CILIBERTI P, et al. Congenital Heart Disease Working Group of the Italian Society of Cardiology (SIC). Tricuspid valve in congenital heart disease: multimodality imaging and electrophysiological considerations. Minerva Cardiol Angiol, 2022, 70(4): 491-501.

[15] HOLST KA, CONNOLLY HM, DEARANI JA. Ebstein's Anomaly. Methodist Debakey Cardiovasc J, 2019, 15(2): 138-144.

[16] STEPHENS EH, DEARANI JA, QURESHI MY, et al. The Congenital Tricuspid Valve Spectrum: From Ebstein to Dysplasia. World J Pediatr Congenit Heart Surg, 2020, 11(6): 783-791.

[17] POSSNER M, GENSINI FJ, MAUCHLEY DC, et al. Ebstein's Anomaly of the Tricuspid Valve: an Overview of Pathology and Management. Curr Cardiol Rep, 2020, 22(12): 157.

[18] MALLAVARAPU A, TAKSANDE A. Dilated Cardiomyopathy in Children: Early Detection and Treatment. Cureus, 2022, 14(11): e31111.

[19] FOX EB, LATHAM GJ, ROSS FJ, et al. Perioperative and Anesthetic Management of Coarctation of the Aorta. Semin Cardiothorac Vasc Anesth, 2019, 23(2): 212-224.

[20] BERNIER ML, ROMER LH, BEMBEA MM. Spectrum of Current Management of Pediatric Pulmonary Hypertensive Crisis. Crit Care Explor, 2019, 1(8): e0037.

第三十章

肥厚型心肌病手术的麻醉及围手术期处理

肥厚型心肌病（hypertrophic cardiomyopathy，HCM）是以非对称性心肌肥厚（尤以左心室、室间隔为著）为主要特征的遗传性心肌疾病，绝大部分呈常染色体显性遗传，明显家族史者占半数以上[1-4]。现代意义上的HCM，最早由Brock在1957年、Teare在1958年，分别作了病理生理（左心室流出道功能性阻塞）和病理解剖（心肌不对称性肥厚）等特征性描述[5,6]，随后相关报道逐渐增多，曾经先后出现诸如特发性肥厚性主动脉瓣下狭窄（idiopathic hypertrophic subaortic stenosis）、获得性主动脉瓣下狭窄（acquired aortic subvalvular stenosis）和非对称性肥厚性心肌病（asymmetric hypertrophic cardiomyopathy）等70多个不同的名称。随着对该病研究的进展和概念的演变，直到1979年由Maron和Epstein提出[7]，该病主要是心肌肌节收缩蛋白基因突变引起的遗传性心肌疾病的现代概念，并建议统一命名为HCM，经过数年争议，此病因学和命名学逐渐被接受。美国心脏病学院基金会（American College of Cardiology Foundation，ACCF）和美国心脏协会（American Heart Association，AHA）在2011年发布世界首部HCM诊断与治疗指南，欧洲心脏病学会（European Society of Cardiology，ESC）紧随其后在2014年公布指南，更新的诊断和治疗指南由AHA和美国心脏病学院（American College of Cardiology，ACC）联合美国胸外科协会（American Association for Thoracic Surgery，AATS）、美国超声协会（American Society of Echocardiography，ASE）等相关协会于2020年12月在线发表[1-3]。我国第一部中国成人HCM诊断与治疗指南在2017年由中华医学会心血管病学分会中国心肌病诊断与治疗工作组发布[4]。在HCM中部分梗阻性肥厚型心肌病（obstructive hypertrophic cardiomyopathy，OHCM）患者需要外科手术治疗。

第一节 肥厚型心肌病的病理生理

一、肥厚型心肌病的病因

1. 患病率 HCM属全球性疾病，世界上超过122个国家都有报道，可见于任何年龄、性别和种族，流行病学调查证明HCM患者并不少见，美国成人HCM的患病率为0.2%[8]。国内据中国医学科学院阜外医院调查，成人HCM的患病率为0.16%，据此保守估计我国HCM现患有100万~200万例[9]。

2. 病因

（1）心肌肌节收缩蛋白基因（sarcomeric contractile protein gene）突变：肌节收缩蛋白及其相关结构（粗肌丝、细肌丝、Z盘结构蛋白或钙调控相关蛋白等）的基因突变是主要的致病因素，成年HCM患者60%~80%可检测到明确的致病基因变异。目前发现至少有27个心肌收缩蛋白的致病基因与之相关，其中β肌球蛋白重链7（β-myosin heavy chain，*MYH7*）、肌球结合蛋白C 3（myosin-binding protein C，*MYBPC3*）、肌钙蛋白T2（troponin T，*TNNT2*）或I 3（troponin I，*TNNI3*）、α原肌球蛋白1（tropomyosin，*TPM1*）等基因变异占90%以上[1-3]。研究发现约7%的HCM患者存在多基因或复合突变，较单基因突变者发病更早、临床表现更重和预后更差[10]。HCM的发病机制目前仍不清楚，推测基因突变导致心肌细胞钙调控相关蛋白异常，引起细胞内钙离子再摄取异常，使钙离子延迟失活，肌细胞对钙敏感性增强，心肌能量代谢受到影响，从而代偿性出现心肌增生肥厚、纤维化和肌纤维排列紊乱，导致肌纤维收缩功能异常和舒张功能障碍[11-12]。

（2）其他：遗传性或原因不明的心肌肥厚性疾病。由于基因遗传学诊断的局限性，国际上对 HCM 的定义和诊断标准略有不同。欧洲 ESC 的定义和诊断标准偏重于形态学，包括由其他基因变异性遗传或非遗传性疾病，如遗传性代谢性疾病（如糖原贮积病、肉碱代谢疾病和溶酶体贮积病）、神经肌肉疾病（如家族性共济失调）、线粒体疾病和部分基因性综合征（豹斑综合征、Costello 综合征等）等具有心肌肥厚性表现，这部分占 5%~10%，另有 25%~30% 不明原因的心肌肥厚。美国 AHA 和 ACC 的定义则注重病因学，排除这些合并心肌肥厚性表现的系统性疾病如已知的上述遗传性或代谢性疾病（不论有否基因病变），认为 HCM 从发病机制、病理生理、自然病史和治疗策略同上述疾病都不相同，但包括其他不明病因的（遗传性变异基因尚待阐明）的 HCM。中国首部肥厚型心肌病指南（2017）倾向于 ESC 指南，而 2022 年的更新指南则更接近于 AHA 和 ACC 指南[13]。

3. **病理**[12] HCM 患者 90% 以上心室壁呈不规则性、非对称性肥厚，心脏肥大。左心室壁向心性肥厚，可以累及室间隔、后壁和心尖部等室壁，使心腔狭小，肥厚程度常重于右心室。组织病理和心肌亚微结构改变可见肌小节结构异常，心肌纤维排列紊乱、无序、形态异常和细胞器数量增多等，心肌细胞肥大、间质纤维化。冠状动脉微血管床功能失调，肌间小冠状动脉结构异常，管壁增厚、管腔缩小，管壁和管腔比值是正常的 2 倍。此类变化在出现临床症状以前就已经开始，并且不仅仅局限于左心室肥厚区域。

二、肥厚型心肌病的临床特征

1. 临床特征

（1）临床症状和 HCM 分型、流出道狭窄程度、心室功能、心肌缺血和心律失常等因素密切相关。轻型患者可以长期无明显症状，而有些患者首发症状就是心源性猝死（sudden cardiac death，SCD）。最常见症状是劳力性呼吸困难，表现为活动后胸闷、气短，甚至出现胸痛、晕厥等，严重者可出现心力衰竭症状，小部分重度梗阻的患者剧烈活动可引起猝死。未经治疗的 HCM 患者年死亡率可达 2%~4%，SCD、心力衰竭和脑卒中是 HCM 死亡的主要原因[1-4]。SCD 多与致命性心律失常如室性或室上性心动过速、心室颤动、房室传导阻滞等有关，是青少年 HCM 患者死亡的主要原因；而因心力衰竭死亡多发生于中年患者；HCM 患者心房颤动的发生率高达 20%~30%，是导致 HCM 老年患者脑卒中的主要原因。

（2）体征：无或左心室流出道梗阻较轻的患者可无明显阳性体征。左心室流出道梗阻较重，引起二尖瓣反流，可在胸骨左缘第 3~4 肋间听到粗糙的喷射性收缩期杂音。屏气时因左心室容量负荷下降，使左心室流出道峰值压差增大，可使杂音增强。

2. 临床诊断

（1）超声心动图：形态学诊断和评估的金标准。所有 HCM 患者均需进行全面的 TTE 检查，包括对左心室舒张功能、左心室流出道梗阻、二尖瓣反流、肺动脉收缩压等心脏结构和功能的改变进行综合评价。静息时无左心室流出道梗阻而有症状的患者，可做运动负荷试验（限制性 Bruce 试验）检查，排除隐匿性梗阻。成人 HCM 超声心动图诊断标准[1-4]：室间隔或左心室心肌任何节段或多个节段室壁厚度≥15mm，有明确遗传学证据（家族遗传史或基因诊断）者左心室壁厚度≥13mm，排除其他（心脏负荷增加）导致心室肥厚的心脏或系统性疾病，如高血压、瓣膜病和先天性主动脉瓣下隔膜等。

（2）心脏磁共振（CMR）检查：可以评估心肌纤维化的程度，并对超声心动图不能清晰显示的二尖瓣和乳头肌等解剖结构作进一步诊断和鉴别诊断。所有确诊或疑似 HCM 的患者均应进行 CMR 检查，其中钆对比剂延迟增强（1ate gadolinium enhancement，LGE）是识别心肌纤维化最有效的方法。LGE 与死亡、SCD 等风险呈正相关，约 65% 的 HCM 患者出现 LGE，表现为肥厚心肌内局灶性或斑片状的增强，以室间隔与右心室游离壁交界处局灶状增强最为典型。

（3）冠状动脉 CT 成像（computed tomography angiography，CTA）或冠状动脉造影：HCM 患者常合并冠状动脉肌桥或冠状动脉粥样硬化性心脏病，拟行心脏手术的患者，需常规进行冠状动脉 CTA，必要时冠状动脉造影，进行冠状动脉评估。

（4）心电图检查：OHCM 患者 85% 以上心电图异常，表现为复极异常、电轴左偏、ST 段改变、异常 P 波、下壁和侧壁导联出现病理性 Q 波等。合并完全性右束支传导阻滞对外科处理有警示意义，容易出现完全性房室传导阻滞。HCM 患者需进行 24~48 小时动态心电图和血压监测，以评估心律失常和 SCD 风险。

（5）基因筛查和诊断：基因突变是绝大部分 HCM 患者的病因，致病基因的外显率（即携带致病基因患者最终发生 HCM 的比率）为 40%~100%。对 HCM 患者都要询问家族遗传病史，通过遗传咨询收集其他家庭成员的相关信息，进而完善家系图谱，为病因学检测提供证据和线索。基因诊断对明确诊断、判断预后、建立患者及家族系基因诊断程序、对患者和家系成员的患病风险评估都具有重要价值。基因检测结果对先证者的临床危险分层和预后判断同样具有评估价值。

3. **临床分型** 主要根据超声心动图结合 CMR 检查进行临床分型。由于室间隔肥厚向左心室腔内突出，收缩时引起动力性左心室流出道梗阻，通过超声心动图测量左心室流出道与主动脉间的收缩期峰值压差（1eft ventricular outflow tract gradient，LVOTG），将 HCM 患者分为梗阻性和非梗阻性两种类型。通常把静息或负荷运动时收缩期 LVOTG≥30mmHg 称为梗阻性 HCM，而只在负荷运动时 LVOTG≥30mmHg 为隐匿梗阻性；静息或负荷运动时收缩期 LVOTG 均 <30mmHg 者称为非梗阻性 HCM。梗阻性、隐匿梗阻性和非梗阻性比例约各占 1/3，前两者相加占 HCM 的 60%~70%，据此估计国内成人 OHCM 患者 50~80 万例。另外，有不超过 5% 的 HCM 患者由于心肌组织发生缺血性坏死和纤维化，可以形成心尖部室壁瘤，最终导致左心室扩张，称为 HCM 扩张期，多发生在 HCM 的终末阶段，类似于 DCM。另有约 3% 的患者表现为左心室中部梗阻，而左心室流出道可以无梗阻，临床表现及预后与 OHCM 相同，甚至更差。此分型是目前临床最常用的分型，易于指导临床治疗方案的选择。此外，还可以根据肥厚的部位分为左心室基底部（室间隔）肥厚、左心室中部（乳头肌）肥厚、心尖部肥厚、右心室肥厚和双心室肥厚。

二、肥厚型心肌病的病理生理

1. **左心室流出道梗阻** 超过 70% 的 HCM 患者在静息或运动时出现左心室流出道梗阻。患者的心室肥厚往往呈非对称性，可以发生在任何心肌节段，但以左心室为主，尤其是室间隔心肌肥厚为甚（>90%）。左心室流出道梗阻可以加速心肌的肥厚，但心室腔不大。由于收缩期肥厚的室间隔心肌凸入左心室腔，同时乳头肌和二尖瓣瓣叶前向移动与室间隔相接触，使左心室流出道狭窄。流出道梗阻在收缩期造成左心室腔与流出道之间压力差。左心室射血早期，流出道梗阻轻，射血约 30% 每搏量，其余 70% 在梗阻明显时射血，因此动脉波呈迅速上升的升支，下降后再向上成一切迹，然后缓慢下降。此类患者常出现乳头肌增厚、粘连和异常腱索，可见二尖瓣前叶或后叶增大冗长，在心肌收缩力增加和心率增快时，肥厚的室间隔在收缩期使处于流出道的二尖瓣前叶向室间隔靠近而向前移位，从而加重左心室流出道梗阻并引起二尖瓣关闭不全，导致二尖瓣反流，临床上将此收缩期二尖瓣前向运动（systolic anterior motion，SAM）征象称为 SAM 征。由于左心室射向主动脉的高速血流产生的文丘里效应和异常血流对二尖瓣叶的推撞力，在收缩中、后期 SAM 征最明显，这是导致二尖瓣反流的主要原因，但二尖瓣反流并不都只是 SAM 引起的，大约有 10%~20% 的患者涉及二尖瓣叶及其相关结构本身的病变。

2. **心室舒张功能不全** 由于心肌异常肥厚，肌纤维排列紊乱，结缔组织增生，加上心肌缺血，使心腔僵硬度增加，心肌收缩和舒张不协调，导致心肌顺应性减低，高心腔内压力导致心室负荷的改变，使心室舒张期充盈发生障碍，左心室舒张末期压增高，这些都是引起心室舒张功能不全的重要原因。心肌肥厚的严重程度明显改变心室腔的形状和每搏量,因左心室扩张度减低,使每搏量减少。正常人左心室舒张压在等容舒张期降至最低点,随之心室快速充盈,而此类患者等容舒张期延长,舒张压下降延长到舒张中期,使心室充盈时间缩短,相应在心室充盈时对心房收缩的依赖性增加,心房的容量和压力负荷增加,加上二尖瓣反流,致使左心房扩大。

3. **心肌缺血** 因心肌肥厚、纤维化,供血心肌的细小动脉密度不足,动脉壁中层增厚,使心肌微血管功能失调,损害了冠状动脉血流的储备,同时心肌收缩功能增加,过高的心室腔内压使壁内冠状动脉受压,心肌氧需超过氧供,引起无症状性或有症状性心肌缺血。另外,HCM 患者肌桥的发生率为 15%~40%,肥厚增生的心肌可以对冠状动脉前降支形成肌桥,收缩期压迫冠状动脉造成相应区域的心肌缺血。

4. **心律失常** 由于心肌肥厚、心肌缺血、左心室流出道梗阻和心房扩大等因素,常伴发心房颤动、室上性或室性心动过速等心律失常,甚至引起 SCD。尽管 SCD 与变异基因的类型相关,但随着心肌肥厚和心肌缺血的进一步发展,可以导致心肌坏死、纤维化和瘢痕形成,这是形成室性心动过速和心室纤颤的病理基础。心律失常以心房颤动最为常见,OHCM 患者合并心房颤动者可达 20%~30%,出现心房颤动影响预后,可以促发心力衰竭、脑卒中和 SCD 等[1-4]。

5. **心室收缩功能不全** 此类患者通常心室收缩功能正常,左心室射血分数或缩短分数正常或轻度增加,但随着病情的进展,心肌坏死、纤维化和瘢痕形成加重,使心室壁变薄,收缩末期容量增加,晚期导致心室扩大或形成心尖部室壁瘤,左心室射血分数最终减少。有 2%~5% 的 HCM 患者心肌收缩功能逐渐恶化,引起左心室收缩功能不全。当左心室射血分数 <50%,SCD 明显增加,此类患者年死亡率超过 10%,最终发展为终末期 HCM。

第二节 肥厚型心肌病的治疗策略

一、药物治疗

1. 改善心脏舒张功能,控制和缓解症状

(1) β 受体拮抗剂:治疗心绞痛、呼吸困难等症状,减轻左心室流出道梗阻。非梗阻性 HCM 无症状者,一般不需要药物治疗。静息或运动出现左心室流出道梗阻,尽管患者无症状,也要考虑使用 β 受体拮抗剂,以减轻左心室压力。对症状性 OHCM 患者,可以选择无明显血管扩张作用的 β 受体拮抗剂如比索洛尔、阿替洛尔,对合并高血压者首选美托洛尔。控制目标心率静息时在 55~65 次 /min,可以用至有效剂量或最大耐受剂量。

(2) 钙通道阻滞剂:对 β 受体拮抗剂治疗无效、不能耐受或有禁忌证的症状性 OHCM 患者,推荐使用非二氢吡啶类钙通道阻滞剂,如维拉帕米或地尔硫䓬,以控制症状、缓解流出道梗阻、减少心肌缺血和改善左心室舒张功能。但注意此类药物的扩张血管作用,重度狭窄者(LVOTG>80mmHg)、心力衰竭或窦性心动过缓的患者可能危及生命,慎用。

(3) 丙吡胺(disopyramide):具有弱的钙通道阻滞作用,通过 Na^+/Ca^{2+} 交换,减弱心肌收缩力,降低左心室流出道压差,改善左心室流出道梗阻患者症状。使用 β 受体拮抗剂或钙通道阻滞剂治疗,仍然存在严重症状,可以加用丙吡胺。使用时需注意丙吡胺可增加心房颤动患者心室率。

(4) 心肌肌球蛋白变构调节剂[14]:新型心肌肌球蛋白变构调节剂玛伐凯泰(mavacamten)等,主要用于治疗 NYHA 心功能Ⅱ~Ⅲ级的症状性 OHCM 成年患者。通过靶向抑制心肌肌钙 - 肌球蛋白结合,改善 HCM 患者的心肌重构,抑制心肌的过度收缩,进而改善心肌的舒张功能和顺应性,从而改善患者的临床症状(LVOTG 明显下降、NYHA 分级改善)和结局。

2. **维持窦性心律、防止心律失常和避免SCD**

（1）频发室上性心动过速或合并心房颤动者，在使用β受体拮抗剂的基础上，可以使用胺碘酮控制心律失常和减慢心室率，预防SCD。对药物不能控制的室上性或室性心律失常，也可以考虑经导管射频消融治疗。

（2）植入型心律转复除颤器（implantable cardioverter defibrillator，ICD）[1-4,15]：青少年SCD风险明显高于年龄大者，5年累计发生率在8%~10%。HCM家族猝死史；心搏骤停或非持续性室性心动过速病史；静息或运动时怀疑心律失常引起的晕厥史；左心室壁厚度>30mm；运动时出现动脉血压异常反应（收缩压升高<20mmHg或最初升高20mmHg后进行性降低）；心尖部室壁瘤、左心室射血分数<50%和左心室心肌弥漫性纤维化（LGE范围≥15%）等。存在以上一个或数个SCD高风险因素，经HCM团队风险评估可以考虑植入ICD，以降低SCD的发生率。

3. **维持循环功能，防止出现并发症**

梗阻性HCM患者的急性低血压，如果对容量治疗反应不佳，推荐使用去氧肾上腺素、甲氧明等血管收缩药物，使用多巴胺、多巴酚丁胺等正性肌力药治疗有害，可以加重左心室流出道梗阻，造成血压进一步恶化。避免使用硝酸酯类和磷酸二酯酶抑制剂等血管扩张药物，避免使用地高辛等洋地黄类药物，慎用利尿药。使用β受体拮抗剂等药物治疗效果不佳，仍有明显症状的OHCM患者，临床证据表明容量超负荷或心室腔内压过高，可谨慎使用低剂量袢利尿药或噻嗪类利尿药来改善劳力性呼吸困难。但HCM患者一旦出现左心功能不全，通常需要使用正性肌力药和利尿药等处理。

二、室间隔心肌消融（酒精或射频）术

1. **酒精室间隔心肌消融**（transcatheter alcohol septal ablation，TASA） 通过介入导管将酒精注入确定的冠状动脉前降支的相应目标间隔支，造成该支支配区域引起左心室流出道梗阻的肥厚部分心肌缺血梗死，使室间隔基底部变薄，以减轻或消除LVOTG和梗阻，从而改善症状。经皮室间隔心肌消融的临床适应证有限，仅适用于冠状动脉解剖合适、药物治疗效果不佳或有严重不良反应、NYHA心功能Ⅲ~Ⅳ级、不适合外科手术治疗（高龄、高风险）的高危患者。由于造成室间隔局部心肌损伤和心肌瘢痕，容易发生围手术期室性心律失常，相关死亡率在1%~2%，右束支或左束支传导阻滞发生率最高可达半数，高度或三度房室传导阻滞的发生率也高达2%~10%，需要安装起搏器。近期或远期效果都不如外科手术。

2. **射频室间隔心肌消融**（percutaneous septal radiofrequency ablation，PSRA） 最早因无法用TASA而试用PSRA成功，随着近几年心腔内三维超声技术的发展，经皮心内膜PSRA得到发展。通常先经股静脉途径将心内超声导管送至右心室，用三维超声沿左心室长轴和短轴逐层扫描重建左心室心腔三维超声解剖结构，将室间隔收缩期前向运动时与游离壁心肌的接触面扫描标识，即确立梗阻区的确切待消融区域的解剖位置，再通过经股动脉途径，由主动脉逆行或经房间隔穿刺途径，进行梗阻区心肌的消融，近期效果满意，但远期效果有待观察[16]。经皮心肌内室间隔射频消融术（percutaneous intramyocardial septal radiofrequency ablation）即丽文术式[17]，该术式是在TTE指导下经皮从左心室心尖部直接穿刺，将特制消融针刺至室间隔肥厚部位，进行内膜下心肌的射频消融，使局部梗阻的心肌坏死、萎缩和变薄，达到缓解或解除左心室流出道梗阻的效果，近期效果肯定，但操作技术要求高，容易损伤冠状动脉，学习曲线较长而难以普及，远期效果也有待观察。

三、扩大心肌切除术

（一）适应证

标准内科药物治疗症状不能缓解的OHCM患者，收缩期LVOTG（静息或运动激发）≥50mmHg；酒

精或射频消融失败，NYHA 心功能Ⅲ~Ⅳ级，症状仍然明显者；症状虽然不明显但左心室流出道重度梗阻，收缩期 LVOTG≥100mmHg 等 SCD 高危患者；合并重度二尖瓣关闭不全的 SAM 征 OHCM 患者；合并其他需要心脏外科手术（如冠状动脉旁路移植术、瓣膜置换术）的 OHCM 患者；标准药物治疗无效，静息时 LVOTG≥50mmHg 的小儿患者。

（二）手术方法和并发症

1. **手术方法** 世界上外科行室间隔心肌切除术最早由 Morrow 和 Brockenbrough 在 1961 年发表文献和描述[18]，被称为经典 Morrow 手术。经过最近十几年的发展，已形成比较成熟的室间隔扩大心肌切除术即改良扩大 Morrow 手术，是目前治疗 OHCM 的金标准。手术在体外循环下经主动脉切口，行室间隔肥厚心肌的切除，疏通左心室流出道。通常切除范围上缘在主动脉瓣右冠瓣瓣环下方，右侧在右冠瓣中点下方接近室间隔膜部，左侧到左、右冠瓣交界下方和二尖瓣前交界附近，下缘根据肥厚室间隔的形态而定，同时松解粘连的乳头肌和切除乳头肌基部肥厚的异常肌束和异常腱索，必要时切除左心室中部肥厚的异常心肌，甚至扩大到心尖部，以扩大左心室容积[19]。术中需要 TEE 的指导和评估，患者术后左心室流出道变宽，收缩期 LVOTG 和 SAM 征消除（或激发试验收缩期 LVOTG<25mmHg、无 SAM 征），左心室内腔增大，二尖瓣反流消失或微少量。小部分患者可能需要二尖瓣成形，仅少数患者二尖瓣病变严重，即使左心室流出道疏通满意，二尖瓣反流也不会改善，需要二尖瓣置换。近年来国内业已开展微创（胸骨上端小切口、腔镜或微创经心尖部旋切等）行室间隔扩大心肌切除术等新技术。

2. **并发症** 改良扩大心肌切除术已经比较成熟，国内外有经验的心脏中心围手术期死亡率 <1%，成功接受外科手术治疗的 OHCM 患者，远期生存率接近于正常人群。国内由中国医学科学院阜外医院朱晓东院士在 1984 年完成首例经典 Morrow 手术，据阜外医院历年外科年度报告，到 2020 年 12 月阜外医院手术总例数达 2 452 例，最近 5 年的围手术期死亡率在 0~0.6% 之间，已达国际先进水平。虽然国内开展改良扩大 Morrow 手术的医院和手术数量逐年增多，但手术数量远远不能满足需求。该手术的主要并发症是完全性房室传导阻滞（约 1%），需要安装永久起搏器，术前合并右束支传导阻滞是高危因素。由于 TEE 技术的普及和应用，室间隔穿孔已很少见（<1%）。其他有心肌梗死、主动脉瓣或二尖瓣损伤等并发症。

四、终末期治疗

HCM 终末期最后发展为 DCM，临床表现为左心室扩大、严重收缩功能不全。对常规治疗均无反应的患者，尤其是 NYHA 心功能Ⅲ~Ⅳ级，需要进行心脏移植，拟行心脏移植的 HCM 患者约有 5% 属难治性室性心律失常。美国和欧洲接受心脏移植的患者中有 5%~7% 为 HCM 患者[2,3]。

病例 梗阻性肥厚型心肌病行改良扩大心肌切除术 1 例

病案摘要

患者，男，63 岁，体重 78kg。反复出现活动后心慌、气短伴胸闷 10 年，偶尔胸痛，口服美托洛尔等药物控制，近 1~2 年症状逐渐加重，数次发生晕厥。体格检查：心律不齐，胸骨左缘第 3~4 肋间可闻及 4 级收缩期杂音。超声心动图：双心房和右心室扩大，左心室内径减小；二尖瓣关闭不全、反流（中度），后叶瓣环钙化，SAM 征明显，见于主动脉瓣下 22mm 处；左心室壁不对称增厚，室间隔明显增厚，最厚处 21mm，主动脉瓣下 38mm 处厚度约 16mm，室壁回声粗糙，呈斑点样改变，室壁运动幅度增强，左心室舒张末期内径 42mm，左心室射血分数 75%；左心室流出道狭窄起自主动脉瓣下 8mm，累及范围 32mm，静息左心室流出道收缩期峰值压差 90mmHg；左心房前后径 48mm，右心室前后径 26mm，右心房前后径 23mm；肺动脉收缩压估测 55mmHg。CTA：冠状动脉前降支（中段）形成肌桥，致收缩期管腔 60% 狭窄。心电图：心房颤动心律，ST-T 改变（下移）。实验室检查：血清氨基末端脑钠肽前体（NT-proBNP）3 248pg/ml。

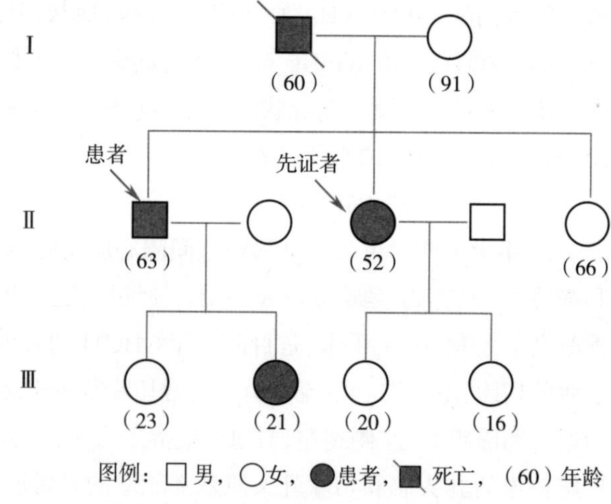

图 30-2-1　患者家族遗传谱系图

家族遗传史（图 30-2-1）：育有两个女儿，大女儿正常，小女儿 21 岁，心脏超声发现左心室壁不对称增厚，室壁厚度 15mm，静息或运动激发试验无左心室流出道梗阻、无 SAM 征，无明显临床症状，诊断为非梗阻性 HCM；父亲 40 岁时发现心脏病，54 岁突发脑卒中，60 岁早晨起床后猝死；妹妹 52 岁，已婚，21 岁时诊断为 OHCM，后因反复出现心力衰竭、晕厥等症状，药物治疗效果不佳，43 岁时安装双腔起搏器，1 年前（51 岁）经评估已处于 HCM 终末期，成功进行了心脏移植，现一般状况良好，基因诊断检测为 *MYH7* 基因突变，妹妹也育有两个女儿，心脏超声和基因检测均正常。

诊断：OHCM；二尖瓣反流（中度）；三尖瓣少中量反流；肺动脉高压（中度）；左心室舒张功能减低；前降支（中段）肌桥；心功能Ⅲ~Ⅳ级。

外科处理：拟择期 CPB 下行改良扩大 Morrow 手术、二尖瓣成形术、三尖瓣成形术、心房颤动射频消融（改良 Maze 术）、冠状动脉肌桥松解术。

【问题】

1. 肥厚型心肌病的定义、临床分型？
2. 认识肥厚型心肌病的病因和遗传特性？
3. 梗阻性肥厚型心肌病的病理生理和临床表现有哪些？
4. 梗阻性肥厚型心肌病的外科治疗措施？

临床思路

该患者诊断明确，有明确家族遗传病史，妹妹作为先证者，推测其父为 OHCM 患者，并发心房颤动、左心房血栓形成，引起脑卒中，猝死原因多为室上性或室性心律失常，导致心搏骤停。该家族患者的病史、发病过程和治疗措施非常典型，几乎包含了整个 HCM 的发病、诊断和治疗过程。

该患者经药物治疗不能控制症状，外科指征明确，适合行改良扩大心肌切除手术，同时进行心房颤动射频消融（改良 Maze 术），可以改善术后血流动力学，防止口服抗凝药物的并发症，改善患者长期预后，冠状动脉肌桥切断松解术可以消除心肌缺血症状。

知识点

1. HCM 是以非对称性（以左心室和室间隔为甚）心肌肥厚为主要特征的遗传性心肌疾病，绝大部分呈常染色体显性遗传，明显家族史者占半数以上。心肌肌节收缩蛋白及其相关结构的基因突变是主要的致病因素，其中 60%~80% 的成年 HCM 患者可检测到明确的致病基因变异，尤以 *MYH7*、*MYBPC3*、*TNNT2* 或 *TNNI3* 最为常见。

2. 临床分型主要根据超声心动图检查，通过超声心动图测量左心室流出道与主动脉间的收缩期峰值压差，将 HCM 患者分为梗阻性（含隐匿梗阻性）和非梗阻性两种类型。

3. 部分梗阻性肥厚型心肌病患者需要外科手术治疗，改良扩大 Morrow 手术是目前治疗 OHCM 的金标准，国内外有经验的心脏中心围手术期并发症和死亡率均 <1%，外科手术的远期生存率接近于正常人群。

第三节　肥厚型心肌病的麻醉和围手术期处理

一、术前评估和麻醉前用药

1. **临床症状的严重程度和 NYHA 分级**　评估患者心功能和治疗效果的重要指标。需要外科手术的 OHCM 患者，多数 NYHA 心功能Ⅲ~Ⅳ级，出现明显心力衰竭的症状和体征，药物往往难以控制。

2. **心肌肥厚的部位和范围与手术风险和预后密切相关**　以单纯室间隔肥厚梗阻手术效果和远期预后最好；左心室扩大、心尖部室壁瘤和左心室射血分数 <50% 意味着左心收缩功能不全；二尖瓣反流程度、成因和病变的性质决定手术的方式和 CPB 时间。超声心动图和 CMR 检查是指导手术和评估风险的重要手段。

3. **SCD 的危险因素**　HCM 患者 SCD 的年发生率在 1% 左右，但高危患者 SCD 的年发生率可高达 2%~10%，这是增加死亡率的主要原因。

（1）遗传基因、家族病史和发病年龄：基因筛查对先证者（家族中第一个确诊的患者）的临床危险分层、预后判断等有评估价值。HCM 属常染色体显性遗传性心肌疾病，具有较高的外显率，故筛选评估受影响的一级亲属或可获得该病的遗传信息，如高危的基因类型和猝死的风险。家族一级直系亲属有 40 岁以前的猝死病史；同时携带两个或以上的基因变异，常导致更为严重的临床表型，使风险增加；发病年龄越小猝死的风险越大。

（2）不明原因的晕厥病史：半年内出现晕厥的患者 SCD 风险是无晕厥患者的 5 倍。

（3）非持续性室性心动过速：SCD 的独立危险因素。动态心电图监测发现 HCM 患者约 20% 发生非持续性室性心动过速，年龄≤30 岁者最为多见。

（4）左心室重度肥厚：心室壁的肥厚程度和左心室流出道阻塞程度是 SCD 的独立危险因素。大约 10% 的 HCM 患者左心室壁厚度≥30mm，SCD 的年发生率为 1.8%，厚度每增加 5mm，则 SCD 发生概率增加 1 倍[20]；左心室流出道峰值压差超过 100mmHg，SCD 风险明显增加。

（5）LGE 和心尖部室壁瘤：LGE 的程度或范围（≥15%）与死亡或 SCD 风险呈正相关，心尖部室壁瘤也是独立的危险因素[21]。

4. **合并严重肺动脉高压**　由于评估的方法和标准不同，肺动脉高压的发生率范围较大（10%~30%）。女性、高龄、心房颤动和二尖瓣中、重度反流是 OHCM 患者发生肺动脉高压的独立危险因素。合并严重肺动脉高压的患者围手术期死亡率较高[22]。

5. **其他高危因素**　高龄（≥68 岁）、左心房内径增大（>46mm）、频发性心律失常，其他合并症如糖尿病、肥胖、肾功能不全等，都是增加外科风险的高危因素。NT-proBNP 作为评估心力衰竭严重程度的血清标记物，同样也是预测和分层评估外科风险的独立危险因素。

6. **麻醉前用药**　术前使用的 β 受体拮抗剂继续用至术日，必要时增加剂量。术前晚和术日给予镇静药物，以消除患者的紧张和恐惧情绪，保持心律和心率的稳定。通常成人术日在术前 1 小时口服地西泮 10mg 或咪达唑仑 10mg 即可。

二、术中监测

1. **Swan-Ganz 导管** 由于存在左心室顺应性异常和二尖瓣反流,使 PCWP 反映左心室前负荷的价值受限,插入和保留导管期间也容易引起室上性和室性心律失常,不建议常规使用[23]。但对术前合并左心室功能不全(EF≤50%)或严重肺动脉高压者,Swan-Ganz 导管仍然具有重要的指导价值,尤其对指导术后容量治疗、维持体循环阻力和心排血量尤为重要。但在左心室肥厚严重、心室顺应性较差的患者,停机时左心房压或 PCWP 超过 18mmHg 并不少见,不能仅凭左心房压或 PCWP 来指导输液治疗。

2. **TEE** 术中 TEE 是改良扩大 Morrow 手术监测的金标准,需全程监测(图 30-3-1)。术前再次确认左心室流出道梗阻形成的机制和指导修正手术策略。术后即时评估手术效果;及时发现并发症;检查瓣膜的形态和功能;评价心室收缩、舒张功能和左心室充盈程度。停机后如果左心室流出道峰值压差 20~30mmHg,需要进行药物激发试验,以确定手术效果和检查是否需要再次手术矫正(扩大流出道或处理二尖瓣)。国外使用异丙肾上腺素[1μg/(kg·min)]通过增加心肌收缩、降低负荷(容量和压力)和增快心率(>120 次 /min)来激发流出道残余梗阻。可使用小剂量麻黄碱(3~5mg)来增加心肌收缩和增快心率,使收缩压升至 100mmHg 以上,心率增快至 90~100 次 /min 以上,以检查左心室流出道是否存在残余梗阻(SAM 征)或判断二尖瓣反流程度[24]。左心室流出道疏通的满意程度改善患者的远期预后。

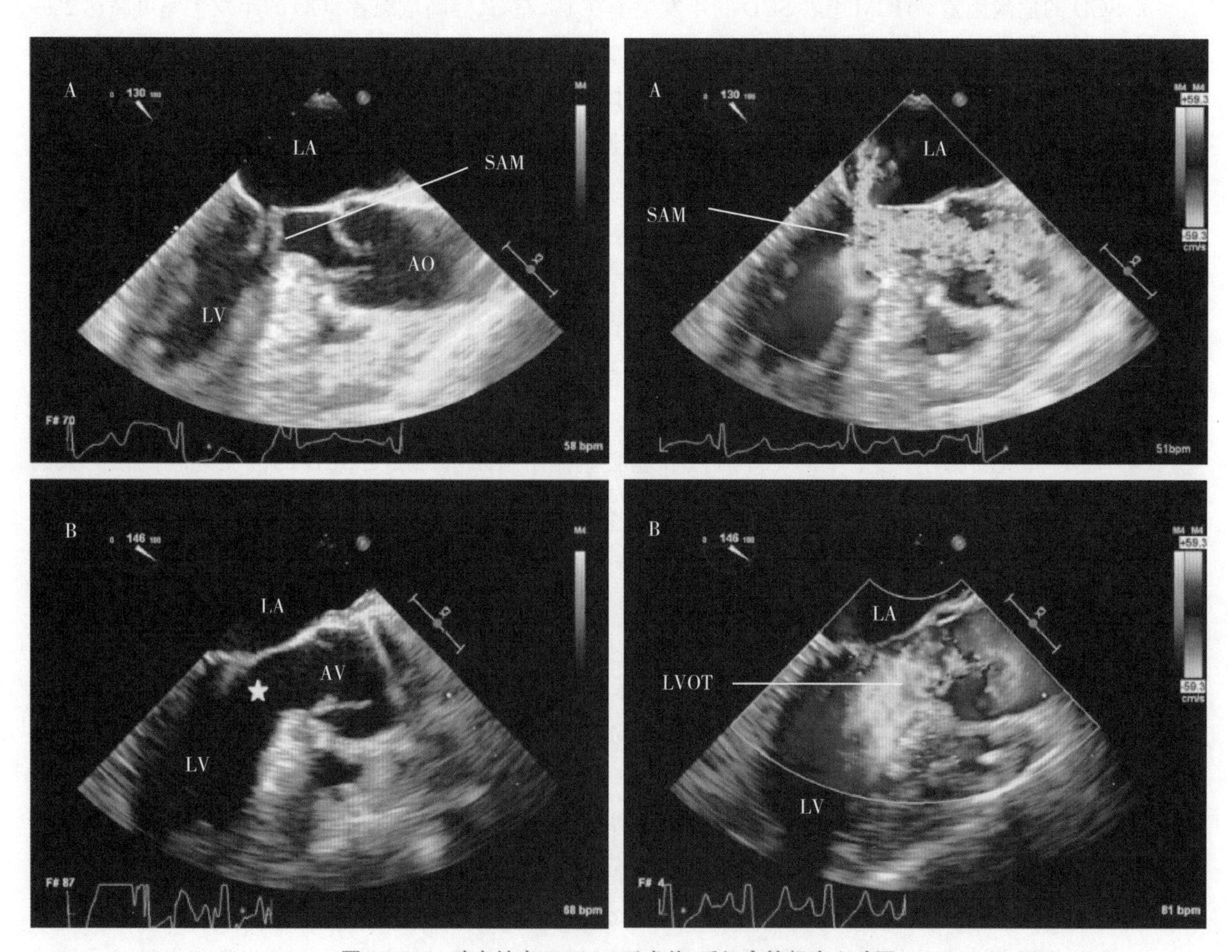

图 30-3-1 改良扩大 Morrow 手术前、后经食管超声心动图

LA. 左心房;LV. 左心室;AO. 升主动脉;SAM. 收缩期二尖瓣前向运动;LVOT. 左心室流出道;AV. 主动脉瓣。食管中段左心室长轴切面,术前 SAM 导致梗阻(A),术后 LVOT 通畅(B,星号)。

3. **中心静脉压** 在大部分轻、中度左心室肥厚的OHCM患者，可以反映左心室充盈压，但左心室肥厚严重、心室顺应性较差的重度患者，由于左、右心充盈压差别很大，故不能机械地以CVP来估计前负荷，需结合动脉压等循环指标来评估，仔细观察CVP的动态变化对血容量的估计更有参考价值。

三、麻醉管理

1. **麻醉的诱导和维持** 麻醉药物的选择要考虑对心肌收缩力、心率、前负荷、后负荷和交感神经活性的影响。任何交感神经的刺激如焦虑、疼痛、气管插管等对上述因素的改变，都可能恶化血流动力学。由于此类患者心肌肥厚，收缩功能增强，通常可以很好地耐受偏深的麻醉。麻醉偏浅，可使心肌收缩力增强、心率增快和加重流出道梗阻。因此，需要保持适当的麻醉深度，避免应激反应，以保持血流动力学稳定。但达到心肌抑制的过深麻醉必然先引起血管扩张，尤其是吸入麻醉药，容易导致血压下降。由于术前普遍重视β受体拮抗剂的使用，术中快速型心律失常已很少见。术中积极合理的使用β受体拮抗剂，以杜绝心脏不良事件的发生。

（1）麻醉诱导：通常使用依托咪酯、芬太尼或舒芬太尼、罗库溴铵或顺阿曲库铵诱导插管，插管前可以先行咽喉部和气管内表面麻醉，最大限度地降低气管插管反应。既要避免动脉压明显下降，又要防止气管插管引起的高动力学反应。尽量不复合使用咪达唑仑或丙泊酚，以避免发生诱导期严重低血压。

（2）麻醉维持：避免恶化流出道梗阻的因素，保持足够的动脉压和充足的前负荷。快通道或超快通道麻醉适合大部分改良扩大心肌切除术的患者，美国梅奥诊所（Mayo clinic）超过半数的患者做到在手术室内气管拔管[25]。选择优化剂量的中短效阿片类药物（舒芬太尼和瑞芬太尼）静脉麻醉，复合输注丙泊酚和右美托咪定镇静，辅助吸入低浓度七氟烷维持麻醉，可以保持血流动力学的稳定和满足ERAS的麻醉要求。肌松药选择维库溴铵、哌库溴铵或顺阿曲库铵为宜，不增快心率。此类患者的流出道梗阻属动力性且程度较易变化，不同于瓣膜狭窄引起的固定性梗阻，凡增强心肌收缩力、减少心室容量负荷、降低血压的因素均可加重流出道梗阻；而抑制心肌收缩力、增加前负荷和保持后负荷的因素均可减轻流出道梗阻；血管扩张药物（尤其是以扩张静脉血管为主的药物），将增大主动脉和左心室间的压差，加重SAM征，而使用缩血管药可以减少梗阻和二尖瓣反流量。

2. **保持足够的前负荷**

（1）前负荷下降可使左心室腔容积缩小而加重流出道梗阻，维持较高前负荷以增加心排血量。此类患者通过CVP来估计左心室舒张末期压的价值受限，不要以CVP的绝对值来估计前负荷，在基本保持患者液体出入量的基础上，综合血压、心率、CVP等动态变化，以维持稳定的血流动力学为原则来调节液体的入量，通常在CPB前期需要输注8~10ml/kg的液体量。

（2）机械通气时高气道压将使静脉回心血量减少，宜设置较低的潮气量（6~8ml/kg）和稍快呼吸频率（12~14次/min）通气。

3. **维持较高的后负荷** 后负荷降低不仅反射性增强心肌收缩力，而且增加左心室与主动脉间的压差，可以加重流出道梗阻，因此须维持较高的后负荷。对术中血压较高者，首先加深麻醉，血压仍高者可以选择β受体拮抗剂或钙通道阻滞剂，两者均可减弱心肌收缩力，减少心肌氧耗，改善心肌顺应性。

4. **维持窦性心律** 积极预防和治疗室上性心律失常等异位心律，避免使用增快心率的药物。维持心率在50~70次/min较佳，心率增快使舒张期缩短，心室充盈减少，加重流出道梗阻，同时减少肥厚心肌的氧供和增加氧耗量，但心率过慢使左心室腔内压力增加，容易引起心内膜下心肌缺血，心排血量下降。降低心率首选阿替洛尔或美托洛尔，如血压也高可静脉注射艾司洛尔。因该类患者的心房收缩对左心室充盈至关重要，可达每搏量的30%~50%，对新出现的心房颤动等异位心律，须积极治疗（必要时同步直流电复律）以恢复窦性心律。如果游离腔静脉时血流动力学极不稳定，建议外科医生先行主动脉插管。

5. **保证足够的灌注压**

通常 OHCM 患者在心腔内操作时血流动力学波动较大，收缩压需要维持在 80mmHg 以上。如果术中出现低血压，在补充容量的同时首选小剂量 α 受体激动剂来提升血压，如去氧肾上腺素 0.05~0.1mg 或甲氧明 1~2mg（心率 >60 次 /min），心率较慢者（心率 <55 次 /min）可以用去甲肾上腺素 2~4μg。少数合并严重肺动脉高压（肺动脉压甚至超过主动脉压）的患者，收缩压需要维持在更高（≥90mmHg）水平，为避免单次使用 α 受体激动剂引起的肺动脉压急性增高，建议持续输注小剂量去氧肾上腺素或去甲肾上腺素来维持血压。

因左心室流出道梗阻加重引起的血压下降，可以联合使用 α 受体激动剂和 β 受体拮抗剂。如果术中左心室流出道疏通满意，二尖瓣无明显反流，心肌保护满意，大部分患者不需要给予正性肌力药物。但小部分左心室功能不全（EF≤50%）、室壁瘤切除、反复二尖瓣成形使转机时间明显延长致心肌保护不良者，往往停机时左心房压过高（≥18mmHg）而脱离 CPB 困难，可以使用小剂量去甲肾上腺素或多巴胺等正性肌力药物支持。

6. **心肌保护**　由于此类患者心肌肥厚，冠状动脉结构异常（管壁增厚、管腔缩小），微血管床功能失调，容易心肌灌注不良，导致心肌缺血性损伤，故术中要加强心肌保护。通常心肌停搏液的灌注量相对要大，间隔时间要缩短。大部分患者开放后心脏可以自动复跳，但难复性心室颤动发生率相对偏高，此时可首选 β 受体拮抗剂（阿替洛尔或美托洛尔），其次可选胺碘酮，再电击除颤，可成功转复[26]。所有患者均需安装心外膜临时起搏。

7. **肺动脉高压**　据中国医学科学院阜外医院的统计，在 OHCM 住院手术的患者，用 TTE 评估肺动脉收缩压，合并肺动脉高压者为 11.2%[27]，改良扩大 Morrow 手术可以降低肺动脉压和改善预后。合并严重肺动脉高压者 CPB 前必须保持足够的灌注压，防止低血压，任何试图用扩血管药物去降低肺动脉压极其危险。由于吸入一氧化氮对体血管阻力几无影响，术后吸入一氧化氮是有益的选择。对脱离 CPB 困难者必要时使用主动脉内球囊反搏（IABP）或体外膜肺氧合（ECMO）可以使患者获益。

病例进展

患者入室后，心率 65 次 /min。常规建立心电图、SpO_2 和 BIS 监测，镇静（地佐辛 5mg 外周静脉注射）下建立直接动脉压监测，预置粘贴式体外除颤电极。麻醉诱导药物依托咪酯 20mg、舒芬太尼 80μg 和顺阿曲库铵 20mg，诱导和气管插管期间血流动力学平稳，心率 50~60 次 /min。机械通气潮气量 500ml、频率 10 次 /min。右颈内静脉顺利置入 7F 三腔中心静脉导管和 Swan-Ganz 导管，肺动脉收缩压 45mmHg。放置 TEE 探头，进一步确定左心室流出道梗阻的病因、SAM 征病因、室间隔肥厚的程度和范围，二尖瓣瓣叶、瓣环及其附属结构（乳头肌等）情况等，完善手术治疗方案。麻醉维持间断静脉注射舒芬太尼、持续静脉输注顺阿曲库铵和持续静脉输注右美托咪定，必要时间断吸入七氟醚。

劈开胸骨后肝素化，切开心包后游离上腔静脉，动脉收缩压降至 60~70mmHg，心率 80 次 /min，TEE 见 SAM 征加重、二尖瓣反流增多，左心室流出道收缩期峰值压差增大，立即加快输液速度，甲氧明 1mg 静脉注射，阿替洛尔 1mg 静脉注射，动脉收缩压升至 90~100mmHg，心率降至 65 次 /min，TEE 见 SAM 征减轻、LVOTG 明显减小。建立 CPB，先行心房颤动双极射频消融（改良 Maze 术），主动脉根部切口下行改良扩大 Morrow 手术，部分切除肥厚的左心室面室间隔心肌，切除范围长 45mm、宽 35mm 和厚度 8~9mm，松解前、后乳头肌的黏连带，切除异常肌束，前降支肌桥切断松解，三尖瓣成形（De Vega 术）。开放升主动脉后心室颤动，体外除颤两次无效，阿替洛尔 5mg 静脉注射，除颤 1 次复跳，恢复窦性心律，心率逐渐增快至 45~55 次 /min，安装心外膜临时起搏器，起搏心率 75 次 /min。

脱离 CPB 顺利，除单次麻黄碱 3mg 静脉注射外，未使用任何其他血管活性药物，动脉收缩压

90~110mmHg，肺动脉收缩压35~38mmHg。TEE见SAM征消失，主动脉瓣微少量反流，二尖瓣反流微少量，三尖瓣反流少量，左心室流出道通畅，收缩期峰值流速1.8m/s（压差12.96mmHg）。术后恢复顺利，痊愈出院，随访。

【问题】

1. 什么是改良扩大心肌切除术？
2. TEE在改良扩大心肌切除术的作用有哪些？
3. 遇到难复性心室颤动怎么处理？其中β受体拮抗剂的效应如何？
4. OHCM患者术中发生急性低血压怎么处理？

临床思路

1. 围手术期TEE TEE是改良扩大Morrow手术监测的金标准，在降低围手术期并发症、死亡率和提高患者的远期预后等方面，都需要TEE的指导和帮助，发挥着不可替代的作用。

术前TEE评估：①室间隔形态，包括室间隔肥厚的部位、厚度和节段长度，确定是否存在异常肌束；②二尖瓣的评估，如是否合并原发性二尖瓣病变（瓣环的扩张、瓣叶的粘连或脱垂、瓣叶或腱索的冗长、瓣下器异常）、SAM征和血流对二尖瓣瓣叶的作用（二尖瓣反流）；③左心室流出道梗阻的分析，包括收缩期峰值压差和梗阻的类型（中晚期峰值），明确梗阻部位（除外瓣下隔膜、主动脉瓣病变），是否存在左心室中部梗阻，进一步确定切除的部位和范围。

术后TEE评估：①左心室流出道残余梗阻、收缩期峰值压差（峰值流速小于2m/s为宜）；②二尖瓣结构和功能，包括二尖瓣反流量的变化、瓣叶或腱索的功能、SAM征；③确定是否存在并发症，如室间隔穿孔、主动脉瓣损伤；④左心室中部、心尖部室腔的形状。

2. 难复性心室颤动

由于OHCM患者心肌肥厚，冠状动脉结构异常，冠状动脉微血管床功能失调，容易导致心肌灌注不良，引起心肌缺血和再灌注损伤，术中CPB后难复性心室颤动发生率高。遇到难复性心室颤动，在排除其他原因后，可以使用阿替洛尔、美托洛尔等β受体拮抗剂或胺碘酮（容易引起血压下降，此类患者不做首选），再电击除颤可以复律成功。

β受体拮抗剂属Ⅱ类抗心律失常药，具有抗心律失常的独特机制。通过阻断β_1受体，稳定心肌电活动，具有膜稳定作用；广谱的离子通道阻滞作用，减少Ca^{2+}、Na^+的内流，减少K^+外流，兼有其他三类（Ⅰ、Ⅲ和Ⅳ）抗心律失常药物的作用；抑制心肌自律性、传导性、触发性和折返性；抗肾素-血管紧张素系统、抗高血压、降低心肌氧耗和应激性，抗心肌缺血，提高缺血心肌耐受性和致颤阈值（60%~80%），可以降低缺血性心脏病患者猝死的发生率；抗交感效应和中枢性（抑制交感中枢）抗心律失常作用是其抗心室颤动的关键，尤其对交感风暴引起的反复发作性心室颤动，其中美托洛尔有亲脂性，可以通过血脑屏障。根据以上理论依据，可将β受体拮抗剂（阿替洛尔、美托洛尔和艾司洛尔）用于OHCM和其他缺血性心脏病患者CPB中难复性心室颤动和室性心动过速的电复律。

知识点

1. OHCM患者的麻醉选择要考虑药物或操作对心肌收缩力、心率、前负荷、后负荷和交感神经活性的影响。任何交感神经的刺激如焦虑、疼痛、气管插管或药物对上述因素的改变，都可能恶化血流动力学。因此，此类患者围手术期需要保持适当的麻醉深度，避免应激反应，保持足够的前负荷，维持较高的后负荷，保证足够灌注压，维持窦性心律，避免心率增快，以保持血流动力学的稳定。

2. OHCM 患者发生急性低血压，在容量治疗的基础上，推荐使用去氧肾上腺素、甲氧明等单纯血管收缩药物，而使用多巴胺、多巴酚丁胺等正性肌力药治疗有害，可以加重左心室流出道梗阻。如果是因为心率过快、左心室流出道梗阻引起的急性低血压，可以使用 α 受体激动剂联合 β 受体拮抗剂治疗。

《AHA/ACC/HRS 室性心律失常的管理和 SCD 的预防指南(2017)》阅读指导

四、术后处理

1. **维持血流动力学稳定** 同术前、术中的管理原则相同。保持窦性心律，继续和尽早使用 β 受体拮抗剂，控制心率、预防室性或室上性心律失常；仔细评估容量状态，保证术后早期有足够的前负荷；维持足够的灌注压，保持收缩压超过 90mmHg，必要时使用小剂量缩血管药物如甲氧明、去甲肾上腺素等升高血压，但对残存左心室流出道梗阻的患者慎用正性肌力药物，如果出现左心室功能不全，则处理原则同其他心力衰竭患者相同。此类患者术后容易发生束支(左、右)传导阻滞、心房颤动等快速性心律失常，新发心房颤动可以使用胺碘酮治疗，必要时使用同步电复律，胺碘酮是预防发生 SCD 和治疗心房颤动(恢复窦性心律)的最有效药物[28]。

2. **超声心动图** 常规进行术后 TTE 的检查，监测心脏结构和功能的变化。当出现低血压而原因又难以判断时，要尽早使用超声心动图，不但可以判断低血压的原因，也可以及时发现术后并发症如残存左心室流出道梗阻等，以便及时进行病因处理。

3. **镇静、镇痛** 使用多模式镇痛方式和必要的镇静药物如右美托咪定，尽早脱离呼吸机和气管拔管。避免过度交感神经刺激，降低心肌缺血、快速型室性或室上性心律失常的发生率。

(于钦军)

推荐阅读

[1] GERSH BJ, MARON BJ, BONOW RO, et a1.2011 ACCF/AHA Guideline for the diagnosis and treatment of hypertrophic cardiomyopathy: executive summary: a report of the American College of Cardiology Foundation (ACCF)/American Heart Association (AHA) Task Force on Practice Guidelines.J Thoracic Cardiovasc Surgery, 2011, 142(6): 1303-1338.

[2] ELLIOTT PM, ANASTASAKIS A, BORGER MA, et al.2014 ESC Guidelines on diagnosis and management of hypertrophic cardiomyopathy: the task force for the diagnosis and management of hypertrophic cardiomyopathy of the European Society of Cardiology (ESC).Euro Heart J, 2014, 35: 2733-2779.

[3] OMMEN SR, MITAL S, BURKE MA, et al.2020 AHA/ACC Guideline for the diagnosis and treatment of patients with hypertrophic cardiomyopathy: a report of the American College of Cardiology (ACC)/American Heart Association (AHA) Joint Committee on clinical practice guidelines.Circulation, 2020, 142(25): e558-e631.

[4] 宋雷，邹玉宝，汪道文，等. 中国成人肥厚型心肌病诊断与治疗指南. 中华心血管病杂志，2017，45(12)：1015-1032.

[5] BROCK R.Functional obstruction of the left ventricle; acquired aortic subvalvular stenosis.Guys Hosp Rep, 1957, 106(4): 221-238.

[6] TEARE D.Asymmertrical hypertrophy of the heart in young adults.Br Heart J, 1958, 20(1): 1-8.

[7] MARON BJ, Epstein SE.Hypertrophic cardiomyopathy: a discussion of nomenclature.Am J Cardiol, 1979, 43: 1242-1244.

[8] MARON BJ, ROWIN EJ, MARON MS.Global burden of hypertrophic cardiomyopathy.JACC: Heart Failure, 2018, 6(5):

376-378.
[9] ZOU Y, SONG L, WANG Z, et al.Prevalence of idiopathic hypertrophic cardiomyopathy in China: a population-based echocardiographic analysis of 8080 adults.Am J Med.2004, 116(1): 14-18.
[10] WANG J, WANG Y, ZOU Y, et a1.Malignant effects of multiple rare variants in sarcomere genes on the prognosis of patients with hypertrophic cardiomyopathy.Eur J Heart Fail, 2014, 16(9): 950-957.
[11] REN X, HENSLEY N, BRADY MB, et al.The genetic and molecular bases for hypertrophic cardiomyopathy: the role for calcium sensitization.J Cardiothorac Vasc Anesth, 2018, 32(1): 478-487.
[12] MARIAN AJ, BRAUNWALD E.Hypertrophic cardiomyopathy: genetics, pathogenesis, clinical manifestations, diagnosis, and therapy.Circ Res, 2017, 121(7): 749-770.
[13] 张健，张宇辉，邹长虹，等 . 中国肥厚型心肌病指南 2022. 中华心力衰竭和心肌病杂志，2022，6(2): 80-103.
[14] OLIVOTTO I, OREZIAK A, BARRIALES-VILLA R, et al.Mavacamten for treatment of symptomatic obstructive hypertrophic cardiomyopathy (EXPLORER-HCM): a randomized, double-blind, placebo-controlled, phase 3 trial.Lancet, 2020, 396 (10253): 759-769.
[15] MARON BJ, MARON MS.Contemporary strategies for risk stratification and prevention of sudden death with the implantable defibrillator in hypertrophic cardiomyopathy.Heart Rhythm, 2016, 13: 1155-1165.
[16] 贾玉和，林瑶，刘俊，等 . 在心内三维超声指导下经皮心内膜室间隔射频消融术治疗肥厚型梗阻性心肌病合并晕厥的临床应用研究 . 中国循环杂志，2020，35(7): 638-644.
[17] LIU L, LI J, ZUO L, et al.Percutaneous intramyocardial septal radiofrequency ablation for hypertrophic obstructive cardiomyopathy.JACC, 2018, 72(16): 1898-1909.
[18] MORROW AG, BROCKENBROUGH EC.Surgical treatment of idiopathic hypertrophic subaortic stenosis: technic and hemodynamic results of subaortic ventriculomyotomy.Ann Surg, 1961, 154: 181-189.
[19] WANG SY, CUI H, YU QJ, et al.Excision of anomalous muscle bundles as an important addition to extended septal myectomy for treatment of left ventricular outflow tract obstruction.J Thorac Cardiovasc Surg, 2016, 152: 461-468.
[20] ENRIQUEZ AD, GOLDMAN ME.Management of hypertrophic cardiomyopathy.Ann Glob Health, 2014, 80(1): 35-45.
[21] YANG K, SONG Y Y, CHEN X Y, et al.Apical hypertrophic cardiomyopathy with left ventricular apical aneurysm: prevalence, cardiac magnetic resonance characteristics, and prognosis.Eur Heart J Cardiovasc Imaging, 2020, 21(12): 1341-1350.
[22] MITRA A, GHOSH RK, BANDYOPADHYAY D, et al.Significance of pulmonary hypertension in hypertrophic cardiomyopathy.Curr Probl Cardiol, 2020, 45(6): 100398.
[23] GAJEWSKI M, HILLEL Z.Anesthesia management of patients with hypertrophic obstructive cardiomyopathy.Progress Cardiovasc Dis, 2012, 54: 503-511.
[24] 田鹏声，于钦军，王水云，等 . 改良扩大 Morrow 手术的麻醉处理 . 临床麻醉学杂志，2016，32(3): 217-220.
[25] SCHAFF HV, CUI H.Septal myectomy: an evolving therapy for obstructive hypertrophic cardiomyopathy.J Am Coll Cardiol, 2023, 82(7): 587-589.
[26] 周程辉，于钦军，王水云 . 肥厚型梗阻性心肌病外科的围术期处理 . 中国循环杂志，2018，33(6): 622-624.
[27] 伍熙，崔颢，肖明虎，等 . 梗阻性肥厚型心肌病患者发生肺高血压的病例对照研究 . 中华心血管病杂志，2016，44(12): 1010-1014.
[28] HERRERA EL, LAWRIE GM.Surgical approaches to hypertrophic cardiomyopathy and implications for perioperative management, 2018, 56(4): 47-63.

第三十一章

肺移植术的麻醉及围手术期管理

肺移植是治疗慢性终末期肺病的有效方法，当患者经过优化、合理的治疗，肺功能仍进行性降低，没有进一步的内、外科治疗的可能，且2年内因肺部疾病致死的风险极高(>50%)，即应考虑肺移植[1]。国际心肺移植协会(international society for heart and lung transplantation，ISHLT)于1998年初步制定了肺移植指南，其后分别在2006年及2014年相继对指南进行了更新。我国肺移植受体参考ISHLT指南并结合我国临床实际情况进行选择。

肺移植主要适应证包括慢性阻塞性肺疾病(COPD)、α_1-抗胰蛋白酶缺乏/肺气肿、间质性肺疾病/特发性肺纤维化、囊性纤维化/支气管扩张、肺动脉高压等[2,3]。我国肺移植质控中心数据显示，肺移植原发病中终末期间质性肺病占首位，其中以特发性肺纤维化占比最高，其次为COPD。

《中国肺移植受者选择与术前评估技术规范》阅读指导

根据ISHLT数据库2018年的报告，成人受体的整体中位生存期为6.5年，双肺移植受体的中位生存期略长于单肺移植受体(分别为7.6年和4.7年)[4]，但目前还不清楚这种生存优势是否与手术方式的选择直接相关。患者术前基础疾病对肺移植术后生存期的影响非常重要，研究表明，与囊性纤维化、特发性肺动脉高压、结节病和α1-抗胰蛋白酶缺乏症的受体相比，COPD受体的1年生存率最高，但10年生存率较低。特发性肺动脉高压受体的1年生存率最低，但是10年生存率与囊性纤维化和α1-抗胰蛋白酶缺乏症受体接近[3,4]。在术后死亡原因中，原发性移植物功能障碍(primary graft dysfunction，PGD)是肺移植术后30天内死亡的主要原因，占25%以上，且PGD已经被证实是造成闭塞性细支气管炎综合征(bronchiolitis obliterans syndrome，BOS)的显著独立危险因素，后者是肺移植术后晚期死亡的重要原因之一[4]。BOS和限制性移植物综合征(restrictive allograft syndrome，RAS)是晚期慢性肺移植物功能丧失的主要原因，报道患病率20%~30%之间。移植术后5年内的BOS发生率接近50%，发生BOS后的3年生存率只有50%，5年生存率则降至30%~40%，而由免疫抑制治疗引起的继发感染和恶性肿瘤通则会使病程更加复杂[4]。

肺移植术围手术期管理面临巨大挑战，需要多学科团队共同努力才能取得成功，肺移植的麻醉也不能仅限于了解术中，而是需要对整个围手术期管理要点有深入了解。

第一节　肺移植术的手术方式和特点

肺移植的手术方式包括单肺移植、双肺移植、心肺联合移植和活体亲缘供体肺叶移植。手术方式的选择受很多因素的影响，包括受体的基础疾病、年龄、病情严重程度、移植中心经验、供体的稀缺性等。近年来统计数据显示双肺移植所占比例逐渐上升。

1. **单肺移植**　约占成人肺移植的25%，采用标准的后外侧或前外侧胸廓切口，一般采用双腔气管插管单肺通气，术中保护性通气策略[1]。如果发生持续性低氧血症，则钳闭同侧肺动脉以阻止血液流经萎陷的非通气肺，可能会改善通气血流比例(V/Q)。此阶段若发生难治性低氧血症或血流动力学不稳，则应建立机械性体外循环（CPB）支持，如体外膜肺氧合（ECMO）或CPB。游离自体肺时，必须保护好膈神经和迷走神经，游离左肺时还须避免损伤喉返神经。植入供体肺的一般吻合顺序为支气管、肺动脉和肺静脉 - 左心房，完成血管吻合后，排出肺循环和左心房气体，并恢复移植肺的通气和灌注。在开始移植前，以及准备恢复移植肺灌注时静脉给予 500mg 甲泼尼龙，术毕胸膜腔一般放置 2 根胸腔引流管并关胸。

2. **双肺移植** 占儿科肺移植的 97%，成人病例约占 75%，一般用于广泛性支气管扩张、囊性纤维化、慢性肺感染或肺动脉高压患者，也用于以改善长期结局为目的的其他肺移植受体[1]。手术切口一般采用"蛤壳式"切口，即横断胸骨的经胸切开入路，依次对双侧肺进行操作植入两侧肺，开胸后，首先移除功能最差侧的自体肺（由通气 / 灌注扫描来评估），同时对另一侧进行单肺通气，一侧完成后，切换通气侧，对另一侧进行手术，吻合顺序与单肺时相同，但需要注意新肺恢复通气时要从低氧浓度和低潮气量循序渐进，以减少再灌注肺损伤。既往临床数据表明，部分受体能够在单肺通气支持下完成手术，但近年来越来越多的中心倾向于采用体外心肺支持，如 ECMO 辅助下完成双肺移植术，其安全性更高，临床结果较好。

3. **心肺联合移植** 是同时存在终末期心力衰竭和终末期肺病，且该手术为唯一手术选择患者的最终治疗方法。常见指征为复杂 CHD 合并艾森门格综合征，偶尔也适用于同时存在终末期肺病，如特发性肺动脉高压（IPAH）或囊性纤维化和具有右心室纤维化或梗死客观证据的右心室衰竭或难治性左心室衰竭的患者。ISHLT 登记系统中，心肺联合移植的 3 大主要指征为 CHD、心肌病或其他疾病导致的非特发性肺动脉高压（37.7%），IPAH（29.5%），囊性纤维化（14.2%）[2,3]。心肺联合移植手术需要在 CPB 支持下进行，需进行气管、主动脉、上腔静脉和下腔静脉吻合，一些 CHD 受体还需要谨慎处理特殊解剖性困难（如体静脉异常或内脏反位等）。

4. **活体亲缘供体肺叶移植** 仅用于因临床情况需紧急移植，且在移植等待名单中位置靠后而不太可能有机会生存状态获取供肺，而且血型和 HLA- 供体特异性抗体（donor specific antibody，DSA）与供体匹配的特定受体。活体供体肺移植的伦理学争议仍然存在，尽管如此，受体的临床结局令人满意，且供体的并发症发生率极低。移植前需要仔细匹配移植肺叶的大小，有时还需缩减其大小以良好匹配。移植技术与单肺或双肺移植相似，不同之处在于手术时需要 2 个以上手术团队，应提前做好计划，在取肺叶期间开始受体的手术，而且取出后可立即植入，从而大大缩短移植肺的缺血时间。

第二节 肺移植术的麻醉前评估

由于肺移植多数为急诊手术，麻醉医生在进行术前评估的时间相对有限。患者通常虚弱，心肺储备较差，可能有潜在的缺血性心脏病和右心功能不全，除标准的术前评估外，麻醉评估应再次查阅患者基本诊断，明确其性质是梗阻性、限制性还是化脓性，了解肺动脉压力，以便判断是否需要使用体外生命支持进行手术，查阅肺通气 / 灌注扫描、动脉血气分析、超声心动图等辅助检查资料，还需要了解术前用药包括免疫抑制药物、支气管扩张剂和是否已经进行氧疗，因有可能加剧低氧和高碳酸血症，一般术前不推荐使用抗焦虑和镇静药物[5]。

病例 肺移植手术

病案摘要

患者，女，40 岁。因"活动后胸闷气促 30 年，加重 2 个月"入院。诊断为支气管扩张，肺气肿，肺大疱，肺部感染，Ⅰ型呼吸衰竭，心力衰竭，心功能Ⅲ级。术前肺功能：FEV_1 31%，FEV_1/FVC 80.5%。血常规:白细胞计数 $4.7 \times 10^9/L$,红细胞计数 $4.23 \times 10^{12}/L$,血红蛋白(Hb)80g/L,总胆红素 19.0μmol/L,直接胆红素 4.0μmol/L,总胆汁酸 3.8μmol/L,总蛋白 79g/L,白蛋白 49g/L,白球比例 1.6,前白蛋白 0.18g/L,丙氨酸转氨酶 20U/L,天冬氨酸转氨酶 12U/L。目前行抗炎、吸氧、改善心肺功能等治疗。拟行肺移植手术。

【问题 1】对该患者如何进麻醉前评估?

临床思路 麻醉前评估主要包括四个方面。

1. **肺功能状态的评估** 肺移植术前评估的重点包括呼吸衰竭的病因、是否存在肺动脉高压、术前需氧量及是否有共存疾病。对于需要接受高水平氧疗(>4L/min)、基线动脉血气分析显示 PCO_2 升高或有肺动脉压升高的患者,术中管理可能尤为困难。患者可能会出现急性肺功能恶化,需要接受静脉 - 静脉 ECMO 作为过渡,应多学科讨论此类患者体外心肺支持的术中管理计划。

终末期肺疾病患者多数长期吸氧卧床,呼吸耗能较大,多呈现全身消瘦,肌力较差,长期存在的低氧血症对胃肠消化系统影响明显,消化吸收功能低下造成全身营养状况不良。如果患者是Ⅱ型呼吸衰竭,由于长期血液中 PCO_2 偏高,需依赖缺氧刺激颈动脉体和主动脉弓化学感受器,使呼吸中枢兴奋,反射性地引起呼吸运动。若高流量、高浓度给氧,则可能抑制缺氧反射性呼吸刺激作用,导致二氧化碳潴留更严重,可发生二氧化碳麻醉,甚至呼吸停止。此类患者对镇静药物敏感,应慎用,以免造成呼吸抑制。支气管扩张等长期感染患者呼吸道分泌物较多,呼吸频率快。缺氧患者多心率偏快,因此麻醉前使用抗胆碱药物时需注意权衡利弊。

2. **合并症的评估** 合并症是影响围手术期安全的重要因素,应注意识别患者基础健康状态的急性变化。例如,肥胖或近期体重显著增加、未戒烟、酒精、内科治疗依从性差、新发的缺血性心脏病、新发或复发恶性肿瘤、营养不良等。对于一些与年龄或慢性终期末肺病有关的虚弱状态,应尽可能给予康复治疗和营养优化。同时应意识到这些合并症可能影响候选者目前的移植条件,需与外科医生和肺移植团队讨论。一般情况下,每 3~6 个月对肺移植候选者进行超声心动图检查,以评估左、右心功能,一般不需进行右心导管检查。在很少情况下,可能会需要将肺移植策略改变为心肺联合移植,需要再次进行多学科讨论。

3. **体格检查及术前指导** 术前应进行系统性的体格检查,了解患者呼吸、循环等基本状态,评估气道和气管插管有无困难。此外,由于要保证供肺缺血时间短于 6 小时,肺移植受体在收到潜在匹配器官的通知后到准备进行手术的时间可能会很短,不一定能保证患者术前禁食 8 小时,术前访视需要提前了解禁食时间,对于禁食时间不足的患者,推荐快速顺序诱导麻醉行气管插管,并采取适当措施预防误吸[5]。术前应持续监测氧合和血压,肺移植受体通常存在慢性高碳酸血症,很容易出现呼吸抑制、低氧血症,可进一步增加肺血管阻力(PVR),加重原有的肺动脉高压和右心室功能障碍。术前指导患者及家属做好围手术期准备,并对可能遇到的问题和风险进行告知并获取知情同意。

4. **术前用药和准备** 术前一般不使用镇静剂,以避免呼吸抑制。肺移植受体多合并 COPD 且长期接受支气管扩张剂治疗,术前可继续该治疗,部分患者在围手术期还需要增加短效吸入性支气管扩张剂。对于肺动脉高压患者,围手术期应继续给予其长期使用的药物以尽量降低肺动脉高压。术前药物准备包括交叉配血和血液制品,如浓缩红细胞和新鲜冰冻血浆及凝血酶原或纤维蛋白原等凝血药物,以及降低肺动脉高压的药物、激素、抗生素、免疫抑制剂、抗酸药等。对于双肺移植受体或计划接受机械心肺支持的单肺移植受体,还应做好相应设备和人员准备。在接送患者时,危重病例视情况可能需要携带便携式呼吸器和监护仪,以及必要的急救药物,并由移植团队成员护送至手术室。

【问题2】对该患者如何制订麻醉和术后镇痛计划?

临床思路

1. **麻醉计划** 由于需尽量缩短从采集供肺到植入的时间(即冷缺血时间),应仔细协调,在对供肺进行初始评估并认为其质量较好、适合移植后,受体才进入手术室。在术前,麻醉医生与外科医生或移植协调员定期沟通可确保在最佳时机进行麻醉诱导。只有在现场对供肺进行直接检查后,器官获取团队才能最终确定其是否可用于移植。术前需要与患者及家属讨论供肺的最终检查并告知其移植手术可能取消。

麻醉方式的选择一般采用全身麻醉,双腔气管插管肺隔离及单肺通气的麻醉策略,术中实施保护性通气。推荐采用以静脉麻醉为主的复合麻醉,如行双肺移植,一般推荐采用左支型双腔管,麻醉诱导时需要充分预氧合[5]。要警惕麻醉诱导期间出现血流动力学急剧波动,主要原因可能有:全身血管扩张和麻醉药的负性肌力作用,正压通气引起的胸腔内压增加,静脉回流减少,以及由于通气不足和高碳酸血症导致肺动脉阻力增加引发右心衰竭等。

对于COPD患者,要留有足够的呼气相时间,避免内源性呼气末正压增高,以降低肺过度充气的风险。麻醉诱导后过度通气可能会导致严重的肺膨胀,减少静脉回流和直接心脏压迫,从而造成严重的低血压,此时应脱开呼吸回路,以便有足够的时间排出肺内滞留气体,改善循环。此外,对于囊性纤维化、支气管扩张等符合双肺移植的标准,经综合评估需要使用ECMO辅助者,需要提前游离好股动静脉以备插管[6]。

2. **术后镇痛计划** 肺移植术后疼痛可能较为严重,镇痛方法尚未达成共识,现有的镇痛方案包括静脉镇痛复合神经阻滞的多模式镇痛方案,主要有三种神经阻滞可以考虑应用。

(1)留置导管进行胸段硬膜外镇痛(TEA):放置导管的时机应考虑硬膜外血肿的风险,尤其是计划采用全身肝素化进行术中ECMO或CPB时。术前提前放置和术后无抗凝风险后再放置硬膜外导管,均有报道,各有利弊,需根据具体情况决定。

(2)椎旁神经阻滞:单次注射一般延续镇痛时间在10小时左右,如果采用置管连续阻滞的方式,其放置时间与接受抗凝治疗的患者中硬膜外置管相似,应注意以上两种神经阻滞术前应用时,术中应用局麻药可能阻断交感神经,导致血管扩张和低血压,难以维持限制性液体管理策略,可在完成手术后再开始输注局麻药。

(3)前锯肌平面神经阻滞:无交感神经阻滞风险,对血压影响小,对抗凝治疗的影响相对较小,但由于是潜在间隙,置管较为困难,且神经阻滞部位可能离切口较近,可能会有影响。

第三节 肺移植术的术中麻醉管理

肺移植术的术中麻醉管理是胸科麻醉的难点,麻醉监测包括有创动脉监测、中心静脉压监测、肺动脉压及心功能监测等,TEE监测虽未列入指南,但仍推荐将其作为重要的辅助监测手段,有助于获得一些额外的血流动力学参数,为临床决策服务。而肺移植手术中一些特殊药物如免疫抑制剂和抗生素的应用、麻醉诱导和维持策略的选择,插管后的通气管理涉及双腔管的管理、呼吸参数的设定、单肺通气的呼吸管理等[7,8]。由于肺移植患者呼吸功能储备较差,有时很难耐受单肺通气,可能需要机械循环支持,常用的支持策略包括CPB、ECMO等,不同的病情如何选择支持方式是一个难点,此外术中抗凝、容量及血流动力学管理、移植后的通气管理、麻醉管理、移植物功能障碍的管理都有其特点,下文将围绕这些问题结合病情进行论述。

《肺移植术麻醉管理专家共识》阅读指导

病例进展

患者完善检查后，确诊支气管扩张、肺气肿、肺大疱、肺部感染、心力衰竭、心功能Ⅲ级。心脏超声：右心房室增大，三尖瓣中重度反流，肺动脉重度高压，峰值压力118mmHg，提示右心衰竭、肺动脉高压。血气分析结果显示：K^+ 3.2mmol/L，PO_2 33.0mmHg，PCO_2 51.0mmHg，$SatO_2$ 64.7%，脑钠肽295pg/ml，提示Ⅱ型呼吸衰竭。计划在VA-ECMO支持下行同种异体双肺序贯移植术。

【问题】患者如何实施麻醉和术中管理？

临床思路 麻醉和术中管理主要包括以下几个方面。

一、麻醉监测

麻醉监测除标准的心电图、氧饱和度、呼气末二氧化碳外，有创动脉压监测包括桡动脉压和股动脉压监测。麻醉诱导前可留置桡动脉测压，以监测和预防诱导期低血压，推荐诱导后另行置入股动脉测压。对于双肺移植"蛤壳式"切口术中向头侧掀起胸壁可能将锁骨下动脉压在第1肋骨上，导致桡动脉压过低不能真实反映血压，此时股动脉压可能比桡动脉压高10~20mmHg，另外移植后再灌注时可能由于动脉血管张力恢复不均一，也会影响桡动脉测压准确性，因此常需借助股动脉测压来施行血压管理。

此外，还可经股动脉和中心静脉系统连接连续心排血量（PiCCO）监测。与其他监测手段不同的是PiCCO可以了解患者的胸腔内血容量、血管外肺水等特殊指标，有利于指导容量管理，但如果患者采用ECMO时可能会影响PiCCO测定的准确性，需要结合具体情况进行判断[5][9]。通过中心静脉置管测定中心静脉压，需要留置大口径双腔或三腔导管，以便经中心静脉使用血管加压药和正性肌力药，以及快速输血补液，但对于需要经右颈内静脉置管行上腔静脉引流实现ECMO的患者，应注意麻醉诱导后需要经左颈内静脉放置麻醉所需的中心静脉导管和肺动脉导管，其中肺动脉导管主要用于监测围手术期右心功能和肺动脉压，此外右颈内静脉穿刺留置1根单腔深静脉导管备用，以便随时放入导丝交换成上腔静脉插管，快速建立ECMO。术中，在切断肺动脉之前，通知外科医生存在肺动脉导管，需其确认肺动脉导管的位置，以免夹住或切到导管尖端。

经食管超声心动图检查（TEE）虽然在肺移植手术中没有被列入指南，但不少中心已经在单肺或双肺移植中常规进行TEE监测[5]，用于心血管解剖和功能的评估、术中持续监测及在血流动力学不稳定时快速评估，用来判定低血压状态是容量不足、血管扩张还是心功能不全所致，以便对治疗方案做作出正确的选择。TEE检查时可以选择标准28个切面系统性全面检查，但较为耗时，一般经过食管中段11个基本平面进行基本检查，例如，经胃乳头肌中部短轴切面，通过视觉定性评估可了解左心室腔大小，也可快速评估容量状态，并可定量测定左心室舒张末期的内径或横截面积。使用这些定性和/或定量评估来监测相对于基线值的变化。急性右心室功能不全也可能引起左心室充盈不足，必须与低血容量相鉴别。

为了维持术后移植肺功能，可能需要采用TEE监测下的限制性液体输注策略，避免低血容量，因为肺动脉开放再灌注后可能会因血管扩张导致血压明显下降，如果同时伴有动力性左心室流出道梗阻（如二尖瓣收缩期前向移动，即"SAM现象"），会进一步加剧低血压。对于右心室超负荷或右心功能障碍，TEE评估时可发现一些常见特征，包括舒张末期右心室容积增加、右心室游离壁心内膜位移减少、心室间隔左向移位及三尖瓣环收缩期位移减少，在钳闭肺动脉期间可通过TEE判断是否发生重度右心室功能障碍，此时可能会对是否需选择机械心肺支持（如ECMO或CPB）产生决定性影响。此外，移植肺开放灌注后，还能通过TEE评估心腔内排气是否妥善，冠状动脉是否有空气栓塞等，从而判断心室功能下降的原因。对于术中或术后需要建立ECMO者，可通过TEE监测腔静脉插管，引导其置入右心房，避免插管过深推压三尖瓣或房间隔，并可判断是否存在静脉引流不良；此外，还可用于确认降主动脉置管位置是否正确，发现 ECMO 插管相关并发症（如扭结、阻塞、房间隔穿孔等）。

移植后 TEE 可用于移植后评估肺静脉吻合情况，了解是否有血流受阻。可采用彩色血流多普勒和脉冲波多普勒检查 4 支肺静脉的血流，正常时血流应呈层流，峰值流速 <100cm/s，但单肺移植后血流速度可能暂时升高，因为移植肺的肺静脉阻力较低，血流到达移植肺的分流比例较大。此外，肺静脉扭结、外部压迫或血栓都可能导致肺静脉血流受限，这些是导致术后肺水肿、缺氧和肺移植失败的可能原因。

二、免疫抑制剂和抗生素

免疫抑制对防止移植物排斥反应至关重要，常用的免疫抑制剂如吗替麦考酚酯 1 000mg（商品名：骁悉）术前口服，或溶后经胃管注入，一般与环孢素 A 或他克莫司和皮质类固醇同时应用。术中开放肺动脉恢复肺灌注前，应注射甲泼尼龙 500~1 000mg，术中或术后可再次给予免疫抑制剂。近年来还有在手术开始时给予单克隆抗体制剂（如巴利昔单抗）和多克隆制剂（如抗淋巴细胞和抗胸腺细胞球蛋白）的案例，接受免疫抑制治疗的肺移植受体发生机会性细菌感染的风险很高，因此，切皮前应给予广谱抗生素预防治疗，而术后使用时需要监测免疫抑制剂的血药浓度。

三、麻醉诱导

诱导可采用快速顺序诱导和插管，对于无误吸风险的患者，可以常规诱导。但即使是术前血流动力学稳定且心室功能正常的患者，诱导期间或诱导后即刻也可能出现血流动力学不稳定。因此，除了小剂量逐渐给药外，应准备好各种血管活性药物。

麻醉后一般推荐采用双腔气管导管进行肺隔离，在单肺移植时，可选择插入对侧双腔管，进行双肺移植时通常选择左侧双腔管，其操作简单，对位相对容易。尽可能靠近端放置左侧支气管套囊，以留出吻合空间，且在左支气管吻合期间左主支气管中的套囊应保持充气状态，以避免大量空气漏入手术野。如果存在插管困难，可以选择通过支气管镜引导插入单腔管气管插管，然后放置支气管封堵器，但操作主支气管期间，支气管封堵器容易移位，此外，偶有肺切除手术时支气管封堵器或其导丝会被左支气管残端钉合线夹闭的报道。诱导后可能还需要完成胃管置入及其他动静脉穿刺等有创操作，可以一边完成，一边按照常规流程时间节点依次给予抗生素、免疫抑制剂、质子泵抑制剂或蛋白酶抑制剂等。每次变更体位后都需要支气管镜重新确认插管位置是否合适，对于气道内分泌物不多的患者还可以放置专门的视频双腔气管插管或可视化的支气管封堵器进行肺隔离插管定位与术中持续监测。

四、插管后的通气管理

肺移植患者单肺通气是一大挑战，一方面是低氧血症的风险，另一方面需要考虑减少肺损伤，需在二者之间寻找平衡点。保护性通气策略包括双肺通气期间以 6ml/kg（预测体重）低潮气量通气，单肺通气时，潮气量设置为 4~5ml/kg（预测体重），小潮气量通气主要风险是分钟通气量低可能会加重高碳酸血症，导致肺动脉高压和右心室功能障碍，可调整呼吸频率维持 $PetCO_2$ 和 PCO_2 接近基线。需注意如果患者存在 COPD 或肺大疱，呼吸频率过快可能产生内源性呼气末正压升高，高压力通气可能造成气压伤，应警惕肺大疱破裂后的张力性气胸，可采用压力限制通气。吸气平台压参考值为 <25cmH_2O，PEEP 为 5~10cmH_2O，以降低驱动压，但应注意麻醉后由于血管扩张，高 PEEP 水平会使前负荷降低并引起低血压[9]。

对于潜在的低氧血症，在维持目标 SpO_2 不低于 90% 情况下，调整吸入氧分数（FiO_2）。单肺通气前，可先行纯氧通气去氮，以促进开胸后非通气肺的吸收性肺不张，同时提高血氧含量降低缺氧的风险，开胸后再调低 FiO_2 行单肺通气。部分患者单侧自体肺氧合作用很差，可能无法将 FiO_2 调整到 100% 以下。COPD

或肺顺应性降低的患者，延长呼气时间（吸呼比 1∶3 或 1∶4）有助于通过保证呼气时间充足来减少气体潴留，但可能导致吸气流速增快，吸气峰压增高。如果呼气时间不足可使内源性 PEEP 升高，肺内余气潴留，胸膜腔内压升高和静脉回流减少，可导致严重低血压，此时可采用断开呼吸机回路排出肺内余气的方法来改善此种情况引起的低血压。

五、机械循环支持

20%~40% 的肺移植手术中需要进行 ECMO 或标准 CPB，目前除了可能同时接受心脏手术的患者需要采用 CPB 外，绝大多数情况下倾向于尽可能使用 ECMO 而非 CPB。是否采用机械循环支持的选择标准一般是重度原发性肺动脉高压、肺纤维化或右心室功能不全伴肥大或扩张等，现在不少中心也推荐双肺移植时采用 ECMO。观察性研究表明，使用 ECMO 可降低 PGD 的发生率，减少透析、术后气管切开或大量输血的风险，并缩短术后气管插管保留的时间及住院时间。ECMO 的方式主要有静脉 - 静脉 ECMO（VV-ECMO）和静脉 - 动脉 ECMO（VA-ECMO）这两种。

对于术前已经存在严重缺氧性或高碳酸血症的呼吸衰竭患者（如 PO_2<60mmHg，PCO_2>60mmHg，pH<7.20），移植术前可能需要实施 VV-ECMO 作为肺移植等待期的过渡。可通过右颈内静脉 - 股静脉插管实施 VV-ECMO，并延续至移植手术期间，一些重度肺动脉高压患者可能需要在术中切换为 VA-ECMO 或标准 CPB。麻醉前如果患者已做好 VV-ECMO，则需了解设备功能、流量和泵速，引流套管过度旋转或回撤可能导致氧合血无法有效流入右心室，一旦发生去氧饱和可能提示引流套管位置不当或其他原因导致 ECMO 流量不足。应在术前妥善安置插管的位置，以确保其功能正常，在进行气管插管的头部摆位时，以及在左颈内静脉或左锁骨下静脉行中心置管时，必须小心避免过度移动套管。同时，由于 VV-ECMO 套管的阻碍，有时可能难以放置肺动脉导管，可借助 TEE 引导。如果手术完成，移植肺功能稳定，患者氧合良好，则可在手术结束时拔除导管脱离 ECMO。

如果术前未放置 ECMO，但术中有临时使用可能性者，如单肺通气初期、钳闭肺动脉期间、因吻合肺静脉部分钳闭左心房或移植肺再灌注期间发生难治性缺氧时需要紧急建立 ECMO 的情况，麻醉医生应选择在进入手术室麻醉后，在左侧颈内静脉放置麻醉输液和用药通路，而右颈内静脉放置导管备用，以便术中可以快速经此切换成经右颈内静脉的上腔引流管，实施 VV-ECMO。

VA-ECMO 有股静脉到股动脉或右锁骨下动脉或右心房至升主动脉等方式，一般作为肺移植前的过渡治疗，或作为非 CPB 肺移植期间发生血流动力学损害时的紧急治疗。如果术后可能需继续 ECMO 支持，首选股动静脉 ECMO。

六、抗凝

即便非 CPB 肺移植，也推荐给予小剂量肝素抗凝，一般静脉给予 5 000U。在完成一侧肺移植后，对侧肺移植时视情形可再次给予肝素。ECMO 时抗凝比标准 CPB 所需抗凝程度低。单次静脉给予 5 000U 肝素，使活化凝血时间（ACT）维持在 180~210 秒。对于有出血并发症（如鼻出血、插管部位血肿、颅内出血、胃肠道出血）的患者，可选择更低的 ACT 目标值。而接受 CPB 的患者需要接受全剂量全身性抗凝。通常静脉给予 300~400U/kg 肝素，目标 ACT 维持在≥480 秒。

七、容量及血流动力学管理

肺移植期间使用何种液体管理策略还有争议，不少机构推荐限制性液体管理策略，理由是预防肺间质液和血管外肺水增加，减少肺水肿和术后通气时间延长的发生率。肺移植期间发生低血压较为常见，一般与肺动脉阻断、肺静脉吻合时部分钳闭左心房，以及肺再灌注有关，需依赖升压药、正性肌力药或肺血管扩张剂支持。去甲肾上腺素是最常使用的升压药物之一，有时可能会使用到血管升压素，其主要增加 SVR，而对 PVR 影响小。存在右心室功能障碍者，可能需要使用肾上腺素、多巴酚丁胺或米力农等强心药。应对肺移植过程中的肺动脉高压时，可以选择吸入性肺血管扩张剂，如一氧化氮吸入，但需要专有设备和气体，替代方式可以采用雾化吸入前列腺素类药物（如依前列醇）来降低 PVR。

八、移植后的通气管理

单侧肺移植后，开放肺动脉恢复再灌注时，肺复张应当轻柔、循序渐进，避免肺损伤，应采用肺保护性通气策略，即以低潮气量通气，并调整呼吸频率以维持每分钟通气量。移植肺再灌注时应避免初始时就吸入高浓度氧（FiO_2>40%），采用最低有效 FiO_2 行机械通气，PEEP 可设置在较低水平（5~8cmH_2O），并根据氧合情况进行调整。对于 COPD 患者，应谨慎使用 PEEP，以避免肺过度膨胀，自体肺气体潴留会引起纵隔移位和移植肺受压，从而导致气体交换受损和血流动力学损害。应监测流量 - 容积环或呼气流量曲线，如果吸气流量开始时呼气流速不能归零，往往提示“呼吸叠加”（内源性 PEEP）和肺过度充气，有时双肺通气时可见呼气末二氧化碳波形呈现双相。由于移植肺与患者自体肺可能顺应性不同，必要时应使用另一个呼吸机来实施双肺分别通气，尽可能采用适合自身肺的通气设置（如延长呼气时间以避免“呼吸叠加”，降低潮气量），但应注意两台呼吸机不同步时可能会造成纵隔摆动而影响循环。

对于双肺移植患者，一侧肺移植成功，需及时清理呼吸道，采用支气管镜检查吻合口，了解是否有狭窄和漏气。再灌注 15~30 分钟后，准备切除另一侧肺之前，需要对移植肺实施单肺通气，应从低潮气量通气开始（4ml/kg）、设置 PEEP 为 5~10cmH_2O，在维持 SpO_2 为 92% 以上的情况下尽量降低 FiO_2，以避免再灌注损伤，肺移植后采用压力控制通气或容量控制模式进行通气更好尚无定论。

第四节 移植物功能障碍管理

原发性移植物功能障碍（PGD）是肺移植患者早期死亡的首要原因，表现为持续恶化的低氧血症，鉴别诊断包括肺静脉吻合口阻塞、肺血栓栓塞、黏液痰栓、心源性肺水肿、误吸、肺炎或抗体介导的供肺排斥反应。再灌注早期就有可能发生 PGD，应及时评估术中氧合情况，根据氧合指数（PO_2/FiO_2）和胸片有无肺水肿表现可以将 PGD 分为 0~3 级（表 31-4-1）。

知识点

表 31-4-1 原发性移植物功能障碍（PGD）分级

分级	表现
0 级	PO_2/FiO_2>300 且胸片无肺水肿表现
1 级	PO_2/FiO_2>300 且胸片有肺水肿表现
2 级	PO_2/FiO_2 为 200~-300 且胸片有肺水肿表现
3 级	PO_2/FiO_2<200 且胸片有肺水肿表现

注：PO_2 血氧分压；FiO_2 吸入氧浓度。PO_2/FiO_2，氧合指数。

移植术后 48 小时内任何时间点为 PGD 3 级均增加近期和远期死亡率，90 天死亡率为 33%。发生 PGD 后，经液体限制和呼吸机治疗仍然存在难治性低氧血症的患者，可尝试吸入一氧化氮，推荐浓度为

10~20ppm。对于 PO_2/FiO_2<100 的患者，起始剂量可以调节为 20ppm，氧合情况改善后可减量。依前列醇雾化吸入的推荐剂量为 0.01~0.05μg/（kg·min），并根据疗效和对低血压、恶心和呕吐等副作用的耐受性调整剂量。

重度难治性缺氧和/或高碳酸血症的患者，右心室衰竭风险较高，可能需要术后 ECMO 支持，如果仅用于改善患者氧合而不需要额外提供血流动力学支持，则通常首选 VV-ECMO，可减少抗凝药物，出血或脑卒中等并发症的风险较低，但存在肺动脉高压或重度 PGD 的患者可能需要接受 VA-ECMO，其对移植肺的减负和保护最为有效。

第五节 术毕时的麻醉管理

手术结束时，应将双腔气管插管换成单腔管以便术后管理，应避免换管过程中造成气道损伤。虽然有些中心对某些术中输血较少、血流动力稳定、不需要 ECMO 及已经建立硬膜外镇痛或类似神经阻滞的患者实施快通道麻醉，以实现手术室内拔管，但出于围手术期安全性综合考虑，一般不强求在手术室常规拔管。有报道认为手术室性期前收缩期拔管后需要再插管的风险可能比在 ICU 拔管更高，所以目前尚不确定其益处。患者准备离开手术室时应再次确认所有管道连接，携带便携式监护仪和呼吸机，持续输注药物的微量注射泵和必要的抢救药物，以保障转运途中的患者安全。

第六节 肺移植术的术后管理

术后早期管理的重点在于妥善镇痛、严密监测、通气支持，进而逐步脱离呼吸机、液体和血流动力学管理、免疫抑制、早期排斥反应的监测及防治感染，随着患者的恢复，医疗重心将转移至持续术后康复。

病例进展

患者入室后连接监测，开放外周静脉补液并输液加温，面罩吸氧，脑电双频谱指数（BIS）和脑氧饱和度监测，局部麻醉下左桡动脉穿刺，输液加温，麻醉诱导后插入 35F 左支双腔管，支气管镜定位良好，行右颈内静脉穿刺置管，分别留置三腔深静脉导管和漂浮导管连续心排血量监测，吗替麦考酚酯经胃管注入，肝素化后股动、静脉穿刺建立 ECMO，放置 TEE 探头评估心脏，术中 BIS 维持在 40~60，脑氧饱和度 60%~70%，先行右肺移植，开放时给予甲泼尼龙 500mg，白蛋白 10g 稀释，使用第二台呼吸机对新肺实施通气，从 $FiO_2$30%，潮气量 3ml/kg 开始逐渐增加 FiO_2 和潮气量，而后进行左肺手术，约 1.5 小时后完成左肺移植吻合，开放，输注甲泼尼龙 500mg，手术顺利，术中循环稳定，术后评估可以脱离 ECMO，边止血关胸边撤离 ECMO，手术时间共计 7 小时，失血 2 000ml，尿量 800ml，术毕更换成 7.5F 单腔气管插管，护送回 ICU。

【问题】术后管理应注意哪些问题？

临床思路 术后管理主要包括八个方面。

一、术后镇痛

肺移植术后进行有效的镇痛对促进康复很重要，镇痛目标一般为静息痛视觉模拟评分法（visual analogue score，VAS）评分≤3 分，理想情况下，患者应在术后 24 小时内脱机并拔管，以减轻支气管吻合口的压力及降低肺部感染的风险，部分患者在肺移植术后可能需要接受 1~2 日的控制性机械通气支持，以便有肺通气力学达到最佳。“蛤壳式”切口对肺呼吸力学有影响，术后第1秒用力呼气容积（FEV_1）和肺活量明显下降，此外，肺去神经支配的患者会出现咳嗽反射减弱及清除分泌物的能力下降，加上疼痛所致呼吸幅度减小和浅快呼吸容易引发肺不张。肺移植术后最佳镇痛方法目前尚未达成共识，一般推荐术后采用多模式镇痛方案，单纯静脉镇痛、硬膜外镇痛或椎旁镇痛不能完全满足术后镇痛的需求，需要复合使用，如静脉自控镇痛复合神经阻滞镇痛的方式。

术后镇痛采用硬膜外导管给予局麻药时，可能导致交感神经阻断，部分限制液体输入的患者会出现血流动力学不稳定。患者静脉输注阿片类药物自控镇痛时，也可能导致低血压，并可能产生过度镇静和高碳酸血症。而非甾体抗炎药可能诱发急性肾损伤，尤其是限制液体的患者，应尽可能避免使用。

如果使用TEA，可以选择术后而非术前放置硬膜外导管，这样无CPB或ECMO术中抗凝引起硬膜外血肿的顾虑。急性疼痛服务小组应当于24~48小时内再次进行评估硬膜外导管有无移位和镇痛效果是否满意。椎旁阻滞可借助超声引导完成，也可由外科医生术中直视下放置导管，术后经导管持续输注局麻药，抗凝相关的血肿风险相对较小，单肺移植后采用椎旁阻滞可保留对侧肋间肌和神经的功能，相较硬膜外更有优势，前锯肌平面阻滞受抗凝的影响更小，双肺移植术后双侧置入前锯肌平面阻滞导管也有成功应用的报道。

二、术后监测项目管理

患者转入ICU后监测项目包括有创血压、心电图、血氧饱和度、肺动脉压力和右心功能等生命体征监测外，还应定期进行床旁胸片检查、TTE评估等。如果有条件的，可以继续监测PiCCO，以利于术后决策。术后实验室检查包括血气、血常规、生化检测等，可能还包括细菌培养和药敏试验、巨细胞病毒IgG和IgM检测，以及弓形虫、风疹、疱疹、EB病毒等病毒学检测。此外，对于免疫抑制剂等治疗窗口较窄的药物，需要进行治疗药物血药浓度监测，如肺移植常用免疫抑制剂他克莫司，是一种广泛应用于器官移植领域的强效免疫抑制剂，但药代动力学变异大、药物-药物相互作用多、受代谢酶基因多态性的影响大、需终身用药，在不同生理病理情况下的代谢差异较大，且血药浓度与疗效之间关系密切，需定期检测血药浓度。

三、术后脱机及呼吸管理

肺移植后的通气支持和呼吸机脱机与否需要综合考虑患者的基础肺病、手术方式和过程、残留自体（病变）肺组织的多少等情况。术毕早期拔管的标准包括：①血流动力学平稳；②无明显缺氧，自主呼吸潮气量5~8ml/kg，呼吸<20次/min，无创通气支持可维持SpO_2>92%；③体温正常；④吞咽反射存在。因此，肺移植术早期拔管的原则应包括：围手术期保障患者循环功能稳定，纠正贫血及内环境紊乱，术后静脉、硬膜外及神经阻滞复合充分镇痛，拔管后无创高流量鼻导管吸氧与面罩正压通气应交替使用。对于单肺移植、双肺移植术毕拔管，并无相关的限制。

无创通气治疗方面，应注意：①早期拔管患者有更低的FiO_2、较低肺动脉平均压、血管外肺水较少，以及减少血管活性药物用量；②早期拔管后予无创正压通气过渡，可提高自主呼吸的氧合指数（≥180mmHg）。如果仍需延续一段时间的插管机械通气，应注意对于COPD或肺气肿患者单肺移植后不推荐使用较高的PEEP，避免增加内源性PEEP，导致自体肺过度膨胀，其他情况下，使用一定水平的PEEP是术后通气支持的标准组成部分。

术后对低氧血症患者需要进行鉴别诊断，如是由于液体过负荷、心力衰竭、肺不张、肺炎、胸腔积液、静脉血栓栓塞症（VTE），还是支气管狭窄所致，还是与肺移植相关的一些因素有关，如PGD、气胸、吻合口瘘、心脏压塞等，需要针对病因进行治疗。绝大多数在移植后无通气困难者，建议术后早期脱离呼吸机。肺动脉高压患者可能因血流动力学及氧合情况在术后早期还不够稳定，因此，建议延迟脱离呼吸机，使用神经肌肉松弛药、镇静、优化液体管理，通气支持一般会延续到术后48小时，然后根据耐受情况逐渐撤去肌松和镇静，尝试脱离呼吸机。

四、术后容量及营养管理

新肺移植后再灌注时可能会有血管通透性增加，同时因为淋巴管引流被切断，所以难免会发生一定程度的肺水肿，术后管理建议PCWP保持在相对较低的水平（5~15mmHg），同时要保证灌注，维持足够的尿量、氧输送量和体循环血压。移植后血液制品使用可以将Hb目标定为10g/L，容量补充首选胶体液（如白蛋白溶液）。当维持足够的充盈压和心排血量与尽量降低肺水量的需求产生矛盾时，应当寻找平衡点，治疗方案个体化。持续性术后低血压原因可能很多，不一定都是容量不足的问题，也可能有其他原因，如急性心肌损伤、感染和内源性PEEP、气道吻合口瘘相关的张力性气胸、心包积气、积液相关的心脏压塞等需要鉴别。肺移术后植营养管理是一个重要而又缺乏共识的领域，除能量底物的补充外，还应考虑康复的需求。条件允许时，尽可能恢复口服进食，此外术后多学科团队中应有专业的营养师团队参与。

五、术后康复管理

肺移植术后早期康复管理同样是一个重要问题，在保证患者安全的前提下，条件允许时应当鼓励患者早期下床活动，以利于减少肺部并发症和加速康复。同时，康复并不只在术后，而是全程管理的概念。可以采用激励式肺量计、腹式呼吸训练等办法加强呼吸训练。术后条件允许时，可以在医护人员和家属陪同下，借助辅助康复器械尽早下地走动，并结合床上踩单车、手臂伸展等康复训练动作加以活动，目前国内有专业康复师参与肺移植术后康复的中心还不多，多数是医护人员兼职，但专业化康复是今后的发展方向。

六、术后抗排异治疗及不良反应管理

所有肺移植受体都需要免疫抑制治疗以预防急慢性同种异体移植排斥反应，术中在恢复移植肺灌注之前会给予500~1 000mg甲基强的松龙，术后大多数肺移植中心会给予诱导免疫抑制治疗，以抑制T淋巴细胞对移植肺的初始免疫应答，免疫抑制维持性治疗在术后迅速开始，通常包含糖皮质激素、钙调磷酸酶抑制剂如环孢素，核苷酸阻滞剂如硫唑嘌呤，马替麦考酚酯（即他克莫司）。环孢素和他克莫司通常是经鼻胃管肠内给予；他克莫司还可舌下给予。注意监测免疫抑制治疗相关感染，并及时治疗[10]。

肺移植术后早期PGD是造成早期30天死亡率的重要原因之一。PGD是由多种因素引起的移植肺损伤，可在移植后72小时内发生，缺血再灌注损伤是主要原因之一，中度至重度PGD常导致氧合受损、肺顺应性下降、肺动脉压升高及胸片中的肺阴影。治疗上主要有两大策略：一是采用一氧化氮吸入，通常仅限用于重度PGD，回顾性队列研究发现一氧化氮吸入对改善氧合，降低平均肺动脉压，减少机械通气的持续时间有益；二是采用ECMO辅助支持，作为过度治疗直到肺功能完全恢复。

七、术后并发症及应对

（1）感染：在术后并发症中，感染也是早期并发症和死亡的主要原因之一。肺移植后长期免疫抑制剂的使用，会持续性地增加受体发生机会性感染的风险。在围手术期，细菌性病原体是最大的威胁，但也可发生假丝酵母菌或曲霉菌等真菌感染，或疱疹病毒或巨细胞病毒等病毒感染。另外供体或受体中分离出的潜在病原体都是致病因素。围手术期会常规给予针对细菌、真菌和病毒感染的药物，推荐监测病原微生物培养和实验室检测，并进行药敏试验以便针对性治疗。

（2）深静脉血栓（DVT）：肺移植受体发生术后DVT的风险为中度，包括深静脉血栓形成和肺栓塞。大部分患者采用低剂量的皮下普通肝素治疗。有DVT既往史的患者可能需要更强效的方案。DVT预防一般持续使用到出院时。

（3）其他并发症：如心肌损伤、消化道应激性溃疡等应首先针对病因进行处理，术后进行体表心脏超声检查，血清肌钙蛋白检测有助于发现心肌损伤，术后营养支持和应激性溃疡预防等虽未被列入指南，但要引起高度重视，可以降低应激、选择性使用制酸药，避免延误治疗，出现后期处置困难。此外，肺移植后 2 周内可能出现主要神经系统并发症，发生率据报道在 9.2%，主要包括中风和代谢性脑病等，对高危患者进行额外的移植前检查以及术中和术后神经功能监测有助于降低神经并发症的发生率[11]。

八、术后紧急情况及流程管理

肺移植术后紧急情况可能较为多变，危机事件包括大出血、急剧恶化的肺水肿、心脏压塞、心肌梗死、肺栓塞、肾衰竭、吻合口瘘等，需要迅速进行鉴别诊断，任何一种紧急事件都会直接导致术后死亡率显著上升，在应对流程管理上应提前建立应急预案，一旦发生可疑紧急情况应通知肺移植团队进行多学科急诊会诊，同时备好必要的机械循环支持设备如 ECMO、血液透析等，针对不同的情况进行及时处理。

病例进展

患者术后恢复好，术后血气分析：pH 7.48↑，PCO_2 40.4mmHg，PO_2 181.00mmHg↑，Hb 9.60g/dl↓，SaO_2 99.90%↑，Hct 29.80%↓，BE 6.40mmol/L↑。术后曾出现缺血再灌注损伤，呼吸机支持保守治疗后改善。术后口服抗排斥药物及预防性抗真菌药物治疗。术后 1 个月支气管镜检：双侧支气管管腔通畅，吻合口无狭窄。术后 1 个月出院，出院时患者一般情况可，无不适主诉，体格检查：神清，气平，双肺呼吸音清，未及啰音，心率 80 次 /min，律齐，未及杂音，腹软，肝脾肋下未及，神经系统（-）。出院后建议休息 2 个月口服他克莫司（FK506）及吗替麦考酚酯，控制 FK506 浓度为 8~10ng/ml；胸外科随访。监测他克莫司血药浓度，监测结果为 7~8ng/ml，复诊时他克莫司 11.50ng/ml。

患者术后 3 年和 4 年时分别行左乳腺良性肿瘤切除术和子宫切除术，肺移植术后 7 年，因发生闭塞性细支气管炎，再次入院。CT 报告：肺移植术后改变，符合术后闭塞性细支气管炎表现，两肺慢性感染性病变。肺功能测定：通气功能示严重阻塞性减退，吸入万托林支气管舒张试验阴性。FEV_1、FVC、MVV 分别下降 44.3%、28.7%、39.7%。肺功能明显减退。肺灌注通气显像：两肺显像剂分布呈花斑状稀疏，以右下肺野及左肺显著；肺通气图像示稀疏区较肺灌注显像图像范围大。分侧肺灌注功能：前位右肺 52.6%、左肺 47.4%；后位右肺 51.5%、左肺 48.5%。心脏超声显示三尖瓣反流（轻度），肺动脉高压（49mmHg），静息状态下左心室各节段收缩活动未见明显异常。在全身麻醉下顺利完成左侧单肺移植术，1 个月后康复出院。

（吴镜湘　徐美英）

推荐阅读

[1] 赵珩，高文．胸外科手术学．北京：人民卫生出版社，2017.

[2] CHAMBERS D C，CHERIKH W S，GOLDFARB S B，et al.The international thoracic organ transplant registry of the International Society for heart and lung transplantation：thirty-fifth adult lung and heart-lung transplant report-2018；Focus theme：multiorgan transplantation.J Heart Lung Transplant，2018，37（10）：1169-1183.

[3] CHAMBERS DC，PERCH M，ZUCKERMANN A，et al.The International Thoracic Organ Transplant Registry of the International Society for Heart and Lung Transplantation：Thirty-eighth adult lung transplantation report-2021；Focus on recipient characteristics.J Heart Lung Transplant，2021，40（10）：1060-1072.

[4] MARTIN A K，RENEW J R，JAYARAMAN A L，et al.Analysis of outcomes in lung transplantation.J Cardiothorac Vasc

Anesth, 2019, 33 (5): 1455-1466.

[5] SLINGER P.Principles and practice of anesthesia for thoracic surgery.2nd.Berlin: Springer, 2019.

[6] GARIJO J M, CYPEL M, MCRAE K, et al.The evolving role of extracorporeal membrane oxygenation in lung transplantation: implications for anesthetic management.J Cardiothorac Vasc Anesth, 2019, 33 (7): 1995-2006.

[7] ASSENZO V, ASSENZO C, FILIPPO R, et al.The feasibility of extubation in the operating room after bilateral lung transplantation in adult emphysema patients: an observational retrospective study.Eur J Cardiothorac Surg, 2018, 54 (6): 1128-1133.

[8] GELZINIS TA.An update on postoperative analgesia following lung transplantation.J Cardiothorac Vasc Anesth, 2018, 32 (6): 2662-2664.

[9] GEUBE MA, PEREZ-PROTTO SE, MCGRATH TL, et al.Increased intraoperative fluid administration is associated with severe primary graft dysfunction after lung transplantation.Anesth Analg, 2016, 122 (4): 1081-1088.

[10] GRIMM JC, VALERO V3RD, KILIC A, et al.Association between prolonged graft ischemia and primary graft failure or survival following lung transplantation.JAMA Surg, 2015, 150 (6): 547-553.

[11] SHIGEMURA N, SCLABASSI R J, BHAMA J K, et al.Early major neurologic complications after lung transplantation: incidence, risk factors, and outcome.Transplantation, 2013, 95 (6): 866-871.

第三十二章

心脏移植和心肺联合移植手术的麻醉及围手术期管理

第一节 心脏移植手术的麻醉及围手术期管理

目前在全球范围内，心脏移植是难治性心力衰竭治疗的金标准。随着免疫抑制剂的发展、手术技术的改进、围手术期管理及移植物排斥反应诊断和治疗技术等多方面的进步，受体的远期存活率持续提高。术前受体往往存在反复发作的循环危象并伴复杂的合并症，这些都是麻醉医生必须应对的挑战。

一、心脏移植手术相关知识

1. **心力衰竭病理生理** 心力衰竭不是一个独立的疾病，是各种病因的心脏病的终末严重阶段，因此可将心力衰竭定义为由任何结构性或功能性异常导致心室充盈和/或射血功能受损，心排血量不能满足机体组织代谢需要，肺循环和/或体循环淤血，器官、组织血液灌注不足为临床表现的一组综合征。心力衰竭的进展特点表现为心室功能减退，肾上腺素能系统代偿激活及水钠潴留，伴随心肌重构和心室重塑。临床上出现心排血量降低，动脉系统供血不足而静脉系统瘀滞，导致各器官和组织灌注不足、功能障碍和代谢改变。

（1）心血管系统的变化：心功能不全是心力衰竭时最根本的变化，主要表现为心肌收缩能力、舒张能力和顺应性降低，心室舒张末期压力和容量增加，由此而发生前负荷、后负荷、心律和心率的改变。心力衰竭早期心脏储备能力已明显下降，但由于机体代偿，安静状态下心脏泵血的常用指标如心排血量和心脏指数通常都在正常范围内，并不能真实反映心力衰竭早期心泵功能状态。

1）心肌收缩力下降：评价心肌收缩功能的常用指标有射血分数（EF）、心肌最大收缩速度（V_{max}）和心室压力上升的最大变化速率（$+dp/dt_{max}$）。心力衰竭发生的机制与多种因素有关，心肌收缩力减弱是发生心力衰竭的共同病理生理基础。在心脏泵功能减退使心肌收缩力减弱时，机体通过急性、亚急性和慢性代偿机制来增加心排血量，使经过调整的心脏负荷与经过代偿的心肌收缩力之间维持脆弱的相对平衡，其中也存在很多造成失代偿的不利因素。当心脏病变不断加重致使心功能进一步受损时，勉强维持的相对平衡被打破，代偿已不能维持心排血量时即发生失代偿，此时的心力衰竭已有分子水平上的超微结构改变，代谢紊乱、泵衰竭的死亡率随严重程度递增。

在心力衰竭的终末阶段，心肌最大收缩力和心肌缩短速度都明显下降，并伴有收缩期射血量减少、收缩末期容积和舒张末期容积明显增加。心脏肾上腺素 β_1 受体下调，表现为受体的数目减少和不敏感，主要由于心肌长期接触高浓度儿茶酚胺所致。因此兴奋心肌的正性肌力药物肾上腺素能类（如多巴胺、多巴酚丁胺、异丙肾上腺素）的效价降低，常需要超常剂量使用。

2）心室舒张功能和顺应性下降：心肌舒张功能和顺应性的常用指标有心室压力下降的最大变化速率（$-dp/dt_{max}$）、左心室等容舒张期左心室压力下降时间常数（T值）、心室充盈量（心室舒张末期容积-心室收缩末期容积）和心室充盈率（充盈量/充盈率）。临床上常用肺毛细血管楔压（PCWP）代替左心室舒张末期压力（LVEDP），用来反映左心室功能；用中心静脉压（CVP）代替右心室舒张末期压力（right ventricular end diastolic pressure，RVEDP），用来反映右心房压并估计右心室功能。

3）前负荷改变：心力衰竭时的机体组织缺氧，肾素 - 血管紧张素 - 醛固酮系统（renin-angiotensin-aldosterone system，RAAS）激活，导致水钠潴留；肾脏分泌促红细胞生成素，导致循环血量增加，进一步加重心脏负担。左心衰竭时引起肺循环静脉淤血和静脉压升高，严重时发生心源性肺水肿。右心衰竭时引起体循环静脉淤血和静脉压升高，可表现为体表浅表静脉异常充盈、颈外静脉怒张、肝大甚至腹水形成、下肢水肿，此时血流缓慢，测定循环时间可见臂 - 舌时间和臂 - 肺时间延长。心肌伸长达最大限度，将不再产生 Frank-Starling 有效反应，心室功能曲线明显变平并向下移位。此时轻微的心容量减少都将导致低心排血量的发生。所以，保证合理的前负荷非常重要，尤其在使用麻醉药、静脉扩张药及间歇正压通气的情况下。

4）后负荷改变：在不同激素系统的作用下，机体已启动代偿机制，表现为收缩血管、加快心率、增加心肌收缩力来维持循环；慢性心力衰竭患者，β_1 受体下调，对正常浓度的强心和正性肌力药反应不佳，增加剂量只会使心室射血面临更大阻力并增加氧耗（图 32-1-1）。此时不能只用增强心肌收缩力的药物来弥补心排血量的不足，而应合理地联合运用血管活性药物。因此，需慎用血管扩张药，在保持原有心肌收缩力下，慎用扩张血管药来阻断自身过度的代偿机制；适当降低射血阻力，减少心脏泵血做功，减少耗氧；同时也适当降低心室内压和舒张末期容量，加大心肌灌注梯度，来增加心肌有效灌注对心内膜下缺血的改善特别有利，可增加氧供。

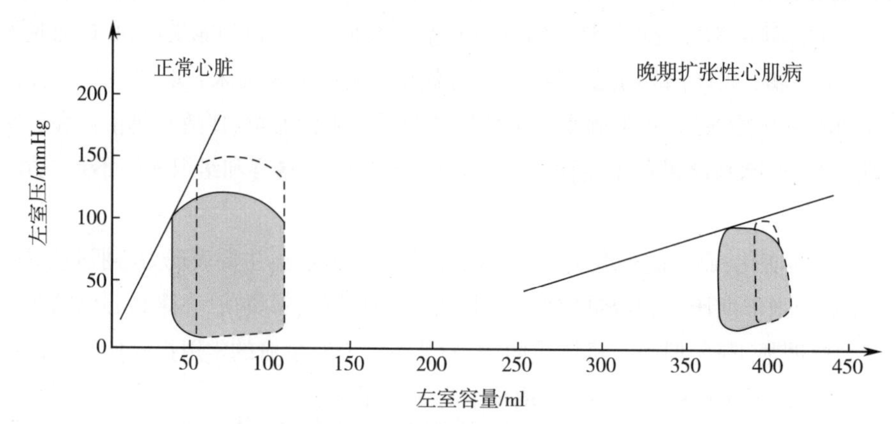

图 32-1-1　正常心脏和晚期扩张型心肌病后负荷增加时左心室心脏压力 - 容积关系图

斜率表示左心室收缩末期压力 - 容积变化关系，显示心肌病心脏的收缩容积随后负荷增加而显著降低。

5）心律和心率改变：可能出现快速或缓慢型心律失常，如窦性心动过速、房颤、室颤、房室传导阻滞等。患者对此耐受很差，常伴心室充盈下降和低心排血量。

（2）其他系统器官功能改变

1）呼吸功能改变：是左心衰竭最早出现的症状。患者表现为端坐呼吸，劳力性、夜间阵发性呼吸困难，甚至肺水肿。其机制是由于肺淤血、肺水增多、肺间质或肺泡水肿；肺顺应性降低，呼吸道阻力增大；通气血流比例（V/Q）失调；肺毛细血管膜通透性增大，导致以低氧血症为主的呼吸困难。

2）肝肾功能改变：心排血量减少也使内脏器官供血不足，在一定程度上造成肝肾功能损害；体循环淤血，使肝肾淤血，造成肝大，黄疸形成，影响凝血功能；肾血流量的减少，少尿，造成肾排酸保碱功能障碍，进一步加重水、电解质平衡紊乱。

3）水、电解质平衡紊乱：心力衰竭时水钠潴留，左心衰竭时主要引发肺水肿，右心衰竭时主要引发全身性水肿，典型表现为皮下水肿，严重时表现为腹水、胸腔积液和心包积液。心力衰竭的低氧血症增加了无氧代谢，易发生代谢性酸中毒；长期水钠潴留和长时间利尿治疗，患者存在潜在的低钠、低钾和低镁等电解质紊乱。

知识拓展　中国心脏移植麻醉技术操作规范

美国心脏病学会/美国心脏学会（ACC/AHA）慢性心力衰竭评估和处理指南根据疾病的分期将患者分为4级（表32-1-1）。在疾病的早期，通过RAAS及其他神经激素和细胞因子系统激活来维持心室收缩力。该期患者属于ACC/AHA B级。然而随着时间的推移，这些代偿作用减小，出现心室扩大和纤维化，心功能逐渐减退，最终出现顽固性终末期心力衰竭，属于ACC/AHA D级。纽约心脏协会（NYHA）心功能分级系统（表32-1-2）也被用来评估功能限制的严重程度，与患者预后有良好的相关性。

表32-1-1　美国心脏病学会/美国心脏学会（ACC/AHA）慢性心力衰竭分级

分级	临床表现
A级	存在心力衰竭的高风险 高血压、冠心病、糖尿病、冠状动脉疾病和心肌病家族史
B级	无症状但存在结构异常 既往有心肌梗死、左心功能障碍和心脏瓣膜病
C级	存在结构异常有心力衰竭症状 心脏结构异常、呼吸困难、易疲乏和活动功能受限
D级	顽固性终末期心力衰竭 尽管接受了最大程度的治疗，静息时仍有明显症状

表32-1-2　纽约心脏协会（NYHA）心力衰竭症状分级系统

分级	临床表现
Ⅰ	日常体力活动不受限
Ⅱ	日常体力活动稍有呼吸困难
Ⅲ	轻度体力活动下感到呼吸困难活动受限
Ⅳ	静息状态下感到呼吸困难

2. 心脏移植手术的适应证和禁忌证　所有的Ⅳ级（NYHA心功能分级）的终末期心力衰竭，在经严格内科治疗无效，内外科均无法治愈的终末期心脏病患者，预期寿命小于12个月者都有可能考虑实施心脏移植。

（1）适应证

1）晚期心肌疾病。

2）常规治疗无效的晚期弥漫性冠心病、顽固性心肌缺血、缺血性心肌病。

3）不可矫治的CHD。

4）各种外科方法治疗无效的心脏瓣膜病。

5）威胁生命的顽固性、难治性心律失常。

6）心脏恶性肿瘤。

7）心脏移植后发生难以控制的急性排异反应或移植物冠状血管病。

上述各类疾病，经严格、系统、规范的内外科治疗后，NYHA 心功能持续Ⅲ~Ⅳ级，预期 1 年存活率 <50%，年龄在 65 岁以下者，是心脏移植手术适应证。

（2）心脏移植应具备的条件

1）无心脏以外器官的不可逆功能障碍。

2）患者无精神障碍，有充分的心理准备，能保证术后长期积极配合治疗。

3）有充足的经济条件，能满足术后长期服药及随访的需求。

4）能得到家属、社会或朋友的精神和物质方面的支持。

（3）禁忌证

1）不可逆的肺动脉高压，肺动脉收缩压 >60mmHg，平均跨肺压力梯度 >15mmHg 和 / 或 PVR>5Wood 单位。

2）其他器官不可逆功能障碍。

3）活动性感染。

4）未治愈的恶性肿瘤，估计 1 年存活率 <50%。

5）HIV 抗体阳性。

6）严重的系统性疾病，生存时间有限。

7）未治愈的活动性、消化性溃疡。

8）酗酒或吸毒。

9）极度营养不良、恶病质。

10）未治愈的精神和 / 或心理疾病。

3. **心脏移植手术的外科技术** 根据心脏植入方式和植入部位，心脏移植术分为原位心脏移植（orthotopic heart transplantation，OHT）、异位心脏移植（heterotopic heart transplantation，HHT）和再次心脏移植（retransplantation）。

原位心脏移植时，供体心脏从左右心室流出道切断（即从主动脉瓣、肺动脉瓣的远端离断）。左右心房流入处的离断部位有三种方法，分别为自左右心房壁（Shumway 法）、自上下腔静脉与左右肺静脉（Webb 法）和自上下腔静脉与左心房（Golberg 法）。根据左右心房流入处的离断部位，原位心脏移植相应分为三种。

（1）标准法原位心脏移植：左心房、右心房、主动脉、肺动脉依次吻合。此种技术较简单，缺点是在解剖和生理上并不完善。解剖上两个心房腔过大，在供体心房和受体心房的吻合部内将形成突入到腔内的一道堤状隆起，易形成受体心房内血栓，术后多数病例需长期口服抗凝药；由于供体和受体各有自己的窦房结，使受体心房和供体心房收缩不同步，受体心房内出现动脉瘤样流动的血流，使房室瓣的开闭不同步，约 55% 的患者发现有二尖瓣反流。

（2）全心脏原位心脏移植：左肺静脉组、右肺静脉组、上腔静脉、下腔静脉、主动脉、肺动脉依次吻合。由于术后只有供体一个窦房结，心房收缩时不再如标准法原位心脏移植引起心房内血流紊乱，造成三尖瓣、二尖瓣关闭不同步，而产生血液的反流。

（3）双腔静脉原位心脏移植：保留部分受体左心房，按照全心脏原位心脏移植法全部切除右心房，对窦房结功能影响和对三尖瓣反流的影响较小。此方法具有全心脏原位心脏移植的优点，而且还可克服全心脏原位心脏移植操作的困难[1]。

二、心脏移植手术患者术前管理

1. 术前病情评估

（1）一般情况评估：包括完整的病史了解、体格检查及复习患者的诊疗记录。除麻醉前常规检查、血型配型外，尤其应注意复习实验室检查资料，重点注意有无贫血、血小板数量和白细胞数量及比例；有无电解质紊乱、凝血功能障碍及肺、肝、肾功能障碍等情况；了解药物过敏史、既往麻醉史和患者的营养状态。

（2）心血管系统功能的评估：除要了解目前心血管状况、心功能损害程度、NYHA 心功能分级外，还要明确既往心血管用药情况，如利尿剂、血管扩张剂和强心药的种类、剂量和效果，尤其注意洋地黄的用量、血药浓度、儿茶酚胺和磷酸二酯酶抑制剂的应用情况。了解患者是否使用过机械辅助循环，如存在心律失常的病例需复查心电图，了解心律失常的性质和严重程度及抗心律失常药物的使用情况。了解周围血管情况及作桡动脉 Allen 试验。

（3）其他重要脏器功能的评估：长期严重的心力衰竭可继发肺、肝等脏器淤血或肾血流灌注减少，严重者可发生不可逆性损伤并将严重影响心脏移植的预后。可逆性的脏器功能不全在心功能改善后可逐步恢复。因此术前需严格检查各脏器的功能，判断是否为可逆性。

1）可逆性的肾功能障碍：包括继发于低心排血量状态的肾前性肾功能不全、慢性利尿剂的使用、环孢菌素的肾毒性。慢性体循环低灌注可使肾脏产生可逆性的肾功能障碍（表现为尿素氮和肌酐基础值升高）。心脏移植成功后，肾脏常可因为充足的灌注而恢复肾功能。另外，心脏移植患者术前服用的血管紧张素转化酶抑制剂（ACEI）和利尿剂等都会造成肾功能指标异常，但并不代表患者存在肾脏疾病。

2）可逆性肝功能不全：慢性体循环低灌注（左心衰竭）及静脉淤血（右心衰竭）一起作用降低了肝灌注压，患者可能出现可逆性的肝功能不全（表现为转氨酶、胆红素、凝血酶原时间轻 - 中度升高）。如出现明显黄疸、肝硬化、血清白球比倒置等提示肝脏损害严重。

3）肺功能：严重心力衰竭的患者常有限制性通气功能障碍，肺总量和肺活量的下降；肺血管和支气管血管血容量的增加及间质液体的积聚；呼吸肌的无力和消耗；循环中细胞因子（如肿瘤坏死因子 α）浓度增加会使肺实质发生改变；左心房压增加使肺血管床发生平滑肌增殖、内膜和中膜增厚、纤维素样坏死和动脉炎等改变，这些因素均使肺顺应性发生改变，产生限制性通气功能障碍。

2. 术前准备和心功能维护

（1）心功能维护：尽可能地将心功能调整到最佳状态等待供体心脏，是心脏移植手术成功的前提。供心须等待，有心脏移植指征的终末期心力衰竭患者术前几乎都需联合应用强心药、利尿药、血管扩张药、抗心律失常药及抗凝药物等，必要时可以考虑使用各种循环辅助装置（如主动脉内球囊反搏等）作为移植前的过渡。

（2）加强营养支持：慢性充血性心力衰竭的终末期，患者往往呈现严重的营养不良或恶病质。在等待手术期间，要注意提高患者营养状态；间断、适量补充能量合剂甚至血浆、白蛋白，增加糖原的合成及储备，提高胶体渗透压；同时注意补充维生素，特别是维生素 K_1，促进凝血酶原的合成，避免术后过多出血。

（3）改善氧储备和肺功能：加强呼吸功能锻炼，间断吸氧，提高血氧饱和度，改善肺弥散功能。

（4）调节内环境平衡，纠正电解质紊乱，预防心律失常的发生：等待心脏移植的患者，需限制钠盐摄入量，加大利尿剂的用量。采用噻嗪类利尿药和保钾类利尿药联合使用，可减少钾钠离子丢失。细胞内钾含量降低是引起心律失常的主要原因。终末期心力衰竭常合并低镁，也是诱发心律失常的原因之一，反之，高镁易导致传导阻滞和心脏骤停。鉴于镁在稳定细胞钾浓度及诱发和防治心律失常中起重要作用，术前在运用含钾的胰岛素 - 葡萄糖能量合剂时可加入硫酸镁 1~2.5g，促进钾向细胞内转移，预防术后低镁血症，减少心律失常的发生。

（5）术前受体心理素质评估及全面心理护理：等待心脏移植的患者多数在术前处于内科治疗无效，外科手术又无法纠正的终末期心力衰竭。心脏供体的短缺导致许多患者在未能及时得到合适供体的等待中死亡。因此，要求医务人员在术前积极消除患者的思想顾虑，调动其积极配合治疗，尽可能保证等待心脏移植候选者的健康心理状态。

三、心脏移植手术的麻醉

心脏移植手术涉及多科室、多部门的团队协助工作，应尽可能缩短供体心脏缺血时间。通常情况下，由于供体心脏到达的紧急性，术前准备的时间受到严重的限制。建立一个包括外科、麻醉科、手术室等相关科室人员的快速反应团队，是成功心脏移植的重要保证。由于心脏移植患者术前心功能普遍较差及其他器官功能变化的不可预知性，麻醉前对患者的全身情况进行详细了解和充分准备是麻醉过程顺利与否的关键。

1. 麻醉前评估

（1）全面了解患者一般状况：麻醉前应详细了解、记录与麻醉相关的临床资料，了解实验室检查资料，了解有无药物过敏史及以往用药治疗情况。

（2）充分掌握目前心血管状况：着重了解目前心血管状况及心功能损害程度，如是否已经建立有创监测、是否已经实施机械通气、是否应用正性肌力药或已经使用机械辅助循环等。

（3）进行必要的体格检查：记录患者体重、身高等，重点包括气道评估、周围血管状况（包括 Allen 试验）、有无呼吸困难及心力衰竭体征等。

2. 麻醉前用药 麻醉前用药应根据患者的病种、病情严重程度、精神状态而定。

（1）预防误吸药物：心脏移植手术为急诊手术，一旦得到供心即可安排手术，禁食时间通常难以得到保证，故应按饱胃患者处理以预防误吸带来的风险。因此，麻醉前可应用一些促进胃排空的药物如甲氧氯普胺、西咪替丁等。

（2）镇静与抗胆碱药：有学者主张心脏移植的患者不用镇静药，以免濒于崩溃的心肺功能受到抑制。适当的镇静药通常有助于解除患者的恐惧心理，达到镇静效果，可避免血压升高、心率增快，从而减少患者机体氧耗。麻醉前肌注吗啡 0.1~0.15mg/kg，或咪达唑仑 1~2mg，同时肌注东莨胆碱 0.3mg。

3. 麻醉前准备 应积极与供体采集人员保持密切联络，以确定供体到达受体手术室时间，便于及时建立各种监测及静脉通道并对受体实施麻醉诱导。不要过早进行麻醉诱导，并避免 CPB 前等待时间过久或长时间 CPB 运转等待供心，使衰竭的心脏情况更加恶化。同时，麻醉诱导也不宜过迟，避免供心移植前缺血时间过长。

麻醉机、监护仪、中心静脉导管、Swan-Ganz 导管、麻醉药、急救药物都应备齐。另外还应备齐正性肌力药、血管扩张药、晶体液、胶体液和血液制品等。

4. 麻醉期监测 术中对患者实施全面监测十分重要，不仅对麻醉用药有帮助，而且对指导术中、术后的治疗很有意义。

（1）常规监测：包括心电图、SpO_2、$PetCO_2$、CVP、有创动脉压、体温、尿量、血气分析、电解质等。

（2）Swan-Ganz 导管：对术前是否放置 Swan-Ganz 导管目前存在不同意见。部分学者认为术前放置 Swan-Ganz 导管可能增加感染机会，主张按需放置；另一部分学者持反对意见，认为这类重症患者需要做到恰到好处的麻醉，合理使用强心和血管扩张两类药物，这就需要 Swan-Ganz 导管测得的数据的指导。

（3）麻醉深度监测：对于终末期心力衰竭的患者，按照临床常规仅借助血压心率变化来判断麻醉深度，是难以保证恰当镇静深度的。BIS 值与催眠状态及麻醉药物浓度有很好的相关性。手术中 BIS 值维持在 40~60 为合适的麻醉深度。

（4）TEE 血流动力学监测：在心脏移植术中麻醉医生最关注的是心排血量、心肌收缩力、前负荷、后负荷等血流动力学的变化。TEE 血流动力学监测的特点是无创性、实时性、无感染风险。在移植前使用 TEE 可观察心室充盈度、瓣膜及室壁活动，提供有关心脏收缩、舒张及心脏结构异常程度等相关信息；在移植即刻，TEE 可用于评价心室和瓣膜功能状况及外科吻合口是否存在狭窄等情况，对手术有指导价值。但对于处于功能边缘状态的衰竭心脏，尤其巨大左心房者，应慎重权衡放置 TEE 探头的安全性和必要性。

5. 麻醉诱导与维持

（1）麻醉诱导：麻醉诱导是整个麻醉过程最危险的阶段。衰竭的心脏依靠较高的前负荷和偏快的心率来维持边缘状态的心室功能，心肌对前后负荷的改变都非常敏感，围手术期各种原因导致心脏前负荷不足和收缩力抑制都会进一步降低心脏每搏量。因此，麻醉诱导时强调维持心率和心肌收缩力，避免心脏前后负荷的急剧改变并预防 PVR 增加，此时往往需要给予正性肌力药物支持心功能。

此类患者对麻醉的耐受力较差，个体差异大，体循环慢，药物起效时间通常有所延长。因此，麻醉诱导期间应缓慢注药并密切关注患者生命体征变化，意识消失时即可认为麻醉已达适宜深度。

麻醉诱导应在心电图、SpO_2、有创动脉压、CVP 等监测下进行。常选用的镇静催眠药为咪达唑仑、丙泊酚、依托咪酯等。镇痛药可选用芬太尼、舒芬太尼、瑞芬太尼等。肌松药可选用罗库溴铵、阿曲库铵等。

（2）麻醉维持：患者交感神经系统对麻醉减浅反应迟钝，并不一定表现为心率增快和血压升高，有时可能表现为心律不齐、外周血管收缩或迷走神经兴奋心率减慢。在 CPB 前麻醉维持的管理目标是维持血流动力学稳定和保证重要脏器足够的灌注，理想状态是既能保持机体代偿所必需的应激反应能力又有效地抑制手术强烈刺激造成的过度的心血管反应。

多数麻醉维持方案是以阿片类药物为基础，辅以丙泊酚或苯二氮草类药物。大多数吸入麻醉药有负性肌力作用，但低剂量使用通常可以耐受。

6. CPB 的麻醉处理

（1）CPB 前异常情况处理：CPB 运转前最常见的异常情况为低血压。其发生率与受体心功能、选择的麻醉方法和单位时间内的给药量都有关系。为预防低血压发生，除选用麻醉镇痛药（如芬太尼、舒芬太尼等）为主的麻醉方法外，还要注意控制单位时间给药量和麻醉深度，麻醉中根据尿量、CVP 和失血量来补充液体。必要时可使用正性肌力药物（如多巴胺、多巴酚丁胺、肾上腺素等）支持治疗，保持相对偏快的心率代偿固定的低心排血量造成低血压的风险。当出现低血压后应迅速处理，避免发展为严重的心源性休克和循环衰竭。

（2）CPB 中的处理：心脏移植 CPB 的一般处理与其他类型心脏手术相同。同时，还应准备各种药物，包括免疫抑制剂、正性肌力药物、血管扩张药、利尿药、鱼精蛋白、起搏器及各种血制品。对再次开胸手术患者常选择股动静脉插管进行 CPB。

（3）CPB 后的处理

1）循环管理和心功能支持：由于技术的不断改进，现代原位移植技术不再常规保留受体的窦房结，但移植后的生理依然不变。在获取供体心脏的过程中所进行的必要的神经切断导致移植后的心脏独立于受体神经系统；但与此同时，心肌受体（如肾上腺素能受体）及所有的内源性心肌反射和机制（如 Starling 机制、Anrep 作用、Bowditch 作用及低碳酸血症的冠状动脉缩血管作用）将被保留。因此移植后的心脏由于失去神经支配，经电除颤或自动复跳后往往表现为心动过缓、结性心律及心肌收缩无力。移植心脏对直接刺激自主神经或使用通过自主神经系统发挥间接作用的药物（如阿托品）均无反应。因此，心脏复跳后应立即开始使用直接心脏作用的正性肌力药物来维持心排血量，当心率、血压调整到理想水平后，逐步脱离 CPB。需要注意的是这些患者体位改变对血压的影响增强，因此必须保证足够的静脉回流才能维持心排血量。移植心脏如果对血管活性药物的刺激反应不佳，则需使用临时起搏装置。

2）右心功能不全：CPB 后常见的异常是右心衰竭，是影响心脏移植术后早期病死率的主要因素。右心衰竭不仅与患者术前的严重肺动脉高压有关，还与继发性血管收缩导致的急性肺动脉高压有关，可能原因为供心缺血时间过长、肺动脉吻合口水平梗阻、鱼精蛋白诱发的肺动脉高压、供体 - 受体心脏大小不匹配及急性排斥反应等。

临床上主要表现为供心右心室急性扩张，收缩无力，肺可呈灰白色。血流动力学表现为肺动脉压、右心室压、CVP 急剧升高，左心室压下降，左心室充盈不足导致低血压，可通过 TEE 诊断。

右心衰竭的治疗目标是减轻右心室扩张程度的同时保持体循环血压。治疗方法除了常规过度通气外，主要依据肺血管的阻力大小和左右心室的收缩情况制订合理的治疗方案。具体包括：①过度通气：对于肺动脉高压的患者，采取药物治疗之前应先考虑通气治疗，将 PCO_2 控制在 25~30mmHg 并至少维持 24 小时；②降低肺血管阻力（PVR）：肺血管扩张药物包括前列腺素 E_1（PGE_1）、前列环素 I_2（PGI_2）、一氧化氮等。PGE_1 20~80ng/（kg · min）持续静脉泵注对重度肺动脉高压治疗有效，正性肌力药物（如肾上腺素、多巴酚丁胺及米力农）治疗也具有一定程度的肺血管扩张作用；③其他还包括合理的容量负荷增加右心室充盈压、保持房室同步优化右心室前负荷、合理使用正性肌力药改善右心前后负荷和收缩力、纠正电解质和酸碱平衡紊乱；④药物治疗无效时安装右心室机械辅助设备或使用 ECMO。

知识点

肺血管扩张药有前列腺素 E_1（PGE_1）、前列腺素 I_2（PGI_2）、一氧化氮等。

一氧化氮可通过激活血管平滑肌内的鸟苷酸环化酶促进 cGMP 生成，产生平滑肌松弛作用，选择性降低 PVR。心脏移植患者术前肺血流异常及 CPB 对内皮的损伤都会造成肺血管内皮细胞一氧化氮的产生减少，这是一氧化氮治疗肺动脉高压的理论基础。一氧化氮入血后被血红蛋白灭活，半衰期仅 5~10 秒，几乎无全身药理作用。其副作用包括：在低剂量（1~20ppm）吸入一氧化氮时也可能导致高铁血红蛋白血症、一氧化氮形成的自由基对肺有毒性作用、N_2O_2 的蓄积、对肺表面活性物质的损害等。一氧化氮对未成熟或免疫异常的肺的作用尚不清楚，需进一步研究。

PGI_2 是花生四烯酸的衍生物，半衰期 3~6 分钟，其与前列腺素受体结合促进细胞内 cGMP 增加而产生血管扩张作用。PGI_2 降低肺动脉压的作用与一氧化氮相当，但价格便宜，给药方便且不产生毒性代谢产物。但由于半衰期较长，PGI_2 可导致一定程度的全身低血压，并且可抑制血小板功能而导致出血增加。

使用 PGE_1 和 PGI_2 时必须注意，由于缺乏肺血管的高度选择性，大剂量使用后难以避免体循环血压下降导致右心灌注不足。如果移植后在脱离 CPB 时存在中、重度肺动脉高压和右心功能不全，常规处理效果不理想时，可通过肺动脉导管将 PGE_1、PGI_2 直接注入肺动脉扩张肺血管，同时经左心房注入去甲肾上腺素或去氧肾上腺素维持 SVR，可取得较好效果。

3）左心功能不全：左心室功能失调并不常见，但一旦发生即可出现顽固性低血压且难以脱离 CPB。常见原因有供体心脏缺血时间过长、心肌灌注保护不当、心腔内气体造成的冠状动脉栓塞或手术操作损伤等。对左心室功能失调可使用正性肌力药物持续泵注进行心功能支持治疗。

4）肾功能不全：CPB 后少尿十分常见，原因较为复杂，与患者术前肾功能不全、长期利尿剂的使用、长期低心排血量导致的肾前性肾功能不全及 CPB 的影响均有一定关系。治疗原则为在维持足够的血容量、心排血量及足够的前负荷的前提下，使用大剂量利尿剂予以治疗。

5）心律失常：心脏移植术后的心律失常十分常见。应针对原因及时处理，必要时可采用抗心律失常药物治疗。随着时间推移，心律失常可逐渐减轻。

7. 其他处理

（1）补液、输血管理：麻醉诱导后，CPB 前应持续输注晶体液、胶体液（如乳酸林格液、羟乙基淀粉等），以 8~10ml/（kg · h）的速度输注。如出现心脏或血管破裂时应积极输血维持血压。CPB 停机后应开始输注血制品（如浓缩红细胞、血小板、冷沉淀等）。注意输注时需使用白细胞过滤器，并对血液进行加温。

（2）体温维护：低体温可降低血小板功能，影响凝血。同时加剧机体耗氧，降低机体免疫力，增加感染风险。因此，麻醉过程中的体温维护十分重要。应做到：① CPB 运转前，保持体温在 36.5℃以上，并常规放置鼻咽、肛温探头，持续监测体温；②提前放置充气加温毯或水循环加温毯，当心脏移植完毕，CPB 停机后及时对机体进行加温；③输注的血液、血浆应加温；④测得鼻咽温度恢复到 37℃，肛温达到 36.5℃后方可停止 CPB。

（3）酸碱平衡和电解质管理：拟实行心脏移植手术的患者，由于长期心力衰竭，体循环淤血造成大量乳酸等代谢产物淤积，造成代谢性酸中毒。临床上碱剩余（BE）可出现异常。严重的代行性酸中毒可影响机体对正性肌力药物的反应性，因此，麻醉中应及时抽查血气，及时发现并使用碳酸氢钠进行纠正。心力衰竭患者长期服用利尿剂易造成血钾过低应积极纠正，保持血清钾在 3.5~5.0mmol/L，以防低钾血症诱发心律失常；血钾正常时出现心律失常，应考虑低血镁的可能性；应根据血钙水平及大量输血情况酌情补钙。

四、心脏移植术后管理

1. 术后早期主要并发症

（1）术后出血：是心脏移植术后早期常见并发症之一，可引起术后早期死亡，多与外科操作有关。术中注意检查各吻合口是预防术后出血的有效措施，术后应监测凝血功能，及时补充鱼精蛋白，输注新鲜血浆及冷沉淀改善凝血，必要时再次开胸探查止血。

（2）低心排血量综合征：是心脏移植术后常见并发症之一，多与供心心肌保护欠佳或边缘供心有关。注意保护供心及尽量减少心肌缺血时间非常重要，心肌保护和转运时间一般不宜超过 4~6 小时。若供心心肌缺血时间过长，术中开放循环后适当延长 CPB 辅助时间，必要时使用心室辅助装置。

1）诊断：发生低心排血量综合征时患者可出现心率增快、血压下降、脉压变小、脉搏细弱、面色苍白、四肢湿冷、尿量减少、意识障碍、心律失常、肺水肿和中心静脉压升高等征象，如果受体已放置 Swan-Ganz 导管，可监测心排血量、心脏排血指数，也可通过床边彩色多普勒超声测定心排血量。

2）处理：首先要查明原因，怀疑为急性排斥反应所致，可考虑行紧急心内膜心肌活检。若证实为急性排斥反应，可使用甲泼尼龙冲击治疗。如果是获取供心过程中心肌发生严重损害，需加大正性肌力药物用量，必要时配合应用主动脉内球囊反搏（IABP）或左心辅助循环，以短期支持心功能。

（3）感染：是心脏移植术后死亡和发生并发症的重要原因，重在预防。术前合并感染应积极有效抗感染治疗，术中、术后严格无菌操作，术后尽早拔除气管插管及各种介入性插管，及早恢复饮食，建立正常的胃肠道菌群。感染最常见的部位是呼吸系统，其次为血液、心内膜、皮肤、胃肠道等。

1）细菌感染：肺部感染常见咳嗽、气促和发热等症状。肺部听诊可有干湿啰音或痰鸣音，X 线检查可发现肺部浸润病灶，痰培养可明确致病菌。治疗上主要依据痰培养结果使用敏感抗生素，但应尽量避免使用广谱抗生素，同时积极采用雾化吸入及鼓励咳嗽等方法促进排痰。术后尽早拔除导尿管是预防尿路感染的最佳方法。如拔除导尿管后尚未控制感染，可使用敏感抗生素治疗 1 周。

2）病毒感染：常见引起感染的病毒包括巨细胞病毒、单纯疱疹病毒及 EB 病毒。巨细胞病毒感染可呈高热起病、关节酸痛、白细胞减少、血小板减少和肝酶异常。巨细胞病毒感染可增加排斥反应发生率，增加细菌和真菌的双重感染和机会性感染。临床表现包括间质性肺炎、胃肠道症状、肝炎、淋巴结肿大、皮疹、关节炎、心肌炎和脑膜脑炎等。更昔洛韦可能是目前唯一有效的治疗药物。单纯疱疹病毒感染以黏膜损伤为主，可引起皮肤疱疹、口腔溃疡，严重感染者可侵犯肺、气管及食管。可应用阿昔洛韦、更昔洛韦治疗。EB 病毒感染可促进 B 细胞增殖，导致移植后淋巴组织增生。治疗包括免疫抑制剂减量、应用阿昔洛韦防止进一步感染和外科切除肿块。

（4）排斥反应：心脏移植排异反应分为超急性排异反应、急性排异反应和慢性排异反应。超急性排异发生在移植术后早期，供心血流恢复后即可发生，多见于移植术后24小时内，表现为供心复跳困难、心肌收缩无力、循环难以维持、不能脱离CPB，供心表面呈现发绀、花斑。经证实为急性排斥反应时应按反应的轻重进行处理。如为轻度排斥反应（1级）可以不用额外的免疫抑制剂；如为中度排斥反应（2级），可增加环孢素A的剂量，使血液中的环孢素A的浓度增加到原来水平的50%，或增加皮质类固醇的剂量；中度排斥反应（3级和4级），则应从静脉给予甲泼尼龙，每日500~1 000mg。

2. 术后一般管理及治疗

（1）术后监测

1）术后早期（3~5天）患者应置于具有空气净化的洁净监护室，在撤除有创监测管道、能下床活动后，逐渐过渡到相对洁净病房（5~7天）和普通病房，直至出院。

2）动态监测心电图、动脉血压、肺动脉压、中心静脉压、PCWP、心排血量、SVR和PVR。

3）定时检测动脉血气、血电解质、血常规和十二导心电图。

4）术后早期需要每天检查超声心动图、床旁胸片，十二导心电图、肝肾功能、血电解质、血常规、血糖，以及咽部、中段尿及痰细菌培养。

（2）术后治疗

1）血管活性药物：术后根据血流动力学指标使用多巴胺、多巴酚丁胺、肾上腺素、去甲肾上腺素等正性肌力药物及硝酸甘油或硝普钠等血管扩张药物。保持心率90~110次/min，必要时使用异丙肾上腺素或心脏临时起搏器起搏调节心率。

2）抗感染治疗：术后预防性使用窄谱一线抗菌药物，若术前痰、咽、尿有阳性细菌培养结果，则选择敏感抗菌药物，并视病情变化调整；预防使用口服抗病毒和抗真菌药物。

3）免疫抑制治疗：术后第1天及第2天，每天给予甲泼尼龙250~500mg，分2~3次静脉滴注。术后当天可开使用环孢素A 2~4mg/kg持续静脉滴注。若患者存在肝肾功能异常则酌情减量。

4）营养支持治疗：常规使用抑酸剂预防上消化道出血。术后使用高静脉营养，待胃肠功能恢复后可开始口服肠道营养剂补充电解质。

5）术后疼痛治疗：心脏移植术后疼痛剧烈，对患者各系统都有严重影响。因此应进行术后疼痛治疗。

五、小儿心脏移植手术的麻醉特点

心脏移植是治疗小儿终末期心脏病和严重的先天性心脏畸形的有效手段之一。在小儿，接受心脏移植的原因随年龄大小不同而有较大差异。在1岁以内的患儿，80%是由于CHD，13.5%是由于扩张型心肌病（DCM）；在1~5岁的患儿，45%是由于CHD，47.5%是由于DCM；而6~18岁的患儿，CHD的比例下降到25.9%，63.2%为DCM。在DCM患儿，其病理生理变化类似于成年人，而有严重心脏畸形的小婴儿，其病理生理变化、麻醉处理和作心脏移植的成人相比有较大差异，其手术死亡率也较高，但这类患儿行常规心脏畸形矫正手术的死亡率也类似于心脏移植，所以心脏移植术仍是治疗这类患儿的可供选择的方法之一。

1. 小儿心脏移植手术的适应证和禁忌证

（1）适应证：主要适应证为终末期心肌病、非恶性心脏肿瘤、心内膜弹力纤维增生症、目前无法根治的CHD。至今，CHD已经成为1岁以下小儿心脏移植最常见的指征，甚至占儿童心脏移植总数的40%。

（2）禁忌证：小儿心脏移植手术禁忌同成人，但禁忌证范围稍小，如有全身活动性感染、肝肾功能不可逆减退、PVR及肺动脉压严重升高者（PVR>5Wood单位及重度肺动脉高压者为绝对禁忌，仅可行心肺联合移植）均为绝对禁忌证。

2. 小儿心脏移植手术特点和术前支持 小儿心脏移植手术特点：在小儿心脏移植时，因先天性心脏畸形，手术医生会面临受体的各种解剖异常及其他情况。必须明确心脏位置、肺动脉主干和分支、升主动脉和主动脉弓、体循环和肺静脉回流；手术中需要小心地分离已经存在的修补和重建正常的解剖连接。因此，手术时间会大大延长，同时也延长了 CPB 和供体心脏冷缺血的时间；分离广泛的瘢痕组织和粘连会导致出血过多，尽管及时给予所需药物，包括鱼精蛋白、血小板、血制品，有时还是不能控制手术部位的出血和渗出。另外，小儿心脏移植的独特性还与 CHD 受体心脏解剖和供心分离有关，如供体主动脉和大静脉必须有足够的长度使移植血管能够进重建，可能还需根据受体心脏内外解剖需对供体心脏血管作相应处理。

3. **小儿心脏移植手术麻醉处理特点** 与同成人基本相同，但要遵循小儿解剖及生理特点。越小的小儿难度越大，除操作困难（如动静脉穿刺）外，呼吸管理的难度也极大。与此同时，手术中保温、循环容量管理也都十分重要。

CPB 开始前麻醉的主要目标是尽可能维持患儿心排血量，保证适当的 SVR/PVR。患儿往往由于存在异常解剖和既往心脏手术史，移植手术所需的 CPB 时间较长，有时需要深低温停循环。

大部分患儿术前都有不同程度的肺血管疾病，同时新移植的心脏在短时间内不容易适应 PVR 的急剧增加，易发生术后肺动脉高压和右心衰竭。因此，麻醉过程中强调保证足够的麻醉深度，加大肺保护措施并使用控制肺血管痉挛的手段。由于一氧化氮入血后被快速灭活，相对其他肺血管扩张剂有更好的肺血管选择性，治疗术后肺动脉高压更有优势。

供体心脏与受体胸腔的空间匹配也很重要，在供体心脏充盈后更明显，否则，关胸后将出现严重的血流动力学波动。即使原尺寸合适，由于在心脏保存中的损伤存在，会出现心脏水肿，在再灌注后 12~24 小时达高峰，关胸时在纵隔应为供心预留足够的空间，甚至考虑延迟关胸。

第二节 心肺联合移植手术的麻醉及围手术期管理

心肺联合移植（heart-lung transplantation）是指将供体健康心脏和双侧或单侧肺脏同期植入受体胸腔，取代受体终末期病变的心脏和肺脏，是同时存在终末期心力衰竭和终末期肺病患者的有效手术方法。这类患者往往因为终末期肺功能衰竭而导致不可逆的心力衰竭，或因为心脏疾病而引起严重的肺动脉高压，仅通过单纯的肺移植或心脏移植不能很好改善另一个器官的功能，心肺联合移植是这类患者有效的治疗方法。

一、心肺联合移植手术相关知识

1. 适应证和禁忌证

（1）适应证：随着人们对心肺联合移植认识的逐渐加深，以及肺移植的兴起和快速发展，心肺联合移植适应证控制越来越严格。由于双肺移植能同时改善重度肺动脉高压和右心衰竭，对于左心功能尚可的原发性肺动脉高压和许多实质性肺疾病，都可通过单肺或双肺移植得到治疗[2][3]。对于部分终末期肺病合并心功能或结构异常患者，也可同期行 CHD 修补术或冠状动脉旁路移植术或心脏瓣膜替换或修复术和双肺移植。但心肺联合移植仍然是治疗终末期心肺功能衰竭，尤其伴不可逆肺动脉高压终末期心力衰竭患者的主要方法。总体上心肺联合移植的三大主要适应证为 CHD、心肌病或其他疾病导致的非特发性肺动脉高压、特发性肺动脉高压（IPAH）和囊性纤维化。最常见的适应证为复杂 CHD 合并艾森门格综合征（表 32-2-1）。

知识拓展 中国心肺联合移植操作规范

表 32-2-1 心肺联合移植术适应证

疾病种类	适应证
原发先天性心脏病	复杂先天性心脏病合并艾森门格综合征 单心室合并肺动脉闭锁 先天性心脏病变修复失败或无法矫正和/或不可逆性心室衰竭者合并肺动脉高压
原发获得性心脏病	获得性心脏病（如心肌病、缺血性心脏病、瓣膜病）经常规外科手术（心脏移植、冠状动脉再通、瓣膜修复和置换）无效合并肺动脉高压伴不可逆性肺血管阻力≥4Wood 单位
原发终末期肺病	特发性肺动脉高压或囊性纤维化或终末期实质性肺疾病（如结节病）伴不可逆心室功能衰竭 相互之间无关的严重肺疾病和不适合矫治手术的严重获得性心脏疾病

（2）禁忌证：绝对禁忌证和相对禁忌证与单独心脏移植或肺移植相似。绝对禁忌证包括严重肝、肾和脑等脏器功能障碍；严重全身系统性疾病，如急性败血症、无法纠正的凝血功能障碍、控制不佳的恶性肿瘤；有明确吸毒史或耐药微生物感染且控制不良；活动性结核分枝杆菌感染；严重胸廓畸形或脊柱畸形；Ⅲ级肥胖（BMI≥35.0kg/m^2）。

2. **供体的选择** 心肺联合移植的供体选择比心脏移植更严格，据报道仅 5%~20% 心脏移植的供体适合于心肺联合移植。心肺联合移植供体选择需考虑以下因素[4,5]。

（1）一般情况：年龄 <55 岁。

（2）供心标准：无心脏病史和严重心脏损伤；心脏超声无心脏运动异常，左心室射血分数 >50%，瓣膜结构功能良好；心电图正常；冠状动脉正常或无冠状动脉粥样硬化危险因素；血流动力学稳定，平均动脉压（MAP）>80mmHg、由最小剂量的正性肌力药支持、无长时间低血压（收缩压 <60mmHg，不超过 6 小时）、无长时间或反复心肺复苏史。

（3）供肺标准：无肺部手术史；无严重胸部外伤史；无慢性肺疾病（包括吸烟史）；X 线胸片示肺野清晰；支气管镜检查示气道相对干净；痰液病原学检查无特殊致病菌；呼气末正压（PEEP）为 5cmH_2O，FiO_2≤0.4 时，PO_2≥100mmHg 或 FiO_2 为 1.0 时，PO_2 应≥300mmHg；潮气量为 10ml/kg 时肺顺应性 >0.1L/cmH_2O。

（4）全身系统性疾病：无全身性疾病，如恶性肿瘤、感染或糖尿病等重大全身性疾病。

（5）供受体胸廓大小匹配[6]：心肺联合移植后心肺功能是否良好不仅取决于供心肺的原有功能，很大程度上还取决于供体心肺是否能适应受体胸腔容积的束缚。在供体和受体心肺大小匹配时，大的心肺供体在受体胸腔内受压可能引起供肺不张和供心压迫，影响移植后功能，有时需采用外科手段减小肺容量。同时还需考虑受体原发病因素，肺纤维化时，受体膈肌位置上抬，胸廓内容积显著缩小；肺气肿时，受体膈肌下降，肋间隙增宽，胸廓内容积显著增加。一般而言，供体胸廓可稍小于受体，供体的胸腔应小于受体的 10% 或供体的体重应小于受体的 25%，且体重差异比身高差异更重要。结合体格检查和 X 线胸片测量结果估测肺总容积，胸部 CT 对肺部大小有相对准确的预测价值。

（6）免疫相容性：供体和受体的 ABO 血型必须相容。由于心肺耐受缺血时间短，与单纯心脏移植、肺移植一样，人类淋巴细胞抗原（HLA）配型不作为常规。一旦选定合适的供体和受体，应进行群体反应性抗体（panel reaction antibody，PRA）检查，若 PRA>15%，应进行 HLA 配型检查。如果阳性，表明受体循环内存在抗供体抗体，可导致急性排斥反应。交叉配型阳性时，供体器官不能用于受体移植；巨细胞病毒血清学相符，艾滋病血清学阴性。

二、心肺联合移植麻醉前准备

确定必须施行心肺联合移植的受体，由于长时间等待和病情发展、加重，在接受移植前病情可能已有进一步恶化。因此移植前对受体进行全面而准确评估和准备十分重要。

1. **术前病情评估** 除对拟接受心肺联合移植患者的心肺本身病变及其相关病变进行评估外，同样还要对其年龄、全身状况、其他重要脏器功能及社会和心理状态因素进行评估。

（1）心肺功能评估：心肺联合移植受体患者具有严重的肺动脉高压合并严重右心室衰竭和/或难治性左心衰竭。术前复查心电图、心脏超声、胸片、血电解质水平等，联合NYHA心功能分级、静态肺功能检查、心肺联合运动试验等手段全面评估心肺功能损害程度及代偿能力。

（2）体格检查：包括患者身高、体重、年龄；了解患者呼吸困难程度，有无端坐呼吸、气道梗阻、咯血及大量脓痰史；听诊肺有无干湿啰音和哮鸣音。

（3）药物使用情况：充分了解患者术前用药情况，包括药物种类、剂量和时间，如利尿剂、抗心律失常药物、血管扩张剂、强心和正性肌力药物、抗生素等。辅助治疗手段的使用情况：是否需要使用机械进行辅助循环和呼吸，如主动脉内球囊反搏（IABP）、左心室辅助装置（LVADS）、体外膜肺氧合（ECMO）和有创呼吸机。

（4）肝肾功能及全身性疾病评估：术前通过生化检验评估患者肝肾功能，了解患者是否有除外心肺的疾病及控制情况，如糖尿病、脑血管疾病等。

（5）凝血功能评估：由于长期低氧导致代偿性红细胞增多症、药物性血小板减少症、右心压力增高导致肝淤血从而影响凝血因子的合成，术前应评估患者的凝血功能。

2. **麻醉前评估和准备**

（1）术前访视：时间充裕的情况下，麻醉医生应认真行术前访视，与患者建立良好关系，取得患者及其家属的信任，缓解患者紧张焦虑恐惧的不良情绪。

（2）禁食、禁饮：心肺联合移植术一般在急诊情况下进行，来不及严格进行禁食、禁饮，患者可能处于饱胃状态。尤其肺动脉高压患者由于左肺动脉扩张压迫喉返神经，会增加误吸风险。

（3）麻醉前用药：术前可给予H_2受体拮抗剂促进胃排空和抑制消化液分泌，减少反流和误吸。患者往往术前缺氧严重，甚至端坐呼吸，无法平卧。使用具有扩张血管、抑制心肌潜在危险作用的术前镇静药、具有呼吸中枢抑制作用的中枢性镇痛药和采取仰卧位均会加重低氧和高碳酸血症，进一步增加PVR，使右心功能恶化。因此，麻醉前应慎用镇静、镇痛药，操作时尽可能缩短仰卧位时间。

（4）气道评估：患者术前心肺储备严重受损，缺氧的加重会进一步使病情恶化。因此麻醉前充分评估患者是否存在潜在困难气道、是否存在气道梗阻高危因素十分重要。

3. **手术前准备** 心肺联合移植前应最大可能地改善患者心肺功能，提高患者对手术和麻醉的耐受能力。

（1）呼吸功能支持：动脉血氧饱和度过低（$SaO_2<63\%$）或低心排血量综合征是肺动脉高压患者预后不良的主要因素，对肺动脉高压患者术前进行氧疗、使用前列腺素类药物或吸入一氧化氮均可降低肺动脉压力，必要时辅以人工辅助呼吸；肺功能的支持还包括呼吸训练（如深呼吸、腹式呼吸、咳嗽训练）、控制肺部感染和胸部理疗，其中呼吸训练可以增加受体肺活量及呼吸肌力量，促进咳嗽及排痰，减少术后肺部感染。

（2）心功能支持：术前使用洋地黄制剂、正性肌力药物、血管扩张剂、利尿剂等控制心力衰竭或心源性休克；使用利多卡因、普鲁卡因胺、奎尼丁等纠正心律失常；必要时使用人工心脏进行辅助。

（3）内环境改善：长时间大量使用强心、利尿药，应注意纠正电解质紊乱和酸碱失衡；因患者要负荷Colin液（肺移植心脏停搏液，钾浓度高），无需预先处理低钾血症。

（4）红细胞增多症处理：有红细胞增多症的患者，需要反复放血和补充液体以维持血细胞比容在60%左右。

（5）预防性应用抗生素：尽量选择对肾功能影响小的药物。

（6）营养支持：慢性低氧血症患者（如囊性纤维化）常营养不良，术前营养支持极其重要，应鼓励患者高蛋白饮食,必要时可采用非肠道营养,纠正贫血和低蛋白血症,并注意监测血糖。

三、心肺联合移植麻醉管理

1. **心肺供体麻醉管理** 目前临床上可接受供心的缺血时间为6小时,供肺的缺血时间为5小时。供体器官切取与受体手术开始时间应该紧密衔接,避免延长不必要的缺血时间。因肺组织对缺血耐受性更差,移植后肺功能易受损害,影响受体存活,故在心肺联合移植中肺保护是重点。

供体手术大多在非CPB下切取,也可采用CPB和深低温方法。供体手术麻醉管理需注意以下几点。

(1)动静脉穿刺点选择:由于术中需钳闭右侧锁骨下动脉,故应选择左侧桡动脉进行穿刺,中心静脉导管应置入右侧。

(2)呼吸管理;气管插管应选择顺应性高、容积大的无菌气管导管,同时保证呼吸回路清洁与无菌;机械通气期间,应采取低浓度氧(FiO_2 40%),PEEP 3~5cmH$_2$O,以维持PaO_2>100mmHg;术中严密监测动脉血气,PaO_2过低时可适当提高FiO_2,吸除气道内分泌物以防止发生通气功能障碍;术中应及时识别肺水肿。

(3)循环管理:术中维持平均动脉压(MAP)70~80mmHg,中心静脉压(CVP)5~12cmH$_2$O,尿量30ml/h,血红蛋白(Hb)90~100g/L,血细胞比容(Hct)27%~30%;液体补充最低生理需要即可,警惕容量负荷过重导致肺水肿;当发生低血压时,可辅以小剂量多巴胺[<10μg/(kg·min)]提高血压,保证冠状动脉灌注,以防发生缺血性心肌损伤;同时应避免血压过高或大剂量使用正性肌力药物带来的心肌损伤。

(4)水、电解质及酸碱平衡管理:积极纠正酸碱平衡紊乱和电解质紊乱,以免心肌细胞代谢障碍而损伤心肌或发生恶性心律失常。

(5)肺灌洗:临床上采用冷晶体灌洗液或冷血灌洗液进行肺灌洗是非常重要的肺保护措施。灌洗前常规应用PGE_1,扩张肺血管,有利于灌洗液在移植肺内均匀地分布及降温,消除肺血管对冷灌洗液的收缩反应。

知识点 肺灌洗

供体心肺切取中,特别要注意保护肺,肺灌洗是非常重要的保护肺措施。肺灌洗包括四种方法:①冷晶体灌洗液灌注;②冷血液灌洗液灌注;③自动灌洗心肺保护;④ CPB降温。在灌洗中应注意:①主动脉阻断前给前列腺环素,使肺血管扩张,灌洗液与肺充分接触,降温均匀,彻底冲洗出肺血管内血小板聚合物、细胞和纤维蛋白样血栓及残留抗原;②灌洗液温度应该维持在4℃左右,灌洗液量足够20~30ml/kg;③肺灌洗压力保持在2.7~4.0kPa,用灌洗压力调节灌洗液灌注速度,避免压力过高导致肺血管内皮细胞损伤;④肺灌洗时肺适当通气,降低PVR;⑤左心充分引流,降低肺静脉压力,防止肺水肿。

2. **围手术期监测** 心肺联合移植患者围手术期监测与心脏移植相似。

(1)麻醉前无创监测:患者入室后充分予以吸氧,迅速建立常规无创监测,包括心电图、脉搏血氧饱和度、无创血压,有条件时可行脑电监测。

(2)麻醉前有创监测:由于患者术前严重心肺功能障碍,除常规无创监测外,麻醉诱导前须在局部麻醉下进行桡动脉穿刺置管监测直接动脉血压;局部麻醉下经左侧颈内或右侧锁骨下静脉穿刺开放中心静脉通路并监测CVP;局部麻醉下经右侧颈内静脉穿刺并放置漂浮导管(Swan-Ganz导管),监测心排血量、心脏指数、肺动脉压、PCWP、PVR和SVR;必要时在紧急情况下可局部麻醉下行股动脉、静脉穿刺置管,为应对紧急CPB做准备,以免麻醉诱导时发生心脏骤停。

(3)麻醉后监测:麻醉诱导后需进行鼻咽温、肛温、尿量、呼气末二氧化碳、血气等监测。对于漂浮导管置入困难者可用TEE监测。

3. **心肺植入前麻醉管理特点** 心肺联合移植麻醉管理更类似于心脏移植，而非肺移植。接受心肺联合移植的患者均具有心排血量小、PVR高（低排高阻）的病理生理特点，心肺功能严重受损者对麻醉药物耐受性极差，麻醉诱导及维持过程中维持心脏收缩力，避免肺血管收缩至关重要。

（1）麻醉诱导：麻醉诱导过程应缓慢、平稳，维持循环的稳定和充分的氧合，给氧去氮过程中保持气道压力不超过20cmH_2O，避免PVR增加和SVR下降，避免循环衰竭；尽量选择对心肌抑制小的药物，如咪达唑仑、依托咪酯、芬太尼等；气管插管前应达到足够的麻醉及镇痛深度，充分抑制心血管反应；气管插管可采用高容量、低压力气囊、较大内径的单腔气管导管，充气压力应 $<20cmH_2O$，以免过分压迫而致气管壁缺血，较大内径可方便术中纤维支气管镜检查和吸引清理气道内分泌物。气管插管深度应以气囊稍超过声门即可，保证导管不在手术野，以免影响气管的吻合。麻醉和呼吸机通气系统应正常并及时更换细菌过滤器。

（2）麻醉维持：麻醉维持宜选择对心肌抑制小的药物，以全凭静脉麻醉药为主，非必要时可少用或不用吸入麻醉药，避免强效吸入麻醉药引起心肌抑制、血管扩张，因其可加重艾森门格综合征等患者右向左分流；对机体刺激较小的阶段，可适当应用血管活性药物，在切皮、劈胸骨等强刺激前应追加麻醉性镇痛药，以维持稳定的心率、血压和氧合；CPB开始前，导致SVR下降或PVR升高的因素（如高浓度吸入麻醉药、浅麻醉、气道阻塞、低氧血症、高碳酸血症、酸中毒、氧化亚氮等）均可诱发肺动脉高压危象，导致严重而顽固的低氧血症、循环衰竭加重、代谢和呼吸性酸中毒，甚至心脏骤停。因此麻醉维持过程中应充分供氧，加强呼吸支持，必要时应用肺血管扩张药（如PGE_1、一氧化氮）降低右心负荷，同时应用米力农、多巴胺甚至肾上腺素改善心室功能，避免病情进一步恶化，必要时紧急进行CPB；CPB前的呼吸管理主要根据术前患者通气的病理生理学改变进行调控，对于术前肺部换气功能较差的患者，不应盲目追求低PCO_2而增加潮气量，避免胸腔内压升高带来的血压下降。

知识点

肺动脉高压危象是指在肺动脉高压的基础上，发生肺血管痉挛性收缩，肺循环阻力升高，右心血排出受阻，导致突发性肺动脉高压和低心排血量的临床危象状态。肺动脉压急剧升高，肺动脉收缩压与体动脉收缩压比值（sPAP/sBP）>0.8。主要表现为低氧血症，右心功能不全，心排血量显著降低；心率增快，血氧饱和度下降，患者烦躁不安。肺动脉高压危象结局有时是不可逆的，常发生于术后18~48小时，也可提前或延后。

4. **心肺植入后麻醉管理特点** 心肺联合移植术最常采用三个吻合步骤：①气管端端吻合；②右心房吻合；③主动脉端端吻合。心肺植入后麻醉管理重点在于气管吻合后的气道开放及呼吸管理和CPB停机前后的心脏复跳及循环管理。

（1）呼吸管理特点：肺植入后，移植肺开始通气阶段应注重对肺功能的保护，防止移植肺的缺血再灌注损伤，在心肺功能下降时维护脏器灌注和氧合。具体措施包括：①主动脉开放前应用甲泼尼龙500mg；②使用升压药升高血压；③肺通气模式应从低浓度氧开始，用正常的呼吸频率和低潮气量，并辅以适当呼气末正压（PEEP 5~10cmH_2O）以降低肺内分流。

1）开放气道：气管吻合完毕后，无菌条件下吸尽供肺内液体和血块；鼓肺，气道压力30cmH_2O左右，以检查气管吻合口是否漏气；确认吻合口无漏气后，套囊抽气，轻柔地将气管导管送入1~2cm，送入过程中应避免暴力损伤气管吻合口；气囊充气，重新固定气管导管，开始低频率（5次/min）、低潮气量（6ml/kg）、低FiO_2（21%）通气。

2）肺复张：随着复温，逐渐增加呼吸频率和潮气量，当体温达 36℃后，适当提高吸氧浓度 FiO_2（40%）、呼吸频率（10 次 /min）并增加潮气量（12ml/kg），使气道峰压达 25~30cmH_2O，以解除肺的萎陷和不张。

3）保持气道通畅：通气时应严密监视气管吻合口出血，施行间断、轻柔的气管内吸引，避免引起气道阻塞；机械通气过程中若出现支气管痉挛，可给予氨茶碱或雾化吸入异丙肾上腺素、$β_2$ 肾上腺素受体激动剂。

4）低 FiO_2：由于移植肺对氧毒性效应敏感度增加，高浓度氧会增加氧自由基、过氧化物对肺的损害，促使肺缺血再灌注时肺毛细血管通透性增加，因此 FiO_2 不宜过高。主动脉开放后在避免缺氧的前提下尽可能降低 FiO_2。当患者氧饱和度低下时，可适当提高 FiO_2，但 FiO_2 必须控制在 50% 以下，并辅以适当呼气末正压（PEEP 4~6cmH_2O）加强氧合和防止肺水肿。

5）防治肺水肿：由于移植肺早期无淋巴引流功能，应严格限制晶体液入量，CVP 维持在较低水平（<10cmH_2O），以免产生间质性肺水肿。

（2）循环管理特点：心肺联合移植术中主动脉开放、供心复跳、CPB 停机过程及药物处理均与心脏移植相同。不同的是，由于心肺联合移植后患者肺动脉压、PVR 正常或轻度增高，右心功能不全较少出现，因此相比单纯心脏移植，心肺联合移植时更容易体外停机；由于供心缺乏迷走神经及对儿茶酚胺敏感易发生各种室上性和室性心律失常，可常规应用抗心律失常药物处理。

四、心肺联合移植术后处理

心肺联合移植后，需注意移植脏器功能保护、排斥反应的抑制治疗、防治感染及其他并发症。在此阶段低心排血量和肺水肿可能并存，低心排血量时使用正性肌力药增加心排血量的同时可能也会增加肺血流和 PVR，对肺水肿不利。因此，在对移植心肺功能处理上要分清主次，并兼顾心脏移植和肺移植两者特点，使呼吸和循环处于适度平衡是治疗的关键。早期处理重点是预防和治疗低心排血量综合征和肺水肿。术后硬膜外镇痛不仅可以加快肺功能恢复，并可降低机体氧耗，有利于预后。

1. 术后出血和渗血 出血是心肺联合移植后早期死亡的严重并发症之一。治疗应针对原因补充新鲜血液制品，并根据凝血功能检测，必要时给予鱼精蛋白中和肝素。注意保持引流管通畅，持续胸腔引流过多或一旦出现心脏压塞征象，应及时开胸止血。

2. 呼吸管理

（1）肺部感染：感染是导致心肺联合移植受体术后发生并发症和死亡的重要原因，以肺部感染最常见。可能原因包括：①上呼吸道、肺组织物理屏障和细胞防御机制被破坏；②手术引起支气管上皮细胞功能受损、积血、淋巴回流受阻及气管吻合口狭窄等；③同种异体移植物去神经化，肺内有分泌物时不能感知，咳嗽反射受到抑制；④移植后免疫抑制剂的使用；⑤供体术前肺部感染未完全控制；⑥长时间机械通气等。当患者清醒、呼吸功能恢复、血气及胸部 X 线检查正常、心功能稳定、胸腔引流不多时，应及早拔除气管插管，以免引起肺感染。机械通气多在术后 18~24 小时停止。术后常规使用抗生素，加强体位引流和胸部理疗，药物祛痰等方法也能有效预防肺部感染。

（2）肺水肿：心肺联合移植术后早期易发生肺水肿。其原因主要有：①肺缺血再灌注损伤；②缺血期间肺保护不良；③去神经化肺的淋巴循环中断及手术创伤；④血液稀释，血浆胶体渗透压降低及术后输液量过多。处理的主要措施有：应用肺血管扩张剂如前列腺素类药物；控制液体入量，以输注血浆、白蛋白为主来维持胶体渗透压和血容量，促进液体从肺组织向血管内转移；加强利尿；必要时再次气管插管行机械通气。

（3）移植肺衰竭：心肺联合移植后早期发生移植肺衰竭可能与供体选择不当、肺保护不佳或大量输血等有关。处理方法原则上以支持疗法为主，包括加大氧流量、利尿和呼气末正压支持等。

3. 循环系统

（1）心动过缓：采用经典的心房吻合患者可术后即刻出现不同程度窦房结功能障碍，表现为心动过缓，持续约 1 周。心肺联合移植术后心排血量依赖于心率的变化，术后应维持心率 90~100 次 /min 以保证较高心排血量，可给予肾上腺素来提高心率，必要时应用临时起搏器。

（2）心肌抑制：由于供心的去神经化，心肺联合移植早期心功能往往受抑制，心肌收缩力减弱，低血压，甚至出现心功能不全。处理包括：①术后早期给予正性肌力药物；②维持足够血容量，同时给予血管扩张剂（如硝普钠）以降低心脏后负荷，改善组织灌注，保持血流动力学稳定；③利尿，改善水钠潴留，同时纠正酸碱平衡及电解质紊乱。

4. **排斥反应** 心肺联合移植后，心脏和肺的排斥反应可以同时发生，也可以不同时出现，常以肺排斥反应为主，并早于心脏排斥反应。处理方法同单独肺移植和单独心脏移植排斥反应。

（陈向东 胡晓敏 李照璇 王 丽）

推荐阅读

[1] DAVIS RR，RUSSO MJ，MORGAN JA，et al.Standard versus bicaval techniques for orthotopic heart transplantation：An analysis of the United Network For Organ Sharing database.J ThoracSurg，2020，140：700-708.

[2] LLAND A.，FALCOZ P.E.，CANUET M.et al.，Should we perform bilateral-lung or heart-lung transplantation for patients with pulmonary hypertension？ Interact Cardiovasc Thorac Surg，2013，17（1）：166-170.

[3] FADEL E.，MERCIER O.，MUSSOT S.et al.，Long-term outcome of double-lung and heart-lung transplantation for pulmonary hypertension：a comparative retrospective study of 219 patients.Eur J Cardiothorac Surg，2010，38（3）：277-284.

[4] KRANSDORF E.P.，STEHLIK J.Donor evaluation in heart transplantation：The end of the beginning.J Heart Lung Transplant，2014，33（1）：1105-1113.

[5] COURTWRIGHT A.，CANTU E.Evaluation and Management of the Potential Lung Donor.Clin Chest Med，38（4）：751-759.

[6] CHAMBERS D.C.，CHERIKH W.S.，HARHAY M.O.et al.The International Thoracic Organ Transplant Registry of the International Society for Heart and Lung Transplantation：Thirty-sixth adult lung and heart-lung transplantation Report-2019；Focus theme：Donor and recipient size match.J Heart Lung Transplant，2019，38（10）：1042-1055.

第三十三章

结构性心脏病介入治疗的麻醉及围手术期管理

结构性心脏病是指任何先天性或获得性的以心脏和大血管解剖结构异常为主要表现的心脏疾病，包括CHD、心脏瓣膜病和心肌病等。外科手术疗法是治疗结构性心脏病的传统方法，目前已经积累了非常丰富的经验，并且仍在不断发展[1]。随着介入心脏病学的发展，介入治疗结构性心脏病也获得了成功[2]。早在1966年国外学者Rashkin和Miller采用球囊导管扩张卵圆孔行心房间隔造口术，以作为完全性大血管转位的姑息疗法[3]，从此开始了CHD介入治疗的新途径。1982年Kan开展经皮球囊瓣膜成形术治疗先天性肺动脉瓣狭窄，并取得了满意的疗效[4]。1997年Amplatzer封堵器的问世，极大地推动了CHD介入治疗的开展。此后介入治疗作为一项新崛起的技术，广泛应用于临床，被誉为CHD治疗中的一项“革命”。其优越性是避免了开胸手术的创伤和危险，患者痛苦小，康复时间短，并发症少，疗效可靠，患者和家属易于接受，具有外科手术无可比拟的优点。随着介入器材的不断改进、介入治疗经验的积累和操作技术的提高，CHD介入治疗的适应证范围日趋扩大，包括CHD复合畸形的介入治疗、外科手术后残余分流或残余狭窄的介入治疗、介入技术与外科联合治疗复杂CHD等，将进一步减轻患者的痛苦，提高成功率，降低并发症发生率[5,6]。

第一节　结构性心脏病介入治疗麻醉的特点

结构性心脏病介入治疗的麻醉通常要兼顾小儿麻醉、心脏病手术麻醉和手术室外麻醉的特点。但麻醉的基本原则和要求是相同的，即确保患者在麻醉期间能处于内环境稳定的状态，从而安全度过麻醉和手术，并在术后顺利恢复。

一、结构性心脏病介入治疗麻醉的疾病特点[7,8]

结构性心脏病中以CHD最为常见，亦最具特点。接受CHD介入治疗的患者多为小儿。年龄越小，在解剖、生理、药理方面与成人的差别越大。先天性心脏畸形有100多种，分类方法亦多。按病理生理变化可将其分为四类。

（一）分流性病变

分流性病变是指心脏所排出的一部分血液未能沿着正常通路流动，血液在心内或心外发生分流。按分流方向不同，又分为左向右分流和右向左分流。

1. 左向右分流病变　包括室间隔缺损（VSD）、房间隔缺损（ASD）、动脉导管未闭（PDA）、主肺动脉间隔缺损、部分性肺静脉异位引流（PAPVC）和房室隔缺损等。因左、右心腔或主、肺动脉间有异常通道，左心压力和阻力高于右心而使一部分左侧动脉血经异常通道流入右心或肺动脉，从而导致右心室容量负荷过重和肺血增多，甚至可发生肺动脉高压和充血性心力衰竭。左向右分流的患者一般无发绀，但在晚期发生肺动脉高压，有双向或右向左分流时，会出现发绀症状。由于肺血增多，吸入性全身麻醉药在血液中完全饱和的机会也增多，故而药效发挥迅速且易于加深。又因在心肺之间有重复循环，故静脉麻醉药起效延迟。分流量取决于 PVR 和 SVR，SVR 越高或 PVR 越低则分流量越大。因此，麻醉的原则是避免 SVR 增加和 / 或 PVR 降低（表 33-1-1）[7]。

表 33-1-1 影响血管阻力的因素

阻力	增加	降低
体循环阻力	交感刺激，α 肾上腺素受体激动剂 氯胺酮 双下肢屈曲	血管扩张药物 α 肾上腺素受体拮抗剂 β 肾上腺素受体激动剂 钙通道阻滞剂 挥发性麻醉药 组胺释放
肺循环阻力	低氧血症 高碳酸血症 酸血症 肺内压、气道平均压高 交感神经兴奋 α 肾上腺素受体激动剂 血容量过多	吸入氧浓度增加 低碳酸血症 碱血症 前列腺素 E_1/ 依前列醇 α 肾上腺素受体拮抗剂 血管扩张药物

2. **右向左分流病变** 包括法洛四联症（TOF）、法洛三联症、肺动脉闭锁（合并室间隔缺损）、二尖瓣闭锁（合并房间隔缺损或卵圆孔未闭）、三尖瓣闭锁、永存动脉干、大血管转位及艾森门格综合征等。因肺血管或右心室流出道阻力大于体循环阻力，而使一部分血液未经肺循环而流入左心，致肺血减少及心室压力负荷过重。又因流入主动脉的血液未完全氧合而发生低氧血症，重症者伴有发绀、酸中毒和红细胞增多。静脉注射药物时，一部分药物未经肺循环而直接到达左心室继而入脑，故药效发挥迅速。因肺血少，吸入全身麻醉药起效缓慢。右向左分流患者麻醉原则是避免 SVR 降低和 / 或 PVR 增加。麻醉的血管活性作用可改变 PVR 和 SVR，而 PVR 和 SVR 平衡的改变对心内分流有直接作用。麻醉中影响 PVR 和 SVR 的因素见表 33-1-1。

（二）混合性病变

混合性病变包括完全性肺静脉异位连接、右心室双出口、大动脉转位（合并室间隔缺损）、三尖瓣闭锁、单心房、单心室及永存动脉干等，其肺动脉与主动脉类似两条并联的管道，造成肺循环与体循环血流比（Qp/Qs）失调及体循环与肺循环的血液相混合。肺动脉血氧饱和度高于体循环静脉血，而体循环动脉血氧饱和度却比肺静脉血氧饱和度低，因而引起严重低氧血症。其严重程度取决于肺血流多少，后者则受 PVR 和 SVR 的影响。若 SVR 大于 PVR 则肺血流增多，其病理生理与麻醉原则类似左向右分流病变；若 SVR 小于 PVR 则肺血减少，其病理生理类似右向左分流病变，麻醉原则亦同。

（三）阻塞性病变

阻塞性病变包括肺动脉瓣和肺动脉干狭窄、原发性肺动脉高压、主动脉瓣狭窄（瓣上与瓣下）、主动脉缩窄、二尖瓣狭窄、主动脉弓离断及左心发育不良综合征或右位心等。此类病变并不产生分流，只造成心室排血受阻及心室压力负荷过重。左心室阻塞者可致左心衰竭、体循环低血压、冠状动脉灌注不足及室性异位节律；右心室阻塞引起右心室功能障碍、肺血少及低氧血症。此类病变多依赖动脉导管提供主动脉或肺动脉远端血流。由于每搏量减少，心排血量主要靠心率维持。麻醉原则是避免心肌抑制、循环阻力增加和心动过缓。

（四）反流性病变

反流性病变主要是艾勃斯坦畸形（三尖瓣下移）及其他原因所致的瓣膜关闭不全，心脏排出的血液有一部分又返回心腔，并且循环阻力越大反流量越多，最终导致心脏容量负荷过重、心室扩大甚至出现充血性心力衰竭。麻醉原则是避免循环阻力增高，并设法适度降低后负荷以减少反流量。

二、结构性心脏病介入治疗麻醉的环境特点[9]

CHD 介入治疗通常在心导管室内进行，特殊的检查和治疗设备要求麻醉医生要在不同于手术室的环境下实施麻醉，从而增加了麻醉的难度。

（一）环境因素对麻醉的影响

环境因素造成 CHD 介入治疗麻醉困难的因素很多，最常见的是建筑设计时没有考虑到麻醉的需要，空间有限，此外放射源、摄影机、血管造影仪器、C 臂机等设备均妨碍麻醉医生靠近患者，造成重大的安全隐患，所以麻醉前要了解现场布局，做好相应的准备。其次是工作场所远离手术室，麻醉医生需与不经常接触麻醉工作的人员一起工作，由于相互配合的机会少，一旦发生紧急情况或出现麻醉仪器故障均较难得到正确处理。此外，所处环境常缺乏中心供氧、中心吸引，抢救设备和药品也不如手术室完备，这些都增加了麻醉的难度。

放射学检查时辐射增加，若要留在患者身旁需穿辐射防护衣，增加了麻醉操作和管理的困难。造影期间，麻醉医生有时不能一直守候在患者身边，需要通过观察窗或闭路电视观察患者和麻醉监护设备。室内灯光不同于手术室，不利于观察患者皮肤颜色、呼吸运动、麻醉机和监护仪、钢瓶内气体等情况。由于缺乏专供麻醉和监护用的独立电源，监护仪需要进行适当的接地处理。其他电气设备也常给患者带来很多危险，而且对监护仪也会造成干扰。

为保证麻醉安全，美国麻醉医师学会有关手术室外麻醉指南推荐的内容包括：①供氧源；②吸引器；③废气排除系统；④必要的麻醉装备、药物和监护仪器；⑤电源接头；⑥照明；⑦足够的空间；⑧急救设备；⑨通信设备；⑩专用安全代码。由于各种诊疗场所的环境不同，这些麻醉的基本条件有时可存在一定的差异。

（二）安全防护要点

在心导管室中工作的医护人员常年接触放射线对身体会造成损害[10]。据报道，X 线电影照相术时放出的射线每分钟高达 0.1~0.2Sv（10~20rem），如此大量的射线对患者和工作人员身体都可造成损害。研究表明，放射性红斑、白内障是人体 DNA 受损或细胞直接受损害的结果。每增加 0.001Sv 放射量发生致命性癌的风险为 0.04%。在良好防护的情况下，麻醉医生接触放射线的量每月可达 0.001 7Sv（0.17rem）[11]。

1. 患者的防护 虽然患者放射线接触难以避免，但对一些“易损部位”应积极加以保护，如双眼、性腺（睾丸、卵巢）、甲状腺等部位。

2. 麻醉医生的防护 工作于心导管室的麻醉医生，其工作量往往较大，因为多数医院的放射科医生习惯将心导管检查术、造影术或介入治疗术的小儿集中安排，统一实施。每天手术麻醉患儿多达 5~10 例。麻醉医生为了便于观察病情，给麻醉药和治疗处理，须站立于患者头部，距 X 线放射球管很近，所以吸收的辐射剂量往往较大。麻醉医生除保证患者安全，完成工作任务外，还须注意个人防护。

（1）人员的合理安排：麻醉科应实行心导管室工作轮流制度，具有临床麻醉经验的医生应轮流在心导管室工作，从而减少每个麻醉医生每年的辐射剂量。

（2）必要的防护措施：如穿戴含铅防护服。心导管室工作的麻醉医生，入室完成对患儿的麻醉诱导后，在开启放射线以前应穿铅衣，戴铅手套、铅帽和有 X 线防护功能的眼镜，并可戴含铅围领以保护甲状腺。

（3）远距离监护：对患儿的各种麻醉操作完成后，待患儿处于平稳状态，麻醉医生可进行远距离监护，以减少接触放射线剂量，如位于铅防护板后，或进入监控室，利用监控室的监护仪或透过监控室玻璃窗对患儿进行严密监护。如果患儿有异常应立即入室进行必要的处理。注射对比剂时要撤离到监控室内，注射完毕应即刻回到患儿身旁，观察患儿对对比剂有无不良反应。

《小儿手术室外麻醉/镇静专家共识》阅读指导

（4）术者的配合：麻醉医生在对患儿进行麻醉操作、给药、吸痰、调整体位时，手术医生应暂停操作，尽量减少麻醉医生的X线照射剂量。

第二节　麻醉前准备与麻醉前用药

一、麻醉前检查与评估

对结构性心脏病介入治疗的患者麻醉前检查与评估，应与心脏手术患者相同。

病例　先天性心脏病（CHD），动脉导管未闭（PDA）

病案摘要

患者，男，4岁，体重16kg。因“上呼吸道感染”入院。体格检查发现心脏杂音。超声诊断为“CHD、PDA”。患儿平素易感冒，活动耐受较同龄儿稍差。超声心动图示：降主动脉与左肺动脉起始处之间见一动脉导管，主动脉端宽约7mm，肺动脉端宽约5mm，长7mm，彩色多普勒血流显像示左向右分流，左心室扩大（40mm）、主肺动脉宽（20mm），估测肺动脉压27mmHg。入院诊断：CHD、PDA。拟于全身麻醉下行PDA封堵术。

【问题】CHD患者术前评估应考虑哪些问题？

临床思路　CHD患者在介入手术中出现不良事件和心脏骤停的风险较高[12]。接受镇静或全身麻醉患者中常见的并发症包括呼吸道事件（喉痉挛、支气管痉挛、呼吸暂停和误吸）、心血管事件（低血压、心律失常和心脏骤停）和术后出现恶心和呕吐、烦躁、低氧血症和呼吸暂停等。在对24 165例儿童麻醉下行介入手术的病例研究发现，发生麻醉相关不良事件中呼吸系统占53%、心脏占12.5%。呼吸系统不良事件常发生于1岁以下的婴儿、急诊手术、术前已行气管插管和ASA Ⅲ级或Ⅳ级患者，而心脏事件在ASA Ⅲ级或Ⅳ级的患者中最常见。

CHD患儿多存在心血管功能异常，CHD介入治疗中，患儿的年龄、体重、患病时间、先天性心脏病类别、介入手术时长均为CHD介入手术的风险因素。研究显示，低体重（<4kg）及低血氧饱和度的患儿不良事件发生率更高。CHD患儿多存在心血管功能异常，而心脏介入操作本身可导致心律失常甚至心力衰竭，因此术前评估时需注意对患儿的心血管功能进行评估，包括心脏影像学检查结果和近期药物使用史（如升压药、强心剂）。此类患儿常反复出现呼吸道感染，而近期呼吸系统问题可增加麻醉过程中的肺血管阻力（PVR），因此对于合并呼吸道感染的患儿，可在感染控制、体温正常后行手术。值得注意的是，CHD患者由于其血流动力学改变，多合并肺动脉高压。研究表明，肺动脉高压增加了CHD介入治疗中心脏骤停的风险。因此对于肺动脉高压的评估尤为重要，这有助于指导用药及选择麻醉方式，并对病情转归进行预测。但多项研究显示，肺动脉高压患者接受CHD介入治疗时，其并发症发生率并未因麻醉方式的不同而出现显著差异。

知识点

成人先天性心脏病患者潜在的非心脏疾患见表 33-2-1。

表 33-2-1　成人先天性心脏病患者潜在的非心脏疾患

系统	表现
呼吸	肺顺应性降低（肺血流增加或肺静脉引流受阻）
	气道受扩大、高压的肺动脉压迫
	支气管受压
	脊柱侧弯
	咯血（晚期艾森门格综合征）
	膈神经受损（既往胸科手术）
	喉返神经损伤（既往胸科手术，罕见心脏结构的侵犯）
	对低氧血症的呼吸反应迟钝（发绀患者）
血液	出血体质
	异常假血管血友病因子
	增加凝血酶原和部分促凝血酶原的时间
	人为血小板减少症
	胆结石
肾脏	高尿血红蛋白血症和关节痛（发绀患者）
神经	可疑脑梗死
	脑脓肿（右向左分流患者）
	占位（来自旧脓肿灶）
	胸内神经损伤（医源性膈神经、喉返神经或交感神经干损伤）

知识点

成人先天性心脏病患者潜在的血管病变见表 33-2-2。

表 33-2-2　成人先天性心脏病患者潜在的血管病变

血管	可能的问题
股静脉	如果需要切开置入心导管，股静脉有可能被结扎；粗的治疗导管常引起股静脉血栓

续表

血管	可能的问题
下腔静脉	一些损害，特别是与内脏异位（多脾）相关，有下腔静脉中断时，则不能从股静脉将导管送入右心房
左锁骨下动脉和足背动脉	在主动脉缩窄或锁骨下动脉修补后，末梢血压会较低，各种原因的术后主动脉再狭窄，脉搏减弱或缺失，血压异常
左锁骨下动脉	血压低，同侧伴有典型的 Blalock-Taussig 分流和各种可能改进的 Blalock-Taussig 分流
右锁骨下动脉	由于主动脉瓣膜上狭窄，血压人为增高
上腔静脉	Glenn 手术的导管相关性栓塞危险

病例 成人先天性心脏病（CHD），房间隔缺损（ASD）

病案摘要

患者，女，42 岁，体重 55kg。因“出生后体格检查发现心脏杂音，活动后心慌、气促 6 月，加重 1 个月”入院。心脏超声示：房间隔缺损 13mm，心房水平左向右分流，右心房、右心室增大，左心室内径正常。心电图示：右心室肥厚。胸部平片示：肺血多，心胸比例 0.53，肺动脉段突出。诊断 CHD、ASD。拟于监测麻醉下行 ASD 封堵术。

【问题 2】成人 CHD 术前评估应注意哪些问题？

临床思路 近几十年以来，成人 CHD 患者的数量迅速增加。尽管该领域的治疗技术已经取得了快速发展，但 20~70 岁以上患者的死亡率可能是同龄人的 2~7 倍以上。性别和年龄对成人 CHD 患者相对存活率和死亡原因的影响尚不明确。有研究对 3 311 例成人 CHD 患者（50.5% 为男性）进行了单中心观察性纵向研究，对其随访了 25 年。结果表明，女性 CHD 患者的死亡率比男性高。随着年龄的增长，CHD 死亡率有所降低，但其死亡的原因发生了重大的变化。40 岁以上的患者中，心力衰竭是其主要死亡原因。

研究报道，大于 30 岁的 CHD 患者，尤其是发绀型 CHD 患者，发展为Ⅱ型糖尿病的风险增加。感染性心内膜炎（IE）有较高的发生率和死亡率，脓肿和年龄是预测 IE 死亡的相关风险因素。

成人 CHD 患者可能存在小儿 CHD 患者所没有的独特解剖或后遗症，潜在受影响的非心脏疾患和血管病变较多（表 33-2-1、表 33-2-2）。此外，这些患者可能对儿时所做的治疗所知甚少或没有途径获取相关医疗信息，大大增加了其麻醉管理难度。随着成人 CHD 患者数量的增加，麻醉医生有时需在紧急情况下处理此类患者，所以应尽可能多地收集关于患者病史的详情、手术修复情况和目前的功能状态。其中关注的重点包括是否存在心律失常、低氧血症、肺动脉高压、心室功能不全、分流情况、血栓形成和是否需预防性使用抗生素。

拓展阅读 生化标志物在成人 CHD 术前评估中的意义

为了优化成人 CHD 患者的管理，需要准确地识别高风险患者。然而，并没有明确的生化标志物作为判断成人 CHD 患者临床预后的有用工具。有研究报道，（NT-proBNP）提供的临床预后信息远超越了常规风险标志物，并且能够可靠地排除有死亡和心力衰竭风险的患者。NT-proBNP、超敏肌钙蛋白T（hs-TnT）和生长分化因子15（GDF-15）水平升高，可以识别具有最高心血管事件风险的患者。因此，这些生化标志物可以在成人CHD患者的监测与管理中发挥重要作用。NT-proBNP是成人CHD患者预后的可靠预测指标。研究结果显示，成人CHD患者在出现心血管不良事件，尤其是死亡和心力衰竭之前的NT-proBNP水平是明显升高的。

半乳凝素-3是心力衰竭患者危险分层的生化标志物。半乳凝素-3与成人CHD患者的功能容量、心功能和心血管不良事件的发生明显相关。红细胞分布宽度（RDW）是自动血细胞计数的标准组分，对心力衰竭和冠心病具有预测价值。有研究分析了RDW与成人CHD患者心血管事件之间的相关性。结果表明，RDW与成人CHD患者心血管事件相关，这种相关性独立于年龄、性别、临床危险因素、C反应蛋白和NT-proBNP。因此，半乳凝素-3可以被认为是这些患者危险分层的附加生化标志物。

二、麻醉前准备

病例　先天性心脏病（CHD），房间隔缺损（ASD）[13]

病案摘要

患者，女，7岁，体重34kg。平素易感冒，因“活动后心慌气短5月，加重1个月，体格检查发现心脏杂音”入院。心脏超声示：房间隔中断11mm，心房水平左向右分流，右心房、右心室增大，左心室内径正常。心电图示：右心室肥厚。胸部平片示：双侧肺血多，心胸比例0.55，肺动脉段突出。诊断CHD、ASD，拟行ASD封堵术。

【问题3】患者麻醉前病房准备有哪些？

临床思路　结构性心脏病患者的生长发育落后于同龄正常人，这与血流动力学改变有关，如大的左向右分流型CHD伴心功能不全，还常伴呼吸道感染、肠道吸收不良，使营养摄入障碍。此外，由于低氧血症，影响全身脏器功能，对细胞代谢有直接影响。因此，对严重心功能不全和低氧血症的患儿术前应给予洋地黄和每日吸氧治疗，以提高其对麻醉的耐受力。

小儿不易合作，即使应用部位麻醉（包括局部麻醉）也应按全身麻醉准备。应向其父母强调空腹的重要性，说明麻醉前保持胃排空，可减少呕吐误吸的风险，保证麻醉安全。患儿体内营养物质储备少，经常处于酸血症状态，在行介入治疗前合理地安排好禁食水时间，既可避免低血糖和脱水，又可预防麻醉并发症。小儿代谢旺盛，体液丢失较快，容易发生脱水或代谢性酸血症，年龄越小，禁食、禁水时间越短。对小儿麻醉前禁食水时间的放宽是小儿麻醉领域中一个较为明显的变化。实行偏长的禁食水时间，不仅会引起患儿不适，还会增加低血容量，甚至低血糖的发生率。

小儿禁食时间超过12小时可发生低血糖，并有代谢性酸中毒倾向，故小儿禁食时间以不超过6小时为宜。研究表明小儿胃内液体排空快，摄入液体后1/2在11分钟内自胃排出，2小时内其余液体可自胃排出，故主张适当缩短麻醉前禁食、禁饮时间。通常安排如下：①1岁以下婴儿禁食时间为4小时；②1岁以上的幼儿为5~6小时，禁食后应补液，供给糖、水及电解质（血钾在4.0mmol/L左右）；③幼儿给水100~120ml/(kg·d)，学龄前期小儿60~80ml/(kg·d)，所给液体量须根据心、肾功能及其他异常损失而适当调整。日常膳食中的主要成分为碳水化合物、脂肪和蛋白质。由于它们的化学结构不同，在胃内被排空的时间和消化吸收部位也不同。因此，需根据摄入食物种类的不同而制订不同的禁食时间，见表33-2-3。

知识点

表 33-2-3 清饮料及不同食物建议禁食时间

清饮料及不同食物	时间
清饮料	≥2h
母乳	新生儿和婴幼儿≥4h
配方奶或牛奶	≥6h
淀粉类固体食物	≥6h
脂肪及肉类固体食物	≥8h

【问题 4】患者麻醉前导管室准备有哪些?

临床思路 心导管室内麻醉远离中心手术室,在紧急情况下最能提供有效帮助的就是仪器设备。为了保证患儿安全,心导管室内应具备施行全身麻醉患者所需的基本条件。药品准备方面,除麻醉药、肌松药外,还应备齐各种急救药。

麻醉前须对麻醉环境和场所、相应的诊疗操作过程和可能出现的问题有所了解,包括诊疗时患者的体位、是否应用对比剂、麻醉机和监护仪有无足够的空间摆放、诊疗期间麻醉医生可否留在导管室、诊断或治疗仪器对麻醉机和监护仪的影响等。还要求有合适的灯光便于观察患者、麻醉机和监护仪,对可能发生的各种意外都要有充分的准备。

麻醉过程中,尤其是放射性检查时,麻醉医生经常要暂时离开导管室,此时监护仪就成为麻醉管理不可或缺的部分,要确立切实可行的麻醉监测方案。

【问题 5】该患者是否需要麻醉前用药,如何应用?

临床思路 施行结构性心脏病介入治疗术前是否常规给予麻醉前用药目前尚存争议。麻醉前用药的目的是使患者充分镇静、防止术前恐惧,以便顺利进入导管室。同时抑制呼吸道黏膜分泌、阻断迷走神经反射、降低麻醉诱导期的心血管不良反应,以及减少全身麻醉药需要量。

术前应用抗胆碱能药物的目的在于预防围手术期喉痉挛和减少分泌物。随着对呼吸道刺激小的吸入麻醉药的问世,以及众多关于抗胆碱能药物引起术后认知功能不全的报道,尽管目前小儿麻醉前的应用比较普遍,但成人术前已很少使用。研究表明,术前不应用抗胆碱能药物并未增加不良后果。呼吸道副作用与小儿的年龄、体重有关,小于 3 个月的小儿,尤其是新生儿,其迷走神经张力高,诱导药物、喉镜刺激、手术刺激等均可通过迷走反射引发心动过缓[14]。

小儿新陈代谢旺盛,术前用药按公斤体重计算用量较大。鉴于很多麻醉用药均需应用阿托品以对抗其副作用(迷走神经兴奋或唾液分泌增加),因此,阿托品在小儿麻醉前用药中占重要地位。临床上对于已经建立静脉通道的患儿,均应避免肌注用药方式,以减少对患儿造成的伤害。盐酸戊乙奎醚为M受体拮抗剂,选择性地作用于 M1、M3 受体,对 M2 受体无明显作用,既能减少呼吸道分泌物和防止刺激迷走神经引起的并发症,又能有效避免心动过速、尿潴留、肠麻痹等不良反应。小儿盐酸戊乙奎醚推荐剂量为 0.1mg(体重 <3kg)、0.2mg(体重 7~9kg)、0.3mg(体重 12~16kg)、0.4mg(体重 20~27kg)、0.5mg(体重≥32kg)。

小于 8 个月的婴儿很少需要镇静药,大于 1 岁的小儿麻醉前是否使用镇静药尚存分歧。必须充分权衡术前用药可能给患者带来的益处和不良反应，重点关注心血管反应和呼吸道通畅情况。

目前最常用的镇静药为咪达唑仑，口服咪达唑仑已成为小儿麻醉前最常用药物。咪达唑仑口服溶液（Versed糖浆）为小儿麻醉提供了术前镇静的有效方法[15]，其pH为2.8~3.6，以水溶性和亲脂性闭合环为主，口感好，小儿容易接受，口服后接触口腔黏膜的亲脂成分吸收好、更稳定。常用口服剂量为0.25mg/kg，起效时间10~15分钟，20~30分钟达峰值，警觉/镇静观察评分（OAA/S）满意，不影响术后苏醒[16]。咪达唑仑（0.25~0.5mg/kg）联合氯胺酮（4~6mg/kg）口服效果更好，无明显的循环、呼吸副作用。此方法也适用于接受诊断性检查的患儿。

应用氯胺酮的小儿必须同时加用阿托品或盐酸戊乙奎醚，以避免分泌物引起呼吸道并发症的风险[8]。舌下及鼻腔内滴入也可作为小儿术前用药途径[17]。口腔黏膜血管丰富，药物可迅速吸收。鼻腔内滴药药物吸收不如舌下途径快，且小儿常感不适，故应用不广[18]。咪达唑仑（0.05~0.1mg/kg）、氯胺酮（4~10mg/kg）也可直肠内灌注给药，但直肠内灌注操作较繁琐，且镇静效果不一致，目前应用较少。选择术前用药总体原则应着眼于患者的需求和对镇静药物的反应[19]。小儿用药后，应常规监测脉搏血氧饱和度。

第三节　麻醉处理原则和麻醉方法

结构性心脏病介入治疗中，为了保证稳定的血流动力学水平和手术操作的顺利进行，足够的镇静和平稳的麻醉非常重要。CHD介入治疗手术患者多为婴幼儿、儿童，术中多不能主动配合，而且这类患者常合并有不同程度的呼吸、循环功能障碍，呼吸、循环储备能力差。另外心腔内操作容易导致血流动力学改变和缺氧等一系列问题[20]。麻醉既要达到一定的深度，又不能加重心脏的病理生理改变，并尽可能地向有利于血流动力学平稳和心功能恢复转化，这些是心脏病介入治疗麻醉的总目标。

一、麻醉处理原则

（一）保持安静

麻醉深度要适度，在介入治疗的全程中始终保持患者安静不动。患儿哭闹与挣扎对血流动力学有直接影响，还可引起心腔内压力和血氧饱和度发生显著改变，不仅使心内分流量发生变化，还可使分流方向发生改变。术中动、静脉穿刺时疼痛刺激相对较强，麻醉变浅时要及时追加麻醉药，使患儿保持深睡眠状态。手术时间长短不同，患者配合程度不一，可根据病情、年龄、手术医生操作熟练程度等选择不同的麻醉方法。事实上，小儿即使行无痛性、诊断性检查或治疗，也常难以配合，需要镇静或麻醉。但幼儿在不影响其呼吸功能的前提下常难以获得有效镇静，且镇静药的作用时间在小儿较难预测，副作用发生的机会也相对较多。全身麻醉不仅可以使患者舒适，而且可以保证诊疗时间任意延长。故结构性心脏病介入治疗，特别是CHD患儿介入治疗的麻醉多选择全身麻醉。

（二）保持呼吸稳定

保持患儿呼吸道通畅，呼吸频率正常，通气量良好，避免缺氧，特别强调维持血氧饱和度的稳定。

（三）保持循环稳定

避免心率过快和血压剧烈波动，除维持适当的麻醉深度外，术中操作要动作轻柔，避免失血过多，同时要及时补液。

（四）保证诊断的准确性

CHD介入治疗通常与心导管检查同时进行，需要在不同时点进行多种测量和反复抽取血样，为了保证对血流动力学和分流量计算的准确性，检查过程中应保持呼吸和心血管状态的相对稳定，所以要保持麻醉平稳和方法一致，尽可能避免不同麻醉方法对诊断数据的影响。这种对麻醉一致性的要求使麻醉处理较为困难，为了保证诊断的准确性，氧饱和度不应低于基础值，同时要避免氧分压过高引起的动脉痉挛。为使患儿耐受创伤性操作，常需很深的镇静，在如此深度的镇静状态下，小儿易发生呼吸抑制，必要时可采用控制呼吸，以避免 PCO_2 升高，从而减少对诊断准确性的影响。控制呼吸本身对心导管检查诊断的准确性并无影响，分钟通气量和呼吸频率可根据动脉血气分析结果设定并调节。术中镇痛、镇静或全身麻醉的深浅必须恰当，既要预防心动过速、高血压和心功能改变，又要避免分流增大、高碳酸血症和低碳酸血症。过度心肌抑制、前后负荷改变、液体失衡或过度刺激均可致分流增大而影响诊断的准确性。氯胺酮可增加全身氧耗，但不会影响诊断的准确性，故较常使用[21]。

二、麻醉方法

《ESPA 临床实践声明：儿科择期手术安全程序性镇静和镇痛》阅读指导[22]

知识点　　**监测麻醉**

监测麻醉（monitored anesthesia care，MAC）是指局部浸润麻醉或外周神经阻滞，甚至无麻醉下接受诊治时，由麻醉医生提供麻醉监护和控制患者的生命体征，并根据需要静脉应用镇静、镇痛药物的一种麻醉方法。亦可理解为介于全身麻醉和局部麻醉之间的一个新领域。既往一向作为不适于全身麻醉患者的替代麻醉方式，但已有 10%~30% 外科手术首选 MAC，且特别适用于心脏患者介入治疗手术麻醉，如经导管主动脉瓣置换术（TAVR）等。局部麻醉联合镇静和镇痛是近年来最常用的 MAC 方法之一，是指在局部麻醉时联合应用镇静、镇痛药物，让患者能够耐受不愉快的操作，而且维持满意的循环和呼吸功能，并能对语言指令或触觉刺激做出相应的反应。

病例进展

术前禁食 6 小时，禁饮 2 小时。转送导管室前于病房内建立静脉通道。入室后监测心电图、无创血压、脉搏氧饱和度及体温。静脉注射盐酸戊乙奎醚 0.5mg。保留自主呼吸，静脉注射氯胺酮（2~4mg/kg）实施全凭静脉麻醉。

【问题 6】可供选择的麻醉方法有哪些？

临床思路　CHD 介入治疗的麻醉方法，除对较大儿童可用局部浸润麻醉外，多以全身麻醉为首选，一般不行气管插管。麻醉方法的选择应根据患者年龄、病情、病症种类及检查时间长短等条件来决定。常用的方法有下列几种。

1. 镇静　镇静可分为清醒镇静和深度镇静。清醒镇静是患者意识被轻度抑制，对外界刺激能产生反应，能维持气道通畅和保护性反射。深度镇静则是患者意识被较深程度地抑制，难以唤醒或失去气道保护性反射，有时难以维持气道通畅，也可能发生呼吸抑制或呼吸停止，类似于全身麻醉。镇静前同样应了解病史和进行必要的体格检查，镇静或镇痛方法的选择根据患者的需要、医疗条件、特殊检查的种类及操作者的熟练程度和经验而定。熟悉相关操作步骤有助于最佳用药时间和药物的选择。目前没有任何一种药物或剂量适用于所有患者，单纯镇静只适用于一部分患者。

2. **局部麻醉加镇静和镇痛** 随着短效、可控性强的镇静、镇痛药物出现，镇静和镇痛技术在临床上得到了越来越广泛的应用。如果患者一般情况好，可以在完善的局部麻醉下，给予充分的镇静和镇痛进行介入治疗。

由于所有麻醉药物对中枢神经系统的抑制作用具有剂量依赖性，在局麻联合镇静和镇痛过程中，患者可能处于轻度镇静（患者清醒、放松）或深度镇静（无意识、睡眠），甚至全身麻醉状态（如对疼痛刺激无体动反应）。由于不同患者对同一剂量镇静、镇痛药物的反应存在明显的个体差异，且从轻度镇静状态转入全身麻醉的变化过程可以相当迅速，所以临床对患者生命体征的监护，及呼吸、循环的支持治疗就显得尤为重要。

3. **全身麻醉** 对于时间较长的诊疗操作，应用全身麻醉的并发症低于多数镇静方法。静脉给药容易控制，诱导时间短、成功率高、副作用少，且恢复迅速。近年来多采用短效静脉麻醉药如丙泊酚持续静脉输注或靶控输注，能较好地控制清醒时间，若疼痛刺激较强，可加用芬太尼等麻醉性镇痛药[23]。对病情较重、体质较差或较小的婴幼儿及手术时间长或手术对循环干扰较大时，为确保全身麻醉期间患者的通气和氧合，可选用鼻导管、面罩和口咽导气管，必要时考虑应用喉罩。

对于结构性心脏病介入治疗患儿多采用非气管插管的全身麻醉，但常造成呼吸管理困难，特别是病情严重者，术中易出现气道阻塞、呼吸暂停、缺氧等，处理不当则引发严重并发症。相比之下，施行气管插管全身麻醉，易于控制麻醉深度、清除呼吸道分泌物、保证呼吸道通畅，并便于供氧，使安全性大大提高。

第四节　麻醉期间监测及管理

结构性心脏病介入治疗麻醉与开胸手术相比，创伤虽然小，但麻醉风险是同等的。在条件相对简陋、CHD 患者以小儿为主、病情重的条件下，麻醉风险甚至比在手术室更大，所以无论是镇静还是全身麻醉，以及是否应用镇痛药，监测都应与手术室内麻醉相同。一般应满足以下条件：①在麻醉的全过程中，始终要有一位合格的麻醉医生在场；②心电图监测；③血压及心率监测；④脉搏血氧饱和度（SpO_2）监测；⑤体温监测；⑥尿量监测。多数患儿施行心导管检查术不需放置尿管，但对病情重，估计检查时间长的病例，应在患儿麻醉后放置导尿管，以监测每小时尿量。麻醉深度应根据生命体征、循环系统变化等临床征象综合判断。一般认为只要面色红润，循环功能良好，心音强，血压、脉搏稳定，尿量满意，患儿可称安全。反之，应寻找原因，是否麻醉过深或有其他麻醉并发症。必要时可应用脑电双频谱（BIS）或听觉诱发电位（AEP）等技术监测麻醉深度。

现代化的监测仪器给临床提供很多方便，但任何仪器都不能代替麻醉医生直接的临床观察。某些情况下，如造影期间一些基本的监测可能无法照常应用，但应努力保证患者在操作期间能得到适当的监护，除通过观察窗或闭路电视在操作室外连续观察患者和监测仪外，也可以用电子听诊器监测患者的呼吸音。

临床资料分析表明，小儿麻醉并发症的发生与下列因素有关。

（1）麻醉前准备不足：术前未认真地询问病史，未进行必要的体格检查和生化检查，对术前高热、上呼吸道感染、严重水和电解质紊乱（脱水、低血钾、低血钙）、低血糖等未进行适当处理，因而麻醉期间并发症明显增多。无论施行何种麻醉，麻醉前均应禁食水，以降低麻醉期间呕吐误吸的风险。

（2）麻醉器械准备不足：小儿不论施行何种麻醉，均应准备氧气、吸引器、面罩加压吸氧装置、麻醉机、咽喉镜、小儿气管导管，以便随时应用。切莫待麻醉过程中病情发生剧变时才临时寻找抢救器械，以致延误病情的及时处理，造成严重后果。

（3）麻醉方法选择不当或药物逾量：应根据小儿不同病情而选择合适的麻醉方法。氯胺酮肌内注射是短小手术很好的麻醉方法，但对时间长的小儿手术，过度依赖氯胺酮麻醉，常致氯胺酮超量，引起麻醉苏醒延迟，严重者可导致呼吸、循环抑制[24]。

（4）麻醉期间观察及监测不够：小儿麻醉期间机体生理状况改变很快，如麻醉医生对麻醉期间出现的危象，如呼吸费力、呼吸抑制、皮肤苍白或发绀、脉搏细弱、血压下降、心率变慢、体温过高或过低等未能及时发现和处理，可造成严重后果。

（5）输液输血不当：对细胞外液和血液的丢失如未及时补充，可造成血容量不足、休克、少尿等并发症。如输液过多，可引起心力衰竭、肺水肿等并发症。临床上因输血输液逾量引起的并发症比输液不足更多见。

知识拓展　　临床麻醉监测指南

《成人与小儿手术麻醉前禁食和减少肺误吸风险药物应用指南》阅读指导

病例进展

患儿在保留自主呼吸、面罩吸氧、间断静脉注射氯胺酮全凭静脉麻醉下行 ASD 封堵术。TTE 测量 ASD 大小及与主动脉、二尖瓣、三尖瓣和上、下腔静脉解剖关系。常规穿刺右股静脉，送入动脉鞘管。右心导管检查、测压后，经 ASD 进入左心房和左上腔静脉。球囊导管测量 ASD 大小，并据此选择封堵器。送入输送鞘、植入封堵器，超声心动图检测封堵器位置满意后释放并撤出鞘管。局部加压包扎后完成手术。术中持续监测患儿呼吸、循环、体温等相关指标。术毕，确认各项生命指征平稳后送返 PACU。

【问题 7】麻醉过程中如何进行呼吸监测与管理？

临床思路　结构性心脏病介入治疗期间最具价值的呼吸功能监测应为脉搏氧饱和度。低氧血症早期往往不会出现心率、心收缩力和呼吸变化，也无发绀或心电图改变，单凭临床体征难以诊断。而脉搏氧饱和度仪可早期发现低氧血症并报警，提供早期诊断，通常情况下，只要脉搏氧饱和度保持在入室时水平，多可保证患儿呼吸处于正常状态。因此，除麻醉期间监测外，脉搏氧饱和度监测亦应广泛应用于术后转送途中。

介入治疗期间可根据患者的病情和手术需要选择保留自主呼吸，也可辅助呼吸，总的原则是要避免低氧血症和高碳酸血症，这在 CHD 介入治疗中尤为重要。

呼吸系统并发症主要是由于呼吸抑制、呼吸道阻塞及氧供不足所致，可发生于术中及术后，处理原则包括清除呼吸道分泌物、行辅助呼吸及增加氧供。

术前用药过量或患儿对术前使用的药物有高敏反应均可引起呼吸抑制。术后呼吸抑制可因全身麻醉过深和/或麻醉用药残余作用引起。舌后坠及分泌物过多是上呼吸道阻塞的常见病因。喉痉挛也是小儿麻醉期间常见的并发症，多因浅麻醉下局部刺激（机械性或分泌物）所致，CHD 介入治疗期间行 TEE 时尤易诱发喉痉挛。轻症可经吸氧或加深麻醉而缓解，重症可由于呼吸道急性梗阻，发生严重低氧血症，甚至危及生命，须即行面罩加压供氧辅助呼吸，如无效应及时静脉注射肌松药行气管插管。

结构性心脏病患者支气管痉挛发病率明显高于其他疾病，可能因平素易患感冒，有呼吸道炎症病史所致，也可由于浅麻醉下局部刺激所致。值得注意的是部分婴幼儿在急性上呼吸道感染期间或初愈阶段接受氯胺酮麻醉后可出现连续呛咳、呼气困难、唾液分泌增多，以致血氧饱和度下降，有时病情虽不严重，但处理亦不容易。重要的是避免在上呼吸道感染期间或初愈阶段实施氯胺酮麻醉。

反流误吸可发生在麻醉各阶段，常见原因有：①饱胃情况下实施全身麻醉；②对全身麻醉诱导期间发生的胃胀气处理不恰当；③阿托品等药物致贲门括约肌松弛。排空胃内容物是防治此并发症的要点，麻醉前禁食、禁饮有助于预防反流误吸。

【问题8】麻醉过程中如何进行循环监测与管理？

临床思路 常规监测心电图和无创血压，通常不需扩展监测。

CHD患者麻醉循环维持中的特殊问题是术中心内分流的改变。血液分流的方向和程度取决于缺损的大小和远端对血液分流的阻抗（如左右心室顺应性之比对于ASD，或PVR和SVR对于VSD）。小缺损常被称为限制性缺损，在缺损两端存在压差，分流量受缺损影响相对固定，分流远端血流阻抗的改变对分流量的影响不大。大缺损常称为非限制性缺损，缺损两端的压差常较小，分流量很大程度上取决于血流阻抗。

在肺血流增加性缺损患儿的麻醉中，通过增加右心压力与左心压力的比值可减少分流，增加全身血流灌注。虽然临床上单独调节右心和左心充盈压、心室顺应性或心肌收缩状态并不容易，但通过控制各心室血流阻抗，即控制PVR和SVR，可改变右心和左心压力。如低氧血症、高碳酸血症、酸血症、气道平均压增高、交感刺激和血容量过多等，可增加PVR，减少肺血流。在临床缺乏肺血管收缩药的情况下，避免低碳酸血症，在血氧饱和度足够的前提下降低FiO_2，以及通气中维持较高的气道平均压（如PEEP）是临床维持PVR较常用的方法。血管扩张药和麻醉药对肺循环和体循环的作用并无选择性，具有相似的血管活性作用，试图应用血管扩张药降低全身血管阻力、增加PVR和SVR比值的作法通常难以获得理想的疗效。

在肺血流减少性缺损患儿的麻醉中，应避免增加右向左分流引起的肺血流进一步减少。通过降低右心与左心压力比值，可增加肺血流减少的右向左分流。如通过改善右心室心肌梗死程度和维持全身血管阻力，可使跨室间隔缺损两侧压差发生有益性改变。在右心流出道阻抗相对固定的缺损，增加全身血管阻力时可明显改变分流量，增加肺血流量。避免麻醉过深，以及使用α肾上腺素受体激动剂有助于维持或增加SVR。如法洛四联症（TOF）患儿使用去氧肾上腺素可减少心内分流而提高全身血氧分压。相反，血管扩张药和加深麻醉可降低体循环血管阻力，增加心内分流、减少肺血流量并引起发绀。如果肺血流梗阻性CHD同时存在低血容量和全身性低血压，右向左分流和发绀均加重，如不及时处理将导致休克和心脏骤停。使用高浓度氧过度通气和避免平均气道压增高，可增加肺动脉血流量。

麻醉对心肌收缩力的抑制并非总是有害的。与成人瓣膜狭窄不同，小儿主动脉瓣狭窄和肺动脉瓣狭窄常位于瓣下（如漏斗部）。通过对漏斗部梗阻的调节，可改变前向血流和心肌氧平衡，如TOF漏斗部肌性流出道肥厚狭窄的患者，心动过速和低血容量，可加重漏斗部右心室流出道梗阻，全身血管扩张通过反射性增加心率和心肌收缩性，也可加重漏斗部右心室流出道梗阻。在这种情况下应避免交感张力过高、保证足够的静脉回流并控制全身血管阻力。负性频率及肌力作用的麻醉药物和α肾上腺素受体拮抗剂有助于缓解肌性右心室流出道梗阻。

小儿心导管诊疗麻醉期间，循环系统并发症虽较呼吸系统少见，但由于其疾病特点，处理上有一定困难。

正常婴儿应用阿托品后心率增快可达180次/min，一般情况下并无不良后果。麻醉期间心率减慢可因术前阿托品剂量不足、低氧血症、迷走神经刺激或心肌抑制所致。婴儿依靠心率维持心排血量，当心率减慢时，心排血量随之降低。小儿麻醉时出现心动过缓提示有危险性因素存在。

左向右分流性病变因肺血多和/或PVR增加，可致肺动脉高压。如未予控制，可发生肺水肿和右心衰竭。治疗原则是降低PVR与减少右心室负荷，见表33-1-1。提高吸氧分数、适当过度通气降低PCO_2并提高pH，可有效地降低PVR。药物治疗方面目前常用的有硝普钠0.1~0.8μg/（kg·min）、硝酸甘油0.1~

7.0μg/(kg·min)、前列腺素 E_1 0.05~0.4μg/(kg·min)及前列环素、米力农等。

左心功能障碍的治疗措施为保持最佳的前负荷和心率,增加冠状动脉灌注压、维持 Ca^{2+} 水平及正性肌力药的应用等。滴注多巴胺 3~10μg/(kg·min),可增加心排血量和提高组织灌注。左心功能严重障碍者,常用肾上腺素 0.02~0.2μg/(kg·min)。氨力农即可增加心肌收缩力,又可扩张体循环和肺循环的血管。婴幼儿和儿童的剂量是 2~3mg/kg,滴速为 5~15μg/(kg·min),可有效地治疗低心排血量综合征。此外,多巴酚丁胺亦是有效的药物。

治疗右心室功能障碍的方法是直接监测 PVR,维持冠状动脉灌注且避免右心室膨胀。纠正代谢性酸中毒,给予正性肌力药。常用多巴酚丁胺,也可给予小剂量肾上腺素 0.01~0.03μg/(kg·min)。如无低血容量,可并用血管扩张药(硝普钠等),维持 CVP<12mmHg,若大于此值应给予呋塞米利尿。

心脏骤停是麻醉期间最严重的并发症,麻醉期间心电图监测可早期发现各种心律异常,及时诊断心脏骤停。发现心脏骤停时应立即停止麻醉,进行胸外按压,静脉注射肾上腺素,非气管内麻醉者应立即行气管插管,并用纯氧作过度通气。小儿胸壁弹性较好,胸外挤压常可取得满意的效果。

【问题 9】麻醉过程中如何进行体温监测与管理?

临床思路 麻醉期间体温变化很大,体温监测与呼吸、循环监测同等重要。婴幼儿体温调节功能不全,体温易受环境温度的影响,若导管室室温过低,麻醉期间体温易下降,可产生一系列并发症,如术后苏醒延迟、呼吸抑制、心率减慢等。另一方面,患儿被消毒单紧密覆盖,产热不易散发,体温往往上升,出现高热、晕厥。因此,麻醉期间应监测体温,将体温控制在 36.5~37℃。

麻醉期间体温下降的原因有:①年龄越小,体温越易下降。新生儿麻醉期间体温易降低。②环境温度过低。麻醉期间导管室温度是决定小儿体温的重要因素。不论患者年龄、诊疗类别、麻醉方法如何,如导管室温度保持在 24~26℃,患者常能保持正常体温。③麻醉因素可干扰正常体温调节机制。④输注冷溶液可降低体温,大量输注冷血和冷液体可使血管温度迅速下降。预防和治疗可根据散热原因采取相应的措施。

麻醉期间体温增高的原因有:①环境温度过高,患者覆盖物过厚,手术灯光照射及其他加温设施均可使体温升高;②呼吸道阻塞,患者用力呼吸以克服呼吸道阻力,产热增加,使体温升高;③术前有脱水、发热、感染、菌血症等均易引起体温升高;④输血、输液反应;⑤恶性高热。治疗包括降低室温,体表用冰袋降温,除去覆盖物,应用控制呼吸代替自主呼吸。呼吸道有阻塞应及早解除。适当补液(冷溶液)。必要时可行直肠、胃内冰盐水灌注,使体温下降,同时应用碳酸氢钠纠正代谢性酸中毒。

【问题 10】麻醉过程中可能发生哪些严重并发症?如何处理?

临床思路 结构性性心脏病介入治疗期间,除应防治麻醉并发症外,还须注意介入治疗中的并发症,包括心律失常、低血压、缺氧发作及对比剂不良反应等。重者可导致心脏骤停。

1. **心律失常** 是心脏病介入治疗期间最常见的并发症,发生率约 100%。多由导管触碰室壁或对比剂注入后刺激室壁所致。最常见的心律失常为室性期前收缩或室性心动过速,也可出现窦性心动过缓和一度、三度房室传导阻滞。亦可见房性期前收缩、室上性心动过速、心房扑动、心房颤动、心室颤动等。短暂的心律失常一般无须处理,严重的心律失常或心律失常持续时间较长者须及时治疗。

(1)心律失常的原因

1)心血管畸形及心脏病变:一些心血管畸形极易发生心律失常,如三尖瓣下移畸形,心导管操作过程中易引起房性心律失常、矫正型大动脉转位,当心导管经右心到达肺动脉时容易引起心动过缓及传导阻滞,重度发绀型 CHD,如单心室、流出道严重肥厚、重度肺动脉高压等患者都易引起心律失常。

2）心导管刺激导致的心律失常：当心导管进入心房或心室，导管尖端刺激或抵触房室壁，可引起各种类型的心律失常。右心导管检查时，导管刺激右心室流出道易引起室性心律失常。如果导管尖端抵触室壁导致持续的室性心律失常，须暂时将导管后撤。

3）对比剂导致的心律失常：造影时引起心律失常，常与对比剂快速注入直接刺激心内膜有关，尤其是高渗碘对比剂，当将对比剂快速注入的同时，心导管尖端向前漂动刺激心内膜，对比剂快速注入心腔引起酸血症及高渗透压，使冠状动脉血供改变，可促使心律失常的发生。

4）其他：术前缺氧、酸血症、低钾血症、洋地黄过量或中毒都是诱发心律失常的因素。

（2）心律失常的种类和处理

1）期前收缩：是CHD介入治疗术中最常见的心律失常，导管头端刺激心房可发生房性期前收缩，有时可呈阵发性房性心动过速，导管头端探入右心室，尤其右心室流出道时最易发生室性期前收缩，有时呈短暂室性心动过速。一般不需用药物处理，只要导管快速通过或撤离期前收缩即可消失。室上性心动过速持续发作时，首先采取刺激迷走神经的方法，无效时可给予毛花苷C（西地兰）或艾司洛尔。

2）室性心动过速：多数发生在导管尖端刺激心肌或心功能不全的状态下，持续性室性心动过速，可能诱发心室颤动，应立即终止操作，静脉注射利多卡因1~2mg/kg。对较大儿童可经静脉插入临时起搏导管至右心室中部做超速抑制或程控刺激终止。

3）房室传导阻滞：多数由导管直接刺激房室交界区引起，大多呈一过性，如果房室交界处有明显损伤则可在导管术后持续数日，待局部损伤逐渐愈合后方可恢复窦性心律。因此，应提醒术者操作轻柔，避免或减少因盲目探查而引起的损伤。术中发现高度传导阻滞经撤离导管后未好转者，应静脉注射阿托品或持续静脉滴注异丙肾上腺素，对上述方法无效者，可考虑安置右心室内膜临时起搏。同时用激素减轻局部水肿，以加速房室传导的恢复。

4）心动过缓：在CHD介入治疗术中常可出现窦性心动过缓，严重时会使血压下降。出现心动过缓时应暂停操作，撤回导管，密切观察，同时寻找原因，可单次静脉缓慢注射阿托品0.1~0.2mg，对迷走神经张力增加所致心动过缓者效果显著。无效者可改用单次静脉注射异丙肾上腺素2~6μg。严重的心动过缓影响血流动力学者需安装临时起搏器。

2. 低血压 心脏病介入治疗时低血压的发生也较常见，若处理不好会导致心脏骤停，一经发现应积极治疗。低血压常出现在下列情况。

（1）酸血症或低血糖：患儿在CHD介入治疗术前禁食时间过长，常会发生酸血症或低血糖。特别对较小的患儿在介入治疗术前不宜禁食时间过长，禁食开始后应补液，给予正常需水量及一定量的糖和电解质。对严重发绀的患儿，在检查中可给予4%碳酸氢钠3ml/kg。低血压发生后可酌情补液，也可同时注入25%葡萄糖注射液10~20ml。多数患者经以上处理后血压都可回升到正常水平，对少数无效者可考虑用小剂量正性肌力药。

（2）失血与溶血：主要是静脉穿刺部位的失血，特别是操作技术不熟练者往往失血较多，体重大的患者出血量不多时，一般对循环血容量影响不大，不必处理。但对体重小的患者即使失血量不多，也会导致血压下降，应引起操作者足够的重视，应尽量仔细操作减少失血。对影响血压者应注意补充液体，必要时需输血。

溶血与残余分流有关，是高速血流喷射使红细胞撞击在金属上造成机械性破碎，患者多在术后4~8小时出现酱油色尿，进行性贫血。若残余分流明显，可再植入弹簧圈封堵器或外科手术矫正，若仅有微量残余分流，可密切观察并用止血药，等待封堵器上形成血栓，一旦分流消失，溶血自行停止。

（3）心脏及大血管穿孔：在CHD介入治疗术中如出现原因不明的血压急剧下降、心导管位置异常、压力曲线的改变时，应怀疑心脏及大血管穿孔，心室壁或大血管损伤出血虽然少见，但后果严重，是导致患者死亡的主要原因，尤其是小儿患者。

心室壁或大血管损伤出血的主要原因是推送导管或导丝用力过猛刺透心室壁或血管所致。CHD 介入治疗导致心脏及大血管穿孔时，心包积血量不多即可引起心脏压塞表现。心脏压塞有特征性的血流动力学改变，血液回心受阻，静脉系统容量和压力增加，心排血量减少。表现为进行性低血压、颈静脉怒张、奇脉、X 线透视下纵隔增宽及心脏运动减弱或消失。心脏超声检查可以确诊。心脏压塞后应立即在心脏超声指导下进行心包穿刺减压。出血量较多或持续出血的患者应同时备血，并通知手术室护士和心外科医生，送入手术室紧急施行手术修补穿孔处。

3. **缺氧发作** 在 CHD 介入治疗中，尤其是发绀型心脏病患者可发生缺氧，如处理不及时常可引起严重并发症，甚至死亡。

（1）缺氧发作的诊断

1）相关因素：术前应向家长询问有无缺氧发作史。缺氧发作多见于 4 岁以下的发绀型患儿，5 岁以后随着侧支循环的建立会自然减少或消失。一般情况下血氧饱和度和缺氧发作无明显关系，右心流出道狭窄及肺动脉发育不良的患者，其缺氧发作与肺动脉发育无明显直接关系，而与右心室流出道狭窄程度有关。导管操作时间过长和心血管对比剂可诱发缺氧发作。

2）缺氧发作的表现：患者呼吸困难，发绀加重。开始时呼吸加快，随后呼吸变慢，心动过缓，动脉血氧饱和度严重下降、血压下降。严重者意识丧失、牙关紧闭、口吐白沫，并可伴有晕厥和抽搐，如不缓解则迅速死亡。

（2）缺氧发作的处理

1）预防：术前对有缺氧发作史者应口服 β 受体阻滞剂，可预防缺氧发作，对高血红蛋白症的发绀型 CHD 患者应输低分子右旋糖酐，以改善血液黏稠度，每日定时吸氧。发绀患者常伴有代谢性酸血症，术前应给予碳酸氢钠治疗。

2）处理：当发现患者缺氧发作时应持续吸氧，如出现呼吸暂停、呼吸不规则时可行气管插管，人工辅助呼吸或安置呼吸机治疗，给予碳酸氢钠纠正酸血症，根据血气结果随时调整碳酸氢钠用量。对右心室流出道痉挛引起的缺氧发作可给予 β 受体阻滞剂如普萘洛尔（0.01μg/kg）或艾司洛尔（0.5~1.0mg/kg），酌情给予多巴胺、多巴酚丁胺等升压药。静脉注射去氧肾上腺素（1~5μg/kg）亦可增加外周血管阻力。若发生心脏骤停，则应立即施行心肺复苏。

4. **对比剂不良反应** 对比剂是一种不易透过 X 线的化学制剂，其作用是提高组织的相对密度。碘密度高、毒性低，是大多数对比剂的基本成分。理想的对比剂要有足够的浓度，在 X 线下，阴影浓，显影清晰；此外，还应具备低黏稠性和低毒性，以便快速注射和反复多次使用。现国内较常用的对比剂有 60%~70% 的泛影葡胺、优维显（ultravist）、碘海醇（omnipaue）和碘帕醇（lopamidol）。泛影葡胺含有离子碘，属高张性，渗透压超过 2 000mOsm/L，显影效果好，但对人体毒性相对较大。后三种对比剂均属于非离子碘对比剂，渗透压 600~700mOsm/L，毒性较小，相对更加安全，血管内注射严重并发症发生率约为 1/10 万，适用于血红蛋白病、休克、心力衰竭所致的缺血性心脏病、肺动脉高压或对高渗对比剂过敏的患者。当高浓度对比剂快速注入患儿体内后，可引起一系列不良反应，多数为一过性的轻度反应，如恶心、呕吐、头晕等，但严重者可出现休克，处理不及时可致患儿死亡。

对比剂的不良反应主要与对比剂本身的毒性、高渗性和患者的过敏体质有关。高张性对比剂快速大量注入后能明显增加血管内容量和渗透压，引起血流动力学变化，注入后首先出现一过性的高血压，血浆渗透压增加，血液稀释，Hb 和红细胞压积降低，血管内容量、中心静脉压、肺动脉压和心排血量增加，全身血管阻力降低。在造影检查后常引起渗透性利尿、低血容量和氮质血症。肾衰竭是对比剂的一种严重并发症，术前患有肾脏疾病的患儿或伴有肾血流减少的患儿尤应注意。当对比剂由肾脏排出后，渗透压和血管内容量即恢复正常，达到血管内和细胞外液体成分平衡一般至少需要 10 分钟，所以在注射对比剂后应对患者进行密切观察 20 分钟以上。

对比剂也可通过非增加血容量的机制影响心血管系统功能，应用大剂量对比剂后，血浆钙离子水平降低，产生负性肌力作用和影响心脏传导功能，发生心律失常和心肌缺血，原有心脏疾患的患者发生率尤高。对比剂的毒副作用还包括红细胞收缩和凝聚，与其他药物竞争蛋白结合位点，干扰补体和凝血系统，透过血脑屏障引起抽搐，引起肺水肿和心脏骤停，作用于下丘脑引起寒战、发热等。

（1）对比剂不良反应的临床表现：清醒患者使用对比剂后有 5%~8% 的患者出现全身反应，但全身麻醉中对比剂反应报道极少。

1）轻度不良反应：头痛、头晕、打喷嚏、咳嗽、恶心、呕吐等，清醒患者可伴有焦虑。只施行基础麻醉的患者可表现为呛咳、呕吐等。超过 1/5 的患者轻度反应是重危反应的前驱症状。

2）中度不良反应：未施行麻醉的患者可出现胸闷、气急、呼吸困难、声音嘶哑、肢体颤动等。已施行全身麻醉的患者可出现荨麻疹，眼睑、面颊、耳垂水肿等症状。

3）重度不良反应：患者面色苍白、四肢青紫、手足痉挛，心率增快，血压下降，如不及时处理则心率减慢、血压严重下降、大小便失禁甚至心脏骤停。对比剂反应引起的低血压可导致患者意识丧失，有癫痫病史者可发生惊厥。过敏性休克和呼吸道水肿可以在应用对比剂后即刻发生，也可以在操作完成数小时后出现，迅速发展为气道梗阻和支气管痉挛，影响氧合和通气，甚至死亡。

（2）对比剂不良反应的预防：既往有过敏和心血管疾病病史的患者，对对比剂的反应较大，虽然过敏试验和预防性用药可以减少或减轻严重反应的发生，但不能杜绝副作用的发生，因此所有用对比剂的患者都有潜在的危险，甚至威胁患者的生命安全。麻醉医生在应用对比剂期间要高度警惕。

1）重视术前访视：无论麻醉医生还是承担检查的医生术前均应详细询问病史，对存在高危因素者如有药物过敏史尤其要重视。对碘过敏试验阴性，但有对药物过敏、鱼虾过敏史者，术前 3 天口服泼尼松，3 次 /d，每次 3~5mg。

2）碘过敏试验：使用对比剂前必须常规做碘过敏试验。①皮内试验：取 30% 试验用碘对比剂皮内注射 0.1ml，观察 10~15 分钟，红肿范围超过 1cm，或伴"伪足"者为阳性；②结膜试验：将对比剂 1~2 滴滴入患儿眼结膜囊，3~5 分钟后结合膜充血和有刺激征者为阳性；③口服试验：术前给患儿口服 5% 碘化钾溶液 3~5ml/ 次，3 次 /d，如患者在试验期间出现眼结合膜充血、流涎、恶心、呕吐和皮疹等为阳性。目前，临床上使用较多的碘对比剂为非离子型对比剂，过敏反应极少，一般不需进行过敏试验，对既往使用碘对比剂发生严重过敏反应的患者应禁止使用碘对比剂。

3）加强术中观察：值得指出的是碘过敏试验为阴性者，在造影过程中仍可出现严重不良反应。因此，术中应加强观察，在使用对比剂后发现患儿出现呼吸困难、眼结膜红肿、皮疹等应通知术者，并做好急救准备。

（3）对比剂不良反应的处理

1）轻度不良反应：应使患儿安静，可供氧、输液，并密切观察病情变化。症状明显者可用地塞米松 3~5mg 静脉注射和抗组胺药（苯海拉明），以防进一步发展。

2）中、重度不良反应：应积极处理，常见的处理措施如下。①全身性荨麻疹和血管神经性水肿的患儿，可皮下注射肾上腺素 0.1~0.2mg，肌内注射苯海拉明 10~20mg，或异丙嗪 10~25mg，喉头出现水肿者应静脉注射地塞米松 5~10mg；②喉头支气管痉挛的患儿，应皮下注射肾上腺素 0.2~0.5mg，静脉注射地塞米松 5~10mg，将氨茶碱 0.2~0.5mg 加入 5% 葡萄糖溶液 250~500ml 中缓慢静脉滴注，同时肌内注射异丙嗪 5~15mg，吸纯氧加压通气。

3）过敏性休克：一旦发生过敏性休克，情况紧急，应争分夺秒地抢救，可皮下或静脉注射肾上腺素

0.25~0.5mg、异丙嗪 10~25mg，静脉滴注氢化可的松 50~100mg。血压严重下降者可补充血容量，并可静脉滴注去甲肾上腺素 0.25~0.5mg，气管插管纯氧通气。

第五节 麻醉后管理

麻醉结束后，全身麻醉患者应待呼吸道通畅，通气良好，病情稳定后送返病房、PACU 或 ICU。有时患者转送时处于镇静或麻醉状态更为有利，以便让患者在恢复室内苏醒，从而避免在转运途中发生苏醒期躁动或恶心、呕吐。自心导管室转送至病房或麻醉后恢复室途中应将患者头转向一侧，转送途中应持续吸氧。转运路程或所需时间较长时应予以监护，脉搏氧饱和度监测尤其具有意义。重症患者推床应配备监测仪、供氧、气道管理、静脉输液等设备及复苏药物。

麻醉后要特别注意呼吸管理，苏醒期由于麻醉用药的残余作用，可引起呼吸抑制而导致通气不足。术后疼痛可引起通气不足，导致低氧血症，故苏醒期应常规吸氧。

麻醉后应继续进行与麻醉期间相当的监测。循环系统的管理应尽可能维持血容量和心排血量正常，及时纠正低血压。

术后要注意体温变化。新生儿手术后要保温，应将新生儿置于暖箱内观察及护理，幼儿及儿童要防止体温升高。小儿全身麻醉苏醒期常可发生寒战，可能与血管扩张，散热增加有关。寒战使氧耗量增高，对寒战患者应面罩给氧。全身麻醉后恶心、呕吐时有发生，应严密观察。可按清醒程度、呼吸道通畅程度及肢体活动度进行 Steward 全身麻醉苏醒评分，评分须达 4 分以上方可离开麻醉后恢复室或解除麻醉后监护。

尽管绝大多数结构性心脏病介入治疗术后无须镇痛，但对于创伤较大、术后疼痛剧烈者可适当进行镇痛治疗。研究表明，医务人员对小儿疼痛往往估计不足，导致小儿术后疼痛未能得到合理治疗。近年研究发现，小儿对疼痛可产生明显的应激反应，表现为血浆肾上腺皮质激素、儿茶酚胺、生长激素、胰高糖素增高而胰岛素降低。围手术期代谢反应包括血糖、乳酸盐、丙酮酸盐增加，非酯化脂肪酸、甘油、酮体增加，这些反应可被完善的麻醉镇痛减轻。

肌内注射本身可引起疼痛，对小儿应避免肌内注射给镇痛药，可改用肛门塞药或静脉单次或持续给药。对乙酰氨基酚是小儿常用的非甾体抗炎药（NSAIDs），它抑制中枢神经系统的环氧化酶，由此抑制前列腺素和血栓素合成，而产生镇痛作用。对乙酰氨基酚副作用较少，不抑制呼吸，也无中枢作用，无成瘾性，应用较大剂量[60mg/(kg·d)]仍属安全，常用 30mg/kg 肛门塞药。其他 NSAIDs 也可选用。小儿应用 NSAIDs 的胃肠道症状比成人少见，即使出现症状也较轻微。

麻醉性镇痛药镇痛作用强，但副作用较多，其呼吸抑制作用曾限制了此类药物在小儿的应用。近期研究表明，吗啡在新生儿的消除半衰期比成人长，但 6 个月时其代谢消除已接近成人。6 个月以下婴儿用阿片制剂作用时间长，副作用可能增多，应慎用或不用。6 个月以上可以应用阿片制剂作术后镇痛，单次静脉注射吗啡 0.05~0.08mg/kg，持续静脉滴注 10~20μg/(kg·h)，可提供良好的镇痛，而不致引起呼吸抑制[10]。用药期间如发现患儿嗜睡，应减慢滴速。对 6 岁以上能合作的小儿，阿片类药可用患者自控镇痛（PCA）装置给药，但应严密观察，且不能合用其他镇静镇痛药[25]。

第六节 代表性疾病介入治疗的麻醉特点

有资料表明，CHD 患者需行麻醉者 1 岁以内、1~15 岁、成人各占 1/3，其中新生儿和婴幼儿是以心脏畸形导致的血流异常为特征，而成年患者则以心律失常和瓣膜疾病为特征。以下重点介绍结构性心脏病中代表性疾病或手术的特点及其麻醉管理要点。

一、房间隔缺损封堵术

ASD的基本病理生理是在心房水平有左向右分流，导致右心室容量负荷和肺血流增加。如果分流量大而产生一定程度的肺动脉高压，患者易反复并发肺内感染。少数巨大的房间隔缺损使右心室容量超负荷，可导致充血性心力衰竭。成人ASD，由于长时期肺血流增加和肺动脉高压，可产生梗阻性肺血管病变。

左向右分流从理论上对麻醉有一定的影响。静脉麻醉药经静脉回到左心房后，由于一部分随分流的血液到肺循环，进入体循环和到达脑的血药浓度相对较低，药物起效时间减慢。相反，吸入全身麻醉药由于肺血流增多，到达脑内的血药浓度上升较快，使诱导速度加快。但事实上，只要分流量不是很大，无论是静脉麻醉还是吸入麻醉，对诱导速度的影响并无意义。

应用封堵器治疗ASD的技术成功率已超过98.1%。严重并发症发生率仅为0.9%（包括封堵器脱落0.5%，心脏压塞0.4%），病死率仅0.2%。ASD患者一般情况较好，麻醉管理的重点是维持心率、心肌收缩力及前负荷在正常水平，保持一定的心排血量。麻醉期间避免呼吸抑制和低氧血症有助于减轻心内反向分流。避免空气进入静脉可有效预防体循环气栓。

二、室间隔缺损封堵术

VSD是在心室水平有左向右分流，主要产生左心室容量超负荷，也可导致右心室容量超负荷和肺血流增加，但较ASD更易产生肺动脉高压。对肺动脉压和PVR显著增高的VSD患者，麻醉处理的要点是防止其进一步增高，可能情况下使其适当降低。术前吸氧、静脉滴注硝普钠、吸入一氧化氮可能有益。

多年来VSD封堵术一直是介入治疗的难点，其原因除缺损解剖部位特殊外，还缺少理想的封堵器，致使该技术发展缓慢。一种新型自膨胀非对称性双盘状膜部VSD封堵器，经过国内外近几年的临床应用，取得了满意的效果。但由于技术要求高，操作复杂，初期开展缺乏经验，手术时间可能比较长，其并发症发生率相对较高，主要有封堵器脱落、溶血、房室传导阻滞、主动脉瓣或三尖瓣关闭不全等。VSD封堵术中，需要用1根交换导丝逆行进入左心室，并通过VSD而建立动-静脉轨道，操作过程中难免有出血，而且是隐形的。因此，术中循环变化较大，造成血流动力学波动的因素除出血外，还包括导管通过心室缺损处导致的心律失常，封堵器植入后可能造成瓣膜损伤而致房室瓣反流或主动脉瓣反流，以及封堵伞放置错误或移位引起血流动力学变化。

如果患者配合较好，病情不是很重，术者操作熟练，可以考虑采用监测麻醉（MAC），但如果术者技术不熟练，或术中出现严重的低血压、心律失常应施行气管插管控制呼吸，以保证良好的通气，亦有利于处理循环问题。麻醉时应避免增加肺血管阻力（PVR）的因素，如缺氧、高碳酸血症、酸中毒、交感神经兴奋、肺过度膨胀等。术后适当延长机械通气支持时间，必要时静脉滴注硝普钠。若术后血流动力学不稳定，在排除容量不足等常见原因后，应考虑是否有残余VSD，并警惕手术所致的并发症，尤其是房室传导阻滞和主动脉瓣关闭不全。

三、动脉导管未闭栓塞术

PDA的主要病理生理变化是收缩期和舒张期都有血流自主动脉进入肺循环，导致肺血流量增加，左心室容量负荷加重。如果分流量过大，可减少其他重要器官的血液供应而影响其功能。1967年Porstmann首先报道采用泡沫塑料堵闭PDA获得成功。近年来国内外广泛应用蘑菇伞Amplatzer封堵器堵闭PDA。此种方法操作简便，适应证广，成功率高。PDA对血流动力学的影响因分流量不同而异，细小的PDA对血流动力学不产生明显的影响。粗大的PDA可加重心室负荷，严重者可引起右心肥厚或右心衰竭。麻醉时应避免SVR、PVR出现过大的波动，以及呼吸抑制和低氧血症。在放置封堵伞时，可施行控制性降压，使动脉导管内血流量减少，以利于植入封堵伞。

四、球囊瓣膜成形术

经皮球囊瓣膜成形术是用球囊导管扩张狭窄的心脏瓣膜或大血管，用于治疗二尖瓣、三尖瓣、主动脉瓣或肺动脉瓣狭窄及主动脉、肺动脉狭窄等。常用于外科手术危险性高的患者[2]。球囊扩张时，循环被阻断，会导致严重的低血压，由于患者比较衰弱，球囊放气后不能立即恢复，可能需要使用正性肌力药和抗心律失常药，并给予静脉输液改善前负荷。在行球囊二尖瓣狭窄扩张术时，球囊扩张导致心排血量突然降低，致使肺静脉压力上升可能导致肺水肿。术后最主要的并发症是二尖瓣反流，加之左心房顺应性较低，可能导致肺水肿。球囊肺动脉瓣扩张的患者，一般在局部麻醉加镇静和镇痛下即可完成，而对肺动脉瓣严重狭窄伴有发绀的新生儿，需要给予前列腺素 E 和机械通气。对单纯的主、肺动脉球囊扩张患者，监测麻醉足可满足要求，但动脉扩张引起的疼痛常导致患者苏醒并有挣扎，有时可引起咳嗽，对单纯肺动脉扩张虽然影响有限，但在支架植入时可能导致支架阻塞肺叶或肺段的支气管动脉，因此，保持患者在扩张时绝对制动是非常重要的，建议在支架植入前追加镇静、镇痛药物。在扩张主动脉瓣时，需两条静脉通路，而其他瓣膜手术通常一条静脉通路即可。球囊扩张时，如果患者的血流动力学不稳定，球囊需立即抽瘪。在球囊扩充时，可能会刺激迷走神经使心律变慢，需用阿托品治疗。

五、经导管主动脉瓣置换术

病例　经导管主动脉瓣置换术（TAVR）

病案摘要

患者，男，81 岁，体重 65kg。因“活动后心悸、呼吸困难 11 年，加重伴夜间不能平卧、头晕 12 天”入院。既往高血压病史 20 年余，平素药物控制血压不佳，目前口服氢氯噻嗪、酒石酸美托洛尔和地高辛。体格检查：神清合作，心率 92 次 /min，心律不齐；血压 150/90mmHg，呼吸 20 次 /min，双肺呼吸音粗糙。患者心功能Ⅲ级，6 分钟步行试验为 190m、5m 步行试验测试为 7.4 秒。心脏超声示：主动脉瓣钙化、狭窄（重度）瓣口面积约 $0.5cm^2$，二尖瓣反流（中度），中重度肺动脉高压，射血分数 67%。CTA 示：主动脉瓣增厚、钙化，主动脉弓壁及左右冠状动脉壁钙化，慢性支气管炎、肺气肿。心电图示：窦性心律。术前 BNP 2 836pg/mL，葡萄糖 9.33mmol/L，钠 142.4mmol/L，钾 4.32mmol/L，钙 2.24mmol/L；肝功能、血常规、凝血常规等未见明显异常。诊断：①心脏瓣膜病，主动脉瓣重度狭窄伴轻度反流，左心房增大；②二尖瓣中度反流；③三尖瓣中度反流；④中重度肺动脉高压。经多科讨论后认为患者药物治疗效果差，外科手术风险较高，拟监测麻醉下行经股动脉 TAVR 治疗。

TAVR 是指将组装好的主动脉瓣膜经导管植入到主动脉根部，在功能上完成主动脉瓣的置换。TAVR 具有微创、手术时间短、不需 CPB 等优势，适用于不耐受开胸手术、高龄、左心功能差或合并其他重要脏器严重疾病的主动脉瓣病变患者。行 TAVR 的重度主动脉瓣狭窄患者多伴严重合并症，麻醉医生应重点关注围手术期高风险因素，术前心脏结构和功能是评估的重点。

TAVR 可选择全身麻醉、监测麻醉（MAC）或局部麻醉。经锁骨下、升主动脉及心尖路径的手术创伤大、刺激强，常规选择气管插管全身麻醉。对于一般情况尚可的经股动脉路径患者可以选择 MAC 或局部麻醉。麻醉方式的确定需综合考虑手术方式、患者情况、术者因素和麻醉医生经验等。

血流动力学是 TAVR 围手术期最基本、最重要的管理内容。管理目标是：①保证适当的左心室前负荷，严重主动脉瓣狭窄患者术前应用利尿剂可导致血容量绝对不足，麻醉药物的扩血管作用可导致有效循环血量的相对不足。麻醉后低血容量是首要关注的问题。可在超声心动图指导下调整适宜的左心室前负荷。②避免心动过速，既可降低心肌氧耗，亦可保证舒张期有效的冠状动脉灌注，提高心肌氧供。③维持正常连续的房室传导，保证心室足够的舒张充盈时间。④维持足够的平均动脉压和冠状动脉灌注压，保证重要脏器的灌注。维持血流动力学平稳的关键是避免低血压。长时间的低血压可导致冠状动脉供血不足和继发性低心排血量。

快速心室起搏（rapid ventricular pacing，RVP）是 TAVR 中常用的特殊技术，指在人工起搏器的作用下使患者心率提高到 160~200 次 /min，以达到心室无有效射血、减少血流冲击力的目的，以利于主动脉瓣球囊扩张、精确定位和释放人工心脏瓣膜。诱发功能性心脏骤停过程是 TAVR 中导致血流动力学剧烈波动的关键操作，麻醉医生需预先做好充分准备，并加强与操作医生的沟通。尽量限制 RVP 的应用次数和持续时间。建议在开始 RVP 前将心功能调控在最佳状态，维持动脉收缩压约 120mmHg（平均动脉压 >75mmHg）；维持内环境的稳定，包括酸碱平衡和电解质稳态，特别是应将血钾水平维持在 4.0~5.5mmol/L；在起搏前后可应用 α 肾上腺素受体激动剂（如去甲肾上腺素或去氧肾上腺素）维持心脏灌注压；停止起搏后若出现室性或室上性心律失常，可给予胺碘酮或利多卡因等抗心律失常药物处理。若无法恢复自主心律，则需继续人工起搏。若出现室性心动过速或心室颤动，则需行电击除颤。RVP 后应注意防止快速恢复导致的高血压，过高的血压不仅可能导致出血增加，甚至可引发心室破裂，经心尖途径行 TAVR 者尤其危险[26]。

《TAVR 手术麻醉中国专家临床路径管理共识（2018）》阅读指导

六、胎儿先天性心脏病的介入治疗

胎儿心脏介入手术属孕期微创手术，以胎儿镜手术为主，是在胎儿时期专为复杂 CHD 胎儿所进行的一种充满技术挑战的介入手术。目前，其适应证仅限于特定的几种 CHD，如危重主动脉狭窄伴进行性左心发育不良综合征（hypoplastic left heart syndrome，HLHS）、肺动脉闭锁并室间隔完整（pulmonary atresia/intact ventricular septum，PA/IVS）伴进行性右心不良综合征，HLHS 合并完整或限制性房间隔。在这些高危胎儿中，病情可随孕周的增加而加重，若不及早干预，可致心血管系统的不可逆损害，甚至造成胎儿水肿、心力衰竭或宫内死亡。胎儿心脏介入手术可以缓解心脏梗阻并促进心室和心脏大血管发育，缓解或改变疾病进程，主要包括胎儿主动脉瓣球囊扩张术、胎儿肺动脉瓣球囊扩张术和胎儿房间隔造口术。

胎儿心脏介入手术麻醉需充分考虑麻醉对胎儿和孕妇的双重影响，麻醉前应充分评估妊娠期母体生理变化及胎儿对麻醉和镇痛的需要。胎儿手术麻醉的目标是：①安全有效的母体及胎儿麻醉、镇痛；②保证子宫胎盘的血供；③保持适度的子宫松弛；④预防早产或流产。尽管多数孕妇微创手术可在局部麻醉或椎管内麻醉下完成，但胎儿心脏介入手术麻醉推荐选择吸入全身麻醉，且强调足够的麻醉深度，以确保胎儿制动。羊膜内胎儿心动超声可为胎儿微创手术麻醉提供有效的监测。

七、结构性心脏病修复术后心律失常的介入治疗

心脏电生理检查是将专用的多电极导管置入心腔，诊断异常心律的起源、通路等，并确定最合适的治疗方案。通常选用股动脉和股静脉进行血管穿刺放置导管，在颈内静脉放置另一根导管。使用标准的血管内

导管，在右心室或左心室的顶部希氏束附近进行程序刺激，通过特殊的定时脉冲刺激，诱发心律失常，并使用导管电极和体表电极进行心电监测。再经过准确定位的导管对异位心律起搏点或附属旁路进行消融，也可将植入式除颤仪的电极准确放置到适当的位置。

很多新生儿由于持续性心动过速、心房颤动或心力衰竭而需要行射频消融，CHD 手术修补后有时也因伴发心律失常而需行射频消融。射频消融常要使用多种导管，持续时间长，而且如果导管的部位接近房室结，一旦患者稍有移动，消融导管位置改变就可能导致永久性房室传导阻滞。对于小儿来说很难做到长时间的安静体位，常需用镇静、镇痛药，所以最好选择全身麻醉。抗心律失常药物可能影响对异位心律起搏点及附属旁路的监测，所以检查前及术中不宜使用。消融时室上性心动过速若不能通过导管超速抑制终止，则需电复律。静脉麻醉和吸入麻醉均可用于心律失常介入治疗。

（张铁铮　郑晶晶）

推荐阅读

[1] 中华医学会麻醉学分会．中国麻醉学指南与专家共识（2017 版）．北京：人民卫生出版社，2017：1-28，284-294.

[2] HOLST KA，SAID SM，NELSON TJ，et al.Current Interventional and Surgical Management of Congenital Heart Disease：Specific Focus on Valvular Disease and Cardiac Arrhythmias.Circulation research，2017，120（6）：1027-1044.

[3] RASHKIND WJ，MILLER WW.Creation of an atrial septal defect without thoracotomy.A palliative approach to complete transposition of the great arteries.Jama，1966，196（11）：991-992.

[4] KAN JS，WHITE JR.，MITCHELL SE，et al.Percutaneous balloon valvuloplasty：a new method for treating congenital pulmonary-valve stenosis.The New England journal of medicine，1982，307（9）：540-542.

[5] 韩雅玲，朱鲜阳．结构性心脏病心导管介入治疗．北京：北京大学医学出版社，2019：262-265.

[6] 张玉顺，朱鲜阳，张军．先天性心脏病介入治疗与超声诊断进展．西安：世界图书出版公司，2018：284-297.

[7] 俞卫锋，缪长虹，董海龙，等．麻醉与围术期医学．北京：世界图书出版公司，2018：215-218.

[8] 理查德．麻省总医院临床麻醉手册 .9 版，王俊科，马虹，张铁铮，主译．北京：科学出版社，2018：541-550.

[9] 吴新民．麻醉学高级教程．北京：人民军医出版社，2009：220-264.

[10] GIORDANO BD，BAUMHAUER JF，MORGAN TL，et al.Patient and surgeon radiation exposure：comparison of standard and mini-C-arm fluoroscopy.The Journal of bone and joint surgery American volume，2009，91（2）：297-304.

[11] ARII T，UCHINO S，KUBO Y，et al.Radiation exposure to anaesthetists during endovascular procedures.Anaesthesia，2015，70（1）：47-50.

[12] LARSEN S H，EMMERTSEN K，HJORTDAL V E，et al.Adverse events in transcatheter interventions for congenital heart disease：a population-based long-term study.Congenital heart disease，2015，10（2）：153-158.

[13] 刘进，李文志．麻醉临床病案分析．北京：人民卫生出版社，2017：15-29.

[14] ANCORA G，LAGO P，GARETTI E，et al.Evidence-based clinical guidelines on analgesia and sedation in newborn infants undergoing assisted ventilation and endotracheal intubation.Acta paediatrica（Oslo，Norway：1992），2019，108（2）：208-217.

[15] MANOJ M，SATYA PRAKASH MVS，SWAMINATHAN S，et al.Comparison of ease of administration of intranasal midazolam spray and oral midazolam syrup by parents as premedication to children undergoing elective surgery.Journal of anesthesia，2017，31（3）：351-357.

[16] MASUE T，SHIMONAKA H，FUKAO I，et al.Oral high-dose midazolam premedication for infants and children undergoing cardiovascular surgery.Paediatric anaesthesia，2003，13（8）：662-667.

[17] FREY TM，FLORIN T A，CARUSO M，et al.Effect of Intranasal Ketamine vs Fentanyl on Pain Reduction for Extremity Injuries in Children：The PRIME Randomized Clinical Trial.JAMA pediatrics，2019，173（2）：140-146.

[18] POONAI N，CANTON K，ALI S，et al.Intranasal ketamine for anesthetic premedication in children：a systematic review.Pain management，2018，8（6）：495-503.

[19] COTé CJ, ALEXANDER J.Drug development for children: the past, the present, hope for the future.Paediatric anaesthesia, 2003, 13 (4): 279-283.

[20] LIN CH, DESAI S, NICOLAS R, et al.Sedation and Anesthesia in Pediatric and Congenital Cardiac Catheterization: A Prospective Multicenter Experience.Pediatric cardiology, 2015, 36 (7): 1363-1375.

[21] LOOMBA RS, GRAY SB, FLORES S.Hemodynamic effects of ketamine in children with congenital heart disease and/or pulmonary hypertension.Congenital heart disease, 2018, 13 (5): 646-654.

[22] ZIELINSKA M, BARTKOWSKA-SNIATKOWSKA A, BECKE K, et al.Safe pediatric procedural sedation and analgesia by anesthesiologists for elective procedures: A clinical practice statement from the European Society for Paediatric Anaesthesiology.Paediatric anaesthesia, 2019, 29 (6): 583-590.

[23] KIM N, PARK JH, LEE JS, et al.Effects of intravenous fentanyl around the end of surgery on emergence agitation in children: Systematic review and meta-analysis.Paediatric anaesthesia, 2017, 27 (9): 885-892.

[24] ELKOMY MH, DROVER DR, HAMMER GB, et al.Population pharmacokinetics of ketamine in children with heart disease. International journal of pharmaceutics, 2015, 478 (1): 223-231.

[25] 郭曲练,程智刚,胡浩 . 麻醉后监测治疗专家共识 . 临床麻醉学杂志,2021,37 (01): 89-94.

[26] BAVARIA JE, TOMMASO CL, BRINDIS RG, et al.2018 AATS/ACC/SCAI/STS Expert Consensus Systems of Care Document: Operator and Institutional Recommendations and Requirements for Transcatheter Aortic Valve Replacement: A Joint Report of the American Association for Thoracic Surgery, American College of Cardiology, Society for Cardiovascular Angiography and Interventions, and Society of Thoracic Surgeons.Journal of the American College of Cardiology, 2019, 73 (3): 340-374.

[27] 中国心胸血管麻醉学会心血管麻醉分会 .TAVR 手术麻醉中国专家临床路径管理共识 . 临床麻醉学杂志,2018,34 (11): 1118-1123.

第三十四章

胸心血管外伤手术的麻醉及围手术期管理

胸部创伤比较常见，可因为钝性或穿透性损伤导致，约占医院创伤患者的10%[1]。胸部外伤是继头部创伤后的第二常见致死原因，即刻死亡通常是因为心脏、大血管或肺脏的重大创伤；0.5~3 小时内的早期死亡继发于气道梗阻、低氧血症、失血、心脏压塞、血气胸和误吸。有钝性胸部创伤的患者常并存多系统损伤，如头部、面部、脊椎、腹部和四肢等。

第一节　常见胸壁及肺部损伤的麻醉及围手术期管理

胸壁及肺部损伤可能导致呼吸功能不全，引起低氧、高碳酸血症和酸中毒，原因包括连枷胸、气胸、肺挫伤、误吸、气管支气管损伤、或血胸。也可能因为失血性休克（如大量血胸）、张力性气胸等导致循环衰竭。气管插管、机械通气、胸腔置管引流及休克复苏是麻醉管理的关键点。

一、肋骨骨折 / 连枷胸

肋骨骨折是最常见的胸部外伤。两根或多根肋骨骨折且有两处或多处时，会出现连枷胸，这会破坏胸腔其他胸壁的骨性连续性，导致呼吸时胸壁反常运动。胸部 X 线可能发现或无法发现肋骨骨折。在胸部低位区域，肋骨骨折和连枷胸可能与膈肌破裂、肝脾撕裂伤并存。在胸部高位区域，要考虑可能存在心脏、肺和大血管损伤。患者也可能存在气胸和血胸，这些需要紧急处理、严密观察，必要时放置胸腔引流管。

胸壁由走行于肋骨下缘的成对肋间神经支配，因此肋骨骨折伴随着严重的疼痛，减轻疼痛有助于改善肺动力学、减少肺部并发症如肺不张、肺炎、ARDS、和肺栓塞的发生。给予全身性镇痛如口服、静脉、肌肉或黏膜下给药等，虽然可以改善患者的疼痛评分，但是增加呼吸抑制与低氧的风险。根据美国东部创伤外科组织（EAST）和创伤麻醉学会（TAS）的建议，以静脉为主的多模式镇痛可以用于成年钝性胸部创伤患者。目前多用于低风险患者，即年龄 <65 岁，少于 3 根肋骨骨折，无明显的呼吸功能不全，无并存疾病者[2]。

多发肋骨骨折后更推荐区域镇痛，因为其镇痛效果满意且起效迅速，副作用少。胸段硬膜外镇痛（TEA）曾经是肋骨骨折患者镇痛的金标准，它可以改善患者的呼吸参数如功能残气量、肺顺应性、氧分压、肺活量，减少嗜睡、胃肠道功能紊乱和呼吸抑制的发生。但是一些荟萃分析和系统评价已经证实，与其他镇痛方法相比，TEA 并没有降低患者的死亡率或住院时间[3]。而且一些患者是禁忌使用硬膜外镇痛的，如低血压、低血容量、凝血功能障碍、脊椎或头部创伤和全身感染等，这些问题在多发创伤患者中很常见。此外，TEA 的操作难度大，如体位摆放等，因而在创伤初期进行胸部硬膜外置管可能不太现实。

目前更推荐胸段椎旁阻滞，因为其操作简单，对凝血功能要求低，交感神经阻断的可能性小，可以保留膀胱的感觉，脊髓损伤风险小。而且因为不影响腰部和骶神经，可用于需要神经功能评估的患者。也可以选择肋间神经阻滞，但是因为需要阻滞受伤肋骨的上、下肋间神经，所以并发症如气胸、药物入血等的发生率可能会增加。高位肋骨骨折的阻滞难度增加，因为 $T_{1\sim7}$ 之间有肩胛骨和斜方肌的存在。近年来超声引导下前锯肌、竖脊肌平面肌筋膜阻滞的使用越来越多。

《钝性胸部创伤的疼痛管理指南》阅读指导

肋骨骨折后呼吸功能不全主要因为创伤时发生的肺挫伤。根据体格检查、胸部X线、胸部CT和动脉血气结果来决定是否需要呼吸机支持。如果气体交换恶化，处理方法包括提高氧浓度、维持血容量正常、考虑无创或有创通气支持。有紧急胸部创伤、需要外科在手术室内处理时，患者很可能需要进行气管插管，并且术后要持续带管，直到呼吸功能和血流动力学改善，并且潜在的损伤都得到处理。尤其需要注意的是，如果第1根肋骨骨折，要关注潜在结构包括主动脉的损伤。肩胛骨骨折也可能提示有心脏和肺脏损伤，可能需要进一步检查。偶尔可能需要外科修复肋骨骨折，如果肋骨移位至肺脏或从皮肤突出来，可以切除或去除肋骨。

二、肺挫伤

肺挫伤是对肺实质的损伤，损伤严重时可发生低氧。25%~75%的严重胸部创伤患者可能有肺挫伤，死亡率可能高达40%，取决于挫伤和潜在其他损伤的严重程度。如果没有进一步损伤，大部分肺挫伤在5天内好转。约50%的肺挫伤患者发展为急性呼吸窘迫综合征（ARDS）。如果超过20%的肺组织受累，发生ARDS的概率升至80%。

如果有大面积肺组织受累，尤其存在多发肋骨骨折和连枷胸时，通常胸部X线可以诊断。儿童患者没有完整的骨化肋骨，无肋骨骨折时也可能发生肺挫伤。影像学上，肺挫伤表现为肺边缘的白色、不透光区域，依据损伤严重程度向肺深部延伸。有时挫伤类似于吸入性肺炎，胸部X线上呈模糊不透明状。CT扫描也可以诊断，在发现范围较小的挫伤中比胸部X线敏感。然而，如果仅有小部分肺受累，诊断可能并没有临床意义。体格检查可以发现软组织损伤、多发肋骨骨折、连枷胸和/或肺部湿啰音。湿啰音不具特异性，通常在48小时后肺部损伤加重时才出现。肺挫伤没有进一步进展时可能不会导致低氧血症，不需要机械通气，严重时可引起肺炎、ARDS、肺不张和呼吸衰竭。

对肺挫伤管理主要是支持治疗，包括给氧、气管插管、机械通气等，分泌物应及时清除。肺挫伤初发时，分泌物可能较少，不会引起严重的气体交换改变。但是在随后的2~3天，损伤会变得难于管理，因为受伤的肺在恢复过程中，肺实质的顺应性降低、弹性回缩力增加，这会增加呼吸做功，可能出现低氧血症。在这一时期如果患者到手术室，应该更积极地采用气管插管的方式管理气道，保证气道通畅，直到挫伤好转。管理肺挫伤患者的机械通气时，重要的是限制气道峰压、平台压、潮气量，避免肺过度扩张。

知识点　　**急性呼吸窘迫综合征（ARDS）患者的肺保护性通气策略**

1. 根据预测体重，潮气量为4~6ml/kg。
2. PEEP≥5cmH$_2$O，维持PaO$_2$ 55~80mmHg，SpO$_2$ 88%~95%。
3. 气道压：平台压 <30cmH$_2$O。
4. 呼吸频率：最好≤35次/min，维持pH≥7.30。

压力控制通气可以使气道峰压与平台压最小化，有利于预防气压伤。允许性高碳酸血症通常可以耐受，但是有颅内压增高的创伤患者除外。

三、气胸

气胸是指在胸廓内、胸腔外的区域出现了气体，是创伤后第二位常见的胸部损伤。气胸可能影响肺功能，如果有较大压力压迫心脏和大血管，还可能影响心功能。气胸可能来源于钝性或穿透性伤，通过体格检查和胸部X线通常可以确诊。患者的症状和体格检查结果包括：一侧肺的呼吸音降低，气管偏移，呼吸困难，心动过速，颈静脉怒张，发绀。典型的胸部X线显示受累肺的肺纹理减少。肺纹理应该从肺门至外周都能看到。如果有一个区域无肺纹理，提示有小的气胸存在。大量气胸可能有气管移位，如张力性气胸。CT扫描可以发现非常少量的气胸。少量气胸可以进展为大量气胸，尤其在复苏中需要正压通气时。处理创伤时，如果患者需要接受全身麻醉或实施正压通气，建议即使是少量气胸，也最好放置胸腔引流管。

如果患者有血流动力学改变、肺功能改变或较大量气胸时，常规做法是放置胸腔引流管。当患者有血流动力学改变时，很可能发生了张力性气胸。张力性气胸可能表现为单纯气胸，但是也可能包括一些更严重的体征，如血压降低、低氧、精神状态改变。如果无法立刻为患者置入胸腔引流管，可以在气胸侧肺使用穿刺针减压，将长的14G针头刺入锁骨中线第二肋间。有些情况下，可能需要考虑在其他位置进行穿刺减压，如肥胖患者，胸部枪伤，胸部有植入物如输液港、内置心脏除颤器和起搏器。对于这些患者，腋前线第4/5肋间穿刺是比较好的选择。针头减压仅是进行置管前的临时性措施，但可以快速改善患者血流动力学和气道动力学。

四、血胸

血胸是指肺与胸壁之间的区域（胸膜腔）有血液积聚。通常出血是因为肋间血管被骨折的肋骨刺破所致，也可以有其他部位出血如肺实质和大血管。血胸可以通过超声明确诊断。血胸量至少超过300ml时才能在直立位胸部X线检查发现，大量血胸时X线提示白肺。胸部X线还可以发现胸腔内容物从白肺侧向外移位。体格检查可发现血胸侧肺呼吸音降低，以及呼吸困难。如果有大量血液丢失，患者可能有血流动力学紊乱和呼吸功能不全，出现相应的生命体征。

置胸腔引流管后，如果失血量<200ml/h，可不采用其他处理。如果放置后有超过20ml/kg（约1 500ml或更多）的血液被立刻引流出来，则可能需要进行开胸探查术。手术处理指征还包括休克，以及持续失血量超过每小时3ml/kg（大于200ml/h）。手术可能需要单肺通气，尤其电视胸腔镜辅助下的手术。

五、气管支气管损伤

气管支气管损伤通常因为穿透伤，但是高能量的钝性伤也可能造成气管支气管损伤，通常发生在气管隆嵴周围2~3cm内。右主支气管更容易受伤，其次是左主支气管。损伤后的症状和体格检查结果可能包括皮下捻发音、咯血、呼吸困难、声音嘶哑，胸腔引流管放置后有持续空气排出，肺脏难以复张。

X线显示皮下空气可能提示气管支气管瘘。CT扫描可能发现真实破口的位置。虽然支气管镜检查是诊断金标准，但是损伤可能在黏膜的外面，因此支气管镜可能无法诊断。支气管镜下可见撕裂、水肿、血肿、气道受压或变形。CT检查可见气道及周围结构受压或变形、断裂、撕裂、水肿、血肿、异常气体积聚（如气胸、纵隔气肿、颈胸部气肿）。

气管支气管损伤通常需要外科处理，可能需要进行气道重建、肺叶切除或肺切除。人工气道建立的选择包括放置气管导管至空气瘘口的远端，如果瘘口太远，则需要使用双腔支气管导管或支气管阻塞器来进行肺隔离。根治性外科修复手术多需要有创监测，如有创动脉压、中心静脉压，还需要足够粗大的外周静脉通路。如果气管修复完成，正压通气应该在损伤部位的远端，因为通气可能破坏损伤和修复后的组织。

六、胸部创伤后血管内空气栓塞

系统性空气栓塞是胸部创伤中罕见且经常漏诊的并发症,但是死亡率高。目前认为因为肺部血管与气道有了交通(创伤性肺泡肺静脉瘘)所致。气管插管正压通气后患者迅速出现心血管功能衰竭,有的延迟出现在肺复张手法后。处理措施包括降低气道与肺静脉系统的压力梯度,即减少潮气量、避免正压通气、肺隔离、高频振荡通气。应该紧急行开胸肺门钳夹。高压氧治疗可以减少受累器官的继发损伤。

第二节 钝性心脏损伤的麻醉管理

心脏创伤是暴力作为一种能量作用于机体,直接或间接转移到心脏所造成的心肌、心包及其结构的损伤,直至心腔破裂。心脏创伤分为钝性和穿透性损伤,其中钝性伤更常见[4]。钝性心脏损伤又称闭合性心脏伤,常见于交通事故、高处跌落、撞击或压伤等,外表有时可无明显伤痕,容易误诊或漏诊、死亡率高。常见临床表现包括心律失常、室壁运动障碍、心肌破裂和瓣膜损伤,但是最常见的病理改变是心肌挫伤。对这类患者的处理通常根据其结构损伤程度和血流动力学变化来决定,也受有无合并其他部位严重损伤的影响。

一、手术室内常见的钝性心脏损伤类型

1. **心脏破裂** 钝性胸部损伤导致心室壁或心房壁全层撕裂,多见于心室和心房的游离壁,右心房破裂亦可发生于上下腔静脉入口处的相对固定部位。血液流入心包腔或经心包裂口流进胸膜腔,大多数患者因急性心脏压塞或失血性休克而迅速死亡。钝性心脏破裂多见于严重胸腹部钝性伤,幸存患者可出现严重循环功能障碍,其主要临床征象是血压下降,中心静脉压升高,心动过速,颈静脉扩张,头、颈、上胸部和四肢青紫,对外界无反应,心音遥远,伴胸部损伤,胸片示心影增宽。当高度怀疑心脏破裂时不宜作更多的检查,而应进行手术探查,在术中进行最后诊断和鉴别诊断。钝性心脏破裂常为多发伤的一部分,在积极诊断和处理心脏伤时,必须注意有无多部位伤存在,避免对严重合并伤的漏诊。

2. **室间隔破裂** 外力于舒张晚期或等容收缩期作用于心脏时,瓣膜均关闭,心室完全充盈,由于压缩力增加的心室张力无法得到迅速缓解,尤其是左心室内压骤然升高,远远超过右心室压力,因而引起室间隔呈线形破裂,为原发性外伤性室间隔缺损(VSD)。如果室间隔开始为严重挫伤,受伤1~2周后发生坏死穿孔,可引起继发性VSD,这类延迟性破裂口多呈不规则形,并可出现多个破口。与先天性VSD不同,创伤性VSD一旦出现,虽然轻伤患者可无心血管系统症状,但是大多数患者有心慌、胸闷和气短,因右心室突然接受大量左向右分流,可以很快发生肺动脉高压、肺淤血、右心衰竭和心排血量下降,并出现肝大、下肢水肿。若合并广泛室壁挫伤,或其他心内结构损伤,血流动力学紊乱更为严重,低血压和心源性休克出现更早,死亡率更高。

室间隔破裂的体征类似先天性VSD,胸骨左缘3~4肋间可以听到粗糙的全收缩期心脏杂音,伴有收缩期细震颤。胸部X线平片可显示心影扩大,肺纹理增加,心电图常有非特异性的ST段与T波改变、电轴右偏、右束支传导阻滞等。超声心动图可见心室间隔连续性中断,左、右心室扩大,邻近穿孔部位室壁因心肌挫伤存在,搏动减弱,局部节段性射血分数下降。彩色多普勒检查在心室水平出现左向右分流。

3. **心脏瓣膜损伤** 心脏各瓣膜损伤概率依次为主动脉瓣、二尖瓣和三尖瓣[5],可引起急性瓣膜关闭不全和反流。急性主动脉瓣关闭不全,左心室容量负荷增加,引起左心室舒张末期压增加、左心房压升高,导致左心衰竭和肺水肿,心排血量下降,低血压。创伤性二尖瓣关闭不全的病理基础是腱索和乳头肌撕裂或瓣叶穿孔,重者可立即发生急性肺静脉淤血、肺水肿和低血压,引起进行性心功能不全;若二尖瓣损伤不严

重，进入代偿期，则可出现类似慢性二尖瓣瓣膜病的血流动力学变化。三尖瓣位于低压腔，创伤破裂后病情发展相对缓慢，三尖瓣关闭不全和瓣环进行性扩大，可引起右心室血流在收缩期反流入右心房，进入肺内血流减少，腔静脉血流受阻，静脉压升高，并可迅速出现肝大、腹水和右心充血性心力衰竭征象。

钝性胸部损伤患者在胸骨左缘第3~4肋间或主动脉瓣区出现舒张期泼水样杂音和周围血管征象，或在心尖或心前区听到收缩期吹风性杂音，和伴左或右心房室瓣关闭不全征象时，应考虑相应的瓣膜损伤，必须进一步检查。心电图仅呈现一般性ST段和T波改变，或伴有束支传导阻滞。胸部X线检查中主动脉瓣和二尖瓣损伤均可呈现左心房、左心室增大，肺淤血；三尖瓣损伤则为右心房、右心室扩大和肺纹理减少。二维超声心动图和彩色多普勒检查是对心脏瓣膜损伤进行确诊的无创检查方法。

4. **心包损伤与血心包**　心包损伤是指暴力导致的心包膜破裂和出血。心包腔内积血称为血心包。心包损伤裂口大，出血多，流入胸膜腔内，可出现血胸和急性失血性休克。心包裂口小，心包内血液达到60~100ml时就可以产生心脏压塞的症状。通过超声心动图（TTE或TEE）可以明确诊断。心电图出现所有导联低电压和电交替时，应该怀疑心脏压塞。有心脏创伤的患者出现休克、颈静脉怒张时，可提示心脏压塞，但是要注意与张力性气胸、右心衰竭和三尖瓣断裂相鉴别。如果心脏压塞同时合并失血性休克，颈静脉可能不出现怒张。实际上，仅有10%~30%的患者出现了Beck三联征（颈静脉怒张、低血压、心音遥远）。心包腔快速积血150~200ml时，可引起致命性心脏压塞。

5. **钝性冠状动脉损伤**　是指由于外来暴力较大致心脏受压变形，特别当暴力撞击胸壁突然减速时在冠状动脉壁上发生的剪切力，导致冠状动脉破裂，内膜剥离、壁内血肿和原有的粥样钙化斑块脱落而导致冠状动脉出血、管腔狭窄、继发性血栓形成和冠状动脉瘘等。损伤多见于左冠状动脉前降支和右冠状动脉，位于心后壁的左旋支很少受累[5]。

单纯冠状动脉损伤非常少见，可能合并其他心脏结构损伤。冠状动脉破裂或血栓形成，常因合并严重心肌挫伤和/或冠状动脉供血不足，临床主要表现为心绞痛、心脏压塞和/或失血性休克，心电图上呈现心肌梗死图形。冠状动脉瘘是严重心肌挫伤同时可引起邻近冠状动脉和静脉、冠状动脉和心腔相交通，亦可继发于创伤性心肌梗死的基础上。除造成不同程度急性心功能障碍外，瘘远侧的冠状动脉供血区，尚可出现心肌窃血征象。

外伤后患者可能有胸痛乏力，或心电图出现缺血征象等，但是往往可被严重心肌挫伤等掩盖。受伤前如无心脏病史，伤后心电图上呈现心肌梗死图形和/或心前区可闻及连续性心脏杂音，均可提示冠状动脉损伤和/或冠状动脉瘘。二维超声心动图、血清心肌酶学检查对心肌挫伤有诊断价值；二维超声心动图和彩色多普勒可提示冠状动脉损伤和冠状动脉瘘。冠状动脉CTA和选择性冠状动脉造影可明确诊断。

6. **钝性外伤性室壁瘤**　钝性外伤性室壁瘤通常是指心室肌挫伤或冠状动脉损伤闭塞后，损伤区心肌坏死变薄，并被纤维结缔组织取代，致使该部位室壁向外膨出呈囊状，囊壁收缩功能障碍或呈反常运动，明显影响心脏的射血功能。创伤性室壁瘤多见于左心室，亦有累及右心室者，室壁瘤的类型不同，瘤壁结构亦有差别。真性室壁瘤瘤壁为室壁全层结构形成，除纤维结缔组织外尚有残余心肌组织。假性室壁瘤瘤壁则是室壁穿透后，由外周结缔组织包绕的血肿形成，并通过破口与心室相交通，瘤壁见不到心肌组织。

创伤性室壁瘤的病理生理及其预后与冠心病心肌梗死后的室壁瘤相似。真性左心室壁瘤对心功能影响主要决定于室壁受累范围及其反常运动，左心室壁10%受累可致射血分值下降，15%受累可导致舒张末期压和容量上升，25%受累可出现左心充血性心力衰竭；40%受累可导致心源性休克。假性室壁瘤的最大危害是破裂和导致致命性大出血。外伤性室壁瘤若不手术，患者主要死亡原因是进行性心力衰竭、严重心律失常和室壁瘤破裂[10]。

二、钝性心脏损伤手术的麻醉前评估

钝性心脏损伤患者的术前检查与评估至关重要。因为患者胸部没有体表损伤时，容易漏诊。麻醉医生应从心肌挫伤、心脏破裂、心脏压塞、心肌梗死、瓣膜损伤等多方面考虑，做好相应的麻醉前准备与急症的处理。当患者出现明显的休克或血流动力学不稳定表现时，病情会很快恶化。因此麻醉前应仔细评估患者的症状与体征，建立必要的生命体征及有创监测，如有创血压、中心静脉压等，阅读患者的胸部 X 线或 CT、超声心动图等检查结果，必要时重点行床旁超声评估。

1. **心肌酶谱** 心肌酶谱和蛋白水平增高说明心肌细胞的完整性受到破坏，通常需要检测肌钙蛋白及 CK-MB。但是这些标志物与急性或慢性心脏疾病、心肌损伤、心力衰竭等都有关[9]。通常建议在怀疑心肌挫伤或梗死时，动态监测肌钙蛋白。

2. **心电图** 应用于患者的术前诊断、术中监测与术后随访的全过程。虽然在创伤中心电图难以区分心肌挫伤与继发于冠状动脉损伤所致心肌梗死的 ST 段改变，但是动态监测心电图仍然有重要的临床价值，尤其是患者出现新的变化如新发束支传导阻滞时。

3. **胸部 X 线** 是创伤救治中最简单的影像学检查方法，通常用于初步筛查，判断患者是否需要进一步检查。胸部 X 线不提供心脏疾病的确定性诊断，但是可以发现很多重要信息，如骨折、气体积聚、血肿或心脏扩大等。特别是患者有第一肋骨或胸骨骨折时，要高度怀疑钝性心血管损伤[5]。

4. **创伤重点超声评估（Focused assessment with sonography for trauma，FAST）** 麻醉医生可以在麻醉前用 FAST 评估快速扫查患者心脏、胸腔及腹腔的大体情况，进一步确定诊断，并观察患者病情进展[6]。

5. **TTE 和 TEE** 心血管外伤患者的术前评估中，超声心动图是最常见、最毫无争议的检查，应尽早进行以明确诊断。

6. **CT 冠状动脉造影** 是冠状动脉成像的首选方法，有利于制订外科治疗方案、判断冠状动脉损伤位置及可视化心脏损伤情况。它能够发现与冠状动脉损伤相关的心肌部分破裂及室间隔缺损[6]。

7. **心脏 MRI** MRI 是更好的选择。钝性心血管损伤中，MRI 可以发现损伤位置与程度，如心脏挫伤、假性动脉瘤等，并用于创伤后随访。

三、钝性心脏损伤手术的麻醉管理

除简单的心包裂伤或心脏表面小裂口可以在全身麻醉气管插管非 CPB 下缝合外，其他损伤手术大多在全身麻醉气管插管和 CPB 下进行。心脏破裂患者伤情重，有的甚至处于濒危状态，对麻醉用药耐受性极差，麻醉时手术者必须在场，并做好复苏抢救准备。如果在非 CPB 下修补心脏外伤，尤其是处理侧壁出血时，外科医生可能需要暂时性心脏停搏来控制出血，可以给予 6~12mg 腺苷快速静脉推注，心脏停搏持续 15~20 秒。

外伤性室间隔缺损经导管介入治疗创伤小，操作相对简便、安全、有效，列为首选。创伤早期介入治疗时室性心律失常发作最多，并可能有残余漏发生，应注意防治。若伤情允许延迟到创伤后 1 个月内择期修补，危险性较小，效果良好。伤情严重、被迫在伤后早期进行修补者，由于这类患者手术期间心肌挫伤仍存在，或可能有合并伤需要处理，血流动力学不稳定，所以手术死亡率比较高[7]。术后患者可能出现心功能不全，且对正性肌力药物反应不佳，必要时可以采用主动脉内球囊反搏（IABP）、体外膜肺氧合（ECMO）等支持手段。IABP 可以提高舒张压，增加冠状动脉血供；同时降低后负荷，增加心脏每搏输出量与射血分数。

钝性瓣膜损伤不重、轻至中度反流，经药物治疗病情相对稳定者，可等待创伤反应包括心肌挫伤恢复后进行手术较为安全。创伤性瓣膜关闭不全程度重，受伤后即出现进行性心功能不全 / 或心力衰竭，应用正性肌力药物和血管扩张剂治疗无明显效果者，应尽早或急诊手术处理，但急症手术死亡率较高。围手术期也是以保护心功能，维持有效心排血量为主。

心包损伤或有心脏压塞患者创伤后血凝块快速形成，因此穿刺引流可能较困难。如果血流动力学不稳定，应快速进入手术室行开胸探查，找到持续出血的部位。如果患者循环功能即将衰竭，应立即行心包穿刺术减压，也可以在局部麻醉下实施心包开窗，这样有利于转运过程中患者的稳定，最终仍需要在手术室内行修补术。术前或转运患者到手术室途中应给予容量复苏和应用正性肌力药物或缩血管药物，目标是最大限度维持血流动力学稳定。在心脏压塞未解除前，麻醉诱导期间随时都有发生心脏骤停的可能。手术医生应消毒好手术野、铺好消毒单和穿上手术衣后，再进行麻醉诱导。或先用局部麻醉于剑突下作心包开窗术，排出积血和改善循环状态后再开始全身麻醉和气管插管。

冠状动脉损伤患者循环状态不稳定时，应在积极处理急性心脏压塞或抢救失血性休克的同时，进行紧急开胸探查，检查和处理冠状动脉损伤，并修补其他心脏损伤。

第三节　穿透性心脏损伤的麻醉及围手术期管理

按致伤物性质，穿透性心脏损伤大致可分为火器伤和刃器伤两大类。心脏穿透伤不仅可刺透心壁，损伤冠状动脉，也可损伤心内结构。其中仅伤及心包和心壁者称为单纯性心脏穿透伤，合并冠状血管和心内结构损伤者称复杂性心脏穿透伤。心脏盲管伤尚可合并心内异物存留。

一、手术室内常见的穿透性心脏损伤类型

1. **单纯性心脏穿透伤**　患者对心脏刀刺伤有较大的耐受性，受伤后多数病例能生存到达医院，若立即得到心包穿刺和开胸手术，获救机会很大。右心室是最常见的受伤部位，其次为左心室、右心房和左心房。心脏火器伤与刀刺伤不同，火器伤伤道周围有一个大的分子震荡层，心肌损伤较广泛，通常为贯通伤，还常合并其他器官损伤，伤情往往比较重。单纯性心脏穿透伤临床主要表现为失血性休克和急性心脏压塞，胸部或心前区可见创口仍在继续出血。

2. **穿透性冠状动脉损伤**　指心脏穿透伤合并冠状动脉损伤，即任何枪弹或锐器在损伤心脏的同时也损伤冠状动脉，主要为心外膜下的冠状动脉分支，造成出血和受伤远端冠状动脉供血不足。大分支损伤可造成大片心肌缺血和/或心肌梗死，心功能明显受抑制或伴心律失常。另外，冠状动脉破裂出血尚可加重急性心脏压塞，或经心包破口流出，引起失血性休克。冠状动脉穿透伤还可同时伤及伴行冠状静脉和邻近心腔而形成交通，即冠状动脉瘘，加重血流动力学变化。

3. **穿透性心内结构损伤**　是指伴室间隔穿孔，和/或心脏瓣膜损伤。除胸壁可见穿透性伤口、胸痛、心慌和出血性征象外，在心前区和心脏瓣膜区可闻及相应的心脏杂音，二维超声心动图可进一步作出诊断和鉴别诊断。

4. **外伤性假性室壁瘤**　主要为刀刺所致，可在创伤后不久即形成。早期为搏动性血肿，包裹血肿周围的瘤壁由心包、纵隔胸膜、凝血块和增生的纤维结缔组织组成，缺乏心肌结构，有高度破裂危险性。超声心动图和彩色多普勒检查可显示心室腔与假性室壁瘤瘤腔相交通，部分心内膜连续性中断。

二、穿透性心脏损伤手术的麻醉及围手术期管理

单纯性心脏穿透伤患者入手术室时，如果由于烦躁不安或意识不清和低血压，有时很难见到典型心脏压塞和颈静脉怒张征象。若患者意识消失或呈半昏迷状态，呼吸急促，脉搏细弱和血压测不到，应快速输血补液扩充容量，以提高中心静脉压，增加回心血量。同时准备紧急气管插管进行开胸探查。

急性期进行心内手术死亡率较高，因此外科常在非 CPB 下开胸止血，仅修补室壁伤口，包括处理冠状动脉损伤，可以尽快稳定伤情，促进康复。残留的心内结构损伤若需要修补，可待渡过创伤急性期后再作处

理更为安全。

心脏穿透伤并疑有假性室壁瘤形成，应及早开胸手术探查，修补心脏裂伤。在麻醉或开胸前最好预先做好 CPB 插管和准备自体血回收装置，以便于室壁瘤一旦破裂，即可回收和回输自体血液，又能进行辅助循环支持，增加手术安全性。

《钝性创伤性主动脉损伤的评估和管理指南》阅读指导

第四节　胸内大血管创伤的麻醉及围手术期管理

胸内大血管包括升主动脉、降主动脉、主动脉弓及其三大分支，还有腔静脉和肺动脉等。腔静脉和肺动脉损伤较少见。心脏压塞、纵隔血肿、血胸和失血性休克往往是胸内大血管损伤的早期主要表现。

一、急性主动脉综合征

累及主动脉的急性致死性伤病统称为急性主动脉综合征（acute aortic syndrome，AAS），其病死率每小时增加 1%~2%，包括主动脉损伤、外伤性主动脉夹层和假性主动脉瘤等[8]。

1. **主动脉损伤**　是指由于外伤造成主动脉壁全层或部分撕裂。伤后 14 天内发生的一般称为急性主动脉损伤。其中钝性胸主动脉损伤，平时多见于交通事故，损伤多发生于降主动脉峡部，其次为升主动脉根部，主动脉弓及其分支血管也可累及。管壁可以完全断裂，亦可部分撕裂。穿透伤可发生在主动脉任何部位，常是由于高速投射物直接穿透胸部大血管引起，亦有因弹道效应而伤及远离伤口的结构。刀刺伤所产生的低速胸部穿透伤或锐器刺入大血管，均不能简单以胸壁伤口来判断伤情。主动脉穿透伤在急性期很难与心脏穿透伤区别，这类损伤大部分是致命性的。

患者主要表现为胸痛、心悸、面色苍白、脉搏细速和休克。外伤性纵隔血肿多向颈根部延伸，压迫邻近组织和器官，有气管向健侧移位，引起气短和腔静脉回流障碍的可能。如为穿透性损伤或出血流入胸膜腔，引发大量血胸，患者可在现场因失血性休克而导致死亡。主动脉弓分支血管损伤，患者可能出现颅脑与上肢缺血征象，颈部血管搏动立即消失或减弱，伤侧桡动脉搏动消失或减弱，远侧肢体有缺血征象。超声心动图和彩色多普勒检查，能了解主动脉内膜损伤部位、管腔变化，观察纵隔、胸腔及心包内积血情况，有重要诊断价值。胸部 X 线检查时 90% 患者可出现纵隔阴影增宽或伴血胸，气管向一侧移位。主动脉造影是诊断主动脉损伤的金标准，现在逐渐被 CTA 所替代。

2. **外伤性主动脉夹层和假性主动脉瘤**　外伤时主动脉撕裂仅累及内膜和 / 或中层，剩下外膜能暂时维持管腔内血流，形成外伤性主动脉夹层；或损伤局部成为薄弱点，穿破后形成纵隔血肿或假性主动脉瘤。多数急性损伤可出现胸背部剧烈疼痛、胸闷和不同程度休克。一旦出现纵隔阴影增宽，假性主动脉瘤或主动脉夹层形成，若不继续发展，上述征象多可缓解；若进行性发展，压迫食管可引起下咽困难，压迫喉返神经引起声音嘶哑，压迫气管造成呼吸困难、窒息和咳嗽或咳血。

二、主动脉创伤手术的麻醉及围手术期管理

外伤性主动脉夹层和假性主动脉瘤的术前首要处理目标是控制主动脉壁的剪应力，延缓主动脉夹层假腔和假性主动脉瘤的扩增速度，有利于降低突然破裂风险。起始药物治疗首选 β 受体拮抗剂，将心率控制

在 60 次 /min 以下，收缩压维持在 100~120mmHg。可选择美托洛尔、兰地洛尔、艾司洛尔。在有 β 受体拮抗剂使用禁忌的情况下（如哮喘、充血性心力衰竭、慢性阻塞性肺疾病），选择艾司洛尔较合理，因为它半衰期短，可以快速滴定治疗。通常起始剂量为静脉注射 5~25mg，然后持续泵注 25~300μg/（kg · min）。美托洛尔对心脏的 β 受体选择性更高，也适用于对 β 受体拮抗剂敏感的气道高反应性患者，可以静脉内使用，每 4~6 小时给予 5~15mg。如果患者不能耐受 β 受体拮抗时，控制心率可以使用非二氢吡啶类钙通道拮抗剂如维拉帕米、地尔硫卓。患者有急性主动脉瓣关闭不全时，β 受体拮抗剂、维拉帕米、地尔硫卓的使用要谨慎，因为它们会抑制代偿性的心率增快。

在使用 β 受体拮抗剂控制心率良好的情况下，收缩压仍然超过 120mmHg，可以使用血管扩张剂来降低血管壁张力，如硝普钠 0.5~2.0μg/（kg · min），或尼卡地平 1~15mg/h，在保证重要器官灌注足够的前提下，进一步降低收缩压。血管扩张剂不能在 β 受体拮抗剂控制心率前使用，以避免反射性心率增快而增加主动脉壁张力、引起主动脉假腔的扩大。给予急性主动脉夹层患者充分的镇痛也是非常必要的，这可以降低因交感神经兴奋而导致的血压升高、心率增快。可以静脉内使用阿片类镇痛剂。

过去这些创伤通常急诊在手术室内处理，采用正中开胸或左侧经胸入路，并发症发生率与死亡率高。随着胸主动脉介入支架技术的发展，很多主动脉创伤可以在患者其他损伤稳定、通气氧合良好、凝血功能正常，以及其他并发症好转后，延期在血管内修补。有条件者可在局部麻醉、镇静或监测麻醉下实施胸主动脉腔内修复术（TEVAR）。

急诊大血管创伤手术对于麻醉的挑战是术前没有足够时间评估患者。麻醉医生应在最短的时间了解患者既往病史、用药史，创伤部位与程度，重要脏器功能与灌注情况。麻醉诱导前建立有创动脉测压后，及时进行动脉血气分析，判断患者的氧合、电解质等基本情况。

一般情况下多主张在低温、控制性低血压和全身麻醉下手术。主动脉损伤常合并严重心脏损伤，特别是心包内升主动脉损伤，患者循环多不稳定，仅有极少数病例生前能发现和有接受手术治疗机会。对此类患者，从麻醉诱导开始就应做好一切紧急开胸抢救和复苏准备，包括建立 CPB 后，再进行麻醉和气管插管。由于主动脉弓损伤和 / 或头臂干损伤，纵隔一般均有血肿形成，张力大，可压迫气管引起窒息。血肿也随时有可能破溃造成致命性大出血，术前必须先建立有效的输液通道，并有自体血回输准备。

有创压力监测是常规，必要时使用肺动脉导管，TEE 监测在复杂心脏与大血管手术中是常规。如果患者为降主动脉损伤，通常监测右桡动脉或肱动脉压力，因为损伤可能累及左锁骨下动脉。升主动脉或近端主动脉弓损伤时，应监测左桡动脉或肱动脉压力，因为术中可能阻闭无名动脉。术中可能需要深低温停循环下应用人工血管修补主动脉缺损，重建主动脉连续性。术中保护重要脏器功能，包括脑、脊髓、肾脏等是保证手术成功关键之一。

知识拓展　　钝性创伤性主动脉损伤评估与管理指南

知识点

1. 麻醉前精细控制患者的血压与心率，减少对主动脉壁的剪切力。
2. 平稳诱导，抑制气管插管等操作时的交感反应。
3. 用短效药物如艾司洛尔来拮抗 β 受体并控制血压。
4. 目标心率 60 次 /min，收缩压 <120mmHg，减少主动脉破裂风险，同时保证其他器官如脑和脊髓足够的灌注压。

三、腔静脉与肺动脉损伤

上、下腔静脉或肺动脉损伤，大多数是穿透伤所致，钝性伤很少累及到这类大血管。腔静脉或肺动脉损伤多合并有心脏和其他大血管损伤，如心包无裂口，或心包破口被凝血块堵塞，可产生急性心脏压塞；反之，出血进入胸膜腔则导致血胸和失血性休克。腔静脉或肺动脉损伤术前诊断非常困难，容易相互混淆，对疑及此类大血管损伤者应及时进行床旁二维超声心动图检查，尽早手术探查。

开胸手术修补是唯一有效的治疗方法。术前准备及术中麻醉管理要点与修补心脏伤相同。当出现心脏压塞失代偿时，快速心包减压术常可提供足够时间令伤情稳定，便于进行最终的修补手术。

第五节　心脏压塞患者的麻醉管理

心脏压塞是指心包腔内液体积聚影响心脏充盈并造成低血压，是胸心血管外伤中最常见的并发症。心包积液超过150ml时，由于纤维心包顺应性较差，可引起急性心脏压塞。患者的非特异性症状包括胸闷、气短、头晕、休克等。

知识点　　**心脏压塞的典型体征**

1. 奇脉　与呼吸相关的动脉收缩压显著降低(>10mmHg)；
2. 贝克三联征　颈静脉怒张、心音遥远、低血压。
3. 心电图改变　所有导联低电压。电交替，即心脏在心包积液内自由摆动造成的电轴改变。

病例　急性心脏压塞

病案摘要

患者，男，29岁。骑自行车时被一辆汽车撞倒，出现心慌、气短。超声心动图发现心包积液。初步诊断：钝性心脏损伤，心脏压塞。

【问题1】心脏压塞的病理生理特点是什么？

临床思路　心包积液时，心包腔内压急剧增高，右心房和腔静脉首先受压，以致无法充分舒张，中心静脉压升高，心脏充盈减少，心排血量下降，冠状动脉灌注不足，致脉搏加快，血压下降，组织灌注不良，并形成恶性循环。若合并低血容量，情况更为严重，心功能可突然失代偿而发生循环衰竭和心脏骤停。

【问题2】麻醉管理中如何优化患者的血流动力学？

临床思路　正压通气或高PEEP减少心脏充盈、降低心排血量，可能加剧患者的血流动力学不稳定状态。因此推荐保留患者自主呼吸或给予快频率、小潮气量、低气道峰压的机械通气模式。对清醒患者实施心包穿刺术应首选局部麻醉，避免全身麻醉药对血流动力学的不良影响。实施心包开窗减压时，也应该尽量保留患者的自主呼吸，避免正压通气。

心脏压塞患者为低血压、低血容量状态时，液体与血液制品的使用非常重要。因为心脏外压力增加导致充盈压升高，所以监测容量负荷非常必要，以维持足够的每搏量。通过大量补液维持较高的CVP，使其超过心包内压。同时急性心脏压塞中的容量管理必须谨慎，因为过量的液体负荷可能破坏两个心室的相互依赖性。

正性肌力药物支持、优化全身血管阻力，是复苏中的重要一环，可以维持重要脏器尤其是冠状动脉灌注压。可以给予β受体激动剂、α受体激动剂，如肾上腺素、去甲肾上腺素、多巴胺及多巴酚丁胺，维持心肌收缩力与交感张力。由于患者的每搏量减少，因此应维持一定的心动过速状态以使心排血量最大化。

【问题3】如何选择全身麻醉药物？

临床思路 麻醉药物应该选择能够快速达到深麻醉状态且血管扩张作用最弱的药物。心脏压塞患者血流动力学不稳定时，可以采用依托咪酯或氯胺酮麻醉，使用时应该根据患者的反应逐渐增加剂量。氯胺酮有拟交感效应，而且增加神经末梢释放去甲肾上腺素，有助于升高血压与心率，同时氯胺酮对呼吸的抑制作用最小。但是对于严重失血性休克患者，当体内儿茶酚胺已经耗竭时，使用氯胺酮仍然会导致低血压。一旦患者血流动力学稳定了，应及时给予咪达唑仑，以减少氯胺酮引起的幻觉和谵妄。依托咪酯不抑制交感张力或心肌收缩力，因此对血压与心率的影响很小。

【问题4】心脏创伤急诊手术的注意要点是什么？

临床思路 为减少心脏压塞患者低血压风险，麻醉诱导应在外科医生准备切皮前再进行。进行更复杂的修补手术时（如瓣膜及其周围结构、ASD、VSD、冠状血管）需要CPB，则需要全身肝素化和完整的心脏手术团队包括灌注医生在场。TEE可以用于创伤性心脏损伤的诊断与监测。出现心脏压塞时，TEE可能发现心包积液、心腔塌陷、静脉回流异常，以及心内与静脉内血流随呼吸周期的过度改变。

处理枪伤时有一些麻醉管理的特殊性。患者可能有潜在的跨纵隔伤，包括大血管和食管。TEE可能加重创伤性食管穿孔，因此可能禁忌放置TEE探头。心脏枪伤可能发生弹片栓塞。当子弹或子弹碎片穿透血管组织，然后被血流带走最后停留在远端小动脉时，可能引起终末器官缺血。创伤管理团队可能仅关注穿透性心脏损伤本身，而忽略了在术前判断是否有栓塞。应该在离开手术室前仔细评估是否有栓塞，避免再次进行栓塞清除术。

第六节 胸心血管外伤手术的麻醉管理原则

麻醉医生在胸部创伤患者处置中发挥着重要作用，可以明显降低患者的并发症发生率和死亡率。面对危及生命的胸部创伤患者，麻醉医生应该清楚其临床表现、鉴别诊断、检查结果和处理原则。早期阶段麻醉医生可以保障患者的气道通畅。在手术室内，主要处理措施包括确切的气道管理、血流动力学监测、生命体征与器官灌注的保障，以及判断患者是否有相关损伤。失血性休克常需要给予加温的液体进行复苏，使用快速输液设备与大口径的输液通路。如果患者对容量复苏无反应，可以考虑使用缩血管药物和正性肌力药物来维持血压。低血容量或限制液体可能导致应激反应和低灌注状态，这会进一步加重急性肺损伤和多器官功能衰竭。反之，高血容量可能引起肺水肿，也会进一步影响患者的病情发展。

知识点

1. 钝性胸部创伤经常有多系统损伤，包括头部、面部、脊髓、腹部和四肢。
2. 胸部创伤可能因为肺挫伤、多发肋骨骨折、气胸、误吸、气管损伤、或血胸导致呼吸功能不全。
3. 胸部创伤可能因为失血性休克、心源性休克、心脏压塞或张力性气胸，而导致循环衰竭。麻醉管理核心是气管插管、机械通气、胸腔穿刺置管，以及休克复苏。

4. 肺损伤患者的通气管理策略是降低峰压和平台压，减少潮气量，避免肺过度扩张。

5. 液体管理的目标是维持患者的正常血容量。通过动脉置管动态监测患者收缩压与脉压变异度，有助于评估容量反应性。

6. 虽然在创伤初始阶段，胸部椎旁置管可能无法实现，但是如果其他病情得到控制，强烈建议给予多发肋骨骨折患者胸部椎旁置管镇痛。

7. 肺隔离技术需要更换气管导管，在此期间有气道失去控制的风险。

8. 钝性创伤可以引起心肌挫伤，位于前部的右心室更常见，患者可能有心力衰竭或心律失常。如果患者在钝性心脏伤后出现心律失常或低血压，应该延长术后监测时间。

9. 心脏穿透伤可出现心脏压塞。心包开窗可挽救生命。

10. 降主动脉创伤性破裂的外科与麻醉管理中，目前推荐血管内支架技术，可以避免开胸术与主动脉阻闭。

（侯丽宏）

推荐阅读

[1] FLAGEL BT, LUCHETTE FA, REED RL, et al. Half-a-dozen ribs: the breakpoint for mortality. Surgery, 2005, 138(4): 717-723.

[2] Kim M, Moore JE. Chest Trauma: Current Recommendations for Rib Fractures, Pneumothorax, and Other Injuries. Current Anesthesiology Reports, 2020, 10(1): 61-68.

[3] CARRIER FM, TURGEON AF, NICOLE PC, et al. Effect of epidural analgesia in patients with traumatic rib fractures: a systematic review and meta-analysis of randomized controlled trials. Can J Anaesth, 2009, 56(3): 230-242.

[4] EL-MENYAR A, AL THANI H, ZAROUR A, et al. Understanding traumatic blunt cardiac injury. Ann Card Anaesth, 2012, 15: 287-295.

[5] FADEL R, EL-MENYAR A, ELKAFRAWY S, et al. Traumatic blunt cardiac injuries: An updated narrative review. Int J Crit Illn Inj Sci, 2019, 9: 113-119.

[6] BAKER L, ALMADANI A, BALL CG. False negative pericardial focused assessment with sonography for trauma examination following cardiac rupture from blunt thoracic trauma: A case report. J Med Case Rep, 2015, 9: 155.

[7] ROJAS CA, CRUITE DM, CHUNG JH. Traumatic ventricular septal defect: Characterization with electrocardiogram-gated cardiac computed tomography angiography. J Thorac Imaging, 2012, 27: W174-176.

[8] RABIN J, DUBOSE J, SLIKER CW, et al. Parameters for successful nonoperative management of traumatic aortic injury. J Thorac Cardiovasc Surg, 2014, 147: 143-149.

[9] KELLEY WE, JANUZZI JL, CHRISTENSON RH. Increases of cardiac troponin in conditions other than acute coronary syndrome and heart failure. Clin Chem, 2009, 55: 2098-2112.

[10] SINGH S, PURI A, NARAIN V, et al. Post-traumatic left ventricular pseudoaneurysm. Interact Cardiovasc Thorac Surg, 2012, 14: 359-361.

第三十五章

快通道和加速康复胸心血管手术的麻醉及围手术期管理

为改善心胸手术患者的预后和降低医疗费用，近30年来快通道手术麻醉一直被不断探索和改进。快通道麻醉的关键是应用短效麻醉药物，特别是短效阿片类药物以达到术后早期拔除气管导管的目的。加速康复外科（enhanced recovery after surgery，ERAS）是指围手术期多学科合作，采取一系列有循证医学依据的优化治疗措施，减轻患者心理和生理应激反应，从而减少围手术期并发症，加速患者术后康复，缩短住院时间，降低总医疗费用。ERAS的流程最初是为了改善胃肠手术患者的预后，近几年才被应用于胸心血管手术[1]，在胸心血管手术中应用的临床效果还有待证实。

第一节　快通道胸心血管手术麻醉概述

快通道胸心血管麻醉即在术后早期（一般指6小时内）拔除气管导管，缩短患者在ICU和病房的滞留时间，以改善患者的预后和降低医疗费用。快通道麻醉技术在心血管手术的应用要远远早于ERAS在心血管手术领域的应用，其疗效也得到了充分证实。

快通道手术麻醉一般适用于心功能较好的冠心病和先天性心脏病（CHD）的患者，而器官功能不全的患者、复杂手术患者则不适用。一般认为存在以下情况应避免使用快通道麻醉：再次手术、已使用IABP或ECMO，以及严重心、肺、肝、肾功能不全，血流动力学不稳定和长时间体外循环（CPB）等。因此，快通道手术麻醉在胸心血管手术的应用相对有限。

快通道麻醉实施的关键技术是短效麻醉药物的使用，包括阿片类镇痛药瑞芬太尼和阿芬太尼、镇静药丙泊酚、α_2受体激动剂右美托咪定和吸入麻醉药七氟烷的合理使用。但短效麻醉性镇痛药停药前必须提供其他有效的镇痛方法，如给予适当剂量镇痛作用强且呼吸抑制作用少的长效镇痛药如氢吗啡酮、羟考酮；合用椎旁阻滞、伤口阻滞和胸段硬膜外镇痛（TEA）；以及合用非阿片类镇痛药物，如对乙酰氨基酚、氯胺酮等。

其他快通道麻醉技术还包括避免容量超负荷、CPB超滤、避免肌松药残余和维持正常体温等。通过这些处理，使患者尽快转出ICU，早期活动，早期进食，恢复正常生理功能。

快通道麻醉主要的并发症是术后再次插管，合并肺部疾病、心功能不全和高龄的患者再次插管的风险增加，临床需掌握好拔管条件，必要时拔管后予以适当的无创通气支持或高流量给氧。

第二节　加速康复胸心血管手术麻醉概述

ERAS流程由一系列术前、术中和术后干预治疗措施组成，这些多学科干预在整个围手术期提供完整的治疗和护理措施，优化患者器官功能，以期达到加快术后生理功能和认知功能恢复的目的。

一、术前预康复

术前预康复是指在不影响手术时机的前提下，通过一系列有效的术前干预手段，增加患者对手术应激的耐受力，降低术后不良事件的发生率，加速患者术后康复，这也是心胸手术 ERAS 术前优化的重要策略之一[2]。在进行 ERAS 干预措施前，应对患者进行有效的筛查和评估，以确保干预措施的个体化和针对性，主要评估内容包括：是否吸烟及吸烟情况、身体虚弱程度和营养状况。

吸烟是围手术期发生肺部并发症、心血管并发症、伤口愈合延迟等不良预后的主要危险因素。对于计划行心胸手术治疗的患者，应详细询问其术前吸烟情况，并建议戒烟 4~8 周后再行手术治疗，必要时可至戒烟门诊进行戒烟咨询、制订个体化戒烟方案。

虚弱是由年龄、疾病情况、生理情况、心理因素等多因素共同作用导致的生理储备功能下降。心胸手术的应激可能会进一步加重虚弱，导致不良手术结局。虚弱的评估可通过临床虚弱量表等自我报告问卷或步态速度测量等功能测试来完成。有研究表明，在行心脏手术的老年患者中，术前步态速度与术后死亡率明显相关，且步态速度测量操作简单，可快速识别高风险患者。通过早期识别虚弱患者，可为术前干预提供充足时间，改善患者机体功能和预后。

心胸手术患者围手术期营养状况严重影响预后，因此，围手术期营养支持对这类患者至关重要[3]。在营养支持前，应对患者目前营养状况进行筛查和评估。营养状况筛查内容包括体重指数测量、近期体重变化、近期营养摄入量变化和白蛋白水平等。当患者术前可能存在营养不良时，应尽快咨询专业的营养学专家，通过身体数据、饮食习惯、疾病情况等资料对患者进行评估，针对患者当前营养情况，在术前进行包括饮食指导和饮食补充在内的营养支持，改善患者营养不良。

一些患者可能受益于预康复阶段。患者达到最佳状态再行择期心脏手术，有助于改善预后，加速术后康复。

二、术前评估

在过去十年里，尽管心脏外科手术技术和预后有所改善，围手术期并发症的发病率和死亡率仍然不可避免。心脏外科患者的术前评估较为复杂，主要包括心脏和整体健康风险评估，明确围手术期可能导致的问题，并与心内科医生、心外科医生或其他医疗专家合作，优化手术条件。此外，在标准的麻醉术前评估中也应该对患者和家属进行关于心脏外科手术加速康复的宣教，包括围手术期药物使用、多模式镇痛技术、早期拔管等方面。

（一）术前访视

麻醉医生术前访视包括回顾患者的病史、体格检查、现有的心脏和其他诊断检查，以评估并降低拟实施手术和麻醉的风险；向患者解释制订的麻醉计划，并获得知情同意，减轻患者的焦虑。

心血管危险因素包括心肌缺血、充血性心力衰竭、脑血管或近端主动脉粥样硬化、颈动脉疾病等。非心脏危险因素中，老年和女性是固定的危险因素，潜在的可改善的非心脏危险因素包括既往肾功能不全、贫血和烟草使用等。胸心血管手术患者常见合并症有糖尿病、高血压、慢性阻塞性肺疾病（COPD）、甲状腺功能障碍等，需在术前对常见合并症的处理进行评估。急诊心脏手术、既往心脏手术及需要合并手术时额外风险增加，如冠状动脉搭桥联合心脏瓣膜手术，升主动脉钳夹时间和 / 或总体外循环（CPB）时间延长。对患者进行风险分层以制订快速康复的围手术期治疗方案。

在常规体格检查中，重点评估可能影响快速康复的问题并做好预案，如肥胖、困难气道、放置 TEE 探头的绝对和相对禁忌证等。针对心脏诊断性检查和实验室检查发现的问题，评估是否需要术前内科治疗改善机体对手术的耐受力，以促进术后快速康复，如在手术前纠正贫血（补充铁剂和 / 或红细胞生成素等），以避免或减少异体红细胞的输血。抗凝或抗血小板药物的使用所引起的凝血功能指标异常可能需要推迟择期手术，或在急诊手术的术前进行纠正。术前适当的血糖控制与降低死亡率、减少包括伤口感染在内的并发症发病率、缩短住院时间和改善长期预后相关。在术前评估中发现的其他主要实验室检查异常的评估和处理同非心脏手术。根据患者病史和体格检查决定术前进行肺功能检查(PFTs),如肺活量、一氧化碳弥散量(DLCO),以及动脉血气。术前 PFTs 中重度或重度异常,以及 DLCO 降低的心脏外科患者具有更高的短期和远期死亡风险。PFTs 的结果有助于确定最佳的围手术期管理策略,如使用吸入支气管扩张剂,采取保护性肺通气策略,以及计划需要延长术后呼吸支持等。

(二) 术前用药和植入式除颤起搏器管理

术前用药应个体化管理,患者一般均长期服用心血管药物和抗凝抗栓药物。植入式心律转复除颤器和起搏器通常在手术开始前调整为非同步模式(VOO 或 DOO),术后重新编程以恢复术前参数。

(三) 心理辅导

术前与患者讨论拟行手术的风险(如严重的并发症发病率或死亡率)和预期收益(如症状缓解和/或生存优势),患者难以避免紧张焦虑,麻醉医生冷静的态度和有同理心的引导可以显著缓解其焦虑。术前心理辅导也是 ERAS 的必要环节。

三、术中管理

术中管理是心胸手术 ERAS 的重要环节。快通道麻醉技术、目标导向液体治疗、保护性肺通气策略、血液保护措施、脑功能监测和维护、正常体温维持和 CPB 管理优化都是有较多循证医学依据支持的可加速术后康复的干预措施。

(一) 快通道麻醉

快通道麻醉主要采用短效的静脉麻醉药和麻醉性镇痛药维持麻醉,常用的药物有丙泊酚、瑞芬太尼和阿芬太尼等。短效麻醉药代谢快、蓄积少。术中使用大剂量中长效阿片类药物可能导致呼吸抑制、苏醒延迟,延长机械通气时间和 ICU 停留时间,增加术后并发症的发生率。在麻醉诱导后也可以使用氯胺酮[10~15mg/h 或 0.1~0.2mg/(kg·h)]替代镇痛,以减少阿片类镇痛药的使用[4]。值得注意的是,应在手术结束时衔接适量中长效镇痛药物,也可以使用对乙酰氨基酚。在转运过程中使用小剂量右美托咪定[0.1~0.2μg/(kg·min)]来维持患者镇静深度。在胸心外科手术中,通常会在麻醉维持阶段使用肌松药。当肌松药过量时,会增加术中知晓的风险,延长拔管时间。手术结束后,残余肌松作用还有可能导致气道梗阻等并发症。在加速康复心脏外科手术(enhanced recovery after cardiac surgery,ERACS)的管理过程中,应该使用肌松监测来指导给药和合理拮抗,避免不良事件的发生。

(二) 神经功能监测

中枢神经系统损伤是导致胸心外科手术患者预后不良的主要因素之一,除了致死性或非致死性卒中、昏迷、运动障碍外,围手术期神经认知损伤(perioperative neurocognitive disorder,PND)也是心胸外科手术后脑损伤的常见类型[5]。围手术期应尽量减少或避免使用苯二氮草类、抗胆碱类(尤其是东莨菪碱)、苯海拉明、甲氧氯普胺、阿片类(尤其是哌替啶)和可能引起 5-HT 综合征的药物,降低术后谵妄(postoperative delirium,POD)在内的 PND 的风险。推荐使用脑电双频指数(BIS)或其他脑电监测设备来进行个体化的麻醉管理,避免药物过量,减少 PND 的发生。除了麻醉深度监测外,脑氧饱和度监测作为无创脑血流监测手段,有助于麻醉医生评估患者脑血流调节情况,及时采取相应措施保护脑功能。联合脑电与脑氧饱和度的多模式脑功能监测可能在最大程度上减少术后不良事件的发生,实现 ERACS。

(三) 保护性肺通气策略

围手术期肺保护是 ERACS 的重要组成部分,加强围手术期肺保护可以显著降低肺部并发症的风险,改善预后。推荐在术中使用以小潮气量、低驱动压、呼气末正压(PEEP)和间断肺复张为主的肺保护性通气策略来减少肺部并发症。在关胸后将呼吸机的通气模式更改为压力控制通气,有助于患者肺复张,实现早期拔管。

（四）目标导向液体治疗

心胸手术中关于液体治疗的类型和治疗量仍存在争议。在心胸手术中，存在心功能改变、血管内皮损伤，以及 CPB 导致的血液稀释，此时若过度输液将会出现容量过负荷，增加凝血功能障碍、心力衰竭、肺水肿、胃肠道水肿、急性肾损伤、伤口愈合延迟、POD 等不良事件的风险，延长住院时间，影响患者预后。因此，为保证循环血容量的同时减少液体过负荷发生，在 CPB 前期和后期推荐采用限制性液体管理策略，当怀疑容量不足时，可采用补液实验（快速静脉滴注 250ml 液体）来评估液体反应性，指导液体输注。

近年来，个体化液体治疗 - 目标导向性液体治疗（goal-directed approach to fluid therapy，GDFT）逐渐成为 ERACS 中液体管理策略的重要方法。GDFT 主要通过一些动态血流动力学参数，对患者的血管内容量进行评估。在心胸手术中，可使用 TEE 对左心室大小进行定性和定量评估，以监测血管的容量反应性。Swan-Ganz 导管（肺动脉导管）测压被认为是血流动力学监测的金标准，通过肺动脉导管可进行心排血量和每搏输出量的连续监测，评估容量反应性。除 TEE 和肺动脉导管所得到的静态参数外，还能够通过每搏量变异度（SVV）、脉搏压力变异度（pulse pressure variation，PPV）等动态性指标评估机体对液体治疗的反应性。

（五）凝血功能监测

接受胸心外科手术的患者常需要输注血细胞和促凝血物质。研究表明，在心胸手术术中和术后采用基于床旁检测的输血策略，能够优化心胸手术围手术期血液保护，合理输血。其中血栓弹力图（TEG）和旋转血栓弹力仪（rotational thromboelastometry，ROTEM）等床旁检测手段能够及时、动态评估凝血功能和血小板功能，有效减少围手术期输血，降低二次开胸止血的发生率，加速患者康复。

（六）血流动力学管理

研究表明，CPB 期间的低血压或高血压与发生脑部疾病和其他不良后果的风险相关，因此，血流动力学管理对于 ERACS 也是必不可少。对于接受心胸手术的患者而言，由于脑血流的个体差异性，每个人术中血压的最佳目标范围都是难以确定的。在 CPB 期间，当泵流量充足时，推荐将平均动脉压（MAP）维持在 60~80mmHg，对于老年患者或原有脑血管疾病的患者，可选择更高的目标范围。在升高 MAP 的过程中，应注意保证充足的泵流量和良好的器官灌注。

（七）体温管理

低体温是心胸手术中的常见现象，在心胸手术期间，加强体温管理能够降低认知损伤、输血和感染的风险，连续监测和管理核心体温是 ERACS 的组成部分。脑温高于 37℃与脑损伤、手术部位感染、急性肾损伤相关，在 CPB 复温阶段，应避免脑温高于 37℃。低温可能会导致血小板聚集障碍和凝血酶活性降低，引发凝血功能障碍。因此，在复温期应主动给患者加温治疗，以达到正常体温。在 CPB 期间还应该注意血糖的调控，指南推荐在 CPB 期间维持患者血糖水平 <180mg/dl（10mmol/L）。

（八）抗恶心呕吐治疗

在行心胸手术的患者中，有 20%~67% 出现术后恶心呕吐（PONV）。PONV 常导致患者不适，并与患者满意度密切相关，因此预防 PONV 是 ERACS 策略的重要组成部分。在手术开始前静脉注射 4mg 地塞米松，并在转入 ICU 前静脉注射 4mg 昂丹司琼，围手术期使用多模式镇痛方案以尽量减少阿片类药物的使用，维持患者正常的体温，通过这些措施来降低 PONV 的风险，提高患者舒适度。

心胸手术患者常病情危重，且手术创伤大，术中管理复杂，在 ERACS 的术中管理过程中，应密切监测患者病情变化，及时应对并进行个体化治疗，改善患者预后，加速患者康复。

四、术后管理

患者在顺利完成手术之后，术后的恢复过程同样需要多学科交流和协作，以取得最佳的治疗效果，减少术后并发症的发生，从而达到快速康复的目的[6]。

《加速心脏瓣膜手术患者术后康复的随机对照研究》阅读指导

（一）术后健康宣教

术后患者健康宣教对于患者的康复也必不可少。医护人员应根据患者的病情制订科学、合理、有效的康复计划，密切关注患者及家属的精神状态，及时进行心理疏导，帮助患者缓解不良情绪，保持良好的心态，增强患者术后康复的信心，从而促进患者的早日康复。另外，术后医护人员对于已有焦虑、抑郁、认知功能障碍等精神症状的患者应及时进行评估，并进行相应的处理。

（二）术后血流动力学管理

心血管外科手术的患者术前由于心血管疾病常合并心功能下降。术后应注意维持体内液体平衡，避免因容量过负荷而导致心力衰竭的发生。术后通过监测患者的血流动力学指标、尿量、引流管引流量及血液生化指标的结果，综合评估患者组织灌注情况和机体的容量情况，必要时可通过 TTE 对患者的容量和心功能进行评估，指导液体的管理。另外，鼓励患者早期进食、进水，补充身体需要的能量，保障胃肠道功能的正常运行，也可以减少术后液体的输入量。

对于需要血管活性药物进行循环支持的患者，密切关注患者的生命体征和血流动力学情况，在术后应根据患者的病情选择合适的血管活性药物，并及时根据患者的心功能和血流动力学指标调整药物使用剂量，尽早停用血管活性药物，促进早期心功能恢复和下床活动。

（三）术后疼痛管理

多模式镇痛是所有 ERAS 方案的关键组成部分[7]。多模式镇痛是联合多种镇痛方法和不同作用机制的镇痛药物，使镇痛作用协同或相加[8]，从而实现最佳的镇痛效果，降低不良反应的发生率。术后镇痛管理包括术后疼痛程度的评估、术后持续药物镇痛以维持镇痛的效果。大多数患者在心血管手术后需要持续使用阿片类药物。而持续使用阿片类药物容易导致阿片类药物在体内蓄积，引起呼吸抑制、恶心、呕吐、嗜睡等不良反应。通过多模式镇痛可以减少阿片类药物的使用，从而降低阿片类药物相关不良反应的发生风险。术后疼痛管理首选口服药物，如羟考酮。需紧急镇痛者可静脉注射短效阿片类药物，如芬太尼。由于非甾体抗炎药（NSAIDs）可能引起不良心血管事件（如心肌梗死、心脏骤停、卒中、肺栓塞），因此通常不推荐使用。另外，通过术前进行椎旁神经阻滞镇痛和术毕时的伤口局部浸润麻醉可以帮助患者在术后获得更好的镇痛效果，同时可以减少阿片类药物的使用。

（四）术后引流管的管理

管道管理的基本原则是尽量减少各类导管的使用，对于已使用的导管也应尽早拔除，以减少术后感染等并发症的发生，缓解患者导管留置期间产生的不适感，使患者能够尽早下床活动。

管道管理的具体措施如下。

1. 对于心血管外科手术的患者，在确保患者安全的前提下提倡常规早期拔除气管导管，即在手术室或到进入 ICU 后的 6 小时内拔除气管导管。

2. 麻醉清醒后 6 小时即可拔除导尿管，留置尿管的时间不应超过 24 小时，早期拔除导尿管可减轻患者尿路刺激引起的疼痛和烦躁，减少泌尿系统感染的风险。

3. 对于外周静脉留置针、中心静脉导管、动脉导管、漂浮导管等各类血管内导管，应每日进行评估和护理，定期更换敷料，尽早拔除，以减少导管源性感染的发生。

4. 留置胸腔引流管或心包引流管的患者，应严密监测患者的生命体征、意识、瞳孔等，记录引流液的性状、引流量和引流速度，观察引流管的状况，避免发生堵管或脱管。同时，对于所留置的引流管，建议每日评估、加强护理，在达到引流目的后，尽量在短时间内拔除，以免增加术后感染的风险。

（五）术后血糖管理

术后血糖控制的理想目标值目前尚无定论，推荐围手术期血糖值不超过 10.0mmol/L，术后血糖控制不佳的患者易于发生伤口感染和心血管并发症，延长住院时间，增加死亡率。对于术前合并糖尿病的患者，术后应严密监测血糖水平，并根据血糖情况及时调整胰岛素的用量，从而降低低血糖或高血糖相关并发症的发生率。

（六）术后营养管理

术后应尽早恢复进食，首先进饮清水，建议术后 24 小时无特殊情况可考虑进流质或半流质饮食，摄入量可根据胃肠道的耐受情况逐渐增加。通过尽早恢复进食加强术后营养的摄取，促进术后身体康复。

（七）术后恶心呕吐的管理

术后恶心呕吐（PONV）的发生涉及呕吐中枢、化学触发带、神经信号通路及神经递质等多种因素。因此，建议使用多模式策略预防 PONV 的发生，并针对导致 PONV 发生的不同原因采取相应的预防措施，包括降低基线风险、药物预防及非药物预防等。降低基线风险的措施包括维持适度的麻醉深度和足够的器官灌注，减少术中和术后阿片类药物的使用，避免使用挥发性麻醉药物及氧化亚氮。预防 PONV 的药物主要包括 5-HT_3 受体拮抗剂（昂丹司琼、托烷司琼、帕洛诺司琼等）、糖皮质激素（地塞米松、甲泼尼龙）、抗组胺药物、抗胆碱能药物、丁酰苯类药物等。由于 5-HT_3 受体拮抗剂和糖皮质激素的不良反应较少，提倡使用 5-HT_3 受体拮抗剂复合小剂量地塞米松，从而减少 PONV 的发生。

PONV 的治疗包括提前预测高危人群，尽早联合用药和做好气道保护。一旦发生，需立即清除口腔及气道内的呕吐物或分泌物，保持气道通畅，防止呕吐物反流误吸造成吸入性肺炎，必要时需紧急行气管插管，清除气道内的呕吐物，甚至行肺灌洗治疗，并给予吸氧、解痉平喘、抗感染等治疗，密切监测血气及胸肺部影像，维持患者的呼吸和循环稳定。

（八）术后谵妄的管理

心血管外科手术的患者容易发生术后谵妄，特别是老年、虚弱或阻塞性睡眠呼吸暂停等患者。因此，术后预防谵妄的发生也是心血管外科 ERAS 方案中的重要环节。通过积极的术前宣教、合理的术中麻醉药物应用、维持术中血流动力学的稳定及完善术后镇痛等措施，可以减少术后谵妄的发生。对于评估有术后谵妄风险的患者可以采取非药物干预措施，如保证正常的睡眠模式，提供充足的水分和营养，鼓励早期下床活动等。也可以适当地采取药物干预，如右美托咪定、艾司氯胺酮、昂丹司琼、氟哌啶醇等。

（九）术后静脉血栓的管理

术后根据患者可能发生静脉血栓的风险分层情况采取相应的预防措施。对于低危患者无须使用物理或药物预防措施；中危患者仅使用物理预防措施，包括使用间歇充气加压泵和加压弹力袜；高危患者在无高出血风险的情况下，推荐使用药物预防；而极高危患者在不伴高出血风险的情况下，在采取药物预防措施的同时建议增加物理措施。对于抗凝治疗有禁忌或在充分抗凝治疗的情况下仍可能发生肺栓塞的患者，建议行下腔静脉滤器置入术。

心血管外科 ERAS 的方案涵盖择期心血管手术所施行的标准化多学科围手术期管理措施。术后管理作为患者康复的重要环节，对患者的预后至关重要。通过采取多学科合作互助的模式，积极采取个体化的康复措施，为患者创造最佳的康复条件，帮助患者减少术后应激反应，从而减少术后并发症，加速患者恢复，缩短住院时间，降低住院费用。

第三节 心血管手术的加速术后康复流程

病例 心脏瓣膜疾病

病案摘要

患者，女，60岁。4年前活动后出现心悸、气短、胸闷。1年前症状逐渐加重，既往多次心内科住院治疗。超声心动图示：心脏瓣膜病，二尖瓣重度狭窄并反流，主动脉瓣狭窄并反流，左心房血栓，左心室内径（LV）56mm，左心房内径（LA）80mm×45mm，RV 38mm，RA 50mm，EF 45%。实验室检查：Hb 95g/L，白蛋白34g/L，糖化血红蛋白6.5%，空腹血糖6.0mmol/L。此次诊断为心脏瓣膜病：二尖瓣重度狭窄并反流，主动脉瓣狭窄并反流，左心房血栓，心房颤动，心功能Ⅲ级。拟行CPB下双瓣置换术。

【问题1】该患者术前可采取哪些加速康复的措施？

临床思路 术前糖化血红蛋白水平低于6.5%提示血糖控制最佳，与胸骨深部伤口感染、局部缺血事件和其他并发症的明显减少有关。对患者进行术前糖化血红蛋白水平筛查，有助于进行危险分层，并进行干预以改善血糖控制，降低与此相关的术后并发症。

心脏手术患者术前低血清白蛋白水平与术后死亡风险增加有关。低白蛋白血症还与呼吸机使用时间延长、急性肾损伤、术后感染、住院时间延长相关。术前检测白蛋白水平有助于风险分层和预测术后并发症。对术前低白蛋白血症和营养不良的患者进行7~10天的营养补充治疗，有助于降低术后并发症发生率和死亡率。

术前进行有关加速康复的健康教育和心理辅导有助于降低患者心理和生理应激，提高对加速康复流程的依从性。择期手术术前内科治疗应包括改善心功能、稳定心率、控制血糖，鉴别贫血病因，给予铁剂、叶酸、维生素B_{12}或重组人促红细胞生成素治疗以纠正贫血。

【问题2】该患者术中应采取哪些加速术后康复的措施？

临床思路 为减少术后手术部位感染，可采取包含多种措施的集束治疗，其中包括鼻内定植细菌清除，手术日备皮方案，切皮前1小时内抗生素预防性使用，并结合适当时机的戒烟管理，适当的血糖控制和促进术后正常体温的恢复。这些措施联合使用可以减少手术部位感染。

目标导向液体治疗对心脏手术患者非常重要，使用各种监测技术来指导液体输注、血管活性药和正性肌力药的使用，以避免低血压和低心排血量。量化目标包括血压、心脏指数、SVV、静脉血氧饱和度、乳酸值和尿量等。以目标导向的液体疗法可降低心脏手术患者并发症的发生率，缩短患者住院时间。

术中麻醉管理和灌注管理的相关因素也是ERAS的术中措施。快通道麻醉技术采用短效麻醉药物，减少术后麻醉药残余作用，结合全面的保护性肺通气策略，促进术后6小时内气管导管的尽早拔除，减少机械通气时间和ICU停留时间。已证明CPB期间肾氧合受损，可能导致术后肾功能不全，提示需要考虑目标导向的灌注策略，增加CPB流量可改善肾氧合，同样也可提供更充分的器官保护。

术中血液保护策略也是心脏手术中需要重点关注的问题，对于可能大量出血的患者，麻醉后可实施自体血小板和血浆分离。术中采取自体血液回收，动态监测凝血功能，根据安全输血阈值输注异体成分血。术中连续输注氨甲环酸或ε氨基己酸可减少出血和异体血输注，降低术后心脏压塞的风险。

【问题 3】该患者术后可采取哪些加速术后康复的措施？

临床思路 该患者术后采取多模式镇痛策略可有效促进早拔管、早进食、早下床和生理功能的恢复。麻醉前实施超声引导的椎旁神经阻滞，手术结束时给予罗哌卡因伤口浸润麻醉，PCA 泵采用节俭阿片类药物的配方，联合使用右美托咪定或艾司氯胺酮。如果患者停用镇痛泵后仍然有中度以上疼痛，可口服对乙酰氨基酚或普瑞巴林。

术后 6 小时内拔除气管导管后，如无不适，可少量饮水，逐步进流质饮食和正常进食。术后次日，观察心包纵隔引流液的量和颜色，辅以超声观察心包腔，排除心包积液后，可尽早拔除引流管。拔除引流管后开始服用华法林抗凝治疗。指导患者进行呼吸锻炼，帮助患者尽快下床活动。

ERAS 流程于 20 世纪 90 年代开始应用于胃肠外科，之后逐步推广应用于其他外科手术，在心血管手术应用较晚。尽管 ERAS 理念和流程在心血管手术应用相对较新，但 2019 年，欧洲心血管手术 ERAS 协会制定了心脏手术 ERAS 专家共识，以规范 ERAS 方案，提高应用 ERAS 流程的心脏手术的质量、安全和价值[9]。心血管外科手术涉及一个庞大的临床医护团队，需多学科在整个围手术期中协同工作。采取围手术期多学科团队共同参与的 ERACS 方案是实施最佳临床实践所必需的。

研究证实，ERAS 方案在非心脏手术中的应用可以降低 50% 以上的并发症发生率，缩短 50% 以上的住院时间。目前 ERAS 方案在心血管手术应用的已完成临床研究很少，还不能明确 ERACS 方案在心血管手术应用的疗效。2017 年非营利的 ERAS 心脏手术协会组织了多学科专家讨论，将现有的循证医学证据与临床实践经验相结合，推荐了分别在围手术期各阶段实施的 22 个治疗措施，以促进患者快速康复。这些围手术期优化的治疗措施，以及推荐等级和证据等级见表 35-3-1。

表 35-3-1 专家共识推荐的加速康复心脏外科手术（ERACS）治疗措施

推荐级别（COR）与证据水平（LOE）	推荐的治疗措施
I	
A	体外循环手术中连续输注氨甲环酸或 ε- 氨基己酸
B-R	围手术期控制血糖
B-R	采取有循证依据的集束治疗措施减少手术伤口感染
B-R	目标导向液体治疗
B-NR	围手术期多模式、节俭阿片类药物的镇痛治疗
B-NR	避免体外循环后的持续低体温（<36℃）
B-NR	保持胸腔引流管通畅以防止胸腔积血
B-NR	每个护理轮班均使用系统筛查工具筛查术后谵妄
C-LD	择期手术前停止吸烟和饮酒 4 周
Ⅱa	
B-R	早期发现术后肾脏的不良应激并采取措施防治急性肾损伤
B-R	使用刚性胸骨固定术改善或加速胸骨愈合并减少纵隔伤口并发症
B-NR	有多种合并症或严重功能障碍的择期手术患者采取术前预康复
B-NR	术后采用胰岛素控制高血糖

续表

推荐级别（COR）与证据水平（LOE）	推荐的治疗措施
B-NR	术后6小时内拔管策略
C-LD	提供基于在线/应用程序的参与工具，促进患者教育、改善依从性并自我报告结果
C-LD	术后药物或物理抗栓治疗
C-LD	术前测量糖化血红蛋白有助于风险分层
C-LD	术前衰弱患者纠正营养不良
Ⅱb	
C-LD	全身麻醉前2~4小时饮用清饮料
C-LD	术前饮用含碳水化合物的饮料
Ⅲ	
A	打开或破坏胸腔引流管的无菌区域以去除血块
B-R	避免体外循环复温大于37.9℃

注：COR，推荐分类；LOE，证据水平；A，A级证据；B-R，B级证据，随机研究；B-NR，B级证据，非随机研究；C-LD，C级证据，有限的数据。

知识点

术前2小时服用含碳水化合物的清饮料可降低胰岛素抵抗和组织糖基化，有助于术后血糖控制，并加快肠道功能恢复。2003年的一篇Cochrane综述提出，接受心脏手术的患者术前摄入含碳水化合物的清饮料，术后胰岛素抵抗降低，住院时间缩短。在大型心脏手术患者随机临床试验中，术前给予含碳水化合物清饮料被证实是安全的，并改善了体外循环（CPB）后的心功能，但是对术后胰岛素抵抗没有影响。鉴于当前在心脏手术患者中获得的支持术前给予碳水化合物的数据很少，此时仍为低证据级别的推荐。

出血是心脏手术后的常见并发症，可能对预后产生不利影响。围手术期血液管理通常侧重于如下临床实践：识别和治疗术前贫血，确定安全输血阈值，术中血液回收，凝血系统功能监测及数据驱动算法来减少红细胞输血等。这些临床实践是曾经发布的大型的、综合的、多学科、多学会的临床实践指南的重点内容。鼓励将这些现有指南内容纳入各医疗单位的ERACS框架和流程。氨甲环酸或ε氨基己酸的使用普遍适用于心脏手术且风险较低，具有良好的成本效益比，易于实施。在一项患者行冠状动脉血运重建术的大型随机临床试验发现，使用氨甲环酸减少了输血总量，减少了需要再次手术大出血或心脏压塞的发生率。然而，氨甲环酸或ε氨基己酸的剂量过高似乎与癫痫发作有关。基于这一证据，在建立CPB的心脏外科手术中，氨甲环酸或ε氨基己酸的最大总剂量建议为100mg/kg。

阿片类药物静脉输注是心脏手术后镇痛的主要手段。阿片类药物与多种不良反应有关，包括过度镇静、呼吸抑制、恶心、呕吐和肠麻痹。越来越多的证据表明，多模式节俭阿片类药物的镇痛方法可以通过不同类型镇痛药的协同作用来充分缓解疼痛，并且降低阿片类药物的副作用。非甾体抗炎药（NSAIDs）与心脏手术后的肾功能不全有关。选择性COX-2抑制剂与心脏手术后发生血栓栓塞事件的重大风险相关。最安全的非阿片类镇痛药可能是对乙酰氨基酚。静脉应用对乙酰氨基酚延续至术后肠功能恢复。荟萃分析显示，对乙酰氨基酚与阿片类药物合用，可产生很好的镇痛、减少阿片类药物用量和止吐作用。对乙酰氨基酚应每 8 小时给药 1 次。

曲马多具有阿片类药物和非阿片类药物双重作用，但发生谵妄风险较高。联合使用曲马多可以使吗啡的消耗量减少 25%，疼痛评分降低，术后患者舒适度提高。普瑞巴林可以减少阿片类药物的消耗，也可用于术后多模式镇痛。与安慰剂相比，术前 1 小时和术后 2 天服用普瑞巴林可改善疼痛评分。心脏手术前 2 小时给予加巴喷丁 600mg，可降低术后疼痛评分，减少阿片类药物需求以及术后恶心、呕吐发生率。静脉注射 α_2 受体激动剂右美托咪定也可降低阿片类药物的需求量。荟萃分析显示，右美托咪定输注降低了 30 天的全因死亡率和术后谵妄发生率。右美托咪定还可降低心脏手术后的急性肾损伤。氯胺酮由于其良好的血流动力学特征，较小的呼吸抑制作用并可降低谵妄发生率，因此在心脏手术后镇痛具有潜在的应用价值。必须对插管患者进行疼痛评估，以确保最低的有效阿片类药物剂量。CPB 过程中可采取的优化措施包括缩短管路减少预充量、避免过低的胶体渗透压、监测重要器官的血流灌注、目标导向的器官灌注和术中超滤等。

急性肾损伤（AKI）增加了心脏外科手术患者康复过程的复杂程度，使总住院费用增加了 1 倍。减少 AKI 发生的策略包括筛选高危患者及实施相应治疗以降低发病率。血液和尿液生物标志物可以在术后早期识别 AKI 高危患者。建议使用生物标志物作为早期识别手段，并指导制订减少 AKI 的干预策略，如避免肾毒性药物和放射性对比剂的使用，停用血管紧张素转化酶抑制剂（ACEI）和血管紧张素 II 受体阻滞剂 48 小时，监测肌酐和尿量，避免高血糖，密切监测并优化血容量状态和血流动力学参数。

心脏手术后，大多数患者会出现一定程度的出血，如果不进行引流，出血会引起心脏压塞或血胸。因此，必须进行心包引流以排出纵隔内血液。引流管常容易被凝结的血液阻塞，导致引流不畅。滞留纵隔的血液会发生溶血并促进炎症过程，可能进一步引起胸膜腔积液和心包积液，并诱发术后心房颤动，甚至引起心脏压塞需再次手术干预。目前尚无拔除引流管最佳时机的评价标准，但肉眼观察引流物为少量渗出液或漏出液时，纵隔引流管或胸腔引流管就可以安全拔除。早期拔除引流管有助于减轻术后疼痛，促进早期活动。

《加速心脏手术术后康复的围手术期指南》阅读指导

（王　锷）

推荐阅读

[1] LI M, ZHANG J, GAN TJ, et al. Enhanced recovery after surgery pathway for patients undergoing cardiac surgery: a randomized clinical trial. Eur J Cardiothorac Surg, 2018, 54: 491.

[2] MCCANN M, STAMP N, NGUI A, et al. Cardiac Prehabilitation. J Cardiothorac Vasc Anesth, 2019, 33(8): 2255-2265.

[3] LOPEZ-DELGADO JC, MUÑOZ-DEL RIO G, FLORDELÍS-LASIERRA JL, et al. Nutrition in adult cardiac surgery: preoperative evaluation, management in the postoperative period, and clinical implications for outcomes. J Cardiothorac Vasc Anesth, 2019, 33(11): 3143-3162.

[4] GRANT MC, ISADA T, RUZANKIN P, et al. Opioid-sparing cardiac anesthesia: secondary analysis of an enhanced recovery program for cardiac surgery. Anesth Analg, 2020, 131(6): 1852-1861.

[5] BERGER M, TERRANDO N, SMITH S K, et al.Neurocognitive function after cardiac surgery: from phenotypes to mechanisms.Anesthesiology, 2018, 129(4): 829-851.
[6] LJUNGQVIST O.The enhanced recovery after surgery in cardiac surgery revolution.JAMA Surg, 2019, 154(8): 767.
[7] MARKHAM T, WEGNER R, HERNANDEZ N, et al.Assessment of a multimodal analgesia protocol to allow the implementation of enhanced recovery after cardiac surgery: retrospective analysis of patient outcomes.J Clin Anesth, 2019, 54: 76-80.
[8] ANWAR S, COOPER J, RAHMAN J, et al.Prolonged perioperative use of pregabalin and ketamine to prevent persistent pain after cardiac surgery.Anesthesiology, 2019, 131(1): 119-131.
[9] ENGELMAN D T, BEN ALI W, WILLIAMS J B, et al.Guidelines for perioperative care in cardiac surgery: enhanced recovery after surgery society recommendations.JAMA Surg, 2019, 154(8): 755-766.

第三十六章

胸心血管手术后的监测与治疗

第一节 胸外科手术后的一般处理

胸外科手术涉及与生命密切相关的脏器，如心脏、肺脏，因此不仅手术中存在很大的风险而且手术后这些脏器功能在恢复过程也可能会遇到很多问题，从而对生命造成威胁。随着我国人民生活水平的提高及人均寿命延长，高龄手术患者明显增多，这些患者又往往合并其他基础疾病，导致器官之间相互影响。因此，在术后的恢复过程中，应当充分认识到这些潜在的风险，注意协调各脏器之间的功能，最大限度地治疗疾病，保留患病脏器的正常功能和最低限度地干扰相关重要脏器的功能状态，最大限度地避免并发症发生，帮助患者术后顺利恢复。胸外科手术后患者由于手术本身创伤较大，尤其食管癌因肿瘤大小及部位的原因，需行颈、胸、腹联合切口，消化道重建，手术复杂、创伤大、手术时间长，术后较长时间不能正常饮食。此外，开胸本身会使胸膜腔负压消失，造成生理紊乱，扰乱患者的心肺功能，因此有些患者手术一开始就处于风险边缘状态，任何一个意外打击都可能造成不可逆损害，再加上术前基础疾病及年龄等因素的影响，术后各种并发症的发生率较高，若不能及时发现并正确处理，则病死率很高。

一、术后病情评估

外科手术分急症和择期手术，如果是择期手术，则患者在术前应有一个常规的评估，术后结合术前的评估情况和术中情况给予患者适当的处理。临床上术前评估的 *Henderson* 评分可帮助筛查高危患者，结合患者术前慢性疾病史，如冠心病、高血压、心律失常、脑血管病、糖尿病，甚至有些患者术前已接受肿瘤的放、化疗治疗，对于侧类患者再结合术中手术操作困难程度，术后应给予充分的重视，加强监护。胸外科的急症手术常发生急性呼吸衰竭，大多需要术后直接转重症监护室。

二、术后早期监护与处理

1. 生命体征监护及一般处理 胸外科手术结束后应常规评估患者氧合状态，气道自净能力，循环状态，意识状态，如果患者意识恢复，自主咳嗽能力好，循环平稳，血气分析氧合指数大于 300，提示为低危患者。如患者意识未恢复，或血气分析氧合指数小于 300，频发心律失常，应于术后直接转入 ICU。胸外科胸腔内手术常规放置胸腔闭式引流管，其作用为引流胸腔内积气和积液，同时通过胸腔内引流情况以观察病情变化，因此要保证胸腔引流管的通畅，避免打折、堵塞、扭曲、松动。术后需要重视血糖控制，现在的观点认为血糖控制目标在 10mmol/L，对于既往糖尿病史患者应建立血糖控制方案。

2. 呼吸系统并发症的预防 胸外科患者最容易在术后发生急性呼吸道并发症，其中原因与以下因素密切相关：术后 1~2 天手术切口引发的疼痛导致患者不能有效咳嗽，气道自净能力变差，不能有效进行痰液引流，导致通气功能障碍，甚至引发后期肺部感染；术中清扫淋巴结可能损伤一侧或两侧喉返神经导致声门活动受限，不能有效咳痰，甚至呼吸困难；术中单肺通气没有做好肺保护，可能引发术后急性肺损伤。因此对于胸外科手术后患者应常规监测血氧饱和度，及时正确采取不同的氧疗方式，包括鼻导管吸氧，面罩吸氧，高流量鼻塞吸氧，呼吸机辅助呼吸。对于严重低氧患者，应在及时去除病因的同时注意做好肺保护，避免由于低氧导致的呼吸困难加重肺损伤。

3. **及时正确给予镇痛治疗** 由于胸外科手术创伤大，术后需留置胸腔闭式引流管甚至纵隔、颈部、腹部多处引流管，又需要定期翻身叩背加强痰液引流，因此术后患者会存在非常明显的疼痛体验，而疼痛可以导致机体心动过速，应激增加，组织氧耗增加，代谢改变，导致患者出现疲劳和定向力障碍，睡眠不足，甚至出现谵妄。镇痛治疗是为了减轻或消除机体对痛觉刺激的应激及病理生理损伤所采取的药物治疗措施，对于胸外科手术后的患者具有重要意义。镇痛药物的选择应考虑是否存在中枢呼吸抑制，对于术后无人工气道的患者应采用无中枢呼吸抑制的镇痛药物，可适当联合镇静药物；对于有人工气道的患者应注意镇痛药物的剂量和给药时间，尽量避免镇痛药物的副作用。

4. **重视早期康复** 近年来不仅中枢系统疾病引入了早期介入康复的理念，对于胸外科手术后患者开展早期康复治疗，有利于防治肺栓塞等严重并发症，促进胃肠功能恢复，减少卧床所致的心肺功能下降，骨骼肌无力等，缩短患者的住院时间，降低病死率。中国医师协会麻醉医师学分会也于2015年制定了促进术后康复的麻醉管理专家共识[1]，促进术后康复的麻醉管理，是加速康复外科（ERAS）的重要组成部分。该共识要求麻醉科医生应在围手术期合理调节应激反应（内分泌、代谢和免疫），使用各种已证实有效的方法（优化术前、术中、术后患者管理等）来降低手术伤害性刺激反应，维持重要器官功能，最小化不良反应（如疼痛、恶心和呕吐等），减少并发症，提高康复质量，从而缩短住院时间，减少住院费用，提高患者满意度。

第二节　胸外科手术后的常见并发症处理

一、急性呼吸衰竭

肺部并发症是胸外科手术后最常见的并发症，也是导致术后患者死亡的主要原因之一。胸外科手术后早期发生急性呼吸衰竭的原因有患者自身原因和手术本身原因，前者包括术前肺功能较差，术后不能代偿；后者包括手术时间长，术中操作困难，输血多，容量管理等因素。中后期的急性呼吸衰竭多与肺部感染，吻合口瘘，胸腔感染密切相关。文献报道发生率高达20%~30%。其与以下因素相关：①高龄患者常合并肺部疾病，术前吞咽困难，多有营养不良；②手术对肺的过度挤压和牵拉，迷走及肺丛神经的损伤及根治性食管癌切除手术因术中淋巴结广泛清扫，造成淋巴回流管道受损，淋巴液积聚到肺间质内，肺顺应性减低及气道阻力增加，术中对侧胸膜损伤，如果合并低蛋白血症则在短期内可能出现双侧胸腔积液，导致呼吸功能衰竭；③术后因切口疼痛，患者不敢咳嗽排痰，造成痰液在支气管内潴留，引起肺部炎性病变或肺不张、肺萎陷等，胸腔胃可对肺产生压迫；④由于食管癌手术时间长，创伤大，很容易诱发全身炎性反应综合征（systemic inflammatory response syndrome，SIRS），肺为最先受累的器官，导致急性呼吸窘迫综合征（ARDS）。食管癌行食管切除术的患者ARDS的发生率为14.5%。ARDS的病死率可达40%~50%，ARDS相关的死亡率占食管切除术后总死亡率的71%。因此应评估高危患者及时发现并转入重症监护室加强治疗，避免患者由于低氧而呼吸极度代偿加重肺损伤。

1967年，Ashbaug等在《柳叶刀》杂志发表了一篇文章，首次提出ARDS是一组病理生理异常的症候群，其由多种互不关联的损伤因子所引起，主要表现为以顽固性低氧血症为显著特征的临床综合征。目前，国际上多采用2012年“柏林定义”对ARDS作出诊断及严重程度分层，并需与多种疾病进行鉴别诊断[2]。

对于ARDS的治疗包括机械通气治疗与非机械通气治疗两大部分，目前，仅少数治疗措施对ARDS有益，如小潮气量、肺保护通气、保守性液体疗法和俯卧位等。其他措施如高呼气末正压（PEEP）、激素的应用时机仍存在争议。

对于急性呼吸衰竭的患者，需要行机械通气治疗，但呼吸机相关肺炎（ventilator associated pneumonia，VAP）的发病率逐年上升，VAP 增加了住院患者的费用，延长了住院时间，增加了住院病死率，因此应积极采取预防措施避免 VAP。VAP 的预防措施包括若无禁忌床头应抬高 45℃，尽量减少质子泵抑制剂的使用，加强声门下分泌物的吸引，定期监测气囊压力，优先考虑经鼻肠营养，加强手卫生等措施。总之，为了提高呼吸衰竭患者的抢救成功率、降低 VAP 的发生率，对于需要机械辅助通气的患者应尽早使用，同时在原发病稳定，病因解除后应尽可能“早停机，早拔管”，减少机械辅助通气的时间。

知识点　　急性呼吸窘迫综合征（ARDS）肺保护通气策略

ARDS 的病理生理机制是肺泡上皮细胞和肺血管内皮细胞受损导致通透性增加引发的肺水肿、肺泡塌陷及肺容积减少，有“婴儿肺”之称。因此对于 ARDS 患者的肺保护通气策略是小潮气量基础上采用较高的 PEEP，限制平台压，同时降低驱动压，可联合应用肌松药避免进一步肺牵拉伤。当采用小潮气量通气机体不能耐受时，可考虑体外膜肺氧合（ECMO）的技术实现肺保护，为肺修复和原发病的治疗赢得时间和机会。

二、急性循环衰竭

胸外科手术后患者容易合并心血管事件导致急性循环衰竭，尤其高龄，合并糖尿病、心房颤动等患者。随着年龄的增加，心脏窦房结起搏细胞的数量逐渐减少，75 岁以后正常窦房结细胞仅剩下约 10%，这一趋势在男性中更为常见。因此在术后应激状态下，兴奋性相对增强的异位节律细胞在老年男性患者中更容易抢先夺获和超速抑制窦性心律，出现房性紊乱性心律。由于术前进食困难有些患者还存在一定程度的电解质紊乱，进一步加重心律失常导致循环衰竭。同时一些患者由于合并缺氧症状导致心率增快，心肌耗氧量明显增加，心血管事件的发生风险随之增加。一些患者在围手术期发生急性冠脉综合征，甚至导致心源性休克。因此，应充分评估接受胸外科手术患者发生心血管事件的风险，不仅在术中谨慎管理患者的循环状态，避免血压的波动，而且在术后恢复的早期阶段应仔细评估患者的心功能状态、与心功能状态匹配的容量状态及血管张力，避免循环明显波动。

三、吻合口瘘

吻合口瘘是胸外科食管癌术后严重的并发症之一，文献报道发生率在 3%~25%。近年来随着食管外科手术和围手术期处理技术的提高，吻合口瘘的发生率和死亡率均明显降低。预防吻合口瘘的关键是早期发现、早期诊断、早期治疗。治疗应根据瘘口部位、大小和患者具体情况区别对待，但总的原则是积极充分地给予引流，积极抗感染和充分的器官功能支持治疗。一般在瘘的超早期尤其是微小瘘患者的全身中毒症状可能非常明显，患者甚至发生感染性休克，但胸外科局部症状相对不明显，患者常表现为胸闷、呼吸困难、氧合下降，甚至循环不稳定、意识障碍，这时应全面评估疾病的发展过程，及早给予生命支持，从而避免患者死于因吻合口瘘引发的脓毒症、多器官功能障碍综合征（MODS）。

研究证实，当机体遭受感染或创伤等严重打击后细菌 / 毒素或组织损伤将刺激机体巨噬细胞等炎性细胞，释放炎性介质，形成炎性介质介导的“瀑布样”连锁反应，使炎性反应失控。因此早期给予积极支持治疗，特别时当患者血流动力学不稳定或出现急性肾功能不全时，积极给予连续性肾脏替代治疗（CRRT）可以显著降低 MODS 患者肿瘤坏死因子 -α、白介素 -1β 和白介素 -6 等炎性介质浓度，有效降低患者病死率。

文献报道，颈部吻合口瘘发生率显著高于胸内吻合口瘘，但病死率显著低于胸内吻合口瘘。分析原因与以下因素相关：胸内吻合口瘘较隐匿，不易早期发现，不能及时充分引流，胸腔感染中毒症状重，对心肺功能影响大，更容易诱发全身炎症反应综合征，相反颈部吻合口瘘局限，易于发现并及时处理，预后较好。为了积极有效地实现充分引流的目的，目前临床上根据瘘口及包裹性积液的位置采取多种引流方法，包括超声或CT导引下置入各种材质的胸腔闭式引流管，X线导引下置入经鼻纵隔引流管，对于部分机化的胸腔积液可局部注入尿激酶以达到充分引流的目的。抗感染是吻合口瘘治疗的另一个重要方面，消化道内存在多种细菌，因此对于免疫屏障功能不健全的患者应考虑到可能的致病菌包括杆菌、球菌，甚至真菌，在尽早行引流液培养的前提下若患者血流动力学不稳定，甚至伴有低氧血症等器官功能障碍的临床表现，应尽早给予广谱抗生素治疗。营养支持是非常重要的一环，在患者血流动力学不稳定需要大量血管活性药物时只能暂时考虑肠外营养，一旦患者血流动力学趋向稳定，要立即考虑肠内营养，这时对患者创伤较小的选择是在X线导引下置入经鼻肠营养管，应充分认识到早期开展肠内营养对于患者的重要性。

四、胸腔出血和感染

胸腔出血和感染是胸外科手术后常见并发症，出血与术中操作止血不佳密切相关，因此术后患者若胸腔引流管连续2~4小时胸腔引流量大于200ml，需二次开胸探查止血，甚至个别患者术后早期突然出现血压下降，意识改变，应立即警惕胸腔出血。胸腔感染亦是胸外科手术后常见并发症，可以导致患者出现严重的脓毒症表现，引发器官功能不全。肺炎，尤其是吸入性肺炎也是胸外科手术后常见的感染原因，食管癌患者术后消化道重建，胸腔纵隔内管状胃的存在是吸入性肺炎的发生基础，而术中清扫淋巴结时可能损伤喉返神经，导致患者声门闭合不良，当患者胸腹腔压力增加时消化道分泌物或食物较容易进入右肺导致吸入性肺炎，后果严重。因此对于此类患者合理留置胃管及合适的体位是非常重要的。

病例　食管癌，食管切除术后，吻合口瘘

病案摘要

患者，女，62岁。因“食管中段癌切除术后4天，喘憋、呼吸困难2小时”转入ICU。患者确诊为食管中段癌，于全身麻醉下行食管中段癌切除术，手术过程顺利，术后第2天患者咳嗽无力，间断发热，体温最高达39.2℃，入ICU前6小时出现进行性呼吸困难，呼吸35次/min，意识模糊，面罩吸氧5L/min，脉搏氧饱和度90%，血压80/60mmHg，氧合指数198，乳酸3.6mmol/L，双肺大量痰鸣音，考虑病情危重转入ICU。入ICU后经口气管插管接呼吸机辅助呼吸，体温38.6℃，脉搏136次/min，呼吸30次/min，血压85/56mmHg；患者意识模糊，呼吸急促，左侧胸腔引流管引流液为暗血性浑浊液体；听诊两肺呼吸音粗，可闻及大量湿啰音，心律齐，各瓣膜未闻及病理性杂音；腹软，无压痛、反跳痛及肌紧张，肝脾肋下未触及，移动性浊音阴性，肠鸣音正常，全身皮肤未见黄染，四肢未见明显水肿。患者高血压病史数年，平素血压控制不理想。

实验室检查：白细胞计数 15.58×10^9/L，降钙素原1.23ng/ml，C反应蛋白291mg/L。

胸片：胸科术后改变，两肺斑片影，两侧胸腔积液，左侧可见液气胸。

心电图：窦性心动过速。

床旁超声：左心室舒张功能不全，左心室射血分数（LVEF）53%，心排血量8L/min。

【问题1】对该患者病情危重程度如何进行评估？

临床思路　患者食管癌术后发生高热，胸闷，呼吸困难，血压下降，意识障碍，疑似严重感染，收缩压小于100mmHg，呼吸频率大于22次/min伴有意识改变，快速SOFA评分（qSOFA）为3分。根据qSOFA，似感染的患者如果评分≥2分应该转入ICU加强监护，并且这类患者可能会有更长的ICU住院时间或更高的住院病死率。因此患者被转入ICU治疗。

【问题 2】该患者初步诊断及处理是什么?

临床思路 该患者为食管中段癌术后,目前存在感染的临床表现,结合患者左侧胸腔引流为浑浊液体,胸片提示左侧可见液气胸,高度考虑患者存在术后吻合口瘘,严重胸腔感染,导致出现感染性休克,血流动力学监测提示为高排低阻,器官灌注不足,乳酸升高,并且患者出现进行性呼吸困难,氧合指数小于 200,由于感染并发多器官功能不全 MODS,累及循环及呼吸系统,发生 ARDS,ARDS 是 MODS 的肺部表现。患者目前诊断为:食管癌术后,吻合口瘘,胸腔感染,分布性休克,MODS(循环,呼吸)

根据病理生理学对休克进行的分型见表 36-2-1。

知识点

表 36-2-1 休克的分型

分类	特点	常见原因
心源性	低排高阻	冠心病,瓣膜病,心肌病,心律失常
梗阻性	低排高阻	肺栓塞,张力性气胸,心脏压塞
分布性	高排低阻	严重感染,过敏,严重肝病
低血容量	低排高阻	大出血,严重脱水

食管癌术后吻合口瘘的患者一旦出现严重的全身感染中毒症状,应立即按照感染性休克治疗指南进行积极处理,包括初始的液体复苏,在进行初始复苏的最初 6 小时内,以下的复苏目标为规范化治疗的一部分:①中心静脉压 8~12mmHg;②平均动脉压≥65mmHg;③尿量≥0.5ml/(kg·h);④上腔静脉血氧饱和度或混合静脉血氧饱和度≥65%。应反复评估液体的反应性,适当的时机选用缩血管药物(首选去甲肾上腺素),适时评估心功能,及时发现脓毒症心肌抑制或应激性心肌病,对于 ARDS 患者做好肺保护通气等器官支持治疗。此外,感染灶的及时清除和引流,恰当的抗生素治疗及营养支持也同等重要。

病例进展

上消化道造影证实消化道瘘,胸腔引流液送细菌培养,由于感染导致患者血流动力学不稳定,经验性调整抗生素为广谱抗生素抗感染治疗,等待细菌学培养结果进一步调整。感染患者感染灶的清除或引流是治疗中关键的一环,遂在超声导引下行两侧胸腔闭式引流术。术后复查胸部 CT 提示纵隔积液,又于放射科导管室在 X 线引导下置入经鼻纵隔引流管,持续引流,并送引流液培养,同期置入经鼻空肠营养管开展肠内营养。经上述积极治疗,患者病情得到控制,循环稳定,血管活性药物逐渐减停,氧合改善,呼吸机条件逐渐下调,准备停呼吸机的过程中,患者突然出现呼吸增快,氧合下降,痰液稀薄,血压升高。

【问题 3】感染性休克患者恢复期的注意事项?

临床思路 感染性休克患者在经过积极治疗后恢复期对液体的管理策略是宁少勿多,因为感染性休克分为 4 个阶段,分别为抢救阶段、优化阶段、稳定阶段、撤离阶段。在抢救阶段需要液体的复苏,在优化和稳定阶段要谨慎评估液体反应性,到撤离阶段即恢复期,机体内液体进入回吸收期,这时要实现液体负平衡,否则对于基础心功能有问题的患者容易出现液体过负荷导致的急性肺水肿或其他心血管事件。研究显示,早期给予患者积极的液体复苏，后期采取限制性液体管理可明显降低这类患者的病死率。

第三节　胸腺瘤手术后的监测与处理

一、术后病情评估

胸腺瘤是常见的纵隔肿瘤，临床上患者常合并重症肌无力，术前应给予口服溴吡斯的明控制肌无力症状后选择手术治疗。根据肌无力的临床表现分为眼肌型和全身型，一般情况下，胸腺瘤术后患者常规进入ICU加强医护，尤其患者术前应用较大剂量的溴吡斯的明或为全身型表现，术后应特别注意肌无力症状是否加重，如果术前吸烟，合并肺部慢性疾病，术后由于气道自净能力差会增加肺部感染的风险，而肺部感染可加重肌无力症状。一些患者的肌无力症状甚至需要数月才能恢复，这样的患者要考虑气管切开。

二、术后常规监护与处理

胸腺瘤术后患者带气管插管进入监护室后应给予生命体征监测，评估患者意识状态和肌力恢复情况，根据术前应用的溴吡斯的明用量调整为新斯的明肌内注射，待评估患者胃肠功能恢复后给予口服溴吡斯的明片。观察患者肌力恢复情况决定停止呼吸机和拔除气管导管，此类患者口腔分泌物较多，注意给予及时吸引，并注意气囊上分泌物的吸引，避免误吸。加强营养，情况允许尽早开展肠内营养，注意预防患者出现电解质紊乱，尤其是低钾血症和低钠血症会加重患者肌无力症状。避免应用呼吸抑制的镇静镇痛药物和具有神经阻滞作用的抗生素如氨基糖甙类药物。去除人工气道的患者尽量给予舒适体位，保证睡眠，适当下床运动，避免劳累加重肌无力。

三、胸腺瘤术后危象的处理

胸腺瘤术后可发生肌无力危象、胆碱能危象和反拗危象，临床常见为肌无力危象，其根本原因为乙酰胆碱受体相对缺乏，多有诱因，如手术对机体的打击，休息不好或感染加重，临床表现为呼吸困难，心率变快，瞳孔变大，可增加抗胆碱酯酶药物用量，少数患者由于增加剂量后出现气道分泌物增多，影响通气功能，这时可给予山莨菪碱或阿托品拮抗其毒蕈碱样症状。同时应避免由于抗胆碱酶药物用量过多导致的胆碱能危象发生，临床表现为瞳孔缩小，唾液分泌过多，肠鸣音亢进，肌颤，最终结果也可以表现为严重的肌无力和通气不足，两种危象需要认真鉴别，及时给予恰当的处理。目前临床常用鉴别方法为肌注新斯的明，若患者在半小时肌无力症状好转，为肌无力危象，若加重则为胆碱能危象。反拗危象临床少见，是由于机体对抗胆碱酯酶药物不敏感而出现的严重的呼吸困难，需要激素等药物治疗。

总之，胸腺瘤术后患者由于大多数合并不同程度的肌无力，手术本身可能导致肌无力症状加重，应于术前向患者及家属做好宣教。

第四节　心外科手术后的一般管理

一、术后监测与评估

心脏外科手术过程复杂，患者由于全身麻醉、低温、体外循环（CPB）和手术创伤的影响，各个重要脏器功能及水、电解质等方面均受到不同程度的损害。因此，术毕患者情况尚未稳定，须即刻将患者送入ICU。进入监护室时，大多数患者意识尚未恢复或未完全恢复，循环和呼吸功能尚不稳定，同时常伴有水、电解质和酸碱平衡失调及凝血功能不正常等异常生理状况，此时如不及时给予有效的支持、调节和维护性治疗，随时可能出现严重的并发症。因此，心血管手术后基本治疗的目的是使患者在严密监测和加强护理下得到有效的治疗，使各重要脏器的生理供能尽快趋于稳定，并逐渐恢复正常，以便最大限度地减少并发症的发生，提高手术成功率，从而降低死亡率。

对不同的患者，由于术前状况、手术经过和病情的差异，术后监测重点、处理原则也不尽相同。心脏手术后的治疗须综合考虑患者术前、术中病情，并结合在心脏手术后监护室内的监测指标、体格检查所见、实验室检查结果及影像学辅助检查，对不同患者提出相应的最佳治疗方案。

（一）患者交接

心脏外科手术后患者的管理始于患者进入ICU时，外科医生、麻醉医生和ICU医生的交接班非常重要。充分了解患者病史和术中情况是进行心脏手术后管理的基础，因此应详细了解情况（表36-4-1）。

表36-4-1　心外科手术后交接内容

医生	交接内容
外科医生	患者基本资料、病史、用药及过敏史；术前诊断、手术指征；手术具体过程及术中发现；体外循环时间；阻断时间；停机时的充盈压（CVP、LAP）；术中特殊并发症；失血量及尿量 血流动力学目标；临时起搏器设定；术后管理注意事项
麻醉医生	气道管理细节；血管通路细节；食管超声发现；麻醉过程细节；围手术期抗生素应用；麻醉过程中出现的问题及并发症；正性肌力药与缩血管药的应用；血制品输注；术中容量管理；镇静药输注；呼吸机设定；术后管理要点

（二）术后监测方法

1. **常规实时监测**　患者入ICU后应立即给予24小时连续监测，包括心电监测、有创动脉血压监测、中心静脉压、末梢动脉血氧饱和度、呼吸频率、体温等。心电监测应结合心电图及时发现、判断常见心律失常种类及产生原因，以及心肌缺血和梗死等情况，尤其是新发的ST段改变和室性心律失常，在心电监测提示异常后务必行床旁心电图检查确认。有创动脉血压监测以桡动脉为最常用的部位，但主动脉手术中往往股动脉、足背动脉血压也需同时监测。中心静脉压（CVP）是静脉回流和心脏排出能力的综合反映，所有心外科手术后患者都应常规监测CVP至少24小时，但CVP的数值的测量往往受测量方法、体位变化、患者肌张力及胸腔内压变化、三尖瓣反流等因素影响，应通过多次CVP的变化趋势综合判断指导液体管理。末梢动脉血氧饱和度可以实时反映动脉血氧饱和度，但在末梢严重灌注不足时数值会受到影响。

2. **特殊实时监测**　脉搏压力变化（PPV）：有创正压通气时，患者胸腔内压、静脉回流会受到正压通气影响，从而造成心排血量与血压的变化。部分监护仪可实时显示PPV，当PPV>13%可提示患者具有容量反应性，即可以通过补液提高心排血量，但必须满足以下前提才具有临床意义：深镇静或肌松，定容通气，窦性心律。心动过速、不规则心率、潮气量过低、腹压增加、自主呼吸均可造成PPV的结果出现假阳性或假阴性。

3. **心排血量**　目前最常用的两种心排血量热稀释法监测装置为漂浮导管（Swan-Ganz导管）和脉搏轮廓温度稀释连续心排血量监测（PICCO）。漂浮导管监测肺动脉楔压（PAWP）和心排血量适用于心功能较差的手术患者，尤其发生心力衰竭和低心排血量综合征者，可指导补液、输血及用药情况，另外漂浮导管还可直接获得混合静脉血氧饱和度（SvO_2）来评估机体氧代谢情况。但要注意PICCO经常受到一些体外治疗设备的影响而无法正常测量，如持续性肾脏替代治疗（CRRT）、IABP、ECMO等。无创心排血量监测因其内部数据基于的患者人群不同，心排血量绝对值可能与有创心排血量监测有所差异，但其变化趋势可能具有一定参考价值。

4. **其他监测**

（1）皮肤末梢的监测：皮肤末梢的温度、潮湿度、颜色、弹性、动脉搏动性等均可反映外周的循环状态。如肢端皮肤温暖、干燥、红润，按压甲床后迅速恢复红润则提示外周末梢循环良好，心排血量基本充足。相反，恢复红润缓慢或末梢发绀，提示心力衰竭、低心排状态、休克等，应予以注意。

（2）引流液的监测：心外科手术后引流液的多少与术中止血是否彻底、肝素中和是否完全，以及患者凝血功能是否健全密切相关。大出血一般定义为：第 1 小时出血 >300ml/h，连续 2 小时出血 >200ml/h，连续 4 小时出血 >150ml/h。外科出血和真正的凝血功能紊乱有时很难区分，ACT、凝血功能检验、血栓弹力图等检验有助于鉴别。积极补充血容量、血红蛋白、血浆或给予止血药物维持循环稳定是重点，效果不佳时应积极二次开胸止血。

（3）尿量：反映肾脏灌注、体液平衡和心排血量的重要指标。正常成人尿量 >0.5ml/（kg·h），小儿尿量 >1ml/（kg·h）。如发现尿量减少，应综合全身状况处理。

中枢神经系统的监测：在患者麻醉未清醒之前，严密观察患者意识、表情、瞳孔大小、对光反射及肢体活动情况。即使在患者清醒后，也应严密观察上述变化，尤其大血管术后患者，并同时注意观察呼吸、脉搏、血压等变化等。突然的意识状态或肢体肌力减弱甚至瘫痪往往提示急性脑梗死或脑出血可能。

5. **实验室检查**　患者进入 ICU 后每天应常规进行血常规、凝血功能、肝肾功能、心肌标志物的检查，每 4 小时进行血气分析。

6. **心电图、胸片**　心电图和床旁胸片也应在术后即刻和每日进行常规检查。胸片除常规的心、肺评估外，要注意心外科手术的相关影像内容。气管插管位置应位于气管隆嵴以上（多在 $T_{3\text{-}4}$），并注意引流管是否处于恰当的位置便于引流，中心静脉通路是否逆行误入颈内静脉或锁骨下静脉从而影响 CVP 的判读，IABP 球囊标记是否位于左锁骨下动脉远端，ECMO 插管位置是否有利于静脉引流等等，总之应全方面分析床旁胸片提供的临床信息。

7. **超声检查**　随着重症床旁超声在 ICU 中的普及，超声心动与肺部超声在心脏手术后更不可或缺。通过床旁超声评估心脏收缩功能、局部心脏结构变化、容量负荷与心包积液等情况，第一时间对循环管理提供帮助，也应对解剖结构的异常进行初步筛查。肺部超声应掌握胸腔积液、肺水过多与肺不张的识别。

二、术后早期一般处理

（一）镇静与镇痛

术后患者最常出现的是疼痛、焦虑、躁动、谵妄及睡眠障碍。镇痛与镇静的治疗目的在于：消除或减轻患者躯体疼痛或不适感，减少不良刺激及交感神经系统的过度兴奋；帮助及改善患者睡眠，诱导遗忘，减少或消除其在 ICU 期间治疗的痛苦记忆；减轻焦虑、躁动甚至谵妄，防止患者的无意识行为（如挣扎）干扰治疗，保护患者的生命安全；减轻器官应激负荷，保护器官功能，维持机体内环境稳定。在镇痛基础上进行镇静已经成为指南推荐的标准治疗策略。

《中国成人 ICU 镇痛和镇静治疗指南》阅读指导

镇静与镇痛既可抑制某些器官的重要生理功能（如呼吸、循环），还可加重某些器官（如肝脏、肾脏）的代谢负担导致器官功能损伤或失衡。故该项治疗强调“适度”，过度与不足都会增加对患者的伤害。对于器官功能相对稳定，恢复期的患者，应给予浅镇静，以减少机械通气时间和住 ICU 时间。但对处于应激急性期，器官功能不稳定的患者，宜给予较深镇静以保护器官功能，这些情况主要包括：①机械通气人机严重不协调者；②严重 ARDS，早期短疗程神经 - 肌肉阻滞剂、俯卧位通气、肺复张等治疗时作为基础；③严重颅脑损伤有颅高压者；④癫痫持续状态；⑤外科需严格制动者；⑥任何需要应用神经 - 肌肉阻滞剂治疗的情况，都必须以充分的深度镇痛与镇静为基础。因此，在治疗前需要对患者疼痛与意识状态进行评估。

疼痛评估应包括疼痛的部位、特点、加重及减轻因素和强度，最可靠有效的评估指标是患者的自我描述。使用各种评分方法来评估疼痛程度和治疗反应，应该定期进行、完整记录。常用评分方法有：数字评分表（numeric rating scale，NRS）、面部表情评分表（faces pain scale，FPS）、行为疼痛量表（behavioral pain scale，BPS）及重症监护疼痛观察工具（critical-care pain observation tool，CPOT）等。

镇痛药物首选阿片类，为强效中枢镇痛剂之一，具有镇痛效果强、起效快、可调性强、价格低廉等优点，是ICU患者疼痛管理中的基本药物。但不同阿片类药物作用的阿片受体及药理特点不同，应根据患者具体情况选择合适的药物。ICU常用的阿片类药物包括吗啡、芬太尼、瑞芬太尼、舒芬太尼、氢吗啡酮、美沙酮、布托啡诺及地佐辛等。主要药物的特性见表36-4-2。阿片类药物的不良反应主要是引起呼吸抑制、血压下降和胃肠蠕动减弱；在老年人尤其明显。常用的镇静药物有苯二氮䓬类、丙泊酚和右美托咪定，药物特性见表36-4-3。

表36-4-2 阿片类药物的药物学特性

阿片类药物	起效时间	半衰期	负荷剂量	维持剂量	不良反应
芬太尼	1~2分钟	2~4小时	0.35~0.5μg/kg	0.7~10μg/(kg·h)	比吗啡更少的低血压，累积有肝损害
吗啡	5~10分钟	3~4小时	2~4mg	2~30mg/h	累积用量由肝肾损害，有一定的组胺释放
瑞芬太尼	1~3分钟	3~10分钟	0.5~1.0μg/kg	0.02~0.15μg/(kg·min)	没有肝肾损害。如果体重>130%理想体重，使用理想体重计算
舒芬太尼	1~3分钟	784分钟左右	0.2~0.5μg/kg	0.2~0.3μg/(kg·h)	剂量个体差异较大，分布半衰期短，代谢半衰期长，长期使用可能增加机械通气时间

表36-4-3 常用镇静药物特性

镇静药物	起效时间	半衰期	负荷剂量	维持剂量	不良反应
咪达唑仑	2~5min	3~11h	0.01~0.05mg/kg	0.02~0.1mg/(kg·h)	呼吸抑制，低血压，可能导致谵妄
地西泮	2~5min	20~120h	5~10mg	0.03~0.1mg/kg	呼吸抑制，低血压
丙泊酚	1~2min	34~64min	5μg/(kg·min)	1~4mg/(kg·h)	低血压，呼吸抑制，高甘油三酯，输注点疼痛，丙泊酚输注综合征
右美托咪定	5~10min	1.8~3.1h	1μg/kg	0.2~0.7μg/(kg·min)	心动过缓，低血压

镇痛治疗的目的在于减轻甚至消除因疼痛而导致的过度代偿做功，保护器官储备功能。因此，实施镇痛后，必须密切监测镇痛效果和循环呼吸等器官功能，根据镇痛的效果随时调整药物的剂量，以免镇痛不足或过量。镇痛不足达不到预期的镇痛效果，而镇痛过量则可能引起呼吸抑制、抑制胃肠道运动等不良反应，最终延长机械通气时间、ICU住院时间，甚至增加病死率。一般而言，镇痛效果评估的方法及预期目标为：对于能自主表达的患者应用NRS评分，其目标值为<4分；对于不能表达、运动功能良好、行为可以观察的患者应用BPS评分或CPOT评分，其目标值分别为BPS评分<5分和CPOT评分<3分。目前临床应用的多种镇静评分系统中，RASS和SAS评分法因其简单、易操作、对镇静目标具有良好的指示性而被广泛应用于临床，并能指导镇静药物剂量的调整。

（二）止血与抗凝

1. **止血** 传统的心脏外科手术后出血较常见。其原因主要是 CPB 中晶体液预充造成的血液稀释，凝血因子和血小板的减少对机体凝血系统造成明显影响；另外，血液与 CPB 管路的接触激活血小板和一系列反应链，激活外源性和内源性凝血反应系统，继发纤维蛋白溶解；对于非 CPB 手术，术后出血除外科止血不彻底因素外，其原因主要是常规应用的血液回收装置导致血小板和凝血因子的丢失。充分了解心脏手术后出血原因并进行及时高效的止血，对减少患者围手术期死亡率及并发症至关重要。

外科因素所致出血，通常表现在返回 ICU 后，引流管持续引出暗红色甚至鲜红色液体，引流不畅者易导致心脏压塞，以下情况出现时需开胸探查止血：①出血量 >400ml/h，持续 1 小时；②出血量 >300ml/h，持续 2~3 小时；③出血量 >200ml/h，持续 4 小时。

排除外科因素所致出血外，治疗外科手术所致凝血功能障碍出血者，可从以下方面进行止血。

（1）复温：患者心脏手术后返回监护室后往往呈现低体温状态，低温可抑制凝血功能，并损伤血小板功能，给患者加盖毛毯并使用升温毯，目标是将患者体温维持在 37℃。

（2）恢复凝血功能：患者返回监护室后常规检测血常规、ACT、凝血功能，对于引流多者，进一步进行血栓弹力图检测。①对于出血患者，血小板低于 50 000/μl 应立即补充；② APTT（>1.5 倍常规）或 ACT（>130 秒）延长提示内源性凝血途径障碍，或因肝素中和不全引起，可予以补充鱼精蛋白；③ PT（>1.5 倍常规）或 INR（>2.5）的延长提示外源性凝血途径障碍，提示需要补充新鲜冰冻血浆和 / 或冷沉淀补充凝血因子；④纤维蛋白原 <100mg/dl 时，应予以补充纤维蛋白原或冷沉淀。

经以上积极处理，出血仍持续存在但未达到开胸探查指征前，可应用重组活化人凝血酶原复合物Ⅶ，促进组织因子 - 活化 X 因子与活化的血小板表面结合，从而加速修补破损血管，迅速改善凝血功能，目前临床上小剂量应用（<40μg/kg）即可达到满意的止血效果。

2. **抗凝** 不同心脏手术后抗凝方案不尽相同。

（1）搭桥手术

1）抗凝方案：传统 CPB 下冠状动脉旁路手术后可单独采用阿司匹林抗凝，非 CPB 冠状动脉旁路手术后建议采用阿司匹林联合氯吡格雷方案抗凝。术后存在以下高危因素者，早期加用普通肝素或低分子量肝素抗凝：①术中血管吻合不理想，术中测试桥的流量不满意，至少一个吻合口搏动指数（PI）>5.0，流量 < 10ml/min；②术后发现有心电图改变，考虑有新的心肌缺血；③有明确的心肌缺血或新的心肌梗死；④血液高凝状态；⑤冠状动脉内膜剥脱术；⑥冠状动脉病变广泛，远端吻合口自身血管内径 <1.0mm，再血管化不完全；⑦合并有颈内动脉内膜剥脱；⑧合并有左心房血栓；⑨合并有瓣膜置换或瓣环置入；⑩合并有室壁瘤切除。

2）抗凝剂量及给药时间：①肠溶阿司匹林，术后第 1 天拔管后口服 100mg，1 次 /d，如未拔管且胃肠功能正常鼻饲；②氯吡格雷，同前，75mg，1 次 /d；③普通肝素，一般在术后 6 小时且胸液 <60ml/h，0.25~0.5mg/kg，1 次 /6h，静脉滴注，总量不超过 40mg，或 100mg/50ml 脉泵入，控制 ACT 为 160~200 秒；④低分子量肝素，术后当天或第 1 天开始 5 000U，皮下注射，每天 1 次 / 每天 2 次。

（2）瓣膜手术

1）抗凝方案：①单一使用华法林口服抗凝；②肝素与华法林联用，即术后早期（3~5 天），先静脉注射肝素，使 APTT 达 55~70 秒，同时开始口服华法林，当华法林的作用达到抗凝要求后，停用肝素，继续华法林治疗；③抗血小板药与华法林联用，采用阿司匹林（75~100mg/d）+ 华法林抗凝方案，生物瓣且无高危因素者，先用阿司匹林 + 华法林抗凝 3 个月，然后单用阿司匹林 1 年以上。对后两种方案，用于瓣膜手术合并血栓栓塞高危因素者（心房颤动、大左心房、有血栓栓塞史、左心室功能不全和高凝状态）。另外 2017 年 ESC 指南强调了生物瓣置换术后的抗凝建议，推荐更长时间或更强的抗栓治疗方案。

2）INR 的控制范围：①主动脉瓣置换（AVR），1.8~2.3；②尖瓣置换（MVR）、双瓣置换（DVR），2.0~2.5；③生物瓣置换术，植入人工环的二尖瓣成形术，INR 1.8~2.3，抗凝 3 个月；④存在高危因素（心房颤动、大左心房、血栓栓塞史、左心室功能不全和高凝状态）INR 2.0~2.5。

3）抗凝剂量：华法林有维持量给药法和饱和量给药法两种。①维持量给药法指术后 1~2 天小剂量华法林 3mg/d，2~3 天后根据检验结果调整剂量；②饱和量给药法指术后 1~2 天开始，首剂 5~7.5mg/d（体重 >60kg，6mg；体重 45~60kg，5mg；体重 <45kg，4.5mg），连续 2~3 天，以后开始维持剂量给药，并根据检验结果调整剂量。两种方法都能在 5 天左右达到治疗范围，但饱和量给药法容易出现抗凝过度，维持量给药法更为安全。

（3）CHD 手术：①合并有瓣膜、瓣环的患者同上；②合并有人工血管置换的患者，少量应用阿司匹林 50mg/d；③全腔手术、Fontan 手术等血流缓慢的患者，适加用少量阿司匹林 50mg/d。

（4）肺动脉血栓取栓术

1）术后在胸液不多时，常规开始应用肝素 0.5mg/kg，每 6 小时 1 次，静脉注射，或 8~12μg/（kg·h）（相当于 100mg/d，24 小时匀速泵入），监测 ACT 在 200 秒左右。

2）病情稳定可以自行进食后，改为华发林终身抗凝，要求 INR 在 2.5 左右，即在偏高的范畴。

出血的高危因素：①既往有消化道出血、出血性疾病、肝肾功能不全、高血压病史及其他血管性疾病病史者易出血，年龄≥70 岁者出血率明显增高；②抗凝治疗持续时间，出血最易发生在抗凝治疗早期的 3 个月；③合并使用抗血小板药，如阿司匹林；④种族，非白种人出血的风险明显高于白种人。如遇以上情况，抗凝应取常规目标范围的低限值。

（三）呼吸道管理与撤机

由于麻醉药物、CPB 创伤等的影响，心血管手术后早期，大多数患者呼吸未完全恢复，或伴有不同程度的呼吸系统问题，如潮气量不够，呼吸频率过慢或过快，分泌物多但呛咳反射弱等情况，须要进行机械通气或呼吸治疗。特别是术前心功能差、呼吸系统有基础疾病或肺动脉高压、复杂的 CHD 手术、心脏瓣膜置换术、心脏大血管手术、缩窄性心包炎手术后等，常需要较长时间的机械通气治疗，以减少呼吸做功，减轻心脏负担，保证全身氧供和防止二氧化碳蓄积，帮助患者度过术后早期心肺功能不全的危险阶段。

1. 机械通气设置与监测 呼吸机参数的设置旨在保证患者分钟通气量，防止肺泡萎陷及促进肺的复张，初始呼吸机模式根据不同监护中心及患者情况可不同，但一般需保证潮气量 6~10ml/kg（理想体重计算公式：男性 =50+0.91[身高（cm）–152.4]；女性 =45.5+0.91[身高（cm）–152.4]），呼吸频率 12 次 /min，FiO_2 60%，PEEP 4~6cmH_2O，压力支持 10cmH_2O，维持吸呼比 1/2~1/1.5，术后早期患者至少每 4 小时复查血气，根据血气分析结果对患者的呼吸机设置进行调整，实时对呼吸机波形（压力、流速及容量）及相关监测数值（气道峰压、平台压、PEEP、呼吸频率、FiO_2、分钟通气量、肺顺应性、气道阻力）进行观察，及时发现异常并处理。

2. 术后呼吸道管理 术后呼吸道管理的目的是能够快速拔管。心脏手术后早期拔管已被广泛接受，早期拔管具有公认的益处，包括减少呼吸系统并发症和促进早期活动。所谓的“快速拔管”通常是指在术后 6 小时内拔管。术后宜使用短效镇静剂，并限制手术过程中的阿片和苯二氮䓬类药物的使用，从而加快拔管进度。早期拔管更方便术后体疗，减少谵妄发生。相关专家共识指出，一旦体温正常，并且血流动力学稳定，就应该拔管，只要没有明显的血流动力学恶化或灌注不足迹象，升压药和正性肌力药的使用不影响拔管进程。一旦满足上述标准，就停止镇静，唤醒患者，然后进入拔管程序。术后呼吸道管理如下。

（1）无菌操作：气管插管时进行无菌管理：“视气管为血管”。吸痰、留取痰标本、冲洗等均需严格无菌操作。吸痰时，接触无菌吸痰管的手要从戴手套、拿吸痰管到随后的吸痰均处于无菌状态，另外一只手用来脱开呼吸机、打水等污染操作，在具体操作中双手不可互相接触，导致污染。

（2）吸痰：手术当天返ICU的患者，交接完毕后即刻第1次吸痰，以观察气道的分泌物情况和判断整体肺功能，一般患者随后每4小时吸痰1次。当病情变化，肺部分泌物较多，需要及时肺部引流时，应随时增加吸痰次数。存在肺部感染、分泌物较多的患者，吸痰次数应相应增加到1~2小时1次，同时结合体位引流，以保证患者肺部分泌物能够得到充分的引流。吸痰时 FiO_2 为100%，在吸痰后应调回原始状态，如患者氧合有所下降，医生可根据情况进行肺复张。

（3）体疗：应根据患者病情，采用能够有利于患者肺部分泌物引流的叩击方式，力度、位置、频率，体疗的目的是促进患者肺部不张的肺泡复张、分泌物排除，对患者整体治愈提供有益的支持。术后当天一般每4小时进行一次体疗。特殊、复杂、危重患者的肺部体疗，具体情况根据医嘱执行。拔管后清醒患者，体疗时应注意充分镇痛；疼痛较敏感患者，应在体疗前先给予止痛，以取得较好的治疗效果。对部分对心率、血压要求比较特殊的患者，体疗要更加注意手法，必要时可在体疗前适当应用药物使循环稳定。当患者有部分肺不张，或相应的改变时，应在体疗前首先进行体位引流。病情较重患者应适当使用物理体外排痰仪，尽量减少患者在体疗时的不适。将体位引流与局部体疗充分结合，以最大限度地保证患者的整体治疗效果。

（4）湿化：带管患者，应保证呼吸机湿化罐内无菌蒸馏水的水量，发现不足时及时增加，24小时务必重新更换。及时清理呼吸回路中的冷凝水，防止造成管路污染。保证湿化罐的加温功能正常，出现报警要及时处理。

3. **撤机** 撤机的过程是通过缓慢降低呼吸机支持水平，以实现呼吸机脱离。实际上，评估患者是否能够脱离呼吸机的最有效方法是呼吸机支持撤除测试[自发呼吸试验（pontaneous breathing trial，SBT）]同时监视患者是否可以脱离呼吸机正常呼吸。临床上对何时开始进行SBT一直有不同争议，也对各种准备标准（包括负吸气力、氧合和i-PEEP水平、分钟通气）进行了大量研究。相关专家共识的结论是，当临床情况得到改善，呼吸功能不全的根本原因得到纠正，氧合充足及自主呼吸存在时，就可以进行SBT。术后患者在体温正常且血流动力学稳定并清醒时即可进行SBT。

SBT的最佳方式是使用T管（在没有呼吸机辅助条件下应用氧气）或压力支持试验。尽管相关随机对照试验尚未证明哪种方法更优，但在某些情况下使用T管效果较好。T管试验可以最好地代表患者拔管后的生理状况。正压通气可以减少前负荷和后负荷，并可以对抗肺水肿。对于严重的左心室或右心室功能障碍，肺水肿和高血压的患者，强烈建议在拔管前进行T管试验，以确保患者可以耐受撤机。压力支持试验是指提供最低压力支持克服气管插管阻力以辅助患者呼吸，其优点是能够在呼吸机控制面板上监视潮气量和呼吸频率。与T管试验不同，压力支持试验更依赖于患者的主观感受，临床医生必须要注意的是，勿在压力支持试验时施加过高水平的吸气压力而过度辅助支持患者呼吸，建议压力支持水平（PS/PEEP）不要高于5/5。

评估能否撤机的标准在于SBT试验期间呼吸频率小于30次/min，$FiO_2 \leq 40\%$，$PEEP \leq 5$ 及试验期间无明显呼吸障碍或血流动力学恶化。理想状况是患者同时有强的呛咳反射，遵医嘱活动及最少的痰液分泌，但并非绝对必要。对于上机时间 >24 小时的重症患者，指南建议每天进行压力辅助SBT，并在撤机后进行一段时间保护性无创呼吸机辅助通气。

《重症患者脱机指南》阅读指导

（四）循环系统管理

由于失血、心肌创伤、体液及酸碱平衡失调等因素的影响，术后早期患者可出现血容量不足，心肌收缩无力，血管张力改变或心律失常等病理改变，严重时将导致心排血量不足。术后对循环系统的要求是血容量充足、心肌收缩有力和后负荷正常。提供适当的心排血量，可以保证组织灌注和代谢的需要，而又不增加心肌耗氧量，有利于心功能的恢复。

1. **容量管理及血管活性药物的应用** 充足的血容量可提高心室充盈压，从而增加心排血量，保证全身灌注。常见血容量不足的原因有：① CPB血液稀释和血液丢失；②术中失血；③术后渗血，引流液丢失；

④术后血管张力改变所致有效血容量相对不足；⑤大量利尿。低血容量的早期症状是心率增快，继之尿量减少，尿色变深，最后出现血压下降和周围灌注不良。

通过患者生命体征、末梢灌注、PPV 及被动抬腿试验不难对患者的容量状态作出判断，补液是低容量血症最直接的应对方式，但液体种类尚存在争议，应警惕人工胶体带来的肾损害及凝血功能异常等不良反应。如补液并不能快速纠正患者的低血压状态，可考虑适当应用缩血管药物暂时提高灌注压，另一方面促进非张力性容量向张力性容量的转换，增加静脉回流与心排血量。然而，过多的容量也会患者产生负面作用，液体积聚于组织间隙对各系统产生不良影响，因此在组织灌注最优的前提下，容量负平衡可以加速患者的恢复。

应在充分评估患者的容量、外周血管阻力与心脏泵功能后应用血管活性药物，常用的拟交感血管活性药物特征见表 36-4-4。

表 36-4-4　常用的拟交感血管活性药物特征

项目	多巴酚丁胺	多巴胺	去甲肾上腺素	肾上腺素	异丙肾上腺素	米力农
受体作用	β_1 受体 >β_2 受体 >α 受体	多巴胺受体 >β 受体剂量激活 α 受体	β_1 受体 >α 受体 > β_2 受体	β_1 受体 =β_2 受体 >α 受体	β_1 受体 >β_2 受体	磷酸二酯酶抑制剂
正性肌力作用	↑↑	↑↑	↑	↑↑	↑↑↑	↑
动脉扩张	↑	↑↑	→	↑	↑	↑↑
血管收缩	大剂量↑↑	大剂量↑↑	↑↑	↑	→	→
变时效应	↑↑	↑	↑	↑↑	↑↑↑	→
心律失常风险	↑↑	↑	↑	↑↑↑	↑↑↑	↑

西孟旦作为一种新型的钙增敏剂直接与肌钙蛋白相结合，使心肌收缩力增加，而心率、心肌耗氧无明显变化，也在临床中逐渐得到应用，但要注意其扩血管作用。基本的循环管理问题见表 36-4-5。

表 36-4-5　基本循环管理

问题	血压	肺毛细血管楔压	心排出量	体循环阻力	处理方案
1	↓	↓	↓	N	补充容量
2	正常	↑	正常	↑	利尿
3	↓	↑	↓	↑	正性肌力药
4	↑	↑	↓	↑	扩血管
5	N	↑	↓	↓	正性肌力药 + 扩血管
6	↓	正常	正常或↑	↓	缩血管

2. **抗心律失常**　心律失常轻者可自行恢复，重者则影响心排血量而加重心力衰竭，产生低心排血量综合征，甚至危及生命。心律失常的预防，除在手术中做到良好的心肌保护及尽量避免损伤心脏传导系统外，术后应尽量避免低血容量、低钾血症、低氧血症和洋地黄中毒等诱发因素。术后在监护室内应做到以下几点：①及时纠正电解质紊乱和酸碱平衡失调，特别注意保持正常的血钾水平；②充分供氧，保证充足的血容

量和冠状动脉灌注，避免心肌缺氧；③慎重应用洋地黄和儿茶酚胺类药物，防止诱发心律失常；④密切观察心电监测，一旦有异常心律出现应立即分析，并找出产生原因，并结合对血流动力学的影响程度给予恰当处理。

（五）酸碱平衡与电解质调整

酸碱平衡与电解质稳定是保证细胞代谢活动正常进行和维持器官功能的必要条件，心脏外科手术因CPB因素较其他外科手术更易影响体内水分重新分布、电解质浓度和酸碱平衡，维持电解质和酸碱平衡必须考虑心脏手术的种类、麻醉因素、CPB的影响及患者的合并症等，早期发现电解质紊乱并进行积极合理治疗是必须的。电解质紊乱对于术后心力衰竭患者可严重影响患者的预后。心脏外科手术后常见的电解质紊乱及酸碱失衡如下。

《中国心力衰竭患者离子管理专家共识》阅读指导

《围手术期低氧血症患者无创呼吸机通气指南》阅读指导

美国神经重症学会《目标温度管理实施循证指南》阅读指导

《AHA/ACC 非 ST 段抬高型急性冠脉综合征患者的治疗指南》阅读指导

《美国胸外科协会 / 国际心肺移植学会关于机械循环支持部分主题的指南》阅读指导

1. **高钠血症**

（1）定义：血清钠高于145mmol/L。

（2）常见原因：输液；手术应激（醛固酮和皮质醇水平升高）；渗透性利尿（严重的高血糖、甘露醇的使用）。

（3）临床表现：主要危害中枢神经系统，症状轻重与血钠水平及起病快慢有关，严重者可嗜睡、意识减退，甚至昏迷。

（4）处理及注意事项：预防为主，治疗可输注低渗晶体液或葡萄糖溶液，注意过快纠正可能导致脑水肿，最初钠目标为145mmol/L，每小时纠正不超过0.5~1mmol/L。

2. **低钠血症**

（1）定义：血清钠低于135mmol/L。

（2）常见原因：术前长期低盐饮食；术中CPB后血液稀释及补钠不足；长期应用利尿剂。

（3）临床表现：恶心、呕吐、疲乏、无力。

（4）处理及注意事项：对因治疗，缓慢纠正，先补充缺钠量的一半，缺钠量（mmol）=（140mmol–测得值）× 体重（kg）× 0.6（女性0.5），1g钠相当于17mmol。

3. **高钾血症**

（1）定义：血清钾高于5.5mmol/L。

（2）常见原因：术中使用大量心脏停搏液；肾功能不全引起少尿；酸中毒。

（3）临床表现：心肌细胞膜兴奋性降低，导致心电图改变和缓慢型心律失常，甚至心脏骤停。

（4）处理及注意事项：查找并去除病因；静脉注射钙剂稳定细胞膜；使钾向细胞内转移（10U 普通胰岛素 /50ml 50% 葡萄糖静脉推注）；促进钾的排泄，严重者予以透析。

4. 低钾血症

（1）定义：血清钾低于 3.5mmol/L。

（2）常见原因：多尿；消化液丢失、摄入不足；碱中毒。

（3）临床表现：心肌兴奋性增高，异位起搏点的自律性增高，心律失常常见于心房颤动、室性期前收缩，严重者心室颤动，抗心律失常药效果差。

（4）处理及注意事项：补钾前评估肾功能及尿量；根据实验室检查结果，按公式计算缺钾量，缺钾量（mmol）=（理想值 mmol/L– 测得值 mmol/L）× 体重（kg）×0.3，理想值：风湿性心脏病为 5.0mmol/L 左右，CHD 患者为 4.0~4.5mmol/L，10% 氯化钾 10ml 即 1g，约等于 13.3mmoL 钾；绝对禁止外周静脉推注氯化钾；酸中毒伴有低血钾时，应先补充钾后再纠正酸中毒，以免纠正酸中毒后血钾更低。

5. 低钙血症

（1）定义：血清钙低于 2.2mmol/L 或离子钙低于 1.1mmol/L。

（2）常见原因：CPB 血液稀释、大量输血、碱中毒、输注钙离子螯合剂如枸橼酸盐。

（3）临床表现：增加神经肌肉的兴奋性；降低心脏和血管平滑肌的收缩力，心电图表现为 QT 间期延长和室性心动过速。

（4）处理：10% 葡萄糖酸钙或 5% 氯化钙缓慢静脉推注。

6. 低镁血症

（1）定义：血清镁低于 0.75mmol/L。

（2）常见原因：术前摄入不足；大剂量利尿剂的使用。

（3）临床表现：冠状动脉痉挛、低心排血量综合征、机械通气时间延长、心律失常。

（4）处理：10% 硫酸镁 10ml 或 25% 硫酸镁 5ml 加入 5% 的葡萄糖 500ml 内缓慢静脉滴注。

7. 低磷血症

（1）定义：血清磷低于 0.8mmol/L。

（2）常见原因：摄入减少；排出增加；过度通气导致呼吸性碱中毒使细胞外磷移入细胞内。

（3）临床表现：肌无力，患者难以脱离机械通气；充血性心力衰竭；中枢神经氧输送减少。

（4）处理：补充磷酸钠或磷酸钾。

机体依靠体液的缓冲系统及肺和肾的调节作用维持酸碱平衡，许多原因引起酸碱负荷过重或调节机制障碍，形成酸碱平衡紊乱，血 pH 低于 7.35 为酸血症，血 pH 高于 7.45 为碱血症，酸血症与碱血症不可能同时存在，但酸中毒与碱中毒可同时存在，危重患者酸碱平衡紊乱尤为常见，一旦并发酸碱平衡紊乱必将加速原发疾病的恶化，甚至导致死亡。

8. 代谢性酸中毒

（1）血气指标：标准碳酸氢盐（SB）<22mmol/L，碱剩余（BE）<–3mmol/L，依据 pH 区分是否失代偿。

（2）常见原因：术后血流动力学不稳定（低心排血量、机械并发症、出血，血管扩张或毛细血管渗漏）导致组织灌注不足；肝肾衰竭、糖尿病酮症酸中毒。

（3）对心血管系统损害：心肌收缩力减弱或心排血量减少；减弱儿茶酚胺的正性肌力作用；静脉收缩和小动脉扩张；PVR 增加；降低心室颤动阈值。

（4）处理：严重失代偿者可给予碳酸氢盐纠正酸中毒，应注意血钾变化。也有反对者认为碳酸氢盐可导致代谢紊乱，对血流动力学的改善缺乏证据。

9. **代谢性碱中毒**

（1）血气指标：SB>26mmol/L，BE>+3mmol/L，依据 pH 区分是否失代偿。

（2）常见原因：胃肠丢失、医源性碱性药物应用过多。

（3）临床表现：呼吸浅慢及精神异常，常伴有低钾血症。

（4）处理：去除原因；补充钾；严重失代偿者可予精氨酸静脉滴注。

10. **呼吸性酸中毒**

（1）血气指标：PCO_2>45mmHg，依据 pH 区分是否失代偿。

（2）常见原因：肺换气不足，体内二氧化碳排出障碍，见于肺不张、肺部炎症、肺水肿、肺气肿；应用呼吸机时，可能套囊封闭不严、呼吸机管道连接不紧、每分通气量设置过低或吸呼比设置不当。

（3）临床表现：呼吸浅慢及精神异常，常伴有低钾血症。

（4）处理：查明病因；机械通气者，增加呼吸频率或增大潮气量，避免气管导管过长，以减少无效腔量。

11. **呼吸性碱中毒**

（1）血气指标：PCO_2<35mmHg，依据 pH 区分是否失代偿。

（2）常见原因：肺换气过度；机械通气患者，每分通气量过大，可能为呼吸次数过多或潮气量过大所致；癔症、发热。

（3）临床表现：呼吸急促；肌震颤；严重者意识障碍。

（4）处理：查明病因；轻度呼吸性碱中毒使呼吸中枢受抑制，减少氧耗，增加人与呼吸机同步性，有利于循环的平稳及氧的供需平衡；PCO_2<30mmHg 或更低时，减少潮气量或呼吸次数使每分通气量适当减少。分钟通气量对于酸碱失衡，首先查找病因，针对原发疾病治疗，而不是急于把 pH 纠正到正常范围，盲目的治疗可能比酸碱平衡紊乱本身更严重。

知识点

Boston 法则判断酸碱失衡的类型见表 36-4-6。

表 36-4-6　Boston 法则判断酸碱失衡的类型

pH	代谢性 / 呼吸性	$[HCO_3^-]$	PCO_2	如果出现	可能同时发生
<7.35 酸中毒	代谢性	≤24mmol/L	$[HCO_3^-]$每下降 1mmol/L，PCO_2 下降 1.5mmHg	PCO_2 略高	呼吸性酸中毒
				PCO_2 略低	呼吸性碱中毒
	呼吸性	PCO_2 每上升 10mmHg，$[HCO_3^-]$上升 1mmol/L（急性）或 4mmol/L（慢性）	≥40mmHg	HCO_3^- 略高	代谢性碱中毒
				HCO_3^- 略低	未代偿或代谢性酸中毒
>7.45 碱中毒	代谢性	≥24mmol/L	$[HCO_3^-]$每上升 1mmol/L，PCO_2 上升 0.7mmHg	PCO_2 略高	呼吸性酸中毒
				PCO_2 略低	呼吸性碱中毒
	呼吸性	PCO_2 每下降 10mmHg，$[HCO_3^-]$下降 1mmol/L（急性）或 4mmol/L（慢性）	≤40mmHg	HCO_3^- 略高	代谢性碱中毒
				HCO_3^- 略低	未代偿或代谢性酸中毒

第五节　心外科手术后的常见并发症处理

一、低心排血量综合征

手术后由于各种原因导致的心排血量降低，表现为长时间严重的低血压，外周循环低灌注，称为低心排血量综合征。

（一）原因

1. 已存在严重的心功能不全，特别是长期、反复心力衰竭的患者。

2. 先天性心血管病手术畸形矫正不满意。

3. CHD 患者原有心脏发育不良，特别是左心室及畸形矫正后，心脏不能适应新的血流动力学改变。

4. 瓣膜置换后瓣膜功能不良。

5. 冠状动脉旁路移植术（CABG）后移植血管堵塞或其他原因导致的血管血流不足，以及室壁瘤切除后左心室功能不能恢复。

6. CPB 时间过长或升主动脉阻断期间心肌保护不完善。

7. CPB 过程中心脏减压不好，或血过快导致心脏过胀损伤心肌。

8. 严重容量不足。

9. 止血不彻底或肝素拮抗不足出血而导致的心脏压塞。

（二）临床表现

患者术后出现精神情绪异常，表现为烦躁、反应迟钝，皮肤冷而潮湿，末梢循环差，脉搏细速；术中表现为心脏难复跳或复跳后心脏收缩无力，血压低，对血管活性药不敏感，脱机困难或不能脱机。

（三）诊断

收缩压小于 90mmHg，平均动脉压小于 70~80mmHg，尿量小于 20ml/h，心脏指数小于 2.0L（m^2 · min），实验室检查为代谢性酸血症，即可诊断。术中温度、循环辅助时间已达要求，电解质、酸碱平衡正常的情况下，仍然不能脱机或需大量血管活性药支持下才能脱机，直视下心肌收缩无力，可以诊断为低心排血量综合征。

（四）预防与治疗

1. **预防**　低心排血量综合征的预防非常重要，整个围手术期都应注意保护心功能，避免心肌损伤。①术前积极治疗原有疾病，纠正心力衰竭；②围手术期要保证足够的血容量和一定的血细胞比容；③维持心肌氧供与氧耗的平衡；④提高外科操作技巧，缩短 CPB 时间；⑤提高 CPB 管道的生物相容性；⑥使用正确的 CPB 方法，提高 CPB 管理水平，如选择合适的温度、流量，维持足够的灌注压，良好的左心减压等。

2. **治疗**　在诊断低心排血量综合征的基础上须明确原因，如果是因为低血容量引起，则需补足血容量，同时还要查找导致该病的原因，是因外科止血不足还是出凝血功能紊乱所致，如凝血检查正常应立即再次手术止血；如果心脏压塞引起低心排血量，在明确诊断后可行经皮心包穿刺，效果不理想则须开胸止血或引流。在排除以上因素后，其他原因所致低心排血量综合征，治疗方法主要如下。

（1）药物治疗

1）正性肌力药及血管扩张药：①多巴胺，静脉输注 2~5μg/（kg · min），通过兴奋 β 受体而增加心肌收缩力，5~7μg/（kg · min）则兴奋 α 受体，增加心肌收缩力的同时收缩血管，起到提高心排血量、升高血压的作用，超过 7μg/（kg · min）后将引起血管强烈收缩，故一般用量不超 10μg/（kg · min），由于多巴胺会升高肺动脉压，因此，须谨慎用于右心衰竭；②多巴酚丁胺，使心排血量增加的机制是通过正性肌力作用及微弱的血管扩张作用，动脉压一般不发生改变，常用剂量为 5~20μg/（kg · min），由于它可以降低肺动脉压，抑制低氧性肺血管收缩，因此，适用于右心衰竭的患者；③肾上腺素，可直接兴奋 α、β 受体，但具有剂量依赖性，对皮肤和肾脏的血管以 α 效应为主，而对骨骼肌则以 β 效应为主，因此在增加心排血量的同时导致的血液重新分布将减少生命器官的血流灌注，常用剂量为 0.05~0.1μg/（kg · min）；④去甲肾上腺素，也是 α、β 受体激动剂，其 α 作用始终占有优势，在收缩动脉的同时也收缩静脉，临床应用中常配伍血管扩张药以拮抗其强烈的缩血管作用，一般使用剂量不超过 0.2μg/（kg · min）；⑤米力农，是第二代双吡啶类药物，其正性肌力作用是氨力农的 12~15 倍，给药后明显增加心肌收缩力，但心率及心肌耗氧量的增加并不明显。与小剂量肾上腺素合用其作用可以相加，增加冠状动脉的血流灌注，同时还可以提高右心室射血分数，其负荷剂量为 50μg/（kg · min），持续泵注为 0.375~0.75μg/（kg · min）。

2）血管扩张药：①硝普钠，同时扩张阻力血管和容量血管，可以降低心脏的前后负荷，但以扩张小动脉和降低后负荷为主，在保证血容量的基础上可以增加心排血量，同时还可以降低肺动脉压和 PVR，适用于右心衰竭患者。常用剂量为 0.3~5μg/（kg · min）；②硝酸甘油，作用机制在于在平滑肌及血管内皮细胞中产生内源性血管舒张物质（NO），扩张全身动脉及静脉，但以小静脉为主，降低心脏前负荷，由于其松弛血管平滑肌，常用来拮抗肾上腺素，常用剂量为 0.5~5μg/（kg · min）。

（2）非药物治疗

1）主动脉内球囊反搏（IABP）：通过在心脏舒张期气囊迅速充气增加主动脉舒张压，提高冠状动脉血流灌注而增加心肌供氧，心脏收缩前气囊迅速排气，主动脉压力降低，心脏后负荷下降而降低心肌氧耗。常用在血管活性药物无效及 CPB 不能脱机时。

2）机械循环辅助：分为左心、右心及全心辅助，在药物及 IABP 治疗无效时，可以为再次手术或心脏移植取得等待时间。

病例　心脏压塞

病案摘要

患者，男，55 岁。1 个月前因“胸痛 8 小时”入院。诊断为急性广泛前壁心肌梗死、全心扩大、急性左心衰竭，因超过急诊 PCI 手术时机，放置 IABP 后转入 CCU 抗心力衰竭治疗。住院期间超声心动显示左心室功能广泛减低，左心室扩大，心尖部室壁瘤形成，二尖瓣中 - 重度反流，LVEF35%，LVEDD 67mm，冠状动脉造影示三支病变。抗心力衰竭治疗 1 个月后，心功能有所改善，CPB 下行 CABG+ 二尖瓣置换 + 室壁瘤成形术，手术、复跳过程顺利，但因术前抗血小板治疗，关胸止血困难。

患者正台手术当日回 ICU，术后引流量略多，手术当日引流量 17 小时共计 1 100ml，因患者凝血功能差、循环灌注尚平稳，术日暂不考虑外科出血，积极补充血容量，应用凝血因子、抗纤溶药物，引流量有所减少。

术后第 1 天上午出现尿少，尿量由之前的 100~120ml/h 逐渐减至 20~30ml/h。引流不多，血红蛋白 8~9g/dl，输注红细胞悬液后无明显下降，此时患者呼吸机辅助通气，IABP 1 : 1 反搏。体格检查：镇静状态，血压 95/65mmHg，体温 36.5℃，心率 122 次 /min，未闻及心脏杂音，双肺呼吸音粗，四肢末梢凉。心电监测示：窦性心律，SpO_2 100%，CVP 14mmHg。超声心动因胸腔积气过多未能探及。患者尿少，每小时 20~30ml 左右，利尿效果不佳，使用正性肌力药去甲肾上腺素 0.1μg/（kg · min），肾上腺素 0.12μg/（kg · min）。

再次行床旁超声心动检查示：胸骨旁长轴及心尖四腔心切面均未探及图像，揭开引流管处伤口敷料，经剑突下四腔心切面探及图像，发现右心室受压，舒张不全。心外科医生入手术室开胸探查，心包内清除大量血块，再次返回 ICU 后尿量、末梢灌注改善。

【问题】该患者的诊断思路是什么?

临床思路 该患者为典型的由心脏压塞导致的低心排血量综合征,表现为血压下降、心率增快、CVP升高及尿量减少。患者心功能差,术后就接受IABP和较大量的血管活性药物支持,极易考虑为心脏泵功能障碍导致的低心排血量综合征,且心脏压塞发生在术后1天,不易引起外科医生重视。虽然床旁超声显示不清,但有一点不应被忽略,患者术前接受抗血小板治疗,术中止血困难,术后出现引流较多后减少,结合临床表现(尿少、灌注不良)应怀疑心脏压塞。另一点值得注意,当超声心动胸骨旁切面和心尖四腔心切面显示不良时可尝试剑突下四腔心切面,因为剑突下正是手术引流管位置,并有敷料覆盖,可能被检查者忽略,漏掉重要临床信息。

二、低氧血症

低氧血症在心脏外科手术后较为常见,其病因较为复杂,大多数情况下是多种原因的综合作用所致。本部分通过典型病例,阐述心脏外科手术后低氧血症发生的常见原因及相应处理。

病例 冠状动脉粥样硬化性心脏病

病案摘要

患者,男,47岁。有高血压、高脂血症病史。因冠心病入院,完善冠状动脉造影检查发现三支病变。相关术前检查完善后行CABG。术中行冠状动脉搭桥三根,分别为乳内动脉桥-前降支、主动脉-大隐静脉桥-钝圆支、主动脉-大隐静脉桥-后降支。术中乳内动脉游离时造成左侧胸膜1个长约5cm破口,关胸时经该破口留置1根左侧胸腔引流管。术后6小时患者顺利拔管,拔管后约2小时,患者出现氧合下降伴喘憋,面罩吸氧5L/min下SpO_2 90%,PO_2 62mmHg,PCO_2 32mmHg,呼吸频率32次/min。听诊左侧呼吸音较右侧低,自术后开始左侧胸腔引流量共100ml。

【问题】该患者出现低氧血症的原因是什么?

临床思路 接受心脏手术的患者中有近一半会出现胸腔积液。一般而言,胸腔积液是外科手术创伤的直接结果,不需要治疗或引流。但是,对严重影响到氧合或循环的患者,需要积极进行检查及引流。对于本例病例,由于术中左侧胸膜有损伤,术后组织渗出、渗血等液体容易随破口进入左侧胸腔,造成胸腔积液,术中虽留置了左侧胸腔引流管但可能由于机械通气期间体位限制,无法充分引流。此类患者的处理原则在于快速明确问题所在,尽快引流积存在胸腔的积液。对于已拔管且留置有胸腔引流管的患者来说,变换患者体位,如取坐位可有利于胸腔积液的引流,如原引流管无法通畅引流,应及时行胸腔穿刺抽液或再行胸腔闭式引流。

知识点

胸腔积液、气胸、血胸导致低氧血症的共同点均是肺容积被压缩。除病例中引流不畅导致胸腔积液积聚以外,胸腔积液的常见原因还包括纵隔淋巴系统回流障碍、心包切开术后综合征(PPCS)和心包炎等。对于气胸,无基础肺部疾病的患者发生气胸一般为原发性,对于有肺气肿、ARDS和肺纤维化等疾病的患者,一般为继发性气胸。对于此类因肺容积被压缩而引起低氧血症的患者,处理原则均为尽快干预促进肺复张,但需注意的是肺复张不可过快,避免复张性肺水肿。

病例　A 型主动脉夹层

病案摘要

患者，男，36 岁。因"急性 A 型主动脉夹层发病 1 日"入院。完善相关术前检查后，安排急诊手术，行 Bentall+Sun's 手术。术中止血困难，出血量多，输入大量悬浮红细胞以维持血红蛋白及循环稳定，手术时间 12 小时，术中氧合较差，FiO_2 100%，PO_2 103mmHg。术后返回 ICU 后继续机械通气，氧合持续低下，$PO_2/FiO_2<100$；听诊双肺呼吸音均低，但对称一致，循环尚稳定。

【问题 1】该患者急需做什么检查？

临床思路　对于任何低氧血症患者，寻找低氧的原因最为重要。该患者为顽固性低氧，需尽快明确肺部情况，床旁肺部超声可以作为快捷判断的辅助方法。通过超声观察肺叶运动情况及肺水是否偏多等信息，可为下一步纠正低氧血症提供依据。

患者床旁肺部超声检查示：双下肺碎片征，B 线明显，胸膜滑动正常，未见明显胸腔积液。

【问题 2】通过以上超声检查信息，如何处理低氧血症？

临床思路　该患者双下肺碎片征提示肺不张及肺泡瘪陷，而 B 线提示肺间质水肿，可能因患者手术时间长，输血量较大等原因所致，因此对于该患者，目前最重要的是复张瘪陷的肺泡及将肺间质的水尽快脱出。通过呼气末正压递增方法进行肺复张已被证明在急性主动脉夹层术后低氧血症中安全有效，间断进行肺复张有助于将患者瘪陷的肺泡重新打开，肺复张之后适当维持稍高水平的 PEEP 有助于防止打开的肺泡再次瘪陷。目前对于最适宜 PEEP 仍存在争议，但至少需要根据循环及氧合状况及时调整 PEEP 以维持肺复张效果；对于肺间质水肿，目前的处理方法仍然是补充白蛋白及血浆等胶体以提高血浆胶体渗透压，必要时应用利尿剂，从而将肺间质内多余的水排出，从而纠正低氧血症。

知识点

术后肺水肿是心脏外科 ICU 患者的常见并发症，其病因可能为心源性或非心源性。心源性肺水肿是肺血流量增加导致肺静脉高压的结果，而肺毛细血管楔压（PCWP）的增加超过血浆胶体渗透压（通常为 28mmHg）时，血管内液体就会溢出。随着该过程的继续，间隙空间不再能够承受液体积聚，随之开始聚集在肺泡。临床上表现为呼吸窘迫、高碳酸血症、低氧、喘憋和啰音，此外还有颈静脉压力升高，出现第三、第四心音。胸部 X 线片、肌钙蛋白、B 型利钠肽和心电图可为诊断提供依据，超声心动图和 PCWP 测量（使用肺动脉导管）可以评估左心功能情况。在心源性肺水肿中，通过使用利尿剂减少肺内积液及使用正性肌力药和 / 或血管扩张剂同时改善左心室功能（减少负荷前 / 后负荷）来解决相应问题。

非心源性肺水肿可继发于全身炎症反应、CPB、输血、败血症，肺切除术后，胸腔穿刺或肺移植后再次复张。在这些情况下，重点在于治疗潜在病因并尽早进行呼吸辅助。无论出于何种原因，严重的肺水肿都可能需要进行正压通气，从而减少呼吸做功，改善氧合。

病例进展

经过肺复张、利尿等治疗后，患者氧合状况逐渐改善，PaO_2/FiO_2 在 280 左右，神志清楚，循环稳定，术后第 3 天准备启动拔管时，患者氧合再次出现下降，肺复张效果不佳，床旁胸片及超声未见胸腔积液和气胸发生，床旁胸片可见双肺浸润影，PO_2/FiO_2 下降至 150，无法继续拔管程序。

【问题 3】此时患者出现了什么问题，该如何解决？

临床思路 据 2012 年急性呼吸窘迫综合征（ARDS）的柏林定义，患者此时可能已经出现了 ARDS。ARDS 是急性低氧血症性呼吸衰竭同时伴有弥漫性肺浸润。2012 年，ARDS 的柏林定义将该综合征分为轻度、中度和重度，严重程度范围按氧分压（PO_2）与吸入氧浓度（FiO_2）的比值进行分类：轻度，$200mmHg<PO_2/FiO_2\leqslant 300$；中度，$100mmHg<PO_2/FiO_2\leqslant 200$；重度，$PO_2/FiO_2\leqslant 100$ 且 $PEEP\geqslant 5cmH_2O$。

接受心脏外科手术的患者中，多达 20% 可能会出现 ARDS，死亡率高达 80%，几乎是普通人群的 2 倍，导致 ARDS 风险增加的原因包括但不限于 CPB，异体血液制品输血、吸入性肺炎、呼吸机相关性肺损伤（VILI）、深低温停循环、肺挫伤、局部缺血再灌注和药物毒性。

ARDS 诊断明确后，治疗的重点是支持性治疗，目的是最大限度地减少对受损肺部的进一步伤害，包括低潮气量通气策略，避免输血，俯卧通气和 ECMO。

本小节就心脏外科手术后出现低氧血症的常见原因做以分析和简单阐述，目的是增加对心脏外科手术后低氧血症的理解与基本处理方法，如前所述，心外科手术后低氧血症的发生原因可能是多因素所致。在临床应用当中，应当从患者角度出发，并通过各项监测手段，逐一排查病因并最终纠正低氧血症。处理方法应尽量在重症专科医生指导下，评估患者病情后得以实施。另外，在有创呼吸机撤离后，无创机械通气是围手术期低氧血症患者的重要治疗手段。

知识拓展　　围手术期低氧血症患者无创呼吸机通气指南

三、神经系统并发症

随着心脏外科手术、CPB 技术和重症监护整体水平的提高，心脏外科手术并发症的发生率和死亡率均明显下降。然而，神经系统并发症作为成人心脏外科手术后的一种严重并发症，发病率依然较高，可达 1%~4%。有研究指出，心脏外科手术后脑卒中患者，1 年后死亡率达 33%，5 年后升至 53%，因此，重视预防与诊治心脏外科手术后神经系统并发症尤为重要。

（一）分类与发病率

神经系统并发症根据持续时间的长短，可分为暂时性神经功能障碍和永久性神经功能障碍，暂时性神经功能障碍表现为术后苏醒延迟、短暂性脑缺血发作、谵妄等，头颅 CT 检查无阳性表现，治疗后神经功能可以恢复。而永久性神经功能障碍的神经功能损伤则无法恢复，表现为栓塞或出血导致的脑卒中，神经内科医生会诊并经影像学检查（CT/MRI）证实。有研究表明：神经系统并发症在 A 型主动脉夹层术后患者发生率最高，为 12%~30%，其次是接受多个心脏瓣膜手术（9.7%），单独二尖瓣手术（8.8%），冠状动脉旁路移植术（CABG）合并瓣膜手术（7.4%），单纯主动脉瓣手术（4.8%），而单纯 CABG 的发生率最低（3.8%）。

（二）危险因素

文献报道的心脏外科手术后神经系统损伤的危险因素包括术前突然停止抗血栓治疗、心房颤动或其他心律失常、血管疾病史（外周或颈动脉血管疾病）、高龄（>65 岁）、既往心脏或血管手术、升主动脉粥样硬化等。术中危险因素包括 CPB（使用和持续时间）、主动脉交叉阻断（使用和持续时间）、近端主动脉粥样硬化病变的操作、高血糖、异常高血压、低血压、体温过高、低碳酸血症等。术后危险因素包括高龄（>65 岁）、心力衰竭（心肌梗死、低射血分数）、低血压、心房颤动、术后镇痛镇静不足等。

大多数神经系统损伤的危险因素（如年龄、既往病史等）不可改变，而某些因素（如栓塞、低血压、高血糖、高体温、手术方法等）可优化、可改变。围手术期脑保护的目的是干预可改变的危险因素，进一步减少成人心脏外科手术后神经系统损伤的发生。

（三）围手术期神经系统功能监测方法

心脏外科手术患者可以通过多模态方法评价心脏手术对脑灌注和功能的影响，以期指导治疗，改善预后。

经颅多普勒（transcranial Doppler，TCD）和近红外波谱分析（near-infrared spectroscopy，NIRS）技术是目前具有代表性的无创性评价脑灌注的方式。有创方式包括颈静脉球血氧饱和度（$SjvO_2$）监测，建议术中根据患者需求选择合适的方式。

TCD 在围手术期可实时、全程、无创监测脑血流动力学，还可实时、动态监测颅内动脉的血流动力学变化，它具有无创、可重复性强、便于操作及准确性高等特点。NIRS 技术是利用近红外光（650~1 100nm）对人体组织良好的穿透性，以发射器使之穿过颅外组织进入颅内。被特定的光吸收分子吸收、衰减后，再以接收器采集返回信号。NIRS 测定的是局部脑组织混合动静脉血的氧合情况，由于脑血容量中 70%~80% 是静脉，所以主要反映脑静脉氧饱和度，体现脑氧供给与消耗的平衡。局部氧饱和度低于 55% 提示术后有神经系统并发症的可能，可以识别高危神经系统并发症的患者，与神经认知功能下降的风险增加和住院时间之间存在相关性。连续或间歇性的 $SjvO_2$ 测量已用于评估心脏外科手术中脑氧合状态。目前普遍认为 $SjvO_2$ 的正常低值为 55%~60%，高值为 75%；$SjvO_2$>75% 提示脑氧供超出脑代谢所需，存在脑血流量增加，如脑充血或脑氧代谢降低、脑组织摄氧能力下降及动静脉瘘；$SjvO_2$<40% 时提示全脑缺血。$SjvO_2$ 持续 <50% 或 >70% 均提示预后不良。

脑功能检测：脑电图、双频谱指数和体感诱发电位（SSEP）可以方便、无创地评价脑功能，已被用于评估急性脑损伤患者的预后，建议在高危患者围手术期使用。

（四）神经系统保护策略

神经系统保护措施可分为药物性和非药物性。非药物性策略是要最大限度地减少栓子的产生，通过加强气道管理、血压管理、提高血细胞比容及良好的温度管理等措施来保护神经系统；而药物性策略包括充分镇痛镇静、脱水降颅压、抑制炎性反应等。

1. 非药物性保护性措施

（1）气道管理：加强围手术期气道护理、翻身体疗、雾化排痰及必要时俯卧位通气。警惕由于气道问题所致的低氧血症引发脑缺氧加重神经系统损伤。

（2）血压管理：杜绝意外高血压对预防出血性脑损伤十分重要，尤其在苏醒拔管时。而低血压可能会减少栓子的清除和脑灌注，特别是流向大脑分界区域的血液。有研究表明，CPB 期间平均动脉压通常维持在 65~85mmHg，最佳平均动脉压为 78mmHg[3]。许多心脏外科手术患者术前有高血压，高血压会改变正常的脑血流自动调节范围，由于实际自动调节范围未知，通常认为术前就存在高血压的患者术后血压控制应较无高血压病史的患者稍高。

（3）处理颈动脉狭窄：建议对单侧或双侧症状性颈动脉狭窄或闭塞患者进行同期或分期联合手术来重建颈动脉血运。对于伴随无症状性颈动脉狭窄的心脏手术患者，干预指征目前仍存在争议。对于单纯性单侧无症状性颈动脉狭窄的心脏手术患者，预防性进行颈动脉手术干预并不会使患者获益。对于无症状颈动脉狭窄患者，建议对于双侧重度狭窄（>75%）或单侧狭窄伴随对侧闭塞的患者（有或无脑卒中病史），通过各种干预方式同时或分期进行颈动脉血运重建。

（4）温度管理：CPB 期间和术后应避免脑温过高导致神经元的缺血性损伤，减少脑需氧量和降低神经兴奋性毒性。温度管理已成为神经重症患者的重要管理手段。建议在心脏停搏后诱导低温（外部头部冷却），改善患者预后和生存率。心脏手术后患者最高体温与术后长期认知功能障碍严重程度相关，建议对于高危患者心脏手术后 1 周时轻度诱导低温，以期降低认知功能障碍发生率。

（5）处理心房颤动：约 50% 成人心脏外科手术患者术后发生心房颤动，最常发生在术后 2~3 天。众所周知，术前心房颤动是术后患者早期和晚期卒中的危险因素，术后心房颤动也与术后晚期卒中相关。β 受体拮抗剂、胺碘酮、心房起搏和左心耳结扎均可降低围手术期心房颤动的发生率。

知识拓展　　美国神经重症学会目标温度管理实施循证指南

2. **药物性保护策略**　目前，不建议心脏手术患者常规预防性使用糖皮质激素。乌司他丁又称胰蛋白酶抑制剂，减轻心脏手术中炎症反应，并在低流量 CPB 动物模型中表现出神经保护特性，但其对术后神经功能没有产生明显积极影响。丙泊酚在 CPB 期间使用具有抗炎作用，可降低 CPB 后患者血浆 S100β 蛋白水平，有助于在二氧化碳分压波动较大时保持脑血流的稳定，但并未发现其可有效减轻神经损伤，发挥积极的神经保护作用。抑肽酶是一种抗纤维蛋白溶解剂，具有抗炎作用，围手术期使用抑肽酶可降低脑卒中风险，但同样也可增加死亡的风险。α_2 受体激动剂右美托咪啶是目前唯一兼镇静与镇痛药物，具有镇静、镇痛、抑制交感神经活性、无呼吸抑制等药理性质，产生可唤醒的 / 合作的镇静状态，在减少受损脑组织坏死、减轻缺血再灌注损伤、改善神经功能等方面具有保护作用。

总之，成人心脏手术后神经系统并发症是患者预后不良的最主要因素之一，应采用个性化的、以患者为中心的方法来管理脑损伤危险因素，采用多种方法联合预防与诊治，达到改善手术效果、提高患者生活质量的目的。

四、急性肾损伤

急性肾脏损伤（acute kidney injury，AKI）涵盖肾损伤从微小改变到最终衰竭的整个过程，是心脏手术后的严重并发症之一，与心脏手术相关的 AKI（cardiac surgery-associated acute kidney injury，CSA-AKI）的发生率为 5%~42%，在心脏手术后需要进行肾脏替代治疗的 CSA-AKI 发生率为 2%~5%，死亡率为 50%。根据 2008 年建立的心肾综合征（cardiorenal syndrome，CRS）分类，将 AKI 归类为 1 型心肾综合征（CRS）[4,5]。

（一）危险因素

CSA-AKI 的危险因素根据时间分为术前、术中和术后，见表 36-5-1。

表 36-5-1　心脏手术相关急性肾损伤的危险因素

项目	危险因素
术前	女性，高龄，慢性阻塞性肺疾病（COPD），糖尿病，周围血管病，既往慢性肾脏疾病，充血性心力衰竭射血分数 <35%，急诊手术，心源性休克［需要主动脉内球囊反搏（IABP）］，左主干病变，二次心脏手术
术中	手术类型，是否停跳，深低温体外循环 体外循环时间，阻断时间，非搏动血流，溶血，血液稀释，栓塞
术后	低心排，缩血管药物，IABP，败血症，肾毒性药物

（二）病理生理机制

CSA-AKI 发病机制很复杂，有研究认为是由于肾毒素暴露、缺血和缺血再灌注损伤、动脉粥样硬化，以及暴露于 CPB 旁路和激活炎症反应的机制共同所致。

1. **肾毒素暴露**　可发生在心脏手术之前和之后。如 β- 内酰胺类、万古霉素或氨基糖苷类的抗生素可引起急性间质性肾炎或直接伤害。术前服用血管紧张素转化酶抑制剂（ACEI），可抑制肾小动脉的小动脉血管收缩。术后患者可能会接触潜在的肾毒性药物，如利尿剂和抗生素。游离血红蛋白（Hb）是另一种潜在的肾毒素，被认为会使心脏手术后患者发生 AKI。CPB 时间的延长和 CPB 低流量与 AKI 的发展有关，这种关联可能是由于溶血和游离 Hb 的释放。

2. **缺血和缺血再灌注损伤** 围手术期的肾脏灌注对于预防心脏手术患者的 AKI 至关重要。即使患者在术前没有肾功能不全，麻醉和暴露于 CPB 也会导致自体调节功能丧失。肾脏灌注不足导致肾髓质的血流减少通常在心脏外科手术相关的 AKI 的最初发生。Lannemyr 等评估了常温 CPB 对 18 例接受心脏直视手术患者的肾脏影响，发现尽管 CPB 期间全身灌注流量增加了 33%，但仍出现了肾脏氧供 / 需失调的情况。这很可能是由肾脏血管收缩引起的，CPB 期间血液稀释与肾脏血管收缩相结合可使肾氧输送减少 20%。肾脏氧合障碍伴随着肾小管损伤标志物（NAG）的释放且在 CPB 撤除后会进一步增加。

3. **动脉粥样硬化** 升主动脉及肾动脉粥样硬化认为与有主动脉操作手术的术后 AKI 有关。宏观和微观栓子可在主动脉插管、阻断及开放期间脱落，并在 CPB 期间释放。研究表明，CABG 期间多普勒检测到的栓子数量与术后肾功能不全的风险有关。

4. **暴露于 CPB 旁路和激活炎症反应** 血液成分与人工材料的接触激活炎症细胞，引起炎症因子的释放与氧自由基的产生，造成肾脏组织损伤。

病例 A 型主动脉夹层

病案摘要

患者，女，55 岁。因“突发剧烈胸痛 9 天”入院。既往高血压病 10 余年，血压达 200/110mmHg，未规律服药。胸腹部 CTA 示：主动脉夹层。入院诊断：主动脉夹层（A1C）；高血压 3 级，极高危。入院肌酐 68μmol/L。急诊于全身麻醉深低温低流量下行升主动脉替换 +Sun's 手术。术后予以强心、利尿、抗感染、稳定循环等治疗，积极补充血容量调整心脏前负荷后，尿量仍持续 <0.5ml/（kg·h），于术后第 1 天（肌酐 196μmol/L，血尿素氮 12.9mmol/L）行 CRRT 治疗。

【问题 1】此患者的 AKI 诊断与分级？

临床思路 根据 2012 年改善全球肾脏病预后（Kidney Disease Improving Global Outcomes，KIDIGO）指南（表 36-5-2），符合以下任一项者可诊断为 AKI（KIDIGO 标准）[6]：48 小时内血肌酐增高≥0.3mg/dl（>26.5μmol/L）；或血肌酐在 7 天内升高达基础值的 1.5 倍及以上；或持续 6 小时尿量 <0.5ml/（kg·h）。根据肌酐升高值及持续尿量监测情况该患者属于 AKI 2 期。

知识点

表 36-5-2 急性肾脏损伤（AKI）的 KDIGO 分级标准

分期	血肌酐	尿量
1 期	升高达基础值的 1.5~1.9 倍；或	<0.5ml/（kg·h），持续 6~12 小时
	升高达≥0.3mg/dl（>26.5μmol/dl）	
2 期	升高达基础值的 2.0~2.9 倍	<0.5ml/（kg·h），持续≥12 小时
3 期	升高达基础值的 3 倍；或	<0.3ml/（kg·h），持续≥24 小时；或
	开始肾脏替代治疗；或	无尿≥12 小时
	年龄 <18 岁的患者，估算肾小球滤过率下降 <35ml/（min·1.73m^2）	

（三）急性肾脏损伤的临床管理策略

1. **预防** KIDIGO 指南预防 AKI 的策略为：停用所有肾毒性药物，确保容量状态和灌注压力，血流动力学监测，血清肌酐水平和尿液的密切监测，避免高血糖症。

知识点

KIDIGO 预防部分建议：①在除外失血性休克的前提下，对具有 AKI 风险或已发生 AKI 的患者进行初始扩容，首先推荐等渗晶体液而非胶体液（白蛋白或人工胶体）；②对血管源性休克的患者，建议在应用缩血管药物的同时进行液体治疗；③不建议应用利尿剂预防 AKI；④不建议应用利尿剂治疗 AKI，除非需要进行容量控制；⑤不建议应用小剂量的多巴胺预防或治疗 AKI。

2. **一般原则** AKI 1 期的管理主要集中在：①评估和治疗病因；②避免和停用有肾毒性的药物；③优化血流动力学；④管理并发症。如果发生 AKI 2~3 期，则：①检查肾脏的药物剂量；②评估肾脏替代疗法。

【问题 2】肾脏替代治疗的时机及模式是什么？

临床思路 该患者在 AKI 诊断的 24 小时内启动 CRRT，病情稳定后改为间断透析（IHD）治疗，术后 19 天恢复自主尿量，停止肾脏替代治疗。

知识点

在接受心脏手术的患者中，围手术期液体超负荷与不良结局相关，并且是包括 AKI 在内的多器官衰竭的主要危险因素，肾脏替代治疗启动的最佳时机仍然是有争议的。AKI 发生后一旦出现危及生命的液体、离子或酸碱平衡失调应立即进行肾脏替代治疗，应根据患者的实际临床情况进行决定，而非仅参考实验室检查指标中的肌酐与尿素氮。普遍观点认为床旁持续性肾脏替代治疗（CRRT）可以较小地影响患者血流动力学状态，与间断透析（IHD）或断续 CRRT（不断暂停 CRRT 以判断患者尿量的恢复）相比，CRRT 下患者的肾功能更易恢复。另外应根据患者的临床情况与溶质清除目标选择适当的抗凝方式和 CRRT 治疗模式。当术后外科出血较为严重时可以考虑无肝素或枸橼酸区域性抗凝 CRRT，患者术后有人工植入物可以选择肝素或低分子量肝素抗凝的 CRRT。

溶质清除目标方面，对电解质、酸碱平衡紊乱或需对小分子进行清除（肌酐）的患者可采用连续静脉 - 静脉血液透析模式（CVVHD），而对纠正液体负荷过重或进行大分子清除的患者可采用连续静脉 - 静脉血液滤过模式（CVVHF），也可同时应用以上两种模式即连续静脉 - 静脉血液透析滤过模式（CVVHDF），针对患者情况对治疗参数进行设定。目前也有观点认为在外科患者中更加早期、积极地应用 CRRT 可以降低患者死亡率、纠正患者临床状况，但争议较大，并且有增加患者导管相关血行感染的风险，有待进一步研究进行论证。

第六节 心外科手术后机械辅助的应用

一、主动脉内球囊反搏的应用

主动脉内球囊反搏（IABP）是通过动脉系统将带气囊的导管置入降主动脉左锁骨下动脉开口远端，在心脏期充气和收缩期放气对心脏进行辅助。通过降低心脏后负荷、提高冠状动脉灌注和降低心肌耗氧量而起到辅助循环作用。虽然 IABP 是一种有潜在并发症的有创辅助装置，但是其操作简便，实用有效，手术创伤小，技术成熟，是心功能下降心脏辅助的重要手段[7]。

（一）主动脉内球囊反搏的发展简史

1952 年 Kantrowitz 首次在动物实验模型上发现，将动脉收缩压相位延迟到舒张期可增加冠状动脉灌注压，可使冠状动脉血流量增加 22%~53%。1961 年 Moulopoulos 将可膨缩的乳胶管放入狗的胸主动脉，建立了 IABP 的动物实验模型，取得了较好的反搏效果。1967 年 Kantrowitz 团队首次在临床上使用 IABP，救治 1 例心源性休克中年女性患者获得成功，随后 IABP 技术不断完善，至 1969 年第 1 台有比较完善控制、驱动系统的 IABP 研制成功，取得了较满意的临床疗效。1973 年 Buckley 团队和 Housman 团队分别报道将 IABP 用于心脏手术 CPB 后难以脱机患者，打开了 IABP 治疗心脏围手术期心室功能障碍患者的新篇章。截止到 1976 年，在美国已有超过 5 000 例心脏手术后低心排血量患者应用了 IABP。1978 年，Bregman 等通过改进球囊结构及置入动脉的方法，发明了经皮主动脉内球囊导管，大大降低 IABP 置入操作难度，自此 IABP 广泛用于临床。随着球囊反搏控制设备的不断更新，球囊工作效率逐步提高，临床使用安全性得到显著提高。IABP 在国内外临床已较普遍地应用，取得良好的临床效果，许多危重患者受益于此项技术。

知识拓展　　非 ST 段抬高型急性冠脉综合征患者的治疗指南

（二）主动脉内球囊反搏的工作原理

心脏的充分氧供是维持正常心脏活动的必要条件，而在临床上决定心脏氧供的主要因素包括心率、心肌收缩力和心壁张力。冠状动脉血流量在心动周期中主要由心脏舒张期的长短、主动脉根部压力（舒张压）和右心房压力差决定，冠心病、左心衰竭、心率增快均会使冠状动脉血流量降低，从而使心肌氧供降低。

主动脉内球囊呈腊肠形，球囊置于左锁骨下动脉远端 1~2cm 和肾动脉开口近端之间，IABP 随心脏搏动同步触发，心室舒张期开始时主动脉内球囊迅速充盈膨胀，突然阻止降主动脉内血流，使主动脉舒张期血压增高。心脏舒张期冠状动脉阻力最低，因此舒张期主动脉根部压力升高可挤压更多血流进入冠状动脉，心肌供血供氧增多（图 36-6-1）。在单个心动周期内，主动脉瓣关闭，在血压监测波形上表现为典型“重搏波切迹”，此时提示心室舒张期开始。在等容收缩期时，主动脉瓣开放前瞬间，主动脉内球囊急骤萎陷，使主动脉内压力下降，降低了左心室的射血阻力，减轻了左心室后负荷，减少了左心室壁张力、左心室收缩末期压力、舒张末压及心脏做功和耗氧，在心肌收缩力不变的情况下，心排血量增加。若为 1 : 2 辅助，则辅助后的下一个心动周期内，收缩压及舒张末压有所下降，见图 36-6-2。

（三）主动脉内球囊反搏的适应证

1. 对血管活性药物反应不佳的缺血性心肌病或心肌梗死并发心源性休克。
2. 严重冠状动脉疾病或严重左心室功能不全的高危患者的预防性置入。
3. 心脏手术后脱离 CPB 困难或心脏手术后药物难以控制的低心排血量综合征。
4. 心脏移植或心室机械辅助装置植入前后的辅助。
5. 心源性休克或心肌梗死后二尖瓣关闭不全及室间隔穿孔。
6. 围手术期心肌缺血。

一旦有上述指征，应尽早应用 IABP，避免病情恶化，延误治疗时机。

（四）主动脉内球囊反搏的禁忌证

1. 严重主动脉瓣关闭不全。
2. 主动脉夹层、主动脉瘤、主动脉窦瘤破裂和主动脉外伤。

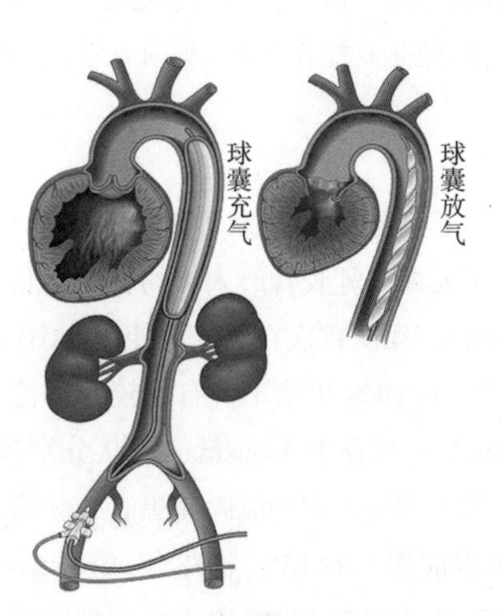

图 36-6-1 主动脉内球囊反搏（IABP）工作原理

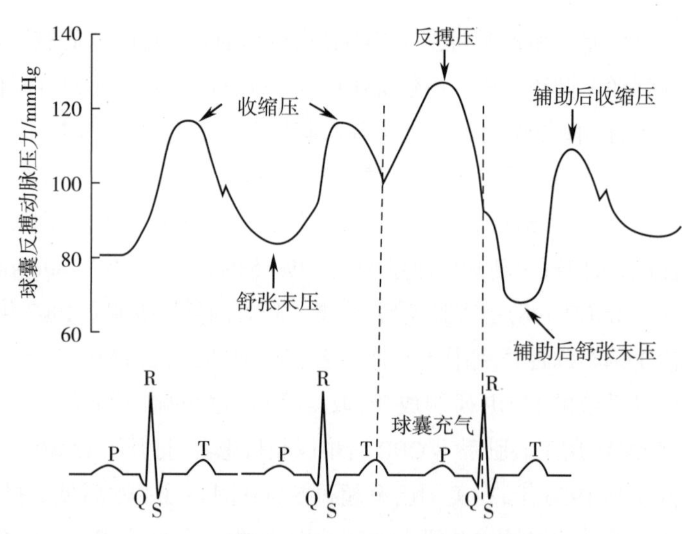

图 36-6-2 球囊反搏动脉压力波形（辅助频率 1：2）

3. 严重的血液系统异常。

4. 主动脉及周围血管重度梗阻病变。

5. 患者合并流出道梗阻性病变并且二尖瓣 SAM 征阳性。

6. 严重创伤如多发伤、合并脑出血等，IABP 抗凝会进一步加重出血。

（五）主动脉内球囊反搏置入方法

1. 通过穿刺股动脉置入 IABP，球囊容量具有多种型号，可根据患者身高体重进行选择（表 36-6-1）。最常用的为直径 8.5~9.0F，带有一个 40ml 的球囊。球囊的理想位置在左锁骨下动脉远端从而避免左颈动脉血流的减少。使用肝素或低分子量肝素抗凝。

2. 通过外科股动脉切开直接置入球囊。

3. 通过升主动脉、锁骨下动脉及桡动脉球囊置入。

表 36-6-1 临床常用成人球囊型号

品牌	型号 /F	气体容量 /ml
Datascope	7/7.5/8	34/40/50
Arrow	7/7.5/8	30/40/50

（六）主动脉内球囊反搏置入后处理

1. 抗凝处理 肝素首剂 20mg，静脉推注；肝素持续静脉输入或每 6~8 小时重复静脉注射，维持 ACT 160~180 秒。如果出现抗凝过度（皮下出血点、瘀斑），需及时调整肝素剂量，必要时停止肝素。

2. 监测循环变化，尽量纠正心动过速、过缓或严重的心律失常，以免影响球囊反搏效果，防止机器停搏。

3. 维持水、电解质平衡。

4. 适当应用抗菌药物预防感染。

5. 适当应用正性肌力药物，维持循环稳定。

（七）主动脉内球囊反搏的时相

1. **心电图触发** 通过皮肤导联或床旁监护仪连接到主动脉球囊控制系统实现。气囊充气的设定应在收缩期末的 T 波波峰，放气应在 R 波的起始或波峰。但心率 >150 次 /min 时，使用该模式会降低 IABP 的反搏效率。心房颤动时也可使用心电图触发。

2. **压力触发** 球囊充气在双峰波的切迹，而放气在主动脉波形升支开始前。如果心电图触发不连续，同时动脉收缩压 >50mmHg，也可使用该模式。

3. **起搏器触发模式** 存在心房起搏或心室起搏的情况下。

4. **内部模式** 心脏丧失排血能力或收缩压 <50mmHg 可以使用该模式。

5. **充气与放气的时相必须适当** 只有合适的时相才能提高搏出量，降低左心室收缩末期容积和压力。充盈早期可减慢射血期，增加左心室后负荷、减少搏出量；晚期放气可在早期射血期增加后负荷，同时在晚期射血期减少后负荷，增加搏出量同时增加心脏做功。

（八）主动脉内球囊反搏的时相错误

1. **放气过早** 舒张期提前放气，可导致舒张压的增加无法达到最佳，以及辅助心动周期的主动脉舒张末压力等于或高于非辅助心动周期的主动脉舒张末压力，使冠状动脉灌注无法达到最佳，增加左心室后负荷及分钟耗氧量，降低冠状动脉和颈动脉的血流量。

2. **充气过早** 主动脉瓣关闭前气囊开始充气，使舒张期反搏波与收缩期波形融合，导致主动脉瓣提前关闭，增加左心室舒张末期容积（LVEDV）和左心室舒张末期压力（LVEDP），增加肺动脉楔压，左心室后负荷及分钟耗氧量增加。

3. **放气过晚** 舒张期球囊放气过晚，这时主动脉瓣已经开放，使辅助心动周期的收缩压升高变缓，舒张期反搏波形加宽，导致降低左心室后负荷作用基本消失，增加左心室后负荷及心肌耗氧。

4. **充气过晚** 球囊充气明显滞后于主动脉瓣的关闭，使舒张压无法达到最佳，冠状动脉灌注也无法达到最好的效果。

（九）主动脉内球囊反搏的并发症及处理

1. **气囊破裂** 当气体管腔内出现血液，机器会出现连续报警及停搏。此时球囊必须立即拔出，如不及时拔出，球囊内形成血栓导致导管无法拔出。

2. **血管损伤** 由于血管存在病理改变或操作不当，导管损伤血管形成主动脉夹层或后腹膜出血等，所以穿刺置管时，操作要轻柔，遇到阻力不可强力插入。

3. **动脉栓塞** 以肠系膜及肾动脉常见，主要是血栓或栓子脱落阻塞重要脏器动脉，应用适当型号的导管、无鞘置入、加强抗凝、保证 IABP 连续使用都可减少动脉栓塞的形成。

4. **远端缺血** 常见于 IABP 留置时间过长及左心功能受损的患者，在老年人、女性、糖尿病及周围血管疾病患者更加常见。表现为患侧肢体皮肤花斑发绀、皮温低、肌肉强直痉挛，一旦出现这些表现应立即拔除导管或更换导管置入部位。

5. **感染** 通常多见于切开植入法，由于紧急操作消毒不彻底引起，因此要严格无菌操作、加强插管部位无菌管理。

6. **血小板减少症** 多由持续充气、放气的机械活动破坏循环中的血小板引起，5~7 天，因此要每天定时检查血小板计数，必要时补充血小板。

（十）主动脉内球囊反搏的撤除

1. 血流动力学相对稳定，左心室功能持续稳定，提示可以停止 IABP。临床血流动力学指标为：平均动脉压 >9.3kPa（70mmHg）、收缩压或舒张压增高 >12kPa（90mmHg），肺毛细血管楔压 <2.4kPa（18mmHg），心脏指数 >2.2L/（min·m^2）。同时正性肌力药物用量不大（肾上腺素 <1μg/min 或多巴胺或多巴酚 <5μg/（kg·min），减少后依赖性小，对血流动力学影响小。如出现肢体缺血、气囊工作障碍等也应尽早撤除 IABP。

2. 开始撤除 IABP 时，要将反搏频率由 1∶1~1∶2 维持 2~4 小时，然后再减到 1∶3 或 1∶4 持续约

1~2 小时以上。如患者可耐受低的反搏频率,IABP 即可撤除。同时要注意低反搏频率下血栓的形成。

3. 血管细小或血管存在基础病变的患者,随气囊的置入,血管脉搏或多普勒信号减弱,可考虑外科手术拔除。如果 IABP 置入超过 5 天,虽可以经皮拔除,但需要外科手术修复股动脉的可能性加大。

二、体外膜肺氧合的应用

体外膜肺氧合(ECMO)是一种短期循环和 / 或呼吸支持手段,用于支持常规手段无效的急性心力衰竭或呼吸衰竭。ECMO 仅作为一种循环或呼吸替代手段,并不能治疗原发病,且具有一定的创伤性。因为 ECMO 放置的便利性、可提供呼吸和全心的双重支持,在全球的开展逐年增多,已经成为一种较成熟的用于心脏手术后心源性休克的抢救性治疗手段,国际体外生命支持组织(extracorporeal life support organization, ELSO)报道成人心脏 ECMO 患者的平均生存率为 42%,心脏手术后 ECMO 患者的生存率略低于此水平[8-10]。

(一)心脏外科围手术期体外膜肺氧合应用指征

1. 适应证

(1)心脏手术后的急性心力衰竭,包括术中不能脱离体外循环(CPB)及术后发生急性心力衰竭的患者。需要 ECMO 辅助的心力衰竭可表现为最佳容量、正性肌力药或 IABP 支持下患者状态仍不理想,收缩压小于 80mmHg,CVP 持续升高,器官、组织灌注不良(包括尿量每小时小于 0.5ml/kg、乳酸酸中毒等征象)。

(2)体外生命支持下的心肺复苏,并具有后续外科及相应治疗措施。

(3)过渡至心脏移植或长期机械循环辅助治疗的终末期心力衰竭患者。

2. 禁忌证

(1)各种严重不可逆状态。

(2)严重活动性出血或凝血功能异常。

3. ECMO 模式的选择 心脏外科围手术期的循环支持均采用静脉 - 动脉体外膜肺氧合(VA ECMO)。

(二)体外膜肺氧合置管

股动、静脉为常规置管位置,置管前注意参考双下肢超声情况,并考虑到后续治疗中可能的 IABP 及持续性肾脏替代治疗(CRRT)置管方案。可在股动脉置管远端同时放置下肢灌注管,防止远端缺血;如在 ECMO 辅助期间出现左心脏胀满或严重的肺淤血情况可开胸加放左心引流管。对于大部分成人患者,应用 23~25F 的引流管(静脉置管)与 17~21F 的回输管(动脉置管)较为适合。

(三)体外膜肺氧合辅助的建立

1. CPB 医生检查 ECMO 设备并预充管路,预充完成后 ECMO 自行循环。

2. 局部麻醉下外科切开暴露股动、静脉,Seldinger 术置入插管。置入插管前全身肝素化,维持活化凝血酶时间在 160~200 秒。有活动性出血时暂不进行肝素抗凝。

3. 连接 ECMO 置管与管路,开放阻断钳前再次对全部管路与设备进行检查。

4. ECMO 辅助的初始设置与目标见表 36-6-2。ECMO 参数的调节:提高 ECMO 血流量保证中心静脉血氧饱和度大于 65%;调整 ECMO 氧浓度及气流量使回输管血氧饱和度保持 100%、动脉二氧化碳分压处于正常范围。

(四)体外膜肺氧合辅助期间的监测与管理

1. 血流动力学

(1)评估患者的有效循环容量是任何血流动力学干预的基础,在 ECMO 辅助下肺动脉导管与脉搏指示的连续心排血量监测(PiCCO)均不能正确对心排血量和容量进行正确反映。中心静脉压(CVP)同时反映了患者的容量情况与右心功能,ECMO 流量的变化也会影响 CVP。ECMO 转速与流量的不匹配与静脉回流管路的抖动反映有效循环容量的不足。组织灌注与连续的出入量监测也能为容量的评估提供参考。

表 36-6-2　体外膜肺氧合(ECMO)辅助的初始设置与目标

项目	目标
设置	ECMO 血流量:50~80ml/kg/min
	ECMO 气流量:50~80ml/kg/min
	ECMO 氧浓度:100%
目标	回输管氧饱和度:100%
	引流管氧饱和度:>65%
	动脉血氧饱和度:>95%
	中心静脉血氧饱和度:>65%
	动脉血二氧化碳分压:35~45mmHg
	pH:7.35~7.45
	平均动脉压:65~95mmHg
	血细胞比容:30%~40%
	血小板计数:>100 × 10^9/L

(2) 超声心动图是 ECMO 辅助期间评估心功能的最主要手段,左心室射血分数并不唯一指标,应通过室壁运动、室壁张力、瓣膜功能等全面评估全心功能。

(3) 减低儿茶酚胺类药物的应用以减低心肌氧耗,加用磷酸二酯酶抑制剂与钙增敏剂可帮助心功能的恢复。可应用缩血管药物维持正常的血管张力。IABP 可增加搏动性血流,并且减低左心室后负荷。

(4) ECMO 辅助期间出现气管插管内大量浆液性渗出或胸片指示严重肺淤血时可考虑左心胀满,可增大 ECMO 流量或增加左心引流。

2. **呼吸**　ECMO 辅助期间肺循环血量减少,应降低呼吸机通气,采取保护性肺通气策略,潮气量为 4~6ml/ 理想体重,平台压限制在 25cmH_2O 以下,FiO_2 设置为 30%~40%,应用 6~10cmH_2O 的呼气末正压(PEEP)以维持肺泡开放。如考虑长时间 ECMO 辅助并且患者一般状况较好时,可撤除有创通气,维持患者自主呼吸或加用无创正压通气。在患者自身心排血量极低的情况下不建议拔除气管插管,在 ECMO 全流辅助量下患者自主呼吸驱动减弱可能出现肺不张。

3. **凝血**　患者无严重活动性出血的情况下,肝素持续泵入全身抗凝,保持 ACT 160~200 秒,ECMO 辅助流量减低时应加大抗凝力度。出现凝血功能异常时可参考血栓弹力图(TEG)、凝血功能检测补充凝血因子。在必要时输注红细胞与血小板维持血细胞比容 30%~40%、血小板计数大于 100 × 10^9/L。输注血小板时,应在膜肺后通过血液回输管三通注射器推注,防止血小板静脉内输注后在膜肺内的消耗,加重膜肺凝血。

4. **体温**　设定 ECMO 变温水箱至 36~37℃,仔细观察患者寒战情况,及时发现血源性感染。

5. **抗感染**　基础应用头孢哌酮 / 舒巴坦 3g/8h 联合万古霉素 1g/12h 预防感染,如出现感染迹象可根据情况常规进行抗感染治疗。

6. **下肢供血**　每 12 小时观察并记录双下肢皮肤颜色、脉搏、腿围、皮温、肌张力及关节活动情况,如有供血问题，缩短观察时间间隔。可应用罂粟碱减轻下肢动脉痉挛，出现严重下肢缺血时应考虑增加远端灌注管或变换置管方式。每天监测肌红蛋白；必要时做血管超声。

7. **ECMO 装置及管路** 严格固定 ECMO 管路、气源与电源，防止辅助的意外中断。根据胸片判断静脉引流管位置，引流管应处于右心房水平，并记录动静脉插管外露弹簧圈长度。密切关注ECMO流量变化，如果在一定的转速下血流速较基础降低 0.5L/min，应立即通知医生，首先关注管道是否打折扭曲，然后排除管路内血栓形成。每天观察管路及膜肺内是否有血栓形成、有无膜肺渗漏。注意患者有无尿色加深，考虑到血液破坏导致的溶血。ECMO 置管伤口处应规律换药。

8. **其他** ECMO 辅助期间的血液样本检查项目见表 36-6-3。

表 36-6-3 体外膜肺氧合（ECMO）辅助期间的血液样本检查

检查项目	间隔
血气分析	4h
激活凝血时间（ACT）	4~6h
中心静脉血氧饱和度	12h，探头连续监测
血常规	24h
肝肾功能	24h
心肌标志物	24h
凝血功能检测	24h
肌红蛋白	24h
NT-pro-BNP	24h
降钙素原	24h
血栓弹力图	按需
血培养	按需

（五）体外膜肺氧合（ECMO）的撤离

当患者心功能恢复时可出现以下征象：超声心动显示室壁运动明显改善、左心室射血分数升高，血压升高需要减少正性肌力药用量或增加扩管药物，脉压增大，肺循环血流增大需要重新更改呼吸及设置。随着心功能的恢复可逐渐减低 ECMO 流量，但需注意增加抗凝力度并及时调整通气设置。当患者循环、氧合不随着流量减低而明显变化时，可进行自主循环试验，将 ECMO 流量降为 1~1.5L/min（或阻断动静脉插管通路，开放 ECMO 桥，流速减至 0.5L/min），观察 6 小时，血压心率较基础值变化大于 20% 继续行 ECMO 支持，如呼吸、循环各项指标变化低于 20%，无明显组织灌注不足表现，可考虑撤除 ECMO。在进行自主循环试验时可加大正性肌力药用量，也可应用利尿剂以减轻心脏负荷。

ECMO 撤离时需外科修补动静脉，给予鱼精蛋白中和肝素。CPB 的血液经自体血回输装置回输患者体内或弃去。

三、心室辅助的应用

（一）心室辅助装置的现状

心力衰竭目前已经成为人类健康最大的威胁之一，全球的患患者数大约有 8 000 万人，我国保守估计也在 1 000 万人以上。随着医学和电学的发展,心力衰竭患者的预后已经得到了改善。然而,心力衰竭常会持续进展而变得难以控制和治疗。心脏移植对于心力衰竭终末期的患者仍然是最有效的治疗措施,但因为极度紧缺心脏供体(世界范围每年 3 000 个左右),远远不能满足所有心力衰竭患者的治疗。目前世界范围内已经有很多种类的机械循环辅助装置用于心力衰竭患者的治疗和康复。近年发展最为迅速的是心室辅助装置(ventricular assist device,VAD)。自 20 世纪 60 年代以来,VAD 已经从第 1 代气动驱动发展到现在的第 3 代磁悬浮离心式血泵。

(二) 心室辅助装置的分类

目前临床上应用的 VAD 装置按照植入方式不同主要分为可植入式和非植入式,植入式 VAD 相对于非植入式 VAD 有以下特点:①管道短,耗能减少,耐久性好;②与血液接触面积小,抗血栓性能好;③结构简单、易于植入;④感染率相对较低;⑤便携性好,舒适性高,提高了患者的生活质量。

根据血流搏出的方式不同又可将 VAD 血泵分为搏动泵和非搏动泵。搏动泵模拟了自然状态下心脏的血流动力学,符合人体的生理,但结构较为复杂,易出现溶血、血栓、气栓、感染等并发症。非搏动泵又称恒流泵,具有结构相对简单,噪音小,使用寿命长的特点,并且溶血、血栓、气栓、感染的发生率相对较低,已经逐渐成为 VAD 的主流,但其很难产生人体生理的搏动性血流。

在临床实际应用过程中 VAD 还可根据辅助时间分为短期辅助和长期辅助。一般来说,非植入式 VAD 主要用于短期辅助,可植入式 VAD 用于长期辅助。

(三) 心室辅助装置的治疗特点及适应证

1. **VAD 治疗特点** ①维持血液循环,降低心脏前、后负荷及降低心肌耗氧,提高舒张压,增加冠状动脉血流,改善脏器系统的灌注;②减少缩血管和强心药物的剂量,阻断或逆转内环境紊乱、低心排血量所造成的恶性循环。

2. **VAD 适应证** ①心脏移植过渡期;②心外科手术后低心排;③不能进行心脏移植的终末期心力衰竭患者永久性治疗;④心外科 CPB 手术不能停机时的替代治疗;⑤心脏移植术后的心力衰竭;⑥顽固性恶性心律失常;⑦急性心肌梗死或暴发性心肌炎。

(四) 心室辅助装置的并发症

目前 VAD 作为心脏辅助重要的治疗手段也并不完善,术后早期和晚期会出现一些相关并发症。美国胸外科协会 / 国际心肺联合移植学会对患者管理提出了部分建议。

知识拓展　　美国胸外科协会关于机械循环支持的指南

1. 早期并发症

(1) 出血:VAD 术后最为常见的并发症。主要原因有:①术前存在的凝血功能障碍,血小板降低或功能不良,凝血物质耗竭等;②术后残余肝素;③肝功能不全;④ VAD 本身导致的凝血物质及血小板破坏;⑤抗凝过度等。

(2) 右心功能不全:多见于单独 LVAD 的患者,肺循环阻力上升,容量负荷过重,心肌收缩力差,流量不合适导致心室收缩协调性差,此类患者通常需要双心室辅助。

(3) 气栓:当辅助泵开启时,如果左心室内血液未充满或排气不充分,辅助泵可将气体排出至体循环造成气栓。

2. 晚期并发症

(1) 血栓:VAD 长期使用时的常见并发症。主要原因有:①辅助泵及管道材料设计、放置不合理;②与辅助时间呈依赖关系,一般辅助时间大于 24 小时血栓形成率增高;③辅助泵流量过低;④血液成分紊乱,如白细胞、血小板及凝血物质等;⑤心室及装置内的血流动力学改变;⑥抗凝不足等。

（2）感染:植入 VAD 后感染最常见于术后 2 周至 2 个月。主要为仪器源性、血源性及肠源性。

（3）VAD 装置故障。

（4）连接管道脱出及梗阻:因插管设计、放置的位置和方向不合理,造成管路扭曲打折管内血栓形成等。

（五）心室辅助装置应用前景

随着 VAD 的临床应用越来越多,逐渐向小型、高效、低耗能、少并发症和便于植入等方向发展。目前欧美和亚洲多家科研机构在研制未来新一代 VAD。新一代血泵的结构应该拥有优良的生物相容性、低血栓发生率、低抗凝要求、更少的血液破坏等,让患者摆脱出血、感染等常见并发症困扰,使其能从事一般社会活动,提高生活质量,且外科操作更便捷,装置更易于植入和取出;同时应用范围更广泛,从心脏移植过渡、心肌功能恢复,扩展到降低晚期心力衰竭患者肺动脉高压乃至永久性治疗。相信在不久的未来,随着结构功能不断改进,应用技术和管理水平的不断提高,VAD 终将成为治疗终末期心力衰竭的主要治疗手段之一。

（刘　楠）

推荐阅读

[1] 石学银,俞卫锋,促进术后康复的麻醉管理专家共识 . 中华麻醉学杂志,2015.

[2] ARDS DEFINITION TASK FORCE;RANIERI VM,RUBENFELD GD,et al.,Acute respiratory distress syndrome:the Berlin Definition.JAMA,2012,307(23):2526-2533.

[3] HORI D,NOMURA Y,ONO M,et al.,Optimal blood pressure during cardiopulmonary bypass defined by cerebral autoregulation monitoring.J Thorac Cardiovasc Surg,2017,154(5):1590-1598.e2.

[4] KUMAR,A.B.,SUNEJA M.Cardiopulmonary bypass-associated acute kidney injury.Anesthesiology,2011,114(4):964-970.

[5] NADIM MK,FORNI LG,BIHORAC A,et al.,Cardiac and Vascular Surgery-Associated Acute Kidney Injury:The 20th International Consensus Conference of the ADQI(Acute Disease Quality Initiative)Group.J Am Heart Assoc,2018,7(11).

[6] Kellum,J.A.Kidney disease:improving global outcomes(KDIGO)acute kidney injury work group.KDIGO clinical practice guideline for acute kidney injury.Kidney international supplements,2012,2(1):1-138.

[7] SANTA-CRUZ R.A.,COHEN M.G.,OHMAN E.M.Aortic counterpulsation:a review of the hemodynamic effects and indications for use.Catheter Cardiovasc Interv,2006,67(1):68-77.

[8] COMBES A,PRICE S,SLUTSKY AS,et al.,Temporary circulatory support for cardiogenic shock.Lancet,2020,396(10245):199-212.

[9] KEEBLER ME,HADDAD E V,CHOI CW,et al.,Venoarterial Extracorporeal Membrane Oxygenation in Cardiogenic Shock. JACC Heart Fail,2018,6(6):503-516.

[10] GUGLIN M,ZUCKER MJ,BAZAN VM,et al.,Venoarterial ECMO for Adults:JACC Scientific Expert Panel.J Am Coll Cardiol,2019,73(6):698-716.

第三十七章

胸心血管手术后疼痛的管理

国际疼痛研究协会（International Association for the Study of Pain，IASP）2020年将疼痛定义为：与组织损伤或潜在组织损伤相关，或与描述类似损伤相关的一种不愉快的感觉和情感体验。个体的疼痛体验受生活经历影响，是不断"学习"更新的过程。术后疼痛所带来的生理反应是对患者的潜在危害，因此有效控制术后疼痛是临床的一项重要任务。不完善的术后镇痛不利于外科患者术后恢复，而且会导致术后慢性疼痛的发生。考虑到胸心血管疾病患者的情况，胸心血管手术后疼痛的管理在术后治疗过程中尤为关键。

第一节　胸心血管手术后疼痛的产生机制

一、急性术后疼痛

研究表明，大量外科手术患者有明显的术后疼痛经历，根据手术部位不同，30%~80%的患者有中度至重度术后疼痛，该比例在胸心外科手术患者中更高[1]。急性术后疼痛属于伤害性疼痛（nociceptive pain），源于手术造成的组织和器官损伤。通常术后疼痛随着机体的恢复逐渐减轻，持续到术后第10天左右，也有持续至术后3个月者。术后疼痛的机制与生理性疼痛有相同之处，组织损伤导致位于初级传入神经元的C纤维和Aδ纤维末梢的伤害性感受器的激活，将伤害性刺激（热、机械性、化学性）转化为电信号，然后伤害性信号由C纤维和Aδ纤维末梢传递至背根神经节，再由背根神经节投射到脊髓背角，脊髓背角投射神经元经脊髓丘脑束、脊髓中脑束和脊髓网状束向上一级中枢（丘脑、网状结构、脑桥、中脑导水管灰质和下丘脑）传导，最终伤害性信号投射到大脑皮层和边缘系统。伤害性信号在传递过程中，不断被调控（抑制或放大），与内源性阿片系统、去甲肾上腺素系统、胆碱能系统、5-羟色胺系统和γ-氨基丁酸（GABA）能系统密切相关。最终痛觉形成位于大脑皮层，机体大脑皮层感受到不同程度痛觉后，同时会产生避免伤害的主动反应。此外，术后皮肤肌肉处乳酸和酸性物质集聚、缺血性改变也是术后疼痛的重要因素[2]。

外科手术导致的组织创伤和炎症反应会引起痛觉过敏（hyperalgesia）。手术造成的组织器官损伤引发局部的炎症反应，伴随着钾离子、缓激肽、前列腺素类物质及一些促炎症介质如P物质、5-羟色胺、组胺、促炎细胞因子、白细胞介素从局部细胞释放。从而使得初级传入神经元发生敏感化（外周敏感化）。在脊髓水平，手术后脊髓背角内P物质和谷氨酸释放增加，随后神经激肽-1和N-甲基-D-天冬氨酸（NMDA）受体激活和胶质细胞的活化（中枢敏感化）。表现为手术区域及手术区域周围对疼痛刺激的过度反应（痛觉敏感），甚至一些不会引起痛觉的非伤害性刺激也会引发痛觉反应（异常性疼痛），以及自发性疼痛。有的情况下，手术创伤也可以诱发神经病理性疼痛（neuropathic pain）。疼痛的分类见表37-1-1。

基础医学研究和临床试验观察发现，术前应用过阿片类药物的患者对疼痛更加敏感，这种现象称为阿片诱导的痛觉过敏（opioid induced hyperalgesia）。因此，阿片类药物的直接镇痛和抗痛觉过敏作用伴随着致痛觉过敏作用。临床研究表明，用美沙酮替代治疗的阿片成瘾患者较没有替代治疗的阿片成瘾患者有显著痛阈升高；接受外科手术的患者，相对于术中应用小剂量阿片的患者，术中应用大剂量阿片类药物的患者术后镇痛药物使用量多。

表 37-1-1　伤害性疼痛与神经病理性疼痛对比

疼痛分类	表现
伤害性疼痛	• 正常组织受到伤害的生理反应 • 阿片类药物治疗效果好
躯体疼痛	• 骨骼、关节、肌肉、皮肤和结缔组织产生的疼痛 • 疼痛，搏动痛 • 定位准确
内脏疼痛	• 内脏器官产生的疼痛 • 肿瘤：定位准确 • 空腔器官：疼痛定位不准确
神经病理性疼痛	• 外周神经、中枢神经对感觉信号处理异常
中枢神经产生	• 无外周痛觉传入，外周或中枢神经损伤产生，如幻肢痛 • 交感神经性疼痛，自主神经系统失调导致，如复杂区域疼痛综合征
外周神经产生	• 多发神经病理性疼痛，多个外周神经病变导致的疼痛，如糖尿病神经痛 • 单发神经病理性疼痛，由已知的单个神经病变产生疼痛，如神经根压迫痛

二、胸心血管手术后疼痛的特点

胸心血管手术后疼痛的诱因有很多，如胸骨切开，撑开器对胸廓的损伤，获取桥血管对下肢的损伤，术后留在胸部的引流管等。其中心脏手术后再血管化不完全、心肌缺血也是疼痛的重要原因，因此心脏手术患者术后疼痛应该排除再血管化不全导致的心脏缺血性疼痛。

通常发生急性术后疼痛的患者，其围手术期应激反应在术后早期就会达到最高水平，其导致的机体病理生理过程开始同时出现。心脏手术患者围手术期应激反应的程度较其他手术高，在体外循环（CPB）患者尤为明显，CPB 术后的患者会经历更加突出的全身炎症性反应。由于经历了较大的内环境波动，机体会出现较明显的病理性改变，如心血管系统、呼吸系统、消化系统、泌尿系统、内分泌系统及中枢神经系统。心脏手术后出现的应激反应综合征显著增加术后各种并发症的发生率，增加术后患者死亡率。

患者对术后疼痛的主观感受受多个因素影响，其中痛阈改变是主要因素，如手术部位、组织损伤程度、皮肤切口位置、患者术后焦虑情况和术后疼痛管理情况。心血管手术后疼痛在术后 24 小时内最为剧烈，在后续几天疼痛程度减轻，这与疼痛的“自限”现象有关。开胸手术患者疼痛程度最强，在 CPB 下进行手术的患者比不需要 CPB 进行手术的患者疼痛强度稍高。CPB 本身会诱发机体炎症反应综合征，且可能导致终末器官（end-organ）功能不全。对冠状动脉搭桥手术后疼痛观察表明，49% 的患者在安静状态下有严重疼痛感觉，78% 的患者在咳嗽时有严重的疼痛感觉，62% 的患者在活动肢体时有严重的疼痛感觉。研究发现，接受心脏手术的女性患者比男性患者疼痛感觉更加强烈，女性患者主诉疼痛的部位也较男性患者多[3]。老年患者（年龄 >60 岁）手术后疼痛的痛阈较年轻患者（年龄≤60 岁）高，术后疼痛程度较轻一些。肥胖或超重患者（BMI≥25kg/m^2）比正常体重患者疼痛程度高，研究显示肥胖患者对疼痛刺激更加敏感。

冠状动脉搭桥手术患者术后疼痛的部位随时间而变化，在术后早期（术后 3 天内），疼痛主要位于胸部，然后疼痛位置转移到腿部（取桥血管的损伤）并持续至术后 1 周。胸痛的主要病因源自外科操作对“肋骨笼”的损伤，这是心脏手术后疼痛最常见的原因。另一方面，胸骨损伤导致的胸骨劈开后疼痛综合征是一种难以解释的疼痛，与切口疼痛的临床表现和机制不同。取静脉桥血管对腿部损伤所致的腿部疼痛出现在术后 3~4 天，疼痛延迟出现的原因可能是术后 3~4 天患者活动肢体的频率明显增多时，此时胸痛的程度开始减轻，不能够掩饰下肢的疼痛。在较大的手术，术后疼痛除了有浅部和深部组织的躯体疼痛成分之外，还包含术后内脏疼痛。后者源于内脏平滑肌收缩和手术后炎症反应。为了最大程度上减少心脏手术患者术后疼痛，外科操作正在向微创技术方向发展，微创手术能够减少手术创伤、减少术中出血、减少胸骨伤口的感染并缩短术后恢复期。手术过程中减少 CPB 的应用也有助于减轻术后疼痛，因为避免了 CPB 导致的炎症反应综合征，如不停跳冠状动脉搭桥手术。

疼痛是一种主观感觉，在接受相同外科手术操作的患者中，每例患者对术后疼痛的感受并不相同，影响疼痛感受的因素不仅与外科操作及麻醉方式有关，还受生物学、心理学和社会学因素的影响。在胸心外科手术，术后引流装置加重了对肋间神经和膈神经所支配的壁层胸膜的疼痛刺激。经肋间操作的手术对肋间神经的损伤程度也是影响术后疼痛的重要因素，手术过程中肋骨骨折及撑开器操作是肋间神经损伤的重要因素。动物实验已证明，肋间神经受压会导致神经退化和脱髓鞘反应。肋间神经损伤不仅与术后急性疼痛有关，还与术后慢性疼痛有关。心理因素对术后疼痛也有重要影响，具体如高度焦虑、情绪不稳定及悲观的态度都会加重术后疼痛。CPB 下心脏手术会引发机体较强的应激，这类患者术后面临精神系统功能损害恢复过程，心脏手术患者术后常伴有焦虑的心理反应，导致患者对术后疼痛敏感。在术后监护室患者焦虑发生率较高，研究表明，在术后监护室期间引起患者焦虑的因素包括“口渴”、口腔或鼻腔内的插管、入睡困难，以及术后疼痛。

第二节　胸心血管手术后慢性疼痛

如果疼痛感觉持续超过手术后伤口愈合时间或疾病的痊愈时间，疼痛转化为慢性术后疼痛。慢性术后疼痛诊断标准为：在外科手术后出现的疼痛或术前已出现的疼痛在外科手术后程度加重，疼痛持续时间超过 3~6 个月，严重影响患者生活质量。慢性术后疼痛是急性术后疼痛的延续，位于手术区域，或投射到手术区域内神经支配的区域。心脏外科手术后慢性疼痛应与心肌缺血、胸骨固定不牢和纵隔感染进行鉴别诊断。

心脏手术后慢性疼痛的发生率为 20%~55%，手术后慢性疼痛及由其产生的患者抑郁情绪状态对心脏手术患者术后康复带来不良影响，术后慢性疼痛会影响患者睡眠、生理和情绪状态及日常活动。心脏手术后慢性疼痛主要为胸廓疼痛和腿部疼痛，胸骨劈开术导致患者胸部持续难治性疼痛，接受冠状动脉搭桥手术患者腿部取桥血管导致该部位的长时间持续疼痛。多数心脏手术后慢性疼痛患者属于神经病理性疼痛范畴。

胸心外科手术患者发生术后慢性疼痛的危险因素包括：创伤较大的手术（如冠状动脉搭桥手术加瓣膜置换手术比单纯冠状动脉搭桥手术后慢性疼痛发生率高）；手术持续时间较长（大于 3 小时）；术后发生严重急性术后疼痛；ASA 分级Ⅲ级以上；抑郁症；心理疾病；非择期手术；需要劈胸骨的二次手术；在术后早期需要较大剂量镇痛药物；女性。

对胸心外科手术后慢性胸廓疼痛的研究表明，年轻患者发生慢性疼痛的危险性高，获取乳内动脉的患者慢性疼痛的发生率高于全静脉搭桥患者。慢性胸廓疼痛常位于肩部和手臂，疼痛给患者带来不适，且治疗效果差。胸心外科手术后慢性胸痛发生的危险因素有胸骨劈开、获取乳内动脉、胸廓部位神经丛损伤，包括肋间神经损伤、撑开器牵引的压力、肋骨骨折、肋软骨连接损伤、术后胸骨感染、术中不合理体位、臂丛神经损伤、放置中心静脉导管。在这些危险因素中，乳内动脉获取是导致术后神经病理性疼痛的重要原因，疼痛被描述为烧灼样锐痛，疼痛在夜间加重，在伸展躯体时也会加重，这与获取乳内动脉导致的神经纤维炎症有关。获取乳内动脉导致前胸壁感觉异常，表现为麻木或痛觉敏感，患者在穿衣、洗澡时会感到痛觉加剧。

胸骨劈开术后疼痛原因有胸骨骨髓炎症反应、胸骨愈合不良、胸肋关节软骨炎、肋骨骨折、臂丛神经损伤、固定钢丝刺激等，上述病理改变不但会诱发手术后急性疼痛，还是肌筋膜综合征的重要病因。肌筋膜综合征常见于胸骨劈开术后患者，属于术后慢性疼痛的范畴，其由各种因素导致的肌肉骨骼疼痛转化所致，疼痛来源于包裹肌肉的纤维组织、肌筋膜活动的末端，在细胞生物学水平，很多神经递质、微血管病理过程参与其发病机制。临床特点存在肌筋膜触发点，肌筋膜触发点持续收缩性活动导致局部缺血缺氧、伤害性感受器的神经生理改变，表现为痛觉敏感和远离刺激部位的牵涉性痛。肌筋膜膜综合征及肌筋膜触发点的确切机制仍不清楚，运动终板乙酰胆碱释放增多、肌电图描记显示终板噪音增多。运动终板区域乙酰胆碱增多使得肌小节持续收缩，进而产生收缩节，造成肌纤维局部缺血，血管活性物质和促炎症因子如前列腺素、缓激肽、5- 羟色胺和组胺在局部释放增多，是疼痛产生和痛觉敏感的重要机制。血管活性物质和促炎症因子同时触发局部释放更多乙酰胆碱形成正反馈。

胸心外科手术后慢性疼痛也会发生在下肢，主要归因于大隐静脉获取术后隐神经痛。下肢痛通常发生在年轻患者，其发生机制仍有待研究。

外科手术造成的组织创伤引发外周感觉神经和中枢神经回路的功能发生变化，初级传入神经元在脊髓背角释放神经递质谷氨酸，作用于特定的受体如 AMPA 受体和 NMDA 受体，组织损伤后外周伤害性传入持续增加导致 NMDA 受体的组成和激活状态发生改变。NMDA 受体对钙离子有高度通透性，神经元钙离子内流触发的细胞信号级联反应调节神经元之间突触功能，谷氨酸、NMDA 受体和钙离子内流在慢性疼痛机制中发挥重要作用。很多研究在手术前或围手术期通过抑制 NMDA 受体或电压门控钙通道（如加巴喷丁），目的在于减少慢性术后疼痛的发生。

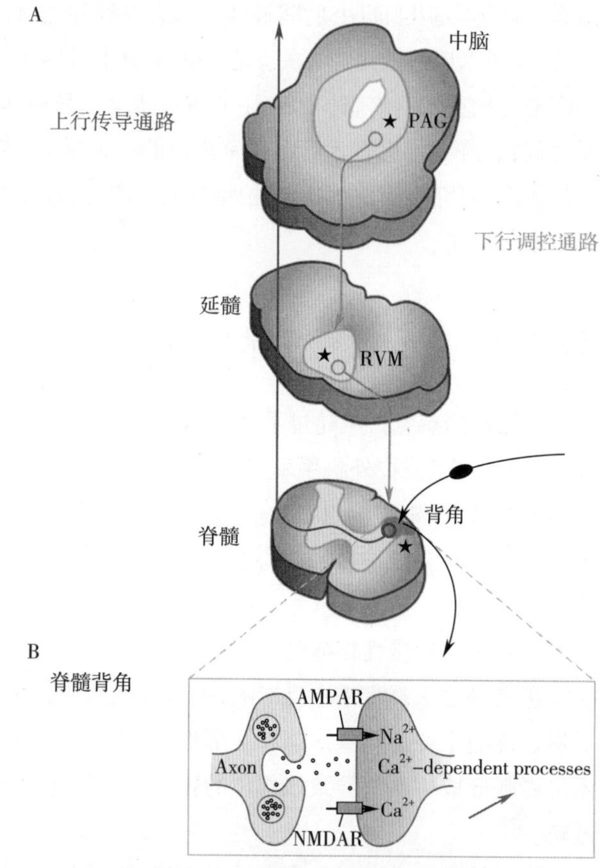

图 37-2-1　疼痛信号传导和调控通路

Ca^{2+}. 钙离子；Na^{+}. 钠离子；PAG. 导水管周围灰质；RVM. 头端腹内侧核。

大脑下行调控系统在慢性疼痛机制中发挥重要作用，其中研究较多的是从中脑导水管周围灰质（PAG）和延髓头端腹内侧核（RVM）的投射系统，它们的回路直接发出投射到脊髓背角的伤害性感受回路，并对脊髓背角伤害性感觉信息进行调控，见图 37-2-1。研究表明，对 PAG 区域进行电刺激可以抑制脊髓背角的伤害性信号传导，而对 RVM 区域的电刺激既可以抑制也可以易化脊髓背角的伤害性信号传导。PAG 和 RVM 的下行投射系统在外周神经损伤后慢性疼痛的发生过程中发挥重要作用，在动物模型，来自 PAG 和 RVM 的下行纤维在进入脊髓的部位损伤后，可以阻断神经病理性疼痛发生，在动物模型阻断 PAG-RVM 下行调控纤维的支配能够减少慢性术后疼痛的发生。

术后疼痛转变为慢性疼痛时，神经元表型和大脑痛觉处理回路发生改变，这些变化影响大脑感觉、情感和兴奋性中枢。疼痛上行传导和下行调控通路，以及痛觉信号处理的中枢（A），可能作为疼痛治疗的靶点。突触示意图（B）显示神经递质谷氨酸释放至突触间隙，作用于 NMDA 和 AMPA 受体。

第三节 胸心血管手术后疼痛的治疗

一、术后疼痛对患者的不利影响

外科手术创伤带来的术后疼痛增加了患者器官功能不全的风险和术后死亡率，延长患者住院时间。尽管对急性疼痛病理生理机制在不断深入探索，一些新型镇痛药物在不断研发，以及微创手术技术的广泛开展，但是急性术后疼痛的治疗仍困扰着临床医生。临床中有一定数量的外科手术患者术后疼痛得不到有效的治疗，这对患者术后康复带来一系列不利影响。

在胸心外科手术患者，术后疼痛的最大危害在于其对呼吸系统的影响。早期的术后通气功能障碍（postoperative ventilatory dysfunction）的重要诱因是术后疼痛导致的呼吸肌功能损害，胸部手术和腹部手术后疼痛对呼吸功能有三方面影响：①肋间肌肉和腹部肌肉的损伤降低了呼吸肌的有效工作；②术后疼痛降低了呼吸的幅度；③外科操作所致的内脏损伤，如对食管和胆囊的创伤，降低了膈神经运动神经元的支配输出能力。因此术后疼痛显著降低了呼吸肌协调工作能力，导致患者功能残气量降低和肺活量降低，以及术后肺不张，而术后肺不张还会导致肺炎。研究表明，术后通气功能障碍类似于限制性通气功能障碍，表现为潮气量降低、肺活量降低和功能残气量降低。在吸气相，肋间内肌举起"肋骨笼"；在呼气相，膈肌和腹壁肌肉收缩使膈肌向"肋骨笼"内移动。在术后通气功能障碍中，外科手术对肌肉的分离、膈肌反射的抑制和疼痛是损害呼吸肌协调运动的主要原因。研究发现，对胸科手术患者进行术后24小时镇痛，有效减轻术后疼痛并改善术后通气功能障碍。

胸心外科手术后疼痛导致的交感神经激活在心血管系统表现为心率增加、心肌收缩性增强和动脉血压增加，外周血流减少使得血液淤滞在静脉系统内，使深静脉血栓发生率增加；在消化系统表现为胃肠蠕动受损（括约肌痉挛）。术后疼痛影响机体内分泌系统，皮质醇、儿茶酚胺、抗利尿激素、促肾上腺皮质激素、肾素、血管紧张素和醛固酮分泌增加，胰岛素分泌减少，机体分解代谢增加。严重的术后疼痛还会导致机体免疫系统抑制。如果术后疼痛持续时间较长，机体免疫系统会出现抑制，伤口感染风险增加，伤口愈合缓慢。严重的术后疼痛给患者精神造成巨大影响，导致焦虑和不安，严重者可导致抑郁。

疼痛是外科手术围手术期应激反应的重要因素，交感神经激活参与了应激反应，因此患者微循环反应和心脏自主活动反应与围手术期应激反应密切相关。研究表明，术后疼痛明显的患者心率变异性和收缩压显著高于术后疼痛不明显的患者。术后心脏耗氧量升高显著增加心血管系统并发症。手术后应激反应还会激活免疫系统引发炎症反应，术后发热、心动过速提高了机体代谢率，并导致应激相关激素的释放，引起机体一系列反应。围手术期应激反应是机体多系统多机制的综合征，是影响患者术后康复的重要因素。

二、术后镇痛

急性术后疼痛是外科手术后围手术期应激的重要诱因，对多器官功能有直接或间接的影响。有效的控制术后疼痛可以明显改善患者舒适度，减少术后并发症的发生率，减少术后住院天数，减少患者医疗费用，降低患者术后死亡率。因此，完善的术后镇痛是外科手术后患者管理的重要目标。

心脏手术后急性术后疼痛不同于其他外科手术后疼痛，其疼痛程度较剧烈，如果术后镇痛不完善还会导致长期的慢性疼痛，心脏手术后疼痛治疗应个体化，以达到满意的镇痛效果。多模式镇痛效果好，更适合心脏手术后患者疼痛治疗，但是，具体的镇痛方案应该考虑具体情况，如心脏手术后应用抗凝药物和抗血小板药物治疗的患者不适宜椎管内镇痛。

围手术期疼痛治疗是在术前、手中及术后的治疗手段，目的是在术后疼痛发生前进行干预，减少或消除术后疼痛。患者在术前对术后疼痛的恐惧及对术后镇痛的期望水平都会影响术后疼痛的治疗。手术前准备包括以下：治疗术前即存在的疼痛，缓解患者的焦虑情绪；术前已经使用镇痛药物的患者需要对用药进行调整，防止突然中断药物引起戒断症状；术前即开始多模式镇痛治疗；对患者及家属进行宣教，作为控制疼痛的手段和行为学适应。

常用的围手术期疼痛治疗技术主要有：椎管内应用阿片类镇痛药物（硬膜外及蛛网膜下腔使用阿片类药物及局麻药）；局部麻醉技术（包括肋间神经阻滞、胸腔内神经丛阻滞、椎旁阻滞、手术切口局麻药浸润阻滞）；患者自控镇痛（PCA）（应用阿片类药物和NSAIDs）；传统的静脉应用镇痛药物（尤其是阿片类药物）常见的副作用包括恶心、呕吐、瘙痒、尿潴留、呼吸抑制及延迟拔出气管导管，所以需要联用其他镇痛药物如NSAIDs和α肾上腺素受体激动剂等。

病例　急性术后疼痛的治疗

病案摘要

患者，女，26岁，体重51kg。诊断房间隔缺损（ASD）。心脏超声示：右心房、右心室明显增大，左心室偏小，左心室收缩功能正常，房间隔缺损1.03cm，左向右分流，室间隔完整。行CPB下房间隔缺损修补术，手术顺利，术后送ICU治疗。术后镇痛采用静脉PCA，采用舒芬太尼5μg/kg+地佐辛0.5mg/kg+托烷司琼20mg稀释至200ml，基础剂量为舒芬太尼2ml/h，单次注射剂量1ml，间隔时间锁定为15分钟。患者在术后3小时清醒，但伴有较显著的焦虑，给予咪达唑仑2mg静脉注射。患者1小时后诉伤口疼痛，视觉模拟疼痛评分为8分，调整PCA基础剂量为舒芬太尼2.5ml/h。但是患者仍有显著焦虑症状，每8小时需要应用劳拉西泮0.5mg。

【问题】术后疼痛患者如何消除焦虑症状？焦虑症状对术后疼痛有什么影响？

临床思路　术后焦虑在心脏手术患者中发生率较高，对患者预后产生不良影响。焦虑被定义为一种模糊的、令人不安的不舒服或恐慌，是对可以预见的危险的担忧。术后焦虑可以由心理专业医生协助治疗，采用认知-行为干预方法。认知-行为干预是通过矫正个体的不合理的信念和行为，并在认知、心理状态和行为方面形成一种良性循环从而消除个体不良情绪的心理干预方法。术后疼痛与术后焦虑密切相关，焦虑状态会增加患者对疼痛的敏感性，降低痛阈。

病例进展

通过心理医生的认知-行为干预治疗，在术后第2天，患者焦虑症状缓解，视觉模拟疼痛评分降到5分，停用劳拉西泮，手术后第5天，患者视觉模拟疼痛评分为3分，停用术后PCA治疗。术后第8天，患者出院，视觉模拟痛觉评分为2分。

三、药物治疗

1. 阿片类药物　1803—1806年Friedrich Sertürner发现了吗啡，很快被人们发现其可以治疗疼痛。20世纪60年代吗啡被临床正式用于治疗急性疼痛，这段时间大剂量阿片类药物（吗啡）静脉注射用于心脏手术的麻醉。

阿片类药物的药理作用及副作用可以根据其作用的受体进行分类。阿片类药物通过与分布在身体不同部位的受体发挥作用。阿片受体有三类，分别为μ受体、κ受体和δ受体，阿片类药物的中枢镇痛作用就是通过激活这三种受体发挥作用。μ受体还分为μ1受体和μ2受体，μ1受体是高亲和力受体，主要参与脊髓以上中枢神经系统镇痛机制，μ2受体是低亲和力受体，主要参与脊髓镇痛机制，阿片类药物的呼吸抑制副作用主要与μ2受体有关。κ受体参与脊髓上中枢神经系统及脊髓的镇痛机制，且激动κ受体产生的副作用较小。δ受体分为δ1受体和δ2受体，δ1受体分布于脊髓，δ2受体分布于脊髓上中枢神经系统。δ受体主要发挥调控作用，镇痛作用较弱。阿片受体也分布于外周神经系统，除有镇痛作用外，还参与瘙痒、心脏保护、伤口愈合过程，也许在不久的将来，激动外周阿片受体的药物应用于临床，而不需要担心其作用于中枢神经系统受体带来的副作用。激动外周神经系统阿片受体产生的药理作用还包括阿片受体与免疫系统不同位点（如树突状细胞、Toll样受体）互相作用的结果。

镇痛药物和镇静药物也会影响身体稳态系统（包括应激调控系统如下丘脑-垂体-肾上腺轴、下丘脑外侧应激系统），因此阿片类药物可以缓解心血管手术后应激反应导致的不利影响，有助于患者身体维持稳态，但是阿片类药物相关的副作用对术后患者的影响也是人们关注的热点。

在心脏外科手术后，阿片类药物被广泛用于治疗急性术后疼痛，给药方式主要为静脉注射和椎管内用药。脊髓上中枢神经系统和脊髓是阿片类药物的两个重要作用区域，椎管内应用阿片类药物可以产生非常好的术后镇痛效果。椎管内应用阿片类药物需要高度警惕可能存在的副作用，主要是呼吸系统抑制如低通气和窒息。鞘内注射硫酸吗啡最大剂量在300μg内认为是安全的。

阿片类药物的最大副作用是呼吸抑制，大脑呼吸中枢对动脉血中二氧化碳压力及氧气压力敏感性降低，其主要机制是延髓和外周化学感受器敏感性降低。阿片类药物通过μ受体尤其是μ2受体抑制延髓及外周化学感受器的敏感性，在延髓呼吸中枢，δ受体也参与阿片类药物抑制呼吸机制。阿片类药物抑制呼吸的另一个机制是呼吸道梗阻导致的窒息称为阿片型窒息。临床上阿片类药物导致呼吸抑制有以下续贯性表现：呼吸频率降低；呼吸频率减慢后出现潮气量下降；呼吸节律紊乱；呼吸模式从正常的有节律的呼吸变为不规律的喘息，是判断阿片类药物过量的诊断标准；机体对低氧血症不再敏感导致低通气和低氧血症；窒息。

阿片类药物用于缺血性心脏病患者手术后急性疼痛控制有非常好的效果，研究表明阿片类药物具有心脏保护作用。已经证明阿片类药物能诱导免疫调节，对获得性免疫和固有免疫都有作用，对外科患者术后效果有好的影响。近些年的研究表明，Toll样受体与阿片受体相互作用共同参与对缺血心肌的保护作用。

阿片类药物主要分为两大类：天然阿片类药物和合成阿片类药物。吗啡是天然阿片类药物，也是阿片类药物药效的金标准。吗啡是心脏手术后最常用的镇痛药物。吗啡是脂溶性药物，为了治疗需要，合成了它的水溶性化合物如硫酸吗啡。吗啡主要在肝脏代谢，与葡萄糖醛酸结合为吗啡-3-葡萄糖醛酸和吗啡-6-葡萄糖醛酸；其消除半衰期为2~3小时，在肝功能不全如肝硬化患者消除半衰期有延长，但其消除半衰期不受肾功能影响。吗啡也可以在肝外代谢，如肠道、大脑和肾脏，占药物总代谢的30%。

临床用于治疗急性疼痛的合成阿片类药物主要有芬太尼、舒芬太尼、阿芬太尼和瑞芬太尼。这些化合物为苯基哌啶（哌替啶的化学衍生物）化学衍生物。此类药物是快分布药物，静脉注射后在血浆中快速达到稳态，阿芬太尼和瑞芬太尼静脉注射后从血浆中向大脑组织分布很快并达到平衡，平衡半衰期只有1分钟，芬太尼和舒芬太尼平衡半衰期6分钟，美沙酮平衡半衰期8分钟，吗啡的平衡半衰期较长，需要2~3小时，因此阿芬太尼、瑞芬太尼、芬太尼、舒芬太尼从血浆中到达靶器官（主要是中枢神经系统）的速度远远快于吗啡。

关于阿片类药物另一个概念是间隔-敏感半衰期（context-sensitive half-time），指持续注射药物患者血药浓度达到平稳的浓度后暂停给药，血药浓度下降至暂停给药时血药浓度一半需要的时间。静脉注射药物后血浆中达到稳定的血药浓度需要的时间及间隔-敏感半衰期是选择合适镇痛药物并用于术后急性疼痛的需要考量的重要因素。阿芬太尼和瑞芬太尼的血浆 - 中枢平衡时间及间隔 - 敏感半衰期都较短，且阿片类药物中瑞芬太尼的间隔 - 敏感半衰期最短。研究表明，短效阿片类药物静脉注射治疗术后疼痛可以缩短患者术后拔管时间，减少患者 ICU 住院时间。

芬太尼是强效阿片类药物，镇痛效力是吗啡的 80~120 倍，尽管它与受体的亲和力是吗啡的 3 倍。由于芬太尼具有高脂溶性，约是吗啡的 150 倍，能很快通过血脑屏障，因此芬太尼起效较吗啡迅速。芬太尼经肝脏代谢，其代谢产物没有活性，肝功能不全患者的药效明显延长，而肾功能不全患者的清除率不受影响。芬太尼可以在肺组织中储存，药物经过肺组织时约 2/3 滞留。芬太尼静脉注射快速起效，没有延迟效应，静脉注射芬太尼的效应与其静脉注射剂量的相关性很好。由于芬太尼的高脂溶性，静脉注射后在脂肪组织中蓄积，当血药浓度下降时，脂肪中的药物向血液中释放，因此停止静脉注射芬太尼时，其药效并不马上消退，而是延迟一段时间。当长时间静脉注射芬太尼时，其药效延迟效应将非常明显。从药理学角度上讲，当芬太尼在非靶组织中浓度达到饱和时，其间隔 - 敏感半衰期延长。

舒芬太尼也是合成阿片类药物，其效能是芬太尼的 5~10 倍，舒芬太尼的脂溶性非常高，与血浆蛋白结合力也很强，主要经过肝脏代谢。舒芬太尼药代动力学与芬太尼和阿芬太尼相似，主要经肝脏代谢。长时间输注舒芬太尼停药后血药浓度下降速度比芬太尼和阿芬太尼都要快。舒芬太尼的间隔 - 敏感半衰期短于芬太尼和阿芬太尼，三种药物持续输注 3 小时后，间隔 - 敏感半衰期依次为舒芬太尼（30 分钟）、阿芬太尼（50~60 分钟）和芬太尼（250 分钟）。持续输注三种药物血药浓度达到稳态时停药，舒芬太尼药效消失最快，其次为阿芬太尼，芬太尼药效消失最慢，这种现象是由于舒芬太尼较大的分布容积决定的。静脉注射芬太尼、舒芬太尼和阿芬太尼，阿芬太尼起效最快；对于血浆中药物达到靶浓度至药物到达效应器官（中枢神经系统）并完全发生作用的时间间隔，阿芬太尼约为 1 分钟，舒芬太尼和芬太尼约为 6 分钟。

阿芬太尼是一种阿片类药物，效能是芬太尼的 1/10~1/5，静脉注射阿芬太尼起效非常快，主要归因于该药的高脂溶性，能够快速通过血脑屏障。阿芬太尼主要经肝脏代谢。

瑞芬太尼是一种新型的合成阿片类药物，是强效的 μ 阿片受体激动剂，镇痛效能是阿芬太尼的 20~30 倍，与芬太尼效能相当。静脉注射瑞芬太尼起效非常快，约为 1 分钟。所有阿片类药物中瑞芬太尼代谢最快。瑞芬太尼药理学特点如下：静脉注射达到血药浓度至完全起效时间为 1 分钟；间隔 - 效应半衰期 3~5 分钟；术中应用瑞芬太尼镇痛的患者当术后停药时，应立即给予合适的术后镇痛；瑞芬太尼的代谢机制为快速水解过程，其代谢酶为非特异性的酯酶，在血浆和组织中都大量存在，能够快速分解瑞芬太尼，其代谢产物没有活性；瑞芬太尼的代谢方式决定其主要用药方式为静脉注射，静脉注射时应注意其副作用（严重心率减慢、低血压、心排血量减少等）；临床镇痛的剂量 0.05~1μg/（kg · min）；推荐静脉注射，禁用于鞘内注射和硬膜外给药。

2. **α_2 肾上腺素受体激动剂**　可以产生镇痛、镇静和缓解交感神经紧张度的作用（sympatholysis）。临床上常用的这类药物主要有可乐定及其衍生药物右美托咪定。右美托咪定是一种纯 α_2 肾上腺素受体激动剂，代谢半衰期为 2~3 小时，可以口服、静脉注射和鞘内注射。α_2 肾上腺素受体激动剂通过激动蓝斑核区域的 α_2 肾上腺素受体产生镇静作用，通过激动蓝斑核和脊髓区域的 α_2 肾上腺素受体产生镇痛作用，还可以增强阿片类药物的镇痛作用，具体机制尚待研究。右美托咪定用于冠状动脉搭桥患者术后镇痛具有很多优势：有助于患者血流动力学参数的稳定性；减少围手术期心肌缺血的发生率，具有心肌保护作用；减少术后镇痛药物的用量；对术后谵妄有治疗作用；有抗心律失常作用；减少术后阿片类药物用量，降低疼痛和呕吐发生率，减少 β 肾上腺素受体阻断剂、止吐药物、肾上腺素类血管活性药物和利尿剂的用量；对重要脏器有保护作用。但是，超剂量使用 α_2 肾上腺素受体激动剂会产生很多不良反应，如过度镇静、血流动力学不稳定、心动过缓、低血压等。

3. **非甾体抗炎药（NSAIDs）**　具有镇痛和抗炎作用，其主要药理机制是通过阻断机体环氧合酶（COX）

抑制前列腺素合成[4]。人体 COX 主要有 COX-1 和 COX-2 两类，二者均以花生四烯酸为底物合成前列腺素 H_2，后者进一步被前列腺素合成酶催化合成类前列腺素如血栓素 A_2、前列腺素 D_2、前列腺素 E_2、前列腺素 F_2 和环前列腺素（前列腺素 I_2），这些生物活性脂类影响人体多个系统的功能，包括免疫系统、心血管系统、胃肠道系统、肾血管、呼吸系统、中枢神经系统及生殖系统，见图 37-3-1。COX-1 分布在血小板、心肌和肾脏，调控血小板聚集、血栓形成、胃肠道黏膜保护和肾脏功能。在动脉粥样硬化形成、类风湿关节炎、组织缺血和肿瘤形成过程中，COX-1 表达升高。COX-2 表达在正常的血管内皮细胞中，在血管内皮剪切力改变时，促进具有保护血管功能的前列环素的合成。

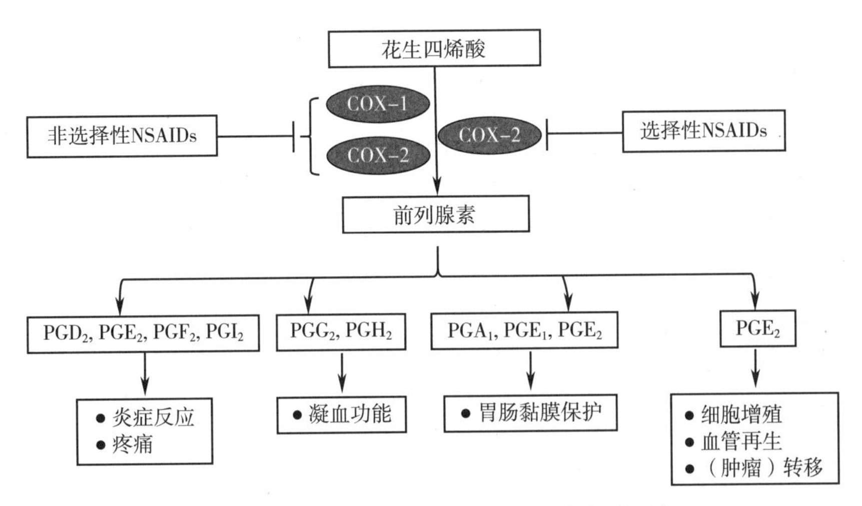

图 37-3-1　非甾体抗炎药（NSAIDs）的作用机制

NSAIDs 通过抑制环氧合酶（COX）1 和 COX2 发挥药理作用，阻断以花生四烯酸为底物合成前列腺素（PG）的过程，图中列出了 PG 在体内的主要生理作用。

根据 NSAIDs 作用机制可以分为两大类：传统的非选择性 COX 酶抑制剂和新型的 COX-2 选择性抑制剂。临床上应用 COX-2 选择性抑制剂可以避免由于 COX-1 抑制导致的不良反应，如胃肠道黏膜损伤等，但是 COX-2 选择性抑制剂可导致心肌的损伤。血管内皮细胞中 COX-1 和 COX-2 都有表达，而血小板中只表达 COX-1，COX-1 和 COX-2 在维护心血管功能和出凝血功能平衡中发挥重要作用。血小板中的 COX-1 促进血栓素 A_2 的产生，后者刺激血小板聚集和血管收缩。COX-2 促进前列环素的合成，后者具有舒张血管、抑制血小板功能、促进肾脏钠离子排出功能。因此，在 NSAIDs 的应用过程中，与 COX-1 的抑制程度比较，较高的 COX-2 抑制程度提示较高的心血管事件风险。

NSAIDs 是围手术期常用的镇痛药物，一般与其他镇痛方式（如阿片类药物、局部浸润麻醉、神经丛阻滞）联合应用。NSAIDs 对急性术后疼痛有较好的治疗效果，且能够减少术后阿片类药物的用量，改善患者预后，但是老年患者、心力衰竭、低血容量状态、肝硬化、肾衰竭、胃肠道疾病、消化道溃疡、出血性疾病和妊娠患者禁忌使用。短时间（小于 7 天）应用 NSAIDs 也会增加心脑血管事件风险，NSAIDs 在心肌梗死、脑梗死危险人群中应慎用。NSAIDs 增加水、钠潴留，升高血压，有心功能不全患者应慎用（图 37-3-2），NSAIDs 抑制血小板功能，患者凝血功能下降，有出血风险患者慎用。

4. 氯胺酮　是一种静脉麻醉药，其药理机制与阿片类药物完全不同，主要药理作用是拮抗 NMDA 受体。氯胺酮可以有效控制急性疼痛，患者用药后产生“分离麻醉”状态，表现为镇痛完善、有幻觉出现、轻度僵直、不同程度的记忆缺失。氯胺酮一般不会导致呼吸抑制，对血流动力学有很好的维持作用。由于其较强的致幻作用，氯胺酮不推荐单独使用，一般与镇静药物（苯二氮䓬类药物）联合应用。目前应用小剂量氯胺酮作为多模式镇痛的一部分，用于缓解胸心外科手术后胸部切口疼痛有很好效果，并可以显著减少其他镇痛药物如阿片类药物用量，避免呼吸抑制等。氯胺酮的给药方式包括静脉注射和 PCA。一些研究还证明氯胺酮对 CPB 导致的炎症反应有治疗作用。

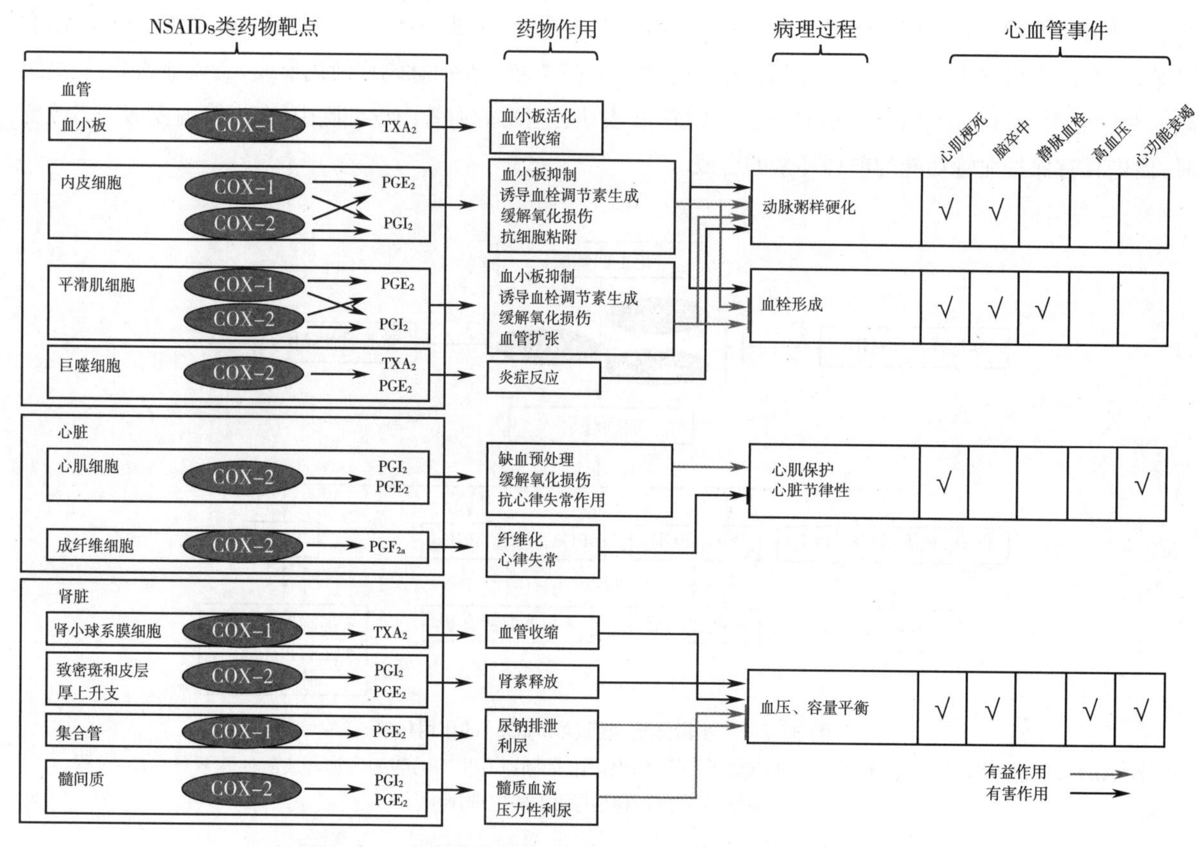

图 37-3-2 非甾体抗炎药(NSAIDs)相关心血管不良事件的机制

PG. 前列腺素；TXA_2. 血栓素 A_2。

环氧合酶(COX)-1 和 COX-2 在血管、心脏和肾脏的分布，NSAIDs 在不同组织对病理过程的影响，以及相关的有益作用，有害作用。

5. **加巴喷丁和普瑞巴林** 是抗惊厥药物，属于 α_2-δ 受体调控剂，也被用于慢性疼痛的治疗，其药理机制是与钙通道 α2-δ 亚基结合，降低钙通道的开放，减少突触间隙神经递质释放，调控 α2-δ 亚基与 NMDA 受体之间的联系。加巴喷丁和普瑞巴林可以用来治疗术后疼痛，是多模式镇痛的重要组成。

四、区域阻滞

用于治疗胸心外科手术后疼痛的区域阻滞方法有多种，每一种治疗方法都有其优点和缺点，具体如下。

1. **手术切口局部浸润麻醉** 对心脏手术患者术后镇痛有非常好的效果，特别是与其他术后镇痛方法联合应用的情况下。通过手术切口局部浸润麻醉能够控制胸骨劈开导致的术后疼痛及胸部引流管导致的术后疼痛。临床上胸骨劈开患者术后镇痛常使用这种方法。将局麻药注射至手术创伤部位，最近常见的并发症是组织坏死，但在胸心外科手术，这种并发症发生率很低。

知识点

局部浸润麻醉方案见表 37-3-1。

表 37-3-1　局部浸润麻醉方案

部位	局麻药	容量 /ml
关节腔注射		
膝关节镜	0.75% 罗哌卡因 （吗啡 1~2mg 辅助）	20
	0.5% 布比卡因 （吗啡 1~2mg 辅助）	20
肩关节镜	0.75% 罗哌卡因 （吗啡 1~2mg 辅助）	10~20
切口浸润		
腹股沟疝	0.25%~0.5% 罗哌卡因 0.25%~0.5% 左旋布比卡因 0.25%~0.5% 布比卡因	30~40 30~40 <30
甲状腺手术	0.25%~0.5% 罗哌卡因 0.25%~0.5% 左旋布比卡因 0.25%~0.5% 布比卡因	10~20 10~20 <20
肛周手术	0.25%~0.5% 罗哌卡因 0.25%~0.5% 左旋布比卡因 0.25%~0.5% 布比卡因	30~40 30~40 <30

2. **肋间神经阻滞**　是将局麻药注射至肋间神经血管束中，操作简单有效，能够临时阻断疼痛传导，镇痛维持时间 6~12 小时。临床上也可以将导管置于肋间神经旁进行持续给药。实施肋间神经阻滞最好的时机是关胸之前，由外科医生在直视下将局麻药经肋骨下注射至肋间神经周围。常用药物有 0.5%~0.75% 罗哌卡因和 0.25%~0.5% 布比卡因。

3. **胸膜腔内局麻药浸润麻醉**　是将局麻药注射到壁层胸膜和脏层胸膜之间的胸膜腔，壁层胸膜是胸心外科手术后疼痛的重要来源，局麻药注射至胸膜腔后在胸膜腔扩散，可阻断疼痛的传导。这种镇痛方法也有其局限性：壁层胸膜解剖上要完整，且生理功能正常；如果患者带有胸腔引流管，局麻药可能会漏到引流瓶中；肺组织没有受到损伤；可导致局麻药快速吸收入血。

4. **胸段椎旁阻滞**　椎旁间隙位于脊柱两侧，从脊柱发出的外周感觉神经纤维经过此间隙并终止在其所支配的区域。胸段硬膜外麻醉常用于胸心外科手术后镇痛，具有改善患者术后心血管功能和呼吸功能的治疗作用。当硬膜外阻滞不能实施时，椎旁阻滞是另一种选择。

5. **硬膜外阻滞**　胸段硬膜外阻滞用于胸心外科手术后镇痛有 20 余年，这种镇痛方法有很多优点：镇痛效果好；能够有效抑制术后应激（由 CPB 和手术引发）；选择性胸段交感神经阻断，比腰麻阻滞导致的广泛交感神经阻滞具有优势；可通过扩张冠状动脉（特别是心外膜狭窄的冠状动脉）能够改善心肌灌注（交感神经阻滞涵盖支配心脏的交感神经）；胸段交感神经阻滞能够减少术后 β 受体拮抗剂的剂量；减少术后心律失常的发生率；减少术后补救性镇痛，可以更早拔除气管导管；缓解术后应激水平，有利于患者深呼吸，促进患者术后早期活动，从而改善手术后肺功能。

尽管如此，临床上胸段硬膜外阻滞用于胸心外科手术后镇痛也有很多争议，主要是硬膜外穿刺所致的出血风险。因心脏手术患者围手术期常用大剂量的抗凝药物，所以硬膜外阻滞用于心脏外科手术患者术后镇痛硬膜外出血风险显著高于其他手术患者。

病例 右肺上叶切除术后疼痛的治疗

病案摘要

患者，男，62 岁。因“咳嗽伴发热 1 周”入院。诊断为右肺上叶肿瘤。胸部 CT 示：右肺上叶占位，大小 24mm×22mm×20mm。拟行右肺上叶切除术。患者既往病史无特殊。

【问题 1】对该患者如何进行术后镇痛？

临床思路 术后加速康复外科（ERAS）在胸外科包含一系列多门学科的多种措施，包括术前评估、麻醉学技术（包括应用局部麻醉技术作为麻醉的补充）、应用微创外科技术、术后早期活动、有效控制术后疼痛、预防术后恶心呕吐、术后早期进食、早期恢复日常活动等。

30%~50% 接受胸外科手术的患者在 5 年后仍会感到疼痛。局部麻醉用于术后镇痛具有显著的优点，而且可以防止术后慢性疼痛的产生。研究表明，与单纯使用阿片类药物治疗术后疼痛相比，局部麻醉技术的应用能显著降低患者术后死亡率。该患者可以选择全身麻醉复合上胸段连续硬膜外麻醉，术后镇痛选择硬膜外阻滞。

【问题 2】硬膜外镇痛如何实施？

临床思路 上胸段硬膜外置管由有经验的麻醉医生完成，可选 T_{7-8} 进行穿刺，术中复合硬膜外用药可以减少阿片类药物用量。术后镇痛药物可用 0.075% 的布比卡因或 0.1% 的罗哌卡因，硬膜外镇痛泵应设基础注射剂量，并可以 PCA。如果患者出现持续恶心、嗜睡或瘙痒，应停止硬膜外用药。

病例进展

术后第 1 天患者即可下床活动，患者未感到显著的术后疼痛。硬膜外镇痛效果确切，术后未应用其他镇痛药物。术后第 1 天由康复医生指导尝试饮食。术后第 3 天拔出硬膜外导管，改用曲马多进行术后镇痛。术后第 6 天康复出院。

五、患者自控镇痛

在过去的 10 年，患者自控镇痛慢慢替代了传统的镇痛药物给药方式，PCA 可以提高镇痛药物的效率，具有很多优势：增加患者基于对疼痛感受使用药物的自主权；缩短从感受到疼痛到使用镇痛药物的时间；提高镇痛药物剂量与患者需要的一致性；减少阿片类药物副作用如恶心、呕吐的发生。

PCA 最重要在于可以按照患者需求进行药物输注。静脉 PCA（intravenous PCA）是目前研究最多的 PCA 方法，其他 PCA 方法还包括硬膜外 PCA（epidural PCA）、外周神经置管 PCA（peripheral nerve catheter PCA）和皮下注射 PCA（transdermal PCA），见表 37-3-2。

表 37-3-2 四种患者自控镇痛（PCA）方法比较

	感染风险	导管相关问题	神经系统副作用	费用	使用期限
静脉 PCA	+	+	–	+	没有限制
硬膜外 PCA	+	++	++	++	没有限制

续表

	感染风险	导管相关问题	神经系统副作用	费用	使用期限
外周神经置管 PCA	+	+++	++	++	没有限制
皮下注射 PCA	–	–	–	+	没有限制

为了更好地进行 PCA 治疗，应该注意：PCA 治疗应设定镇痛药物的基线剂量，使患者可以不间断得到镇痛治疗，并可以避免镇痛延迟带来的不良影响；PCA 镇痛药物基线剂量中应包含阿片类药物，以提高疼痛治疗效果；进行 PCA 治疗时应该关注药物呼吸抑制的副作用；PCA 治疗时需要设定用药间隔锁定。

知识点

自控镇痛方案见表 37-3-3、表 37-3-4。

表 37-3-3　静脉患者自控镇痛（PCA）方案

药物（浓度）	负荷剂量	Bolus 剂量	锁定时间	持续输注
吗啡（1mg/ml）	1~4mg	1~2mg	5~15min	0.5~1mg/h
芬太尼（10μg/ml）	10~30μg	10~30μg	5~10min	1~10μg/h
舒芬太尼（2μg/ml）	1~3μg	2~4μg	5~10min	1~2μg/h
布托啡诺	0.5~1mg	0.2~0.5mg	10~15min	0.1~0.2mg/h
曲马多	2~3mg/kg	20~30mg	6~10min	1~15mg/h

表 37-3-4　硬膜外患者自控镇痛（PCA）方案

局麻药	阿片类药物	方案
罗哌卡因 0.1%~0.2%	舒芬太尼 0.3~0.6μg/ml	首次剂量 6~10ml，维持剂量 4~6ml/h，冲击剂量 4~6ml，锁定时间 20~30 分钟 最大剂量 12ml/h
布比卡因 0.1%~0.15%	芬太尼 2~4μg/ml	
左旋布比卡因 0.1%~0.2%	吗啡 2~4μg/ml	
氯普鲁卡因 0.8%~1.4%	布托啡诺 0.04~0.06mg/ml	

六、多模式镇痛

多模式镇痛或平衡镇痛是应对疼痛发展的多级性特点采取的一种治疗方式。对于急性疼痛的治疗，多模式镇痛通过多种镇痛药物联合应用（阿片类药物及非阿片类药物），以及与非药物性镇痛方法联用。多模式镇痛的治疗目标是：通过不同镇痛方式联合应用产生更强的镇痛效果；减少每种镇痛药物的应用剂量；降低不同镇痛药物、不同镇痛方法的副作用；促进患者术后康复。

《老年患者围手术期多模式镇痛低阿片方案中国专家共识（2021 版）》阅读指导

七、术后慢性疼痛的治疗

治疗术后慢性疼痛的目的是持久有效的缓解疼痛同时改善全身各器官功能，进而改善患者生活质量。由于术后慢性疼痛的复杂性特点，使用单一方法治疗术后慢性疼痛往往达不到治疗效果，需要采用多模式治疗。术后慢性疼痛治疗包括药物治疗、身体康复、生活方式调整、心理治疗、外科手术及不同药物交替联合应用等。多模式联合治疗可以根据疼痛病理随时调整，参考患者对不同治疗的反应进行优化。

1. **药物治疗** 在持续慢性疼痛患者，单一模式的单一治疗方法很少能达到满意的治疗效果，因此，联合药物治疗是术后慢性疼痛多模式治疗的一个重要方面。术后慢性疼痛治疗的关键是将治疗的副作用控制在可接受范围之内。术后慢性疼痛治疗很难达到完全缓解的目的，临床研究表明，术后慢性疼痛患者疼痛减轻 30% 在临床上认为是有意义的，因为这种治疗效果使患者疼痛的主观感觉得到了很大的缓解。很多治疗术后慢性疼痛的药物作用于中枢神经系统，具有较明显的抑制作用，患者的活动能力、记忆力、运动耐量下降。尽管慢性疼痛的机制是多方面的，而且仍有待继续研究，但是它的中枢神经系统的高敏感性和高兴奋性已经被人们认识，因此抗惊厥药物、抗抑郁药物、NSAIDs 和阿片类药物对术后慢性疼痛有效，但是环氧合酶（COX）抑制剂带来的对心肌的副作用一直是临床医生的关注点。为了减少单一药物的副作用，需要降低药物使用剂量，镇痛效果也会随之下降。理想的做法是，加用第二种药物以达到镇痛效果，但不会产生蓄积副作用，使用最小的剂量产生镇痛效果而将副作用降至最低。

对于神经病理性疼痛，一些研究表明抑制性神经递质 γ- 氨基丁酸（GABA）衍生物（包括加巴喷丁、普瑞巴林）和三环类抗抑郁药联合应用可达到令人满意的效果。这两类药物都是治疗神经病理性疼痛的一线药物。神经递质 GABA 衍生物通过阻断电压依赖钙通道的 α_2 亚基发挥作用，而三环类抗抑郁药物作用机制包含多方面，包括抑制神经突触去甲肾上腺素再摄取，抑制 5- 羟色胺再摄取。也有研究者对阿片类药物和 GABA 衍生物的联合效果进行观察，发现二者连用也可有满意的效果。

2. **心理治疗** 持续的术后慢性疼痛会损害患者睡眠，影响患者情绪，严重干扰患者日常生活，另一方面由于术后慢性疼痛药物治疗的难度较大，因此心理治疗成为一种必要的干预方式。很多认知 - 行为治疗和精神卫生研究发现单用心理治疗对疼痛、情绪的改善有一定效果，目前认知 - 行为治疗是慢性疼痛心理治疗的一线方法。认知 - 行为治疗关注恢复患者行动能力，加强患者处理、适应和自我掌控疾病的不利影响。认知 - 行为治疗让患者掌握一些相关技能，包括放松、运动节奏调整、认识和消除疾病的消极影响、消除恐惧及避免不必要的过度担忧，对疼痛、抑郁、焦虑和失眠有明显改善效果。

认知 - 行为治疗联合药物治疗是术后慢性疼痛多模式治疗的重要方法，有研究者通过前导研究（pilot study）证明抗抑郁药阿米替林复合认知 - 行为治疗比单用药物具有更持久的缓解疼痛效果。

病例 胸骨劈开后疼痛综合征的治疗

病案摘要

患者，男，58 岁。诊断为二尖瓣重度反流。行体外循环（CPB）下二尖瓣置换手术，使用机械瓣，手术顺利，复跳后经食管超声提示二尖瓣功能良好。用 6 根钢丝固定胸骨关胸。术后未出现感染、胸骨固定不良等情况。患者手术恢复良好，于术后第 6 天出院。出院后 3 个月患者述胸骨部位“紧缩性”疼痛，症状在日常活动时出现，直立时疼痛明显，颈部和头部右侧旋转受限。疼痛视觉模拟评分 7 分。心脏专科医生排除了心绞痛等心源性原因。随后就诊于疼痛科，诊断为胸骨劈开后疼痛综合征。

【问题 1】此例患者胸骨疼痛的原因是什么？

临床思路 胸骨劈开后疼痛病因比较复杂，可能的原因有：胸骨愈合不良；缝合钢丝或瘢痕组织导致的神经病理性改变；乳内动脉获取时对肋间神经损伤导致的肋间神经痛；外科操作导致的肋骨骨折；手术体位或外科牵拉导致的臂丛神经损伤；胸肋关节炎；缝合钢丝导致的过敏反应；肌筋膜综合征等。

【问题 2】如何治疗胸骨劈开后疼痛综合征？

临床思路 胸骨劈开后疼痛综合征常见于胸心外科手术后患者，是指胸骨劈开术后，持续 3 个月以上的胸部疼痛，没有明显的诱因。表现为麻木、异常性疼痛、触诊压痛或持续疼痛。胸骨劈开后疼痛综合征的治疗方法有很多，本例患者采用胸椎旁阻滞治疗。胸椎旁阻滞选择 $T_{2\sim6}$ 节段，药物选择利多卡因复合得宝松，每周 1 次，3 次为 1 个疗程。

病例进展

经过 3 个疗程的胸椎旁阻滞治疗后，患者头颈部转动引发的疼痛消失，胸骨部“紧缩性”疼痛感觉显著缓解，疼痛视觉模拟评分为 2 分，对疼痛部位不能准确定位，描述为范围较广的微弱疼痛。

八、胸心手术后镇痛的注意事项

1. 围手术期使用抗凝药物的患者术后镇痛

（1）术后镇痛与凝血功能：围手术期使用抗凝药物的患者在进行应用局部神经阻滞进行术后镇痛时，有出血的风险。术后疼痛治疗的操作（如局部浸润阻滞、神经丛阻滞及椎管内阻滞等）与局部麻醉技术不同，疼痛治疗所期望达到更大范围组织的阻滞。疼痛治疗技术包括高出血风险的经皮穿刺脊髓刺激电极植入、内脏神经阻滞及椎管内阻滞，也包括低出血风险的操作如外周神经阻滞等，见表 37-3-5。表 37-3-5 也包括了术后镇痛有创操作，如蛛网膜下腔阻滞、硬膜外阻滞、椎旁阻滞、肋间神经阻滞和外周神经阻滞等。在患者存在椎管狭窄、黄韧带增生钙化等改变时，硬膜外静脉丛会受压曲张，穿刺时受损概率较高，在接受抗凝治疗患者出血的风险进一步增加[5]。

表 37-3-5 术后疼痛治疗有创操作严重出血风险分类

风险	操作
高风险	蛛网膜下腔阻滞、鞘内泵置入，硬膜外阻滞，背根神经节刺激，脊髓刺激测试电极、永久电极植入
中风险	交感神经阻滞（星状神经节、内脏神经、腰段神经节、三叉神经节），椎旁阻滞、肋间神经阻滞
低风险	外周神经阻滞，关节内、肌肉筋膜注射

了解椎管内解剖特点非常重要，硬膜外腔包含硬膜、硬膜外脂肪、脊神经、硬膜外静脉丛、淋巴管及一些结缔组织。硬膜外脂肪含量与患者体重、年龄有关。腰骶段含量最高，颈段几乎没有硬膜外脂肪。随着年龄增加硬膜外脂肪含量减少，随着脊柱节段上升硬膜外脂肪含量减少。硬膜外间隙宽度在腰段为 4~7mm，在 $T_{11\sim12}$ 为 4.1mm，在上胸段为 7.5mm，在颈段为 0.4mm。硬膜外静脉丛血管壁薄、无静脉瓣，容易受到损伤，老年人静脉脆性较高。硬膜外静脉大部分位于硬膜外间隙的前方和侧方，静脉丛的大小在脊柱不同节段也有差异，大直径的静脉丛主要位于 $C_{6\sim7}$、上胸段和整个腰段脊髓。在邻近脊柱椎管存在狭窄时，硬膜外静脉丛会出现曲张，在胸腔内压力和腹腔内压力增高的情况下（如胸腔积液、妊娠），硬膜外静脉丛也会有曲张的

表现。

（2）抗凝药物磷酸二酯酶（PDE）抑制剂：是临床常见的抗血小板药物，血小板表达三种磷酸二酯酶，分别为 PDE-2、PDE-3 和 PDE-5。常用的磷酸二酯酶抑制剂有双嘧达莫和西洛他唑。磷酸二酯酶影响细胞内环磷酸腺苷（cAMP）和环鸟苷酸水平，从而影响血小板功能。对使用磷酸二酯酶抑制剂的患者进行有创性疼痛治疗操作时，应考虑这类药物的出血风险。对于高出血风险操作，双嘧达莫和西洛他唑应停用 48 小时；对于中风险和低风险操作，双嘧达莫和西洛他唑不需要停药。

P2Y12 抑制剂：噻氯匹定、氯吡格雷、普拉格雷、替格瑞洛和坎格雷洛。噻氯匹定类药物如噻氯匹定和氯吡格雷，阻断 ADP 受体（P2Y12 的亚型），当血管出现损伤时，血栓素 A_2 和腺嘌呤核苷酸释放，P2Y1 触发，P2Y12 完成血小板聚集过程，二磷酸腺苷是 P2Y12 和 P2Y1 受体的激动剂。P2Y12 受体抑制剂在临床上广泛用于冠心病、脑血管缺血性疾病和外周血管疾病。P2Y12 抑制剂常与阿司匹林合用，称为“双抗”治疗，用来预防急性冠脉综合征和经皮冠状动脉介入治疗（PCI）血栓的形成。应用 P2Y12 抑制剂患者进行有创性疼痛治疗时，对于低出血风险操作，不应停药；对于中、高出血风险操作，氯吡格雷常规应停药 7 天，在合并有栓塞风险高的患者，应停药 5 天，有条件者应进行血小板功能监测。对于中、高出血风险的操作，普拉格雷应停药 7~10 天，替格瑞洛应停药 5 天，坎格雷洛应停药 3 小时以上。

华法林和醋硝香豆素：香豆素类抗凝药通过抑制维生素 Kγ- 羧基化发挥作用，抑制维生素 K 依赖的凝血因子（Ⅱ因子、Ⅶ因子、Ⅸ因子和Ⅹ因子）的合成，以及蛋白 C 和蛋白 S 合成。醋硝香豆素停药 3 天后，华法林停药 5 天后，凝血功能恢复正常。应用香豆素类抗凝药患者进行有创性疼痛治疗时，对于低出血风险操作，INR<3.0 认为是安全的；对于中、高出血风险操作，华法林应停药 5 天，INR≤1.2，醋硝香豆素应停药 3 天，INR 恢复到正常。

肝素：普通肝素抑制凝血酶（Ⅱa 因子）、Ⅹa 因子和Ⅸa 因子。普通肝素半衰期 1.5~2 小时，用药后药效持续 4~6 小时。肝素的量效关系不是线性相关，临床应用常需要凝血功能监测。对应用肝素患者进行有创性疼痛治疗时，应在停药 6 小时以上进行。低分子量肝素静脉注射半衰期 2~4 小时，皮下注射半衰期 3~6 小时。低分子量肝素生物活性比普通肝素更加可预测，可控性好，临床应用不需要实验室监测，除非患者有严重肝肾功能障碍。应用低分子量肝素患者进行有创性疼痛治疗时，预防性使用低分子量肝素患者应停药 2 小时；治疗性使用低分子量肝素患者（1mg/kg）应停药 24 小时。

纤维蛋白溶解剂：溶栓药物能够将血浆纤溶酶原转换为血浆纤溶酶，纤溶酶促进纤溶。虽然溶栓药物的半衰期只有几个小时，但是其药效持续几天时间。应用纤维蛋白溶解剂的患者进行有创性疼痛治疗时，中、低出血风险的操作应停药 48 小时，高出血风险的操作应停药 72 小时。

磺达肝癸钠：一种合成的抗凝药物，选择性抑制Ⅹa 因子。磺达肝癸钠生物利用度达 100%，半衰期 17~21 小时，主要用于骨科手术后防止深静脉血栓，也用于肺栓塞的初期治疗。应用磺达肝癸钠患者进行有创性疼痛治疗时，中、高出血风险操作应停药 4 天；低出血风险操作应停药 2 天。

新型的抗凝药物：达比加群、利伐沙班、阿哌沙班、依度沙班新型的抗凝药物半衰期较短，临床使用时不需要凝血功能监测。应用此类药物的患者进行有创性疼痛治疗时，中、高出血风险操作应停药 5 个半衰期；低出血风险操作应停药 2 个半衰期。见表 37-3-6。

表 37-3-6　新型抗凝药物半衰期

药物	半衰期
达比加群	12~17h、28h（肾功能不全）
利伐沙班	9~13h

续表

药物	半衰期
阿哌沙班	15.2h
依度沙班	9~14h

糖蛋白Ⅱb/Ⅲa抑制剂：是一种强效的血小板抑制剂，包括阿昔单抗、依替巴肽和替罗非班。糖蛋白Ⅱb/Ⅲa抑制剂阻止血小板聚集和血栓形成。血小板在凝血过程中发挥重要作用，它可以黏附聚集在血管内皮下，为血浆凝血提供基底，促进纤维蛋白形成。血小板-纤维蛋白封堵的形成是生理性凝血的核心，能够有效阻止出血。应用糖蛋白Ⅱb/Ⅲa抑制剂的患者进行有创性疼痛治疗时，低出血风险操作阿昔单抗应停药2天，依替巴肽和替罗非班应停药8小时；中、高出血风险操作阿昔单抗停药5天，依替巴肽和替罗非班应停药24小时。

2. 围手术期应用NSAIDs应用

（1）NSAIDs是广泛应用的镇痛药物，但是自21世纪以来，它的心血管安全性一直是临床医生的关注点。研究表明，NSAIDs会导致血压升高并增加心力衰竭的风险，应用NSAIDs增加血栓性事件风险，选择性COX-2抑制剂血栓性事件风险最高。

NSAIDs还会影响肾脏功能，影响水、电解质平衡，引起液体潴留加重心力衰竭，间接增加心肌梗死的风险，见图37-3-2。NSAIDs还会影响抗高血压药物的药效，如血管紧张素转化酶抑制剂（ACEI）。NSAIDs也会增加血浆醛固酮水平，导致水、钠潴留和高血压。

NSAIDs增加心房颤动风险，其中的病理机制还待研究，可能与NSAIDs导致的水钠潴留及高血压有关。对于心力衰竭患者，NSAIDs禁忌使用，因为NSAIDs导致水钠潴留，加重心力衰竭。

（2）NSAIDs增加出血的风险。NSAIDs导致COX-1酶的丝氨酸529残基乙酰化，从而抑制血小板的COX-1功能，抑制前列腺素H_2的合成，而前列腺素H_2是合成血栓素A_2（TXA_2）的前体。血小板生成的TXA_2有促凝作用和缩血管的作用。

阿司匹林对COX-1的亲和力是COX-2的170倍，它对COX-1的抑制作用是不可逆的，因此服用阿司匹林后，血小板整个寿命期间内COX-1的活性和TXA_2的产生持续被抑制。停用阿司匹林后，血小板功能恢复受多因素影响，包括阿司匹林的剂量、机体血小板更新率、停药时间、患者对阿司匹林的敏感性。生理情况下，每天机体血小板池中10%的血小板被更新。研究表明，服用阿司匹林的正常成年人在停药第3天，血小板功能恢复50%，停药第4天血小板功能恢复80%。

非阿司匹林NSAIDs竞争性结合COX，但这种结合是可逆的。服用非阿司匹林类NSAIDs（双氯芬酸、布洛芬和安吡昔康）24小时后，药效达到高峰，73%~89%的血小板功能受到抑制。与阿司匹林不同，非阿司匹林NSAIDs对血小板抑制效应与血药浓度密切相关，NSAIDs消除主要经肾小球滤过或经肾小管分泌。选择性COX-2抑制剂不影响血小板功能，塞来昔布是选择性COX-2抑制剂，研究表明塞来昔布对血小板功能和凝血功能无影响。

第四节　胸心手术后镇痛的发展方向

胸心手术后都伴有显著的术后疼痛，阿片类药物仍是胸心手术患者术后镇痛传统的支柱药物。阿片类药物具有非常好的镇痛效果，但其副作用增加了患者的风险，包括镇静、肝肾功能不全导致药物的蓄积、药物耐受、药物成瘾及诱发痛觉过敏。因此，其他镇痛方法如非阿片类药物、多模式镇痛、神经丛阻滞、区域神经阻滞的应用减少了术后阿片类药物的用量。

术后加速康复外科（ERAS）于20世纪90年代在欧洲被用于腹部外科手术，目前已被用于胸外科手术，心脏外科也接受了心脏专科手术的ERAS理念。心脏外科ERAS操作流程包含一系列标准的ERAS措施，包括术前宣教、预康复训练、营养优化、从手术当天开始直至术后进行多模式镇痛治疗、使用短效麻醉药物、预防恶心和呕吐、早期下床活动和控制阿片类药物应用等[6]。

阿片类药物是术后镇痛的主要药物，研究者调查了阿片类镇痛药的过度使用情况，并由此引出了名词“阿片泛滥”。为此，多个国家的相关机构采取了多项措施来应对阿片类药物的滥用和不当应用，支持地方政府和相关部门对患者进行教育，对药物处方进行监控，调整急性疼痛患者的用药等，并取得了较好的效果。

随着对疼痛机制研究的深入和疼痛危害性认知的提高，胸心血管手术后急性疼痛受到了麻醉医生和患者的广泛重视，麻醉技术的发展和镇痛技术的改进，对麻醉医生处理术后急性疼痛提出了更高的要求。为更好地控制胸心血管手术后疼痛，提高疗效，很多研究已经取得了一定的成果，但仍需进一步探索，寻找新的治疗方法和新的镇痛模式来更好地满足患者的需求。

（马　骏　葛彦虎）

推荐阅读

[1] CORRELL D.Chronic postoperative pain：recent findings in understanding and management.F1000Res，2017，6：1054.

[2] Richebé P，Capdevila X，Rivat C.Persistent Postsurgical Pain：Pathophysiology and Preventative Pharmacologic Considerations. Anesthesiology，2018，129（3）：590-607.

[3] ZHENG H，SCHNABEL A，YAHIAOUI-DOKTOR M，et al.Age and preoperative pain are major confounders for sex differences in postoperative pain outcome：A prospective database analysis，PLoS One，2017，12（6）：e0178659.

[4] SCHJERNING A M，MCGETTIGAN P，GISLASON G.Cardiovascular effects and safety of（non-aspirin）NSAIDs.Nat Rev Cardiol，2020，17（9）：574-584.

[5] NAROUZE S，BENZON H T，PROVENZANO D，et al.Interventional Spine and Pain Procedures in Patients on Antiplatelet and Anticoagulant Medications（Second Edition）：Guidelines From the American Society of Regional Anesthesia and Pain Medicine，the European Society of Regional Anaesthesia and Pain Therapy，the American Academy of Pain Medicine，the International Neuromodulation Society，the North American Neuromodulation Society，and the World Institute of Pain.Reg Anesth Pain Med，2018，43（3）：225-262.

[6] 王天龙，陈向东．老年患者围手术期多模式镇痛低阿片方案中国专家共识．中华医学杂志，2021，101（3）：170-174.

第三十八章

微创及胸腔镜心脏手术的麻醉及围手术期管理

在心脏外科手术难度及种类不断提升和增多的背景下，心脏外科微创技术得到了快速发展，传统技术及心脏外科手术概念发生了变化，对心脏围手术期麻醉管理的要求也越来越高。患者需求的增多、技术创新、心肺支持手段的进步和外科专业知识进步推动了微创心脏外科（minimally invasive cardiac surgery，MICS）在临床的应用。MICS手术的优势包括更少的手术创伤、更少的瘢痕、更轻的疼痛、更短的住院时间及更早的恢复正常活动。此外，MICS还可降低术后呼吸功能障碍、慢性疼痛、胸骨不稳、胸骨深部伤口感染、出血和心房颤动的发生率。目前，外科医生和麻醉医生已经从传统切口的“术者舒适”过渡到更具挑战性和更高技能的微创的“患者舒适”。本章对微创及胸腔镜心脏手术的麻醉和管理特点进行探讨。

第一节　微创心脏外科和麻醉相关技术概述

微创心脏外科（MICS）手术中麻醉医生的参与感比传统术式更强。因为麻醉医生可帮助提供最佳的手术设计，保障手术野暴露，协助CPB管道建立，使用TEE实时监测，从肺隔离、术前诊断确认、静脉引流减压和心脏停搏液管插管到术后效果评估均有麻醉医生的参与，极大地提升了麻醉工作的价值。然而MICS问题仍然存在，主要与不可预知并发症的增加、手术持续时间的延长、手术暴露困难有关，通过手术器械的进步、CPB灌注、使用TEE及外科医生和麻醉医生经验的积累在一定程度上有助于改善这些问题。MICS中，适当的术前评估和患者选择可以降低神经系统并发症、肺部并发症、主动脉损伤、膈神经麻痹和周围血管血栓性栓塞的风险。此外，以患者为中心的治疗方法及外科医生、麻醉医生和灌注医生之间的有效沟通对于MICS的成功至关重要。

一、微创心脏手术的定义、分类和适应证

1996年，Cosgrove[1]等报道了第一个真正意义上的微创主动脉瓣手术，为MICS的第一次尝试。MICS通常包括各种心脏外科手术，其通过有限的手术通路或尽量少的手术干预来完成。然而早期MICS手术完全基于传统切口的改变，几乎所有的手术都是在直视下完成，因此MICS的定义仍然不统一。1998年Vanerman列举了当时公认的四种微创心脏手术[2]。

（1）使用传统技术和工具的有限改进方法：减轻对胸腔的损害的“小切口手术”，即直视下的MICS手术。通过有限的改良手术切开路径，如进行第3或第4肋间的部分T形或L形胸骨切开术，反向T形胸骨切开术，胸骨横切口，胸骨旁切开术，切除两根或多根肋软骨，以及各种类型的前外侧小切口进行心脏外科手术。手术技术与传统手术相同，所以学习曲线最短，难以中转为传统手术。手术视野与常规手术相同，但需要特殊的牵开器。此类手术的具体适应证包括二次或多次开胸，既往胸骨和纵隔炎，严重肺功能不全或呼吸肌紊乱。此类手术方法减少了对胸腔的创伤和疼痛。胸骨切开术或J形胸骨切开术后胸腔更稳定，这对一些患者是有益的，患者的康复期会更短。然而这是真正的微创心脏手术，还仅仅是“时尚”的微创心脏手术仍有争论。

（2）微创冠状动脉旁路移植术（minimally invasive coronary artery bypass，MICAB）：MICAB 从属于直视下的 MICS 手术，但因为特殊的手术器械要求和杂交手术的加入使得 MICAB 自成体系。MICAB 是在心脏跳动的心脏上，通过胸骨旁或左前小切口，将乳内动脉（胸廓内动脉的通用名称）的短或长蒂与左前降支或右冠状动脉吻合。文献报道，从乳内动脉到左前降支的旁路手术患者在术后 18~20 年桥通畅率很高。因此，MICAB 是一种有效的血管内治疗方法。MICAB 不仅可以处理前降支单支病变，还可以在双支或多支冠脉病变的治疗措施中作为杂交术式的一部分，同期进行靶血管冠脉搭桥和介入治疗。在严密监测患者凝血功能的条件下，术前进行硬膜外置管或椎旁单次 / 连续阻滞等区域神经阻滞，可以大幅度减少术中阿片类药物的用量，还可以提供完美的术后镇痛，使患者舒适的度过围手术期。然而 MICAB 学习曲线较长，难以中转为传统手术。MICAB 需要特殊的手术器械，如牵开器和稳定器，手术野可能时传统的或需要内镜辅助。

（3）Port-Access™ 系统完成的心脏外科手术或视频辅助手术："小孔切口"意味着切口≤3~4cm，视频直视意味着大多数手术通过第二视野或辅助视野完成，视频辅助则表明 50%~70% 的手术是通过观察显示屏中的手术野完成。因此在 Port-Access™ 系统心脏手术中，该系统基于闭胸的 CPB，所有的手术操作都通过不超过 4cm 的胸腔或其他小切口，使用胸腔镜和轴式器械进行。这种手术在二尖瓣修复和置换、三尖瓣置换术、房间隔缺损、黏液瘤、冠状动脉旁路手术和心律失常等手术中具有巨大的潜力。如果一开始只使用胸腔镜，并且需要特殊的内镜下操作训练来处理各种可能的情况，包括紧急转换成传统术式切口，所以此分类下的 MICS 的学习曲线较长。如果先通过稍微扩大的切口进行正常的可视化检查，学习曲线会更容易。

（4）Off-Pump CABG：曾几何时，非停跳冠脉搭桥术是微创心外手术中的一部分，源于这个术式不需要进行常规体外循环的插管操作，相对传统停跳搭桥是进行了"微创"化，但今天的微创心脏手术的范畴已经不再包含非停跳冠脉搭桥术，理由是它并不减少患者的切口创伤。

经过二十五年的发展，其他更新颖的更微创的手术方式不断涌现。目前心脏外科将微创的主要方向指向如何保护胸廓结构和减少切口，也并未将体外循环与否作为定义微创与否的重要依据。近年发展迅速的机器人手术迅速进入了心外科的领域。第一个机器人二尖瓣手术是在 1998 年 Carpentier 等使用 Da Vinci 手术系统完成。在欧洲已经成功的使用了适合机器人手术的三维系统，并使用 AESOP™ 3000 声控机械手臂控制图像的位置，手术的操作方式和内镜的视角都在深刻的更新变化之中。小或单孔切口视频直视机器人心脏外科手术将是 MICS 手术的未来发展方向之一。

二、建立微创心脏手术体外循环的基本技术

心血管微创手术包括机器人心脏外科手术可以通过使用 Port-access™ 系统完成，该系统结合了不通过胸骨正中切开的外科手术、完全的心肺转流及心脏停跳等技术，可提供胸外 CPB，并使用一套特殊的血管内导管，该导管能够进行顺行或逆行心脏停跳及心室减压。大动脉钳夹、心脏停跳及心室内减压是通过一套沿着股动脉插到升主动脉的多功能血管内球囊导管而实现。该系统整合了一个改进的心肺旁路循环，可通过一个小的胸骨切口来完成心外膜及心内手术。目前，该系统能够完成闭胸的机器人辅助心脏外科手术。

机器人外科手术使微创手术到达一个新的水平，它使得辅助视野和相关设备都有了进一步的发展。机器人外科必然使通过术野直视心脏受到限制，特别是助手的视野和空间感严重受限。机器人心外手术必须摒弃传统的 CPB 管道，使用全新设计的 CPB 器材。由于直接控制 CPB 管道插入操作臂，外科医生可以在远处操作，相对于标准心脏手术的其他设备，麻醉监测与灌注装置也变得更加重要。

CPB 是通过股动脉插管途径 Endoreturn™ 进行，通过 Endoaortic Clamp™ 导管阻断钳夹闭主动脉和 Endoplege™ 灌停技术停止心搏。EndoCPB® 血管内心肺转流系统保证了 CPB 的安全性。主动脉内钳形导

管可通过透视和 TEE 定位。

对有严重外周血管疾病或动脉粥样硬化的患者，插入 EndoCPB™ 系统导管是很危险的，易导致逆行性内脏血管栓塞、脑动脉粥样硬化斑块栓塞，逆行性血管内膜撕裂及插管侧下肢缺血等严重并发症。主动脉瘤或主动脉扩张的患者因 Endoclamp™ 充盈时主动脉内压可达 250~350mmHg 而无法使用。

如果患者有严重主动脉瓣关闭不全，则难以放置球囊钳。此外，主动脉瓣关闭不全会阻碍顺行心脏停搏液灌注而导致心肌保护不良和左心室扩张。同时，在某些疾病，如升主动脉夹层或升主动脉瘤等禁止盲视下预先置入 TEE 探头，或因为患者的其他原因无法使用 TEE 探头，而 TEE 的使用对所有导管的定位和监测至关重要，在这类无法实施 TEE 实时监测的情况下，所有需要 TEE 引导下建立 CPB 的心外手术都是相对禁忌的。

三、单肺通气技术与微创心脏手术

为不影响手术操作，MICS 手术通常需要采用肺隔离技术。胸腔镜心脏内手术往往经右胸入路进镜，在保证右肺充分萎陷的同时实现左侧单肺通气；左前小切口的 MICAB 手术也需要肺隔离技术来保证左肺萎陷的同时右肺单肺通气。因此，麻醉医生管理的单肺通气和肺隔离技术是 MICS 的重要组成部分。

1. **肺隔离技术** 术中操作、单肺通气等都可引起血流 / 通气比例失调从而导致低氧血症的发生。预防和纠正单肺通气导致的低氧血症、进行保护性通气策略是胸腔镜心脏手术麻醉呼吸管理的重点。可以依靠双腔气管插管或支气管封堵器或 Univent 管实现肺隔离技术。双腔气管插管的优点是肺隔离效果确切，通气阻力较低，便于吸痰和肺萎陷，一般来说使用左双腔支气管插管即可完成绝大多数心脏手术的肺隔离，插管和对位操作均简便易行，听诊法隔离成功率很高，不依赖纤维支气管镜等设备；缺点是术毕需更换单腔气管导管而增加气管插管相关并发症，甚至由于手术时间过长声门水肿导致换管困难，因外径较大，通过声门较困难，不适合所有患者。

Univent 管和支气管封堵技术的优点是适用于困难气道或低体重（30kg 以下）患者，术毕无需换管；缺点是对位严重依赖支气管镜等可视技术，术中不能进行持续正压通气而不利于肺保护策略的实施，左右肺交替封堵时效果欠佳，在进行右肺隔离时对右上肺开口阻塞不佳，不便于吸痰和肺萎陷。

2. **保护性通气策略** 术中可通过低潮气量（5~6ml/kg）、低呼吸频率（10~12 次 /min）的方式进行呼吸管理，既保证分钟通气量，又避免气道压力过高造成的气道损伤，减少了呼吸道并发症的发生。单肺通气在采取低潮气量通气的同时应尽量保持气道平台压力低于 30cmH$_2$O。有研究表明，低潮气量通气有可能导致肺不张，而在通气过程中增加 5cmH$_2$O 呼气末正压（PEEP）可有效改善这一状况。但是在心功能不全的患者，设置 PEEP 的操作可瞬间降低心排血量而引起血压下降，而长时间加用 PEEP 可能引起二氧化碳弥散障碍，血二氧化碳分压增高继发肺动脉压升高，PEEP 还会增加肺泡内压力和 PVR，使血流转移至非通气侧而增加分流，加剧低氧血症。

因此，微创心外手术的单肺通气和胸外科单肺通气 PEEP 设定有所不同。是否加用 PEEP 进行机械通气，需要根据单肺通气产生的内源性 PEEP 能否维持肺扩张决定。如果内源性 PEEP 可以维持通气侧肺扩张，则不用进行额外的 PEEP。有学者认为，术中给予低至中度（30%~50%）的 FiO_2 维持血氧饱和度 >90% 可最大限度地避免吸收性肺不张及术后急性肺损伤，但应谨慎用于心功能不良患者应。对于小儿胸腔镜心脏手术的呼吸管理方面，由于并没有适合体重 30kg 以下的双腔气管导管，因此对于小儿可采用支气管封器进行改良的单肺通气。

3. **二氧化碳气胸** 与胸外科胸腔镜手术不同，为了减少发生气体栓塞的概率，心外科胸腔镜手术需要联合二氧化碳气胸技术。二氧化碳气胸联合单肺通气有时会严重干扰循环，过度通气往往会降低心脏前负荷，降低心排血量并引发反射性心动过速。二氧化碳对循环的干扰程度甚至大于单肺通气，而二者叠加的作用对心肺功能不良患者会产生很大影响。严格患者选择，缓慢增加二氧化碳分压，容许性高碳酸血症，配合使用正性肌力药物和适当输液，可以抵消部分影响。胸腔内二氧化碳充气应缓慢操作，每次充气时间不得短于 1 分钟。

四、区域神经阻滞与微创心脏手术

浅全身麻醉联合区域阻滞技术特别适合胸部手术，但是因为心脏手术抗凝的需要，任何椎管内操作、置管技术、深部或与血管伴行神经的区域阻滞都受到限制。早期认为 MICS 手术能减轻术后疼痛，但是往往小切口的位置在胸部痛觉最敏感区，因此不能以切口大小来衡量手术疼痛的程度。

椎旁区域神经阻滞和硬膜外阻滞都应该充分考虑凝血异常导致的出血相关并发症。心外手术患者术前服用的抗凝剂，术中常规肝素化，术后再次肝素化（IABP，ECMO）等情况都有潜在的风险。因此，应在实施深部阻滞和硬膜外穿刺置管之前严格评估风险与受益，遵循相关指南和专家共识，避免血肿压迫神经出现的严重并发症发生。

MICS 术后疼痛的主要来源是胸骨正中、肋间及引流管和牵拉器引起的疼痛。大部分疼痛可以通过阻滞肋间神经的前支和/或后支来治疗。可通过切口局部浸润、肋间神经阻滞、胸肋筋膜间阻滞、前锯肌阻滞、竖脊肌阻滞和椎旁阻滞进行镇痛，虽然采用这些方法的镇痛效果依次升高，但是安全性却会依次降低。超声引导可以明显提高椎旁阻滞的安全性，但无法避免血管损伤。椎旁阻滞还会阻滞一侧交感神经，导致低血压；椎旁阻滞后双侧阻滞也很常见，可导致更严重的低血压，使椎旁阻滞在心脏外科手术中的应用受到一定限制。肋间神经阻滞虽然简便、安全性高，但只能阻断肋间神经前支，镇痛持续时间短暂，消退迅速。辛玲等研究发现，在非停跳小切口搭桥手术中使用竖脊肌阻滞相对安全，镇痛效果较确切，加快患者的康复，副作用轻微[3,4]。冯艺等的研究发现体外循环下进行的胸骨正中开口 MICS 手术，超声引导下胸前筋膜阻滞能大幅度减少术中阿片药物使用，缩短 ICU 时间，加快术后拔管[5]。各种区域阻滞方式均各有利弊，应在熟练掌握胸外科（非心脏）手术区域阻滞技术后谨慎进行，超声引导是提高疗效减少并发症的重要手段。

新型长效镇痛药物的应用前景广阔，可以部分取代置管输注技术。注意在局麻药中禁止加入任何肾上腺素，避免心血管并发症，但小剂量的长效激素与局麻药混合可明显延长镇痛效果，消除局麻药消退时的痛觉反跳。

五、微创心脏手术需要特别关注的麻醉问题

MICS 与传统心脏外科手术麻醉管理的最大区别有三点。

1. 单肺通气技术　MICS 的单肺通气要求肺动度尽量小，术中肺通气尽量不干扰手术，如微创二尖瓣手术中垂直于二尖瓣方向的视野是十分重要的。如果患者的心肺功能均较差，很难耐受单肺通气及缺氧性肺血管收缩导致的肺血管收缩，这类患者应选择正中开胸的传统术式。塌陷的右肺由于低氧性肺血管收缩可导致低灌注，应注意诱发膨肺后肺水肿的危险。进行 CPB 手术或心腔打开的 MICS 时，当二氧化碳吹入封闭的胸腔后可产生类似张力性气胸的环境，使静脉回心血量减少，此时麻醉医生需要及时调整吸气压、潮气量和呼吸频率并与术者及时沟通避免不必要的血管活性药物的使用。在 CPB 过程中停呼吸，CPB 后继续单肺通气有利于暴露手术野并进行胸内止血。注意输血输液速度及晶体液、胶体液比例，防止输入晶体液过多导致左心房压过高及胶体渗透压过低引起萎陷侧复张性肺水肿。

2. 特殊的 CPB 建立方式　往往需要麻醉医生的参与，TEE 技术对指导 CPB 的建立和排气有重要的作用。右侧颈内静脉放置上腔静脉插管（14~16F 直径）往往需要麻醉医生进行，股静脉插管的近端位置也需要麻醉医生使用 TEE 进行确认（下腔插管需要越过肝静脉下腔静脉开口，尽量靠近右心房，但前端不得进入右心房；股静脉二极管要求管远端进入右心房）。熟练的穿刺技术、掌握 TEE 的相关切面是 MICS 麻醉医

生必备的技能。

3. 由于小切口的限制，当心脏除颤时不能通过该处心外膜进行除颤，如果必须放置体外除颤电极，应放置在胸壁和相对的背部，使足够的电流通过心脏。机器人和其他 MICS 手术都会因为手术野的局限导致电刀刺激心包出现心室颤动，快速识别并有效除颤至关重要。

六、Da Vinci™ 机器人辅助内镜下心脏外科手术的麻醉管理特点

机器人心脏手术对麻醉的要求与其他专科的机器人专科手术截然不同，发展程度也相对落后于其他专科（图 38-1-1）。机器人心脏外科手术明显增加了麻醉管理的复杂性，比传统开胸手术增加了特殊体位调整、双腔支气管插管、TEE 监测，超声引导上腔静脉引流管置入 SH 等技术。

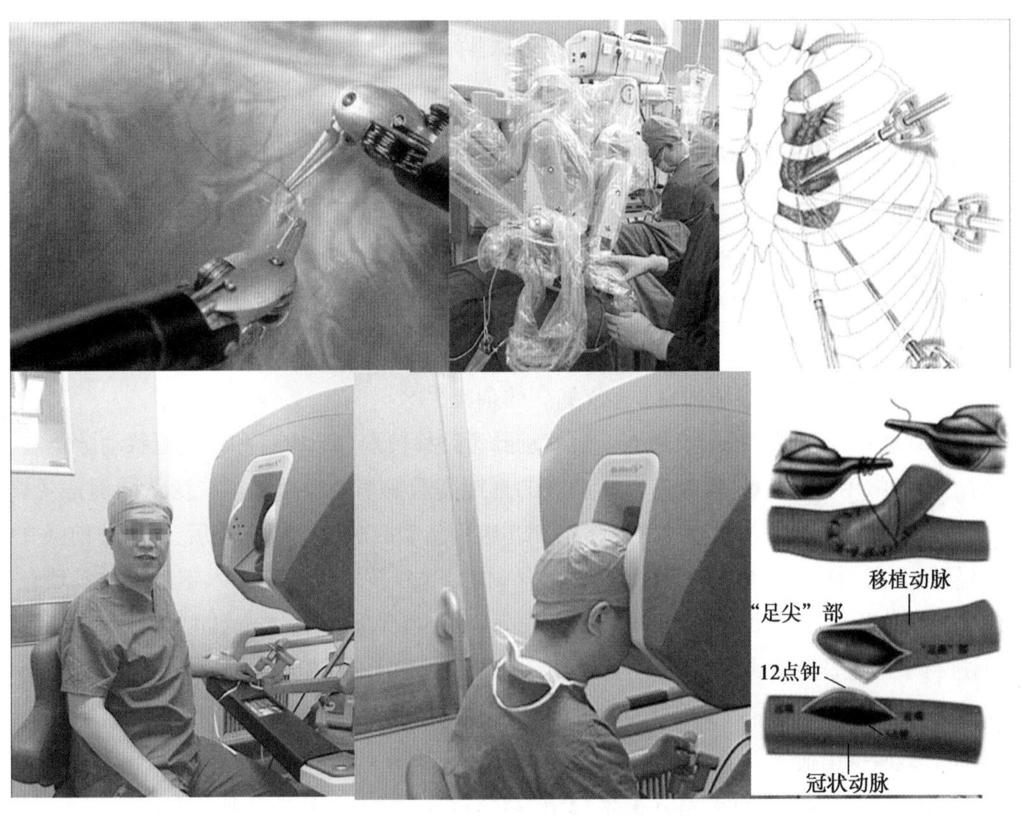

图 38-1-1　机器人冠脉搭桥术

机器人心脏手术的患者最佳手术体位是左斜（右侧进胸）或右斜（左侧进胸，多见于冠状动脉手术）30°~45°，同时手臂抬高屈肘，类似纵隔手术的体位。此时要注意抬高侧手臂的牵拉，避免臂丛神经损伤。侧卧位还会引起通气血流比例（V/Q）变化。非通气肺的持续气道正压（5cmH$_2$O）对心外手术野影响较小，但可以明显改善分流，机器人床旁机械臂接近患者头部，限制了麻醉医生在患者头部的操作，一旦出现气道或其他麻醉紧急状况，需要整个手术团队联动迅速撤离机器臂进行紧急处理和抢救。机器人手术最大的优势之一是出血量少，但是因为肝素化，视野限制，隐性出血或隐匿出血不可低估。有机器人手术中误伤脾脏导致大出血的病例报道，因此需加强监测。

与非 CPB 下机器人心脏手术相比，CPB 下的机器人手术更容易发生单肺通气时的低氧血症，尤其在停机后。原因为：① CPB 期间引发的炎症反应和免疫反应均为停机后肺间质水肿和气体交换异常的触发因素；② CPB 后非通气侧肺内分流，V/Q 失调达高峰[6]；③鱼精蛋白诱导激活补体系统，也会增加肺内分流。

因此,单肺通气期间对萎陷侧持续供氧是较适宜的预防方法。

机器人心脏外科手术进行主动脉内球囊阻断时可以同时进行主动脉根部顺行灌注,并在 CPB 后进行抽吸和排气。该操作的优点是对二次手术的患者更有利。通常 300mmHg 的球囊压力可以使主动脉达到完全闭塞,但是内膜的损伤可以诱发主动脉夹层,应注意识别。因为左主支气管的隔挡,TEE 在升主动脉段显影不佳,此时不能盲目依赖 TEE 的诊断。除主动脉内抽吸的途径外,心内引流还可以通过右颈内静脉放置肺动脉导管或冠状静脉窦导管实现,冠状静脉窦引流或逆行灌注管的操作复杂,多依赖 TEE 甚至 X 线引导,因此建议机器人心脏外科手术应在杂交手术室进行。

机器人冠状动脉手术的麻醉技术较般 MICS 手术的管理更复杂,更具挑战,要求的场地、器械条件更高,对患者收益与其他微创冠状动脉手术相比尚无明显差别,目前还难以大规模推广实施。

第二节　微创冠状动脉旁路移植术的麻醉管理

一、不同术式微创冠状动脉旁路移植术的合理选择和操作特点

左胸小切口微创直视冠状动脉旁路移植术(MID-CAB)

微创直视冠状动脉旁路移植术(minimally invasive direct coronary artery bypass grafting,MID-CAB)的最佳适应证是单支、复杂和重度狭窄的左前降支病变。MID-CAB 也可以用于左前降支狭窄不严重的患者,特别是有分流器后更是如此。MICAB 还适用于二次左前降支旁路移植(如果左乳内动脉尚未使用),右冠状动脉狭窄(右侧 MICAB 或剑突下切口),多支病变的杂交手术。

1. **MID-CAB 联合 PCI 治疗的杂交术式**　冠状动脉旁路移植术(CABG)和经皮冠状动脉介入(PCI)是目前冠心病治疗的常用方法。CAB 时左乳内动脉的远期高通畅率已经得到了广泛认同但常规 CABG 的创伤性也成为很多患者的顾虑。而相对低创伤的 PCI 应用新型的药物涂层支架后,对于非前降支病变,近远期通畅率甚至要高于传统 CABG 的静脉桥。随着 MID-CAB 技术和杂交手术室建设的日臻完善,结合 MID-CAB 和 PCI 的杂交冠状动脉血运重建((hybrid coronary revascularization,HCR)技术逐渐引起关注。至于是同期进行手术还是分站式杂交,有学者的经验是先完成 MID-CAB 的左前降支和左乳内动脉的吻合,术后 3~10 天进行分站式非左前降支冠状动脉 PCI,临床效果满意。严格执行围手术期抗凝策略下的分站式杂交手术能有效减少出血[7]。

2. **左胸小切口多支冠状动脉旁路移植术(MICS-CABG)**　因为左乳内动脉至左前降支术后半年的血管通畅率超过 90%,因此利用右乳内动脉进行桥血管吻合的技术应运而生,但是 MICS-CABG 的技术实现比较复杂,相比胸骨正中切开手术时间大大延长,因此有学者不主张进行 MICS-CABG。但 MICS-CABG 的双乳内动脉桥的远期通畅率较静脉桥长,引起了临床广泛重视。

如取右乳内动脉时需增加剑突下 1.5cm 切口,应用悬吊装置吊起胸骨,并尽量游离。这时,右乳内动脉将离断后与左前降支吻合,形成 Y 型桥与其他靶血管吻合[8]。

各种 MID-CAB 和机器人辅助 CABG 尚未成为临床应用的主流,其效果也有待更多大型临床研究证实。在保证手术质量的前提下减少创伤的相关技术仍有待进一步探索。

二、不同术式的心脏不停跳直视下微创冠状动脉旁路移植术的麻醉管理

(一) 微创直视冠状动脉旁路移植术和杂交冠状动脉血运重建的麻醉管理

单支左乳内动脉 - 左前降支搭桥的麻醉管理主要是术中单肺通气的管理。患者需要从术前访视起进行一系列的体格检查和辅助检查,包括术前血气分析,如果患者有 COPD 或活动性肺疾病,应考虑肺功能

检查。术中可进行双腔支气管插管或支气管封堵器进行单肺通气。单支搭桥对术中患者心脏体位改变程度非常有限,术中管理反而较胸骨正中开胸术中循环更加平稳。单支搭桥患者如果没有其他的心内结构性病变,TEE 监测不是必需的,病情较重患者仍建议进行漂浮导管监测以了解肺循环情况和评估左心前负荷。在严格遵循凝血指征的情况下单侧超声引导下椎旁神经阻滞也可以实施,对减少应激、减少麻醉药物使用和术后疼痛治疗有积极的意义。

(二)小切口多支冠状动脉旁路移植术(MICS-CABG)的麻醉管理

术中对双肺通气要求较高,有可能随时更换左右侧通气,因此良好的双腔支气管插管对位非常重要。建议在左胸小切口多支搭桥的患者中使用左侧双腔支气管插管,因为隔离效果更确切,左右肺通气转换非常容易,与支气管封堵器相比肺萎陷更快,更容易排痰,也不影响右上肺开口。MICS-CABG 术中因为切口的局限,对心脏体位的要求更高,在进行回旋支吻合时心脏体位对循环的影响更大,加之较长时间的单肺通气,对麻醉要求更高。

(三)微创直视冠状动脉旁路移植术紧急中转正中开胸体外循环手术的麻醉处理

无论何种微创搭桥技术都有中转为传统正中开胸手术甚至中转 CPB 下手术的可能。因此,麻醉医生应充分准备,并随时应对紧急情况的发生。紧急情况下的中转开胸应以稳定循环为主,确定全量肝素化的节点,避免因为反复测量 ACT 不达标而耽误主动脉插管的时间。麻醉深度的调整应在稳定循环的前提下酌情增加,一般来说循环不稳定引起的低血压会遮盖麻醉深度和镇痛药物的不足,此时提高吸入麻醉药物的吸入浓度,也会因为心排血量降低导致吸入药物总量难以达到肺血平衡要求。提高吸入麻醉药物浓度加深麻醉的时间会明显延长,这时 BIS 的监测就显得尤其重要,小剂量的苯二氮卓类药物和阿片类药物往往可以经验性的给予,避免加剧循环的波动。大量血管活性药物在 CPB 建立前的使用,麻醉深度不足,往往导致 CPB 建立时因为外周血管强烈收缩而出现反常的高灌注压,这种循环大幅度变化会导致脑出血等一系列并发症发生,应尽量避免。

三、快通道与超快通道微创冠状动脉旁路移植术的麻醉和术后管理

快通道麻醉一般指 CABG 后 4~6 小时达到循环稳定,患者意识和肌力正常,自主呼吸下氧合良好,达到气管拔管的标准并拔除气管插管;超快通道麻醉指手术结束即在手术室内拔除气管插管。虽然快通道甚至超快通道心脏手术麻醉曾被广泛应用,但导致了更高的二次气管插管概率和围手术期心肌梗死发生率。因此越来越多的医学中心提出应谨慎评估术后拔管时间,对于术前、术中病情较稳定的患者可在术后 1 天内拔管,不再强求快通道麻醉。选择合适的患者进入快通道流程,复合短效麻醉药物和区域阻滞技术,术中采取保护性通气策略,缩短单肺通气时间,制订合理的呼吸机撤离计划,需要麻醉、护理、ICU 和外科的多学科协作,以及心脏外科 ERAS 团队的努力[9]。有研究对 680 例非 CPB 冠状动脉搭桥手术的回顾性研究表明,高龄(>70 岁)、术前 EF<40%、左主干病变、急诊手术、术中或术后使用 IABP 是影响术后拔管时间,妨碍患者进入快通道流程的影响因素[10]。

第三节　电视胸腔镜辅助下瓣膜手术的麻醉管理

胸腔镜微创技术应用于心脏手术在国外已有 20 余年历史,国内胸腔镜心脏手术从 2000 年西京医院程云阁等完成国内第 1 例全胸腔镜房间隔缺损修补开始在国内也有 20 余年的历史。该技术的出现和发展极大地推动了心脏外科的进步,被认为是心脏外科的里程碑性技术革新。与此同时胸腔镜心脏手术的临床麻醉管理也日趋精细和复杂,对麻醉医生提出了新的要求。

一、经食管超声心动图引导下微创瓣膜手术体外循环的建立方法

经胸部右前切口可以进行主动脉瓣、二尖瓣、三尖瓣的微创手术，本节仅介绍此入路的闭胸 CPB 建立方法，而胸骨小切口和胸骨旁入路的瓣膜手术 CPB 建立方法与传统术式差别不大，顾不再赘述。

稳定的 CPB 是安全并且成功实施手术的基本要求，瓣膜手术中最重要的是合理引流，必须达到适合的流量以实现最优化的视野暴露。引流不佳往往是被迫更改术式的主要原因。

1. **术前规划** 术前大血管 CT 扫描可为微创瓣膜手术提供重要信息，包括主动脉钙化程度，股动脉及腹股沟区的解剖，腹主动脉迂曲程度，管腔内不稳定斑块的情况，可对 CPB 的设计实施产生巨大影响。一套完整的胸腔镜 CPB 设备包括：①逆行心脏停搏装置；②主动脉插管（经股动脉入路插管）（图 38-3-1）；③主动脉根部用套管（经右胸路径直接主动脉插管）；④左心引流管（经右上肺静脉放置）；⑤上腔静脉引流管（适合体重 30kg 以上，经右侧颈内静脉入路插管）；⑥单腔股静脉插管或双腔股静脉插管（单根股静脉二极插管）（图 38-3-2 下腔入路单根股静脉二极管插管）。

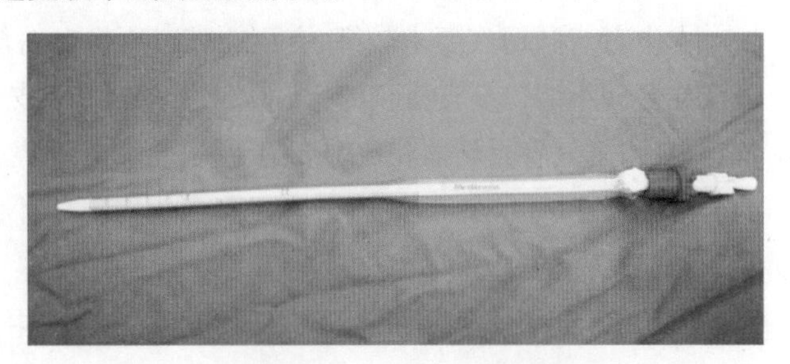

图 38-3-1 20Fr 股动脉插管

为了减少微创切口内的导管数量，有时还需要麻醉医生在留置多腔中心静脉导管（左侧颈内静脉或锁骨下静脉）处同时放置 9F 的肺静脉引流管。由于术中行心脏除颤的空间有限，应在手术开始前放置体表除颤电极片并连接到除颤器。

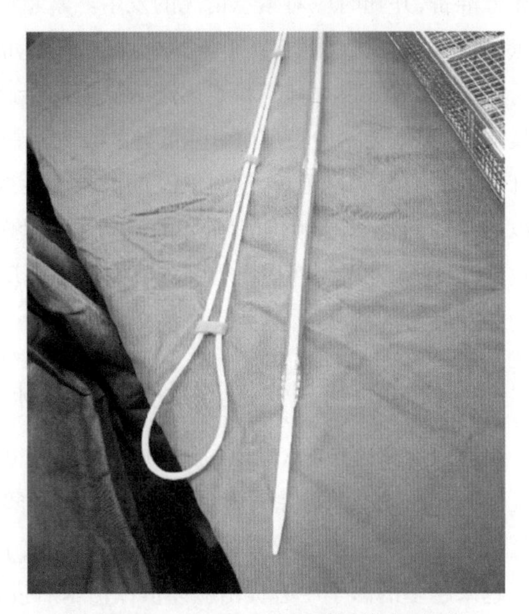

图 38-3-2 30Fr、30Fr（双腔）股静脉二极管

瓣膜成形术是 TEE 的Ⅰ类适应证，瓣膜置换术是Ⅱ类适应证。心脏外科对心内直视的要求在微创术式中进一步下降，而对围手术期对 TEE 的依赖不断增加，任何微创瓣膜手术，只要无 TEE 的禁忌证均应进行 TEE 监测。

（1）TEE 在 CPB 前的作用：明确诊断，明确主动脉瓣关闭良好且适合进行顺行灌注，评估左右心功能，排除心内分流和永存左上腔静脉等心内畸形，排除心内血栓等占位，明确冠状窦解剖异常和冠状窦口 Thebesius 瓣是否影响逆行灌注，排除主动脉活动性粥样硬化斑块病变、动脉瘤样扩张、夹层或壁间血肿。

（2）TEE 在 CPB 时的作用：指导经皮静脉管路正确地置于在腔静脉 / 右心房内，排除下腔静脉瓣（欧氏瓣），排除巨大和阻碍性的 Chiari 网，充分排气，指导经右上肺静脉放置左心引流。

食道中段右心室流入流出道切面 下腔静脉瓣

股静脉二极管通过下腔静脉进入右心房

(3) TEE 在 CPB 撤离时的作用：因为视野限制，胸腔镜手术直视心脏判断心脏收缩和容量状态较困难，往往需要 TEE 辅助判断。此外，TEE 还用于排除隐匿性出血（心包、胸膜、腹膜后），除外主动脉插管后并发症（血肿、夹层），指导 IABP 或 ECMO 等管路的置入。

2. **静脉引流导管引导操作** 简单的手术可选择单根股静脉二极插管，TEE 引导下在食管中段双腔静脉切面显示进入管尖端进入右心房；要求引流完善的手术需要上下腔插管，上腔静脉引流管放置应在食管中段双腔静脉切面获得右心房和上腔静脉连接处的图像，必须在右心房内看到导丝和管道，避免管道深入右心，管道尖端应在右心房和上腔静脉连接处远端 2cm。下腔静脉引流管放置应在胃底下腔静脉肝静脉切面显示下腔静脉和右心房连接处。导管末端应超过肝静脉，距离下腔静脉入口处 1~2cm。

股静脉二极管尖端进入上腔静脉

右心房起搏导线赘生物取出术 上腔静脉插管

下腔静脉管

3. **股动脉插管引导操作** 应在降主动脉切面看到导丝并引导动脉插管尽量靠近但不越过或阻挡左锁骨下动脉开口（食管上段主动脉弓长 / 短轴切面）。如果使用主动脉球囊导管，应将心脏停搏液注入主动脉根部，同时进行主动脉根部压力测量。TEE 引导导丝从股动脉进入降主动脉并延伸到升主动脉的位置，确保在升主动脉内球囊导管的顶端位于主动脉窦上方 2~4cm 处，依赖球囊内注水完成及升主动脉被阻断。球囊位置和阻断过程可以在食管中段升主动脉长轴和食管中段主动脉瓣长轴切面观察。

4. **放置冠状窦导管和肺动脉引流管操作** 在主动脉瓣反流、严重冠心病、主动脉钙化血肿或夹层等情况下，需要经冠状窦逆行灌注。冠状窦导管的三个管腔允许充输送水、心脏停搏液且可测量冠状窦压力，错误或粗暴地置管可能导致冠状窦穿孔。9Fr 导管可以从胸部小切口或右侧颈内静脉置入，稍作调整的食管中段二腔静脉切面（110~130°）是经皮置管时最佳观测切面。在该切面中可以看到导管在上腔静脉的路径，可见冠状窦位于图像中央，恰好位于左心房下方，可以结合连接压力监测确定导管位于冠状窦内，并在 TEE 直视下充气，同时还能发现卵圆孔未闭。

Bi-Plane 显示冠状窦和左心房位置（左侧 10° 冠状窦长轴，右侧 100° 短轴）

卵圆孔未闭

如果注射生理盐水无气泡从冠状窦口溢出（在以冠状窦为中心的四腔心切面，食管中段至胃底之间的深度获得），则说明导管位置恰当。如果在置管过程中发现心脏膈面出现心包积液，则应作为冠状窦穿孔处理[11]。永存左上腔是一种比较常见的心内畸形，过过患者冠状窦直径大于 15mm，而无右心房高压和三尖瓣反流的表现，应高度怀疑，可通过左臂静脉注入激发气泡生理盐水试验证实，如果气泡先于上腔静脉从冠状窦进入右心房即可诊断，永存左上腔是冠状窦插管的禁忌证。应用逆向灌注时，保证冠状窦压力小于 40mmHg；顺行灌注时保证压力小于 100mmHg，以防止冠状静脉和毛细血管网的撕裂。

少数手术需要用到 TEE 引导肺动脉引流。肺动脉引流管的最佳位置是主肺动脉分叉到其左右分支处，在胃底右心室流入流出道切面可以看到肺动脉引流管经右心室进入主肺动脉，在食管中段升主动脉短轴切面可以看到左右肺动脉分叉处。

二、微创瓣膜手术的麻醉管理与术中经食管超声心动图

微创瓣膜手术的麻醉管理和传统切口的麻醉管理原则上区别不大，主要区别是肺隔离和单肺通气技术，避免二氧化碳气胸对循环的影响，心肌保护，以及紧急中转正中开胸的快速反应。

TEE 是完成心外微创手术的必备检测手段，因为微创手术中术者视野受限，术者对瓣膜的评估往往不全面，TEE 可作为术者的“眼睛”来判断病变情况。

三、微创二尖瓣外科手术术中经食管超声心动图

微创二尖瓣成形术术中 TEE 的主要作用是再次评估和确认术前诊断，提供术式设计参考，CPB 后确认疗效。一旦主动脉钳松开，心脏收缩，左心室有部分循环负荷，就可以快速评估二尖瓣修复的效果。在完全停机前与外科医生沟通非常重要，共同确认修复效果，查找问题，明确是否进行进一步干预，最终指导停机。综合评价二尖瓣成形的效果应在完全停机后，在适当的心脏负荷条件下进行。二尖瓣修复的评估包括以下特征：①残余二尖瓣反流；②医源性二尖瓣狭窄；③ SAM；④左心室功能正常；⑤医源性主动脉瓣反流。成功修复的二尖瓣应只有轻微的二尖瓣反流，TEE 可在脱离 CPB 后立即进行，应进行容量和后负荷的冲击治疗“challenge”，以模拟基线生理条件，避免低估残余二尖瓣反流。无法修复的二尖瓣反流应进行人工瓣膜置换。

四、微创主动脉瓣成形术术中经食管超声心动图

在微创主动脉瓣成形术术中，TEE 对主动脉瓣修补后进行系统评估是必需且不可或缺的。建议采用以下步骤评估主动脉瓣成形术后效果。

（1）成功修复的主动脉瓣没有或只有极少的残余主动脉瓣反流，轻度以上主动脉瓣反流，尤其是偏心性反流提示应进一步检查。

（2）在食管中段主动脉瓣长轴切面上，修补后的主动脉瓣叶结合点应等于或高于主动脉瓣瓣环水平；结合点最高处到瓣环距离应不小于 9mm。

（3）主动脉瓣瓣叶结合线重叠应不小于 4mm，这样修补术后远期主动脉瓣反流的发生率较低。

（4）主动脉瓣瓣环越大，术后发生主动脉瓣反流的概率越大，主动脉瓣瓣环不应大于 25mm。

（5）主动脉瓣修补后的平均跨瓣压差不得大于 10mmHg。

五、不停跳微创瓣膜手术和胸腔镜辅助再次心脏手术的麻醉管理和术中心肌保护

胸腔镜下再次瓣膜手术能够在建立外周 CPB、主动脉不阻断技术支持下实施，麻醉管理的重点在于调节 CPB 时心率和外周循环阻力，注意心肌和脑保护。

具体方法为：进胸时行左侧单肺通气，充分游离所需心房切口后开始 CPB，心脏引流充分达全流量灌注后停止机械通气。CPB 期间不阻断上、下腔静脉，采用负压吸引辅助重力法静脉引流技术及心内吸引保持手术野清晰。手术可以通过低温诱颤达到心脏停搏的条件并开始操作；也可以不阻断升主动脉维持心脏跳动，使用药物控制心率在 40 次 /min 左右、减弱心肌收缩力，保持左心良好排空，在跳动情况下进行手术操作，若发生心室颤动，可在心室颤动下完成心内操作后电除颤恢复自主心律。

不停跳 CPB 下的手术技术要点包括：不阻断主动脉；不使用心脏停搏液；心肌始终得到氧合血的灌注；避免了心肌缺血再灌注损伤。常温或自然轻度降温缩短了 CPB 时间，避免了低温对全身各系统的干扰，术后恢复快、并发症少，适于仅需暴露心脏右侧的各种手术，如房间隔缺损、三尖瓣手术及不合并主动脉瓣关

闭不全的二尖瓣手术。

阻断主动脉行胸腔镜再次房室瓣手术后脑卒中的主要原因之一为气栓，因此排气需要引起高度重视。术中排气是一项综合性措施，包括二氧化碳气胸，保持头低位避免气体进入大脑，CPB 期间维持平均动脉压 50mmHg 以上避免体循环进气，二尖瓣手术尽量心室颤动下完成，未排气前避免左心室封闭，术中 TEE 监测对排气非常重要[12]。

第四节　微创成人先天性心脏病、心律失常外科手术的麻醉管理

一、成人房间隔缺损经食管超声心动图引导下封堵术的麻醉管理

对于射线敏感（如孕妇等），造影剂过敏等特殊人群，TEE 引导下进行成人房间隔缺损封堵有重要的价值。但是封堵器仅适合边缘完整的左向右分流的直径 <30mm 的继发孔型房间隔缺损。

麻醉管理采用气管插管全身麻醉，便于 TEE 探头的放置和操作。可以采用超快通道心脏麻醉，封堵完成，判断效果后可在手术室内拔管。尽管是经皮微创手术，但仍应实施桡动脉测压，多腔深静脉置管，以备随时中转为 CPB 下手术。

主要的术中并发症有肺静脉损伤、左心耳损伤、心包积液（填塞）、封堵器脱落、残余分流、封堵伞影响二尖瓣开放等。

二、微创成人先天性心脏病的其他探索和麻醉相关问题

心内分流的房间隔缺损、室间隔缺损和动脉导管未闭都会导致右心负荷增加、肺动脉压增加。微创心脏外科手术的基本麻醉技术是肺隔离和单肺通气，还包括外科持续吹入二氧化碳制造人工气胸。单肺通气导致的低氧血症，V/Q 降低无效分流增加，缺氧性肺血管收缩，高二氧化碳血症等都对肺动脉压有影响。单肺通气时使用 5~6mmHg 的连续气道正压（CAPA）有可能改善部分患者的氧合状态。大多数心内矫形术都需要建立 CPB，有些患者 CPB 前对单肺通气耐受良好，但是 CPB 后出现低氧血症，原因是 CPB 所致的炎性反应可引起间质性肺水肿、肺不张和肺泡表面活性物质丢失，因此在麻醉过程中应尽量减少液体尤其是晶体液的输注。CPB 过程中使用超滤技术，滤出体内多余的水分和炎性介质，对肺功能的保护也具有重要的意义[13]。

三、心房颤动外科微创治疗的麻醉管理

心房纤颤外科治疗可以采用微创途径在跳动的心脏表面心外膜上操作，主要是进行消融操作。目前广泛应用的射频消融使用 500~1 000kHz 的非交流电，超快的频率不能控制心脏组织，所以不会引发心室颤动。消融的热量从探头一个小区域发散，局部具有较高的电流强度，心肌组织遇到高强度电流产生热量，热损毁心肌则产生隔绝电流的作用。一般在心房颤动消融术的同时还会行左心耳结扎术。微创下消融往往需要隔绝四条肺静脉和左心房后壁，所有可能需要双侧胸腔镜或小切口下完成手术，所以需要进行双侧肺轮替的单肺通气[14]。

TEE 监测的内容包括确认左心耳是否有血栓，是否出现心包积液，是否造成肺静脉狭窄。四条肺静脉的血流频谱不易获得，需要通过不同的切面逐一观察。

微创心脏外科虽然起步较晚，但是发展较快。心脏医疗专科之间的界限和区分将最终消失，麻醉医生作为将来心脏医疗团队之中的一员，除了需要掌握过硬的麻醉技术，还要对手术学、体外循环学、生命支持、超声心动等学科广泛涉猎，才能胜任微创心外麻醉的工作。

《2019 年加速康复外科(ERAS)协会关于心脏手术围术期管理的建议》阅读指导

（姜陆洋　冯　艺）

推荐阅读

[1] COSGROVE DM 3RD, SABIK JF, NAVIA JL.Minimally invasive valve operations.Ann Thorac Surg, 1998, 65(6): 1535-1538; discussion 1538-1539.

[2] VANERMEN H.What is minimally invasive cardiac surgery.J Card Surg, 1998, 13(4): 268-274.

[3] XIN L, WANG L, FENG Y.Ultrasound-guided erector spinae plane block for postoperative analgesia in patients undergoing minimally invasive direct coronary artery bypass surgery: a double-blinded randomized controlled trial.Can J Anaesth, 2023.

[4] XIN L, WANG L, FENG Y.Efficacy of ultrasound-guided erector spinae plane block on analgesia and quality of recovery after minimally invasive direct coronary artery bypass surgery: protocol for a randomized controlled trial.Trials, 2024, 25(1): 65.

[5] WANG L, JIANG L, JIANG B, et al.Effects of pecto-intercostal fascial block combined with rectus sheath block for postoperative pain management after cardiac surgery: a randomized controlled trial.BMC Anesthesiol, 2023, 23(1): 90.

[6] KOTTENBERG-ASSENMACHER E, KAMLER M, PETERS J.Minimally invasive endoscopic port-access intracardiac surgery with one lung ventilation: impact on gas exchange and anaesthesia resources.Anaesthesia, 2007, 62(3): 231-238.

[7] 高卿，凌云鹏，卢明喻，等．择期分站式杂交手术与非体外循环冠状动脉旁路移植治疗冠状动脉多支血管病变的对比研究．中国微创外科杂志，2015，15(11)：961-964.

[8] 宫一宸，凌云鹏，张鲁锋，等．左胸小切口多支冠状动脉旁路移植术 244 例临床分析．中华外科杂志，2020，(05)：363-368.

[9] ENGELMAN DT, BEN ALI W, WILLIAMS JB, et al.Guidelines for Perioperative Care in Cardiac Surgery: Enhanced Recovery After Surgery Society Recommendations.JAMA Surg, 2019, 154(8): 755-766.

[10] 刘刚，董穗欣，解基严．妨碍非体外循环冠状动脉旁路移植术后病人进入“快通道”的危险因素．中国微创外科杂志，2008，(03)：238-240.

[11] NICOARA A, SKUBAS N, AD N, et al.Guidelines for the Use of Transesophageal Echocardiography to Assist with Surgical Decision-Making in the Operating Room: A Surgery-Based Approach: From the American Society of Echocardiography in Collaboration with the Society of Cardiovascular Anesthesiologists and the Society of Thoracic Surgeons.J Am Soc Echocardiogr, 2020, 33(6): 692-734.

[12] 钟执文，雷迁，张晓慎，等．胸腔镜再次心脏瓣膜手术的体外循环管理．实用医院临床杂志，2016，13(01)：16-19.

[13] 王磊，陈宇，钱燕宁，等．单肺通气期间连续气道正压通气对胸腔镜房间隔缺损修补术患者肺功能的影响．中华麻醉学杂志，2010，30(12)：1428-1430.

[14] SALTMAN AE.Minimally invasive surgery for atrial fibrillation.Semin Thorac Cardiovasc Surg, 2007, 19(1): 33-38.

第三十九章

胸心血管麻醉专科医师培训

第一节　胸心血管麻醉专科医师培训发展史

一、胸心血管麻醉专科医师培训发展史

1. 胸心血管麻醉的发展　胸心血管麻醉是一门历史只能追溯到20世纪初的年轻学科。然而，在这短短不到100年的历史中，胸心血管专科麻醉却获得了飞跃式的发展。目前胸心血管麻醉已逐渐发展成为集体外循环（CPB）、心内直视手术麻醉、冠状动脉搭桥手术麻醉、胸腔镜下心血管手术麻醉、介入治疗麻醉、术中经食管超声、保留自主呼吸麻醉等一系列高难度麻醉技术为一体的麻醉亚专科。

学术界很难界定胸心血管麻醉专科起源的准确时间。在20世纪40年代末的美国，随着胸心血管外科手术的逐渐开展，人们意识到胸心血管外科手术所需的麻醉技术有别于传统手术麻醉。Harmel和Lamount在1946年发表了关于胸心血管麻醉的第一篇论文，之后1956年Keown主编的第一本心脏麻醉教科书问世。胸心血管麻醉的发展与所有新兴学科所面临的问题一样，在发展初期也受到传统学科的质疑。由于初期病例数少且缺少新技术的累积，并未获得美国麻醉学会和美国医学专科委员会的认可，当时胸心血管麻醉尚不能成为一个亚专科。之后，随着胸心血管外科手术例数的增加，胸心血管麻醉的理论和技术出现了飞跃式的发展。

为了满足外科手术的需要，从事胸心血管手术的麻醉医生除需要掌握凝血和抗凝血功能、各种改善凝血功能药物的知识，异常血流动力学状态的病理生理学机制等基本麻醉理论，以及心电图、脑电图、动脉、中心静脉和左心房压监测等基本麻醉技术外，还需要掌握专门的胸心血管麻醉的知识、技术和操作，包括对冠状动脉粥样硬化性心脏病（CHD）、瓣膜性心脏病的病理生理知识的掌握，对CPB技术、深低温停循环技术、冠状动脉灌注、脑逆行灌注技术、保留自主呼吸开胸技术的熟悉，以及对漂浮导管、经食管超声心动图检查（TEE）等高级监测技术的应用。专业的胸心血管麻醉医生已成为胸心血管手术团队中不可或缺的重要一员。为了方便从事胸心血管麻醉的专科麻醉医生交流、分享经验，1972年美国心脏麻醉医师协会成立，随后1978年心血管麻醉医师协会成立，并很快成为整个麻醉专业中最大的亚专科协会。1987年Joel Kaplan创办了第一本胸心血管麻醉专业杂志《心胸麻醉杂志》（后改名为《心胸血管麻醉杂志》）。自此，学界逐渐开始重视胸心血管麻醉专科化的建设和发展[1,2]。

2. 胸心血管麻醉专科医师培训的发展　美国走在胸心血管麻醉专科医师培训的世界前列。在20世纪70年代的美国，随着胸心血管麻醉专科化的发展，临床出现了众多胸心血管麻醉相关专科知识和技术。为了掌握这些新的知识和技术，从事胸心血管麻醉的住院医师开始寻求接受胸心血管麻醉的专业培训。麻省总医院于1971年作为第一批开展胸心血管麻醉专业培训的机构之一开设了心脏麻醉的专科培训，类似的培训随后逐步在宾夕法尼亚大学、斯坦福大学、克利夫兰医学中心等医学院校中开展。现代心脏麻醉学的综合性教科书也随即开始出现，1979年Joel Kaplan主编了《Kaplan心脏麻醉》的第1版。随着TEE技术的发展和逐步在胸心血管麻醉临床上的广泛应用，胸心血管麻醉成为了具有显著专业性的麻醉亚专科。

2004 年，胸心麻醉亚专科培训获得了美国毕业后医学教育认证委员会（Accreditation Council for Graduate Medical Education，ACGME）的认证。自此，胸心血管麻醉专科开始在美国走向规范化培训的道路[3]。

二、我国胸心血管麻醉专科医师培训发展现状

1. 我国胸心血管麻醉的发展 我国胸心血管麻醉的起源可以追溯到 20 世纪中期。心脏外科和麻醉科等先驱者在资源非常有限的情况下克服重重困难，在我国开展起了心脏手术。国际著名胸心血管外科专家吴英恺教授于 1944 年在我国完成了第 1 例限制性心包炎动脉导管未闭结扎和心包切除术。1960 年初，吴教授在中国医学科学院阜外医院进行了一项使用低温和 CPB 的心内直视手术，被认为是我国心脏外科手术的开端[4]。

我国胸心血管麻醉的发展与胸心血管外科的发展是同步的。几位麻醉学先驱率先开始了胸心血管麻醉的探索与实践。尚德延教授（1918—1985 年）被认为是我国胸心血管麻醉学的奠基人。1957 年开展水浴体表低温麻醉下心内直视术和大血管移植术，在完成低温保护和控制性降压的病理生理学基础研究和临床应用领域也取得了显著成绩。尚教授的贡献还包括带头研发了我国第 1 台人工心肺机，并于 1959 年将国产人工心肺机成功用于临床。1979 年他当选为中华医学会麻醉学分会首届主任委员[4]。

李杏芳教授（1914—2011 年）于 1954 年进行了首例二尖瓣闭合分离术的麻醉。1957 年，李杏芳教授进行了低温下对外伤性腹主动脉瘤同种主动脉移植术的麻醉，并随后完成了我国首例心脏移植手术的麻醉。王源昶教授（1922—1998 年）在 1957 年首创胸外心脏按压技术和低温低流量分量灌注技术，克服了当时人工心肺机氧合不足的限制[5,6]。

在循环监测领域，刘进教授在全国率先开展中心静脉压监测、桡动脉血压监测、漂浮导管监测。自 1999 年始，刘进教授在四川大学华西医院开展术中 TEE 培训。自 2008 年以来，四川大学华西医院的胸心血管麻醉专科医师已经能够完成所有心脏手术的术中 TEE 监测。华西医院定期开展的 TEE 培训班也为全国各地医院培养了大批精通术中 TEE 的胸心血管麻醉专家[4]。

现有资料表明，随着胸心血管麻醉病例数量的急剧增加，各医院都非常重视胸心血管麻醉亚专业的建设。胸心血管麻醉已在全国各地取得快速的发展，临床病例的积累已达世界前列。但由于我国仍缺乏系统、专业、规范化的胸心血管麻醉专科医师培训制度和机构，胸心血管病诊疗中心和各大学附属医院麻醉科中可以处理复杂胸心血管疾病手术的专业麻醉人员明显不足，因此迫切需要将大力培养胸心血管麻醉专科人才列为各医院的首要任务之一[7,8]。

2. 我国胸心血管麻醉专科医师培训的发展 我国胸心血管麻醉专科医师规范化培训的步伐落后于胸心血管麻醉专科的发展。与欧美国家在 21 世纪初期就建立起了完整的胸心血管麻醉专科医师规范化培训体系不同，我国尚未建立起统一的培训制度，对于胸心血管麻醉专科医师的培养更多依赖于每家医院自己的培训体系，导致胸心血管麻醉专科医师的临床能力和水平参差不齐。2013 年，中华人民共和国国家卫生和计划生育委员会发布了对包括麻醉医师在内的所有医师进行住院医师规范化培训的指导方针，并制定了住院医师“5+3”的培训模式，包括 5 年的医学院校学习，然后是 3 年的专科住院医师规范化培训。在成为一名执业麻醉医师之前，麻醉医师必须在医学院校毕业之后完成 3 年的麻醉学专业培训，但尚未构建起包括胸心血管麻醉、小儿麻醉等麻醉亚专业的专科医师规范化培训体系。随着住院医师规范化培训的顺利进行及国家综合医疗水平的提高，学界逐渐意识到胸心外科是在最危险的部位进行手术，对于保证患者安全的麻醉而言，胸心血管麻醉风险最高、难度最大、专业性最强，经过“5+3”培训模式训练的麻醉医师仍然无法完全掌握胸心血管麻醉的要点，因此再进行 2 年的胸心血管麻醉亚专科培训显得尤为必要。目前，我国部分胸心专科医院已联合建立起胸心血管麻醉医师专科培训基地试点，旨在为构建全国性的胸心血管麻醉专科医师规范化培训体系、为胸心血管麻醉专业培养专科医学人才开辟新的途径。

第二节 胸心血管麻醉专科培训基本要求

一、培训目标

胸心血管专科麻醉是一门研究心脏、大血管和胸科手术围手术期病理生理改变和麻醉方法的麻醉学分支学科。相较于其他麻醉亚专科，胸心血管专科手术对麻醉医师的要求较高。构建全国性的胸心血管麻醉专科医师规范化培训体系，能够为胸心血管麻醉亚专业培养专科医学人才，提高胸心血管手术围手术期麻醉质量，促进胸心血管麻醉亚专科的良性发展。受训医师通过全面、正规、严格的培训后得以打下扎实的胸心血管麻醉临床基础，掌握常用的胸心血管麻醉方法，掌握胸心血管麻醉学相关的基本理论、基础知识、基本技能，掌握常见围手术期急危重症及麻醉后并发症的处理原则，包括术前患者评估、心肺诊断性检查结果判读、血流动力学和呼吸监测、TEE、CPB、药物和机械血流动力学支持等，并了解胸心血管麻醉学国内外理论新进展、前沿监测与治疗技术，使之在培训结束时具有独立从事胸心血管麻醉临床工作的能力[9,10]。

二、培训计划

胸心血管麻醉专科医师规范化培训的对象主要面向已完成3年麻醉专业住院医师规范化培训并且结业考试合格、同时期望继续深入学习胸心血管专科麻醉的住院医师，或已获得主治及以上职称的麻醉医师且对胸心血管专科麻醉产生浓厚兴趣并打算从事胸心血管专科麻醉者。

培训周期为24个月，采取在麻醉科胸心血管亚专科和心脏外科监护室、胸外科监护室等相关科室轮转的方式进行。通过管理患者、参加门/急诊工作和各种教学活动，完成规定的病种和基本技能操作数量，学习胸心血管麻醉的专业理论知识。考虑到胸心血管麻醉培训需要进行高强度的连贯训练，受训者在培训期间不应出现频繁中断或长期停滞，大多数时间须在手术室或ICU中管理患者。培训内容应涵盖心脏手术麻醉、大血管手术麻醉、胸科手术麻醉、麻醉前准备、术中监护、疼痛治疗及高级生命支持等。

轮转安排包括麻醉科内轮转及麻醉科外轮转，推荐的轮转安排及时间见表39-2-1。

表39-2-1 胸心血管麻醉专科医师规范化培训轮转安排

轮转科室	时间/月
麻醉科内	
心脏外科麻醉	12
术中经食管超声心动图	3
胸外科麻醉	3
麻醉科外	
心脏外科监护室	2
胸外科监护室	2
门诊经食管超声心动图	1
体外循环	1

三、培训内容和要求

1. **胸心血管专科麻醉技能及例数要求** 建议的最低要求例数见表 39-2-2。

表 39-2-2 麻醉技能及例数要求

操作技术名称	最低例数
动脉穿刺	100
中心静脉穿刺置管	100
纤维支气管镜定位	80
喉罩	10
双腔支气管插管	50
封堵器插管	50
高频通气	10
胸科神经阻滞	30
漂浮导管	10
自体血回输	100
经食管超声心动图	100
体外循环	30

2. **心血管专科麻醉手术种类及例数要求** 建议的最低要求例数见表 39-2-3。

表 39-2-3 心血管专科麻醉手术种类及例数要求

手术种类	最低例数
瓣膜病	
主动脉瓣置换术	10
二尖瓣置换术	10
房室瓣膜成形术	10
房室瓣膜联合切除术	10
经导管主动脉瓣植入术	5
经导管二尖瓣成形术	5
缺血性心脏病	
冠状动脉旁路移植术	10
大血管	
主动脉弓置换术	10
升主动脉置换术	10
胸腹主动脉置换术	10

续表

手术种类	最低例数
先天性心脏病	
房间隔缺损手术	10
室间隔缺损手术	10
动脉导管未闭手术	10
其他先天性心脏病手术	5
其他心脏手术	10

3. **胸科专科麻醉手术种类及例数要求** 建议的最低要求例数见表 39-2-4。

表 39-2-4 胸科专科麻醉手术种类及例数要求

手术种类	最低例数
肺部手术	
全肺切除术	5
肺叶切除术	10
肺段切除术	10
肺楔形切除术	10
气管手术	
气管异物取出术	10
气管肿瘤切除术	5
气管(气管隆嵴)重建术	5
纵隔手术	
纵隔肿物切除术	10
其他胸科手术	10

4. **胸心血管麻醉专科培训具体培训内容** 见表 39-2-5。

表 39-2-5 胸心血管麻醉专科培训具体培训内容

	培训内容
核心培训内容	
心脏麻醉	高级血流动力学监测
	心肌病、左心衰竭、瓣膜病及心包疾病的患者
	心脏移植
	人工循环支持,如 IABP、LVAD、RVAD、ECMO 等
	肺动脉高压,右心衰竭
	快通道心脏手术

续表

	培训内容
术中经食管超声心动图检查(TEE)	完成培训所要求的 TEE 例数
胸科麻醉	心功能、结构的评估
	保护性单肺通气技术
	肺隔离气道管理(双腔气管插管和封堵管的使用)
	纤维支气管镜定位
	超声引导下胸科神经阻滞,如椎旁阻滞、胸段硬膜外阻滞、肋间神经阻滞等
大血管外科麻醉	择期和急诊主动脉手术
	血管内介入治疗
选修培训内容	
胸心大血管患者深度治疗	循环衰竭(心力衰竭、休克、心脏骤停、心律失常、缺血性心脏病、肺栓塞)
	呼吸衰竭(ARDS),肺水肿,气胸,肺炎
	气道损伤
	大血管损伤
	感染性疾病(如 SIRS)和败血症
	凝血功能紊乱(如 DIC),凝血功能的纠正,大出血,输血策略,输血反应
	药物选择,镇静并发症,ICU 的镇静、镇痛、肌松、营养治疗
	呼吸机脱机和拔管指征
	呼吸辅助策略,包括气管内吸引,纤维支气管镜,气管切开术,有创 / 无创通气技术等
	液体治疗

注:IABP,主动脉内球囊反搏;LVAD,左心室辅助装置;RVAD,右心室辅助装置;ECMO,体外膜肺氧合;SIRS,全身炎性反应综合征;DIC,弥散性血管内凝血;ICU,重症监护病房。

5. **结业** 建立全国性胸心血管麻醉专科医师规范化培训体系的目的之一是为胸心血管麻醉专科培养专科医学人才。为使所有参与胸心血管专科培训的医师达到统一的标准,专科培训基地需要为学员制定统一的评估与考核内容,一般可将考核分为阶段性评估和结业考核。专科培训学员在进行足够时间轮转、完成规定的病例与操作数量,通过阶段性评估后可申请结业考核。

(1)阶段性评估:专科培训基地需为学员每 6 个月进行一次阶段性评估,评估方式及内容可根据基地情况调整,但需包括学员该阶段的轮转考勤情况、病例完成例数、操作完成例数、基础理论与临床能力的综合评估,以体现专科培训学员临床能力的阶段性进步。

(2)结业考核:专科培训基地必须为完成培训要求的学员提供结业考核,考核需能够体现专科培训学员的培训成果,包括基础理论是否扎实,临床技能是否过关,是否已具备独立进行胸心血管手术麻醉的专业能力,考核形式需涵盖基础理论、临床实践及综合病例分析三部分,考核成绩需作为该学员的专科培训记录永久保存。

第三节 胸心血管麻醉专科培训基地的建设

自 2013 年我国开始施行全国范围的住院医师规范化培训制度以来,全国已建立起众多住院医师规范化培训基地，为我国医疗行业培养了一批又一批理论扎实、临床过硬的麻醉科住院医师。然而，建设专科医师培训基地，尤其是胸心血管麻醉专科培训基地目前仍处于起步阶段。因此，建设起第一批规范、统一、能够推广到全国的胸心血管麻醉专科培训基地显得尤为重要。目前我国已开始设立首批小儿麻醉专科培训基地，其经验可供胸心血管麻醉专科培训基地参考和借鉴。

一、专科培训基地的选择

胸心血管麻醉专科培训基地的选择与建设需秉承高标准、严要求的原则。专科培训基地原则上应选择集医、教、研为一体的具备丰富教学经验的医院，如医学院校附属医院、大型三甲医院或胸心血管专科医院。基地需保证有足够的病例数及丰富的病例种类以供专科培训学员学习。基地教师人员充足，能够为每位学员匹配至少一名导师，负责学员的专科培训计划制订和培训效果评估。基地需具备完善的临床技能培训中心，拥有胸心血管麻醉技术的培训模具，包括 TEE 模拟教学系统、循环监测模拟系统、CPB 模拟系统等。具体如下。

1. 为手术和非手术胸心血管疾病患者准备的 ICU，具备处理胸心血管疾病患者的专业知识和临床技能。
2. 能够对患者进行 24 小时有效监护的专业医学团队。
3. 胸心血管手术专用手术室及麻醉后恢复室。
4. 基地具备足够数量和种类的胸心血管手术患者为专科培训计划提供临床、教学训练。拥有具备熟悉心脏疾病、胸科疾病、大血管疾病及相关手术操作、麻醉操作的临床教学人员。
5. 具备完善的监护系统，以及围手术期高级生命支持系统。
6. 有随时可为胸心血管患者提供及时检测数据的实验室设备，包括血生化、血气分析及凝血功能检查。
7. 可以随时进行有创或无创的诊断性和治疗性操作，如 TEE、心导管置入术、介入治疗、胸部 CT 等。

二、专科培训制度的建设

专科培训基地需建设起一套成熟、有效、贯彻胸心血管麻醉专科培训始终的培训制度。制度需涵盖招生标准、培训计划、教师遴选标准、理论教学、模拟教学、病例分析、阶段评估、考核标准、教学质量反馈等内容，以保证培训的顺利进行，提高培训质量。

三、师资团队的建设

甘为孺子育英才，克勤尽力细心栽。构建优秀专科培训教师队伍是专科培训学员质量的核心保障。胸心血管麻醉专科培训教师必须具有胸心血管专业知识及临床工作和教学能力，如参与过专科培训教师培训并通过专科培训教师考核，以及在胸心血管临床麻醉方面有丰富的经验，完成足够例数的胸心血管麻醉等。此外，专科培训教师应经常参加病例讨论、查房和科研学术会议等活动，以促进其学术能力的提升。每个专科培训基地都必须有足够数量的教师，这些教师需具备相应的资质，并足以对培训中所有学员进行指导和监督。专科培训教师需具备科研与学术精神，常规参与病例讨论、理论学习和读书报告，并为学员提供临床及学术指导。具体要求如下：

1. 专科培训教师必须拥有在患者处理和临床教学上所需的专业知识和技能，具备对所有心脏、胸部和大血管疾病的解剖学和病理生理学的综合和专科知识，并且具有教育和管理能力，以及在其专业领域的经历。必须由有资质的医师经过培训及通过认证。
2. 能够充分评估心脏、胸外科和大血管外科患者的手术麻醉风险，制订麻醉计划，能够为接受该类手术的患者提供合适的、优质的麻醉，精通常规的和高级的血流动力学监测技术。
3. 掌握术中神经生理监测的原理，包括脑电双频指数（BIS）、运动诱发电位（MEP）、体感诱发电位

(SSEP),以及颅内压监测。

4. 精通复杂气道管理技术,包括肺隔离、单肺通气、肺保护及高频通气等。

5. 掌握胸心血管患者血液管理及输血指征。

6. 掌握 CPB 与 ECMO。

7. 掌握术中 TEE 的使用,能够快速评估患者心功能及解剖状态。

四、专科培训基地职责

1. **制订培训计划** 专科培训基地需为每位培训学员制订为期 24 个月的培训计划,培训计划在满足基本专科培训要求的前提下,可根据学员个人情况进行适当调整。培训计划需涵盖学员的具体科室轮转计划、需进行的临床操作例数、需完成的病例数及种类、阶段评估计划及结业考核计划。培训计划原则上不可改动,如必须改动,需说明理由并由培训基地导师和基地负责人签字同意。具体如下。

(1) 形式:培训计划的设计和安排将由培训基地导师与负责人根据每位学员情况制订,所有的培训内容都应与培训目标一致。计划制订后需与培训学员沟通,并保存。

(2) 目标:培训计划必须提供书面说明,列举关于理论知识、技能、操作及所需达到要求的目标。

(3) 专业课程:计划必须拥有循序渐进的课程体系,涵盖理论知识、临床操作及临床实践等诸多方面,以供培训学员在理论授课和临床实践中得到提高。

(4) 临床实践:胸心血管麻醉专科培训医师应通过临床实践获得经验和提高能力。受训者在培训基地导师的指导下完成规定数量病例数的麻醉与临床操作,按要求完成开胸直视手术、胸腔镜手术、冠状动脉搭桥术、微创心脏手术的麻醉,完成足够数量病例以具备独立管理胸心血管麻醉、主动脉内球囊反搏(IABP)、左心室辅助装置(LVAD)患者的能力,此外尚需参与 TEE 的培训并完成足够数量的术中 TEE 监测。

(5) 理论课程:胸心血管麻醉专科培训医师还需参与以讲座、会议和实践演示为载体的理论课程作为临床训练的补充。教学内容重点应在于胸心血管疾病如何影响麻醉管理和对胸心血管患者的生命支持。包括:①胸心血管局部和系统解剖学;②心肌病、心力衰竭、心脏压塞、缺血型心脏病、CHD 患者的病理生理、药理学和临床处理;③气道、胸膜、支气管等呼吸系统疾病的病理生理、药理学和临床处理;④感染性、肿瘤性的气管、食管和纵隔疾病的病理生理、药理学和临床处理;⑤心电图、TTE、TEE、漂浮导管等无创、有创性心血管评估技术;⑥肺功能检测、血气分析、肺影像检查等无创肺功能评估;⑦胸心血管疾病患者的麻醉前评估和准备;⑧胸心血管疾病患者围手术期药代动力学和药效学;⑨有创和无创(动脉、中心静脉、肺动脉、心排血量等)围手术期监测技术;⑩ CPB 对药代动力学、药效学的影响,对循环、呼吸、神经、代谢、内分泌、血液、肾脏、体温调节和凝血功能的影响及心肌保护;⑪血管活性药物(正性肌力药、血管收缩药、血管舒张药)的药代动力学和药效学;⑫循环辅助装置,如主动脉内球囊反搏(IABP)、左心室和右心室辅助装置、双心室辅助装置;⑬起搏器置入和工作模式;⑭心脏外科手术、微创心肌血管重建、瓣膜修补和置换、心包、肿瘤手术和心肺联合移植;⑮应用停循环、低流量或逆行灌注技术进行的胸主动脉手术;⑯食管手术;⑰肺手术,如胸腔镜或开放手术,肺减容术,支气管灌洗,单肺通气,肺叶切除术和支气管镜检查;⑱胸心血管手术患者麻醉后的重症监护;⑲胸心血管手术患者的术后疼痛管理。

(6) 学术活动:胸心血管麻醉专科培训医师需常规参与会议,包括讲课、互动讨论、模拟操作实践、并发症和死亡病例讨论。培训基地必须向学员提供参与研究或其他学术活动的机会。培训学院必须至少完成一个学术任务,学术任务可包括大查房报告、教学或临床实践综述、撰写或翻译有关临床或基础研究书籍和手册部分内容,以及类似的学术活动。

(7) 在岗时间和工作环境:为培训学员提供合理的教学和临床教育需精心计划并综合考虑患者安全和学员健康。在分配培训学员的时间和精力时,临床和教学的安排必须具有优先权,进行在岗时间分配时必须意识到培训导师和培训学员对患者的安全负有共同的责任。

2. **保障病例数及种类** 培训基地需确保每位学员能够获得足够数量的病例数及病种，以保证培训质量。对于病例数不足的培训基地，可与其他基地联合培养。

3. **监督培训效果** 专科培训导师需全程负责监督学员的培训效果，包括对学员日常的答疑、阶段性评估及结业考核评估。对于未达到培训效果者，如临床病例不足、操作不娴熟、理论知识理解不透彻等，需及时给予帮助指导，查漏补缺，以确保培训质量。

4. **制订考核标准** 各培训基地需制订统一的考核标准，包括阶段性评估及结业考核。考核方式可采取理论考核、操作考核及病例综合分析考核的方式进行。对于考核不合格者，予以补考或延迟结业。

5. **提供职业规划与发展** 培训基地需为学员提供职业规划的帮助及个人发展建议。培训教师需观察学员在培训过程中展示出的优点与兴趣，在医、教、研等方面为学员提供胸心血管专科麻醉的职业发展建议。

6. **交流与协作** 培训基地应互相协作，构建培训学员交流、分享平台，如举办学术会议、线上病例讨论会、胸心血管麻醉专科技能竞赛等活动，提高学员间的交流与信息共享。较成熟的专科培训基地需帮助筹备中的基地加强建设，包括分享经验及师资培训等。

（单智铭　吴超然）

推荐阅读

[1] 乔尔·A. 卡普兰 . 卡普兰心脏麻醉学：超声时代 . 李立环，译 .6 版 . 北京：人民卫生出版社，2016.

[2] 乔尔·A. 卡普兰，大卫·L. 赖奇，卡罗尔·L. 莱克，等 . 卡普兰心脏麻醉学 . 岳云，于布为，姚尚龙，译 .5 版，北京：人民卫生出版社，2008.

[3] CAPDEVILLE M，URAL K G，PATEL P A，et al.The educational evolution of fellowship training in cardiothoracic anesthesiology-perspectives from program directors around the United States.J Cardiothorac Vasc Anesth，2018，32（2）：607-620.

[4] LU J，WANG W，CHENG W，et al.Current status of cardiovascular anesthesia in China.Anesth Analg，2017，125（6）：1855-1862.

[5] WANG JW，HUANG ZM，WANG ZZ，et al.Initial experiences with three cases of heart transplantation.Shanghai Med，1980，10：21-23，62.

[6] ZHANG TH，WANG YC，SUN HQ.Clinical utility of combined selective hypothermia and cardiopulmonary bypass in direct vision cardiac surgery.Tianjin Med J，1961，8：492-497.

[7] WAN S，YIM APC.Cardiothoracic surgery in China：past，present and future.Hong Kong：The Chinese University Press，2007.

[8] 孙大金 . 我国心血管麻醉的现状和展望 . 外科研究与新技术，2013，2（1）：1-4.

[9] EL TAHAN MR，VASQUEZ LEM，RP A，et al.Perspectives on the fellowship training in cardiac，thoracic，and vascular anesthesia and critical care in Europe from Program Directors and Educational Leads Around Europe.J Cardiothorac Vasc Anesth，2020，34（2）：512-520.

[10] ERDOES G，VUYLSTEKE A，SCHREIBER JU，et al.European Association of Cardiothoracic Anesthesiology（EACTA）cardiothoracic and vascular anesthesia fellowship curriculum：first edition.J Cardiothorac Vasc Anesth，2020，34（5）：1132-1141.

索引

K

L

M

N

P

Q

R

S

T

W

X

Y

Z